皮肤附属器肿瘤
Cutaneous Adnexal Tumors

原　著　Dmitry V. Kazakov　　Michal Michal
　　　　Denisa Kacerovska　　Phillip H. McKee

主　审　孙建方　郭　莹　杨红玉
主　译　张　韡　曾学思
副主译　万　川　乔建军　薛汝增　党　林　伍洲炜

人民卫生出版社
·北京·

Cutaneous Adnexal Tumors，ISBN：978-1-60547-854-8

© 2017 by Lippincott Williams and Wilkins，a Wolters Kluwer business．All rights reserved.

This is a Simplified Chinese translation published by arrangement with Lippincott Williams & Wilkins/Wolters Kluwer Health，Inc.，USA.

图书在版编目（CIP）数据

皮肤附属器肿瘤/（捷）德米特里·V. 哈萨克夫（Dmitry V. Kazakov）原著；张韡，曾学思主译. —北京：人民卫生出版社，2023.2
ISBN 978-7-117-34221-6

Ⅰ.①皮… Ⅱ.①德…②张…③曾… Ⅲ.①皮肤肿瘤 Ⅳ.①R739.52

中国版本图书馆 CIP 数据核字（2022）第 250034 号

| 人卫智网 | www. ipmph. com | 医学教育、学术、考试、健康，购书智慧智能综合服务平台 |
| 人卫官网 | www. pmph. com | 人卫官方资讯发布平台 |

图字:01-2017-6557 号

皮肤附属器肿瘤
Pifu Fushuqi Zhongliu

主　　译：张　韡　曾学思
出版发行：人民卫生出版社（中继线 010-59780011）
地　　址：北京市朝阳区潘家园南里 19 号
邮　　编：100021
E - mail：pmph @ pmph. com
购书热线：010-59787592　010-59787584　010-65264830
印　　刷：人卫印务（北京）有限公司
经　　销：新华书店
开　　本：889×1194　1/16　印张：42
字　　数：1782 千字
版　　次：2023 年 2 月第 1 版
印　　次：2023 年 2 月第 1 次印刷
标准书号：ISBN 978-7-117-34221-6
定　　价：480.00 元

打击盗版举报电话：010-59787491　E-mail：WQ @ pmph. com
质量问题联系电话：010-59787234　E-mail：zhiliang @ pmph. com
数字融合服务电话：4001118166　E-mail：zengzhi @ pmph. com

主　审　孙建方　中国医学科学院皮肤病医院病理科
　　　　　郭　莹　Department of Pathology and Dermatology, Rutgers-Robert Wood Johnson Medical School, USA
　　　　　杨红玉　Ascension St Vincent Evansville Medical Center, USA

主　译　张　韡　曾学思

副主译　万　川　乔建军　薛汝增　党　林　伍洲炜

译　者（按姓氏拼音排序）

白　娟　浙江大学医学院附属第一医院皮肤科	刘宏杰　四川大学华西医院皮肤科
车拴龙　广州金域医学检验中心/广州医科大学金域检验学院	刘彤云　昆明医科大学第一附属医院皮肤科
	马伟元　潍坊医学院附属医院皮肤科
陈洪晓　临沂市皮肤病医院	乔建军　浙江大学医学院附属第一医院皮肤科
陈腊梅　山东第一医科大学附属省立医院皮肤科	饶娅敏　上海交通大学医学院附属第九人民医院病理科
陈思远　华中科技大学同济医学院附属协和医院皮肤科	任发亮　重庆医科大学附属第一医院皮肤科
	孙　琦　南京大学医学院附属鼓楼医院病理科
党　林　深圳市龙岗中心医院皮肤科	万　川　南昌大学第一附属医院皮肤科
丁玫琳　中国医学科学院皮肤病医院	王　强　湖北省武汉市黄陂区中医医院病理科
冯　林　重庆市中医院皮肤科	王满香　湖北省肿瘤医院病理科
耿松梅　西安交通大学第二附属医院皮肤病院	王晓杰　山东省潍坊市心脏病医院病理科
	王益华　南京大学医学院附属鼓楼医院病理科
何　肖　山西白求恩医院皮肤性病科	伍洲炜　上海市第一人民医院皮肤科
贺红霞　山西医科大学第一医院皮肤科	薛汝增　南方医科大学皮肤病医院
胡红华　浙江大学医学院附属第四医院皮肤科	阎　衡　陆军军医大学第二附属医院皮肤科
	杨雪松　云南省中医医院皮肤病专科医院
纪　超　福建医科大学附属第一医院皮肤科	姚雪妍　北京大学人民医院皮肤科
孔祥君　天津医科大学总医院皮肤科	于均峰　成都市第五人民医院皮肤科
李国霞　上海市闵行区中心医院病理科	岳君秋　湖北省肿瘤医院病理科
李素红　山西省儿童医院(山西省妇幼保健院/山西省妇产医院)病理科	张　韡　中国医学科学院皮肤病医院
	周　城　北京大学人民医院皮肤科
	朱慧玲　广州医科大学附属第一医院皮肤科
	朱建建　常德市第一人民医院皮肤科

皮肤附属器肿瘤非常复杂，许多肿瘤都有多种亚型及变异，而在组织学形态上不同的疾病之间又有相当大的重叠。另外，皮肤附属器肿瘤命名混乱，存在不少富有争议的概念。与炎症性病变相比，这组肿瘤比较少见，但却是所有病理学工作者必须面对的日常工作。不论在美国还是在中国，大部分的病理医师及皮肤科医师对此都不熟悉，而且有的病例相当具有挑战性。虽然大多数附属器肿瘤为良性，但恶性病变也可发生，而且往往是一个诊断的陷阱。因此，每个皮肤病理医生都需要对附属器肿瘤具有全面而深刻的理解。另外，许多遗传综合征中皮肤附属器肿瘤也可以出现，并且是疾病的一个特征表现。如果无法认识到这些联系，可能会影响最终诊断。

本书原著是近些年来关于"皮肤附属器肿瘤"阐述较为全面、系统且前沿的书籍之一。全书图文并茂，内容新颖，以富有逻辑性的编排将皮肤附属器肿瘤进行了系统性分类阐述，在主要章节中均以解剖、组织胚胎学基础讲起，逐层递进，有利于大家深入理解。在国内尚无此类专著的背景下，相信本书的翻译出版对大家的临床工作及专项学习都大有裨益。

孙建方　郭莹　杨红玉

2022 年 10 月

译者前言

皮肤附属器肿瘤是临床病理工作的难点,许多肿瘤在命名和分类上存在争议。一般的病理诊断标准有时并不适用于判断附属器肿瘤的良恶性诊断,精确的诊断可使低度恶性附属器肿瘤患者避免不必要的治疗。

本书内容包括几乎所有附属器肿瘤的病理改变,并对疾病的命名历史、可能的发病机制等进行了综述。全书主要按组织学分化来源进行章节分类,并把特定区域病变,如眼、颈部、肚脐、肛门生殖器等专门分类,整理有序且查找方便,包括许多少见病例的低倍镜全景和局部高倍镜特写。

译文力求忠实于原文,尽量做到文笔通畅简洁。为方便读者,在部分章节的翻译中加入了译者注,以帮助大家理解相关的概念。另外,我们对一些概念进行了统一,如传统上的"大汗腺"与"小汗腺"相关肿瘤我们分别统一命名为"顶泌汗腺"和"外泌汗腺"肿瘤。对一些常见的病理学术语我们制作了一个缩写词表以帮助读者在阅读中查找。原著中还有许多与西方文化相关的形象化描述,本书的译者们力求将这些有"西方韵味"的描述翻译过来,但也面临了不少挑战。原文中使用了大量的专有名词,因原著作者以非常"学术化"的方式撰写本书,语句复杂而含义丰富,语言考究而专业,在翻译中还存在许多的不足!尽管译者们已经竭尽全力,但我们深知自己的局限性,不当之处希望各位读者及专家们能够批评指正!

最后,感谢各位译者及主审老师们对本书的辛勤付出、信任和大力支持。本书的翻译团队以"天天向上"皮肤病理群中的精英为主体构成,并得到了"华夏病理学网"翻译团队和薛德彬老师的帮助,感谢大家在本书翻译中的积极贡献。

张韡 曾学思

2022 年 4 月

皮肤附属器肿瘤,特别是其恶性亚型常常给诊断带来巨大困难。对于后者,事实上大多数病理学家们只满足于附属器癌的诊断而不愿进一步分类。因为在大多数情况下,切除肿物确实是唯一的治疗选择,所以从某种程度上来讲这是可以理解的。附属器肿瘤(包括良性及低度恶性)可能是许多遗传性综合征的皮肤表现,因此正确的诊断能够提醒临床医生注意这种可能性。附属器癌异质性极大,恶性潜能不尽相同,因此提供精确的诊断可使低度恶性肿瘤患者避免不必要的治疗。

皮肤附属器肿瘤的诊断和分类中存在许多问题。许多肿瘤是罕见的,因此病理学家可能从来都没有遇到过一例。文献或许是困惑的根源之一。例如,很多肿瘤有多个名称(例如微囊性附属器癌),如果不知道所有的同义词会使文献回顾变得极其困难。

过去的学者有时对文献的评论不够严谨从而导致不精确的数据得以延续。病理学家常常过于关注肿瘤的起源,例如,病变究竟是外泌汗腺或顶泌汗腺来源。事实上,这无关紧要,应该更多考虑分化方向,要记住许多肿瘤可能是多方向分化的。进一步的问题是应用一般诊断标准判断肿瘤的良恶性有时存在困难,例如,毛母质瘤有丝分裂常常非常活跃而结缔组织增生性毛发上皮瘤则通常表现为浸润性生长模式,但是两者都属于良性肿瘤。另一方面,附属器癌有时表现为局限性和结节状而不是浸润性增长模式。

在当今的免疫组化时代,常常会有一种观念,那就是对于有问题的病例只要有合适的抗体几乎总能得到正确的诊断。事实上(有一些例外)总体来说免疫组化在附属器肿瘤的诊断中作用非常有限。在大多数情况如果凭 HE 切片不能明确诊断那么依靠免疫组化也几乎不可能得出正确结论。

本书内容非常全面、图文并茂。除了较常见的类型(及其所有亚型)之外,还包括许多罕见的和新发现的病种,但是仍有一些极罕见的疾病未包括在内。然而,我们认为本专著涵盖了绝大多数的病种,能够解决 95% 以上病例的日常诊断工作。还有一些章节讨论了特殊部位(眼睑、颈部、脐部、肛门生殖器等部位)的附属器肿瘤及其类似病变。此外,本书还讨论了许多与附属器肿瘤相关的遗传综合征,我们对这些综合征中影响到其他器官的病变进行了概括性组织病理学描述并附有插图。

鉴于本书的读者可能会有不同的培训背景,即组织病理学和皮肤病学。因此,在可能和适当的情况下,我们将皮肤附属器肿瘤与其相对应的内脏肿瘤做了比较,以期通过这种方法有助于广大病理学家更好地了解皮肤肿瘤。此外,本书还对有临床皮肤病学背景的皮肤病理学家提供外科病理学方面的相关基本信息。

在准备本书时,我们试图回顾了几乎所有已发表的文献,但主要还是我们自己的经验,包括我们在 Pilsen 中登记的肿瘤资料,到目前为止在过去的 15 年中我们收集了 5 000 多例皮肤附属器肿瘤及相关病例。由于本书主要是本工具书,仅包括主要参考文献并简要介绍既往发表过的文献。

需要强调的是,本书没有提供新的皮肤附属器肿瘤分类。我们认为,由于主题内容浩瀚、复杂加之肿瘤可塑性,一个可以满足每个人分类是不可能的。希望我们的读者能发现本书有用并且使他们的患者受益。

Dmitry V. Kazakov,Michal Michal,
Denisa Kacerovska,Phillip H. McKee
(陈洪晓 译,于均峰 校,党林 审)

原著致谢

如果没有同事们和来自世界各地朋友们的帮助，就不会有这本书的问世。他们中一些人给我们提供了临床图片或组织病理切片，这在插图的图注中都有提及。其他人提供的建议或讨论意见常常使我们受益匪浅。特别值得感谢的是一些朋友慷慨地与我们分享他们的收藏和知识。要不是他们中的一些人如此友好地从个人和机构单位中分享的许多资料，附属器肿瘤就不会如此全面。他们是 Michele Bisceglia（意大利）、Werner Kempf（瑞士）、Heinz Kutzner（德国）、Arno Rütten（德国）、Dominic V. Spagnolo（澳大利亚）、Saul Suster（美国）和 Bernhard Zelger（奥地利）。在这种巨大的支持和帮助下，我们能够收集到大量皮肤附属器肿瘤及其相关资料。Lars French 教授非常友好地让我们查阅了瑞士苏黎世大学医院皮肤科所有的临床图像档案，我们从中挑选资料以丰富本书。当我们写这本书时，Pilsen 的一些同事替我们完成了一些日常工作，对此我们非常感激。同时也感谢我们实验室技术人员的帮助。感激我们所爱的人的耐心、宽容和支持。也非常感谢 Phillip 的妻子 Gracie，她对编辑工作提供了很大的帮助。

（陈洪晓 译，于均峰 校，党林 审）

缩写	英文名称	中文名称
AB	ameloblastoma	成釉细胞瘤
ACC	adenoid cystic carcinoma	腺样囊性癌
AGMLG	anogenital mammary-like glands	肛门生殖器乳腺样腺体
AMT	apocrine mixed tumor	顶泌汗腺混合瘤
APC	adenomatous polyposis coli	腺瘤性息肉病
BCAC-HG	basal cell adenocarcinoma-like pattern, high-grade	基底细胞腺癌样模式,高级别
BCAC-LG	basal cell adenocarcinoma-like pattern, low-grade	基底细胞腺癌样模式,低级别
BCC	basal cell carcinoma	基底细胞癌
BDCS	Bazex-Dupré-Christol syndrome	Bazex-Dupré-Christol 综合征
BFH	basaloid follicular hamartoma	基底细胞样毛囊错构瘤
BHDS	Birt-Hogg-Dubé syndrome	Birt-Hogg-Dubé 综合征
BSS	Brooke-Spiegler syndrome	Brooke-Spiegler 综合征
CASTLE	carcinoma exhibiting thymus-like differentiation	伴胸腺样分化的癌
CEA	carcinoembryonic antigen	癌胚抗原
CHRPE	congenital hypertrophy of the retinal pigmented epithelium	先天性视网膜色素上皮增生
CK	cytokeratins	细胞角蛋白
CNS	central nervous system	中枢神经系统
CRC	colorectal carcinoma	结直肠癌
DCIS	ductal carcinoma in situ	原位导管癌
EHT	ectopic hamartomatous thymoma	异位错构瘤性胸腺瘤
EMA	epithelial membrane antigen	上皮膜抗原
EMPD	extramammary Paget disease	乳房外 Paget 病
ESFA	eccrine syringofibroadenoma	外泌汗腺汗管纤维腺瘤
ESMC	extraskeletal myxoid chondrosarcoma	骨外黏液样软骨肉瘤
FAP	familial adenomatous polyposis	家族性腺瘤性息肉病
FSCH	folliculosebaceous cystic hamartoma	毛囊皮脂腺囊性错构瘤
GGS	Gorlin-Goltz syndrome	Gorlin-Goltz 综合征
HNPC	hereditary nonpolyposis colorectal cancer syndrome	遗传性非息肉病性结直肠癌综合征
IAC-NOS	invasive adenocarcinoma, not otherwise specified	浸润性腺癌,非特指
IHC	immunohistochemistry	免疫组化
KOT	keratocys- tic odontogenic tumors	牙源性角囊瘤
LAM	lymphangioleiomyomatosis	淋巴管平滑肌瘤病
LCCSCT	large-cell calcifying Sertoli cell tumor	大细胞钙化性 Sertoli 细胞瘤
LEF	lymphoid enhancer factor	淋巴增强因子
LELC	lymphoepithelioma like carcinoma	淋巴上皮瘤样癌
LOH	loss of heterozygosity	杂合性缺失
LS	Lynch syndrome	Lynch 综合征
MAC	microcystic adnexal carcinoma	微囊性附属器癌
MFT	multiple familial trichoepitheliomas	多发性家族性毛发上皮瘤

MLPA	multiple ligation-dependent probe amplification	多重连接探针扩增
MMR	mismatch repair	错配修复
MPD	mammary Paget disease	乳房 Paget 病
MSI	microsatellite instability	微卫星不稳定性
MTS	Muir-Torre syndrome	Muir-Torre 综合征
NBCCS	nevoid basal cell carcinoma syndrome	痣样基底细胞癌综合征
NSJ	nevus sebaceous of Jadassohn	Jadassohn 皮脂腺痣
OFC	occipitofrontal circumference	枕额围
OFT	ossifying fibromyxoid tumor	骨化性纤维黏液样肿瘤
PASH	pseudoangiomatous stromal hyperplasia	假血管瘤样间质增生
PMS	psammomatous melanotic schwannoma	砂粒体黑素性神经鞘瘤
PPNAD	primary pigmented nodular adrenocortical disease	原发色素性结节状肾上腺皮质病
SCAP	syringocystadenoma papilliferum	乳头状汗管囊腺瘤
SCC	squamous cell carcinoma	鳞状细胞癌
SETTLE	spindle epithelial tumor with thymus-like differentiation	伴胸腺样分化的梭形上皮肿瘤
TCF	T cell factor	T-细胞因子
TFI	tumor of the follicular infundibulum	毛囊漏斗部肿瘤
TSC	tuberous sclerosis	结节性硬化症
UCH	ubiquitin carboxy-terminal hydrolases	泛素羧基端水解酶
USP	ub-specific proteases	泛素特异蛋白酶
VIN	vulvar intraepithelial neoplasia	外阴上皮内瘤变
SMA	smooth muscle actin	平滑肌肌动蛋白

目录

外泌汗腺和顶泌汗腺的解剖学及组织学

掌跖、腋窝和前额有丰富的外泌汗腺(eccrine gland)。顶泌汗腺(apocrine gland)多分布于腋窝和肛周-外生殖器,其次是乳晕和脐周。头皮、面部和躯干的顶泌汗腺数量较少。外耳道的耵聍腺和眼睑的 Moll 腺是变异的顶泌汗腺。

外泌汗腺单位

外泌汗腺单位由分泌腺部分(分泌蟠管)及导管部分构成。分泌蟠管是腺体的代谢活性部分,位于真皮网状层下部或真皮与皮下脂肪层的交界处。分泌部的管腔小而空,呈圆形或卵圆形。分泌蟠管由两类上皮细胞构成:明细胞和暗细胞。每个腺体中两种细胞数量大致相等,但在苏木精-伊红染色的标本上通常无法区分两者。由于明细胞胞质内含有糖原,过碘酸希夫(periodic acid-Schiff,PAS)染色可以显示该细胞,因此 PAS 染色能更好地区分这两种细胞(图 1.1)。超微结构,明细胞的基底部较宽位于基底膜之上,具有大而圆的胞核,其胞质淡染、无空泡化或为细颗粒状,细胞形状呈立方形至金字塔状。暗细胞比明细胞略小,亦呈立方形,基底部朝向腔面,其胞质因充满黏液而呈空泡化。明细胞之间可见明显的细胞间小管开口于管腔,在组织学标本上 EMA 或 CEA 表达能很好将它们显示出来,有时一些不相关的标志物(如 Ber-EP4 或 HMB-45)染色也呈阳性(图 1.2)。分泌蟠管的两种管腔细胞被一层不连续的肌上皮细胞包绕,后者呈 S-100 蛋白、平滑肌肌动蛋白、calponin 及 p63 染色阳性。管腔上皮细胞的 S-100 蛋白染色也为阳性。各个腺体结构间的间质排列疏松,且轻度黏液样变。偶尔可见明显的黏液样变,尤其是位于肢端部位。

少见情况下,分泌部细胞的胞质内可见呈褐色颗粒状的脂褐素。人们发现,颗粒的数量随着年龄增加而增多[400]。

分泌蟠管有一种独特的细胞学变异,即明显的胞质透明细胞改变,也称它为"外泌汗腺透明网状胞质"(图 1.3)。起初认为这种改变是患糖尿病的一个征兆,最近发现它是一种正常的变异,见于 0.5% 的常规皮肤病理切片[432]。明细胞和暗细胞

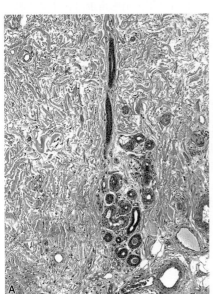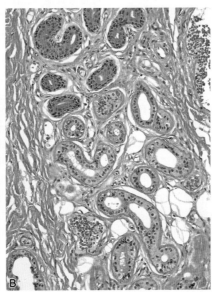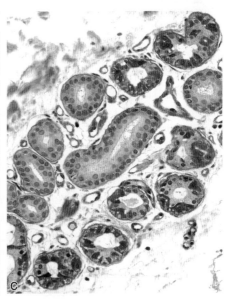

图 1.1 外泌汗腺单位的分泌腺体部分(分泌蟠管)和真皮内螺旋及垂直导管部分(A);外泌汗腺分泌蟠管的腺体淡染,具有小的、圆形至卵圆形的管腔,其上方导管可见嗜酸性护膜(B);分泌蟠管由两组上皮细胞构成:明细胞和暗细胞;PAS 染色可显示明细胞。导管部分 PAS 染色阴性(C)

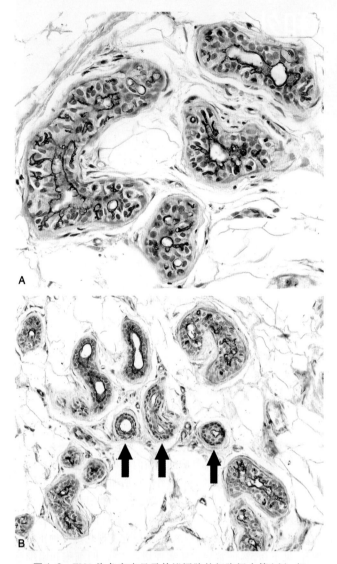

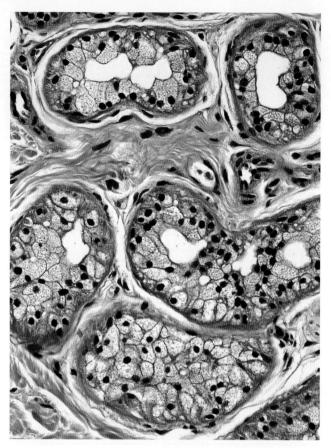

图1.3　透明网状胞质是外泌汗腺分泌蟠管一种独特的正常变异

图1.2　EMA染色突出显示外泌汗腺的细胞间小管(A);相反,导管无细胞间小管,EMA仅显示导管内层细胞的腔面缘(B,箭头)

均具有轻度颗粒状、泡沫状透明胞质,PAS染色阳性。此改变仅见于分泌部,导管部不出现。

　　分泌蟠管的远端骤然过渡为导管的近端,且缺乏导管部分的肌上皮细胞层(图1.4)。两者交界部位也称为壶腹部,在常规切片中很难见到。外泌汗腺单位的导管部分由两部分构成:真皮内导管及表皮内导管—末端汗管。真皮内导管的下部呈螺旋状,其上部为直行。真皮内导管为双层细胞,与顶泌汗腺导管无法区分。导管内壁由胞核圆形、小立方嗜碱性细胞组成。在内层细胞的腔侧可见强嗜酸性均质护膜。直行导管的护膜较厚(见图1.1)。外泌汗腺导管的管腔内可无内容物,也可含有分泌物;罕见情况下,分泌物在腺体内壁边缘积聚,类似顶浆分泌顶突(apocrine snout)样的结构。组成导管外层的细胞表达上皮标志物及p63,但不表达肌动蛋白或其他肌上皮细胞标志物。

　　表皮内导管(末端汗管)自表皮突的底部呈特征性的螺旋状延伸至皮肤表面。表皮内导管由单层管腔细胞组成,其下部具有无细胞结构的嗜酸性护膜,其外围绕着2~3层外层细胞,并与周围棘细胞相互融合。在中部的鳞状上皮层,末端汗管的

导管细胞开始角化,出现透明角质颗粒,且嗜酸性护膜已不再可见(图1.5)。表1.1总结了最常用的正常外泌汗腺及顶泌汗腺免疫组化上皮标志物。根据所用抗体的克隆号和抗原修复方法不同等,结果有所差别[92,120,517,1792,1801,1950,2651,2933]。读者可参考其他一些出版物,以详尽了解细胞角蛋白在外泌汗腺表达的确切形态[1439,1440]。

顶泌汗腺单位

　　顶泌汗腺单位由分泌腺部分和导管部分组成。分泌(腺体)部位于真皮网状层下部或皮下脂肪层,由具有大的、圆形至卵圆形管腔的腺体组成,管腔内有时可见顶浆分泌的均质嗜酸性或淡染的嗜碱性物质。管腔细胞的高度及形状随不同分泌阶段而异(从扁立方形到高柱状)。在活跃期,细胞较高,在基底部有圆形至卵圆形、泡状的胞核。其胞质丰富,呈纤细的颗粒状,嗜酸性或淡染,顶端部分突向管腔(顶突),常呈夹断状(即断头分泌)。一个典型的特征是胞质内可见位于核上方小而亮的嗜酸性颗粒(酶原颗粒)。酶原颗粒PAS染色阳性且耐淀粉酶消化,表明含有唾液黏蛋白、脂质及铁的溶酶体。管腔细胞胞质内有时含有折光性棕色色素,即脂褐素(图1.6)。位于分泌部的管腔细胞周围有一层梭形肌上皮细胞,表达S100蛋白、p63、α-SMA、calponin及一些上皮标志物。肌上皮细胞层

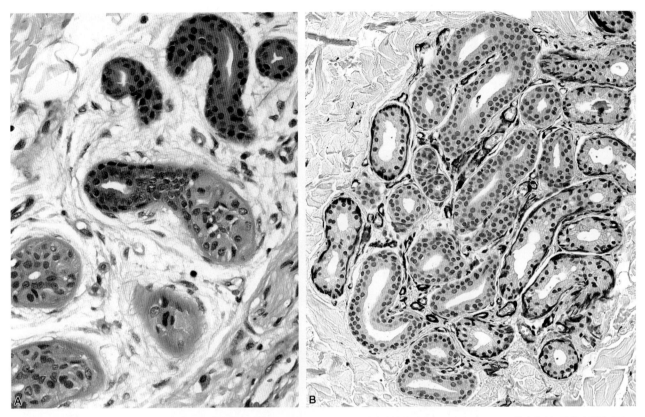

图 1.4　外泌汗腺单位:分泌部远端骤然过渡为导管近端(壶腹部)(A);分泌蟠管的腺体外周的肌上皮细胞 α-SMA 染色阳性,导管为阴性(B)

表 1.1

正常外泌汗腺及顶泌汗腺不同角蛋白及其他标记的表达

标志物	外泌汗腺				顶泌汗腺			
	真皮导管		分泌部		真皮导管		分泌部	
	腔面细胞	基底细胞	分泌细胞	肌上皮细胞	腔面细胞	基底细胞	分泌细胞	肌上皮细胞
CK4	-	-	-	-	NA	NA	NA	NA
CK7	-	-	+	-/+	+	-	+	+
CK8	-	-	+	-	-	-	+	-
CK10	+	-	-	-	+	-	-	-
CK13	-	-	-	-	NA	NA	NA	NA
CK14	+	+	-	+	NA	+	NA	+
CK15	NA	NA	NA	NA	-	NA	+	NA
CK18	-	-	+	-	-	-	+	-
CK19	+	-	+	-	+	NA	+	NA
CK20	-	-	-	-	NA	NA	NA	NA
CK8/18(CAM5.2)	-	-	+	+	NA	NA	+	+
CK1/5/10/14(34βE12)	+	+	-	+	+	+	NA	+
S100 蛋白	-	-	+	+	-	-	-	+

NA,无数据(无报道)。

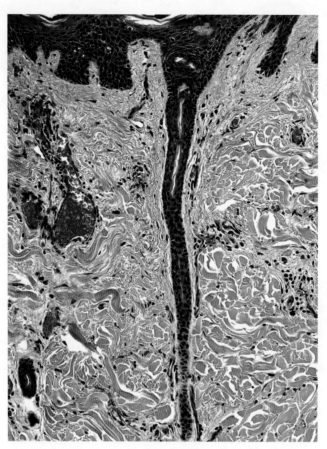

图 1.5　真皮内外泌汗腺导管直行段上部以及螺旋状的表皮
内导管（末端汗管）

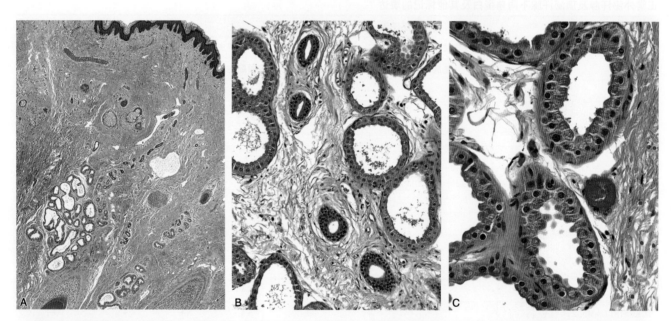

图 1.6　顶泌汗腺单位由位于真皮网状层下部/皮下脂肪层的分泌腺部分和导管部分组成（A）；分泌部腺体具有大的（较外泌汗腺分泌部
腺体大）、圆形至卵圆形的管腔，其内衬的上皮细胞呈断头分泌，胞质内有小而亮的嗜酸性颗粒（B，C）；真皮内导管具有典型的嗜酸性护
膜，与外泌汗腺真皮内导管无法区分

外的基底膜清晰可见。

分泌部上皮通常骤然过渡为导管上皮,但在常规切片中很少见到(图1.7)。顶泌汗腺单位的导管由两部分组成:真皮内直行导管和毛囊漏斗部内部分。真皮内导管通常直行,与外泌汗腺导管无法区分;管腔内层细胞体积小,胞质少;外层为嗜碱性小立方细胞,核圆形,p63染色阳性。顶泌汗腺导管的管腔中无内容物或含有少量均质嗜酸性或嗜碱性物质,无明显的断头分泌,顶泌汗腺导管可见深染的嗜酸性均质性护膜(见图1.6)。导管在皮脂腺导管开口处上方进入毛囊漏斗部,并在这个部位呈轻度螺旋状(图1.8)。罕见情况下,顶泌汗腺导管可直接开口于近毛囊的皮肤表面。正常顶泌汗腺内偶可见黏液样化生[2197]。在一项研究中,在100例正常皮肤标本中检测出61例有此种改变[2894],著者认为这个比例可能偏高。

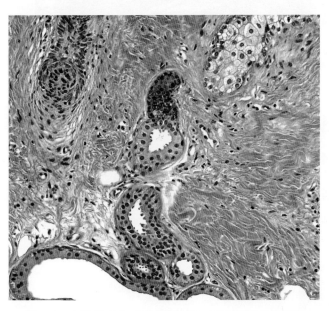

图1.7 顶泌汗腺单位:分泌部向导管上皮的过渡通常是骤然发生的,此特点与外泌汗腺单位相同

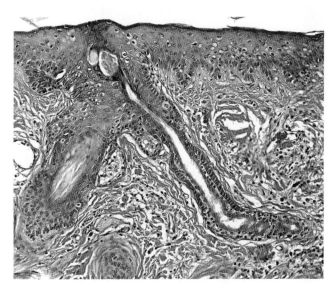

图1.8 顶泌汗腺导管进入毛囊漏斗部

(伍洲炜 译,陈腊梅 校,万川 审)

向顶泌汗腺或外泌汗腺分化病变的共同诊断原则

皮肤附属器肿瘤内的腺样分化可以是外泌汗腺分化,也可以是顶泌汗腺分化。顶泌汗腺分化的共同特征包括断头分泌和胞质内酶原颗粒,如同在正常顶泌汗腺分泌部的细胞中所见(图1.9和图1.10)。此外,在毛囊或皮脂腺肿瘤中出现的腺样成分(即使缺乏断头分泌和酶原颗粒),也几乎肯定是顶泌汗腺分化(图1.11)。这是因为在胚胎学关系上这些成分都属于毛囊-皮脂腺-顶泌汗腺单位,这部分内容将在伴多方向分化的疾病的章节中详细讨论。

顶泌汗腺分化并不等同于起源于顶泌汗腺。譬如,乳头状汗腺瘤和外阴纤维腺瘤都是顶泌汗腺分化的肿瘤,但它们起源于肛门生殖器部位的乳腺样腺体(见图1.10)[2756,2757]。酶原颗粒常见起源于变异的顶泌汗腺疾病,如耵聍腺和Moll腺。

术语"顶泌汗腺分化"和"顶泌汗腺(嗜酸性)化生"在概念上有重叠,两者有时也互换使用。顶泌汗腺化生常用于乳腺病理学。但是,乳腺也是一种顶泌汗腺器官,因此一元化论者认为在这种情况下使用术语"嗜酸性化生"比"顶泌汗腺化生"更恰当。

另一个需要注意的问题是,在皮肤附属器肿瘤中,顶浆分

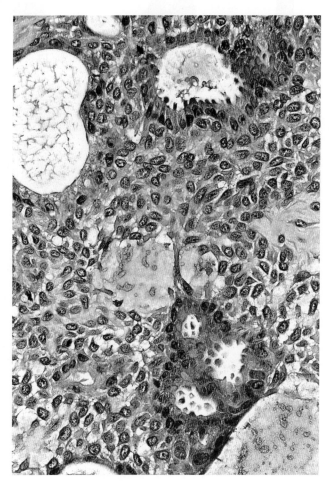

图1.9 顶泌汗腺混合瘤中可见断头分泌

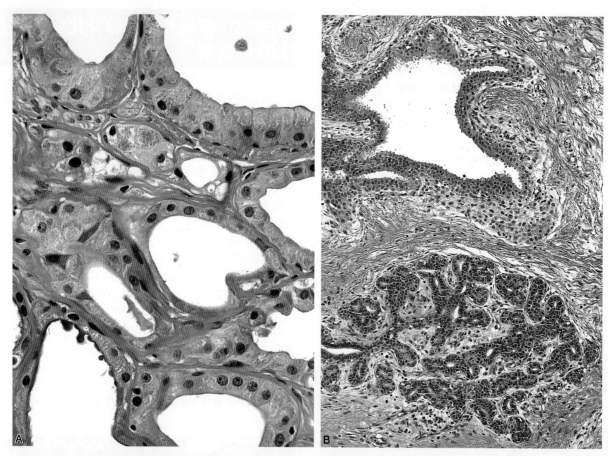

图 1.10　胞质内酶原颗粒见于乳头状汗腺瘤（A）和顶泌汗腺分泌见于外阴纤维腺瘤（B）；两种特征均提示顶泌汗腺分化，但并不等同于起源于顶泌汗腺。乳头状纤维腺瘤和外阴纤维腺瘤均起源于肛门生殖器部位的乳腺样腺体。乳头状汗腺瘤图中所示区域也可称为嗜酸性化生

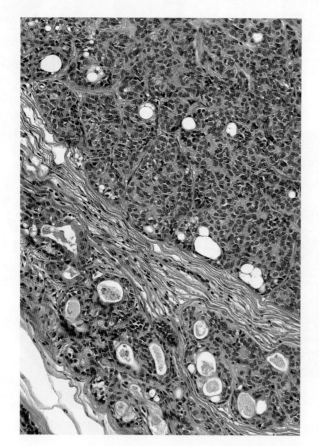

图 1.11　皮脂腺瘤伴有灶性腺样区域。这些腺体虽然未见断头分泌或酶原颗粒，但由于发生于皮脂腺分化的病变中，因此可以确定其为顶泌汗腺分化。这样的病变重现了毛囊-皮脂腺-顶泌汗腺单位成分胚胎发育的过程

泌顶突作为顶泌汗腺分化是否有特异性？虽然顶浆分泌样顶突不如真正的顶浆分泌顶突明显，但偶可见于外泌汗腺分化的疾病中，甚至可见于正常皮肤的外泌汗腺导管（见前文）和各种不同病理状态下的外泌汗腺导管。这可能仅仅是导管内的分泌物聚集成特殊的顶浆分泌顶突形态；除此之外，也有可能是顶泌汗腺化生引起（见下文）。另外，一些转移性腺癌，甚至一些神经内分泌癌（癌样肿瘤）也可出现断头分泌，出现类似于顶浆分泌顶突样结构[2123]。

就外泌汗腺腺样分化而言，仍没有单一的镜下改变最终对它具有特异性。缺乏断头分泌、无胞质内酶原颗粒，及不伴有毛囊或皮脂腺分化均提示外泌汗腺腺样分化，但并非确定性的。

诊断外泌汗腺或顶泌汗腺谱系导管分化的线索是皮肤附属器肿瘤中出现导管结构，即可见正常汗腺导管的嗜酸性护膜残余。因为正常情况下外泌汗腺和顶泌汗腺的真皮内部分是无法区分的，所以根据肿瘤内导管形成来进行鉴别是不可能的。

免疫组化对鉴别外泌汗腺和顶泌汗腺没有帮助。大量研究试图寻找鉴别外泌汗腺和顶泌汗腺的特异性标记。虽然积累了大量的数据，但均尚未证实。现在证据表明，一个特定肿瘤既可出现顶泌汗腺分化，也可出现外泌汗腺分化。汗孔瘤谱系的肿瘤就是最好的例子。传统认为汗孔瘤为外泌汗腺分化，但也可表现出毛囊或皮脂腺分化，这与顶泌汗腺分化的性质相

符合。出于实用考虑，作出正确的诊断比明确分化方向更为重要。

一些学者建议在判断皮肤附属器肿瘤到底是外泌汗腺分化还是顶泌汗腺分化时，需考虑肿瘤的解剖学分布[1652]。一般认为顶泌汗腺分化的疾病较常见于顶泌汗腺丰富的解剖学部位，如腋窝和外阴，而很少或不发生于正常情况下没有顶泌汗腺的解剖学部位，如手掌和足底。然而，凡事总有例外。例如，几乎只发生于掌跖部位的指趾乳头状腺癌中有时可表现为有顶浆分泌顶突形式的顶浆分泌；而据报道，所谓的外泌汗腺混合瘤也可发生于顶泌汗腺丰富的部位（腋窝、外阴）以及缺乏外泌汗腺的部位（如外耳道）[1291]。

（伍洲炜　译，陈腊梅　校，万川　审）

所谓的顶泌外泌汗腺及顶泌外泌汗腺疾病

一般认为，Sato 报道并充分描述了所谓的顶泌外泌汗腺（apoeccrine gland）特征。在此之前，Minamitani[1754]报道了"混合性"腺体，发现于日本人的腋窝部位，其单个分泌腔内同时存在顶泌汗腺和外泌汗腺细胞。作者认为顶泌外泌汗腺代表了

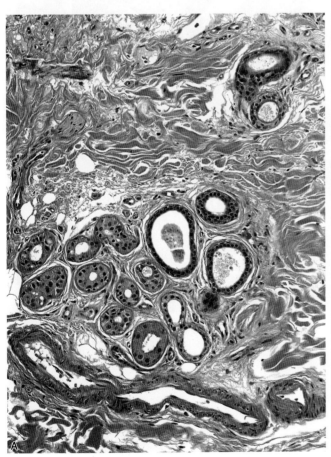
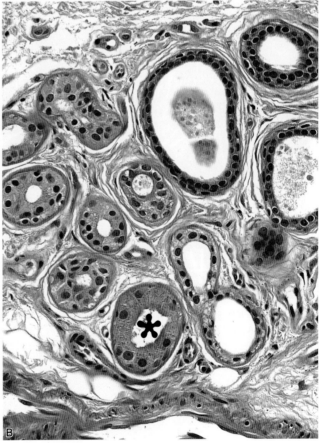

图1.12　腺体成分来自一例皮脂腺痣标本。淡染细胞组成的腺体对应为外泌汗腺分泌腺，深染细胞组成的导管对应为外泌汗腺导管，这些与外泌汗腺小叶相符合。然而，一个大的管腔（星号）的腔面细胞内含酶原颗粒，其类似顶泌汗腺腺体成分（A，B）

第 3 种、独立类别的人类汗腺[2335]。从胚胎学的角度来看,顶泌汗腺和外泌汗腺单位在人类胚胎发育中是独立起源的,顶泌外泌汗腺的存在被认为是荒谬的。因此,这种观点饱受争议。支持顶泌外泌汗腺观点的学者认为,这些腺体在青春期由外泌汗腺(转变或越界成顶泌汗腺)或由外泌汗腺样前体汗腺发育而来[2334,2336]。外泌汗腺的顶泌汗腺化生也是一种可能的解释[2758]。因此,顶泌外泌汗腺的概念既有学者质疑,也有学者支持[193,2881,2882]。结合光镜和免疫组化有助于识别顶泌外泌汗腺。具有顶泌汗腺样的腺体形态,且细胞表达 S-100 蛋白或 CD44;或腺体形态虽为外泌汗腺,但细胞表达 CD15[2881],均被认为是顶泌外泌汗腺。最近的一项研究对 7 名志愿者腋窝皮肤进行连续切片、免疫组化及免疫荧光检查,但未发现顶泌外泌汗腺的存在[283]。

　　有时在显微镜下可发现皮肤标本中存在成簇的、清晰可辨的顶泌汗腺和外泌汗腺的分泌蟠管,这可能仅仅是由于外泌汗腺与顶泌汗腺排列紧密造成的(著者在外阴及腋窝部位的标本

中也观察到此现象)。罕见情况下,顶泌汗腺和外泌汗腺成分混合存在,仿佛是同一起源。在这些病变中,外泌汗腺分泌蟠管为主要成分,偶可夹杂局灶性的类似顶浆分泌顶突的导管或腺体。这种局灶性的顶泌汗腺改变,一方面支持了外泌汗腺发生顶泌汗腺化生的理论;另一方面,也降低了将顶浆分泌顶突作为顶泌汗腺分化指标的特异性。

　　除了正常皮肤中存在顶泌外泌汗腺外,一些所谓的"顶泌外泌汗腺疾病"也有报道。这些腺体见于 Jadassohn 皮脂腺痣,且相当常见[2758]。在一些皮脂腺痣病例中,著者观察到增生的外泌汗腺和顶泌汗腺单位相互紧密排列,提示它们有共同的起源。此外,著者在少数皮脂腺痣中见到外泌汗腺分泌蟠管管腔的腔面细胞胞质中含有酶原颗粒(顶泌汗腺分泌部的特征)(图 1.12)。著者还在一例婴儿纤维错构瘤中发现外泌汗腺导管出现"顶泌汗腺化",这可能是顶泌汗腺化生的结果(图 1.13)。显然,顶泌外泌汗腺和"顶泌外泌汗腺疾病"的现象需要进一步研究。

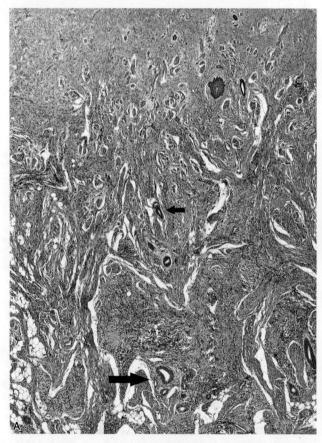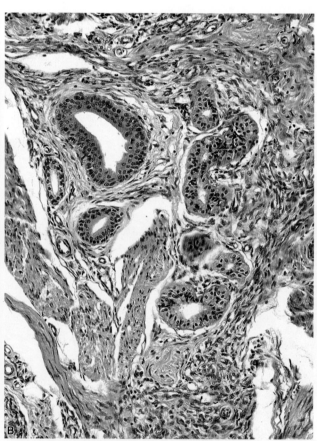

图 1.13　婴儿纤维错构瘤伴有外泌汗腺导管"顶泌汗腺化"。注意一个被包绕的导管(小箭头)明显属于外泌汗腺单位,其分泌部分由大箭头标出(A)并显示其放大图像(B)

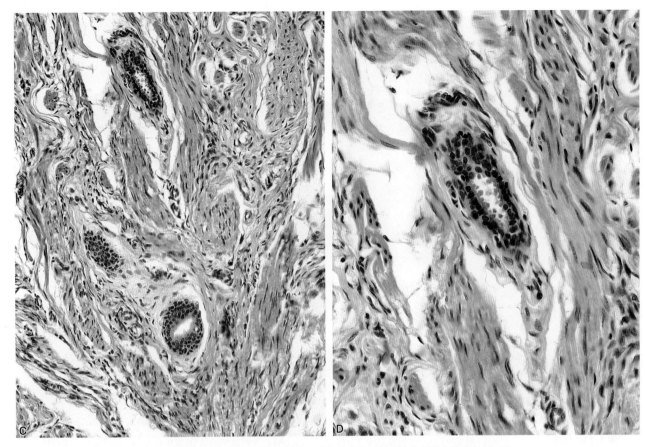

图 1.13(续) 外泌汗腺导管内衬的上皮细胞在腔面形成许多顶浆分泌顶突(C,D)

（伍洲炜 译,陈腊梅 校,万川 审）

良性肿瘤

汗腺瘤

汗腺瘤(hidradenoma) 由 Mayer 于 1941 年首先描述[1646],是一种相对常见的良性附属器肿瘤。汗腺瘤曾以多种名称报道过,包括结节性汗腺瘤[1554]、透明细胞汗腺瘤[134]、外泌汗腺末端螺旋瘤[1151]、透明细胞肌上皮瘤[1550]、透明细胞乳头状癌[1533]、实性-囊性汗腺瘤[2897]及顶泌汗腺汗腺瘤[2197]。这些命名反映了不同研究者对该肿瘤的组织病理学特征及其组织发生的不同认识方式。

临床表现

最常见的外观为孤立的、无自觉症状的、边界清楚的、肤色或粉红色的结节或结节囊性病变,大部分病例病变直径在 0.5~3cm 之间。更大的病变(最大 10cm)罕见[1077,1151]。男女发病率相等。发病年龄自 8 个月到 95 岁(中位年龄 59 岁)。肿瘤生长缓慢,从出现症状到明确诊断的平均时间为 1 年。偶有报道创伤可导致肿瘤快速生长。罕见的症状包括疼痛及有液体自肿瘤内排出[1016,1151,2897]。发生于躯干、头颈部的病例数大致相等,并且大约一半的病例发生在上述两个部位(图 1.14)。在头颈部位中,头皮最常受累。不到三分之一的病例发生于四肢,上肢发病率略高。虽然该肿瘤较少发生于其他部位,但据报道全身几乎所有解剖部位均可发生,包括肛门生殖器部位(见图 1.14)。有一些真正发生于乳腺的汗腺瘤也有报道[1271,1946]。

组织病理学特征

主要的生长模式为实性和/或实性-囊性,见于约 90% 的病例。在不同病例中,实性和囊性成分的比例各有不同(图 1.15)。具有明显囊性成分的病变不太常见,多结节硬化性模式的特点是肿瘤细胞相对较小,嵌于高度硬化的间质中(见图 1.15)。肿瘤的实性区域多呈分叶状,每个小叶边界清晰。一些肿瘤细胞形成小巢状或较大的片状。单个肿瘤结节或囊性成分周边偶见一圈挤压的胶原组织,但大部分病例并无真正的包膜(图 1.16)。多结节性硬化性生长模式的病例中,肿瘤细胞团块边缘呈不规则的锯齿状,硬化区域常位于肿瘤中央。

四分之一的病例中可见肿瘤与表皮或毛囊漏斗部相连,在这些病例中,肿瘤细胞看上去似乎呈局灶性或沿着表面从一端到另一端分布取代原有的表皮[818](图 1.17)。在一些病例中肿瘤上方的表皮是增生的,而在其他病例中肿瘤上方的表皮是萎缩的。肿瘤向下侵犯皮下组织者罕见。

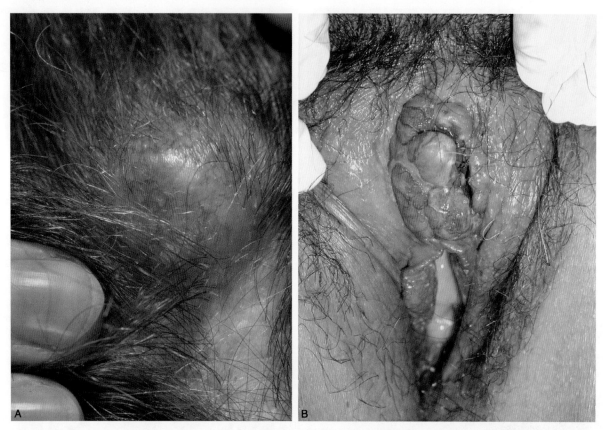

图 1.14　汗腺瘤。发生于头皮(最常见的部位)的孤立性结节性-囊性病变(A)。外阴部位的结节,发生在此部位的汗腺瘤罕见(B)

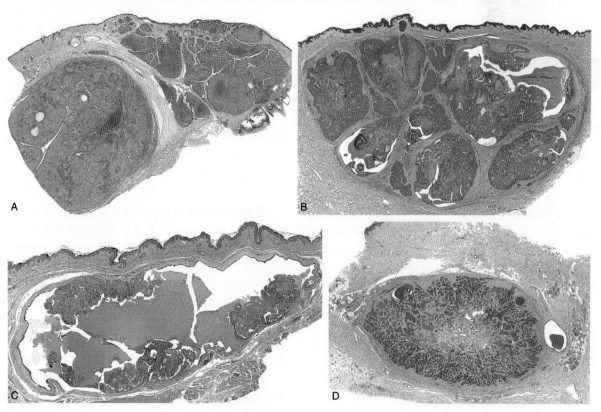

图 1.15　汗腺瘤的生长模式包括实性模式(A)、实性和囊性区域不同比例的实性-囊性模式(B,C)及多结节性硬化性模式。后者以相对小的肿瘤细胞岛嵌于高度硬化性间质内为特征,硬化的间质常在病变中央更为明显(D)

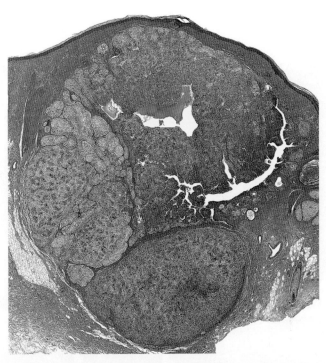

图 1.16　主要由透明细胞构成的实性汗腺瘤

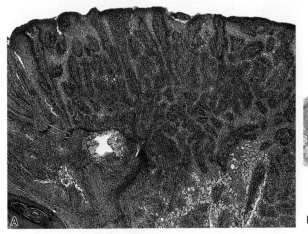

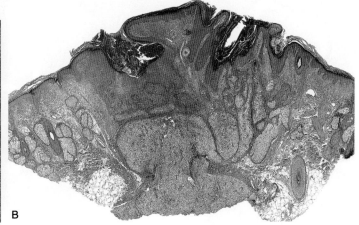

图 1.17　汗腺瘤与表皮(A)或毛囊漏斗部(B)相连。肿瘤性透明细胞沿着表面分布取代了原有表皮细胞。同时,注意深部结节的黏液样
　　分化(A)

　　汗腺瘤中可见多种细胞类型,包括

- 透明细胞
- 多角形嗜酸性细胞
- 鳞状(表皮样)细胞
- 黏液样细胞
- 嗜酸细胞瘤样细胞
- 过渡(中间)细胞

　　这些细胞类型在各个病例中以不同比例和不同的组合出现。在一些肿瘤中,一种特定的细胞类型占主要地位[如透明细胞汗腺瘤或鳞状(表皮样)汗腺瘤][90,2549]。

　　透明细胞是最常见的细胞类型之一,其具有丰富、透明的胞质,界限清晰的胞膜,小而偏位的胞核,密集成群的染色质。细胞的形状各异,可呈椭圆形、圆形、纺锤形或多边形(图1.18)。在超微结构上下,细胞的胞质是电子半透明的,提示细

胞含有大量的糖原[966,2337]。

　　第二常见的细胞类型为圆形或多面体细胞,其具有嗜酸性实性或纤细颗粒状胞质、圆形或椭圆形的胞核(见图 1.18)。这些细胞多见于肿瘤实性区域;当它们内衬于囊腔时,细胞形态可变薄和萎缩。

　　鳞状(表皮样)细胞也出现在大部分病例中。这些细胞具有多角形、嗜酸性、纤丝性胞质,有时可见细胞间桥(见图1.18)[2897]。鳞状细胞有时在局部形成小的圆形的桑椹样结构。电镜显示这些细胞胞质中含有大量张力丝[2337]。

　　三分之一的病例中可见黏液样细胞,通常形成小的细胞群。少数情况下,这些细胞可较为明显,但不会成为肿瘤的主要成分[846]。这些细胞胞质内有丰富的嗜碱性黏液或类似透明的杯状细胞,常内衬于囊性结构(见图1.18)。罕见情况下,胞质内黏液可将细胞核推挤至细胞周边,形成印戒样外观。黏液样

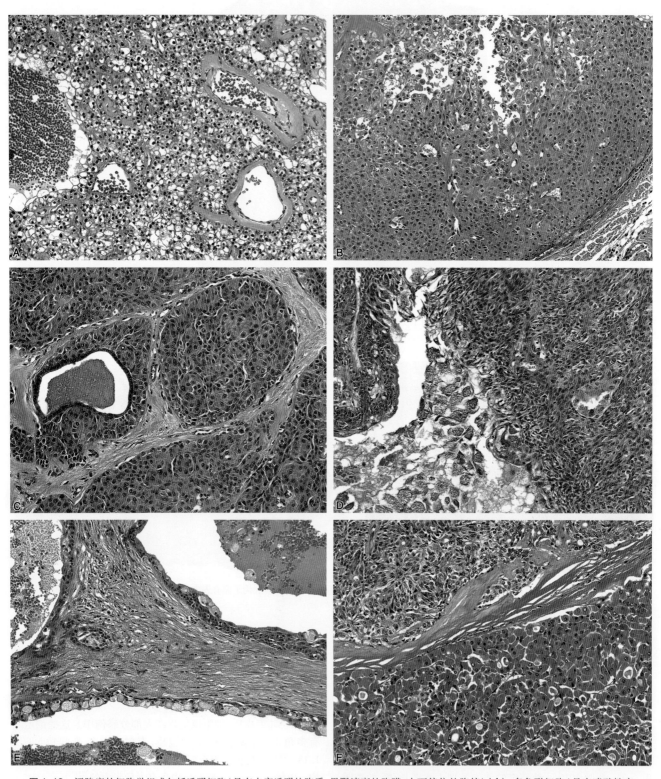

图 1.18   汗腺瘤的细胞学组成包括透明细胞(具有丰富透明的胞质,界限清晰的胞膜,小而偏位的胞核)(A)、多角形细胞(具有嗜酸性实性或纤细颗粒状胞质,圆形或卵圆形的胞核)(B)、鳞状细胞(具有呈多角形、嗜酸性、纤丝状的胞质)(C)、黏液样细胞(D,E)以及嗜酸细胞瘤样细胞(具有强嗜酸性、颗粒状胞质)(F)

细胞的另一种变形是柱状形态,常内衬于腺体结构(见下文)。

嗜酸细胞瘤样细胞典型表现为强嗜酸性、颗粒状胞质(见图1.18)[327]。这些细胞可形成相当大的细胞团,但它们很少成为主要的细胞成分[2265]。电镜下显示胞质内充满了大量线粒体[2265]。

过渡(中间)细胞形态多样,反映了上述各种类型细胞之间的不同转换。有些中间细胞表现为小的、形态单一的、具有嗜酸性胞质的细胞,另一些则表现为具有嗜酸性、纤细颗粒状胞质的苍白细胞。实际工作中,不可能对所有中间细胞种类做出精确的描述(图1.19)。

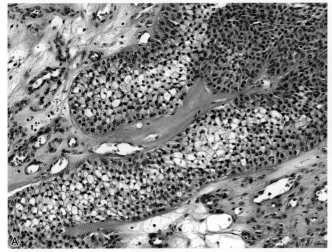
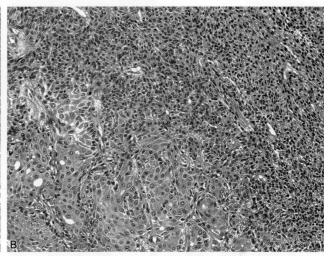

图1.19 汗腺瘤的过渡细胞。从透明细胞(A)和鳞状细胞(B)过渡为多角形嗜酸性细胞

肿瘤细胞以黏附的方式生长,常围绕薄壁小血管周围形成(至少是局部)花环状结构。罕见情况下,肿瘤小叶周边可见局灶性栅栏状排列。肿瘤内小范围出现类似棘层松解的黏附不良生长模式是相对常见的(约20%)。偶可见核内假性包涵体、细胞变细长(通常为嗜酸性细胞、鳞状细胞或过渡细胞)(图1.20)。核沟是一些病变的特征[1318]。核分裂象常缺乏或罕见[509]。

总体来说,超过90%的病例有很明显的腺体/导管分化,其数量可变,从小灶性的腺体/导管结构,到在实性成分的主要区域形成广泛的"腺瘤性"结构。Johnson和Helwig[1151]在他们的学术论文中描述了汗腺瘤中导管分化的3种模式,即分散的圆形导管,其内层为立方形细胞,腔面有护膜;明显的囊性结构,囊壁内衬扁平或立方形细胞;螺旋状排列的鳞状细胞中出现小的管腔。然而,以著者的经验,汗腺瘤中的导管分化的表现可能更加多样化,包括管腔内桥连有时可形成筛孔状结构,呈现复杂性腺体;具有顶浆分泌的腺体;具有突起的微乳头样腺体;腺体形成大的囊腔,具有纤维性核芯的真正乳头结构;腺体周边具有圆形或新月形裂隙;腺体细胞胞质内管腔形成(顿挫性导管分化);等等(图1.21~图1.25)。管腔内可无内容物,也可含有分泌物,可为顶浆分泌样或为均质嗜酸性物质;少数情况下,嗜酸性物质轮廓模糊呈扇贝状("虫蛀样"),有些类似甲状腺滤泡中的胶样物质。

所有的细胞类型,即(多面体)嗜酸性细胞、鳞状细胞、嗜酸细胞瘤样细胞、透明细胞、黏液样以及过渡性细胞,均能单独或组合排列成腺体结构,并与邻近的肿瘤实性部分呈难以察觉的融合(图1.26)。腺体周边未见肌上皮细胞层。然而,在罕见情况下,病变边缘的导管成分表现为明显的外周细胞层,这可能表明融合在肿瘤中的原有正常导管或分泌蟠管部分,保留了基底细胞或肌上皮细胞。肿瘤附近的外泌汗腺偶

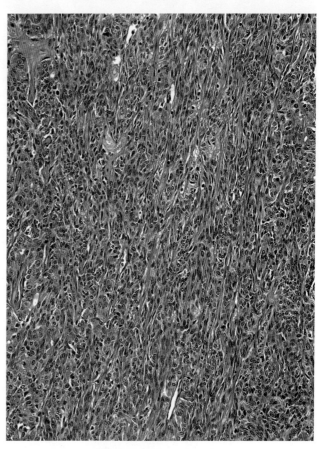

图1.20 汗腺瘤的细胞变细长

可见管腔扩张及黏液性化生。

虽然由于细胞成分的多样性,化生和分化很难区分,但化生这种附带现象在汗腺瘤中相对常见。鳞状化生常以界限相

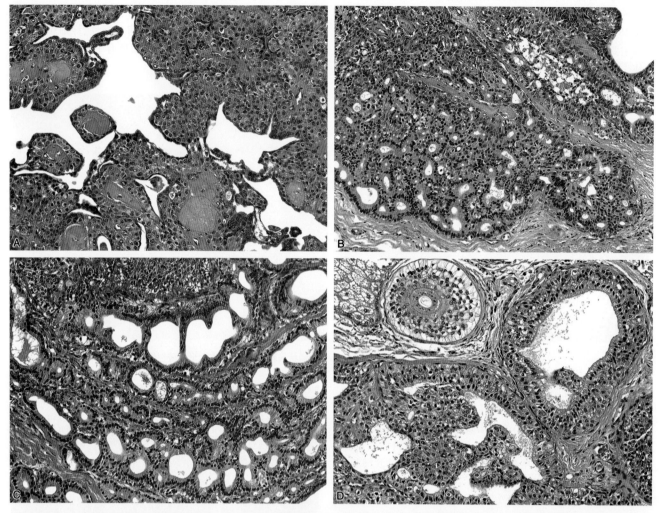

图 1.21　汗腺瘤中腺体/导管分化的变化。具有嗜酸性护膜边界的不规则腔隙(A),大量小而圆的单腺体(B),融合形成筛孔状外观(C),以及更为复杂的筛孔状腺体(D)

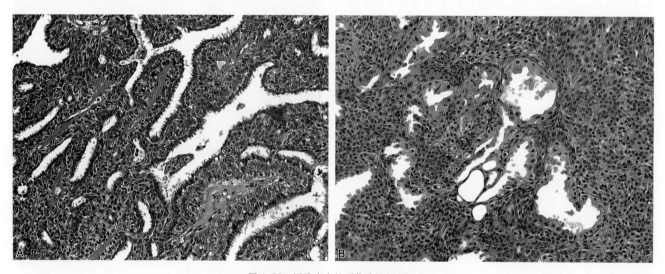

图 1.22　汗腺瘤中的顶浆分泌(A,B)

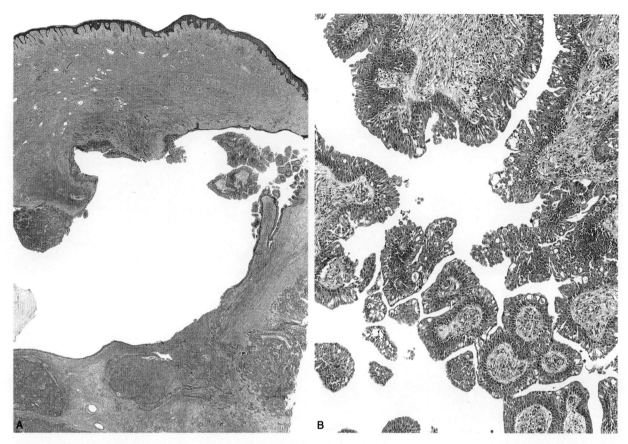

图1.23 实性-囊性汗腺瘤具有罕见特征—出现真正的乳头状结构,其内衬有上皮细胞,在纤维性核芯内含有浆细胞(A,B)。缺乏肌上皮细胞层和存在汗腺瘤的残余部分,可将这种病变与乳头状汗管囊腺瘤区分开来

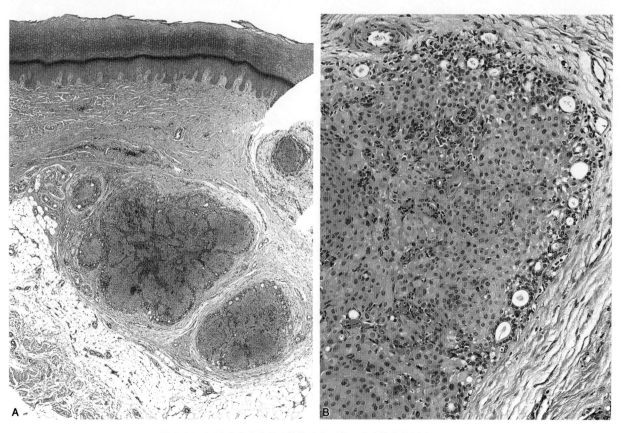

图1.24 汗腺瘤内小的单纯性管腔主要位于肿瘤结节的周边(A,B)

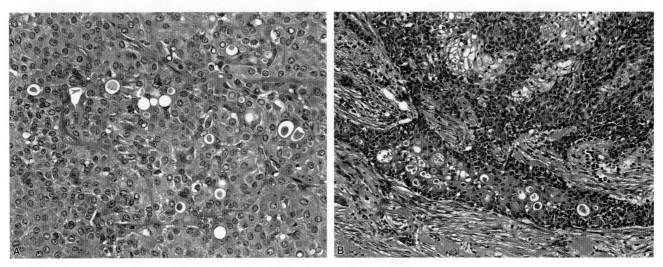

图 1.25　汗腺瘤内明显的胞质内管腔形成是顿挫性导管/腺体分化的另一种形式(A,B)

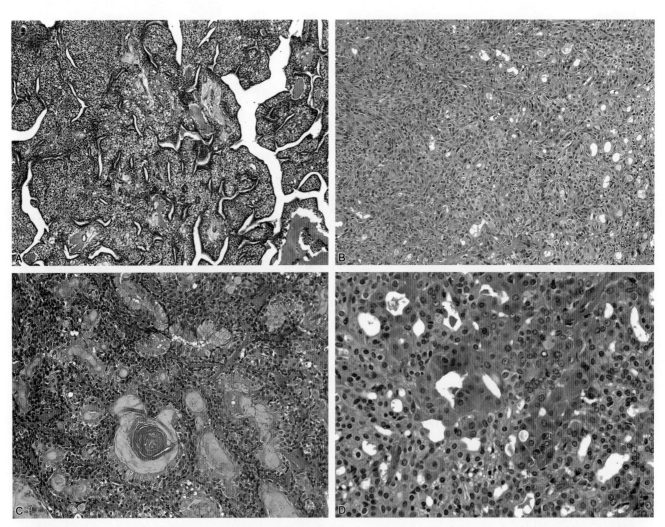

图 1.26　汗腺瘤内所有的细胞类型均可参与腺体/管腔结构的形成,包括透明细胞(A)、多角形嗜酸性细胞(B)、黏液样细胞(C)及嗜酸细胞瘤样细胞(D)

对清楚的桑椹样形式出现。当鳞状化生含有透明细胞或坏死细胞时，其组织学形态类似于外毛根鞘分化（图1.27）。鞋钉样及柱状上皮可见于腺样区域或囊性结构中。

在大多数病例中汗腺瘤间质为硬化和透明样变，即便在仅有极少量间质的病例也是如此。在丰富的透明化间质区域，间质呈独特的均质性玻璃样外观。间质也常呈纤维性和促结缔组织增生性灶，以及水肿和/或黏液样改变。在一些肿瘤中，间质结缔组织增生很明显，使肿瘤呈现浸润性外观。这样表现的病例常发生于肢端部位，包括手掌、足底、足趾和手指。间质和肿瘤性上皮细胞间的裂隙是较常见的特征，但以著者的经验，这是个仅累及少数肿瘤结节的局灶性表现（图1.28）。间质内

含有稀疏的淋巴浆细胞浸润，在罕见情况下出现包括常位于肿瘤周边生发中心在内的结节性淋巴样聚集。肿瘤与表皮相连常伴有表皮下富于浆细胞的炎症细胞浸润。

间质的罕见特征包括含有黑素（大部分在噬黑素细胞内）、钙化（间质内、上皮样团块内及管腔内）、脂褐素、胶原结晶体（尽管缺乏肌上皮细胞）及出血[1151,2197,2892]。

组织化学和免疫组化特征

组织化学上，透明细胞PAS染色阳性（淀粉酶可消化）。黏液样细胞阿辛蓝、黏液卡红及耐淀粉酶消化PAS染色阳性[2896]。

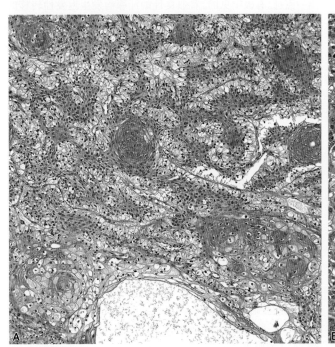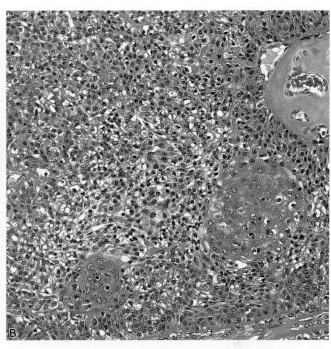

图1.27　汗腺瘤内鳞状化生常以界限相对清楚的桑椹样形式出现（A）。注意化生区域内的坏死细胞类似于外毛根鞘分化（B）

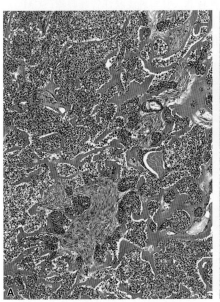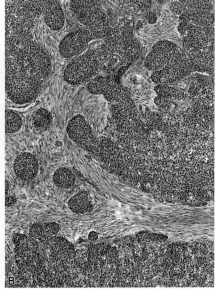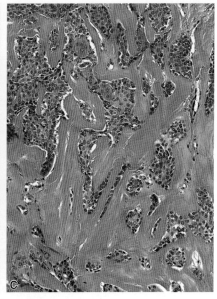

图1.28　典型的汗腺瘤间质表现为硬化及透明样变，具有独特的均质性玻璃样外观。一些肿瘤具有致密的结缔组织增生，伴有间质内局灶性（A）或弥漫性（B）的梭形细胞增生。汗腺瘤中间质与上皮细胞结节之间的裂隙（C）

免疫组化，汗腺瘤是一种异质性肿瘤，在不同的主要细胞亚型和不同结构区域，其染色模式亦不同。对于后者的观察，结合对广谱细胞角蛋白的研究，发现对汗腺瘤免疫组化特征难以得出一个有意义且可重复的结果[239,1231,1950]。一致的结果包括：腺体结构 CK7、CAM5.2 及 EMA/CEA（腔缘）染色阳性；除 CK10 阳性外，透明细胞对其他细胞角蛋白染色阴性；肿瘤细胞 S100 蛋白一般染色阴性（仅显示朗格汉斯细胞）。虽然有学者发现有细胞群对平滑肌肌动蛋白染色阳性，并认为是肌上皮细胞[239,2797]，但著者和其他学者从未在汗腺瘤内发现肌上皮细胞分化。

分子生物学特征

约 50% 的汗腺瘤存在 t(11;19)易位，导致染色体 19p13 上 *MECT1* 基因与染色体 11q21[159,2899]上 *MAML2* 基因发生融合。这种易位在以透明细胞分化为主的汗腺瘤中更为常见[195]，但著者在混合类型细胞组成的汗腺瘤，甚至是完全缺乏透明细胞的汗腺瘤中也发现了此种易位。

MECT1 基因（同名词：*TOCR1*、*CRTC1*、*WAMTP1*）是一种环状 AMP（cAMP）反应原件结合蛋白的转导子，也是高保守 CREB 协同刺激因子成员。*METC1* RNA 仅在有限的组织类型（包括脑、肝及涎腺）中进行低水平的结构性表达。*MAML2* 基因是 *MAML* 基因家族的成员之一，编码一种共激活 Notch 受体通路的核蛋白。MAML2 蛋白与 Notch 胞内段及 CSL 转录家族成员形成复合物，来激活 Notch 下游靶基因（*HES1* 和 *HES5*）。在体外模型研究中，*MECT1-MAML2* 融合导致下游 cAMP/CREB 信号通路基因异常激活。已有证据提示 cAMP/CREB 和 Notch 通路的失调与上皮性肿瘤发生有关。除皮肤汗腺瘤外，t(11;19)易位一般见于涎腺黏液表皮样癌（MEC）[657]。虽然一些报道的病例类似产黏液的复层上皮内病变（SMILE）[2010]，但最近在宫颈 MEC 中也发现了 t(11;19)易位[1483]，一些宣称是原发皮肤 MEC 中发现存在缺乏 t(11;19)易位的 *CRTC1*（*MECT1*）重排，但从镜下表现和对肿瘤的描述来判断，其中有些可能是汗腺瘤或汗腺癌。

对透明细胞汗腺瘤的短期培养进行细胞遗传学分析发现了总共 8 种不相关的异常克隆[869]。

鉴别诊断

虽然最新的 WHO 皮肤肿瘤分类将汗孔样汗腺瘤和汗腺瘤列在一起，但两种肿瘤是不同的。汗孔样汗腺瘤是汗孔瘤的一种亚型，它由两种主要细胞构成：汗孔样细胞和立方形细胞。虽然伴有透明细胞分化的汗孔样汗腺瘤与汗腺瘤类似，但如果划到汗孔样细胞群及大片的坏死，应诊断为汗孔瘤。

罕见的、大而深染、轻度异型的细胞或多核细胞在汗腺瘤中并不少见[1594]。腺体区域内很少观察到局灶性、轻度多形性胞核（图 1.29）。如果含有这些细胞的肿瘤始终是对称分布，且无非典型性核分裂象，这些异型特征可以被忽略；然而，需指出一点：已有极罕见的、看似良性的汗腺瘤发生迟发性转移的病例报道（见"汗腺癌"章节）[1277,1573]。

一些伴有促结缔组织增生性间质和透明玻璃样变的肿瘤表现出明显的导管分化，形成不规则的舌状上皮，这种改变类似于腺癌的浸润性生长（图 1.30）。有此种改变的区域通常是局灶性的，而肿瘤的其他部分是边界清楚的。然而，由于认识到这一现象，著者建议对所有此类病例进行再次切除和密切随访。

汗腺瘤偶尔误诊为 MEC（见"黏液表皮样癌"章节）和鳞状细胞癌（SCC）。当汗腺瘤累及表皮，并具有鳞状分化区域，或伴显著促结缔组织增生性间质，且有明显鳞状上皮化生时，均易误诊为 SCC（图 1.31）。

对于具有窦样管腔、杯状细胞及与表皮相连的病例需考虑与黏液性汗管化生进行鉴别（图 1.32）[1078]。上述改变在汗腺瘤和黏液性汗管化生中均可出现，只有当邻近部位发现典型的汗腺瘤改变时才能明确诊断。事实上，Madison[1575]报道的两例黏液性汗管化生可能是真正的汗腺瘤。伴有此种改变的汗腺瘤有可能在临床上会出现可观察到的渗出。一个值得思考的问题是，一些黏液性汗管化生是否为处于早期生长阶段的汗腺瘤，尤其是那些肿瘤生长与表皮相连者。

一些罕见的汗腺瘤病例具有真正的乳头状结构，并伴有含浆细胞的胶原纤维性核芯。其与乳头状汗管囊腺瘤（SCAP）的区别在于前者管腔上皮细胞周围缺乏肌上皮细胞层。

发生于肢端部位的伴有乳头样结构的汗腺瘤须与肢端乳

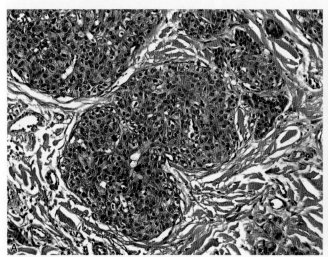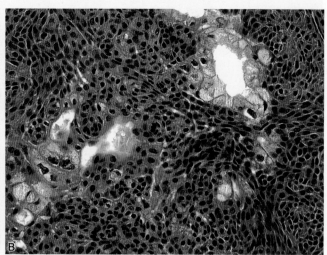

图 1.29　汗腺瘤内局灶性细胞异型性，表现为实性（A）或腺体（B）区域内体积大、核深染的细胞

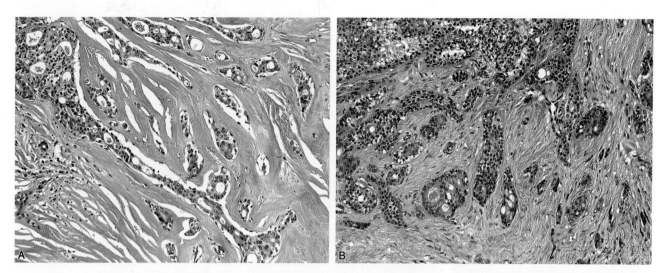

图 1.30 有不规则舌状上皮细胞的导管/腺体区域嵌于硬化或促结缔组织增生性间质中,使其具有浸润性腺癌的外观(A,B)。当此种改变仅为局灶性,而肿瘤其他区域界限清楚时,不应误认为恶性

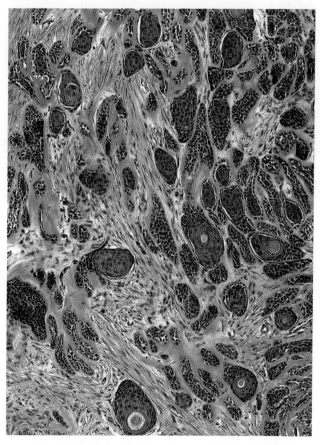

图 1.31 促结缔组织增生性间质内有不规则的上皮细胞巢及明显的鳞状化生,这种改变类似于浸润性鳞状细胞癌

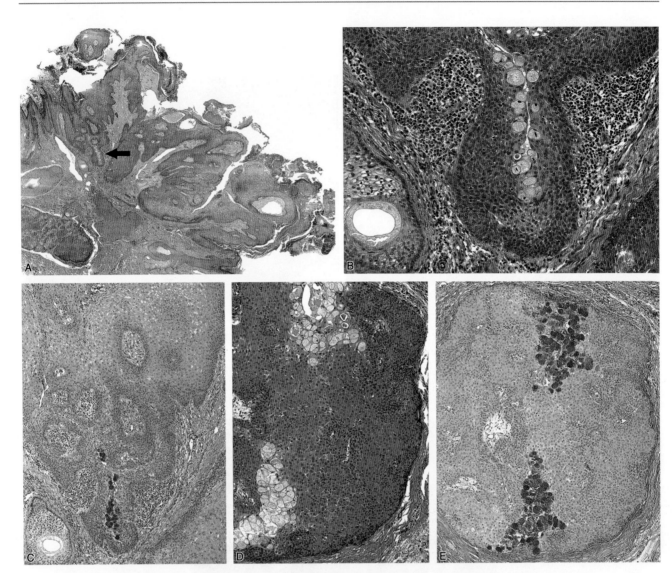

图 1.32   与表皮相连的汗腺瘤具有黏液性杯状细胞及周围鳞状细胞构成的局灶状窦样区域,其类似于黏液性汗管化生(A,箭头)。所示部位(B)黏液卡红染色阳性(C),同样的表现见于深部结节的黏液样分化区域(D,E)

头状腺癌进行鉴别时,请记住缺乏肌上皮细胞分化是一个有用的特征。两种疾病在细胞学组成(透明细胞、鳞状细胞)及腺体分化方面存在重叠。除了细胞异型性更明显、核分裂象更多外,另一个有鉴别诊断价值的特征为肢端乳头状腺癌至少具有局灶性肌上皮细胞分化。

透明细胞为主的汗腺瘤鉴别诊断包括外毛根鞘瘤、皮脂腺肿瘤及转移性肾细胞癌。外毛根鞘瘤的肿瘤结节周边细胞呈栅栏状排列,结节周围有增厚的基底膜。对 CD34(克隆号 My10 或 HPCA-1)及 NGFR/p75 染色阳性,支持外毛根鞘瘤的外毛根鞘分化[1653]。具有空泡化胞质和扇贝状细胞核可界定为皮脂腺细胞。转移性肾细胞癌伴有明显的血管增生。

发生于乳腺部位的汗腺瘤极少有报道。其中有些病例可能来源于乳腺表面的皮肤,但也有病变发生于乳腺实质内的罕见病例[1271,1946]。对发生于乳腺实质内的病例进行研究发现,这些肿瘤与发生在皮肤的病例同样存在 t(11;19)易位[1271,1359]。

组织学上,医源性甲状旁腺组织表现为分叶状的界限清楚的结节,结节由紧密排列、形态单一的多角形细胞构成,其细胞边界清晰,胞核呈均一圆形,染色质均匀分散,胞质透明,有成簇的嗜酸性细胞及中央有管腔的腺样结构;因此,它与汗腺瘤极为相似。由于甲状旁腺组织常移位到肱桡肌,故病变部位(前臂)和标本中存在横纹肌可一起作为诊断线索。采用甲状旁腺标志物进行免疫组化可明确诊断。患者有全甲状旁腺切除术伴甲状旁腺组织自体移植的临床病史[1992]。

另一个需要鉴别的疾病是血管球瘤,偶尔血管球瘤可与汗腺瘤极为相似。如果诊断有疑问时,采用包括细胞角蛋白及平滑肌肌动蛋白的免疫组化系列标记有助于诊断[985]。

(伍洲炜 译,陈腊梅 校,万川 审)

外泌汗腺型混合瘤

外泌汗腺型混合瘤,也称为外泌汗腺型软骨样汗管瘤,或单相型软骨样汗管瘤,是一种少见而有特征的附属器肿瘤,其特点为黏液透明化及软骨样的间质中可见增生的界限清楚的小而无分支的导管成分。与顶泌汗腺混合瘤相比,未见断头分泌、皮脂腺分化或毛囊分化,虽然尚无证据表明外泌汗腺混合瘤起源于外泌汗腺或向外泌汗腺分化。

临床表现

病变好发于中老年人的头部或四肢(平均年龄61岁,年龄段23~91岁),临床表现为单发、较小(直径0.5~3cm)的生长缓慢的结节。在一组50例混合瘤的研究中发现一半以上的病变发生于头颈区,尤其是头皮和前额。男女比例大致1:1.5[1296]。

组织病理学特征

病变通常边界清楚,与周围组织界限分明,位于真皮内,与表皮不相连[10,1296,2059]。一些肿瘤可延伸到皮下组织或完全位于皮下组织,有些病例显示肿瘤呈非局限性(图1.33)。典型病变由小的、无分支的导管成分组成,管腔呈圆形,可由一层立方形、椭圆形或圆形细胞构成,细胞核呈泡状,周围可有各种黏

液样,透明化和软骨样间质(图1.34)。导管成分往往均匀分布,至少在局部呈均匀分布,但也可以群集,在低倍镜下呈多结节样外观。局灶性的导管融合可出现筛孔状结构。大部分管腔内中空或含有嗜碱性分泌物。除了导管结构外,还可见小的实性条索、团块,甚至单个细胞。有时可见到"蝌蚪"样结构[1296]。肿瘤上皮细胞体积自病变中央向外周呈梯度变化,肿瘤外周细胞逐渐变大,而在病变中央较小[2673]。

各种上皮成分亚型如下:

1. 明显的实性细胞成分

某些病例中实性条索为主,多于导管成分(图1.35)。

2. 透明细胞改变

透明细胞改变通常是灶性的,但在某些病例中可能很明显(见图1.35)。

3. 明显的陷窝细胞

外泌汗腺混合瘤上皮细胞成分可形成软骨,常由个别上皮细胞转化为陷窝样软骨样细胞。偶尔,导管结构周边可见陷窝样改变(见图1.35)。

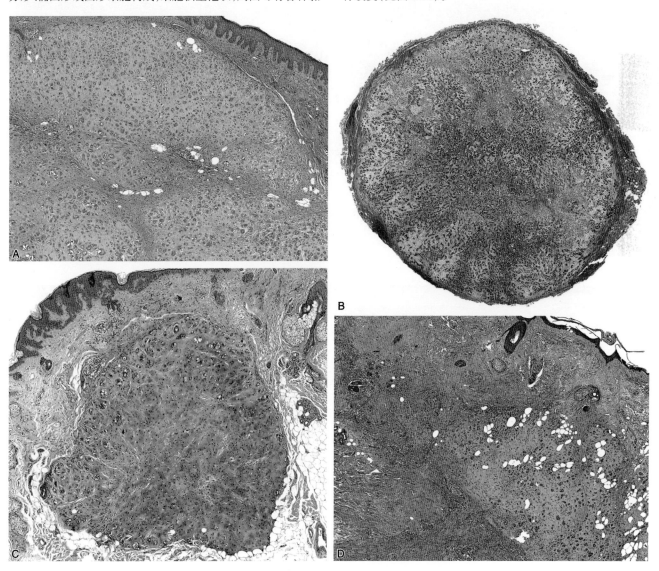

图1.33 外泌汗腺混合瘤。肿瘤界限清楚,大体呈多结节状。肿瘤由成簇的导管成分构成,周围为透明化及黏液样间质(A)。本例界限清楚的结节周围可见假包膜,在手术时"跳出"(B)。可见肿瘤延伸至皮下组织(C)。本例外泌汗腺混合瘤表现非局限性。注意肿瘤内可见局部脂肪瘤样间质化生(D)

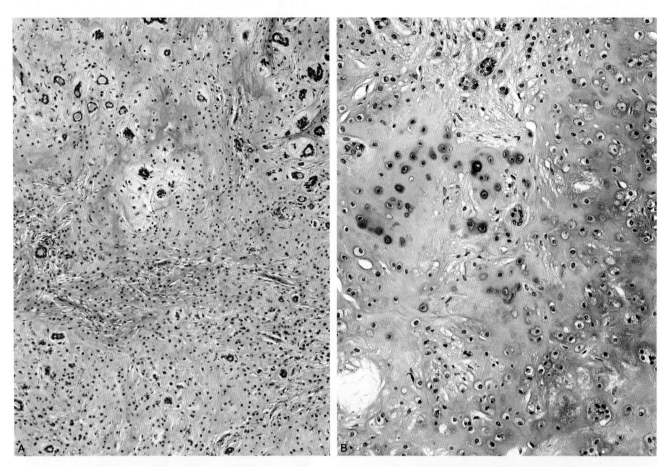

图 1.34   外泌汗腺混合瘤。小的单层细胞的导管成分,圆形管腔周围可见黏液透明样(A)及软骨样间质(B)

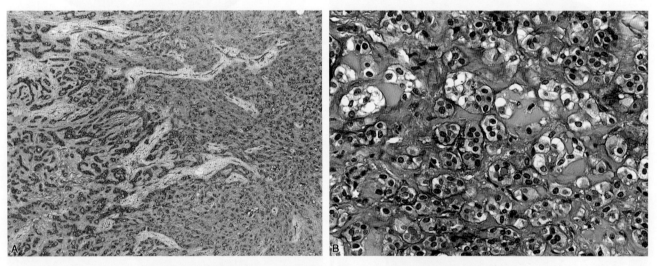

图 1.35   外泌汗腺混合瘤。上皮成分变异包括明显的实性条索(A)、透明细胞改变(B)

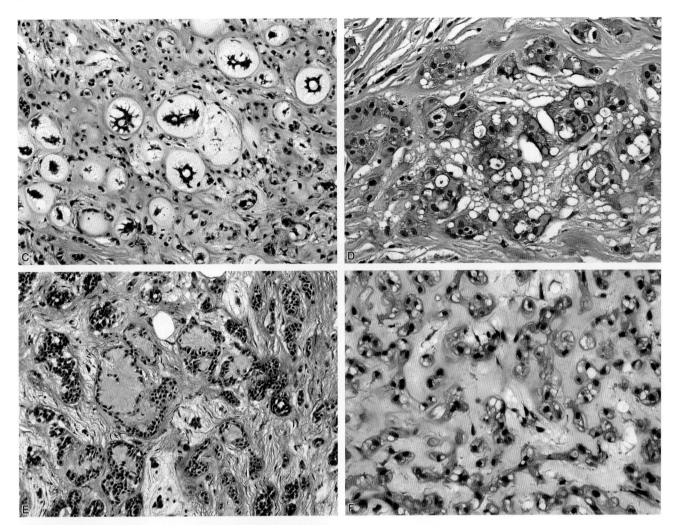

图 1.35(续)　单个细胞及导管结构周围明显的陷窝样改变(C)明显的透明细胞(D),假花环状结构(E),明显的胞质内空泡化,偶尔类似脊索瘤的空泡细胞(F)

4. 透明细胞

一些肿瘤的导管,至少在局部由一层胞质呈嗜酸性,核位于中央或周边的细胞构成[1296]。这些细胞与顶泌汗腺混合瘤中的透明细胞几乎一模一样(见图 1.35)。

5. 假花环样结构

表现为上皮细胞条索排列成半环形,花环状,以及围绕胶原和透明间质核心呈环形排列,这种结构可见于 15% 的病例[1296](见图 1.35)。

6. 明显的胞质内空泡化和含空泡细胞

某些细胞中胞质内空泡常见。罕见的情况下,胞质内空泡明显时,使得肿瘤与脊索瘤的空泡细胞极为相似(见图 1.35)。

各种间质成分变异如下:

1. 纤维细胞性间质

外泌汗腺混合瘤的间质通常是少细胞性的,透明化或软骨黏液样,但在某些情况下,可以细胞性纤维间质为主(图 1.36)。

2. 钙化和骨化生

骨化生偶可见,极少数情况下,可见明显的骨化生,甚至在显微镜下占据绝大部分视野(见图 1.36)。骨化生通常发生在肿瘤团块中;某些罕见情况下,骨成分会使得上皮部分不明

显[2673]。著者在一个特殊的会诊病例中发现,发生于颧骨深部的肿瘤下缘可见含有骨髓的骨化生组织,这种改变是否代表骨侵袭是个疑问。这种情况下,临床资料极其重要—活动的、非固定的病变排除了骨侵袭的可能。在某些肿瘤中,可以发现是由软骨形成的,而软骨则是由上皮细胞转化(化生)形成。

免疫组化特征

混合瘤的细胞表达 CEA,角蛋白,CK7 和 S-100 蛋白[1296,1712]。在著者研究过的几个病例中,GFAP 呈片状阳性,特别是在有大量透明细胞的病例。在顶泌汗腺混合瘤中,透明细胞是肌上皮细胞分化的特征[2197],但在外泌汗腺混合瘤中,actin、calponin 和 p63 表达是阴性的[1296]。

鉴别诊断

病变非常有特征性,活检标本足够大的情况下,诊断通常是简单明了的。在某些情况下,当间质成分为主,尤其是当存在软骨样或骨化时,需要与各种间叶性肿瘤进行鉴别诊断。在这种情况下,关键是要识别少量的上皮成分,细胞角蛋白免疫组化有助于识别这些上皮细胞。罕见情况下,外泌汗腺混合

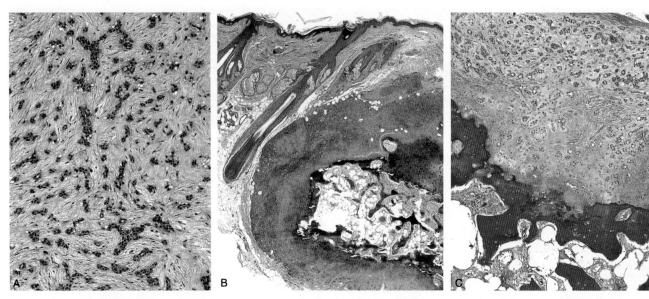

图1.36   外泌汗腺混合瘤。间质成分变异。在本例中,间质主要为纤细的胶原纤维和梭形成纤维细胞构成的纤维性间质。另外,需要注意的是,虽然在外泌汗腺混合瘤的导管结构是不分支的,但实性细胞成分可分支(A)。肿瘤团块内明显的骨化生(B)。当骨位于肿瘤下缘时,不应与骨侵袭相混淆(C)

瘤偶尔会出现类似于汗管瘤的蝌蚪样导管结构。出现含空泡细胞样细胞需要考虑脊索瘤累及皮肤。外泌汗腺混合瘤中这种改变通常是局灶性改变,肿瘤其他部分显示典型的导管成分。临床信息有助于诊断:脊索瘤是一种骨肿瘤,来源于残余的脊索,常常发生在较深的部位,好发部位是骶尾部及颅底部位[1296]。

汗孔瘤

自1956年首次对外泌汗腺汗孔瘤(eccrine poroma)进行描述到现在,我们对这种疾病的认识已发生了巨大的变化[852]。有证据表明,一些汗孔瘤实际上来源于顶泌汗腺,而且现在认为汗孔瘤包含以下4种良性附属器肿瘤:经典型汗孔瘤、单纯性汗腺棘皮瘤(表皮内汗孔瘤)、真皮内导管瘤及汗孔样汗腺瘤。这4种肿瘤的细胞组成类似,常常单独发生,偶也可在一个肿瘤中同时存在[10,72,447,477,963,1065,1086,1199,1760,2127,2136,2827,2895]。

临床表现

汗孔瘤大多发生在成年人,平均年龄55~57岁,其中单纯性汗腺棘皮瘤的诊断时间比其他3种可晚10年左右。本病发病年龄范围较大,罕见先天性病变。男女发病率无差异,但有报道单纯性汗腺棘皮瘤和汗孔样汗腺瘤女性发生率略高[182]。汗孔瘤可以发生在任何部位,但经典型汗孔瘤好发于四肢末端,其中约50%发生于足底,而其他3种类型好发于躯干部位。汗孔瘤生长缓慢,经典型汗孔瘤、真皮内导管瘤及汗孔样汗腺瘤诊断明确前的平均时间约为3年。而对于单纯性汗腺棘皮瘤来说,持续时间更长,约10年。大约一半的病变在切除时直径小于1cm。较大的肿瘤直径平均在2~3cm,但有时也有更大的病变[182]。

经典型汗孔瘤表现为无症状的红蓝色结节、息肉样肿块或疣状病变(图1.37)。一些肿瘤可呈血管瘤样红色外观,类似化脓性肉芽肿。不到三分之一的病例可以形成溃疡。色素性汗孔瘤是一种罕见表现,文献报道不到30例[1067,1834,1944]。与无色素性汗孔瘤相比,色素性汗孔瘤更常见于非白种人群,好发于非肢端部位[447,1067]。已有一例色素性先天性病变的报

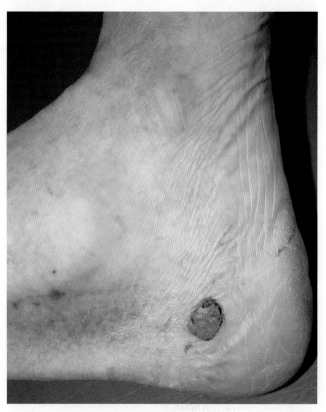

图1.37   经典型汗孔瘤。足跟单发结节。注意可见灶性的色素。罕有病例色素沉着明显,类似于黑素瘤

道[2821]。发生于慢性放射性皮炎和烧伤部位的汗孔瘤也有报道[2471,2804]。不同时间发生的多发性汗孔瘤极为罕见，已有报道这种情况见于淋巴增生性疾病，如急性淋巴细胞性白血病、蕈样肉芽肿的患者在放疗（包括全身照射）后[1416,1581]。这些患者中的一些人还同时曾接受过同种异体骨髓移植及免疫抑制治疗[1581]。术语"播散性外泌汗腺汗孔瘤病"用于描述其他一些组织学上类似外泌汗腺汗管纤维腺瘤的多发性病变，这些病变有时发生于外胚层发育不良的患者[2884]。

单纯性汗腺棘皮瘤通常表现为疣状或扁平角化性斑块，或偶尔表现为一个边界清楚的红色斑片。无症状，偶尔有色素，一般无破溃。

真皮内导管瘤表现为一个小的皮色、粉红或红色的结节，偶尔会出现带蒂的病变。伴有色素沉着的真皮内导管瘤也曾有报道。一般无溃疡出现。

汗孔样汗腺瘤表现常无特异性，可表现为皮肤或皮下结节、囊性或息肉样病变，极少数情况下可出现溃疡，可为粉色、红色或蓝褐色（色素性）。

组织病理学特征

所有的汗孔瘤细胞组成基本相似。一般由两种类型的细胞组成：一种是小的，圆形，嗜碱性的形态单一的细胞（汗孔样细胞），另一种是较大的嗜酸性鳞状细胞（护膜细胞）。在所有的汗孔瘤种类中，均是汗孔样细胞为主。某些情况下，护膜细胞可能很少或完全缺乏。带有嗜酸性护膜的小导管结构常见，主要位于护膜细胞区域内。护膜细胞胞质中的小空泡也是原始导管分化的特征（图1.38）。不同类型汗孔瘤共同的组织病理学特征是在肿瘤团块中出现大片的坏死。这一特征可见于大部分经典型汗孔瘤、真皮内导管瘤及汗孔样汗腺瘤（至少是灶性），但仅见于1/3的单纯性汗腺棘皮瘤[182]。

这四个肿瘤的轮廓形态不同：单纯性汗腺棘皮瘤是局限于表皮的水平方向病变，由散在的、圆形、边界光滑的细胞团块组成；经典型汗孔瘤表现为由表皮下缘向下延伸的相互连接的上皮细胞团块构成；真皮内导管瘤表现为真皮网状层中大量边界清楚的肿瘤团块，可见明显的管腔；汗孔样汗腺瘤呈实性-囊性肿瘤，完全局限于真皮网状层，不与表皮相连（图1.39）。混合模式的病变不常见，但也并不少见，一般来说，在不同的组合中可表现为两种模式共存（图1.40）。连续切片通常可见到混合模式。

在经典型汗孔瘤中，间质通常纤维化。汗孔样汗腺瘤和真皮内导管瘤的间质通常为双相性，即疏松的黏液样和透明化的间质。

汗孔瘤的组织学亚型如下：

1. 可见其他附属器分化

传统认为，汗孔瘤来源于外泌汗腺。然而，一些文献报道发现有真正的顶浆分泌或皮脂腺和/或毛囊分化，从而产生了术语"顶泌汗腺汗孔瘤"[821,885,934,961,1207,1273,1473,1531,1767,2197,2326,2976]（图1.41）。皮脂腺和毛囊的分化主要见于经典型汗孔瘤，但也可发生于汗孔样汗腺瘤的报道（图1.42）。顶泌汗腺汗孔瘤还没有发生在足底或手掌的报道，这些部位都是外泌汗腺汗孔瘤的好发部位[961]。

汗孔瘤中的皮脂腺分化表现为真皮内肿瘤团块周围可见成簇的或单个成熟的皮脂腺细胞（图1.43）。皮脂腺细胞附近常常可以发现带有嗜酸性锯齿样护膜的导管结构，也可能代表皮脂腺导管分化。成簇的皮脂腺细胞偶尔可见于真皮或表皮内的肿瘤团块中[934,1273,1473,1578]。位于表皮内的皮脂腺细胞提示单纯性汗腺棘皮瘤也存在皮脂腺分化的可能[1273]。

毛囊分化罕见，表现为类似毛囊生发细胞的嗜碱性细胞条索，在深部肿瘤结节周边呈栅栏状排列或形成类似于胚芽的结构。更罕见的是在毛囊生发细胞团块附近的间质内可见顿挫的毛乳头形成。通常这些汗孔样细胞可突然转变成基底样细

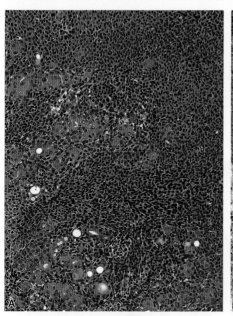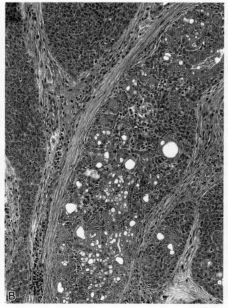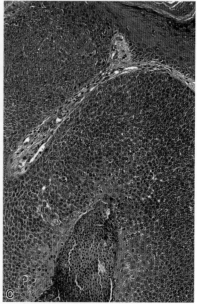

图1.38 所有的汗孔瘤细胞组成基本相似。一般由两种类型的细胞组成：一种是小的，圆形，嗜碱性，形态单一的细胞（汗孔样细胞），另一种是较大的嗜酸性鳞状细胞（护膜细胞）（A）。也可见小的导管结构，内层为嗜酸性护膜及护膜细胞和小的胞质内空泡，代表原始导管分化（B）。成片的坏死是汗孔瘤的典型特征（C）

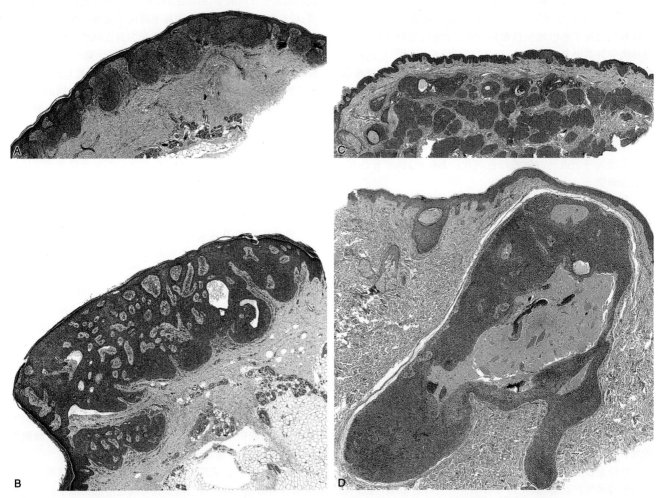

图 1.39   不同类型汗孔瘤的轮廓形态。单纯性汗腺棘皮瘤（表皮内汗孔瘤）表现为局限于表皮的水平方向的病变，由分散的、圆形、边缘光滑的细胞团块组成（**A**）。经典型汗孔瘤表现为由表皮下缘向下延伸的相互连接的上皮细胞团块构成（**B**）。真皮内导管瘤表现为位于真皮网状层的大量界限清楚、相对较小的实性或实性/囊性肿瘤团块组成（**C**）。汗孔样汗腺瘤表现为完全位于真皮网状层，不与表皮相连的大的实性-囊性肿瘤（**D**）

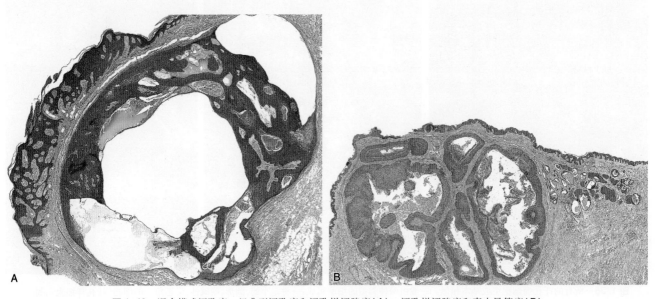

图 1.40   混合模式汗孔瘤。经典型汗孔瘤和汗孔样汗腺瘤（**A**）。汗孔样汗腺瘤和真内导管瘤（**B**）

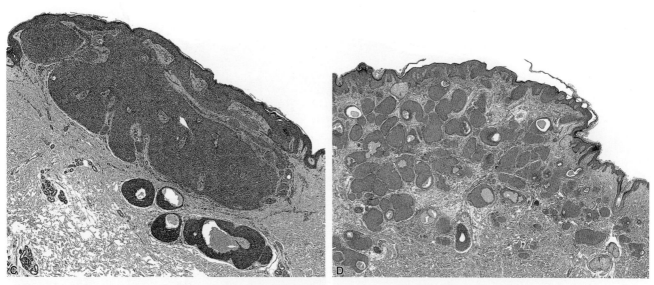

图1.40(续)　经典型汗孔瘤和真内导管瘤以及单纯性汗腺棘皮瘤疹的小部分区域(C)。单纯性汗腺棘皮瘤和真皮内导管瘤(D)

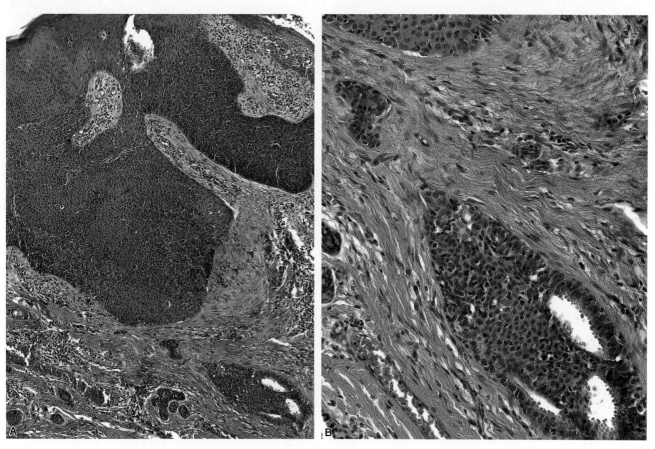

图1.41　汗孔瘤中可见顶浆分泌(A,B)

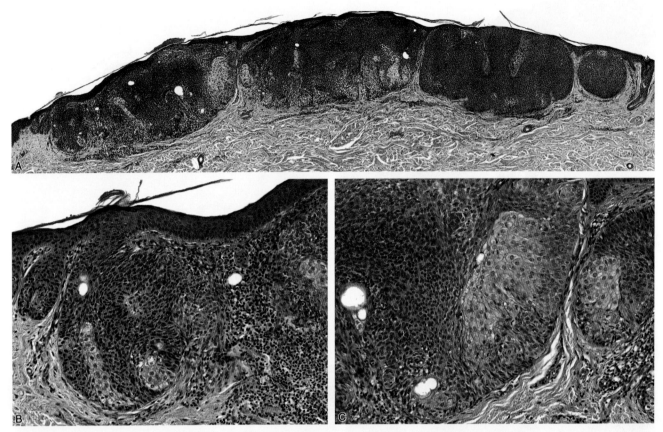

图 1.42   汗孔瘤内可见多灶性的皮脂腺分化(A~C)

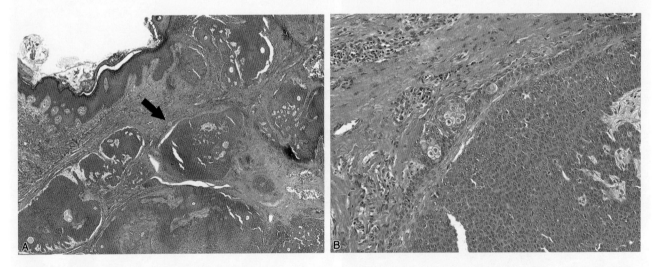

图 1.43   肿瘤的深部可见明显的皮脂腺分化。界限清楚的基底样细胞团块内可见成簇分布的成熟皮脂腺细胞(A,箭头)。注意界限清楚地向皮脂腺分化的细胞,其中一些是成熟的皮脂腺细胞,而另一些则类似于来源于汗孔样细胞的未分化的皮脂腺细胞(生发细胞)(B)

胞,但连续切片后可显示汗孔样细胞和基底样细胞紧密混合(图1.44)。毛囊生发细胞很少能形成界限清楚的结节,且外周具有特异性毛囊间质,类似于毛母细胞瘤[1207,2326]。向外毛根鞘和内毛根鞘以及毳毛毛干分化的病例也有报道[789]。在某些情况下,汗孔样细胞似乎自毛囊上皮延伸而来。伴毛囊或皮脂腺分化的汗孔瘤罕见(见图1.44),具有成熟腺体成分的向顶泌汗腺分化的汗孔瘤同样罕见[1207](见图1.41)。

2. 明显的透明细胞改变

在汗孔瘤的肿瘤谱系中,局灶或散在的透明细胞改变并不少见,但罕有以透明细胞为主的病变。事实上,在许多病例中,从汗孔样细胞逐渐过渡为透明细胞,可见具有轻微嗜酸性胞质的"中间"细胞(图1.45)。

透明细胞真皮内导管瘤是一种独特的皮肤附属器肿瘤,表

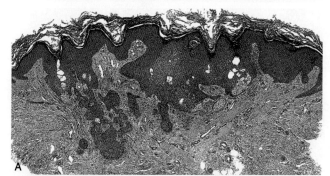

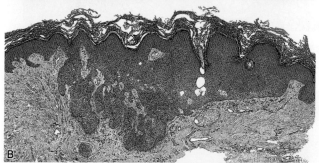

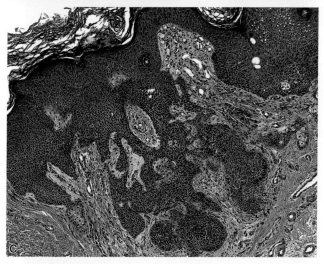

图1.44　汗孔瘤伴皮脂腺和毛囊的分化(A)。毛囊分化表现为嗜碱性的细胞构成条索,类似毛囊生发细胞,由其上方汗孔样细胞骤然转化而来(B)。注意肿瘤结节周边栅栏状排列的细胞,类似毛囊生发细胞及灶性的纤维化间质(C)。皮脂腺分化表现为多个由成熟皮脂腺构成的小叶(A~C)

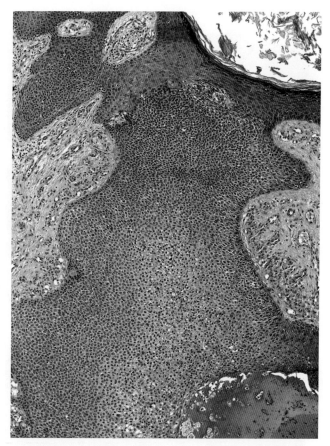

图1.45　汗孔瘤透明细胞改变(本例为经典型汗孔瘤-单纯性汗腺棘皮瘤混合存在)。注意从汗孔样细胞到透明细胞的逐渐过渡,许多轻微嗜酸性胞质的"中间"细胞

现为透明细胞构成的真皮内导管瘤[2279]。这种病变是汗孔瘤的一种变异,因为在许多病例中除占主要成分的透明细胞外,还可见到传统的汗孔样细胞及护膜细胞。完全由透明细胞构成的肿瘤罕见,此时与透明细胞汗腺瘤鉴别困难。类似于传统的汗孔瘤,某些病变表现出混合模式(图1.46)。在透明细胞胞质内PAS染色可证实含丰富的糖原。此与糖尿病无关[2279]。可能存在恶性透明细胞真皮内导管瘤,需要与微囊性附属器癌鉴别。

除透明细胞改变外,一些汗孔瘤会出现局灶性鳞状上皮化生。

3. 色素性汗孔瘤

色素性汗孔瘤独特的临床表现是由于肿瘤团块中存在含黑素的黑素细胞和色素颗粒,以及邻近的非肿瘤组织中存在噬黑素细胞。色素性汗孔瘤中黑素细胞产生机制包括末端汗管内黑素细胞的持续活化,邻近表皮内的表皮黑素细胞的增殖与迁移,受到上调的肿瘤来源的黑素细胞刺激因子,如内皮素1、干细胞因子及神经生长因子影响[1067]。事实上,色素常见于病变表浅部位,而色素型汗孔瘤的深部则缺乏色素(图1.47)。单纯性汗腺棘皮瘤中的黑素可能由邻近正常基底层黑素细胞迁移而来[2723]。黑素和黑素细胞克隆最常见于经典型汗孔瘤,但有报道在其他汗孔瘤类型中也可出现,包括汗孔样汗腺瘤,单纯性汗腺棘皮瘤以及有混合特征的其他病变[125,447,1468,1760,2723,3005]。这些特征也可见于先前存在的汗孔瘤

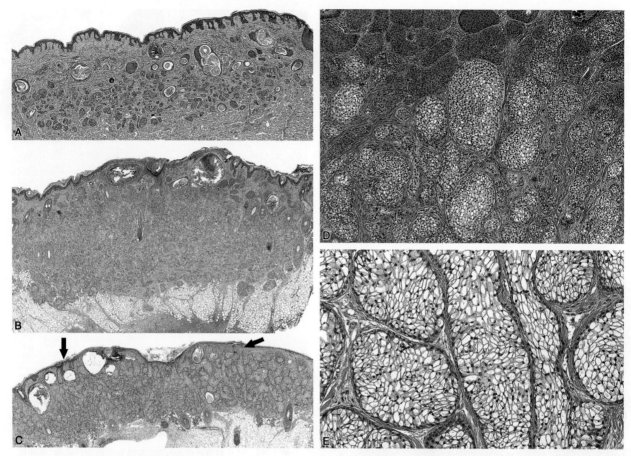

图1.46   透明细胞真皮内导管瘤。这3个肿瘤(A~C)显示了真皮内导管瘤的大体轮廓,由透明细胞(占主要成分)和汗孔样细胞组成(D,E)。在一处病变内可见类似于单纯性汗腺棘皮瘤的上皮内生长区(C,箭头)

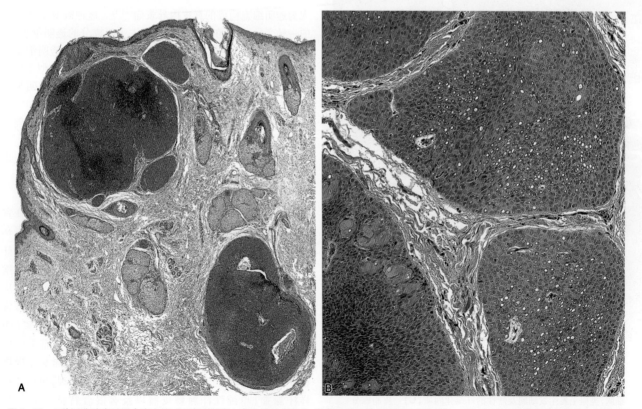

图1.47   4种汗孔肿瘤及混合病变均可观察到黑素。在这样的病变中,黑素通常局限于较浅的部位(A)。可见肿瘤内黑素和核内假性包涵体(B)

演变而来的恶性肿瘤(汗孔癌)中,提示汗孔瘤中黑素细胞克隆可能是恶性转化为汗孔癌的一个指标,但这一发现并未有更大规模的研究来验证[2058]。

4. 明显的导管/腺体形成

汗孔瘤的导管分化通常表现为具有圆形管腔的导管结构,以及见于护膜细胞区内的胞质内含有空泡的细胞,代表着一种顿挫性的导管结构。偶尔,汗孔瘤内可见明显的胞质内含空泡的细胞区域,使得病变看起来类似于皮脂腺肿瘤(图1.48)。汗孔瘤偶可表现为其他形式的导管/腺体模式,包括筛孔状、微乳头状或裂隙样,后者可能是人工现象。更复杂的腺体表现为内层护膜的管腔内细胞增殖是罕见的,即在护膜细胞的外周区域可见许多微小管腔内衬单层模糊的立方导管上皮细胞(图1.49)。汗孔瘤的组织病理学特征,从几乎无导管成分的病变到更常见的具有发育良好的导管/腺体结构的病变,呈谱式改变。此外,在一些汗孔瘤中,正常和增生的外泌汗腺导管可见于肿瘤附近的真皮内。有时,这些导管可能与肿瘤的实性区或其导管部分相混合[2021]。

5. 明显的护膜细胞

汗孔瘤中护膜细胞通常仅为局灶性,但在局部区域也可为主要细胞成分(图1.50)。但著者曾遇到一例少见的汗孔瘤,该肿瘤内护膜细胞明显多于汗孔样细胞("护膜细胞为主的汗孔瘤")。

6. 核内假性包涵体

核内假性包涵体在某些汗孔瘤中可相当明显(见图1.47)。

7. "促结缔组织增生性"汗孔瘤

在一些汗孔瘤的部分区域,可以见到非常类似促结缔组织增生性外毛根鞘瘤的促结缔组织增生性间质(图1.51)。这些区域不应与浸润性肿瘤引起的促结缔组织增生性间质反应(见后讨论)相混淆。

8. 非典型及恶性转化

细胞轻度异型是汗孔瘤的常见特征,主要表现是不同大小及形状的护膜细胞。这些细胞通常p53阳性[42]。偶可见多核细胞。这两个特征本身并不预示着恶性转化。

由先前存在的汗孔瘤演变而来的恶性肿瘤称为汗孔癌,并在相关章节中详细讨论。根据著者的经验,它们大多是来自经典型汗孔瘤和单纯性汗腺棘皮瘤。而真皮导管瘤,包括其透明细胞亚型的恶性变极罕见(图1.52)。

有一个问题至今还没有得到充分的研究,即细胞学上温和的汗孔样细胞聚集成小的实性团块向周围真皮呈灶性浸润,伴有促结缔组织增生及淋巴样浸润(图1.53)。这种特征在汗孔肿瘤中并不罕见,在其他器官如乳腺的肿瘤中被公认是一种恶性肿瘤的标志。著者观察到除了已转移的肿瘤,大多数具有这一特点的汗孔瘤显示惰性临床进程。显然,有必要对这组肿瘤进行进一步研究。在著者看来,建议再次扩大切除。

免疫组化特征

最近的研究集中在免疫组化方面,研究者试图确定汗孔瘤的起源。这些研究有一个前提是肿瘤免疫组化与正常结构是相对应的[151,1801,2831]。最新的研究表明,汗孔瘤起源于汗腺导管峰和末端汗管下部的基底层角质形成细胞[182]。

日常工作中,可用EMA和CEA来确定导管结构,也可通过GCDFP-15来鉴定导管结构。肿瘤细胞表达MNF116和AE1/AE3细胞角蛋白,但不表达CAM5.2。CK7不同程度阳性表达。汗孔样细胞表达CK14,但不表达CK10。相反,护膜细胞CK10阳性。护膜细胞在"外泌汗腺汗孔瘤"和"顶泌汗腺汗孔瘤"中具有相似的角蛋白表达模式。这些表皮细胞CK6,CK1/5/10/14,CK10/11阳性表达,单层上皮角蛋白(CK7,CK8/18、CK19)和"基底层"角蛋白(CK5/8和CK14)阳性表达[2934]。护膜细胞,包括非典型的,往往p53阳性,因此仅有这一特征不应解读为一种恶性转化的迹象[42,2640]。

分子生物学特征

在一项研究中发现,7例外泌汗腺汗孔瘤中有3例存在APC基因杂合性缺失(LOH),结果的特异性及相关性尚不明确[1088]。汗孔样汗腺瘤中未发现t(11;19)转位。这种转位可见于大约50%的结节性汗腺瘤。

鉴别诊断

单纯性汗腺棘皮瘤,尤其是色素性亚型可能很难与克隆型脂溢性角化病区分,典型特征是表皮内细胞岛,即所谓的"Borst-Jadassohn现象"。免疫组化无助于鉴别,因为克隆脂溢性角化病和单纯性汗腺棘皮瘤角蛋白表达模式相似。与单纯

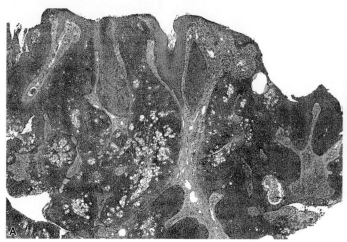
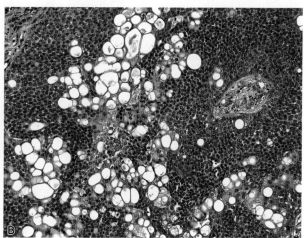

图1.48　汗孔瘤内明显的胞质内空泡,很像皮脂腺肿瘤(A,B)

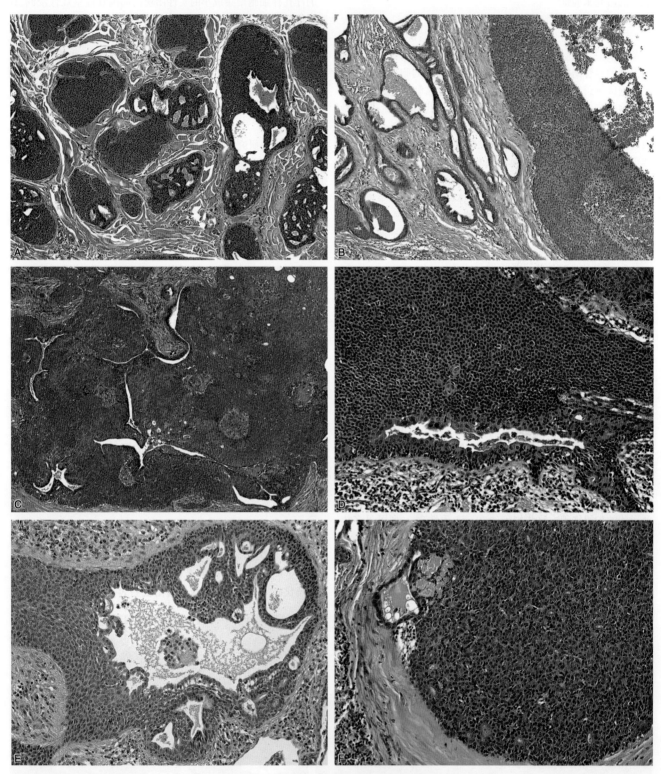

图 1.49　汗孔瘤的导管/腺体分化。筛孔状模式(**A**)，管腔内微乳头状突起(**B**,类似管状腺瘤)和裂隙样改变(**C,D**)。C 图中的裂隙可能是人工现象。罕见的异型包括更复杂的腺体,显示具有内层护膜的管腔内细胞增殖(**E**)和大量等距分布的小的管腔,内衬单层大致呈立方形的导管上皮细胞(**F**)

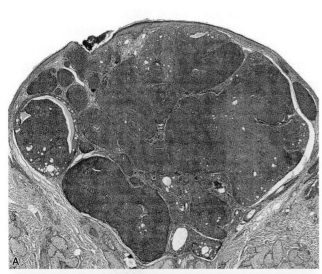

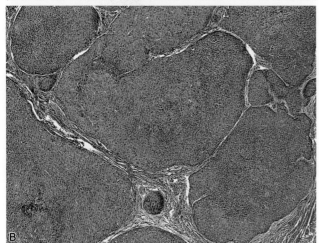

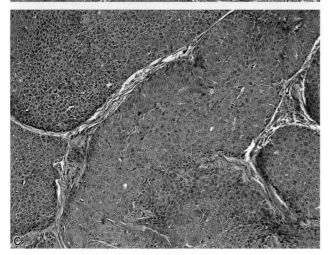

图 1.50 护膜细胞一般在汗孔瘤内仅灶性分布,但在某些区域也可占主导地位(A~C)

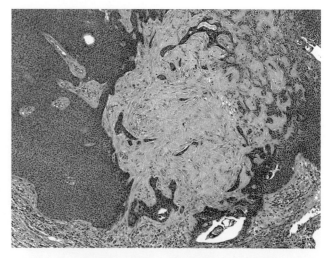

图 1.51 促结缔组织增生性汗孔瘤。注意上皮成分间的结缔组织,使得这些包绕的上皮细胞团块呈现交错的假性浸润外观

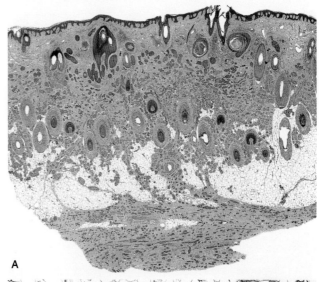

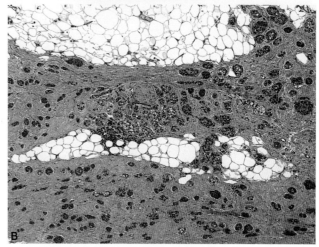

图 1.52 恶性透明细胞真皮内导管瘤。该肿瘤具有两种细胞成分:占主要成分的透明细胞和主要分布于肿瘤上半部分的汗孔样细胞(A,B)。与图 1.46 描述的透明细胞真皮内导管瘤不同,本例显示恶性肿瘤的轮廓形态及明显的浸润特征。鉴别诊断主要是微囊性附属器癌,包括实性生长为主的病例,但微囊性附属器癌没有汗孔样细胞

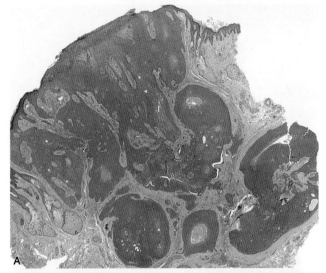

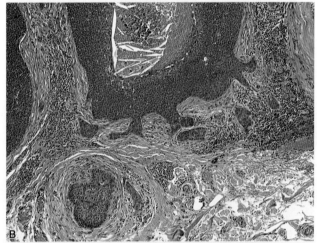

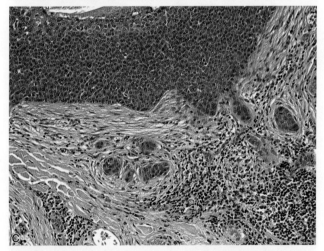

图 1.53 汗孔样肿瘤具有温和的细胞学特征,但小的实性细胞巢向周围真皮呈灶性浸润性生长,伴有促结缔组织增生性间质反应和淋巴样反应(A~C)

性汗腺棘皮瘤相比,克隆型脂溢性角化病中朗格汉斯细胞数目增多,但这是否有鉴别价值仍不确定[1530]。局灶性的大片坏死更提示单纯性汗腺棘皮瘤而不是脂溢性角化病。

透明细胞真皮内导管瘤需要与透明细胞汗管瘤、外毛根鞘瘤及透明细胞汗腺瘤进行鉴别。透明细胞汗管瘤具有更明显

的导管分化和更丰富的硬化性间质。与透明细胞真皮内导管瘤的肿瘤小叶相比,透明细胞汗管瘤的肿瘤团块更小,由较窄的上皮条索组成。

外毛根鞘瘤在多处与表皮或毛囊上皮相连,病变深部可见透明细胞为主。此外,周边细胞为圆柱状透明细胞,核呈栅栏状排列,以及厚的玻璃样基底膜,类似于毛囊的外毛根鞘。以前有病例报告为"头皮透明细胞毛鞘瘤"可能是透明细胞真皮内导管瘤[1692]。

与透明细胞真皮内导管瘤相比,透明细胞汗腺瘤也表现为较大的实性细胞团块和更为硬化的间质。囊性改变,明显的导管分化,以及其他典型的细胞类型,包括多角形嗜酸性细胞、鳞状细胞、嗜酸细胞瘤样细胞或黏液细胞,可以通过这些细节来获得最终的诊断。也需要与可发生透明细胞改变的其他肿瘤,包括恶性肿瘤,如汗孔癌、微囊性附属器癌及透明细胞基底细胞癌鉴别。

汗孔样汗腺瘤必须与结节性汗腺瘤进行鉴别,某些病例中两者的细胞学形态可有重叠,如透明细胞和多面体嗜酸性粒细胞。汗孔样细胞不是结节性汗腺瘤的特征,但在一些病例中也可存在少量的汗孔样细胞。

伴皮脂腺分化的汗孔瘤需要与伴皮脂腺分化的脂溢性角化病及伴皮脂腺分化的网状棘皮瘤进行鉴别。

(陈腊梅 译,伍洲炜 校,党林 审)

螺旋腺瘤、圆柱瘤及螺旋圆柱瘤

Helwing 团队于 1950—1960 年间出版了系列丛书,首次详尽地阐述了圆柱瘤(cylindroma)及螺旋腺瘤(spiradenoma)的临床病理特点[525,1312]。起初,人们认为圆柱瘤及螺旋腺瘤是两个独立的疾病,但随着对此具有混合特征性肿瘤的深入认识,即提出螺旋圆柱瘤(spiradenocylindroma)概念,圆柱瘤及螺旋腺瘤之间的密切关系也逐渐清晰[206,294,814,844,1731,2533,2760]。著者认为螺旋腺瘤、圆柱瘤及螺旋圆柱瘤具有形态学上的谱系关系,而螺旋腺瘤及圆柱瘤位于这个谱系的两端。以前它们归于外泌汗腺肿瘤[516,965,1149,2032,2832,2845],但是后来人们发现它们也有顶泌汗腺的分化[2197]。此外,这 3 个肿瘤亦有毛分化的特点,这就意味着它们是沿着毛囊-皮脂腺-顶泌汗腺单位分化的[1919,2865]。

临床表现

螺旋腺瘤、圆柱瘤及螺旋圆柱瘤散在发病,临床表现为孤立的、表面光滑的结节,呈现出皮肤色、灰白色至粉红色、淡红色或紫罗蓝色,体积较小(一般 1~3cm),通常没有临床症状。成年人或老年人好发,亦可是 Brooke-Spiegler 综合征的一种表现形式。Brooke-Spiegler 综合征可以表现出多种病变,合并多种附属器肿瘤,最常见的是筛孔状毛母细胞瘤(毛发上皮瘤)(见"Brooke-Spiegler 综合征和多发性家族性毛发上皮瘤"章节)[345,470,583,723,870,1252,2205,2786,2857,2865,2924](图 1.54)。螺旋腺瘤、圆柱瘤及螺旋圆柱瘤很少发生溃疡或出血,即使有也和外伤有关。好发部位为头颈部,躯干、四肢较少累及,外耳道及肛门-

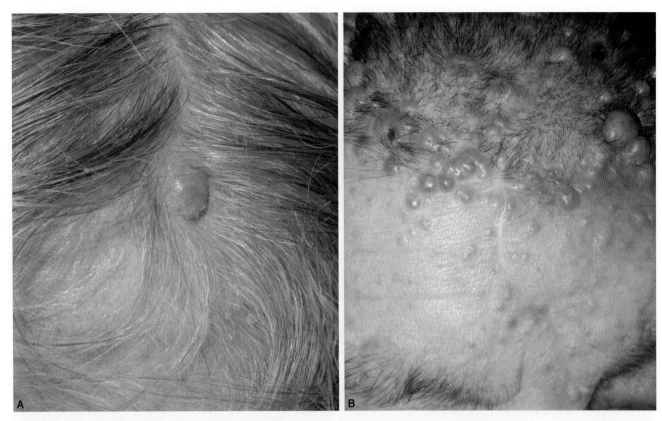

图 1.54　位于头部的孤立性病变,此为圆柱瘤 (A) Brooke-Spiegler 综合征的患者,其头皮、前额及面部可见多个大小不一的结节 (B) 在 Brooke-Spiegler 综合征中,这些病变可以是圆柱瘤、螺旋腺瘤、螺旋圆柱瘤或是它们的组合

生殖器部位罕见受累。圆柱瘤好发于女性。螺旋腺瘤可伴有疼痛,但这不是著者的观点,而且最近的研究认为,过去人们过分强调了这一特点。临床还可看到体积较大的变异类型,先天即有或婴儿发病[1217,2367]。

组织病理学特征

瘤体通常界限清楚,边界规则或略向外推挤,呈多结节或单结节。瘤体主要位于真皮中,但侵犯至皮下组织的也并不少见,极个别病例表现为整个瘤体位于脂肪组织中。部分瘤体被包膜包裹,很少与表皮相连。

典型的螺旋腺瘤通常表现为大小不一,边界清楚的结节,结节由小基底样细胞构成,混以苍白细胞及淋巴细胞,后者是构成完整瘤体的重要组成成分。上皮样细胞在结节内呈小梁状、网状或实性分布模式(图 1.55)[1312,2197]。部分瘤体内,较大的结节相互融合,呈现出弥漫性生长的模式。肿瘤的主体内可出现少许管状结构,类似 PAS 阳性的透明基底膜样的水滴状结构。

在大多数情况下圆柱瘤由基底样细胞岛呈拼图状(镶嵌状)排列,含有和/或绕以嗜酸性基底膜样物质。外周细胞呈栅栏状排列,较结节中央的细胞深染。缺乏或只有少许上皮内淋巴细胞(图 1.56)。

螺旋圆柱瘤兼具螺旋腺瘤及圆柱瘤的特点。在瘤体中螺旋腺瘤的成分和圆柱瘤的成分可以紧密地混合在一起,也可以完全分开,两者比例不尽相同(图 1.57)。尽管文献中经常记载这种"混合型"螺旋圆柱瘤的病变,但仍然没有明确的诊断标

准[206,238,334,844,1593,1731,2533]。著者认为如果一个肿瘤内有至少 10% 的成分符合这两种成分中的一种,便可称为螺旋圆柱瘤。如此一来,螺旋圆柱瘤就不是罕见肿瘤,只是未能确认。这个"混合性"肿瘤的另一种表现和螺旋腺瘤及圆柱瘤之间存在密切关系,就是瘤体呈现出圆柱瘤的拼图状排列模式,但其间浸润有大量的淋巴细胞,而淋巴细胞是螺旋腺瘤的主要成分(图 1.58)。

除了这些基本的典型特征,还有一些形态学亚型具有重要意义,它们可以解释这些肿瘤的特殊表现。

1. 显著的囊性变

有些螺旋腺瘤会发生明显的囊性变,从而掩盖了肿瘤病变的真实特性,在有限的活检标本中给诊断带来困难[107]。含有淋巴细胞的小结节状团块是一个诊断线索,但是在囊性成分中很难辨认。圆柱瘤很少发生囊性变,如果螺旋圆柱瘤中发生了囊性变,那也是在螺旋腺瘤的区域发生(图 1.59)。

2. 圆柱瘤中不典型的拼图样结构

有时圆柱瘤的拼图样结构并不明显,上皮细胞团块彼此分离。这样的病例常常伴有显著的导管分化(图 1.60)。要注意和腺样囊性癌相鉴别,与圆柱瘤不同,腺样囊性癌是浸润性肿瘤。

3. 导管/腺样分化及其他附属器方向的分化

虽然导管分化常常出现,但并不是典型的突出特征。在许多病例中,导管成分直接形成于实性细胞团块中的管腔。这些导管成分可分为两层:外层是基底样细胞,如同实性肿瘤结节的外围细胞,内层为胞质嗜酸性的立方细胞,有时腔内会有

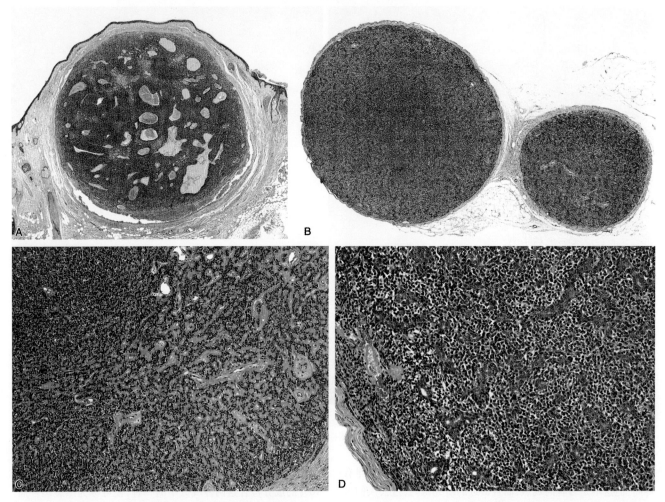

图 1.55　螺旋腺瘤。界线清楚的有包膜的肿瘤团块位于真皮内(A)和皮下组织(B)。小的基底样肿瘤细胞排列成小梁状的模式(C)或紧密排列在一起(D)。注意导管的分化和大量的瘤内淋巴细胞(D)

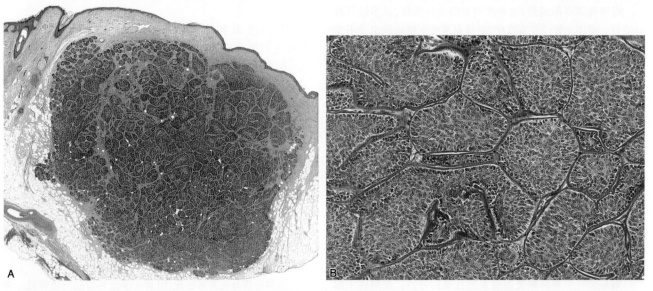

图 1.56　圆柱瘤。典型的圆柱瘤表现为呈拼图样排列的基底样细胞岛,这些基底样细胞岛包含和/或绕以嗜酸性基底膜带样物质。外层细胞呈栅栏状排列,较位于中间的淡染细胞染色更深。与螺旋腺瘤不同,瘤内淋巴细胞缺如(A,B)

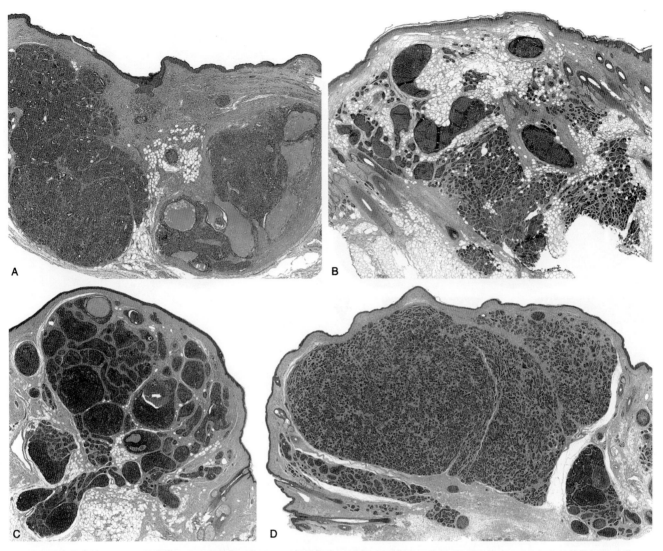

图 1.57　螺旋圆柱瘤。螺旋腺瘤区域（大结节）和圆柱瘤区域（镶嵌式排列的小结节）在一个瘤体中可以完全分开（A）也可以紧密地混合在一起（B~D）。两者比例不尽相同。有些病例两者成分大致相同（A,B），而有些病例表现为螺旋腺瘤区域（C）或圆柱瘤区域（D）占据明显优势。注意间质中明显的脂肪化生（B）

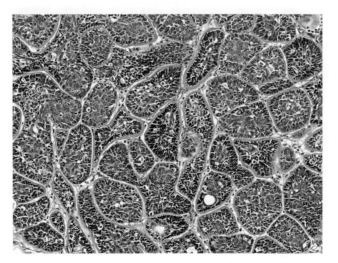

图 1.58　此圆柱瘤表现出了典型的拼图样模式，但是其中有大量的肿瘤内淋巴细胞，所以它可能与螺旋腺瘤存在重叠，因为淋巴细胞是螺旋腺瘤的主要组成成分

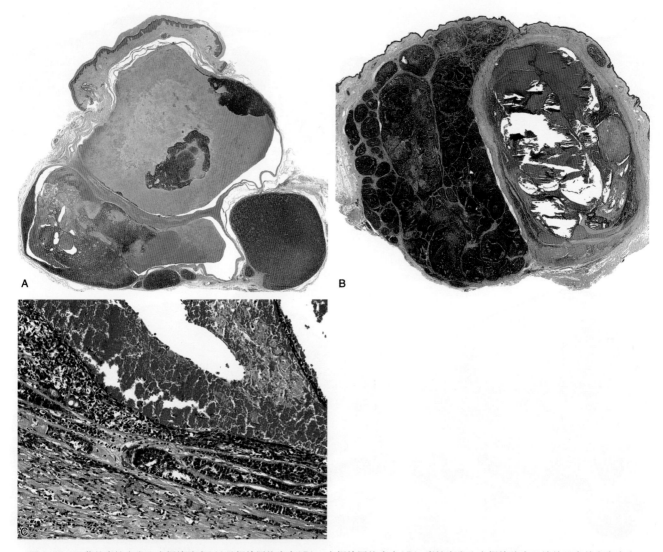

图 1.59   显著的囊性变发生在螺旋腺瘤(A)及螺旋圆柱瘤中(B)。在螺旋圆柱瘤中(B),囊性变发生在螺旋腺瘤区域并且合并有瘤内出血(C),称为"毛细血管扩张型"螺旋腺瘤

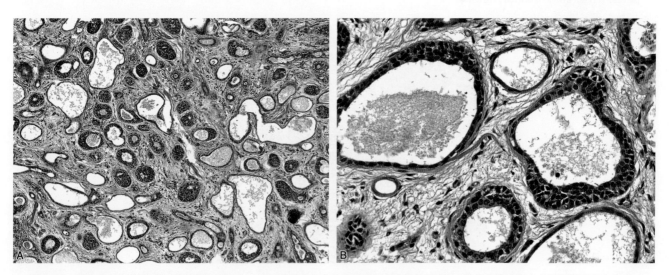

图 1.60   圆柱瘤中没有看到典型的拼图样结构。上皮细胞结节彼此分离并可见明显的导管分化。类似的模式很少在腺样囊性癌中出现,在此情况下可作为鉴别诊断的考虑因素(A,B)

嗜酸性护膜,类似于在顶泌汗腺和外泌汗腺导管中看到的结构。管腔内含有颗粒状嗜酸性分泌物(图1.61)。在有些病例中,这种具有双层结构的导管含有相当薄的细胞,而一些导管仅由单层细胞组成(见图1.61)。在极少数的病例中可以看到更为复杂的、具有分枝状小管的导管区域。当这些成分出现在螺旋腺瘤或螺旋圆柱瘤的螺旋腺瘤区域时,外层细胞层常有淋巴细胞的浸润(见图1.61)。当分化的导管围绕着实性细胞巢时,就会出现一种特殊的"套管式"外观,类似于长在导管样结构内的息肉(图1.62)。在上述情况中,很少会碰到管腔内的泡沫巨噬细胞。

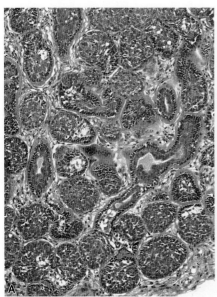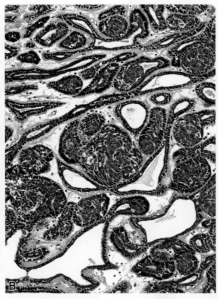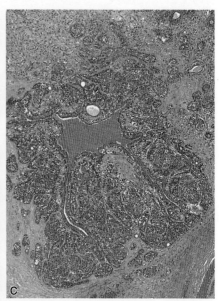

图1.61　导管的分化。实性细胞团块中可见双层导管成分。外层由小的基底样细胞组成,如同实性结节的外周细胞,而内层是胞质嗜酸性的立方细胞。注意腔内局灶性的嗜酸性护膜,类似于顶泌汗腺和外泌汗腺的导管,同时还有腔内分泌物(A)。在导管结构中可以看到细长的细胞,有些管腔由单层细胞组成(B)。更为复杂的、具有分枝状小管的导管区域,还有淋巴细胞的浸润(C)

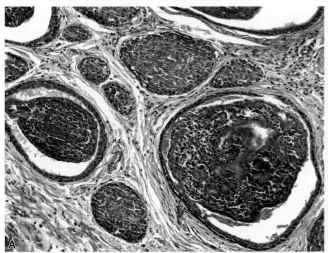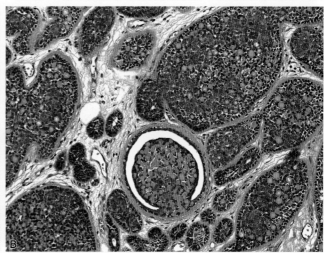

图1.62　"套管式"外观,类似于长在导管样结构内的息肉(A,B)

除了双层的导管成分,少数病例中还可见实性肿瘤团块中出现单纯管状成分,并在其腔面顶缘具有顶浆分泌的特点(图1.63)。在我们所讨论的这3种病变中,顶浆分泌偶尔可以见到。

在圆柱瘤及螺旋腺瘤中还可出现分化成熟的皮脂腺细胞。在这些病例中,皮脂腺细胞可以单个地散在分布,也可以在上皮细胞团块中小簇状分布,同时混有极少数的基底样细胞(图1.64)。

Requena等在关于顶泌汗腺肿瘤的书中描述了螺旋腺瘤中存在中心为囊性结构的病变,它由不成熟的基底样细胞呈网状排列形成。这些病变可能是向蔓套分化[见"蔓套及相关病变(蔓套瘤)"相关章节]。著者曾经观察到了类似的增生,这种增生还表现出了胚芽样结构,它由基底样细胞和相关的乳头间质组成,因此证明了它是毛分化而非蔓套分化(图1.65)[2049]。此外,这些增生中含有胞质嗜酸性的细胞,提示有毛囊峡部的分化。另一个常见的表现是在透明细胞分化区域,有时包含有淋巴细胞(图1.65和图1.66)。因此,这些病灶显示了毛源性肿瘤(毛母细胞瘤和特殊的淋巴腺瘤)、蔓套相关病变和螺旋腺

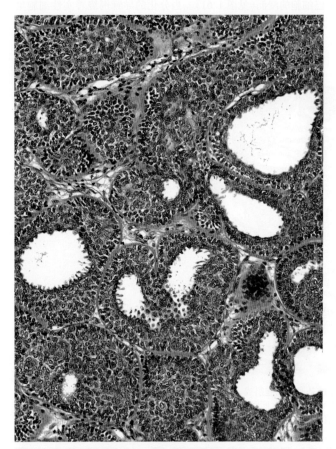

图 1.63   圆柱瘤中的顶浆分泌

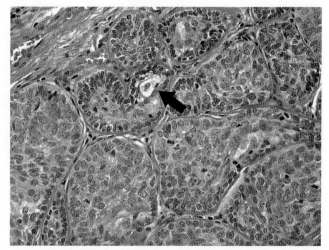

图 1.64   圆柱瘤中可见皮脂腺分化。在圆柱瘤中可见一单个成熟的皮脂腺细胞(箭头所示)

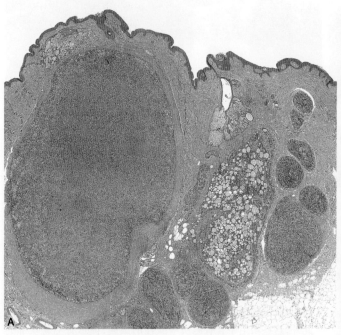

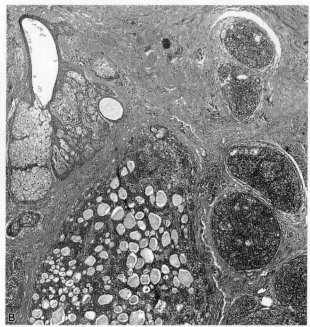

图 1.65   螺旋腺瘤中可见毛源性网状上皮细胞增生的区域(A)和筛孔状外观的大结节,类似于腺样囊性癌(A,B)

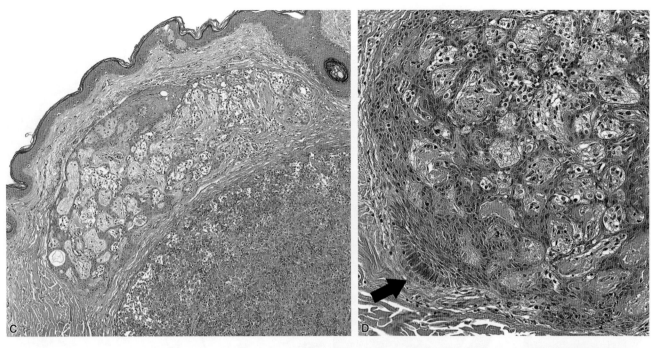

图1.65(续)　网状的上皮细胞增生是由胞质嗜酸彼此连接的细胞组成的,类似于毛囊峡部细胞、透明细胞,而基底样细胞类似于毛囊的生发细胞(C,D)。注意局部栅栏状排列的基底样细胞和与其对应的间质细胞,类似于伴有毛乳头的毛胚芽(D,箭头所示)

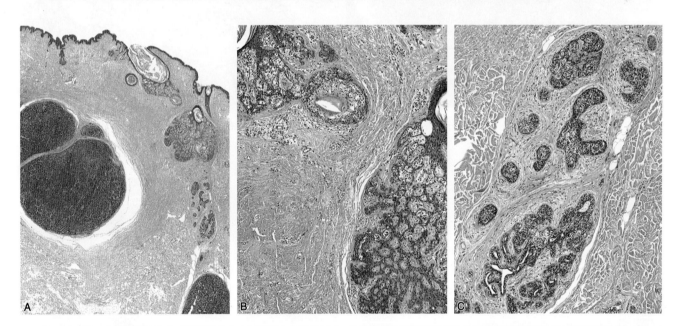

图1.66　另一个螺旋腺瘤伴有毛源性网状上皮细胞增生的区域(A)。注意显著的透明细胞变性和肿瘤结节周围移行区的纤维性间质,提示为特异性毛源性间质(B,C)

瘤的混合特征。此外,网状蔓套样/毛母细胞瘤区域的肿瘤结节由实性或管状成分构成,其周围绕以纤维性间质,提示为特异的毛源性间质(见图1.66)。在缺乏这些网状增生的肿瘤内也可以看到透明细胞分化、瘤内淋巴细胞和细胞间质的混合体(图1.67)。这样的病变区域,有时在邻近的真皮内有局灶肉芽肿形成。类似的肉芽肿在毛源性肿瘤里很常见。此外,这些肿瘤内存在有类似毛球或其他毛结构的成分,这就证明了这些肿瘤具有向毛及顶泌汗腺分化的显著的组织学多态性(图1.68)。

根据著者的经验,在Brooke-Spiegler综合征患者中,显著的毛分化或螺旋腺瘤/螺旋圆柱瘤/圆柱瘤与典型的毛母细胞瘤之间的重叠很常见(见"Brooke-Spiegler综合征和多发性家族性毛发上皮瘤"章节)[1252]。位于正常毛发结构旁边的肿瘤细胞团块由毛源性间质包绕,就好像这些肿瘤团块是毛结构的一部分,这个特点进一步证明了螺旋腺瘤、螺旋圆柱瘤及圆柱瘤与毛发有着密切关系(图1.68)。此外,有些肿瘤的细胞间质同典型的毛乳头的间质很相似,少数病例中,间质细胞聚集在一起被认为是原始的毛乳头(图1.69)。

4.腺瘤(腺肌上皮瘤的)成分

以顶浆分泌为特点的单纯管状成分是一个相对常见的特

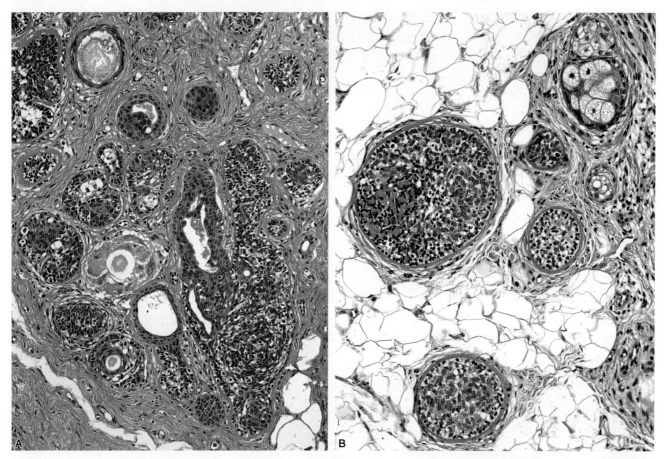

图 1.67   透明细胞分化,瘤内淋巴细胞和纤维化间质(A,B)。B图中右上区域可见皮脂腺

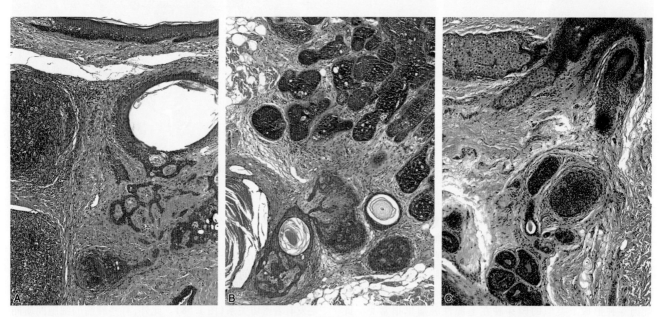

图 1.68   毛分化可见于螺旋腺瘤(A)及螺旋圆柱瘤(B)。注意发育不全的毛球状结构(A)和类似于毛发上皮瘤的区域(B)。位于正常毛发结构旁边的肿瘤细胞团块被毛源性间质所包绕(C)

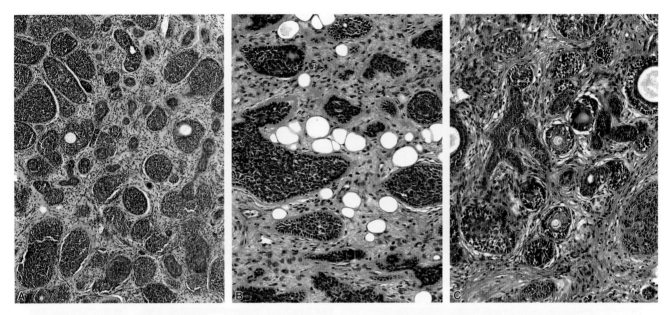

图 1.69　螺旋腺瘤/圆柱瘤的细胞间质有时类似于毛源性间质(A~C)。同时注意间质的脂肪化生(B)和毛母细胞瘤的特点(C)

征,但是,极少数病变伴有发育良好的腺瘤样成分,它们有结构完整的、衬以分泌细胞的腺体,其周围有由肌上皮细胞组成的发育良好的周围层。传统的光学显微镜容易辨认出肌上皮细胞,同时它表达完整的肌上皮细胞的免疫组化表型(图 1.70)。在腺瘤区域里的管腔细胞,常有苍白至透明的胞质,并含有胞质内黏液(黏液化生)。Michal[1725]首次报道了一例有这个特点的螺旋腺瘤,并称其为"顶泌汗腺腺瘤成分",随后在一系列螺旋腺瘤及螺旋圆柱瘤的文献中描述了这种改变[1274]。腺瘤成分通常较少(5% ~ 10%),但却是肿瘤易辨认的部分。极少数情况下腺样成分可以广泛存在,大约占瘤体的 20% ~ 50%(图 1.71)。Kacerovska 等[1182]最近报道了一个罕见的病例,其腺样成分处于主导地位,称其为"腺肌上皮瘤"样分化。有进一步的报道称其为"皮肤腺肌上皮瘤",在这两个病例中,著者认为在肿瘤里有螺旋腺瘤样的区域[472,2811]。因此,这两个病例很可能都是以腺肌上皮瘤成分为主的螺旋腺瘤。

由腺瘤(腺肌上皮瘤)样成分组成的腺样结构中,管腔细胞从细胞学角度来看比较温和,但是著者发现少许病例有局灶的细胞异型性,表现为细胞核大、多形性,细胞核增大和少许异常核分裂象,提示这种增生可能是原位顶泌汗腺腺癌的早期(图1.72)[1274]。在一些良性的螺旋腺瘤发生恶性变的病变里有腺瘤、非典型腺瘤及腺癌成分的存在,这就提示这些恶性变可能经历了腺瘤-非典型腺瘤-腺癌这样的一个过程[1283]。

5. 腺样囊性癌样结构

这是一种少见的局灶性病变,发生在单结节或多结节状的螺旋腺瘤或螺旋圆柱瘤中。类似于腺样囊性癌(ACC)的区域有如下特点:围绕在假囊性腺样区域周围的淡染的上皮细胞形成了筛孔状模式,而假囊性腺样区域里充满着黏液、均一嗜酸性或颗粒状嗜碱性的物质(见图 1.65 和图 1.73)。除了假囊性成分,还存在管状结构,同时,免疫组化可以标记出外周的肌上皮细胞层。腺样囊性癌样的结构占瘤体的 5% ~ 30%[2049]。

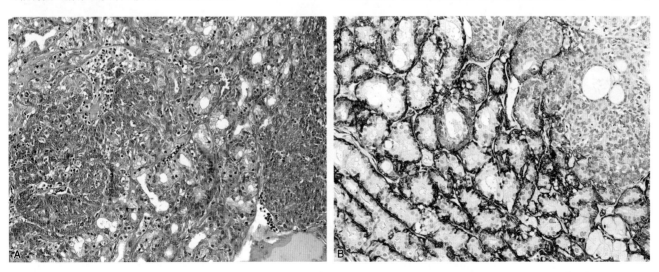

图 1.70　螺旋腺瘤中腺瘤(腺肌上皮瘤的)成分。同典型的螺旋腺瘤区域混合在一起的是结构完整的、衬以分泌细胞的腺体,其周围有由肌上皮细胞组成的发育良好的周围层。这些肌上皮细胞免疫组化染色表达 α-平滑肌肌动蛋白(A,B)

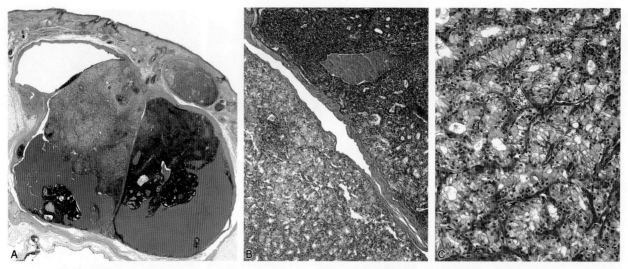

图1.71 此例螺旋腺瘤中可见广泛的腺肌上皮瘤样成分(A)从形态上很容易区分(B),主要由发育良好的黏液样腺体组成(C)

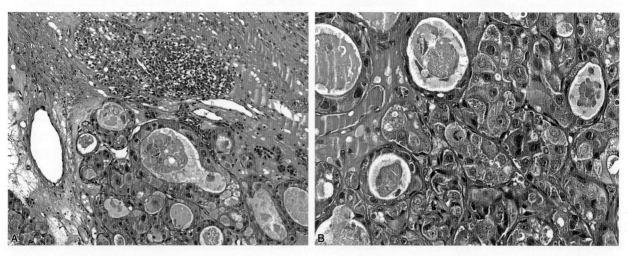

图1.72 螺旋腺瘤中非典型腺瘤(腺肌上皮瘤)成分相当于原位腺癌。注意异型细胞核,非典型核分裂象和围绕着腺体的肌上皮细胞构成了原位癌样病变(A,B)

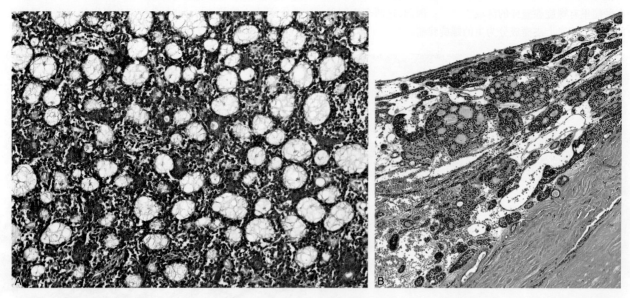

图1.73 类似于腺样囊性癌(ACC)的区域有如下特点:围绕在假囊性腺样区域周围的淡染的上皮细胞形成了筛孔状结构,而假囊性腺样区域里充满着黏液、均一嗜酸性的或颗粒状嗜碱性的物质。此外,假性囊肿、真正的导管分化清晰可见(A)。ACC样区域可以弥散分布(A)也可以有清晰的边界(B)

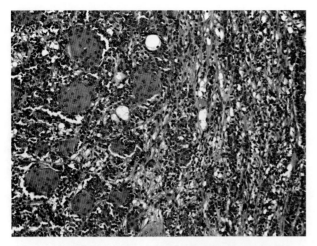

图 1.74　螺旋腺瘤中的鳞状上皮化生,表现为边界清楚的圆形的鳞状细胞巢。注意在化生区域中淋巴细胞的缺失

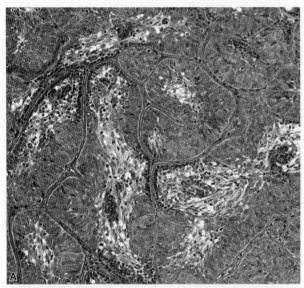

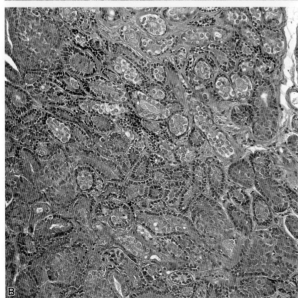

图 1.75　圆柱瘤中透明细胞样变。透明细胞分化可出现在实体细胞团块的中心,常合并有拉长的细胞,类似于成釉细胞瘤的星网状层(A)。导管结构中的透明细胞分化(B)

尽管这些区域常与瘤体的其他成分略有混合,但是孤立的、界线清楚的、圆形的筛孔状的团块结构也是其特点。腺样囊性癌样的结构中没有细胞核的多形性改变、亲神经生长或核分裂增多,其淋巴细胞常减少或完全消失。

6. 上皮成分的化生

在所讨论的这 3 种肿瘤中均可见到上皮成分的化生,包括鳞状上皮化生和透明细胞化生[525,1274,1463,1593]。通常情况下,在螺旋腺瘤化生的区域里淋巴细胞会缺失或显著减少。鳞状上皮化生是局灶性的,通常表现为境界相对清楚的圆形的鳞状细胞团块(鳞状细胞巢)(图 1.74)。有时表现为不规则的鳞状细胞团块,容易与鳞状细胞癌(SCC)混淆。少数情况下这些区域会出现透明角质颗粒。

在这 3 种肿瘤里,透明细胞样变(透明细胞化生)相对常见。在圆柱瘤里,透明细胞化生也可出现在实体细胞团块的中心,常合并有拉长的细胞,类似于成釉细胞瘤(AB)的星网状层。极少数情况下,透明细胞分化会涉及导管的管腔细胞(图 1.75)。

除了之前提到的淋巴腺瘤样区域,螺旋腺瘤中由于透明细胞样变,还呈现出了其他的特征。首先,有些肿瘤表现出从基底样细胞逐渐向透明细胞演变的过程,透明细胞区域呈片状分布,并占据了瘤体的绝大多数位置。再者,由于透明细胞常位于双层管腔结构中的外层,并围绕着位于中心的深染的管腔细胞,使瘤体有点像涎腺的上皮-肌上皮癌(图 1.76)。这些外围的透明细胞同样也表达肌上皮的标记,所以使两者更加相似[1274]。最终,透明细胞区可以表现为梭形或星状细胞的片状分布,这些细胞胞质红染、细长。但是进一步的观察发现,透明区域是由每个增生的梭形及星状细胞之间的细胞间隙形成的(假透明细胞改变),这些细胞免疫组化呈肌上皮细胞表型(图 1.77)[1274]。其他情况下,每个梭形肌上皮细胞之间的细胞间隙都充斥着黏液,而另一个特征性模式是梭形的肌上皮细胞平行排列类似于 Verocay 小体(见图 1.77)。

透明细胞样变是一种特殊的表现,在这部分肿瘤中很少见到。在圆柱瘤中,胞质透明并不明显,但却可见于大多数细胞。最重要的表现是出现少量增大的泡状核,其特点在于有数个小但显著的核仁,呈现出"不成熟细胞"的外观(图 1.78)。这些

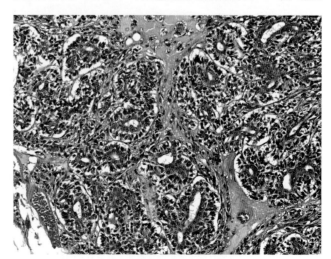

图 1.76　透明细胞样变使瘤体像涎腺的上皮-肌上皮癌。注意周围的透明细胞及位于中心的深染的管腔细胞。这样的结构在螺旋腺瘤更常见,而透明细胞经常显示肌上皮表型

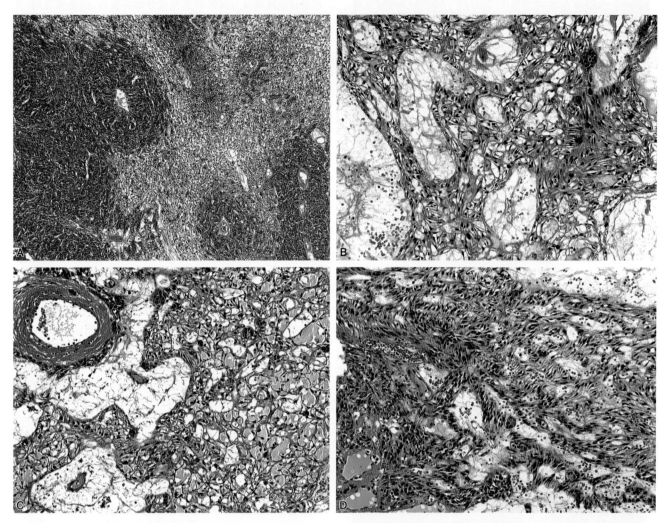

图 1.77   在螺旋腺瘤中经常会看到另一种特殊的结构常合并有透明细胞/肌上皮的分化。这种假透明细胞改变,是由每个增生的梭形或星状细胞之间的细胞间隙形成,这些细胞呈现肌上皮细胞表型(A,B)。同时,注意每个梭形肌上皮细胞之间的细胞间隙都充斥着黏液样物质(C)。梭形的肌上皮细胞平行排列类似于神经鞘瘤中的 Verocay 小体(D)

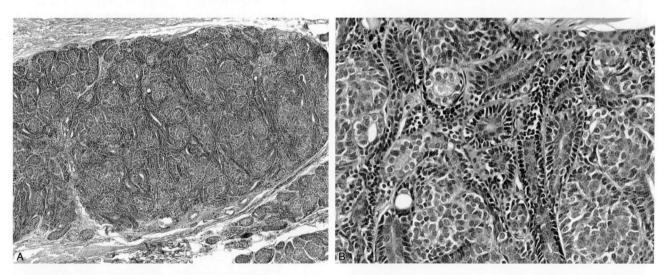

图 1.78   在少数圆柱瘤里淡染的细胞群十分显著,伴有增大的泡状核,其特点是有数个小但显著的核仁,表现出"不成熟细胞"的外观。这些肿瘤需要与由良性圆柱瘤发展而来的低度恶性病变相鉴别(A,B)

肿瘤需要与由圆柱瘤发展而来的低度恶性的基底细胞癌相鉴别(见相关章节)。

如前文所述,局灶的黏液化生常见于腺瘤(腺肌上皮瘤)区域,但是在实性细胞团块中很少出现簇状排列的杯状细胞[742]。

7. 间质及血管成分的改变

在这些肿瘤里,间质成分不尽相同,可以由非细胞成分构成,也可以由相对较多的梭形或圆胖的、大的、分布均匀的细胞组成。脂肪化生常见,常伴随着细胞间质出现(见图1.57)。脂肪细胞通常以孤立的或小簇状散布于整个瘤体,然而,在少数情况下,脂肪化生会累及大部分的间质。在脂肪细胞中很容易辨认出核内假性包涵体(Lochkern,Kerbenkern和Ringkern如此描述[2202])。偶尔可见骨化生,常常局灶存在,很少广泛分布[1211]。

间质所发生的其他改变还包括显著的间质水肿(图1.79)、黏液样变、黄瘤细胞或黏液吞噬(图1.80)。显著的间质水肿影响了瘤体的生长模式,也就是说,间质水肿使肿瘤细胞团块彼此分离,从而使圆柱瘤典型的拼图样结构发生了改变。对螺旋腺瘤而言,管腔样分化的区域由水肿的间质分离,呈现腺癌样的外观。有些病例中存在有细长的、相互连接的细网状结构,其中包含有小的导管成分,这些区域在一定程度上类似于小涎腺的管状腺瘤。事实上,这种模式很常见,著者曾经见过一些诊断为螺旋腺瘤的涎腺管状腺瘤(见图1.79)。

一些病例表现出局灶性肌样间质,可以看到肌上皮细胞(图1.81)。

血管的改变是多样的。有些螺旋腺瘤、圆柱瘤或螺旋圆柱瘤中血管十分丰富,有时还伴随有出血。这样的病变通常很大,文献里倾向将有此特点的螺旋腺瘤称为"大血管/毛细血管扩张的螺旋腺瘤[518]。"著者在圆柱瘤及螺旋圆柱瘤里也观察到了这种变化。在较大的病变中还存在另一个独特而又常见的改变,那就是高度扩张的浅表淋巴管。如果扩张的管腔周边出现硬化,则可以认为这是一个陈旧的改变。此外,还可以看到血栓形成(图1.82)[2535]。

8. 显著的淋巴细胞

肿瘤内的淋巴细胞是螺旋腺瘤的重要成分,通常不会超过上皮细胞区,其均匀分布在瘤体内,但是少数病例中淋巴细胞大量存在,超过了上皮细胞成分,这种情况常见于个别结节中。Masson把螺旋腺瘤比拟成胸腺瘤,而淋巴细胞同样也是胸腺瘤不可分割的一部分[1502,1633,1965]。间质中也可存在显著的淋巴细胞,淋巴样细胞的间质呈弥漫性浸润或呈滤泡状浸润伴反应性生发中心(图1.83)。这样的病例在低倍镜下需要和淋巴上皮样癌鉴别。

9. 基底膜样物质不同方式的沉积

基底膜样物质围绕着上皮细胞团块,同时也可呈颗粒状存在于细胞团块中。常常细薄,但在有些病例中,围绕着上皮细胞团块的基底膜样物质呈厚带状。同样的,上皮内颗粒状基底膜样物质偶尔也可显著存在。有时,在螺旋腺瘤或圆柱瘤中,基底膜样物质可以在局部明显超过上皮细胞成分(图1.84)。极少数肿瘤显示在整个瘤体中都表现出这一特点("燃尽的"病变)。Crain和Helwig在一个被放射治疗过的瘤体中发现了这一现象。著者也见到过类似的病例,但都没有放射史。

10. 恶性变

构成这3种肿瘤的细胞比较温和,核分裂象较少(每10个高倍视野有1个核分裂象)[509]。在良性病变中有时会出现个别细胞的坏死或小范围的坏死。恶性变是小概率事件,可以发生在散发的病变中,也可发生在Brooke-Spiegler综合征相关的

病变中[507,794,1374,1569,1666,2205,2735,2875]。根据著者的经验,恶性变最常发生于螺旋腺瘤,其次是圆柱瘤,这就产生了多种恶性变模式,本专著的其他相关章节会对此进行详尽讨论[1283]。

免疫组化特征

螺旋腺瘤和圆柱瘤表达相同的细胞角蛋白标记,在瘤体内存在细胞角蛋白表达的区域,肿瘤细胞表达CK5/6[2091]。在导管分化的区域,管腔细胞主要表达导管的标记(CK6,CK14,和CK19),较少表达CK7[586,1715,1782]。表达α-1-抗胰凝乳蛋白酶、溶菌酶和人乳因子球蛋白1(HMFG-1),提示顶泌汗腺分化[1715,2651],但有人认为这些肿瘤与外泌汗腺有关[2032,2832]。管腔内壁细胞常表达部分的肌上皮细胞表型,常表现p63阳性,但是缺少其他肌上皮标记的同时表达,例如S-100,钙调蛋白,α-平滑肌动蛋白[2880]。

肌上皮细胞是瘤体常见的组成成分,但光学显微镜不容易观察到。然而,通过电子显微镜和免疫组化,人们确信无疑地证实了肌上皮细胞的存在[586,637,965,1149,2880]。用免疫组化染色对螺旋腺瘤、螺旋圆柱瘤及圆柱瘤的肌上皮进行标记,勾勒出了分布不均的染色结果,在一些标记的阳性区域里夹杂着完全阴性的区域[586]。当然还有一些特例,有的病例有发育成熟的腺瘤(腺肌上皮瘤)的成分,其肌上皮细胞表达出了典型的免疫标记。

围绕着肿瘤结节和瘤内颗粒状物质的基底膜样物质通过染色证明是Ⅳ型胶原[1201,2054]。S-100及CD1a可以标记出瘤内的树突状细胞,一般认为是朗格汉斯细胞[63,2032,2651]。鉴于极少数的良性肿瘤也灶状表达p53,因此,其在鉴别良性肿瘤的螺旋腺瘤、圆柱瘤及螺旋圆柱瘤是否发生恶性变时作用有限[1285]。螺旋腺瘤中的淋巴细胞常表达T细胞标记[63]。

分子生物学特征

Brooke-Spiegler综合征背景下的病变与位于16q染色体上的CYLD基因突变有关(详见"Brooke-Spiegler综合征和多发性家族性毛发上皮瘤"章节)。在综合征相关病变的瘤体组织中可以检测到体细胞突变,包括一个序列的突变和基因位点上的杂合性缺失(LOH)[2479]。而少数散发的圆柱瘤及螺旋腺瘤也存在16q上的LOH[1485]。

鉴别诊断

明显的基底膜围绕着上皮细胞团块是外毛根鞘瘤(tricholemmoma)的特点,但是外毛根鞘瘤没有拼图样结构,并且它是由透明细胞组成的。

在极少数情况下,明显的基底膜样物质可能出现在BCC中[658]。

面部涎腺区域的病变必须和与皮肤相关的涎腺继发肿瘤相鉴别。圆柱瘤同涎腺的膜性型基底细胞腺瘤(basal cell adenoma)表现相同。涎腺中可以存在螺旋腺瘤及螺旋圆柱瘤并存的病变,尽管这罕见[1276]。

有明显骨小梁结构的螺旋腺瘤可类似于皮脂腺瘤,具有类器官结构(类癌样,迷宫样/窦状样),但是淋巴细胞的存在是诊断线索。

极少数肛门的基底细胞样(泄殖腔源性的)癌形态学外观类似于圆柱瘤或螺旋圆柱瘤。它们之间的不同表现在于:细胞的异型性,原位鳞状成分(可变特征)和p16常阳性,因为它们同人类乳头瘤病毒(HPV)感染相关[1176]。对发病部位的了解也是一个很好的诊断线索。

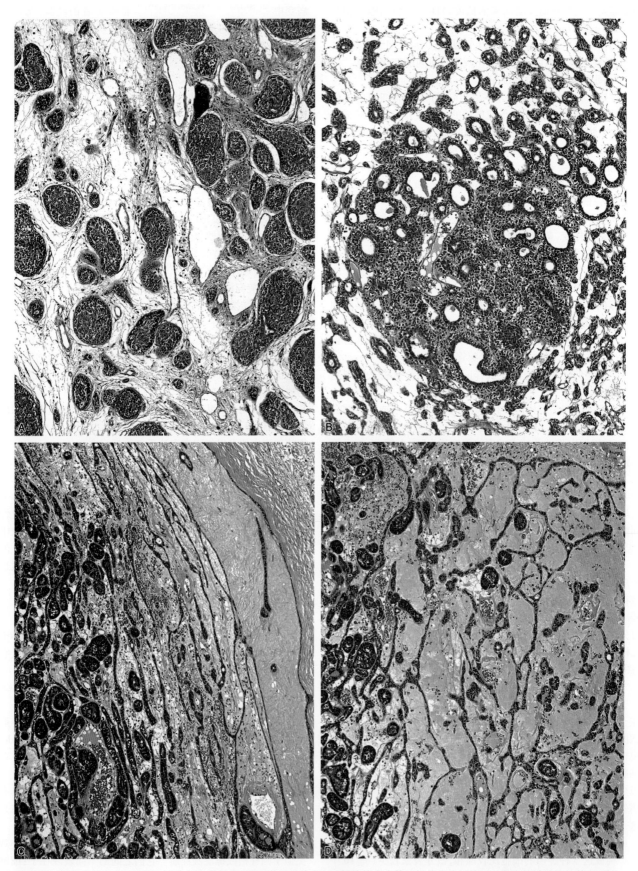

图 1.79　圆柱瘤里出现了显著的间质水肿,使肿瘤细胞团块彼此分离(A)螺旋腺瘤中管腔样分化的区域里呈现出了浸润性的外观(B)。此病例中,间质水肿导致了细长的、相互连接的细网状结构,其中存在小的导管成分。类似于小涎腺的管状腺瘤(C,D)

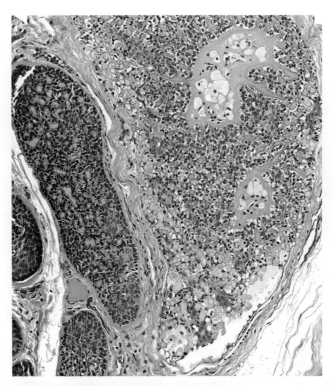

图 1.80　圆柱瘤间质中的黏液吞噬

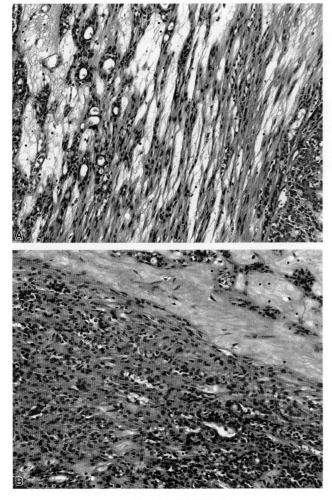

图 1.81　螺旋腺瘤中的肌样间质(A,B)

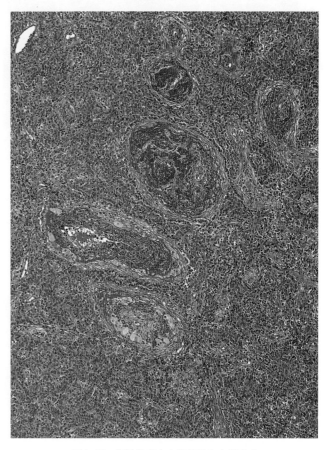

图 1.82　螺旋腺瘤中血管扩张和血栓形成

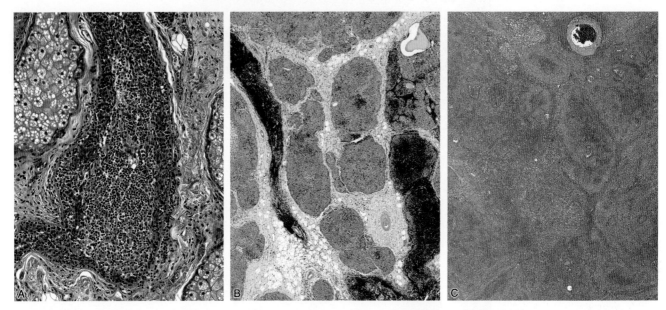

图1.83　在一些肿瘤结节中,淋巴细胞大量存在,超越了上皮细胞成分(A,B)。白细胞表面共同抗原染色(B)。显著的淋巴样间质,伴有淋巴滤泡样结构和反应性生发中心(C)

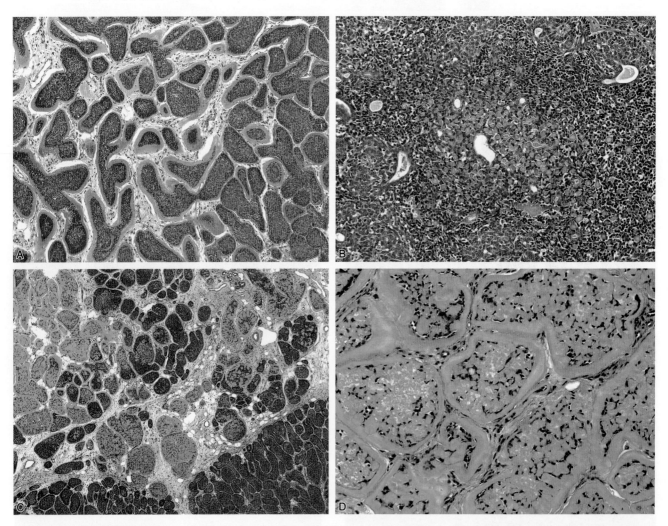

图1.84　基底膜样物质沉积的不同方式包括呈厚带状围绕着细胞团块(A),在结节内呈颗粒状(B),有些区域基底膜样物质超过了上皮细胞成分(C,D)

根据著者会诊的经验,显著的淋巴细胞,尤其当肿瘤位于脂肪组织中时,会使病理科医生提出两个特殊但却相对常见的鉴别诊断,即淋巴结和胸腺瘤。

（何肖　译,贺红霞　校,党林　审）

汗管瘤

汗管瘤是一种常见的皮肤附属器肿瘤,由小的实性及管状成分构成,它们镶嵌在硬化的间质中,一般局限于真皮中上部,临床通常表现为多发病变。

临床表现

汗管瘤最常表现为多发、边界不清楚、表面光滑、肤色、粉红色或淡黄色小丘疹(1～4mm),无自觉症状,好发于面部(尤其是眶周及下眼睑)。肛门-生殖器区域(多位于外阴、阴茎、阴阜部)也是常见部位,该部位的病变在红斑基础上发生,常伴有瘙痒(图1.85)[2964]。有报道夏季或经期时病变增大,瘙痒加重。同时发生在眶周和外阴部位的汗管瘤罕见。汗管瘤也可发生在除上述部位以外的其他部位,事实上它们可以发生在皮肤的任何部位[1069,2020]。青少年、年轻人,特别是妇女最容易患

此病。根据WHO的分类,相对于其他人种,亚洲人更易患汗管瘤。

除了以上这些典型的临床表现外,汗管瘤还有其他临床表现,包括线状汗管瘤(皮疹分布呈线状,单侧或双侧),发疹型汗管瘤(在2～3年间皮疹范围、数目不断扩大增多),孤立型汗管瘤,巨大型汗管瘤,斑块型汗管瘤(多个孤立丘疹融合成斑块)和"游泳裤"样分布的病变[806,1008,1323,1970,2050,2114,2241,2520,2610,2671,2971]。上面提到的临床类型可相互重叠。

家族性汗管瘤已有报道,但并不多见[624,968,1624,1713,2509]。汗管瘤可以合并于多种疾病,包括唐氏综合征、埃勒斯-当洛综合征、马方综合征和甲状腺功能亢进症,然而汗管瘤合并唐氏综合征的几率可达到6%～42%,但与其他疾病合并发生的概率

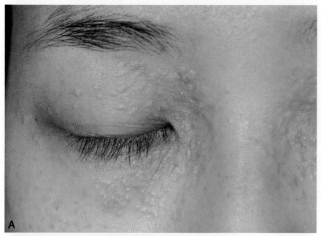

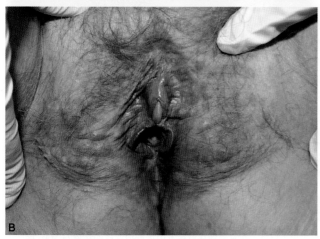

图1.85　汗管瘤。眶周多个肤色小丘疹(A)。发生于外阴的汗管瘤,病变常更大,伴有瘙痒,在红斑基础上发生(B)

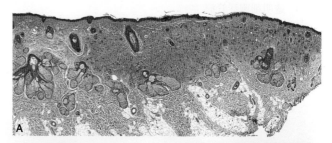

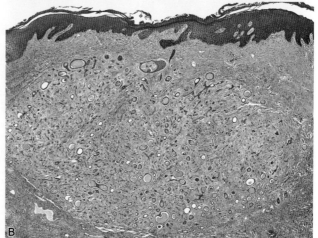

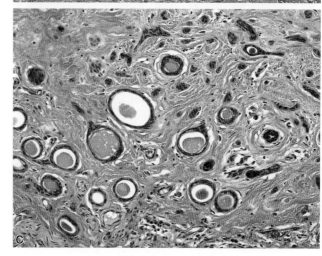

图1.86　汗管瘤。典型病例表现为局限于真皮中上部的边界清楚的肿瘤,它由小的实性和导管样结构组成,相对均匀地分布在硬化的胶原间质中(A,B)。可见"逗号状"或"蝌蚪状"形态(C)

非常少见[59,551,2020,2352,2413]。Nicolau 和 Balus[1894] 在 1961 年报道了两例年轻患者,同时患发疹型汗管瘤、粟丘疹和虫蚀状皮肤萎缩,后来称为 Nicolau-Balus 综合征[633]。

组织病理学特征

汗管瘤通常局限于真皮上部,小且边界清楚,它由小的实性和导管样结构组成,相对均匀地分布在硬化的胶原间质中。实性成分呈圆形、椭圆形、曲线状,或呈独特的几何图形状,包括"逗号状""蝌蚪状"结构(图 1.86),由小细胞核、核仁不明显的立方形细胞组成,类似的细胞排列成导管结构,通常含有小的管腔,管腔可能是空的,也可能含有分泌物。缺乏核分裂象,有时可看到钙化灶和肉芽肿性炎性改变[2413]。

汗管瘤的形态学亚型包括如下:

1. 透明细胞汗管瘤

透明细胞的产生往往是糖原沉积的结果,通常是局灶性的,若广泛弥漫性分布,则可能预示着存在糖尿病[79,701,788]。一些肿瘤完全由透明细胞构成(图 1.87),在这样的背景下,有时在外泌汗腺中可见更多的透明细胞[2292]。重要的是,无论是透明细胞汗管瘤还是在外泌汗腺发生透明细胞变异,通常都是偶发,与糖尿病并无任何关联[482]。

2. 显著角化(鳞状上皮化生)

角化或鳞状上皮化生偶尔发生,当其广泛存在或伴随较大的囊性结构时,临床上则可能与粟丘疹样病变相似[777,2817]。这种外观酷似微囊性附属器癌(MAC)(见图 1.87)。

3. 延伸到真皮深层或皮下组织

虽然典型的汗管瘤局限于真皮上部,但延伸到真皮深层甚至皮下组织的也有发生[1295]。外阴部位的病变尤其会出现此特点,在褶皱部位的病变似乎在一定程度上解释了这种现象(见图 1.87)。

4. 间质中出现大量的肥大细胞

这种情况出现在发疹型汗管瘤中,类似于色素性荨麻疹[1708,2405]。

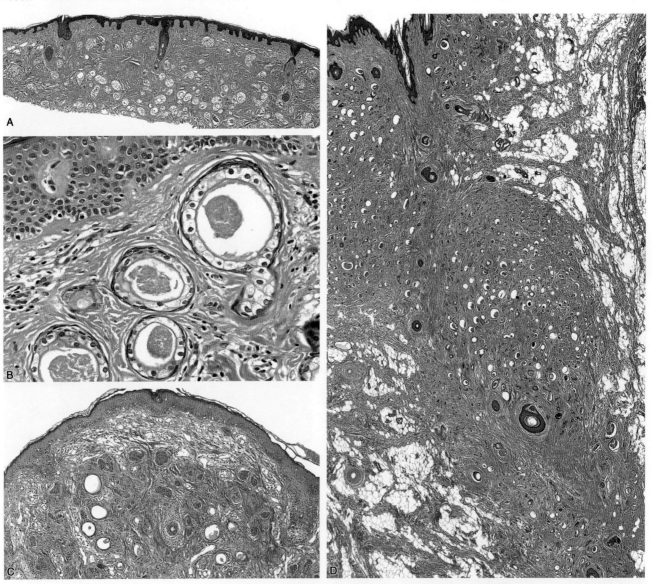

图 1.87　汗管瘤的形态学变异。透明细胞汗管瘤(A,B)。明显的鳞状上皮化生(C)。在有限的活检标本中很难把这样的病例与 MAC 区分开。延伸至深部组织的汗管瘤(D)。这类病例需要临床与病理相结合来区分 MAC 与汗管瘤。这个肿瘤来自图 1.85B 所描述的患者。从这个患者身上所切除的汗管瘤绝大部分是表浅的,仅有少数瘤组织深入到皮下组织

5. 合并其他病变

汗管瘤合并色素痣及各种上皮性肿瘤的病例已有报道[2845]。

免疫组化特征

汗管瘤表达 CK6 和 CK10,两者在真皮导管部阳性表达,CK6 为内层导管细胞的标志,CK10 为中间导管细胞的标志[1782]。其他细胞角蛋白表达包括 CK1、CK5、CK11、CK19、CK14[639,1949]。关于雌激素和孕激素受体在汗管瘤中表达的研究,包括那些在外阴部的汗管瘤,得出的结论不一致[1069,2671,2807]。肿瘤通常对 GCDFP-15 呈阴性表达[1649]。

分子生物学特征

这方面的数据较少,并没有诊断意义。有两例在 16q 或 16p 显示杂合性缺失(LOH)的报道[1485]。LOH 在 16 号染色体上出现是体细胞突变所致,这一现象是在 Brooke-Spiegler 综合征患者身上发现的。但是汗管瘤并不属于这种情况。目前只报道一例 Brooke-Spiegler 综合征合并汗管瘤的病例。

鉴别诊断

在不同类型的脱发中偶尔可以看到汗管瘤样的导管增生,特别是瘢痕性脱发,尽管它们通常很局限并且缺乏典型的硬化性间质。最初被认为是真正的汗管瘤导致的脱发,但这些导管增生后来被认为是继发于周围炎症和皮肤纤维化的反应过程[164,904,1693,2186,2442]。最近有人提出,导管增生是由于淋巴细胞浸润而继发末端汗管破坏(自身免疫性末端汗管炎),导致末端汗管结构失去连续性,然后导管发生增殖[416]。其他与汗管瘤样导管增生有关的炎症和肿瘤包括 Grover 病、皮肤白血病、再次切除手术送检组织、结节性痒疹和基底细胞癌(图1.88)[81,510,801,2960]。类似的汗管瘤样结构,还可以出现在乳房外 Paget 病当中,不要将它们误诊为浸润性癌的成分。所谓的线状汗管瘤样错构瘤中有与汗管瘤类似的小导管增生,它是一种罕见的、缺乏特征性、皮损不明显、临床表现为线状增生质硬的暗红斑和色素沉着[2868]。真正的汗管瘤可能只是在某种疾病中的一个偶然发现,包括基底细胞癌、顶泌汗腺囊肿和黑素细胞痣[231,574,1588,1909,2547]。

透明细胞汗管瘤必须与真皮导管瘤的透明细胞型相区别。后者上皮细胞团块比汗管瘤更大,显著的导管分化与汗管瘤相比明显较少,常无硬化间质[2279]。此外,透明细胞型真皮导管瘤被认为是汗孔瘤的一种变异亚型,它表现为汗孔样细胞和表皮细胞。

还需要进行鉴别的是先前存在的外泌汗腺导管的透明细胞化生,它是外泌汗腺单元的透明细胞增生,临床上可表现为丘疹样病变并与糖尿病相关[1122,2197,2476]。区别结缔组织增生性毛发上皮瘤(柱状毛母细胞瘤)和汗管瘤的证据是毛囊分化。另外,汗管瘤通常表达 CEA,而结缔组织增生性毛发上皮瘤则不表达[1435]。

如果有足够大的活检标本,区别汗管瘤与 MAC 并不成问题,汗管瘤通常局限于真皮上部(宽度大于深度),而 MAC 是一种向深部浸润的非对称性病变,通常侵犯皮下脂肪层或骨骼肌,围绕神经生长。侵犯到深层组织的大的汗管瘤很难与 MAC 相鉴别。对于这样的病例,临床病理的相互结合至关重要。当

活检标本较少时,很难通过病理将两者区分开来,但这两种肿瘤均具有典型的临床特征,足以做出一个明确诊断。

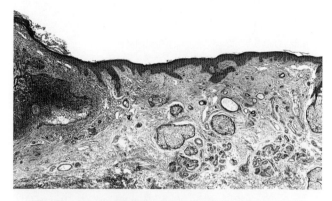

图 1.88　基底细胞癌周围可见明显的小范围汗管瘤样导管增生。这种病变在许多疾病中很容易忽视,与真正的汗管瘤不同,它小且缺乏典型的硬化性间质

乳头状汗管囊腺瘤

乳头状汗管囊腺瘤(SCAP)是一种良性附属器肿瘤,可以独立存在,更多的是在 Jadassohn 皮脂腺痣(器官样痣)的基础上发生。有些学者认为 Jadassohn 皮脂腺痣是一种错构瘤[2194,2197]。

临床表现

SCAP 主要见于儿童和青少年(平均年龄 15 岁),很少先天发病。先天发病者常与皮脂腺痣同时发生[671,1223,1266,2068]。没有性别差异,但有一些研究发现女男比为 3:1[2197]。最常见的部位是头部(尤其是头皮)和颈部,其比例占所有病例的 75% 以上(图 1.89)[1596]。躯干、腹股沟、唇、臀部、肛门生殖器部位、手足偶尔受累。有报道发生于眼睑和外耳道的 SCAP 与变异的顶泌汗腺相关(Moll 汗腺或耵聍腺),然而一些外阴部位的病变事实上表现为局部与表皮相连接的乳头状汗腺瘤,由于间质中含有浆细胞,所以在形态上与 SCAP 很像[1130,1150,1901,2576,2663]。乳头部的病变可能与乳头腺瘤相重叠[1922]。

SCAP 有多种临床表现,病变所在部位的不同和是否与皮脂腺痣相关,共同形成了其临床表现的多样性。文献中报道的各种形态包括群集的小丘疹或结节,杂乱或线状排列的疣样病变,结痂、渗出、潮湿、油腻的结节或斑块,乳头状、菜花状或角化过度性斑块,皮角样病变,脐凹状生长,巨大的有蒂的瘤体(大于 10cm)[1004,2023,2928]。大部分病变逐渐发展,缓慢增大。潮湿的病灶可有液性分泌物,这些分泌物表现为清亮的水样,也可以是浓稠的深棕色或血样,有时伴有恶臭[1004]。

极少数情况下,有报道 SCAP 伴有真皮局灶性发育不良[2347]。

组织病理学特征

SCAP 早期病变表现为表皮下或与毛囊漏斗部相连的单房或多房性分枝状腺体增生。最重要的特征是皮肤漏斗部角化的鳞状上皮向腺上皮移行,这反映了顶泌汗腺向毛囊漏斗部的生理性移行(图 1.90 和图 1.91)。这些腺体的管腔主要由立方

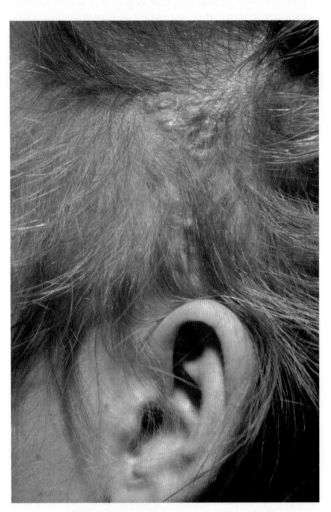

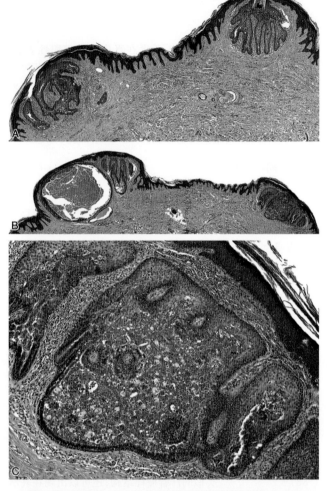

图 1.89　乳头状汗管囊腺瘤,头皮红色乳头状病变

图 1.90　早期 SCAP 主要表现为表皮下局灶性腺体增生,毛囊漏斗部角化的鳞状上皮向腺上皮移行

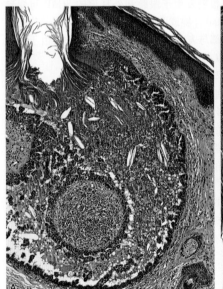

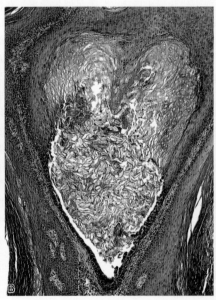

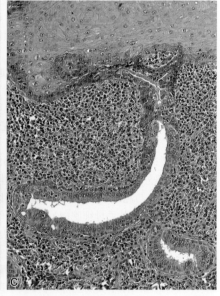

图 1.91　SCAP 最基本的病变是角化的鳞状上皮向腺上皮移行,由立方形柱状上皮细胞和外周基底样细胞组成。这也反映了在生理上毛囊漏斗向顶泌汗腺的转化。注意乳头状结构和浆细胞浸润(A~C)

形柱状上皮细胞组成,外周由基底样或肌上皮细胞组成。浆细胞常出现在鳞状上皮与柱状上皮交界处,但是在早期病变中,分化良好的乳头样结构罕见甚至缺乏,在这些增生的下方,可能会存在一个小的真皮内的管状成分,它是由少许管状结构组成。

发育成熟的病变中乳头状结构和真皮导管成分更为突出(图1.92)。在许多病例中仍可以看到与之相连的毛囊结构,毛囊上皮可表现出不同程度的增生(图1.93)。这些病变通常是内生的,主要为囊性,常有游离的乳头、残骸、角蛋白碎片和炎细胞。管腔细胞偶尔也能出现不同程度的增生,形成筛孔状或多层结构,在真皮内的成分有时也会明显发生类似的变化,与管状腺瘤几乎相同。管腔内往往充满核碎片,可能会扩张,管腔细胞可形成乳头状突起(图1.92和图1.94)。真皮导管结构偶尔以一种复杂的方式相互连接。化生并不少见,常见的包括鳞状化生和嗜酸性化生(图1.95和图1.96)。当累及真皮成分时,管腔呈部分或完全闭塞,外周没有可识别的基底层或肌上皮细胞层[2778]。基底样细胞或肌上皮细胞增生和/或化生可以解释这一现象[1263]。黏液性化生伴杯状细胞也有报道[618]。

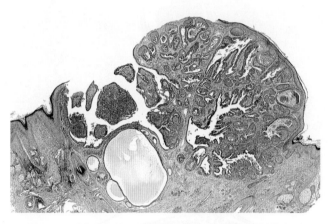

图1.92　分化良好的SCAP病理上有显著的乳头状结构和明显的真皮导管结构,与管状腺瘤相似

SCAP病变可呈明显的外生性生长,有时腺样成分围绕中心茎以树枝状生长模式呈放射性生长(图1.97)。如果斜切SCAP病变,真皮内可明显看到乳头状囊性结构(图1.98)[2939]。极少数情况下,可见一个完整的囊内病变(图1.99)。

SCAP病理学亚型包括如下:

1. 主要表现为真皮内管状结构,仅仅是局灶性与表皮连接

这样的病变与管状腺瘤在很大程度上存在重叠,人们对于这样的病变怎样分类意见迥异。(详见"管状腺瘤"章节)[1263]。一些学者将其称为"SCAP与管状腺瘤的混合或联合"[91,522,1064]。

2. 向其他附属器方向的分化

有些SCAP病理可见增生的上皮伴局灶性毛囊角化,这一类型的SCAP曾称为"顶泌汗腺末端汗管角化病"[1348],一些学者认为,这些病变常出现在皮脂腺痣中,而这些皮脂腺痣可以合并常见的皮肤附属器肿瘤,有学者见过一例真皮导管成分向皮脂腺分化的病例[2778]。

3. 病毒疣样改变

一些SCAP,特别是与皮脂腺痣有关的病例表现出与病毒疣类似的特征,包括棘层肥厚、乳头瘤样增生,HPV引起的细胞改变(如细胞核周的空晕、皱缩的细胞核、不规则透明角质颗粒)(图1.100)。原位杂交与PCR能检测出HPV-DNA[374]。有些病变在文献中称为尖锐湿疣[522,2498]或病毒疣[2197],也有学者将其与疣状囊肿进行鉴别[1508]。在这些病变中常见角化过度及颗粒层增厚,显著角化过度使临床表现类似于皮角[2860]。

临床上,一般认为SCAP的疣状病变是一种病毒感染性疣,如果只取表面组织检查,特别是刮除活检,很容易误诊为寻常疣,但"疣"的底部出现导管结构是诊断的线索(图1.101)。

4. 间质结缔组织增生与硬化

在SCAP中偶尔可以观察到在病变的浅层和深层有结缔组织增生性间质包绕上皮成分(图1.102)。与其他结缔组织增生性病变一样,看到这种变化的关键是不要误诊为癌。

5. 真皮部分导管明显的囊性扩张

少量SCAP病例中可出现汗囊瘤样真皮成分发生显著的囊性扩张,有时需要通过连续切片来识别SCAP的诊断特征(图1.103)。

6. 恶性转化

恶性变罕见,详细描述见"乳头状汗管囊腺癌"部分。

免疫组化特征

腔面细胞常表达CK7和CK19,而CK1/5/10/14,CK14,CK5/8等其他标记的表达则不确定。基膜侧细胞常表达CK1/5/10/14,CK5/8,CK14和CK7,而CK19和α-平滑肌肌动蛋白则不确定[2936]。浆细胞分泌IgA和IgE[2772]。

分子生物学特征

用基于显微切割的遗传分析法研究10例SCAP患者,在9q22(*PTCH1*基因位点)和9P21(倾向于肿瘤抑制基因p16)采用多种标记,结果有2例在9q22显示LOH,然而另有7例SCAP患者中3例显示9P21等位基因缺失[268]。

鉴别诊断

识别SCAP的依据是鳞状细胞与柱状细胞的移行,表皮的鳞状细胞(或毛囊上皮细胞)与柱状细胞虽连接在一起,但却界线清楚,柱状上皮细胞常具有断头分泌的特征,主要位于基底细胞层或肌上皮层。然而,许多有腺样或导管样结构的皮肤附属器肿瘤也能表现出与表皮或毛囊连接的特点,包括乳头状汗腺瘤、汗孔瘤、顶泌汗腺混合瘤等。这些病灶周围常伴有密集的浆细胞浸润,这样的病变反映了人体对外界环境的防御反应[1901]。

SCAP和管状腺瘤的关系和鉴别诊断在"管状腺瘤"节中讨论。

当鳞状上皮化生或表皮/漏斗增生显著时,病变容易误诊为角化棘皮瘤或疣状鳞状细胞癌[500]。

由于SCAP与皮脂腺痣经常合并出现,所以诊断SCAP时,必须寻找有无皮脂腺痣的组织病理学特征(见"Jadassohn皮脂腺痣"相关章节)。

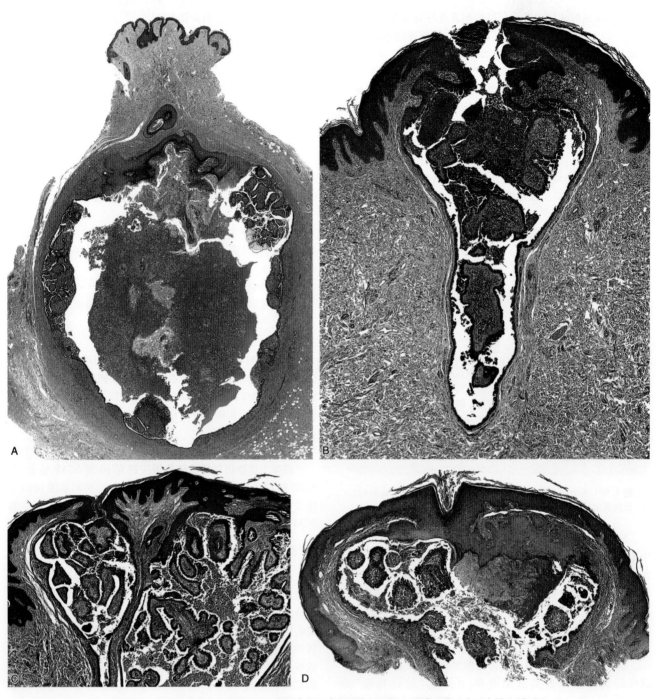

图 1.93 可以看出分化良好的 SCAP 和原有的毛囊相连接(A~D)。注意毛囊上皮过度增生(B,D)

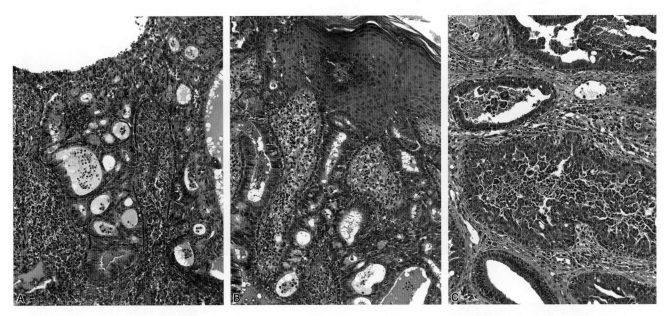

图1.94　SCAP管腔细胞增生形成筛孔状结构(A,B)。真皮导管以微乳头和柱状细胞的形式增生,注意在管状腺瘤内也可出现核碎片和相似变化(C)

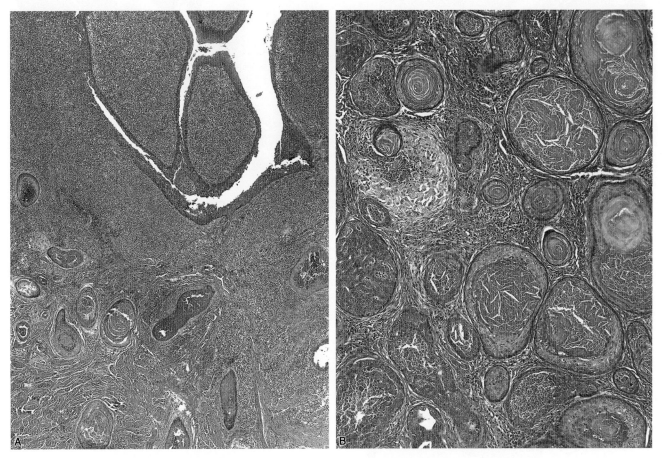

图1.95　SCAP中鳞状化生累及浅表和真皮部分(A,B)

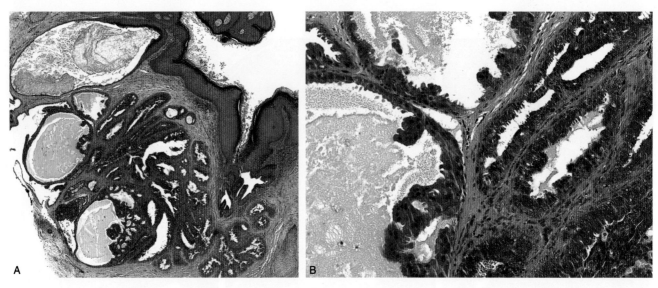

图 1.96　SCAP 中真皮囊性导管可见嗜酸性化生(A,B)

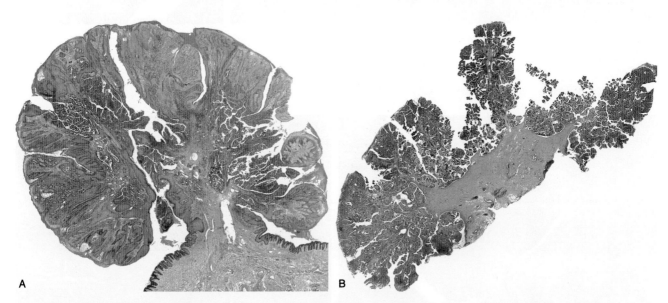

图 1.97　两种典型 SCAP 外生性病变,腺样成分围绕中心茎以树枝状生长模式呈放射性生长(A,B)

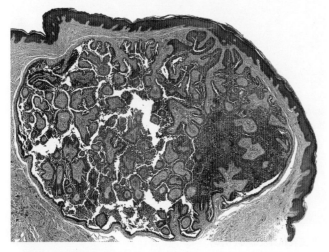

图 1.98　SCAP 真皮乳头状囊性结构与表皮无明显相连。这样的病变重新包埋和斜切或连续切片,通常会显示与表皮或毛囊漏斗相连接

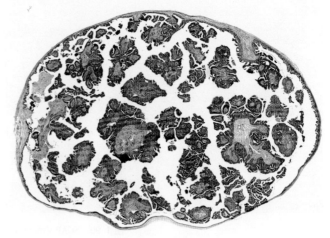

图 1.99　一例罕见的 SCAP,可见完整的囊内病变

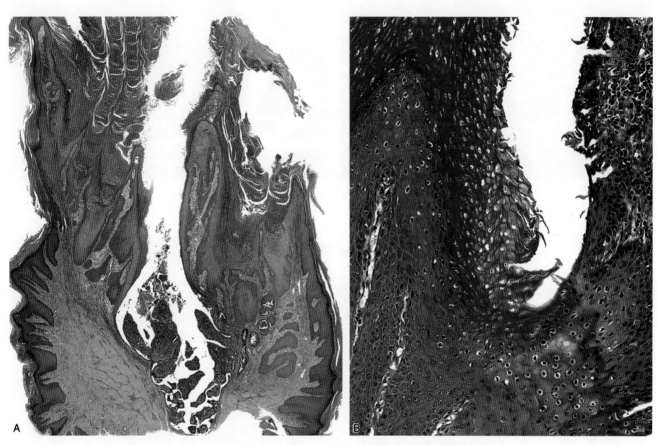

图 1.100　SCAP 的病毒疣状改变,注意棘层肥厚、乳头瘤样增生和 HPV 感染引起的细胞改变

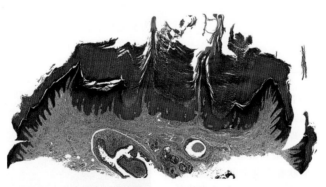

图 1.101　临床上常认为 SCAP 的疣状病变是一种病毒感染性疣,如果只取表面组织检查,特别是刮除活检,很容易误诊为寻常疣,但是"疣"的底部导管结构的存在是诊断的线索

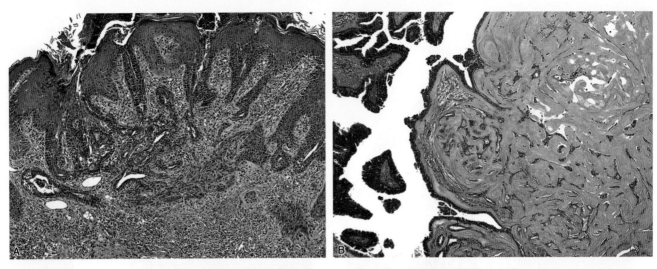

图 1.102　在乳头状汗管囊腺瘤的浅层(A)和深层(B)均可见到明显的结缔组织增生

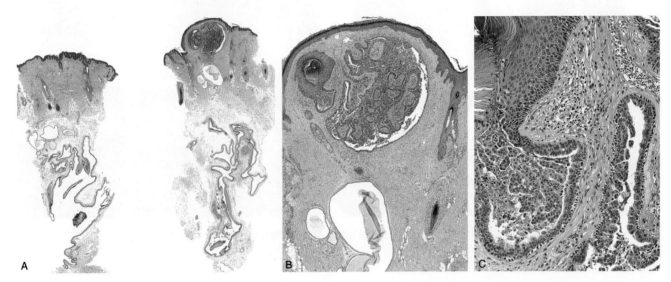

图 1.103　真皮部分导管的明显扩张不易与汗囊瘤(A,左切)区分,然而在连续切片中,乳头状汗管囊腺瘤的诊断特征是明显的(A,右切,B,C)

管状腺瘤

　　1972 年,Landry 和 Winkelmann 首次报道了管状顶泌汗腺腺瘤[1436],1977 年 Rulon 和 Helwig 描述了乳头状外泌汗腺腺瘤[2274]。一些学者认为两者的组织病理表现极为相似,并提出它们可能是一回事[761,1111,2652]。在 WHO 最新的对皮肤肿瘤的分类里,接受了这一观点,并使用了管状腺瘤这个名词,然而还有一些学者更偏向于分别使用管状顶泌汗腺腺瘤和乳头状外泌汗腺腺瘤[1667]。这个肿瘤的其他名称包括管状乳头状汗腺瘤和管状汗腺腺瘤[468,684,1461,2194,2197]。

临床表现

　　管状腺瘤表现为一个孤立的、缓慢生长的结节,大多数病变的大小为 1~3cm,无自觉症状。无性别差异。发病年龄分布广泛(15~80 岁),但大多数患者在 50 岁左右发病。好发部位为头皮和下肢(图 1.104)。有趣的是,发生于头皮的病变常诊断为管状顶泌汗腺腺瘤,而发生于四肢远端的病变则诊断为乳头状外泌汗腺腺瘤。其他部位较少见[505,1263,2274,2728]。

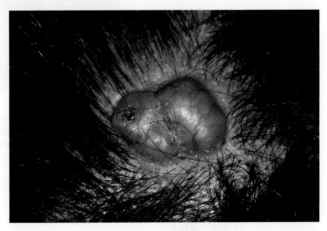

图 1.104　发生在头皮的管状腺瘤

组织病理学特征

肿瘤位于真皮中,很少延伸到皮下组织。一些肿瘤与周围组织界线清楚,偶尔在肿瘤间质和相邻真皮之间可见裂隙(图1.105)。管状腺瘤以圆形、椭圆形或不规则形状的小管为特征,其具有双层或多层上皮,外周为基底/肌上皮细胞,通过肌上皮细胞标志物的免疫组化染色可证实。内层由立方形细胞组成,偶见柱状上皮细胞,有时在管腔内缘可见断头分泌。一些小管具有复杂多样的管腔内微乳头,这些微乳头缺乏纤维血管轴心。当微乳头显著时,小梁样和筛孔样结构也清晰可见。具有纤维血管轴心的真正管腔内乳头很少见,如果存在,也是非常局灶性的特征。胞质空泡化往往呈局灶性,当其显著发生时就形成筛孔样外观(图1.106)。管腔内或者是空的,或者含有嗜酸性或嗜碱性的分泌物,而不常见的是含有碎片(见图1.106)[983]。管腔内钙化和泡沫状巨噬细胞也可见到,当表现显著时,腔内容物可能导致管腔细胞萎缩和内层显得扁平,因此,管腔细胞变

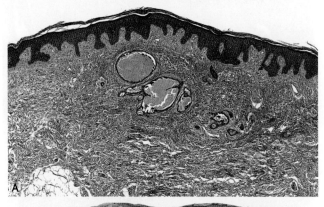

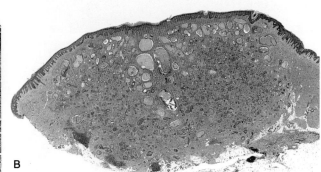

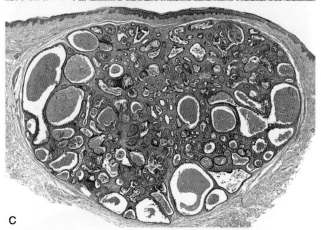

图 1.105 管状腺瘤。位于真皮的早期病变(A)和较大瘤体(B,C)。注意延伸到皮下组织和肿瘤周边的淋巴样细胞聚集(B)和在间质和相邻真皮之间的明显间隙(C)

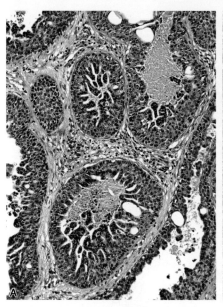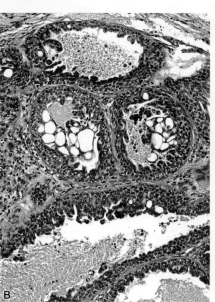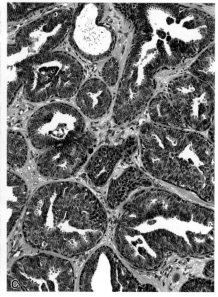

图 1.106 管状腺瘤。圆形、椭圆形或延长的小管与排列成一至多层、界限清楚的外周基底/肌上皮细胞和管腔细胞,形成管腔内微乳突(A~C)。另外,请注意胞质内空泡化(B)和断头分泌(C)

薄、管腔扩张(图1.107)。在这种情况下,顶浆分泌不明显。由于切面的原因,在管状成分旁边有明显的小的实性团块,可能是小管上皮细胞,不要将其误认为是浸润性生长(图1.108)。

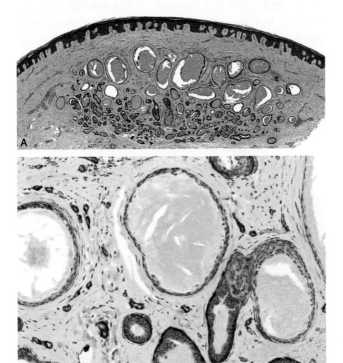

图1.107　管状腺瘤有许多因含有大量分泌物质而扩张的管腔(A)。注意在大量扩张的小管管腔中,管腔细胞变薄和肌上皮标志物(α-平滑肌肌动蛋白)表达减少(B)

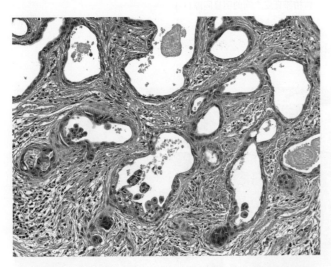

图1.108　管状腺瘤。由于切面的原因,在管状成分旁边有明显的小的实性团块,可能是小管上皮细胞,不能将其误认为是浸润性生长

小管嵌于少细胞的纤维间质内,有时伴有稀疏的淋巴细胞浸润。有时在肿瘤周围有明显的小的淋巴结节(见图1.105)。当管状腺瘤位于有严重的肢端血管皮炎的下肢时,可出现明显的血管成分,并且可能类似于所谓的外泌汗腺血管瘤性错构瘤(图1.109)。

管状腺瘤显微镜下的各种形态亚型如下:

1. 显著的囊性改变

管状腺瘤很少有显著扩张的管腔(图1.110)。若这种变化表现突出时可导致一种多囊性外观。

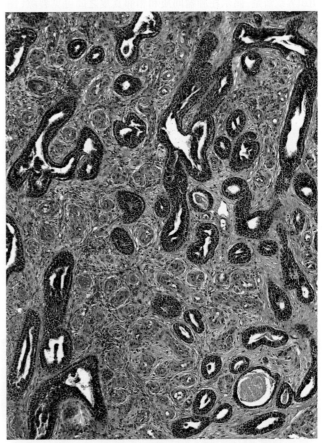

图1.109　发生在下肢有严重的肢端血管皮炎的管状腺瘤,可出现明显的血管成分

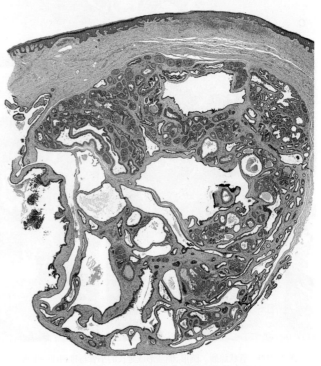

图1.110　管状结构明显扩张的管状腺瘤

2. 上皮化生改变

不成熟鳞状化生(无角化)是最常见的化生类型,其次是成熟鳞状化生(有角化)。在化生病灶中,腔不能辨认,而呈现为由鳞状嗜酸性细胞组成的实心圆形岛屿或细长的相互连接的条索(取决于切面),无明显的外周基底/肌上皮细胞层[65]。透明细胞改变可能是这种表现的一个变异(图 1.111),研究表明,基底/肌上皮细胞的增生和/或化生是造成这种现象的原因[1260,2778],类似于在动物实验模型研究中所观察到的大鼠颌下腺和舌下涎腺的动脉结扎后,鳞状细胞化生发展的过程和涉及的细胞类型[554]。管状腺瘤中的鳞状化生通常是局灶性的,偶尔也可广泛存在。嗜酸性化生不常见(图 1.112)。柱状细胞改变是一个常见的特征,但通常是局灶性的,常与顶浆分泌相伴发生(图 1.113)。在一些情况下,柱状细胞改变与管腔细胞增生相关,后者表现为微乳头、筛孔区域、多层和假复层(图1.114)。

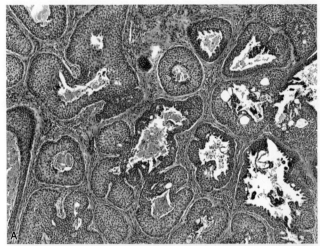

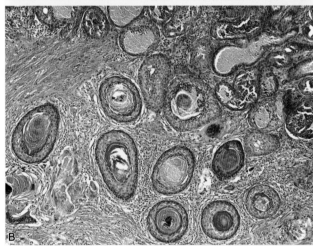

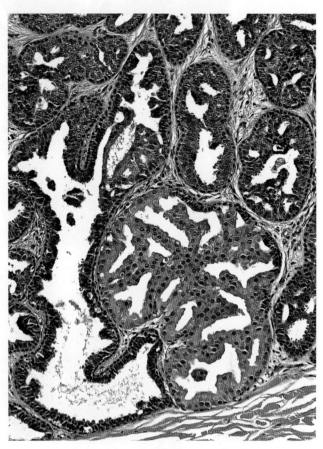

图 1.112　管状腺瘤中的嗜酸性化生

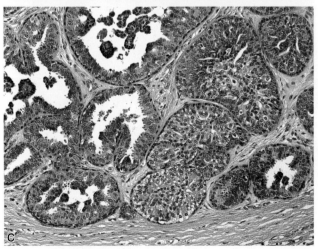

图 1.111　在管状腺瘤中未成熟(无角化)和成熟(角化)的鳞状上皮化生(A,B)。在化生病灶中,管腔结构无法辨认,表现为实性成分。注意化生区域胞质的灶性透明化(C)

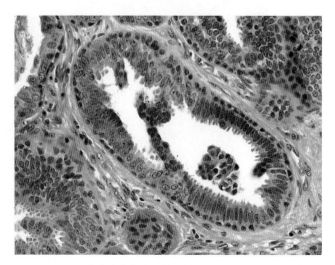

图 1.113　管状腺瘤中明显的柱状细胞改变。注意顶浆分泌

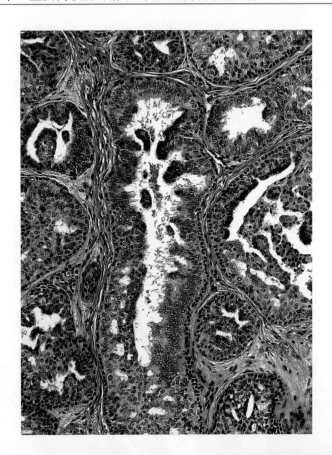

图 1.114 明显增生的管腔细胞，显著的微乳头、筛孔区域、伴有假性多层结构的管状腺瘤

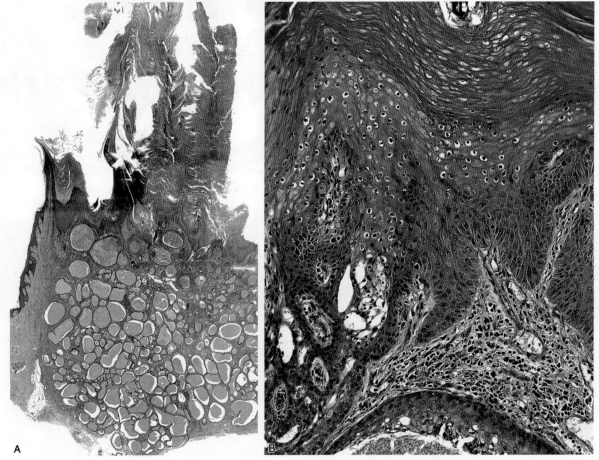

图 1.115 管状腺瘤的疣状改变。明显的乳头瘤样增生、棘层肥厚、空泡化细胞样改变和明显的角化过度(A,B)

3. 病毒疣样改变

在管状腺瘤中很少见到浅表性疣状改变,包括乳头瘤样增生、棘层肥厚、空泡化细胞样改变和明显的角化过度,导致皮角状的临床表现(图1.115)。

4. 向毛囊、皮脂腺、顶泌汗腺方向的分化

极少数肿瘤具有多向分化的特征,包括向顶泌汗腺、皮脂腺、毛囊的分化,其中顶泌汗腺成分与管状腺瘤相同[1260]。对于这些病变的确切性质和恰当的命名尚没有一致意见[1263]。

免疫组化特征

腔面细胞对CEA,EMA和各种细胞角蛋白(包括CK7)均呈阳性。基底侧细胞显现为基底/肌上皮细胞表型,对α-平滑肌肌动蛋白、钙调节蛋白和p63阳性[971,1089,1675,1792,2174,2421,2736]。然而,肌上皮细胞标志物通常不在萎缩性扩张小管的外周层或未成熟鳞状化生的实性区域中表达(见图1.107)。

鉴别诊断

管状腺瘤与SCAP具有重叠特征,并且两者之间的关系仍有争论。早在1973年,Fisher就质疑管状腺瘤作为独立疾病存在的正确性[740],他认为管状腺瘤是SCAP的变异。实际上,SCAP的真皮成分与管状腺瘤的真皮成分几乎相同。因此

产生了所谓的混合病变,这种病变兼具两种肿瘤的特点[91,521,671,1064,2683]。一项研究邀请在皮肤附属器肿瘤方面颇有经验的4名皮肤病理学家进行了67例相关病例的观察研究,以关注他们如何区别及如何诊断管状腺瘤和SCAP。研究结果表明即使是这个领域的专家,他们之间也缺乏公认的诊断标准[1263]。专家们对表皮棘层肥厚、乳头瘤样增生、与表皮和/或毛囊漏斗相连的肿瘤性导管的判断存在差异,而鳞状上皮细胞与柱状腺上皮的移行则对SCAP的诊断具有明确的意义(图1.116)。

管状腺瘤应该如何归类,Denianke和Ackerman[587]认为管状腺瘤实际上是癌。这个观点与著者的经验形成鲜明对比[1263]。著者曾经观察了50例以上的管状腺瘤,临床随访的病例中没有一例表现为恶性肿瘤的生物学行为。然而,这一观点值得进一步研究,因为著者遇到过一些罕见病例,其良性部分很像管状腺瘤,但是在很小的区域里发生了癌变,提示管状腺瘤可能出现癌变。

此外,也有极少数肿瘤,具有管状腺瘤的所有良性细胞学属性,但表现为浸润性生长模式。这些病变的一个特殊表现是浸润性生长的区域中保留有基底/肌上皮细胞层(图1.117)。这些肿瘤很可能被定义为癌,但是据著者所知,尚无系统的观察研究[343]。

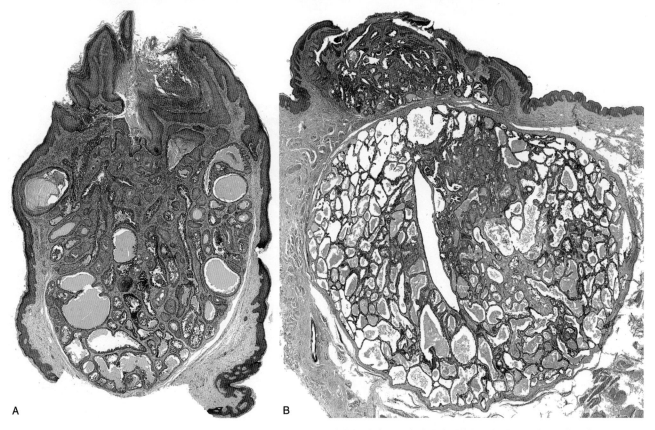

图1.116 管状腺瘤还是乳头状汗管囊腺瘤? 肿瘤的真皮成分与管状腺瘤相同,但是在与表皮或毛囊漏斗相连的区域总是伴有浆细胞的浸润(A~C)。在一项研究中,对于这样的病例,即使是在皮肤附属器方面颇有经验的皮肤病理学家之间,也存在广泛的观察者之间差异,这就表明即使是这个领域的专家,他们之间也缺乏公认的诊断标准。B中描绘的肿瘤位于乳头,因此乳头腺瘤亦作为一个鉴别诊断

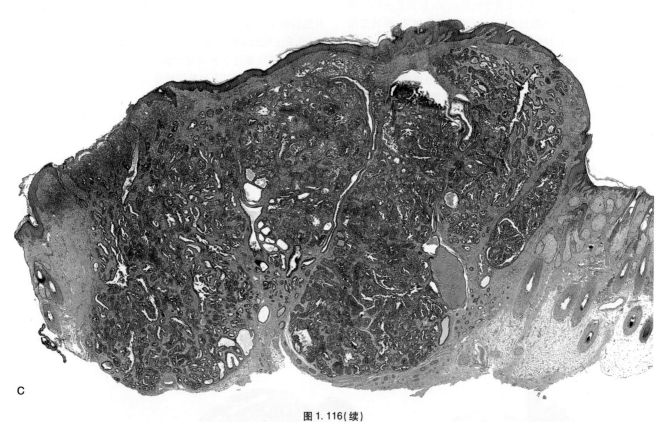

C

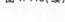

图 1.116(续)

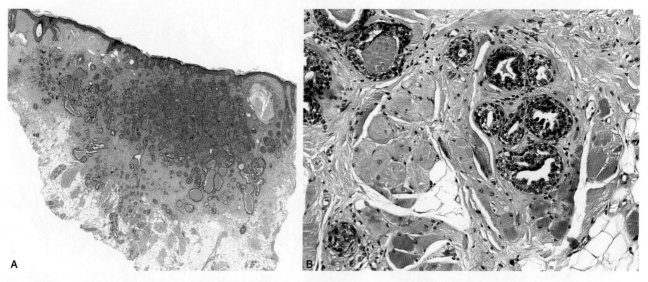

A

B

图 1.117   管状腺瘤或癌？这个肿瘤与管状腺瘤几乎相同,但表现为浸润性生长模式。注意在浸润区域保存的基底/肌上皮细胞层(A,B)

（贺红霞 译,何肖 校,党林 审）

恶性肿瘤

腺样囊性癌

皮肤腺样囊性癌是一种罕见的恶性肿瘤。也可见于涎腺、呼吸道、泪腺、耵聍腺、巴氏腺（前庭大腺）、乳腺等部位[26,203,1568,1859]，大约共有50多例所谓皮肤腺样囊性癌的文献报道，但Cooper[504]指出，其中一些病例是误诊为腺样囊性癌的其他类型肿瘤。

临床表现

腺样囊性癌（ACC）一般发生于中老年人（平均年龄约60岁），女性偏多。它通常表现为一个孤立性的结节，平均直径约3cm（0.5～8cm），通常在明确诊断前已经持续存在数年[504,1234]。偶有报道出现疼痛、感觉过敏和出血。头皮是最常见的发病部位，大概占所有腺样囊性癌的三分之一。其次常累及躯干，特别是胸壁和腹部，大约占四分之一的病例。其他部位较少见[2739,2874]。起源于巴氏腺（前庭大腺）的病变表现为外阴肿块，而来源于耵聍腺的一般分布在外耳道，但在皮肤病理学实践中很少遇到，起源于异位泪腺的腺样囊性癌也同样罕见[2044,2853,2903]。

组织病理学特征

与来源于涎腺的腺样囊性癌一样，皮肤ACC也有3种主要的生长模式，可单独或混合出现，包括：

- 筛孔状
- 管状
- 实性

筛孔状模式最为常见，表现为多形性的圆形管腔或假性囊腔样结构，基本对称分布。囊腔内含有丰富的阿辛蓝染色（pH2.5）阳性的嗜碱性黏液性物质，和/或PAS染色阳性的嗜酸性透明样物质。假性囊腔的管腔边缘围绕着一层细线状的透明结缔组织，没有明显的上皮细胞。除了假性囊腔外，还有内含分泌物的真正小的导管腔，管腔周边存在上皮细胞，核圆，大小均一，有时具有小的核仁。因此，类似于涎腺部位的同名肿瘤，腺样囊性癌具有假性囊腔和真正的管腔结构（导管分化），两者为本病的定义特征（图1.118）。

腺样囊性癌的主要细胞类型是来源于管腔远腔面的小细胞，细胞核稍不规则、染色质深染、胞质少，提示细胞向肌上皮细胞分化。

管状结构区域同样由两种类型的细胞组成：导管上皮细胞和肌上皮细胞，但大部分以导管成分和管腔为主。在实体模式中，导管成分和假性囊腔少或无。

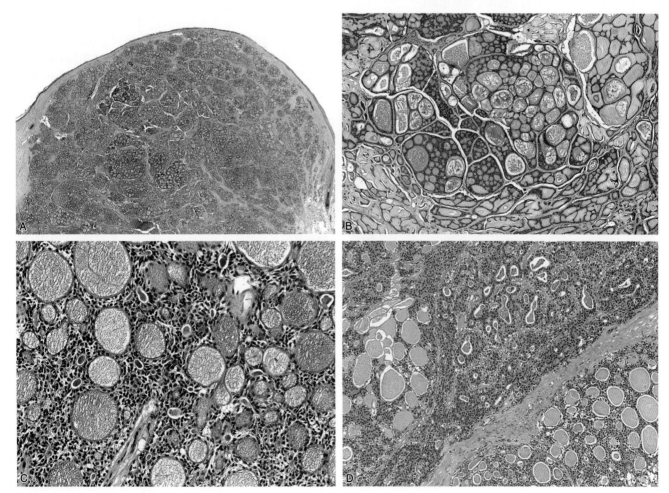

图1.118 皮肤腺样囊性癌（A）。主要的生长模式（可单独或混合出现）包括筛孔状（B,C）、管状（D）（管状模式出现在筛孔状区域旁）

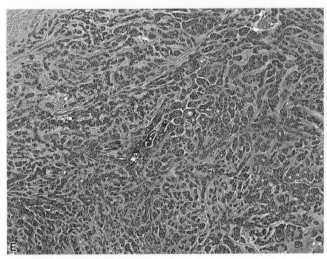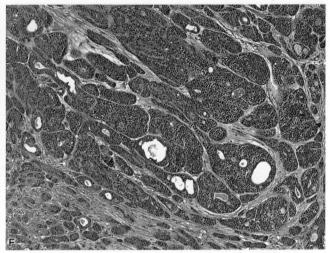

图 1.118(续)   实性模式(E),有些肿瘤表现为不完全的管状模式和小实性区域(F)。当表现以这个特征为主时,诊断可能很困难

通常,腺样囊性癌中细胞核分裂活性低,细胞多形性也不明显。相反,神经周围侵犯和相对少见的神经内侵犯较为常见(图 1.119)。病变通常与表皮不相连,大多数位于真皮内,有时累及皮下脂肪。间质呈透明样变,纤维化区域细胞少,然而可见不同程度的黏液样变性。在一些病例中,间质纤维化很明显(图 1.120)。

皮肤腺样囊性癌罕见组织病理学改变包括:

1. 明显的间质硬化和透明变性

明显的间质透明变性和硬化较罕见,但通常会导致特殊的

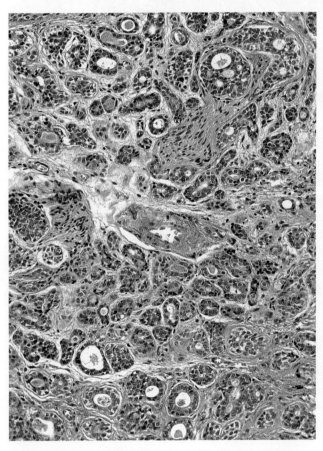

图 1.119   神经周围及神经内侵犯是腺样囊性癌的常见特征

生长模式,使 ACC 难以诊断。在一些病例,间质成分超过上皮成分而占据优势(见图 1.120)。

2. 明显的腺体分化和顶浆分泌

除了小管状结构外,一项罕见的特征是出现各种复杂腺体成分,这些腺体由完整的外周肌上皮细胞层和立方细胞及鞋钉样细胞构成的管腔内层组成,有时见顶浆分泌(图 1.121)。

3. 圆柱瘤样特征

当单个的实体瘤团周围绕以透明基底膜并且彼此紧密相对排列成类似圆柱瘤七巧板样模式时,可以见到此特征。由于这些特征,过去呼吸道 ACC 的病理学诊断中曾用"圆柱瘤"这一术语。筛孔状区域也可见于圆柱瘤样的马赛克模式中(见图 1.118)。

4. 肿瘤细胞呈透明细胞改变和梭形改变

局灶性的透明细胞化生(分化)很常见,但著者所遇到的病例中,没有一例透明细胞分化的比例超过常规改变而占主导地位。透明细胞可以出现在实性区域中,也可以出现在邻近导管成分的部位。在后一种情况下,类似于涎腺的上皮-肌上皮癌[2399](图 1.122)。在这些区域,位于管腔远腔面的透明细胞肌上皮标记染色呈阳性。同样地,由 ACC 成分和上皮-肌上皮癌构成的混合型涎腺肿瘤已被公认[355]。肿瘤细胞梭形化,包括向肌上皮分化的透明细胞,也是一个罕见的特征(见图 1.122)。

5. 间质骨化和骨质化生

这两种改变在腺样囊性癌中比较罕见。

6. 胶原球

在 ACC 中一个偶然出现但相当独有的特征是存在小的嗜酸性球,它们几乎均匀分布于边缘,绕以一圈薄带状结缔组织的黏液物质内。这些胶原球Ⅳ胶原免疫组化和三色法染色均阳性,表明其可能是残存胶原束的横切面(图 1.123)。

免疫组化特征

肿瘤 EMA 和 CEA 阳性,通常在管腔表面和分泌部表达[209]。广谱角蛋白和低分子量角蛋白(CAM 5.2)弥漫性表达。肌上皮分化(S-100 蛋白,肌动蛋白,钙调蛋白)是一个固有的特征(见图 1.122)。

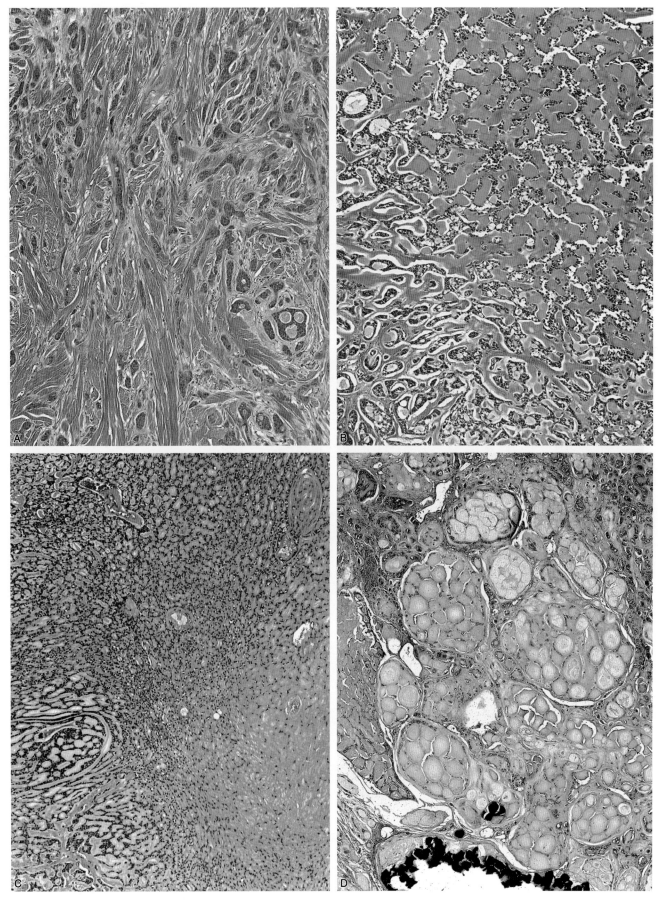

图1. 120　皮肤ACC。间质成分的变化包括明显的间质纤维化(A)、间质硬化(B,C)和玻璃样变(D),从而形成不同寻常的特征

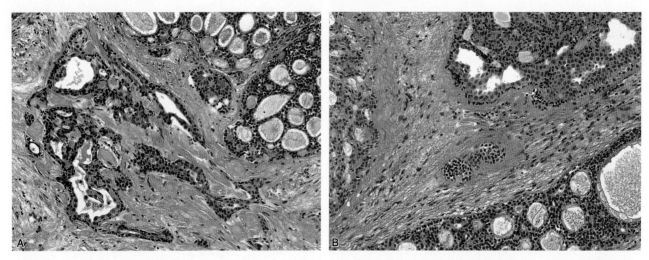

图 1.121   腺样囊性癌的腺体结构由多种复合腺体组成,这些腺体具有发育良好的外周肌上皮细胞层和显示顶浆分泌的管腔上皮细胞(A,B)

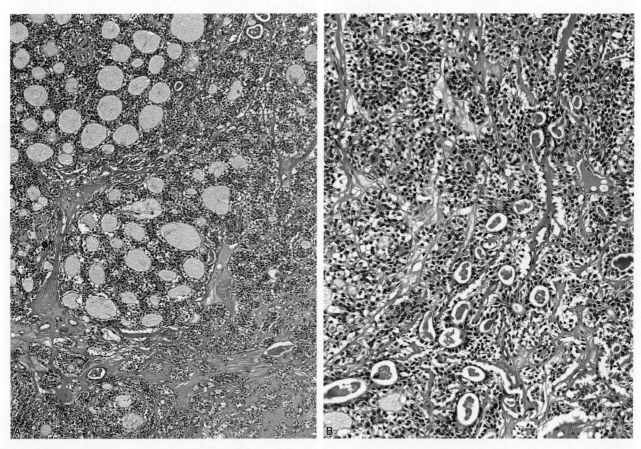

图 1.122   腺样囊性癌(ACC)中的透明细胞改变有时类似涎腺上皮-肌上皮癌(A,B)

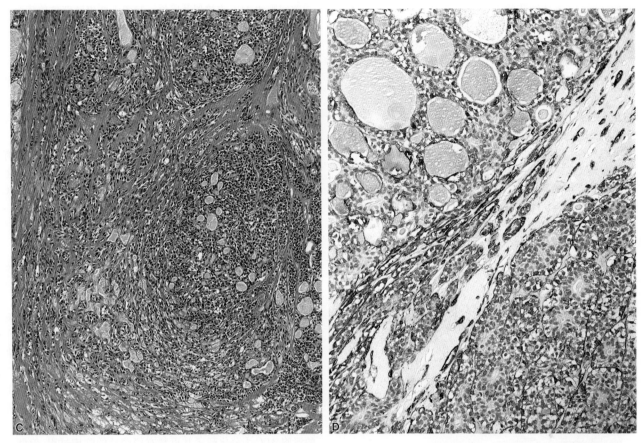

图 1.122(续)　ACC 中肿瘤细胞梭形化(C)。ACC 中的肌上皮分化;注意在导管区域,α-平滑肌肌动蛋白标记位于外周具有透明胞质的细胞(D)

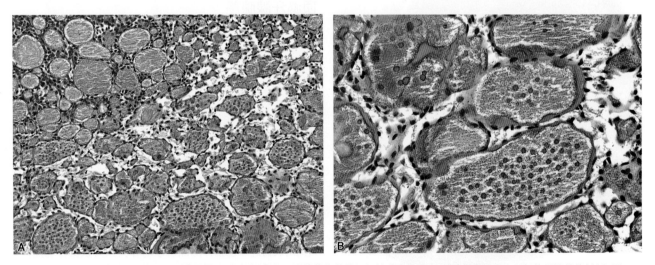

图 1.123　小的嗜酸性胶原球几乎均匀分布在边缘,绕以一圈薄带状结缔组织的黏液物质内,是腺样囊性癌少见但特异性的特征(A,B)

鉴别诊断

ACC 的主要鉴别诊断是腺样囊性基底细胞癌（BCC），其与 ACC 的区别在于整体结节状生长模式、外周栅栏样排列、常伴间质黏液的人工收缩间隙、出现溃疡、凋亡和有丝分裂象[2874]。此外，在许多腺样囊性 BCC 中存在具有典型 BCC 表现的区域。

筛孔状结构是筛孔状癌的主要特征，然而，它缺少在 ACC 中看到的两种类型的特殊管腔，筛孔状结构中空腔的形状不一，并且具有完全不同的细胞学特征。此外，筛孔状癌通常界限相对清楚，且无神经周围浸润[2197,2281]。

很罕见的是，典型的螺旋腺瘤显示出类似于 ACC 的区域，它是由扁平的上皮细胞围绕腺样结构排列形成筛孔状模式，腺样结构中充满黏液、均一的嗜酸性或颗粒状嗜碱性物质。当样本足够大时容易鉴别，但在一个小的活检标本中，如只见到 ACC 样区域而无典型螺旋腺瘤区域时，鉴别诊断就比较困难；在一组报道中发现，ACC 样模式范围占肿瘤体积的大小可以是从 5%～30% 不等[2049]。

具有圆柱瘤样区域的 ACC 可能与圆柱瘤或圆柱瘤发展而来的低级别癌相混淆。在这种情况下应评估整个标本（见由之

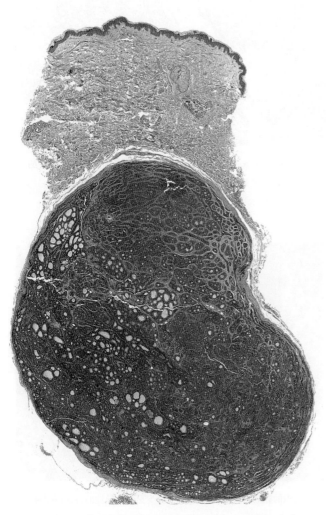

图 1.124 该肿瘤具有良性的结构，病变对称、边界清晰、与表皮垂直。具有典型的筛孔状和实性模式使它类似于腺样囊性癌。这种病变很难精确分类。它们似乎具有良性生物性行为，但是有必要对与此相似的病变进行深入的研究以证实这一点

前存在的螺旋腺瘤、圆柱瘤和螺旋圆柱瘤发展而来的恶性肿瘤部分）。

腮腺表面或外阴皮肤出现的 ACC 可能分别由来源于涎腺或前庭腺的 ACC 直接累及所致。起源于非皮肤部位的病变需要与皮肤原发病变鉴别，因为原发性皮肤 ACC 通常是惰性病变。尽管皮肤中的 ACC 几乎都是原发于皮肤的病变，但是也偶有来自其他部位转移性 ACC 的报道[417]。

外阴部位的 ACC 一定要与源于肛门生殖器乳腺样腺体的肿瘤鉴别。它与 ACC 相似，但是还具有典型的伴特征性嗜酸性护膜的小导管结构、大量的间质成分、有时可有皮脂腺分化（参见"肛门生殖器乳腺样腺体病变"部分）[1302]。

著者曾遇到一些少见的皮肤病变，非常类似于 ACC，具有典型的筛孔状和实性模式，但是它们界限清楚并缺乏浸润性生长模式。虽然这种肿瘤不能精确分类，但重要的是将其与 ACC 区分开来，因为它们是良性病变（图 1.124）。

生物学行为和预后

皮肤 ACC 有局部复发的倾向，既往有文献报道，在单纯切除术后复发超过 50%[1234,2996]。用显微外科手术（Mohs 手术）治疗以防止复发，是一个很好的选择[1438]。

原发性皮肤 ACC 转移到局部淋巴结或远处部位（肺，胸膜，肝脏）罕见，但也有报道[418,1234]。

位于外阴的病变可能更具有侵袭性，但需要更多的研究来验证这一点。

在其他器官如涎腺和泪腺中，临床病程和预后与肿瘤的组织学表现相关，实性 ACC 比筛孔状或管状模式预后更差，但皮肤 ACC 尚未见类似的研究报道。同样，具有高级别肿瘤区域的涎腺 ACC 去分化预示其更具有侵袭性的临床过程，但就著者所知，该特点在皮肤病变中尚未见报道。

顶泌汗腺腺癌

原发性皮肤顶泌汗腺癌的分类复杂。"原发性皮肤顶泌汗腺癌"是一个通用术语，涵盖了广泛的具有顶泌汗腺分化特点的原发性皮肤癌。其中一些是定义明确的，虽然罕见却是一类具有固定特征的肿瘤，如肢端乳头状腺癌[628,1216]、黏液癌[1253]、乳头状汗管囊腺癌[1289]和恶性顶泌汗腺混合瘤[2197]。另外许多来源于所谓的肛门生殖器乳腺样腺体，其定义明确的癌亦显示顶浆分泌[2757]。这些包括乳头状汗腺癌[2780]、伴或不伴表皮内 Paget 样播散[1268]的浸润性乳腺型导管癌和管状小叶癌[715,1254]。同样地，累及所谓的特化性顶泌汗腺，即眼睑的 Moll 腺或外耳道耵聍腺的癌，虽然罕见，但几乎总是显示断头分泌，也被认为具有顶泌汗腺分化的癌[2197]。顶浆分泌偶见于其他附属器肿瘤包括汗腺癌。诊断分类归为顶泌汗腺癌的病变偶可由原有的顶泌汗腺混合瘤、螺旋腺瘤、圆柱瘤，或螺旋圆柱瘤进展而来[1283,2019]。

除了这些定义明确的肿瘤外，还包括一些罕见的原发性皮肤肿瘤，严格地说也称为顶泌汗腺癌。它们显示了一定程度的组织病理学异质性。它们表现为管状或实性形态，缺乏上述肿

瘤的特征(例如,黏液癌中的黏液糊,乳头状汗管囊腺癌中的乳头状结构),而且和一些特定腺体(Moll 腺,耵聍腺,肛门生殖器乳腺样腺体)无关。一些学者尝试使用类似于乳腺肿瘤的分类方法进一步对这些肿瘤分类,如导管癌、管状癌和实性顶泌汗腺癌[2197],但是这种方法有其局限性,主要是因为皮肤和乳腺病变的概念的可比性存疑(参见"其他顶泌汗腺癌和外泌汗腺附属器癌"章节)。

在这篇专著中,术语"皮肤顶泌汗腺腺癌"用于指以下恶性上皮肿瘤:

■ 断头分泌和/或在肿瘤细胞的胞质中存在典型的酶原颗粒,表明为顶浆分泌;
■ 缺乏其他上述定义明确病变的典型组织学特征;
■ 与先前存在的定义明确的良性肿瘤如顶泌汗腺混合瘤、圆柱瘤、螺旋腺瘤无关(不由其演变而来);
■ 与特定腺体,例如肛门生殖器乳腺样腺体,Moll 腺体或子宫腺体无关;
■ 常与顶泌汗腺有明显关联,由完整的顶泌汗腺单位或各种原位前体病变直接转化而来。

文献中已经以各种命名报道了符合这种定义的病变。此外,一些报道的顶泌汗腺腺癌可能包括可分类为其他不同种类的腺癌,使得其定义的临床病理特征和生物学行为变得不明确。

临床表现

如前所述,原发性皮肤顶泌汗腺腺癌是罕见肿瘤,没有独特的临床特征。腋窝是最常见的受累部位,这个部位的肿瘤往往发生在顶泌汗腺增生的情况下[410,1789,1903,2586,2826]。双侧腋窝顶泌汗腺癌罕见,但已有报道[1903,2958]。发生于头皮、四肢、眼睑和肛门生殖区也有报道[2019]。在眼睑、外耳道和肛门生殖区域内发生的肿瘤实际上可能分别是与 Moll 腺体,子宫腺体和肛门乳腺样腺体相关的肿瘤[1353]。皮肤顶泌汗腺癌主要发生在 40~60 岁的成年人,病变表现为 2~8cm 大小的孤立性结节或多结节性肿块,可能出现溃疡和出血[2826,2996]。

组织病理学特征

大多数报道的病例为不对称的、具有锯齿状或挤压式边缘、无包膜,通常累及真皮和皮下组织。据著者经验和文献报道[329,394,989,2327,2851,2958],连续切片的仔细观察和使用免疫组化标记肌上皮标志物有助于鉴别大量病例中的原位病变(图 1.125和图 1.126)。皮肤顶泌汗腺腺癌原位病变的表现尚未完全研究清楚,但与乳腺病理学中描述的各种导管病变有极好的相似度。病理改变(可单独或混合出现)包括以下情况:

■ 柱状细胞改变
■ 典型导管增生
■ 非典型导管增生
■ 原位导管癌

原位导管癌(DCIS)包括实性模式、粉刺样癌、筛孔状病变和微乳头状癌(图 1.125 和图 1.127)。这些通常是低级别病变,但高级别细胞学形态也有报道[394,2851]。在肿瘤的原位病变部位比侵袭部位通常更容易见到顶泌汗腺断头分泌。除了这些 DCIS 变化之外,偶可见到位于浸润性顶泌汗腺腺癌附近的

顶泌汗腺的显著增生[1789,1903]。这可能是发生在腋窝的顶泌汗腺腺癌的一个特征(图 1.128)。

皮肤顶泌汗腺腺癌的原位成分和浸润性成分要么彼此界限清晰,要么密切相关,并有证据表明浸润性成分源自原位病变。在这些区域,侵袭成分经常诱发促结缔组织增生性间质反应(图 1.129),或伴有淋巴细胞浸润(见图 1.128)。正常形态的顶泌汗腺转化为浸润性肿瘤罕见报道。皮肤顶泌汗腺腺癌中原位癌成分通常仅占很小的比例,浸润性成分占了肿瘤的绝大部分。一个没有侵袭成分的单纯的原位癌是罕见的[2851]。

不同肿瘤的浸润性成分组织病理学表现有相当大的差异,甚至在同一个肿瘤的不同区域也是如此。最常见到的生长模式包括乳头状、管状、实性和条索样,并且通常是两种或更多种模式混合存在。实性成分可表现为大片肿瘤细胞,或少数情况下表现为境界相对清楚的圆形结节(图 1.130)。某些实性区域内可见小管腔或胞质内空泡,提示顿挫性的导管分化。与原位癌成分相比,浸润性成分内的断头分泌通常不那么明显。肿瘤细胞具有丰富的嗜酸性胞质,胞质可以是颗粒状的(在这种情况下可以检测到胞质中含有的耐淀粉酶 PAS 阳性的颗粒),有时部分空泡化。当出现多个胞质内空泡时,外观上可以类似皮脂腺细胞,但是这是一种罕见而局灶的特征,同样地,在一些细胞胞质内出现大的单个空泡时可将细胞核推到细胞边缘,从而呈印戒样表现。胞质局部透明化也偶尔可见到。存在不同程度的核多形性和核分裂活性,可以据此分为低级别和高级别肿瘤。在皮肤顶泌汗腺腺癌中观察到一些其他特征,包括神经周围浸润和血管内播散。

皮肤顶泌汗腺腺癌形态学亚型表现:

1. 上皮化生性改变

虽然罕见,皮肤顶泌汗腺腺癌的原位和浸润性成分可见各种类型的化生,其中黏液样化生和鳞状化生是最常见的(见图 1.125)。

2. 表皮受累

在大的肿瘤中,与上覆的表皮或毛囊漏斗部相连的情况并不少见(见图 1.129),但是肿瘤细胞在表皮内 Paget 样播散罕见[1225,2223]。

3. 缺乏原位病变

在一些肿瘤中,只有明显的浸润性成分(图 1.131)。提示在这些肿瘤内,原位成分已经被过度生长的浸润性成分完全占据,或整个肿瘤完全是从头发展而来[2233]。在这种情况下,单纯的组织病理学不可能将原发性皮肤顶泌汗腺腺癌和具有顶泌汗腺分化或外观类似顶泌汗腺分化的转移癌鉴别开来。免疫组化的帮助也有限,因为至今尚未发现能够区分原发性皮肤肿瘤与转移癌的特异性抗体。因此,尽管病理学家更有可能遇到的是原发性皮肤肿瘤而不是转移性肿瘤,但仍建议进行详尽的临床检查。

4. 印戒细胞或组织样细胞为主

有少数报道皮肤顶泌汗腺腺癌的浸润性成分由片状或条索状生长的印戒细胞或组织样细胞构成。尽管多少有些异质性,这些肿瘤与通常发生在眼睑内的一组特殊病变相同,称为印戒细胞癌、弥漫性癌和组织细胞样癌(参见印戒细胞/组织细胞样癌的部分)[861,1387,1442,1828,2259,2616,2907]。然而,已有少数发生在腋窝的印戒细胞顶泌汗腺腺癌和具有组织细胞样形态的顶

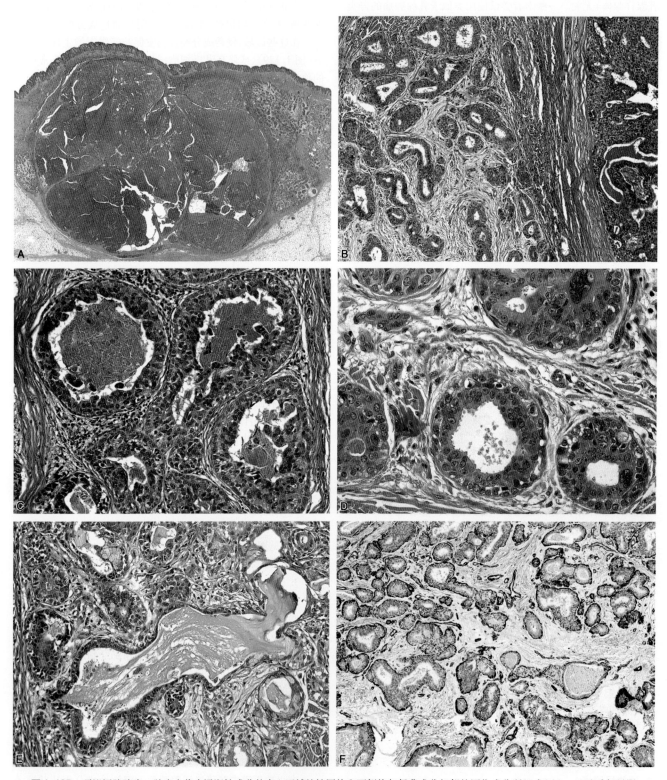

图 1.125 顶泌汗腺腺癌。肿瘤由代表浸润性成分的中心区域灶性团块和两侧均与侵袭成分相邻的原位成分所组成(A)。显示看似界限清楚的侵袭部分和原位部分,后者与乳腺病理学中所定义的导管增生和非典型导管增生相一致(B)。原位成分区域与原位导管癌相同。可见高级别细胞学特征和顶浆分泌(C,D)。原位成分中的黏液化生(E)。原位成分中的 α-平滑肌肌动蛋白的免疫染色显示完整的基底/肌上皮细胞层(F)

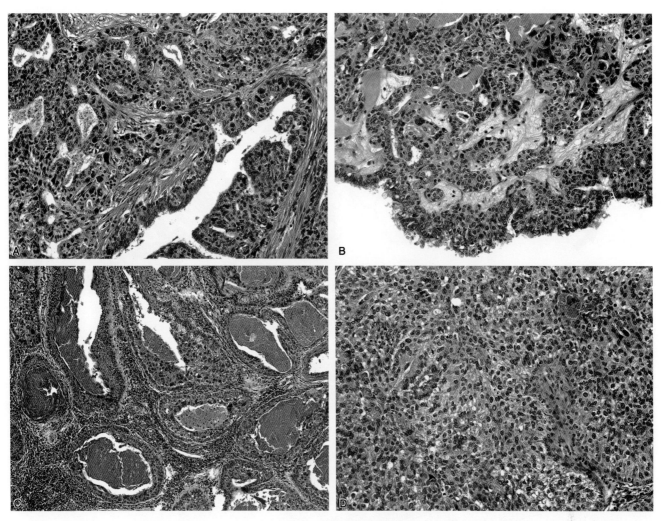

图 1.126 与图 1.125 为同一肿瘤,示侵袭成分的变化。能够见到界限不清的乳头状生长区域(A),小的管状结构(A,B),具有粉刺样坏死的实性区域(C)和灶性透明细胞分化(D)。顶浆分泌也很明显(B)。细胞学上病变是高级别癌

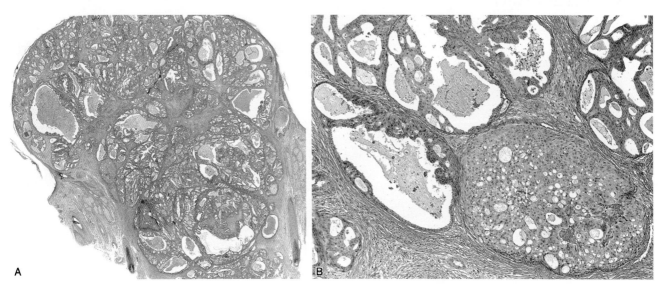

图 1.127 顶泌汗腺腺癌(A)。可见筛孔状原位癌(B)

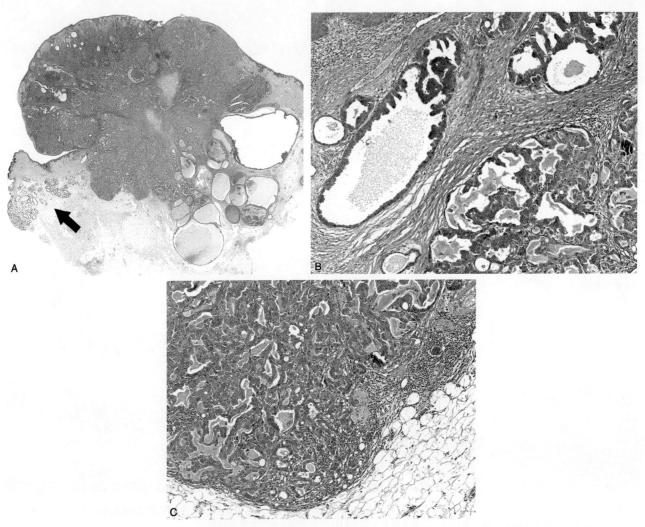

图 1.128　位于腋窝的顶泌汗腺腺癌。注意顶泌汗腺增生(箭头),明显的囊性扩张(A),顶浆分泌和原位癌成分(B)。浸润性成分累及皮下组织并伴有淋巴细胞浸润(C)

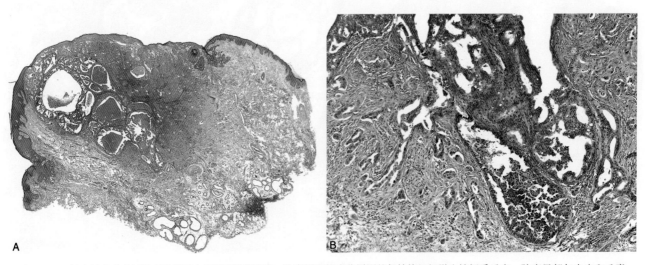

图 1.129　浸润性成分由原位癌进展而来的顶泌汗腺腺癌。注意浸润性成分周围的促结缔组织增生性间质反应。肿瘤局部与表皮和毛囊相连(A,B)

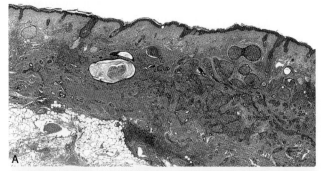

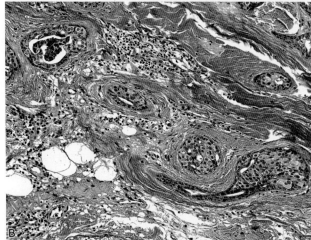

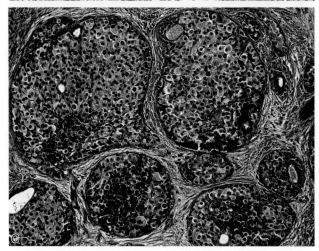

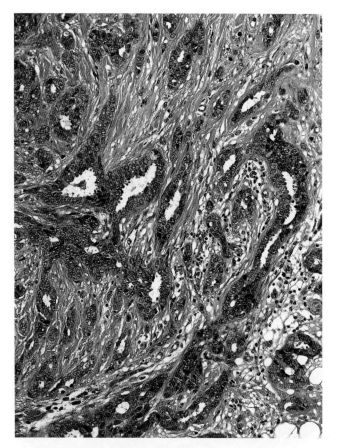

图 1.131　肿瘤完全由具有断头分泌的浸润性成分组成。无明显原位病变。在这种情况下，只有结合临床研究才能确定该病例是原发性皮肤顶泌汗腺腺癌还是转移癌

图 1.130　顶泌汗腺腺癌(A)可见原位癌成分(B)和浸润性成分(C)该肿瘤的浸润性成分由界限清楚的大细胞结节状组成，细胞内含丰富的嗜酸性颗粒状胞质。注意该肿瘤与所谓的乳腺顶泌汗腺癌的相似性

泌汗腺腺癌病例报道（图 1.132）[361,1408,2223,3000]。这是一个概念上有趣的发现，这类与乳腺病变类似的肿瘤常认为是浸润性小叶癌的变异[2246]，然而，绝大多数皮肤顶泌汗腺腺癌最好与原位和浸润性乳腺导管癌进行比较。

免疫组化特征

肿瘤细胞总是表达细胞角蛋白，包括 CK7，常表达 GCDFP-15，不同程度表达 CEA[2019]。关于 S-100 蛋白、EMA 和雌激素受体的表达有争议。在一组最近的报道中，超过一半的病例显示雄激素受体阳性[2223]。原位成分最好通过标记钙调蛋白、p63 和肌动蛋白来反映完整的外周基底/肌上皮细胞层进行确认。

分子生物学特征

在乳腺和皮肤的顶泌汗腺腺癌病例中，包括雌激素受体免疫组化阴性的病例，通过 RT-PCR 方法已检测出雌激素受体 mRNA[293]。

生物学行为和预后

由于原发性皮肤顶泌汗腺腺癌分类和诊断方面存在的问题，因此对该肿瘤有关的生物学行为的确切信息难以总结。顶泌汗腺腺癌通常转移到局部淋巴结（约 40%），而罕见转移到内脏器官。在一项 24 例患者的研究中，4 例（24%）死于转移性肿瘤[2223]。Robson 等[2223]提出采用修订的乳腺癌分级标准来评价浸润性顶泌汗腺腺癌，即改良的 Bloom-Richardson 法（Nottingham 分类），它使用 3 种不同的指标将肿瘤分为 3 类：

■ 每平方毫米的核分裂象数
■ 多形性（轻度，中度，重度）
■ 管腔形成

对于参考的每个指标，分别设计了 1、2 或 3 三个分数，3 个指标的分数相加得出肿瘤的最终分级 1、2 或 3 级。统计学分析发现，肿瘤 3 级和 1 级、2 级之间生存率有显著差异，研究的其他变量没有发现与生存率有明显相关性，这些变量包括性

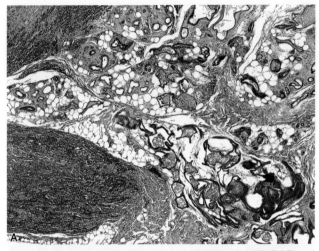

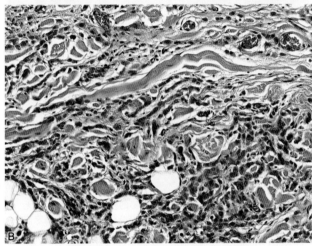

图 1.132　发生在一位男性腋窝的顶泌汗腺癌,具有与乳腺浸润性小叶癌相同的浸润性成分(A,B)该标本未发现乳腺肿瘤

别、年龄、部位、肿瘤大小、形态学模式(实性、管状、导管乳头状)、免疫组化特征和受体表达[2223]。

鉴别诊断

为了确定皮肤中的顶泌汗腺腺癌是原发或转移性病变,应该仔细寻找原发病变。原位前驱病变或从先前存在的顶泌汗腺转变而来的证据可表明肿瘤为原发性皮肤肿瘤。缺乏原位病变证据的病例,应通过临床调查排除转移癌。顶泌汗腺腺癌的原位病变发生率尚不清楚;在著者的经验中,大约 40% ~ 50% 的病例中证实有原位病变,而 Robson 等报道的 24 例系列病例研究中没有一例顶泌汗腺腺癌发现有原位病变[2223]。

对于发生在腋窝的肿瘤,特别是女性患者,诊断还应考虑发生于乳腺腋窝尾叶或异位乳腺组织的原发乳腺肿瘤累及皮肤的可能[2116]。

肛门生殖器区域发生的顶泌汗腺分化的恶性上皮病变可以是顶泌汗腺起源或来源于肛门乳腺样腺体[2223]。后者来源的肿瘤通常具有与某些乳腺肿瘤相同的形态特征(参见"肛门生殖器的乳腺样腺体"章节)。有些可以通过镜下表现确定起源,但是某些病例不能发现从特定腺体(顶泌汗腺与肛门生殖器乳腺样腺体)或癌前病变转化而来的证据。

从组织病理学的角度来看,代表顶泌汗腺腺癌的恶性肿瘤

基本来自先前存在的良性病变包括螺旋腺瘤、顶泌汗腺混合瘤和 Jadassohn 皮脂腺痣[1283,1289]等。在这种情况下,确定原发病灶是很重要的,如果可能的话,建议对顶泌汗腺恶性肿瘤的形态特征进行评估(原位、浸润性、分级等)。

筛孔状癌

筛孔状癌是最近提出的一种皮肤顶泌汗腺癌的组织病理学的变异型,于 1998 年最初由 Requena 等[2197]报道 5 例。此后,相继有几例个案报道[28,716]和一个 26 例的病例报道。著者诊断这种肿瘤有 7 例[1300]。术语"筛孔状"在最初的报道中使用,因为肿瘤由多个相互连接的嗜碱性上皮细胞实体团块构成,点缀以小圆形空隙形成筛孔状外观[2197]。

临床表现

男女比例为 1∶2。在一组最大系列的病例报道显示,诊断时年龄在 23~77 岁之间,中位年龄为 48 岁。好发于四肢(~80%),下肢和上肢发病相等。躯干和头颈部区域很少累及[1413],肿瘤呈直径 1~3cm 的孤立性肤色结节,通常触诊坚实。症状持续时间从几个月到几年不等[2281]。

组织病理学特征

肿瘤通常不与表皮或附属器相连,表现为境界清楚、相对对称的、无包膜结节,位于真皮内,有时延伸到皮下脂肪组织。偶尔可见锯齿状边缘或卫星灶(与肿瘤的主体部分似乎分离的小肿瘤细胞团块)(图 1.133)。肿瘤由多个相互连接的上皮细胞实体团块所组成,细胞核圆形或椭圆形、染色质深、核轻度多形性,核仁不明显或无,染色质呈颗粒状,胞质稀少嗜酸性。实性肿瘤团块中点缀有小的圆形空隙,从而形成筛孔状图案(图1.134)。在一些管腔中可见明显的嗜酸性 PAS 阳性均一物质。在一个肿瘤内以及不同的肿瘤中实性和微囊性成分的比例不同,有些肿瘤主要是实性,而在另一些肿瘤中,微囊性成分比实性区域多(见图 1.133)。此外,偶尔可看到较大的导管腔,有时伴有断头分泌和微乳头状突起(图 1.134)。核分裂象少见,非典型核分裂象罕见。一些肿瘤团块显示单个坏死细胞或成片的灶性坏死,但无神经周围或血管内侵袭。间质少且纤维化。在肿瘤周围可见淋巴细胞结节状浸润,有时可见淋巴滤泡形成[2281]。

除了上述典型的显微镜下特征之外,著者还遇到了另外两个有趣的特征。在著者所观察的病例中,均可见有特殊的细线状腔内桥接带(见图 1.134)[1300]。这些结构见于发生在泌尿生殖道的几乎所有腺瘤样肿瘤中[1022]。当然,尽管与筛孔状癌有一定的微观相似性,泌尿生殖道的腺瘤样肿瘤本质上是一种间皮性病变,与筛孔状癌没有组织起源上的联系。但在这种情况下,有意思的是 Crippa 等[534]的论文描述了一种"非常类似腺瘤样肿瘤的皮肤附属器肿瘤",从图上可以判断出它是一个筛孔状癌。另一个常见特征是,与实性-囊性区域相邻部位的间质中,存在单个细胞到 3~4 个细胞的小的细胞团块,与肿瘤的主体部分相比,它表现出更明显的多形性和核深染。

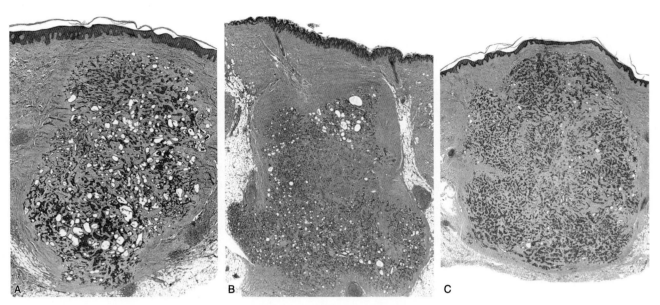

图1.133 筛孔状癌。病灶相对对称(A),局灶性锯齿状延伸到相邻真皮层(B)或皮下组织(C),周围包绕一层压缩的纤维组织和淋巴细胞聚集。筛孔状(微囊)成分超过实性领域占主导地位,或仅占少数

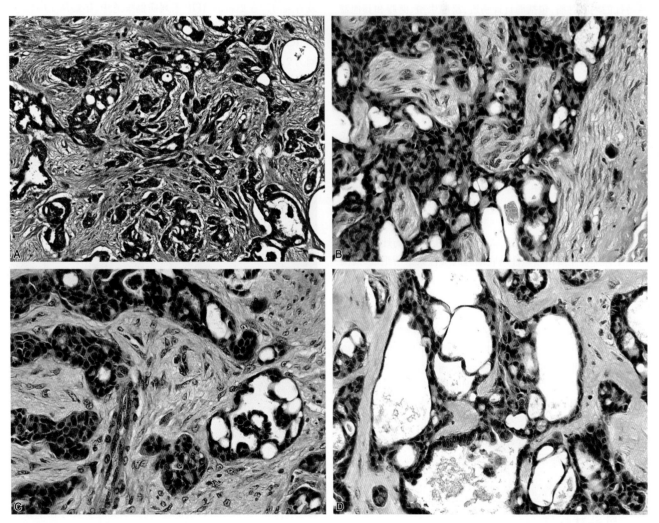

图1.134 筛孔状癌。纤维性间质内嵌有多个相互连接的实性囊性成分(A)。肿瘤细胞核圆形或椭圆形、染色质深,核轻度多形性,微小的多形性,核仁不明显或无,染色质呈颗粒状,胞质稀少嗜酸性,实性肿瘤团块内点缀有小的圆形腔隙,从而形成筛孔状图案,在间质内也可见到单个的非典型上皮细胞(B)、管腔内微乳头状突起(C)和细线样的管腔内桥接带(D)

免疫组化特征

肿瘤细胞对各种细胞角蛋白(包括 MNF116、AE1/AE3、CAM5.2 和 CK7)以及 CEA 和 EMA 染色阳性,后两者导管成分染色强阳性。CK20、GCDFP-15 和 S-100 染色均阴性。通过 α-SMA、SMA 和 calponin 免疫组化染色没有发现肌上皮细胞组分,仅间质内梭形肌成纤维细胞染色阳性[2281]。

分子生物学特征

筛孔状癌的生物学行为似乎是惰性的,迄今为止没有复发或转移性的病例报告,这可能使人怀疑该肿瘤是否确实是癌。Rütten 等[2281]列出了将其作为癌的证据,主要是基于组织病理学特征。此外,著者通过 DNA 图像定量分析技术研究了两个肿瘤,并在两个病例中均发现了 DNA 非整倍体,从而推断筛孔状癌是一种低级别肿瘤,生物学行为与 BCC 或其他低级别皮肤癌类似[2281]。

鉴别诊断

筛孔状癌的主要鉴别诊断是各种转移到皮肤并具有筛孔状特征的内脏肿瘤,包括源自胃肠道、泌尿生殖、涎腺和其他器官的肿瘤。这些病变局部镜下特征或特定的免疫组化特征可以明确其起源,例如结肠直肠癌中的脏性坏死和杯状细胞分化、前列腺病变 PSA 阳性等。在免疫组化和光学显微镜不足以诊断的情况下,必须进行全面的临床检查。

有几种原发性皮肤肿瘤可以局部表现为筛孔状或以筛孔状结构为主,包括 ACC、腺样囊性 BCC、结节性汗腺瘤、汗腺癌、黏液癌、混合瘤和一些顶泌汗腺瘤。ACC 表现为基底样上皮细胞围绕假性囊腔呈筛孔状排列,假性囊腔内充满黏液、嗜酸性或嗜碱性物质;同时也可见伴有肌上皮细胞分化的真正的管腔。在筛孔状癌中从不会见到这两种类型的管腔。ACC 的其他鉴别特征包括基底膜样物质的沉积和侵神经性[209,504,782,2874]。

在腺样囊性 BCC 中,筛孔状区域通常是一种局灶病变,肿瘤的主体部位主要由嗜碱性基底细胞的实性聚集所组成,周围细胞呈栅栏状排列,并有收缩间隙。此外,该肿瘤经常发生溃疡,而筛孔状癌没有溃疡。

在有些结节性汗腺瘤和它对应的恶性肿瘤——汗腺癌的某些病例中也可能有筛孔状结构区域[1277]。从组织学的角度来看,由于它们细胞学形态的变异性,一些汗腺瘤或低级别汗腺癌病例可能具有非常相似的组织学改变;然而,这些肿瘤中筛孔状结构只是局灶性的,实性成分所占比例明显比筛孔状癌中大。

在一些转移性癌和一组命名为"外泌汗腺导管癌""汗管瘤样癌""鳞状外泌汗腺导管癌"等多个不同名称的病变中也可以看到实性-筛孔状成分,所有这些肿瘤至少局部具有管状和导管成分,而在筛孔状癌中不会出现。

肢端乳头状腺癌

此肿瘤具有一个演变发展的过程,目前还在探讨中。在

1944 年,以"恶性汗腺乳头状囊腺瘤"的名称记录了可能代表这种肿瘤的第一个病例[1056]。1979 年,Helwig 研究了一系列病例并将之称为"浸润性肢端乳头状腺瘤"[1006]。在 1987 年,Kao、Helwig 和 Graham[1216]根据对美军病理研究所(AFIP)存档的 57 例病例研究,将原发肿瘤分类为浸润性肢端乳头状腺瘤和肢端腺癌。Duke 等[628]再次研究了更新随访资料的同一组患者,并加上了 10 例新病例,他们发现原本被理解为腺瘤的病例出现了复发或发展为转移性肿瘤。由于缺乏能够区分腺瘤和腺癌并能预测肿瘤临床行为的组织病理学标准,建议放弃"浸润性肢端乳头状腺瘤"这一术语并将病变视为癌[628]。一些学者使用乳头状癌作为这种肿瘤的同义词[2194]。这种肿瘤罕见,目前报告不超过 100 例[402,628,1147,1643,2194,2197]。

临床表现

肿瘤几乎只发生在手指和脚趾(因此称为"肢端指/趾")和手掌、足底的相邻皮肤(图 1.135)。手比足发生率更高(超过 80%)。最常见的表现是缓慢生长的深在性结节,平均直径为 1.7cm(范围为 0.4~4.3cm)。偶可出现转移。虽然通常无症状,但病变可能发生疼痛,特别是肿瘤累及下方的骨骼、关节或神经时。在更新的 AFIP 系列病例报道中,年龄从 19~83 岁(平均 52 岁),男女比例几乎为 10:1,但统计数据可能由于 AFIP 服务的转诊体系而存在偏倚。手术切除前的症状持续时间为 2 个月至 15 年不等。一些患者自述先前有创伤[628]。最近报道了一例肢端乳头状腺癌的病例,诊断后患者 3 个不同手指上发生了 SCC,并确定携带 HPV-58 和 HPV-73[588]。

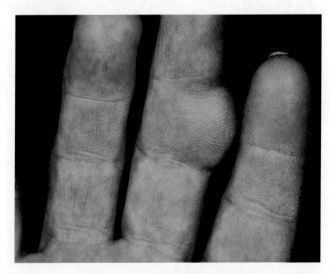

图 1.135 肢端乳头状腺癌在手指掌侧的典型位置

组织病理学特征

大多数情况下,肿瘤通常是多结节性,界限不清,并且位于真皮内,与表皮不相连。它通常表现为实性、囊性和乳头状的混合生长模式。乳头状生长模式包括具有支持性纤维轴心的真性乳头和无轴心的假性乳头。乳头状突起主要存在于囊样腔隙中,而当单独存在时类似于在微乳头状癌(如乳房)中看到的结构。囊状区域通常是由实性部分中心坏死所形成。典型的特征是存在融合的背靠背腺体,内衬立方形至低柱状上皮细

胞,呈筛孔状模式。嗜酸性分泌物或顶泌汗腺型断头分泌物有时存在于腺体的管腔以及囊性乳头状区域内。在一些肿瘤中,在肿瘤主体周围可见小的结节状细胞团块。透明细胞改变和鳞状细胞化生不明显,但分别见于近一半和三分之一的病例(图1.136和图1.137)。细胞梭形化和明显的柱状细胞更罕见。高达20%的肿瘤基本上是实性的,缺乏囊性结构或乳头状生长模式。大多数病例可见轻至中度细胞非典型性;高级别病变不常见(见图1.137)。每10个高倍视野平均有17个核分裂象,最多可达60个[628]。然而,在AFIP系列病例中的一些肿瘤并没有核分裂象。间质中细胞少、透明样变性,在局部区域偶有黏液样改变。淋巴管侵袭不常见。

免疫组化特征

很明显,免疫组化在以前的系列研究中还没有得到很好的研究,但是根据著者和他人的经验[2280],免疫组化对于理解该

肿瘤可能是很重要的。在几个病例中,著者注意到,一个常见的特征是在腺体周围存在可识别的肌上皮细胞层,有时也存在于囊性乳头状区域的外围。有时可见间质侵犯,但在浸润性病灶中不存在肌上皮细胞(图1.138)。与此相反,著者遇到了一个病例,整个病变具有外周的肌上皮细胞层,与原位癌相一致(图1.139)。这表明肢端乳头状腺癌的形态学谱系可能不应视为腺瘤至癌或低级别至高级别的疾病谱,而应视为原位腺癌至浸润性腺癌谱系。然而,这个观点还需要进一步的研究和大样本病例来验证。

生物学行为和预后

肢端乳头状腺癌如果不能全部切除,则容易复发。AFIP系列病例随访中发现,进行再次切除或截肢治疗的病例,复发率为5%,而未再治疗时则为50%。14%的患者发生转移,有一半的转移患者死亡。最常见的远处转移部位是肺[628]。

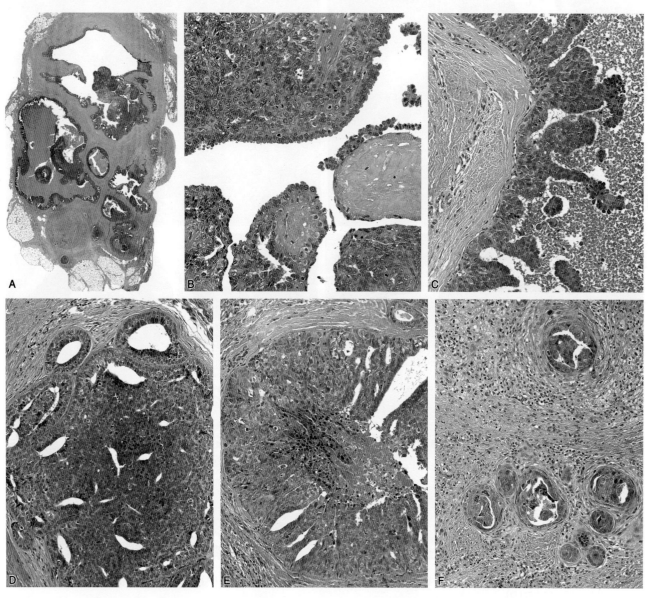

图1.136 肢端乳头状腺癌。界限不清的多结节状肿瘤显示实性、囊性和乳头状区域(A)。乳头状区域由具有支持性纤维轴心的真性乳头(B)和无轴心的假性乳头所构成(C)组成。许多内衬立方形至低柱状上皮细胞的腺体构成筛孔状模式(D,E)。另外,注意粉刺样坏死(E)和断头分泌(B)。位于肿瘤主体周围的小的结节状细胞团块(F)

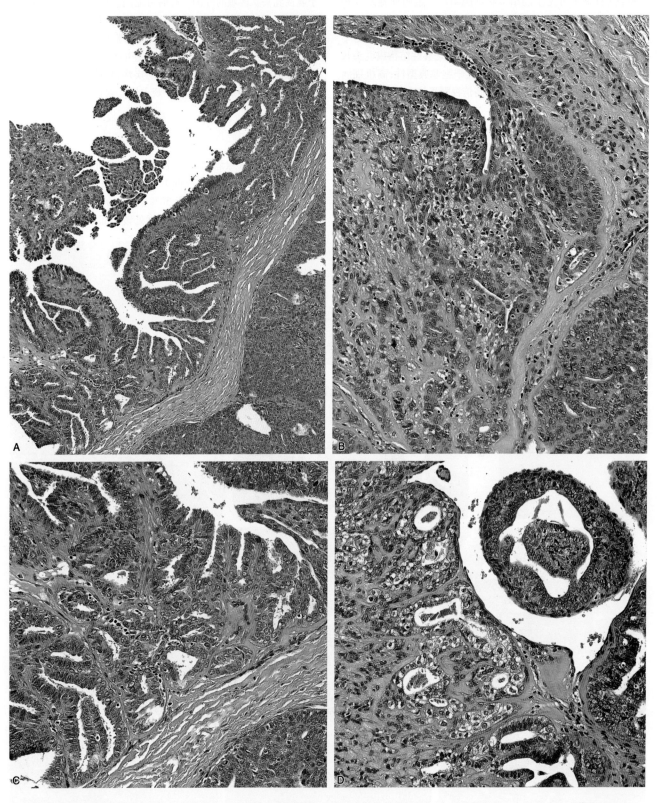

图 1.137   肢端乳头状腺癌伴有明显的乳头状生长模式和游离存在于囊腔内的微乳头状成分（A）、核多形性（B）、导管腔的顶浆分泌（C）和局灶性透明细胞改变（D）

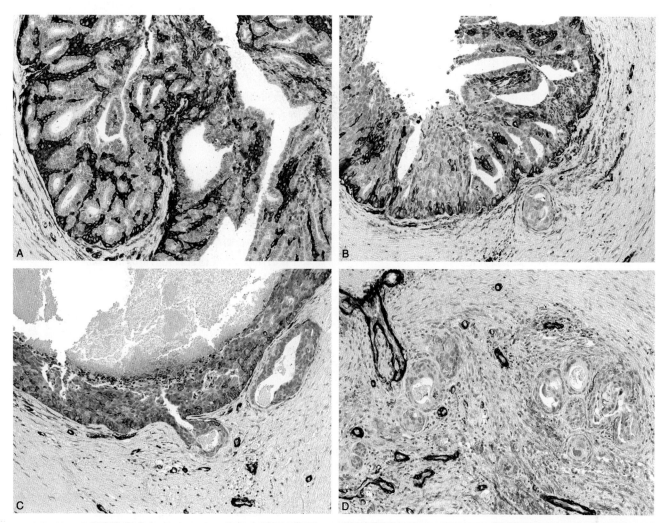

图 1.138　肢端乳头状腺癌。α-SMA 染色显示肌上皮细胞分化。注意肌上皮细胞层分布于腺体(A)和囊性-乳头状区域周围(B)，而在的侵袭灶周围缺乏(B~D)。与图 1.136 所示为同一肿瘤

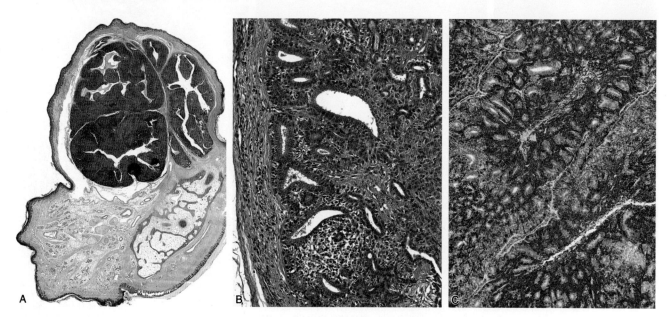

图 1.139　指趾乳头状腺癌。整个病变(大部分是实性的)的每个腺体周围都有一肌上皮细胞层(为 α-SMA 染色)，与原位腺癌相一致(A,B)。α-SMA 染色(C)

鉴别诊断

管状顶泌汗腺腺瘤（乳头状外泌汗腺腺瘤）可见微乳头或偶可见真性乳头状突起，肿瘤界限清楚，由具有两层细胞的导管状结构组成。不存在实性区域和背靠背的腺体。此外，肢端乳头状腺癌中的囊性导管结构通常比管状腺瘤更大，扩张更加明显。

当结节性汗腺瘤和汗腺癌具有腺体分化和微乳头生长区域时可能难以与肢端乳头状腺癌区分开来。汗腺瘤和汗腺癌显示多种不同的细胞学成分，常包括透明细胞、表皮样（鳞状）细胞、黏液细胞和一些过渡移行细胞混合存在。然而，透明细胞和鳞状分化可能也是一些肢端浸润性癌的一个特征，导致了组织病理学上的重叠。事实上，Duke 等[628]推测肢端乳头状腺癌可能是结节性汗腺瘤的一种特殊组织病理学变异。然而，在汗腺瘤/汗腺癌中未观察到肌上皮分化。

顶浆分泌可能会引起与顶泌汗腺癌的混淆，实际上报道的一些发生在肢端的"顶泌汗腺癌"病例归类为肢端乳头状腺癌[592,628]更合适。在实际工作中，遇到生长在肢端位置的上皮性乳头状肿瘤时，应考虑肢端乳头状腺癌的可能性。

汗腺癌

汗腺癌是一种罕见的皮肤附属器肿瘤，代表了汗腺瘤对应的恶性肿瘤，在某些情况下可以检出汗腺瘤的残余成分。尽管两者具有一些共同特征，即由不同比例的透明细胞、多角形嗜酸性细胞、黏液细胞、鳞状细胞、嗜酸细胞瘤样细胞和过渡细胞所组成，但是，汗腺癌通常显示恶性肿瘤的细胞结构特征，即不对称、浸润性生长，血管内侵袭、片状坏死、细胞和核的多形性、非典型有丝分裂象等。尽管如此，在一些病例中，汗腺癌与其对应的良性肿瘤（汗腺瘤）仍难鉴别[1313,1461,2179]。肿瘤在显微镜下的异质性导致了文献报道一些病例使用了多种不同的名称，包括透明细胞外泌汗腺癌、透明细胞汗腺癌，顶泌汗腺癌和MEC 等。1954 年 Keasbey 和 Hadley 首次报道了该肿瘤[1306]。

临床表现

常表现为 1~6cm 大小的孤立肿瘤。有报道极少数出现转移的患者，可发生多个皮肤病变（图 1.140）。大多数患者年龄为 40~70 岁。男性患病可能性更大一些，肿瘤有可能累及任何部位，但头、颈部较为多见。据报道，患者症状持续时间为 1~40 年不等，一些长期存在的肿瘤会表现为非常快速的生长，与原来存在的汗腺瘤发生恶性转化的情况相一致。

组织病理学特征

汗腺癌在细胞组成和细胞学分级上均显示出一定程度的微观异质性。关于细胞成分，可见透明细胞、嗜酸性细胞、鳞状细胞、嗜酸细胞瘤样细胞、黏液细胞和过渡细胞，与汗腺瘤一样，包括一种占优势的特定细胞类型，通常为透明细胞或鳞状细胞。肿瘤细胞弥漫性片状分布或排列呈不同大小的结节。在大多数情况下腺样分化具有不同的外观，但最常表现为缺乏肌上皮细胞的简单的圆形腺体，或表现为具有细胞质内腔的上皮细胞。可见断头分泌[208,1151,1277,1306,2611,2913]。关于肿瘤的细胞学分级，可见到低级别和高级别肿瘤，有些肿瘤显示明显的间变区（图 1.141）[1277]。在某些肿瘤中，病变的细胞学分级与其细胞学成分之间存在一定程度的相关性，因为与透明细胞改

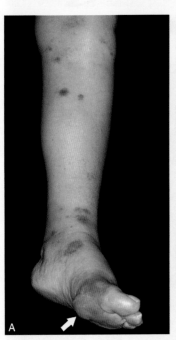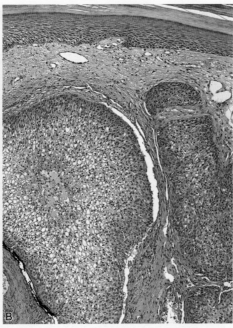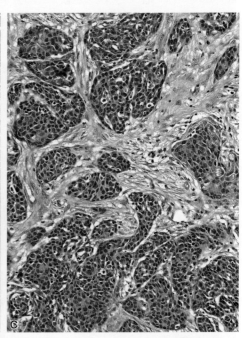

图 1.140　汗腺癌原发肿瘤，在足底部（箭头）一个境界不清的病变，伴有小腿胫前和小腿腓部较小的结节，其中一些提示转移灶（A）。原发肿瘤（B）主要由透明细胞组成，只有轻微的细胞学多形性，而转移性病变（C）表现为表皮样细胞。尽管肿瘤呈低级别的细胞学形态，但它表现为侵袭性病程，并伴有淋巴结内播散（图片未显示），导致患者在诊断后 5 个月死亡。在原发肿瘤和转移性病变中均发现t(11;19)易位

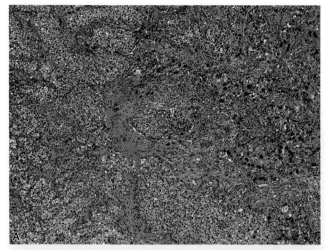

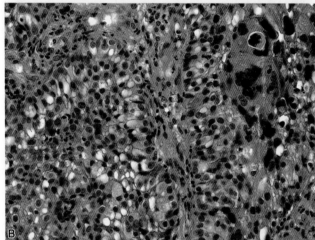

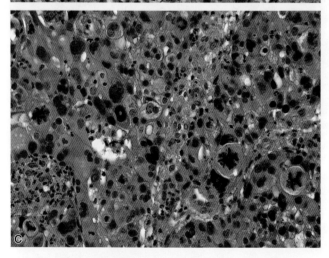

图 1.141　汗腺癌伴高级别细胞形态学。肿瘤显示透明细胞区域,混合有大的、有时是一些奇形怪状的多核细胞组成的区域,有异常的有丝分裂象。注意,透明细胞成分是低级别细胞学形态(A~C)

变不明显的肿瘤相比较,透明细胞肿瘤倾向于分化良好,即使在同一个肿瘤中也是如此。原发性和转移性病变的细胞组成可能不同(见图 1.140)。

有三分之一的病例可以看到良性汗腺瘤的残留成分,但是在一些低级别病例中,可能难以识别过渡区,因为细胞学上分

化良好的区域可能会与癌的非典型细胞群混合在一起(图1.142)。没有良性病变残留的病例可能是因为从头发展而来,或恶性肿瘤可能已经过度生长并完全取代了其原有的良性原发病变[1277]。

间质通常有与汗腺瘤相似的硬化和透明样变外观,至少是局灶性的。肿瘤团块和间质之间的局灶性促结缔组织增生性间质反应和裂隙很常见。也观察到局灶性的上皮细胞梭形化。有一例汗腺癌化生转化为肉瘤样癌的病例报道。其他表现的各种特征包括肿瘤或间质内钙沉积、与表皮相连接、血管内播散、表皮溃疡和肿瘤细胞累及上部表皮呈 Paget 样扩散[2802]。

免疫组化特征

没有特异性的免疫组化特征来确定诊断。在汗腺瘤和汗腺癌的鉴别方面,有些研究探讨了一些标志物的价值,包括 ki-67、磷酸化组蛋白和 p53[1363,1867,1872,2007]。在最近的一个 6 例系列病例报道中,5 例为 p53 阳性,研究者将此特征作为其恶性标准之一[1363],尽管著者的研究显示 p53 阳性率较低。p53 阳性/阴性与肿瘤分级(低级别与高级别)无相关性,但当有良性汗腺瘤的残留成分存在时,汗腺瘤的残留成分 p53 总是阴性。在 1例报道的转移性汗腺癌病例中 HER2/neu 存在过表达[1867],尽管在一组 15 例病例中,只有 1 例肿瘤表现为 2+ 或可疑的HER2/neu 阳性[1872]。

分子生物学特征

由于 *MECT1* 和 *MAML2* 基因的融合,在一些汗腺癌病例中发现了 t(11;19) 易位,但它在汗腺癌中的发生频率似乎比在良性的汗腺瘤中要低得多[1277]。已报道有几例汗腺癌携带有*TP53* 突变,但大多数研究的肿瘤显示野生型序列[240,1277]。有人报告了一例汗腺癌伴有 *HER2/neu* 基因扩增[1867];然而,在著者的研究中,包括 3 例 HER2/neu 2+阳性的肿瘤,没有一个病例显示该基因的扩增[1277]。

生物学行为和预后

不同的学者之间结果有所不同。据说肿瘤具有侵袭性,可远处转移到皮肤、淋巴结、骨骼和肺,预后不良(5 年无病生存率低于 30%)[1363]。在近期的一项研究证实生存率很低,7 名患者中有 6 人在确诊后 15~45 个月死亡[2528]。然而,在另一组更大的病例系列研究中,死于本病是一种罕见情况。例如,在两项联合研究中,22 名随访患者中仅有 5 名发生了转移[1277,1872]。在低级别和高级别肿瘤中均报告有转移[1277]。

鉴别诊断

这些肿瘤的细胞构成和分级的微观异质性导致了各种不同的组织学表现,因此可能需要与很多种疾病进行鉴别。对于低级别肿瘤,它甚至可能包括汗腺瘤,它本身可以显示一些局灶性的轻度细胞异型,大约 10% 的病例有此特征。诊断恶性肿瘤的线索是不对称、浸润生长、核分裂增加、间质与肿瘤团块之间的明显收缩间隙,以及明显的促结缔组织增生性间质反应。然而,由于上述的某些特征可以在一个完全良性的病变中存在,所以在某些情况下,鉴别诊断仍然很难。有建议提出,如果

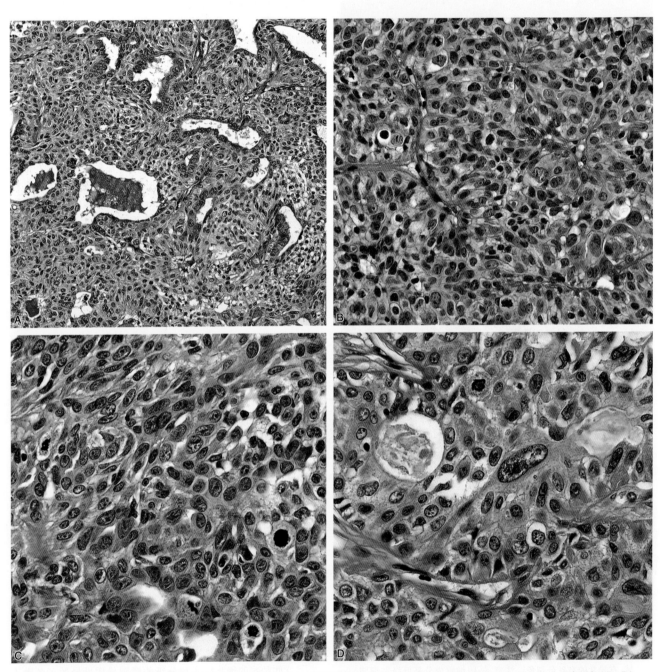

图 1.142　汗腺癌。该肿瘤显示与良性汗腺瘤并存的区域(A),伴有逐渐过渡到由多形性细胞组成的恶性区域,并见核分裂率增加(B~D)

肿瘤显示以下 3 种或 3 种以上特征可将其归类为恶性(汗腺癌):界限不清、浸润性生长模式、深部浸润、坏死、神经周围浸润、血管侵犯、核多形性和每 10 个高倍视野有 4 个或更多核分裂象,以及对具有一个或两个标准的肿瘤判定为非典型

性[1872]。此外,已报道了罕见的转移性肿瘤,其原发性病灶显示出汗腺瘤的所有细胞结构特征(图 1.143)[1277]。因此,客观地说,对于这些病变,目前还没有任何一个标准来说明它们是如何判断为恶性,汗腺癌的诊断只是回顾性的。

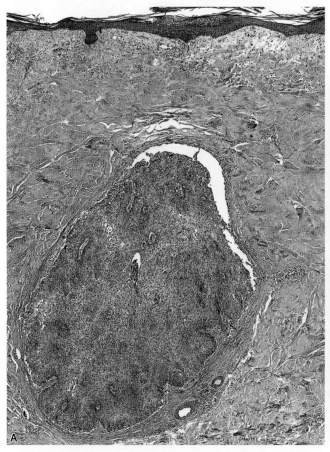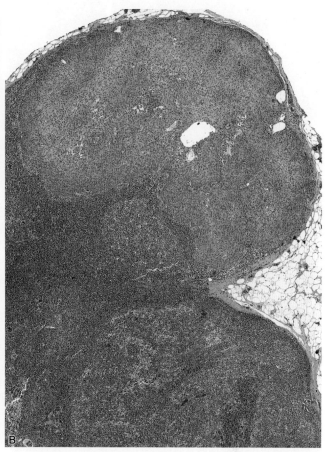

图 1.143　肩部的原发病灶由透明细胞和过渡细胞组成,细胞轻度异型(A)。1 年后,患者出现锁骨上淋巴结肿大,活检显示为转移性病灶(B)

对于细胞学上的高级别癌,诊断可能存在问题,因为很难确定肿瘤为汗腺癌。在著者的临床实践中,仅当肿瘤至少局部出现与良性汗腺瘤高度相似的区域时,才将高级别的附属器肿瘤诊断为汗腺癌。上述区域通常是低级别的,包含常见的细胞成分,如透明细胞、嗜酸性细胞、表皮样细胞、黏液细胞和过渡细胞。有时,可以见到硬化性透明间质,这是汗腺瘤的一个典型特征,可作为诊断线索。

一种特殊类型细胞占优势增加了肿瘤的多样性。大多数常见的病例都是以透明细胞和表皮样(鳞状)细胞占优势[2913]。对于后一种肿瘤,鉴别诊断包括汗孔癌和 SCC。对于透明细胞为主的病例,鉴别诊断包括一系列原发性和转移性肿瘤。转移性透明细胞肾细胞癌通常血运丰富,常伴有血"湖"或肿瘤内出血。

一些肿瘤显示明显的大片坏死(常表现为粉刺样坏死)并伴有透明细胞分化[2194]。这些病例似乎与推测的新疾病"附属器透明细胞癌伴粉刺样坏死"相同[425]。在这一系列病例中,有些病例可能仅仅代表了汗腺癌的形态学谱系范围内的变异,一些被报道为"透明细胞外泌汗腺癌"的病例也可能是这样。在狗身上也以"皮肤透明细胞附属器癌"[2376]、"透明细胞汗腺

癌"[1125]和"毛囊干细胞癌"等名称描述了几乎完全相同的透明细胞癌伴粉刺样坏死[1748]。人类中 BCC 伴有明显的透明细胞分化和粉刺样坏死的病例很罕见,但这也是另一个需要考虑的鉴别诊断(参见"基底细胞癌"章节)。

恶性混合瘤,外泌汗腺型

外泌汗腺混合瘤对应的恶性肿瘤"恶性外泌汗腺混合瘤"是否存在是有争议的。Abenoza 和 Ackerman[10]在他们的外泌汗腺肿瘤专著里描述了一个恶性外泌汗腺混合瘤的病例。著者认为,这种病变不能够满足恶性肿瘤的诊断条件,实际上代表良性外泌汗腺混合瘤。在现代的关于皮肤附属器的教科书里,Ackerman 教授和 Boer[23]医生列出了恶性外泌汗腺混合瘤的组织病理学诊断标准,但没有图解说明。

通过回顾一系列世界范围内很多同行认定的皮肤恶性混合瘤的病例,学者们遇到了几个标签为"可能是恶性外泌汗腺混合瘤"的病变。然而,从临床病理的联系、免疫组化、随访等

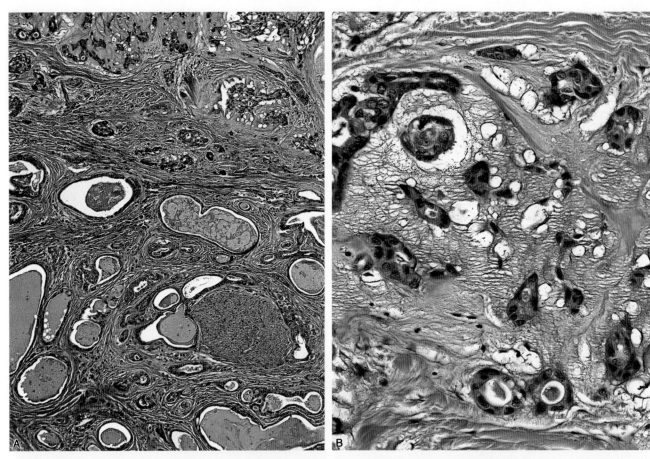

图 1.144　公认的恶性外泌汗腺混合瘤。肿瘤可见在黏液间质中由小的单层的管状成分和小的实性上皮细胞巢组成的区域,这符合外泌汗腺混合瘤,还可见向腺癌样区域的过渡,伴有神经内浸润和神经周围浸润(A)。特写镜头,此区域像外泌汗腺混合瘤,有轻度细胞学异型(B)

证据表明这几个肿瘤是一组包括两种异质性肿瘤的病变。一种是累及皮肤的涎腺恶性混合瘤,它实际上更像皮肤外泌汗腺混合瘤,但它是明确的恶性肿瘤。脱离了临床病理的联系、随访、连续病理切片的观察等,"涎腺来源"是不容易被即刻明确诊断的。第二种是原发皮肤的定义不明的腺癌样病变,它有些与微小病灶和外泌汗腺混合瘤有些相似,但有轻度的细胞核多形性。由浸润性管状和实性成分组成了肿瘤的恶性部分,恶性部分与混合瘤的区域混杂在一起,此混合瘤区域没有皮脂腺、毛囊、顶泌汗腺的分化(图 1.144)。著者认为,这些肿瘤可能真的代表了外泌汗腺混合瘤对应的恶性肿瘤,但是非常需要更深的研究。

（党林　译,刘彤云　校,伍洲炜　审）

继发于螺旋腺瘤、圆柱瘤、螺旋圆柱瘤的恶性肿瘤

发生在先前存在的良性螺旋腺瘤、圆柱瘤、螺旋圆柱瘤中的恶性肿瘤罕见,目前仅有 100 余个病例报道[815,1121,1283,2197]。最常发生恶性变的良性肿瘤是螺旋腺瘤,其次是圆柱瘤。显微镜下这些恶性肿瘤的形态是多种多样的,因此不同学者所使用的术语同样各不相同。对应于良性螺旋腺瘤、圆柱瘤和螺旋圆柱瘤的最常用的恶性同源性肿瘤术语分别为螺旋腺癌、圆柱癌和螺

旋圆柱癌。其他同义词是在起源的良性肿瘤术语前加上前缀"恶性"或"癌前",例如恶性圆柱瘤或癌前螺旋腺瘤[879,2197]。然而,这些术语并不能充分反映这些恶性肿瘤在显微镜下的异质性。

通过回顾文献和对一组 24 例此类肿瘤的研究,著者描述了病变内恶性成分的 4 种主要的形态模式,它们可以单独或合并存在。

■ 涎腺型基底样细胞腺癌模式,低级别(BCAC-LG)
■ 涎腺型基底样细胞腺癌模式,高级别(BCAC-HG)
■ 浸润性腺癌,非特指(IAC-NOS)
■ 肉瘤样(化生性)癌[1283]

著者对前两种模式提出的术语形象地反映了这些肿瘤与涎腺基底细胞腺瘤/腺癌在形态学上有明显的相似性,后两者与皮肤圆柱瘤/螺旋腺瘤很相似(例如涎腺基底细胞腺瘤的膜性变异型与皮肤圆柱瘤在形态学上相同)。考虑到显微镜下的异质性,螺旋腺瘤、圆柱瘤、螺旋圆柱瘤或恶性螺旋腺瘤、恶性圆柱瘤和恶性螺旋圆柱瘤这些术语太宽泛,不能反映预示肿瘤生物学行为和预后的显微镜下形态特征。因此著者建议在组织学上诊断这些肿瘤时,所有的恶性形态模式都应描述。

临床表现

病变大多为散发的、孤立性肿瘤,或是作为 Brooke-Spiegler 综合征(BSS)的表现之一[107,567,816,2080]。散发性的肿瘤多见于

老年人(平均年龄 64 岁),女性稍多。主要见于背部、颈部和头皮。肿瘤孤立存在,直径 2~17.5cm 不等。病变可呈蕈状或出现溃疡,可似皮角或带蒂。临床上先前良性肿瘤的残余部分通常不明显,但在少见情况下,可见到一个大的恶性肿瘤邻近一个较小的结节,后者可能代表了同源的良性肿瘤。症状通常持续 4~5 年,然而近期可注意到快速增长[681,710,1283]。

在 Brooke-Spiegler 综合征患者,可见大的、快速增长的、出血性或溃疡性恶性肿瘤,发生在多个较小的、群集或融合的丘疹或结节(代表先前的良性肿瘤)基础上(图 1.145)。恶性转化在 BSS 中很罕见,多见于 60 岁以上的女性患者。

组织病理学特征

先前已存在的良性肿瘤和恶性肿瘤之间的转变通常是渐进性的,但有时这种转变非常突然(图 1.146)[507,543,2875]。

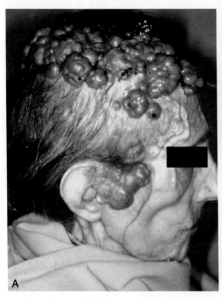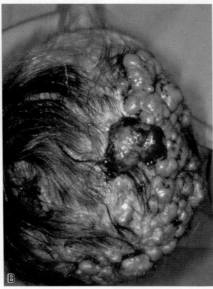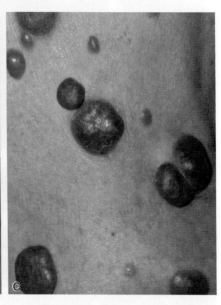

图 1.145　Brooke-Spiegler 综合征(BSS)头皮、面部和背部多个融合性的良性肿瘤伴一较大的溃疡性肿瘤(提示恶性肿瘤)(A~C)。背部巨大肿瘤(C)

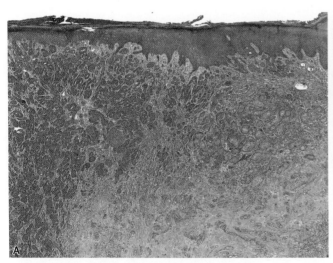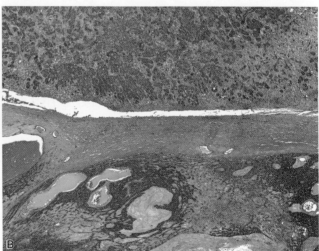

图 1.146　圆柱瘤(左)逐渐转变为右边的恶性肿瘤(A)。螺旋腺瘤(底部)与邻近的恶性肿瘤(顶部)有明显的分界(B)

涎腺型基底样细胞腺癌模式,低级别(BCAC-LG)表现为小至中等大小的基底样细胞排列成大小和形状不一的结节或片状肿块,有时可以看到外周局灶性的栅栏状结构,并取代了同源良性肿瘤的两种上皮样细胞成分。轻至中度核多形性,伴程度不一的核深染和多少不等的核分裂象。核仁小或无,胞质稀少。一般来说,恶性区域的淋巴细胞稀疏或缺如,并表现为浸润性生长模式。这些特征类似于涎腺基底样细胞腺瘤或低级别基底样细胞腺癌的组织学改变(图 1.147)。

表现为涎腺型基底样细胞腺癌模式,高级别(BCAC-HG)的病变类似于高级别涎腺基底细胞腺癌,由中等至大的多形性基底细胞以一种浸润性生长模式融合成片或结节。这些细胞通常胞质少,核呈泡状并有明显的核仁。有大量的核分裂象(包括非典型核分裂象)。肿瘤有时会引起促结缔组织增生性间质反应,有时可以见到上皮岛和周边间质之间的收缩间隙。如同低级别 BCAC-LG 模式,见不到同源良性肿瘤中典型的两种细胞成分,通常肿瘤内淋巴细胞也缺如,而围绕在恶性肿块的周围(图 1.148)。

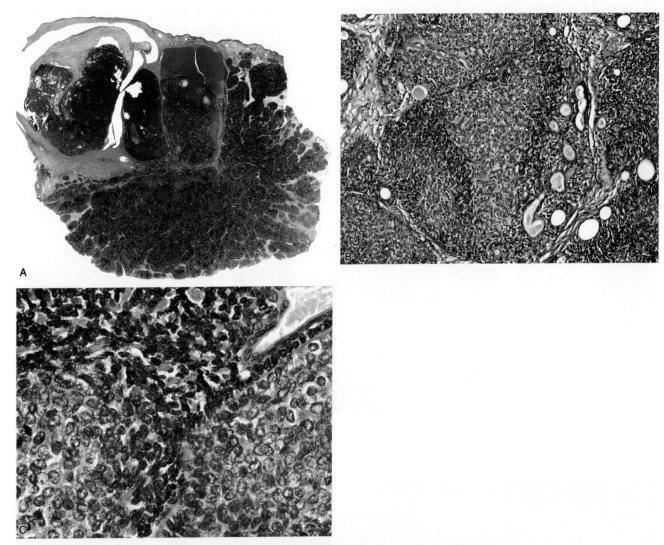

图 1.147 涎腺型基底样细胞腺癌模式,低级别。左上角可以看到残存的良性螺旋腺瘤,合并浸润性癌(右和下)(A)。癌由中等大小的基底样细胞构成,细胞轻度异型,胞质少,核仁不明显。恶性区域无淋巴细胞(B,C)

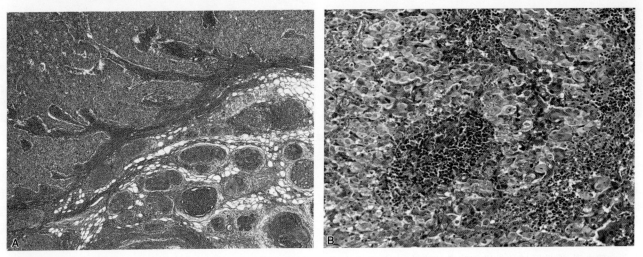

图 1.148 高级别涎腺型基底样细胞腺癌模式。可见残存的螺旋腺瘤(右下)(A)邻近恶性肿瘤,后者由多形性中等到大的基底样细胞构成,核仁明显,胞质少,呈片状生长(B)

浸润性腺癌,非特指(IAC-NOS)是最罕见的组织学模式,这些肿瘤不具有任何特定的腺癌特征,因此命名"非特指"。大的多形性细胞呈片状浸润性生长,细胞胞质丰富,淡染至嗜酸性染。常无成熟的腺体或泡状结构,有时在顶端可见顶泌汗腺分泌(图1.149)。这些腺体样结构缺乏外周肌上皮细胞层,但著者观察到浸润性腺癌出现在先前存在的良性腺瘤样成分的基础上,经由非典型性腺瘤增生和原位腺癌发展而来,具有典型的腺状结构并保留了肌上皮细胞(图1.150)。

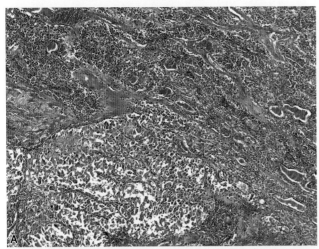
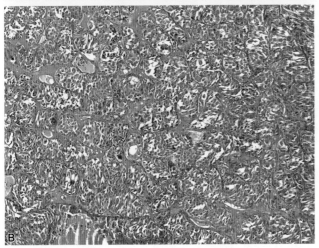

图 1.149　浸润性腺癌,非特指。残存的腺瘤正转化为浸润性腺癌(A),以高度非典型细胞呈泡状模式排列为特征,偶尔可见管腔(B)

肉瘤样(化生性)癌在显微镜下显示为具有上皮和肉瘤样成分的双相病变,这两种成分都呈恶性改变。上皮成分表现为由BCAC-HG、BCAC-LG或IAC NOS构成的不同组合。除此以外,也可见到分化良好至中等分化的鳞状细胞癌。肉瘤样成分多表现为非特指的多形性肉瘤(图1.151)。其他描述的类型包括单形性的梭形细胞肉瘤、低级别或高级别的软骨肉瘤以及具有骨肉瘤、横纹肌肉瘤和平滑肌肉瘤分化的肿瘤,有时还可合并发生(图1.152和图1.153)[1071,1118,1666]。

上述4种恶性模式在单一肿瘤中可能单独或组合在一起出现,因此需要足够的样本来检测所有变化。在BSS患者中以BCAC(高级别,或低级别)形态为主。转移性肿瘤通常保留与原发病灶相同的形态学改变。

免疫组化特征

免疫组化有助于证实肉瘤样癌中向不同组织方向分化的成分(例如横纹肌肉瘤或软骨肉瘤样成分),也有助于阐明恶性上皮和肉瘤样成分之间的转变。肉瘤样成分内的肿瘤细胞角蛋白和肌上皮标记均为阳性,提示了肌上皮细胞成分参与了肿瘤的化生性恶性转变[1283]。肌上皮标志物也可用于鉴定非典型腺瘤样成分及原位腺癌中的肌上皮细胞。

虽然免疫组化染色p53推荐用于良性螺旋腺瘤、圆柱瘤、螺旋圆柱瘤与其相应的恶性肿瘤的鉴别[236,237,376,709],但其异质性表达模式限制了它的使用,特别是在明显恶性区域偶尔缺乏染色标记,以及在残留的良性肿瘤成分和明确良性的肿瘤中呈局灶性弱阳性表达的情况下[1285]。

分子生物学特征

与BSS相关的病例通常显示CYLD基因的种系突变。种系突变类型与提示恶性转化的临床表型之间无相关性。尽管P53免疫组化常表现为阳性反应,但在恶性病变中TP53基因突变罕见[1285]。

生物学行为和预后

恶性肿瘤的临床病程一定程度上与病理组织学模式和临床类型有关。在著者有关的系列研究中,基底细胞腺癌模式(低级别)(BCAC-LG)肿瘤显示出侵袭程度低的病程,虽有局部复发但无远处转移,而基底细胞腺癌模式(高级别)(BCAC-HG)肿瘤伴随着高度侵袭性的病程,6名患者中有3人死亡[1283]。意外的是,肉瘤样癌的患者生存率相对较高,其他学者也注意到这一点[2021]。相较散发的肿瘤而言,发生在BSS患者中的肿瘤往往表现出更具有侵袭性的生物学行为。总体来说,以前报道的Brooke-Spiegler综合征(BSS)患者中,起源于良性螺旋腺瘤的恶性肿瘤病例显示80%的死亡率[1283,2177]。有报道远处转移和局部侵袭(包括颅内蔓延)所致的死亡病例[1283,2080,2798]。

鉴别诊断

由于起源于原有的良性圆柱瘤、螺旋腺瘤、螺旋圆柱瘤的恶性病变显微镜下病理学特征存在相当大的变异,因此鉴别诊断包括鳞状细胞癌、顶泌汗腺腺癌、各种肉瘤样癌和真正的肉瘤。如果不能识别出原有的良性肿瘤,在很多情况下诊断是不可能的。虽然一些学者声称圆柱瘤、螺旋腺瘤、螺旋圆柱瘤所对应的恶性肿瘤可以始发于没有良性病变的部位[1461],但著者的观点是明确的诊断需要找到良性病变的残余成分存在的证据或恶性肿瘤必须发生在BSS患者身上。

一些皮肤原发性和转移性癌可能包含均匀分布的淋巴细胞而类似于螺旋腺瘤。但螺旋腺瘤在恶性转化过程中往往会失去淋巴样组织。淋巴细胞是皮肤淋巴上皮瘤样癌(LELC)一个必要的组成成分。但LELC是未分化的鳞状细胞癌,看不到基底细胞样细胞形态。

在一个良性螺旋腺瘤中也可见到一种非典型的腺瘤性成分,它可能是原位腺癌的癌前病变表现[1274]。另外,根据著者的经验,有时螺旋腺瘤、圆柱瘤、螺旋圆柱瘤可以显示出轻度

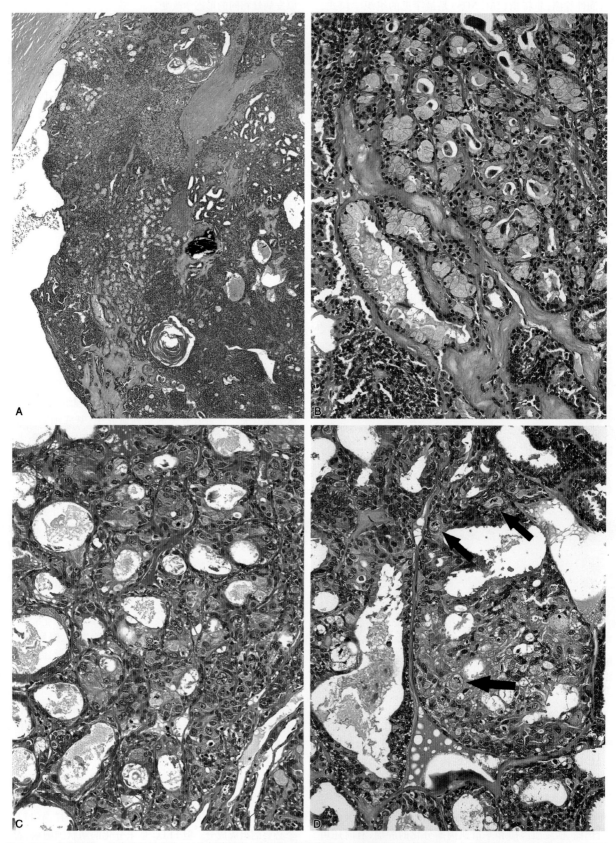

图 1.150　原位腺癌。肿瘤的良性成分(**A**)为螺旋腺瘤,具有明显的腺瘤成分,由紧密排列的腺体组成,内衬胞质丰富的透明细胞,周围由连续的肌上皮细胞层包绕(**B**)。与此相邻的腺体内衬非典型上皮细胞(非典型腺瘤样改变)(**C**)还有其他一些腺体显示非典型细胞呈复杂的腔内筛孔状增生,并有非典型的核分裂(箭头),但保留了外周完整的肌上皮细胞层(原位腺癌)(**D**)

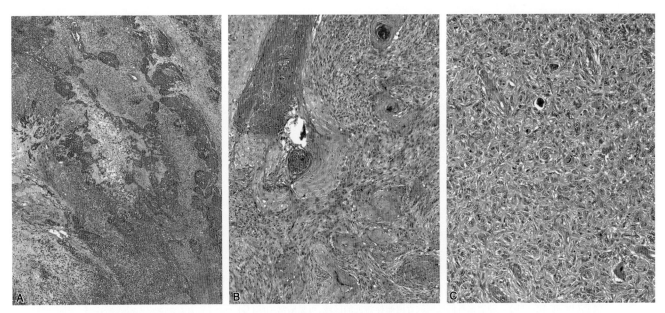

图 1.151　肉瘤样癌模式。在该肿瘤中,恶性成分包含几个特征:包括基底细胞腺癌模式,高级别(BCAC-HG)(A)、鳞状细胞癌(B)和多形性肉瘤(C)。注意在 BCAC-HG 部分(A)和鳞状细胞癌部分(B)上皮至间叶组织的转变。此外,还有软骨肉瘤样的区域(未显示)

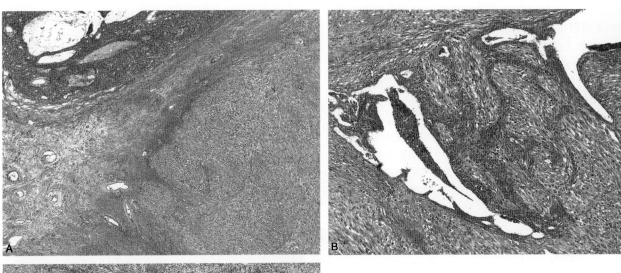

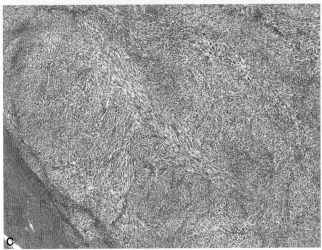

图 1.152　肉瘤样癌模式。该肿瘤显示螺旋腺瘤的残留成分(左上,A)另一侧为肉瘤成分(右下,A),主要表现为梭形细胞肉瘤(B)。这种恶性病变也包括基底细胞腺癌模式(低级别)(BCAC-LG)区域,此处上皮至肉瘤样成分的转变很明显(C)

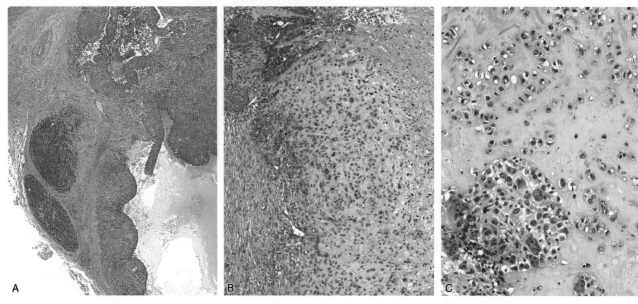

图 1.153 肉瘤样癌模式。左侧区域可见明显的良性螺旋腺瘤的残留成分(A)。恶性肿瘤对应于向高级别软骨肉瘤转变的基底细胞腺癌模式,高级别(BCAC-HG)(B)。肿瘤也有低级别软骨肉瘤样特征的区域,可见陷窝细胞(C)

核异型、细胞拥挤或核分裂象增加,细胞学上类似于 BCAC-LG 模式。然而,这些肿瘤具有良性肿瘤的结构特征,可以通过以下特征来与 BCAC-LG 恶性肿瘤进行鉴别,包括是否缺乏不对称结构、无浸润性生长和无不规则的边界这几个特点。

一些涎腺来源的恶性肿瘤可能从形态学上无法与上述讨论的这些肿瘤相鉴别,需要全面的临床检查来明确组织起源[2317]。在这部分内容中,记住这一点很重要,除了良性和恶性皮肤肿瘤以外,BSS 患者偶可发生涎腺肿瘤,包括基底细胞腺瘤的膜性变异型和基底细胞腺癌[97,1377,2066,2166,2225]。著者的经验中,即使是明显良性的涎腺基底细胞腺瘤的膜性变异型也有恶性转化的潜能。形态学上从涎腺膜性基底细胞腺瘤转化为基底细胞腺癌,在涎腺比皮肤部位的圆柱瘤更为常见。

在肛门和直肠中有报道类似于圆柱瘤和汗腺圆柱瘤的恶性病变[433,1176]。这代表了基底样(来源于泄殖腔)鳞状细胞癌

的变异型和 HPV 感染的特征[433,1176]。

微囊性附属器癌

微囊性附属器癌(MAC)最初由 Goldstein,Barr 和 Santa Cruz 于 1982 年进行报道,是一种多见于中老年人面部的局部浸润性肿瘤[853]。其他用于描述微囊性附属器癌的同义词包括硬化性汗管癌、汗管瘤样癌、外泌汗腺上皮瘤和恶性汗管瘤[508,1647,1665,2173]。

临床表现

最常见的好发部位是面中部,包括上唇和鼻唇沟。面颊、下颌和眶周区域较少见(图 1.154)[474,1974]。面部以外的其他

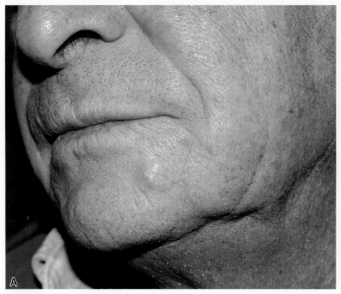
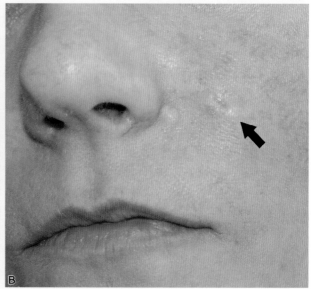

图 1.154 微囊性附属器癌。下颌(A)和面颊部(B,箭头)孤立的硬化性斑块

部位罕见[305,457,1959]。最常见的临床表现为坚实或硬化性的斑块，平均直径为2cm。有些患者表现为局部硬化、小的结节或囊肿样肿瘤。溃疡并不常见。有报道自觉疼痛、麻木和烧灼感，这可能与肿瘤侵犯周围神经有关。男女发病率相等，好发于40~60岁。但报道的发病年龄可波动于11~90岁之间，发病率较高[443]。有些患者既往有放疗史[96]。肿瘤主要发生于白种人，在黑人中罕见[2011,2047]。

组织病理学特征

MAC是一种典型的附属器癌，表现出恶性肿瘤的结构特征（浸润性生长、不对称），但细胞异形性小、核分裂象少、无坏死。可见与表皮或毛囊相连[1477]。显微镜下肿瘤常见的组织病理学特征包括3种成分，有时有明显的区域性或层次感。

■ 上部区域角化性囊肿
■ 中间区域呈条索状及实性上皮细胞巢
■ 下部区域管状结构

一种特定成分存在的比例及其分布随病例情况各不相同（图1.155和图1.156）。

角囊肿大小不一，但通常较小。囊肿内的角质物可呈致密和嗜酸性表现，或呈板层状，或者两者兼有。囊肿内可能发生钙化，也可能发生破裂并继发肉芽肿反应。聚集的实体成分可呈现不同的形状——圆形、卵圆形或蝌蚪状。通常还可以见到条索状。实体成分由小的单一核细胞构成，核分裂象罕见（即便有的话）。局灶性的透明细胞改变常见，但以透明细胞成分为主的情况不常见（见后面讨论）（见图1.155）。可以见到旋涡状结构，有时包含蓝灰色的角化细胞。管状结构通常由两层小立方形细胞组成。管腔要么是空的，要么充满嗜酸性物质，后者大量存在时可导致管腔细胞的萎缩。管腔内微乳头状突起通常不存在，即使有也很轻微。有些病例存在细长的管状成分，类似于汗管瘤中见到的蝌蚪状结构（见图1.155）。上皮成分的多少有时会随着病变深度的加深而减小。

间质硬化、透明变性，细胞成分少（见图1.155）。肿瘤实体成分与间质之间偶尔存在裂隙，如果存在裂隙，则通常是局灶性的。侵犯周围神经或肌肉常见（图1.157）。当肿瘤累及皮下组织时，它通常沿纤维间隔生长，或由上皮细胞团块取代脂肪细胞，周围由间质包绕（图1.158）。MAC的组织病理学表现有以下亚型：

1. 单个细胞列队状浸润型

如随后所述，这种改变常见于间质丰富的区域。在某些病例，这种组织学特征非常明显，以致与转移性乳腺小叶癌极为相似（见图1.158）。

2. 间质优势型

通常情况下，MAC中上皮成分超过间质而占优势。在极少数情况下，这种现象可以完全相反，根据著者的经验，常见于复发性病变或原发病变的深在性病变区域。在这种情况下，上皮细胞巢小，由2~3个细胞组成，甚至仅有单个细胞散在分布（见图1.158）。

3. 透明细胞改变为主型

极少数的肿瘤可能出现明显的透明细胞变性。透明细胞变性可以广泛分布，或仅在肿瘤的特定区域占优势[506,2238]。在个别肿瘤性团块中可以单独由透明细胞组成，或由颜色较深的鳞状上皮成分和透明细胞成分混合构成。在后一种情况下，有时可能表现出一种独特的模式，即中央的透明细胞被外周深染的、椭圆形或细长的鳞状细胞所包绕，这与超微结构的研究结果有很好的相关性[1787]。

4. 实性上皮细胞团块为主型

由完全缺乏囊性和管状结构的实性上皮细胞团块构成的MAC极为罕见。有些学者使用"实体癌"来描述这种病变[23,2197]但是著者和其他一些人认为这仅仅是一种MAC的形态学变异[2021]。

5. 存在其他类型的附属器分化

关于MAC的多重分化目前仍然存在争议。双向分化（汗腺导管和毛囊）最初由Goldstein[853]提出并得到一些学者的支

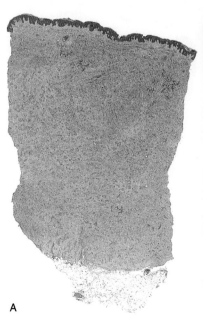
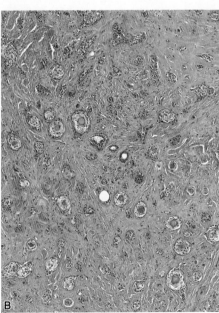
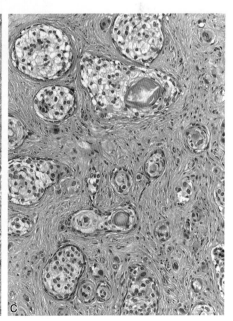

图1.155　微囊性附属器癌（MAC）。肿瘤浸润真皮全层。由嵌入在硬化性少细胞性间质中小的囊性、聚集的实性细胞团块和导管样结构组成。（A,B）。透明细胞分化在MAC很常见，但通常局限，但在某些情况下，透明细胞可能占优势（C）。注意淡染的细胞和偶尔的蝌蚪样成分（B,C）

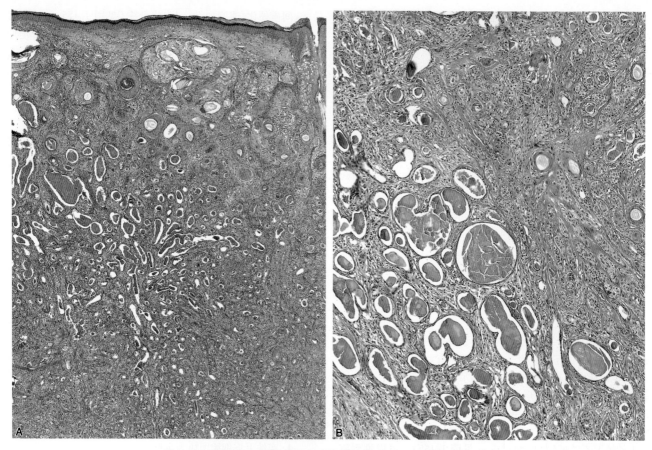

图 1.156 微囊性附属器癌显示角质囊肿(上部,A)和大量的管状结构(B)

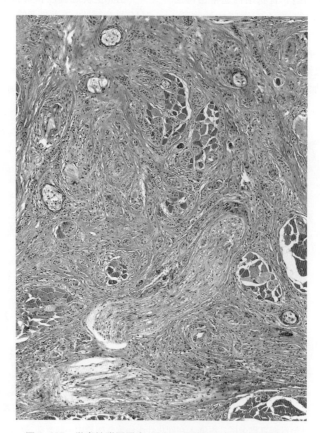

图 1.157 微囊性附属器癌:浸润至骨骼肌和侵犯神经周围

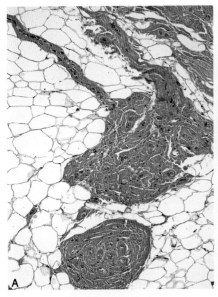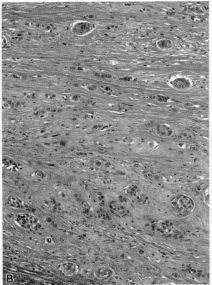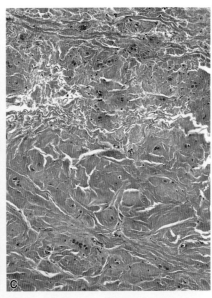

图 1.158　微囊性附属器癌（MAC）。肿瘤常侵犯皮下脂肪小叶,沿纤维间隔生长和/或脂肪细胞被间质包绕的肿瘤上皮细胞团块所取代（A）。MAC 以间质为主,可见丰富的间质,肿瘤成分不明显,仅由 1~3 细胞组成,甚至仅有单个细胞浸润,类似于乳腺浸润性小叶癌（B,C）。有时如 C 所描述的区域位于病灶边缘,此时很难评估肿瘤是否切除完整,需要免疫组化染色识别出微小的肿瘤成分

持[1228,1458,1891,2876]。显微镜下,很少见到毛囊分化,包括与毛乳头相连的毛胚样结构,代表皮脂腺分化的成熟皮脂腺和皮脂腺导管也很难见到（图 1.159 和图 1.160）。后者有时可能广泛存在[101,1458,2119]。提示外毛根鞘和内毛根鞘分化的、伴有毛透明颗粒的透明细胞也有报道[1458]。在很少的情况下,角化物质可与影细胞极为相似,但无经典的毛母质分化特征[1458]。有一些病例描述了导管内细胞显示细胞顶突,类似于断头分泌中所见,但顶浆分泌罕见[1458]。

6. 化生性及炎症性间质改变

骨化生极为罕见,不应与骨侵犯相混淆（图 1.161）[246]。肉芽肿性炎是一种常见的特征,但没有任何意义。

免疫组化特征

肿瘤细胞角蛋白染色阳性,这有助于在有明显硬化性间质的肿瘤中识别微小的上皮细胞团块。EMA 或 CEA 可以显示导管分化[2876]。免疫组化标记已用于区分 MAC 和它的模仿者,这些标记包括 p53、CD34、CK7、CK15、Ber-EP4、CK20 和其他抗体[11,1041,1345,1458,1871,2510,2806,2876]。简而言之,除了随后所述的情况以外,这些研究结果之间存在矛盾,并不能明确将 MAC 和它的模仿者区分开来。

生物学行为和预后

肿瘤生长缓慢,但具有局部侵袭能力,并可累及深层组织,包括骨骼[1855]。当切除不完全时,MAC 常与高发病率和频繁复发有关[776,2515]。在一个包含 48 例患者的系列研究中,复发率为 15%[443]。区域淋巴结及远处转移很少见[152,790]。

鉴别诊断

汗管瘤可类似于 MAC,因为其由分布于硬化性间质中条索状、小巢状和管状结构所组成。在足够深的活检标本中,鉴别很容易,因为 MAC 通常是一种浸润性很强的肿瘤,而汗管瘤较表浅。在取材局限的活检标本中,鉴别困难。著者曾遇到过一些

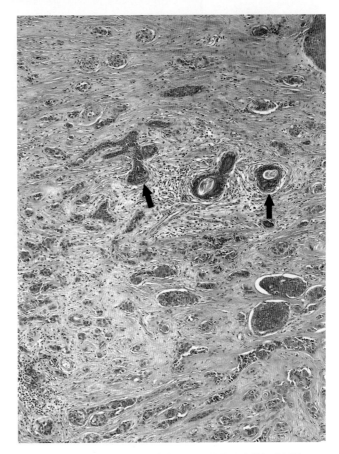

图 1.159　在 MAC 中的毛囊分化,可见小的基底样细胞团块,具有毛胚样结构特征并与初级毛乳头相连（箭头）

比较罕见的例子,肿瘤标本是通过小钻孔或刮削取材活检获得的,此时鉴别汗管瘤与 MAC 是不可能的。在这种情况下,临床信息是非常有用的,汗管瘤以多发性丘疹为特点,好发于成人和青少年,尤其女性,而 MAC 是孤立性病变。但是,具有 MAC 样特征的孤立性汗管瘤和斑块型汗管瘤仍然是一个诊断陷阱[1008,2610]。

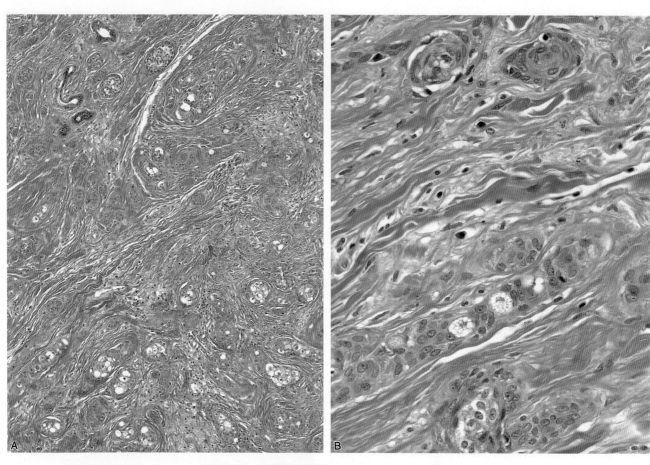

图 1.160   微囊性附属器癌中可见皮脂腺分化(A,B)

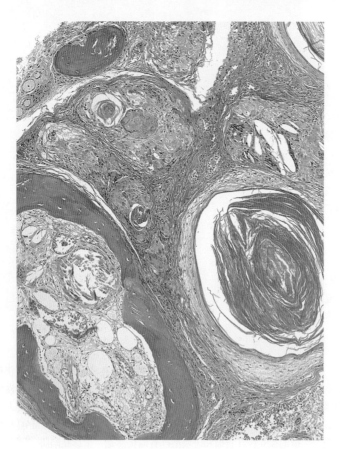

图 1.161   微囊性附属器癌中可见骨化生。在局限的活检标本中,这种罕见的表现不应与骨侵袭相混淆。另外,注意肉芽肿反应,一个常见的但非特异的表现

　　Schaller 等[2349]报告了两个病例,病变累及真皮全层,硬化性间质中可见对称性的汗腺导管增生,高度类似MAC。这些病变伴有特殊的弹性纤维组织的异常,即在真皮乳头可见球形团块。与MAC相比,上皮细胞成分没有显示神经周围侵犯。两例患者的临床表现非常有特征:患者双侧面颊部、额和手臂在童年即出现斑块样病变。尽管他们的组织学改变与MAC相似,但其病变呈良性病程(图1.162)。此外,其中一个患者表现为虫蚀状皮肤萎缩并且有多发性汗管瘤的家族史,因此,著者考虑这种情况可能与Nicolau-Balus综合征(青年患者表现为发疹性汗管瘤、粟丘疹及虫蚀状皮肤萎缩)相关[1894]。其他包括

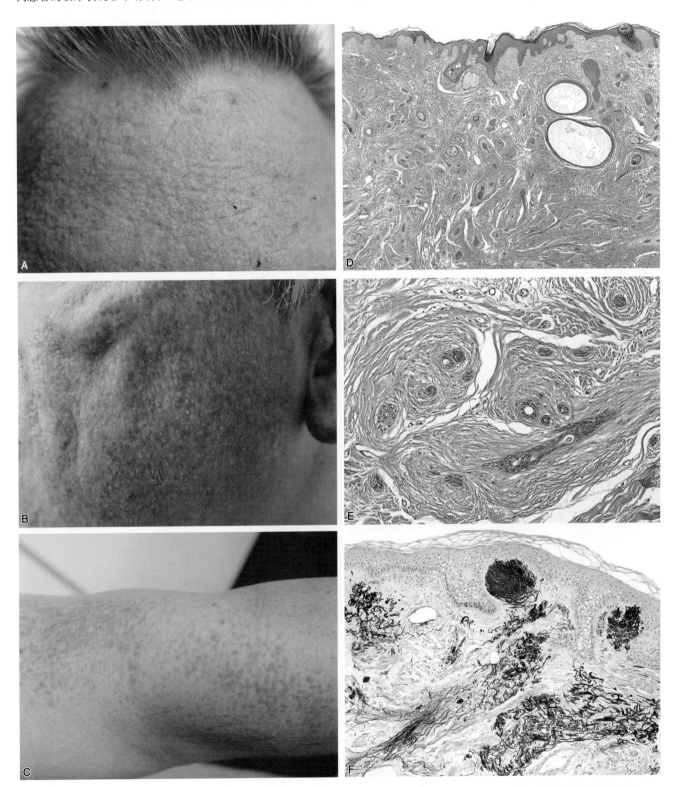

　　图1.162　在罕见而特殊的情况下组织病理类似于微囊肿附属器癌(MAC)。面颊、额及前臂可见小的红色丘疹,部分类似粟丘疹,特别是面颊部,另外还可见萎缩区域(A~C)。显微镜下,病变累及真皮全层,硬化性间质中可见汗腺导管和囊样增生,高度模仿MAC。但与MAC不同,本例上皮细胞成分没有显示神经周围侵犯(D,E)。异常弹性纤维组织在真皮乳头内形成球形团块(F)

MAC 样或汗管瘤样增生和类似临床特征的病例也有多种不同名称，包括"多发性外泌汗腺毛囊错构瘤"[2053]、"多发性毛囊错构瘤伴汗腺和皮脂腺分化、虫蚀性萎缩、粟粒疹和毛发稀少"[2120]以及"发生于系统性复合上皮痣的复合型（原发性）附属器癌"[1618]。

　　结缔组织增生性毛发上皮瘤（柱状毛母细胞瘤），类似汗管瘤，通常只局限于真皮中上部。构成条索状的肿瘤细胞类似基底样细胞，有时形成与毛囊乳头相连的毛胚样结构。肿瘤细胞条索周围呈轮匝样胶原束围绕，是结缔组织增生性毛发上皮瘤的典型特征，病变中央的凹陷（凹坑）同样也是其特征。在足够的活检标本中，这些特点加上缺乏神经周围侵犯能够明确将两者区分开来。需要注意，在少部分典型 MAC 中，有些局灶性区域可能与结缔组织增生性毛发上皮瘤（柱状毛母细胞瘤）相似[1298]。

　　硬化型 BCC，一个由毛囊生发细胞构成的肿瘤，有时可能与 MAC 相似。可以使用单克隆抗体 Ber-EP4 来区分两者，Ber-EP4 在 BCC 中阳性，在 MAC 中阴性[1382]。

　　毛发腺瘤是一种境界清楚的病变，通常表现为较大的囊性结构，缺乏实性和管状成分。除了毛囊漏斗部囊性结构外，毛囊峡部分化在毛发腺瘤中很常见，这可作为与 MAC 鉴别的一个线索。

　　细胞形态温和是 MAC 的一个典型特征。有一例报道显示具有大量的细胞呈多形性和鳞状分化的病例[714]。在这种情况下 SCC 需要作为鉴别诊断加以考虑，充足的样本取材是必要的。

　　乳头和舌偶可发生组织学上类似于 MAC 的肿瘤。Schipper 等所描述了舌部肿瘤[2355]，起源于 Ebner 腺（位于舌后部下方轮廓乳头的浆液腺）。他们称其为舌部 MAC[2355]。其他学者更倾向于使用硬化性外泌汗腺导管样癌来命名这种肿瘤[2051]。

　　病变累及乳头，称为汗管瘤样腺瘤，已成为乳房病理学中一个相当独特的疾病[2254]，但有些权威专家认为它就是 MAC[23,2197]。

黏液癌

　　皮肤黏液癌较罕见，迄今为止，报道的病例不足 270 例。一般认为 Lennox 于 1952 年首次描述该肿瘤[1484]，但最近有文献证明在 1924 的德语文献中 Frieboes 最早使用"腺黏液瘤"来描述它[136]。典型的黏液（胶样）癌是以在细胞外黏液湖中漂浮着大小不等的上皮细胞巢为特征[993]。然而，肿瘤具有相当大的异质性，类似于乳腺黏液癌[1253]。

临床表现

　　原发性皮肤黏液癌临床表现为生长缓慢的、肉色、蓝色或红色结节或囊肿样病变，单发，大小 0.5~8cm 不等（图 1.163）。虽

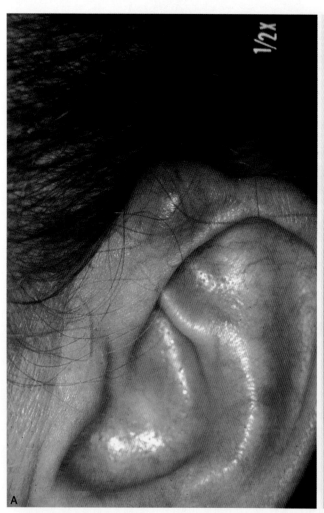
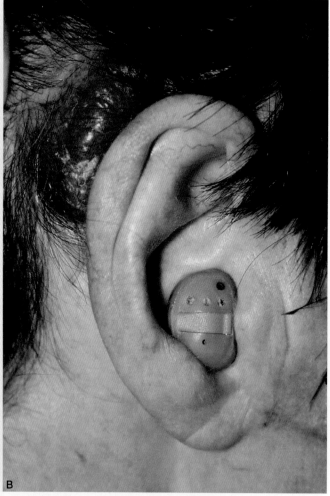

图 1.163　原发性皮肤黏液癌。左耳耳轮囊肿样淡蓝色病变。组织学上，该肿瘤表现为具有丰富的黏液成分的单纯型黏液癌（A）。耳后质硬、界限不清的结痂性结节。显微镜下，该肿瘤是混合型黏液癌（B）

然肿瘤大多累及头皮、面部及眼睑,但也有极少可能出现在腋窝、四肢、躯干及外阴[1253,2140,2517,2738,2922]。在外阴,起源于肛门生殖器的乳腺样腺体的黏液癌已有报道[464]。双侧眼睑受累罕见[218]。本病没有性别差异,大多数患者在 50~70 岁发病[295,296,1253]。

组织病理学特征

原发性皮肤黏液癌的组织病理学谱系特征与乳腺黏液癌类似。因此,至少可以区分两种变异:常多见的单纯型和罕见的混合型。在单纯型黏液癌中,细胞外黏液占肿瘤的 90% 以上(图 1.164),而混合型除了黏液成分外,还具有浸润性导管成分。(图 1.165)[1253,2931]。

大约 2/3 的病例也存在原位癌成分。最好用免疫组化标记周围完整的肌上皮细胞层来证实(图 1.166)。在原发性皮肤黏液癌中见到的原位病变与在乳腺病变中见到的很相似,包括导管增生、非典型导管增生和原位导管癌(DCIS),单独出现或极少数情况下合并出现(图 1.167)。DCIS 的类型包括筛孔状、微乳头状、乳头状和实体癌,有时具有粉刺状癌的特征(图 1.165 和图 1.168)。极少数情况下,DCIS 不同类型可能会存在于同一病变中。通常原位病变是肿瘤的一个次要成分,但在某些情况下,很明显黏液成分是在广泛的原位癌背景下出现的。这在单纯型黏液癌中最常见(图 1.169)。在有些病例,自由漂浮的上皮性肿瘤细胞巢保留了"母体"原位病变的特征(筛孔状、流体状、乳头状、微乳突状),但在大多数情况下浸润性成分由大小不等的圆形、椭圆形或不规则的巢状、条索状,或孤立性肿瘤成分构成,这些成分有时又被纤细的纤维间隔所分隔。

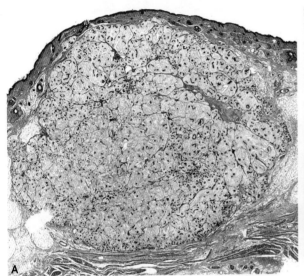
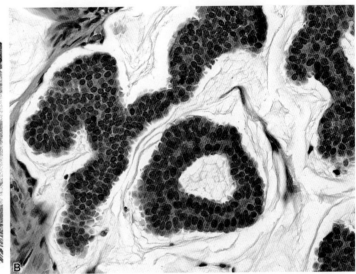

图 1.164　单纯型黏液癌。小细胞巢位于细胞外黏液湖中,黏液成分具有由纤维间隔所分隔的特点(A,B)。这是单纯型唯一的特征,而在混合型中,另外还有一种浸润性导管成分(与图 1.165 相比较)。同时,也注意到顶泌汗腺型分泌

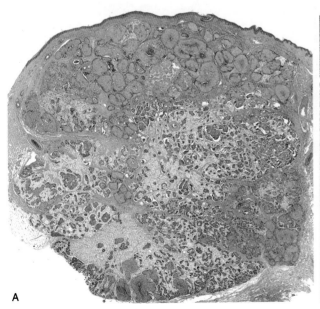
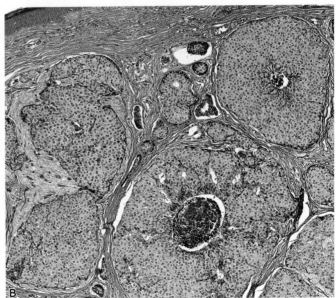

图 1.165　混合型黏液癌。除了黏液成分外,还有浸润性导管成分,在这个特殊例子中,导管成分是一具有粉刺癌特征的实体型(A,B)

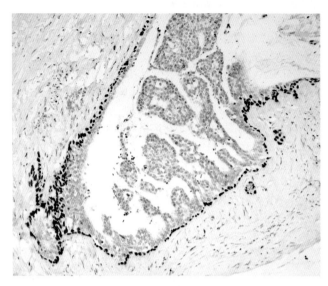

图 1.166   p63 染色阳性突出显示原位成分中连续的肌上皮细胞层

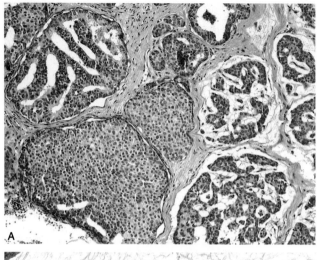

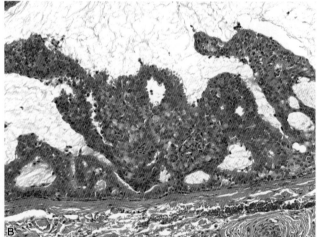

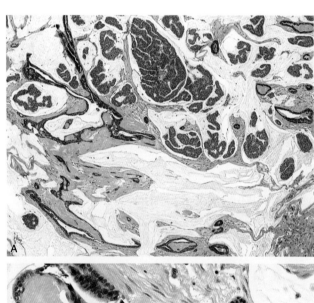

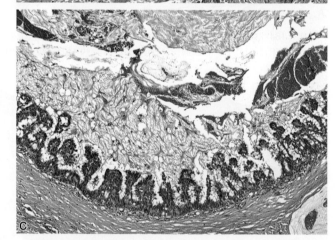

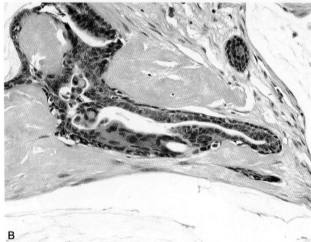

图 1.168   黏液腺癌。原位导管癌（DCIS）：筛孔状和实性（A），乳头状（B），微乳头状（C）。请注意微乳头状 DCIS 没有纤维血管轴心，而它们存在于乳头状 DCIS

图 1.167   黏液癌。该肿瘤的原位成分显示早期非典型导管增生(A,B)

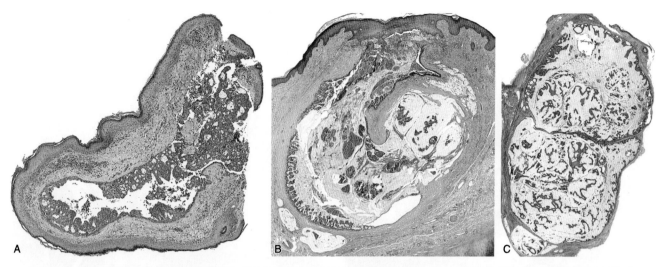

图 1.169 3 例黏液癌，几乎完全是导管内肿瘤，显示从原位病变至单纯型黏液癌的演变。在原位筛孔状癌中可见早期脱离的漂浮细胞（A）。黏液成分在肿瘤 B 中更明显，这显示了微乳头状 DCIS 和受挤压的内含细胞岛的真皮内黏液，其中一些细胞岛保留了原位病变的结构特征（B）。该例显示导管癌呈囊状（C）

胞质内空腔有时明显，但腺体的形成很罕见。漂浮的上皮细胞通常形态单一，具有圆形和卵圆形的泡状核，但一些肿瘤可以见到明显的核的多形性（图 1.170）。核分裂象一般很少。大约 50% 的病例可见断头分泌，该特征质疑一个传统的观点，即认为皮肤黏液癌是一种外泌汗腺肿瘤[2805]（见图 1.164 和图

1.170）。其他的特征包括微小钙化、黏液中有漂浮的小上皮岛所致的胶原分割现象，类似淋巴管浸润（图 1.171）、局灶性肿瘤内出血、病灶周围纤维化，促结缔组织增生性反应、毛囊诱导、微浸润（图 1.172），和印戒细胞改变（图 1.173）[1253]。这些特征可帮助引起警惕，而避免粗心导致的误诊。

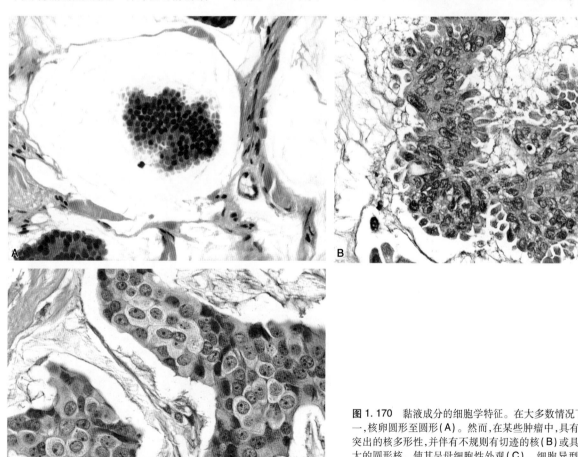

图 1.170 黏液成分的细胞学特征。在大多数情况下，细胞小而均一，核卵圆形至圆形（A）。然而，在某些肿瘤中，具有明显乃至相当突出的核多形性，并伴有不规则有切迹的核（B）或具有明显核仁的大的圆形核。使其呈母细胞性外观（C）。细胞异型性与临床生物学行为无相关性。可见明显的断头分泌（A,B）

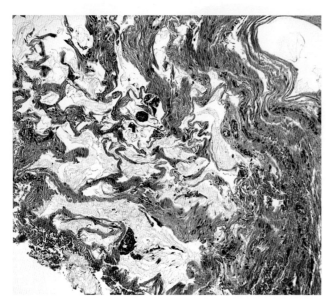

图 1.171　含小的上皮细胞巢的黏液湖分隔真皮胶原束,模拟淋巴管浸润

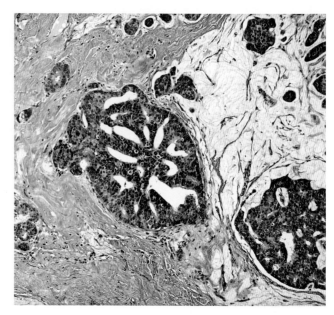

图 1.172　微浸润。这种特征最常见于混合型黏液癌

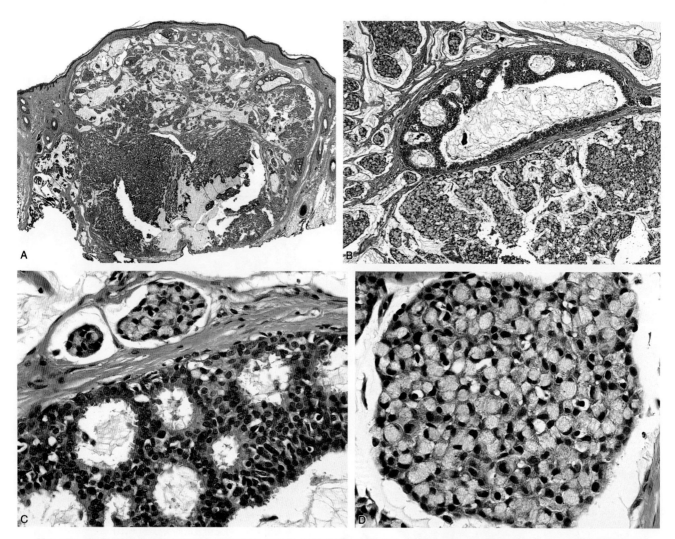

图 1.173　印戒细胞改变是黏液癌的另一罕见特征,可能形成诊断陷阱。原发性皮肤黏液癌偶见印戒细胞,但本例(A)兼有细胞内外黏液,并有由非印戒细胞构成的筛孔状 DCIS,即原位病变(B,C),以及完全由印戒细胞构成的黏液癌成分(D)。由于形态较特殊,最初考虑来自胃部原发肿瘤的转移。本例强调识别原位病变的重要性,其存在证实肿瘤本质上起源于皮肤

免疫组化特征

肌上皮标记如 p63 和 calponin 可用于显示原位成分（见图 1.166）。少见情况下，肿瘤显示神经内分泌分化，例如表达嗜铬粒蛋白和突触素，更类似于乳腺肿瘤[198,330,746,3001]。CK7[+]/CK20[-] 是典型的原发性皮肤黏液癌的免疫表型，与结直肠起源的转移性肿瘤相反，后者免疫表型为 CK7[-]/CK20[+][1253,1504]。其他标记即便使用的话对于肿瘤的诊断和判断其起源作用有限。S-100 蛋白、CEA、α-乳清白蛋白、HMFG-1 和-2、EMA 以及 GCD-FP-15 在黏液癌中的肿瘤细胞呈阳性反应[2128]。雌激素和孕激素受体也可有表达[386,935,1253]。

分子生物学特征

在被检查的少数肿瘤中没有发现 *HER2/neu* 基因扩增[1253]。

生物学行为和预后

原发性皮肤黏液癌有复发或持续存在的倾向（在大约 20% 的病例中），这可能是由于病变的黏液性质导致肿瘤境界不清所造成的。因此，完全切除通常很难或是不可能的。事实上，显微镜下有时可以看到距离肿瘤主体团块相当远的微小肿瘤细胞巢[1253]。如果没有采用术中评估切缘的手术，已经发表的文献提示位于眼睑的病例有 30%~40% 的复发率，而采用 Mohs 手术或术中进行冰冻切片指导的手术复发率为 7%[2002]。与乳腺肿瘤相比较，单纯型和混合型的临床生物学行为无差异，这可能与肿瘤的浅表定位而其下方的淋巴管相对不易受侵犯和早期诊断有关[1253]。

有少数病例报告有淋巴结受累，极少数有远处转移[41,1699,2064,2953]。部分肿瘤发生在腋窝，这显然增加了误诊为乳腺癌的可能性。弄清肿瘤的确切位置很重要，因为乳腺黏液癌的一个大的系列研究已经证实，多达 19% 的病例累及了其上方的皮肤[2150]。

鉴别诊断

黏液癌的组织学特征很独特，因此诊断通常很简单。在黏液成分很少的极少数病例中诊断可能会有困难，病变可类似其他肿瘤，例如 ACC（图 1.174）。然而，后者具有典型筛孔状生长模式的浸润性成分和存在几乎不可避免的神经周围浸润，这使得两者之间的鉴别很容易。多种附属器肿瘤均可含有黏液，但诊断很少存在疑问。

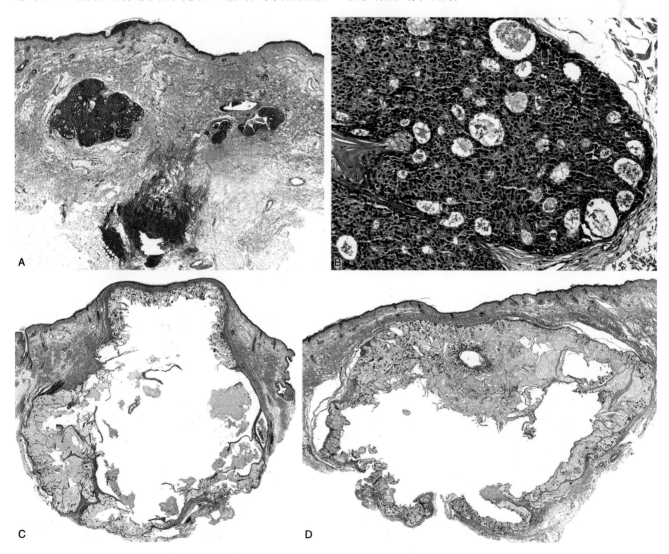

图 1.174　黏液癌。该肿瘤取样包埋在 3 个蜡块中。在一个标本中（A）没有黏液，只有实性成分，这是一种原位筛孔状癌，与腺样囊性癌相似（B）；而来源于其他 2 两个蜡块的切片，是典型的黏液性癌表现（C,D）

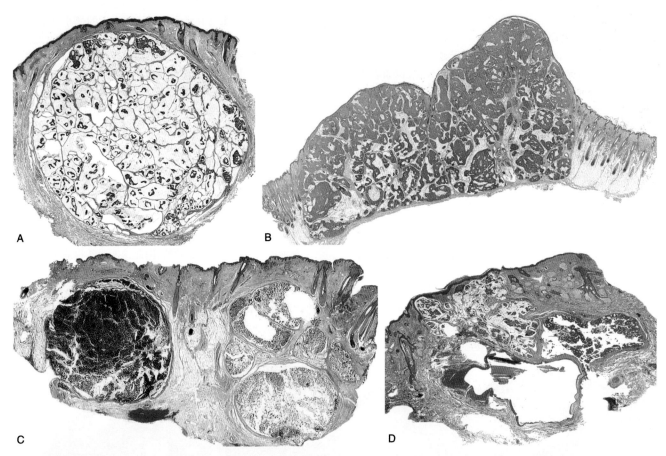

图 1.175 黏液癌,在不同病例中上皮细胞与黏液的比例不同(A,B),即使在同一病变(C,D)中的比例也不同,正如这例所展示的。因此不能以此标准来区分原发和继发性黏液癌

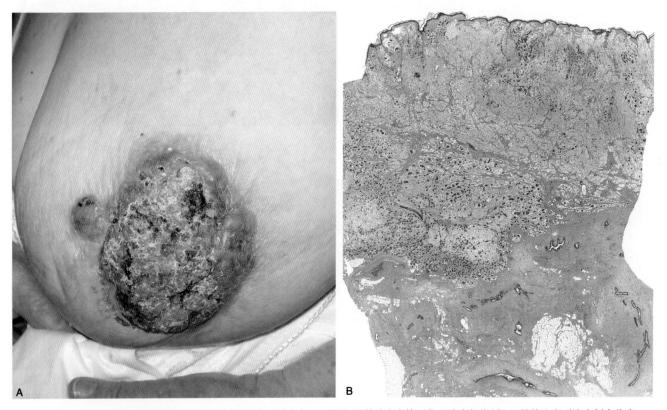

图 1.176 发生在乳房的黏液癌(A)胸壁、腋窝强烈提示肿瘤来源于乳腺,即使肿瘤在镜下位于浅表部位(B)。另外注意到该病例中临床表现为多发结节(A)也提示为乳腺黏液癌累及皮肤的表现

皮肤黏液癌的主要问题是排除潜在肿瘤的皮肤转移或直接侵犯,因为组织学上相似或相同的肿瘤可以发生在乳房、胃肠道、涎腺等[2003]。已经提出了几个区分原发性和继发性皮肤黏液癌的标准,例如评估纤维间隔的厚度、上皮成分与黏液的比率和CK7/CK20的表达模式[2197]。在著者看来,评估上皮成分与黏液的比率,以及纤维间隔厚度的测量过于主观,即使在同一病变内也可能变化很大(图1.175)。最重要的鉴别因素是原位成分的存在,这明确表明肿瘤原发于皮肤[1253,2128]。然而,必须牢记3

点。第一,起源于真皮内输乳管的乳腺肿瘤与原发性皮肤黏液癌难以区分。第二,正常形态的、先前存在的导管和腺体不能误认为原位病变。第三,缺乏原位成分并不仅仅意味着肿瘤起源于皮肤以外的部位,因为破坏的肌上皮细胞可能不再容易识别。对于这种情况,全面的临床检查仍然是鉴定组织来源的金标准。肿瘤位于胸壁和腋窝是乳腺起源的有力提示(图1.176)。肠道起源的组织病理学线索包括"脏"性坏死(即使在早期)和具有吸收性/杯状细胞分化的上皮细胞存在(图1.177)。

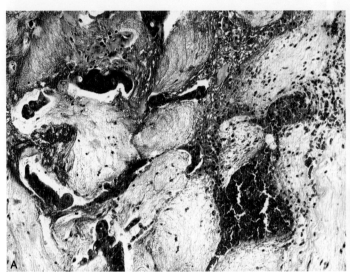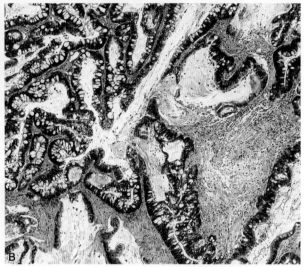

图1.177 黏液癌"脏性坏死"(可见核碎裂的嗜酸性坏死)强烈提示肿瘤为肠道来源(A)。"污秽"坏死的多少可以表现为肿瘤腺体结构周围散在的中性粒细胞聚集伴少部分固缩的上皮细胞,也可以表现为整个腺体结构或上皮细胞巢的坏死。杯状细胞分化也提示是肠道来源(B)

同时也应该考虑一下相反的情况,即原发性皮肤黏液癌模仿其他器官肿瘤。例如,有1例复发性原发皮肤黏液癌模仿腮腺黏液癌的报道[1427]。

（刘彤云 译,党林 校,伍洲炜 审）

汗孔癌

自1956年第一次描述汗孔癌以来[477],文献陆续进行了系列和个案病例报道。从对已发表的文献中所报道病例的组织学图像和病变描述的分析来看,汗孔癌可能存在过度诊断。各个学者之间对于此病的诊断标准差异较大。尤其强调恶变前存在的良性病变,这一点对于诊断很重要。尽管不可否认的是有些汗孔癌可能发生即恶性或过度生长完全掩盖了原来的良性病变,但著者仍要求在同一病变区域内观察除了明显的恶性区域外还应存在明确的良性汗孔瘤改变区域。在大样本病例研究中发现汗孔瘤(通常是经典型汗孔瘤和单纯性汗腺棘皮瘤)存在的比例差异较大,从18%[2222]到100%[2438]不等。真皮导管瘤和汗孔样汗腺瘤(汗孔肿瘤的其他两种亚型)发生恶性变的情况非常少见或难以确认。

临床表现

在既往的文献资料中,关于汗孔癌的临床表现和统计学资料均差异较大。大样本病例研究中,发病的平均年龄从61.5

岁到73岁不等(年龄跨度12~91岁),症状的持续时间从2周到60年不等,但是从发病到手术之前有较长的持续时间也提示了汗孔瘤恶性变的存在。对于后面这种情况,通常可以观察到病变突然快速增长或出现溃疡、出血等。汗孔癌没有特征性的临床表现,表现为溃疡性结节或肿物,息肉样增生、疣状斑块等。色素性的病变有时类似于黑素瘤。罕见情况下,如果在患者的原发肿瘤附近出现多发性小结节可能提示有亲表皮的局部转移,Paget样播散或者是多灶性生长现象(见后)(图1.178)。肿瘤大小从4mm~20cm不等。报道的最常见的发病部位为下肢,尤其是膝部、大腿,其次是躯干、头部和上肢[2094,2176,2222,2765]。其他部位发病很少见。这和汗孔瘤好发于掌跖等部位不同。女性和男性发病比为2:1[2222],甚至没有男性发病[2197,2516]。过去认为该病极少出现在黑人中,直到最近发表了的一篇文献报道,黑人病例约占总病例数的50%[1582]。

组织病理学特征

原位癌和浸润性癌同时存在。原位汗孔癌局限于表皮且通常表现为典型汗孔瘤的模式,少部分表现为表皮内汗孔瘤(单纯性汗腺棘皮瘤)模式,表现包括细胞和胞核的多形性、核深染以及核分裂(包括异常核分裂象)的恶性细胞学形态(图1.179)[160,887,1110,2076]。原位汗孔癌仅占全部汗孔癌的10%,且病变通常很小[2222]。

在更为常见的浸润性汗孔癌中,除了原位病变外,还会出现真皮内的增生,具有浸润性或推挤性边缘(图1.180)[1349]。浸润性生长的模式常常伴随着间质反应(促结缔组织增生、显

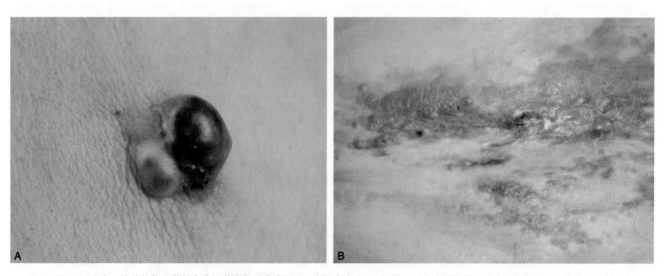

图 1.178 汗孔癌。结节状伴显著的色素沉着类似黑素瘤(A)。腹部大病变(组织学已证实为浸润性汗孔癌)伴有附近的许多的小结节提示有局部转移(B)

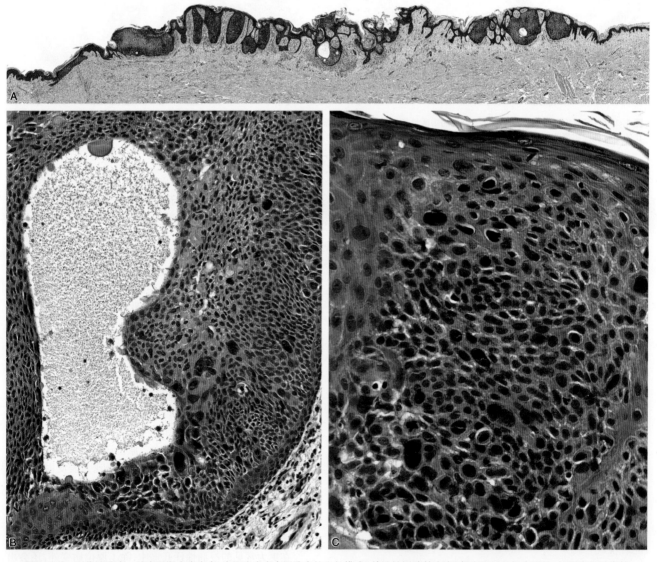

图 1.179 原位汗孔癌。肿瘤局限在表皮内,表现为表皮内汗孔瘤的生长模式(单纯性汗腺棘皮瘤)但出现了包括多形性、核深染和异常核分裂等恶性细胞特征(A~C)

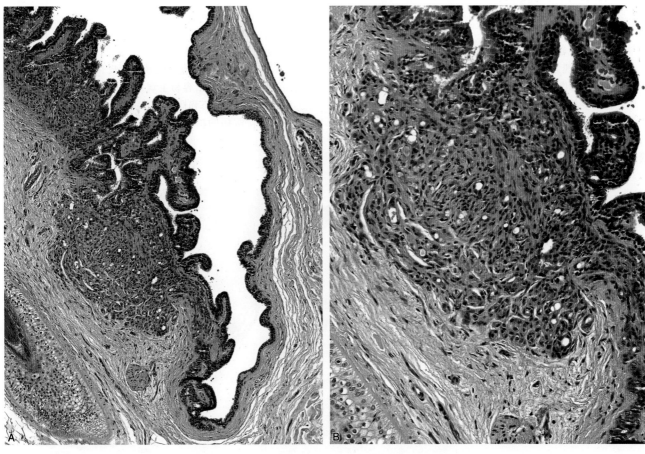

图 1.205　类似于乳腺硬化性腺病的管腔外增生(A,B)

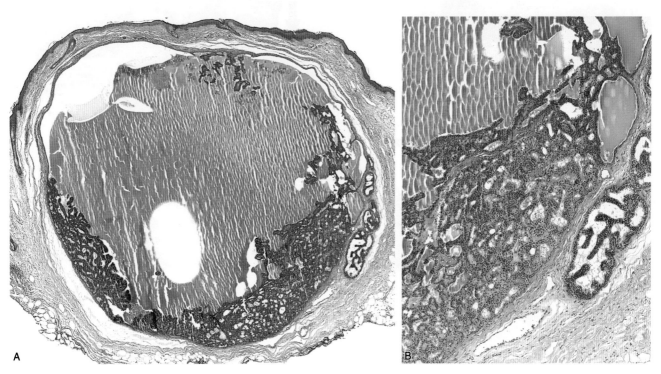

图 1.206　顶泌汗腺乳头状囊腺瘤的囊性病变内可见明显的微乳头结构和腺瘤样区域(A,B)

一些在肛周生殖器周围的囊性病变可能与肛门生殖器周围乳腺样腺体相关。在概念上这可与乳腺纤维囊腺瘤相对应[2757,2762]。

乳头状汗管囊腺瘤（SCAP）和管状腺瘤包含了真皮导管成分，少数病例表现为类似汗囊瘤或囊腺瘤的显著囊性改变。对于此类病例的诊断需要进行一系列的连续切片寻找明确诊断区域。在某些其他附属器肿瘤中也可以观察到肿瘤导管囊性扩张[1746,1928]，这种扩张更可能是由于肿瘤引起导管堵塞所导致。除了真的附属器病变，顶泌汗腺或外泌汗腺蟠管或导管部囊性扩张也可以发生在其他各种各样的不同病变中，包括间叶细胞来源的病变。目前已经发现在皮肤纤维瘤和腺脂肪瘤中存在顶泌汗腺的囊性成分[857]。

汗囊瘤与某些混合性囊肿需要进行鉴别，包括发生在眶周区域的囊壁内衬由顶泌汗腺或毛囊类型上皮构成的囊肿[85,1752]。然而在汗囊瘤囊壁的鳞状上皮化生发生的情况下，要做出鉴别就比较困难，容易主观判断（如图1.207）。这与某些类型的粟丘疹在形态和概念上有重叠，例如在真皮中看到的大疱性表皮松解病的扩张外泌汗腺导管经常伴有鳞状上皮化生。

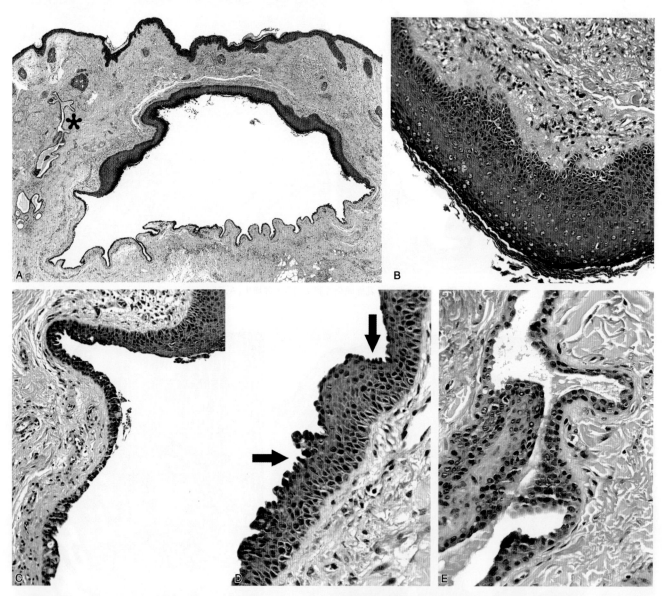

图1.207　顶泌汗腺汗囊瘤伴明显的鳞状上皮增生。皮疹由多房的腔隙构成，部分囊腔腺上皮被复层鳞状上皮取代，该鳞状上皮可见明显的颗粒层及角质层，类似于表皮或毛囊漏斗部所见的上皮结构（A,B）。从鳞状化生到腺上皮的转变偶尔可见到杯状细胞（C）。在鳞状上皮化生的区域可见到明显的断头分泌现象（箭头所示）（D）。在图A中星号标记处分泌腺上皮的放大图像（E）

（纪超　译，马伟元　校，张韩　审）

非肿瘤性或错构瘤样改变

腺脂肪瘤

腺脂肪瘤不是一种真的附属器肿瘤,而是一种脂肪瘤的亚型,嵌入了外泌汗腺成分,偶见顶泌汗腺成分。从 1993 年 Hitchcock 等首次描述了这个病以后[1037],迄今已经报道的病例不足 40 例[40,98,1092,1301,1999,2242]。之所以这样命名,是因为与其他器官(胸腺、乳腺、唾液腺、甲状旁腺等)中看到的含有上皮组织的脂肪瘤类似,它们被命名为乳腺腺样脂肪瘤、胸腺腺样脂肪瘤等[540]。

临床表现

腺脂肪瘤和脂肪瘤在临床表现上并没有特征性区别,它表现为一个孤立性,缓慢增长的非对称的结节,大小 0.8~6cm 不等,女性好发,最常见的好发部位是大腿和臀部(超过 50%的病例报道),肩膀、腋窝、手臂、胸壁、颜面、女性外阴等部位较罕见[40,98,1092,1999,2242]。

组织病理学特征

和普通的脂肪瘤一样,成熟的脂肪组织是最主要的特征。最近报道了一例腺脂肪瘤,在该病例中脂肪瘤样成分中的梭形脂肪细胞 CD34 阳性[1301]。偶尔也能够在纤维脂肪瘤(脂肪瘤样痣)中发现嵌入的外泌汗腺成分,嵌入的外泌汗腺单位一般不发生改变,或发生非常轻微的改变,例如桥接或囊样扩张。黏液样变性很少见,偶尔在某些病例中(如黏液脂肪瘤)表现很突出。至于上皮成分方面,目前报道的最复杂的所谓腺样脂肪瘤病变,表现为嵌入了外泌汗腺成分,这些外泌汗腺呈囊性扩张、透明样变或鳞状化生。外泌汗腺分泌部和导管部明显增生导致局部或整个腔内及相关筛孔状区域的堵塞[1301]。除此之外,偶尔可以看到管腔的假复层病变,管腔上皮细胞的核从基底部向顶端及周围移动。用肌上皮的免疫组化标记显示细胞极性改变,表现为阳性的肌上皮细胞向管腔周围分布,而对应正常的基底部肌上皮细胞区域有相应缺失(图 1.208)。曾经

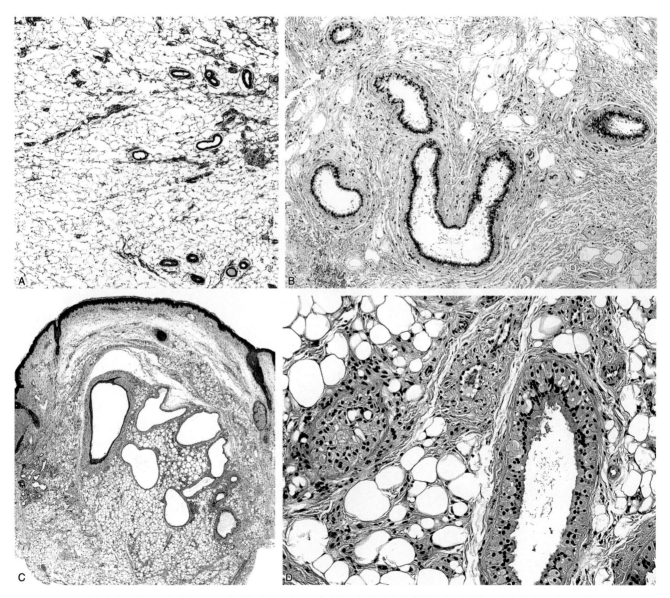

图 1.208　腺脂肪瘤。普通型脂肪瘤(A)及梭形细胞脂肪瘤(B)当中嵌入轻微改变的外泌汗腺,在另外一个病例当中,嵌入的外泌汗腺导管发生明显的扩张,局部可见鳞状化生(C)。管腔细胞发生不常见的假复层病变,细胞核向管腔顶部及周围偏移(D)

报道过一个腺脂肪瘤表现为顶泌汗腺分泌和囊样扩张[98]。

鉴别诊断

关于皮肤附属器肿瘤，伴有大量明显脂肪瘤成分的汗腺混合瘤在小样本活检中很容易被混淆[1262]，唇部腺脂肪瘤应该与累及次级涎腺的涎腺脂肪瘤相鉴别[1092]。发生在腋窝和胸壁的腺脂肪瘤应该与异位乳腺组织的乳腺脂肪瘤相鉴别。

顶泌汗腺增生（顶泌汗腺痣）

关于顶泌汗腺痣和顶泌汗腺增生是否为同一疾病还是不同的病变仍然没有统一定论。虽然有些学者交替地使用术语顶泌汗腺痣或顶泌汗腺增生[88,1667]，但是也有些学者对这种分类提出异议[23,2197]。目前所面临的问题是对于顶泌汗腺痣和顶泌汗腺增生的定义还不明确。根据 Requena 等学者的观点[2197]，顶泌汗腺痣的定义为"外观正常而排列异常的顶泌汗腺及其导管，先天性持续存在、局限性的生长，因此应视为错构瘤。与顶泌汗腺增生不同之处在于，顶泌汗腺增生中缺乏渐变现象，而且累及的附属器单位范围比较大。"然而，各种附属器成分的增生程度是可变的；因此对于"体积"的评估很主观，并且与疾病不同阶段有关。没有渐变性的生长也不能够作为完全诊断的证据：例如皮脂腺的增生并不是渐变性的，但是它的

增生通常不会受到质疑。Requena 等曾经用"先天性"这个词来定义[2197]，认为它与 Jadassohn 皮脂腺痣的顶泌汗腺所发生的改变相同。然而，在皮脂腺痣中包括顶泌汗腺单位在内的所有附属器的增生都是一个很常见的特点。

许多报道为"顶泌汗腺痣"的病例实际上都是 Jadassohn 皮脂腺痣的一部分，同时在组织学上还伴随着该种疾病的其他常见病理改变[467,2036]。部位和临床表现都与皮脂腺痣相符。著者已经收集观察了几百例诊断为皮脂腺痣的病例，没有一例病理不涉及顶泌汗腺单位的改变。其他在文献中使用过的术语包括"单纯顶泌汗腺痣"[88]、"先天性顶泌汗腺错构瘤"[1018]和"顶泌汗腺器官样错构瘤"[2129]。之所以会造成这种命名的混淆，实际上因为一些学者将某些不是"顶泌汗腺痣"的病例加上了"顶泌汗腺痣"的大标题，但它们却是完全不同的病例，比如管状腺瘤[1823]和 SCAP[1926]。在后者中，一些研究人员把 SCAP 的真皮成分称作"顶泌汗腺痣"[1774]。著者更愿意将其命名为"顶泌汗腺增生"，用来形容正常（或近乎正常）的顶泌汗腺的增生而不伴随其他病理改变。

临床表现

顶泌汗腺增生最常表现为腋窝肿胀，双侧腋窝几乎不同时受累，同时肿物可以很大（最大直径可达 8cm）。它可以发生在青春期或青春期以后[88,1790,1873,2129]。

组织病理学特征

顶泌汗腺大量增生，外观正常，呈小叶状排列，与腋窝顶泌

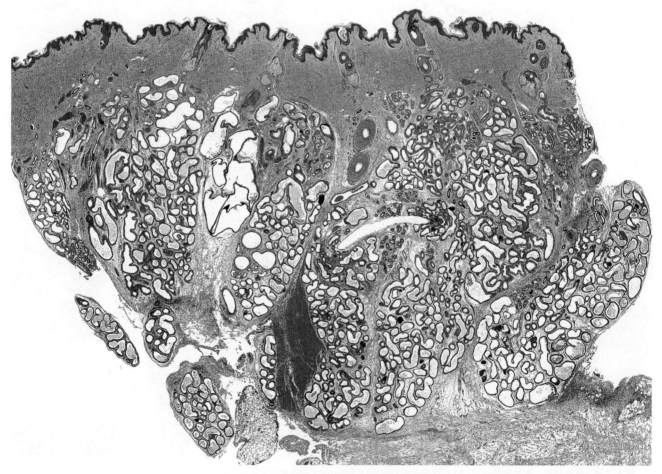

图 1.209 顶泌汗腺增生。正常形态的顶泌汗腺在数量上增加，排列成不规则的小叶状。以上样本取自腋窝

汗腺的分布一致（图1.209）。小叶状分布偶尔也不是很明显。有时候管腔扩张，内含泡沫细胞和分泌物质。核分裂象罕见，而且表皮和其他附属器结构也正常。顶泌汗腺增生几乎不会发生恶性变形成腺癌[1903]。

外泌汗腺痣和黏液外泌汗腺痣

与顶泌汗腺痣一样，对于外泌汗腺痣是否为一种独立的疾病还是外泌汗腺的增生目前还没有一致的共识。尽管有几篇文章报道了该病，插图中组织学改变表现为外泌汗腺的增生即正常外泌汗腺分泌部和导管数量上的增加[1242]。增生程度不一，大多数仅表现为外泌汗腺分泌部和导管部的轻度增生，但是也有报道认为属于外泌汗腺的正常改变。例如外泌汗腺在下肢比较丰富，尤其是在远端的掌跖部位，所以外泌汗腺痣总是好发于这个部位也不足为奇。所谓的"黏液外泌汗腺痣"[1475,1534,2008,2237]是指在增生的外泌汗腺周围间质内有丰富的黏液成分，这本身是一种非特异性的改变，在其他非相关疾病中也可以出现，经常是偶然发现的。还有观点认为这些活检的皮损具有典型临床表现，因此一定会出现对应的病理改变。然而，在插图中也可以观察到前面未提及的其他解剖结构的改变（例如，表皮增生）[1097,1580]。需要注意的是在肢端部位的正常外泌汗腺也可有明显的黏液间质。

临床表现

目前所报道过的病例中根据皮损的发生部位，分布，临床形态，是否伴有多汗及相关的异常，外泌汗腺痣可以分为多种亚型。仅或多或少不变的临床表现就是好发部位，绝大多数的外泌汗腺痣和黏液外泌汗腺痣都发生在下肢。婴儿及幼儿发生的概率较成人低。也有报道过先天性的病变。病变通常呈红色或棕色的结节，"肿胀"的斑片或表面呈乳头瘤样的斑块，或紫红色的肿物，直径最大可达1~2cm。单发和多发的病变都有报道过。双侧对称以及沿着Blaschko线分布的病变罕见。在某些病例当中局部多汗很明显。病变通常描述为柔软或不柔软，或坚实性的病变。罕见情况下，可伴有其他异常，如肢体肥大。

组织病理学特征

大量形态正常的外泌汗腺分泌部和导管排列成分叶状（图1.210）。然而，偶尔也可以发现不连续的管腔内桥接，分枝或中度扩张。汗腺增生程度不一；从组织学的角度来看，一些报道的病例中可见明显融合现象，最复杂的病理改变表现为境界清楚的多发性结节增生，这些结节由汗腺的分泌部和分泌导管组成[2194]。

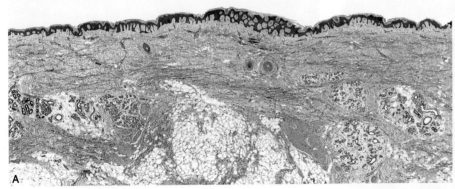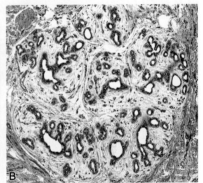

图1.210　取自大腿处的病变显示增生的外泌汗腺呈小叶状排列，在各小叶内部可见大量黏液（A,B）

在"黏液性外泌汗腺痣"中，用胶样铁及PH2.5阿辛兰染色显示大量的黏液沉积在外泌汗腺单位周围。报道过一例"血管黏液性外泌汗腺痣"，表现为血管黏液样间质内包含鳞状上皮结构伴局灶导管分化，可能是由于外泌汗腺导管不成熟鳞状化生和增生引起[181]。

外泌汗腺血管瘤样错构瘤

错构瘤在组织病理学上定义为来源于不同区域组织的异常混合形成的肿瘤样的病变。通常认为外泌汗腺血管瘤样错构瘤是一种良性的病变，病变由血管和外泌汗腺异常混合构成。据报道最常发生在儿童或青年人的肢端，有时伴有局部多汗或疼痛。至于它的组织学来源，著者提出一个观点，即在大多数的病例中基础病变表现为血管病变，然而异常的外泌汗腺单位（正常情况在肢端部位很丰富）仅表现为继发性增生，程度可以由轻到重。

与这一理论假设一致的是这种病变同时伴随着皮肤其他成分的增生，包括脂肪组织、神经纤维、毛囊、血管球（肾小球）样小体、表皮以及顶泌汗腺，这些表现偶有报道[2028,2188,2318]。著者将血管病变分为以下几类：梭形细胞血管瘤、疣状血管瘤以及动静脉畸形（图1.211）[441,795,1465]。

外泌汗腺汗管纤维腺瘤

本病由Mascaro在1963年首次提出[1625]，大部分人认为外泌汗腺汗管纤维腺瘤（ESFA）是一种良性的汗腺肿瘤。另一种观点认为本病只是一种反应过程，基于报道为ESFA病例在显微镜下异质性和临床上的广泛联系得出结论：ESFA是外泌汗

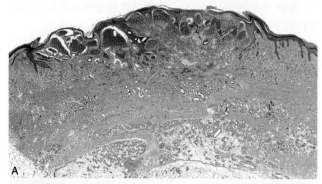

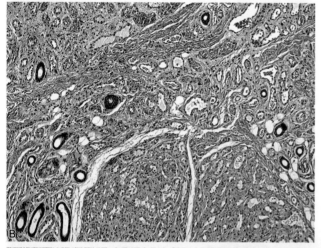

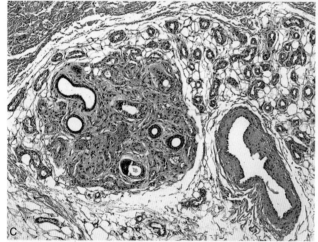

图 1.211　外泌汗腺血管瘤样错构瘤。病变主要为血管畸形同时伴有外泌汗腺单位的增生(A~C)

腺导管的增生过程而非肿瘤[23,767,1251,2186]。在部分患者中，皮疹明确由尿液、排泄物、机械性磨擦或创伤等刺激因素引起，ESFA 样的增生出现在烧伤[1090]、糜烂性掌跖扁平苔藓[768]、大疱性类天疱疮[1914,1915]、各种原因引起的溃疡[2743]、淋巴水肿[2240]、皮肤纤维瘤[2137] 和造口[471,1251] 等附近描述。因此又有了其他的命名，包括反应性 ESFA 和反应性汗管纤维腺瘤样增生[1251]。基于这一观点，所谓末端汗管痣可能是该病的一种亚型[1329,2844]。曾有报道 ESFA 发生于患有麻风[2658]和糖尿病性多发性神经病变[798]的患者身上。伴有 ESFA 形态学特征的病变也可发生于 Clouston 综合征[373,2099] 和 Schöpf-Schulz-Pas-

sarge 综合征[395]患者身上。在某些综合征或散发病例中部分 ESFA 患者病变中可发现 HPV 的感染[373]。"汗管纤维腺瘤"指一些无其他相关皮肤表现的多发性病变[1552]。从临床、病理和发病机制上表明 ESFA 代表一组异质性疾病[430]。

临床表现

　　ESFA 通常表现为发生在四肢上的一个孤立结节或一个境界清楚的隆起性斑块，好发于具有静脉功能不全征象或久站后出现淋巴水肿的老年人。病变表面常呈乳头状，有时可出现创伤引起的溃疡(图 1.212)。ESFA 可发生在如前文所述的多种病变附近，多发病变提示相关综合征(见前文)，但也可能单独发生[2555]。一些患者的初发病变为无症状的丘疹，融合成疣状斑块，并逐渐扩大。有病例报道许多丘疹镶嵌排列成线状[1081]。红斑基础上出现许多疣状柔软的结节，并呈鹅卵石样排列代表的是另一种罕见的临床表现[1690]。病变有时呈对称、双侧[946]，但也可出现在包括面部和躯干在内的其他部位，不管是在综合征中或散发病例中都可发生[1081,1369]。已确诊的病变能自然消退[2659]。甲下的病变可导致甲畸形[2660]。

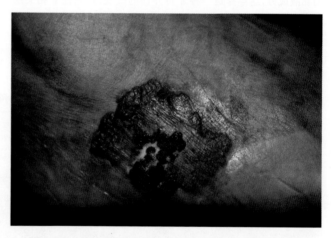

图 1.212　外泌汗腺汗管纤维腺瘤。一个境界清楚的孤立性斑块，表面肥厚呈轻微的乳头样凸起。周围皮肤出现色素沉着，是由静脉功能不全所导致

组织病理学特征

　　ESFA 的特点是由单一的立方形细胞形成的细长的上皮条索，互相连接，嵌入纤维血管黏液间质中，伴有数量不等的淋巴浆细胞的浸润(图 1.213 和图 1.214)。伴圆形管腔的小导管结构，有时可见局部内衬嗜酸性立方上皮，这种现象偶尔可以很明显[23,1108,2601]。局灶性促结缔组织增生性间质反应较罕见(图 1.215)。

　　在某些报道的 ESFA 病例中，由鳞状细胞组成的细胞条索更粗，常常提示表皮的增生。在与造口相关的病变中，下列情况均有报道：混合型表皮与结肠黏膜腺体结构的形成，表皮内皮脂腺分化，空泡化细胞，原始毛囊的诱导，皮脂腺分化，Paneth 细胞，真皮内黏液湖的形成等[1251]。

　　其他 ESFA 组织病理学改变包括：

　　1. 细胞明显透明样改变

　　细胞透明样变是由于胞质内糖原累积，这种现象较罕见[769,1066,2767]。

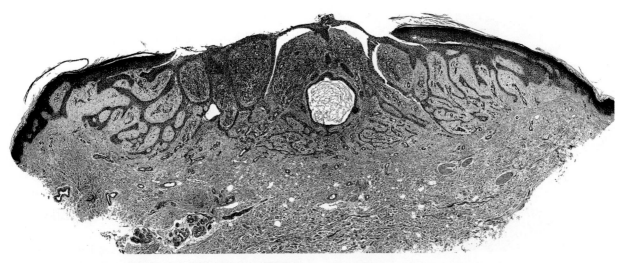

图 1.213　外泌汗腺汗管纤维腺瘤。由单一的立方形细胞形成的细长上皮条索相互连接,嵌入纤维血管黏液间质中,伴有淋巴浆细胞的浸润

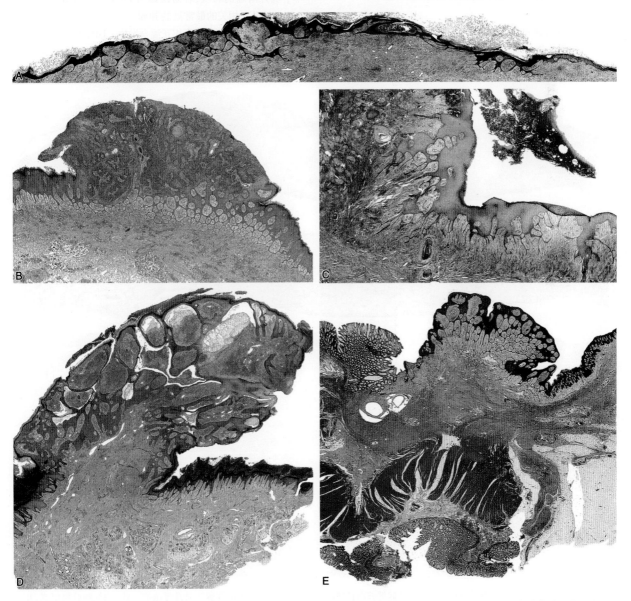

图 1.214　外泌汗腺汗管纤维腺瘤表现为一个反应性的增生过程,主要特征是外泌汗腺导管及邻近表皮的增生。在这个伴有静脉功能不全和淤积改变的病例中,病变初期表现为浅层上皮条索网状连接,注意间质改变(A)。增生外泌汗腺导管形成窗孔模式,在原位鳞状细胞癌中有类似的病理改变(B),浸润性鳞状细胞癌(C),汗孔瘤(D),以及结肠造口术患者切除的造口部分(E),而汗管纤维腺瘤的改变通常出现在原始病变的外周

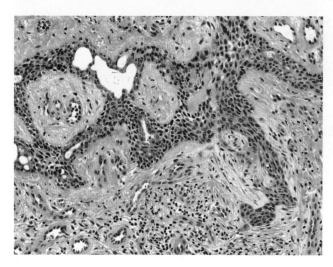

图 1.215 外泌汗腺汗管纤维腺瘤。在此病例中展示的是导管分化以及局灶性轻度促结缔组织增生性的间质反应

2. 外泌汗腺分泌部明显增生

通常为外泌汗腺导管增生,但偶尔也包括腺体成分。

3. 恶性变与相关恶性病变

ESFA 伴癌变在文献中少有报道[256,863,1226,1479,2345,2555]。在大多数情况下,ESFA 无疑是仅次于癌的继发性增生现象。除了这些明显反应性的继发性 ESFA 病变外,还有一些病例发现 ESFA 与癌前病变相关,并伴有进行性的细胞异型性,提示恶变[256]。这种改变无论是在孤立性还是多发 ESFA 病变中都可能发生[1479],另外也注意到 ESFA 恶性转变与外胚层发育异常相关[256]。在所有病例中,癌变的发生可能是良性 ESFA 的继发性改变[256]。然而,这些不能排除 ESFA 最初是反应性增生过程的可能性时,在发生包括 HPV 感染在内的外界刺激情况下可发生恶性变,目前认为 HPV 感染起主要诱因[373,1173,1251]。慢性光化学损伤也可能是 ESFA 相关性癌变的一种发病机制[1173]。一些学者提出与原发 ESFA 相对应的恶性病变可以使用术语"汗管纤维腺癌"来命名[863]。

与 ESFA 好发于下肢相反,手背部是 ESFA 相关性癌变的好发部位。病变主要发生在 70 岁以上的患者。临床上表现为一个境界清晰的斑块,容易误诊为 Bowen 病(原位鳞癌)。

与 ESFA 相关的最常见的肿瘤是分化良好的 SCC,它可以与 ESFA 的良性灶并发,甚至相互混合发生。HPV 感染引起的细胞病变可能很少在病变的恶性部位发现,在一个病例中,这些区域 p16 是阳性,随后的分子生物学检查证实了 HPV 感染(图 1.216)[1173]。

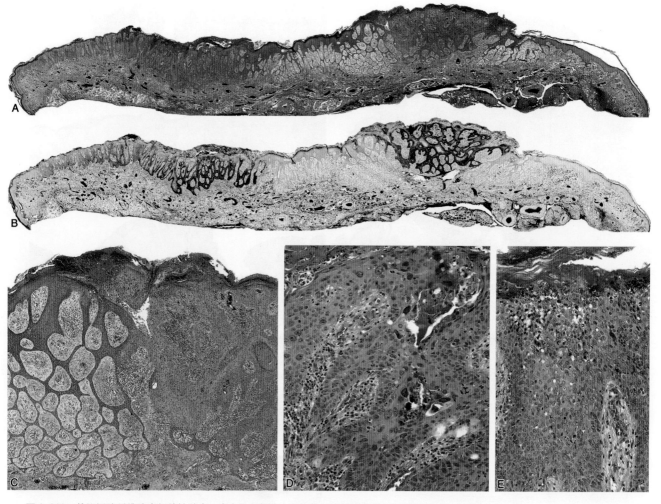

图 1.216 外泌汗腺纤维腺瘤相关性肿瘤。病变凸起部分由良性的上皮细胞条索(与外泌汗腺汗管纤维腺瘤一致)相互吻合所组成,并交替出现宽大的细胞条索,它们由异常的鳞状上皮细胞组成,代表原位鳞状细胞癌(A),此处免疫组化 p16 强阳性(B)。良性汗管纤维腺瘤过渡到肿瘤的区域(C)。高倍镜下的肿瘤可见多形性鳞状细胞和异常的核分裂象(D)。不同大小的透明角质颗粒和胞质空泡化,提示在异常上皮区域的人乳头状瘤病毒(HPV)感染(E)。此病例为 HPV109 感染

ESFA 病变可与其他恶性肿瘤同时发生,包括 BCC,汗孔癌和乳头状汗管囊腺癌[550]。

免疫组化特征

ESFA 的导管分化可呈 EMA、CEA 和淀粉酶消化的-PAS 强阳性[638,1209]。曾有学者尝试鉴别明显反应性 ESFA 样病变和表现为肿瘤样的病变,但没有差异[1955]。

鉴别诊断

在表真皮处形成相互连接的上皮细胞突,并形成 ESFA 的窗孔模式,这是许多毛囊和皮脂腺肿瘤的特征,包括 Pinkus 纤维上皮瘤,毛囊漏斗部肿瘤和伴有皮脂腺分化的网状棘皮瘤。毛囊漏斗部肿瘤由峡部细胞(一种具有小的椭圆形或圆形单一形态的核及丰富的嗜酸性胞质的细胞)组成。Pinkus 纤维上皮瘤由峡部毛囊细胞和生发细胞组成,后者主要形成胚芽样结构。间质呈纤维化,伴有大量圆形或梭形的成纤维细胞聚集在发育不全的乳头成分中。具有皮脂腺分化的网状棘皮瘤呈广泛的浅表病变,其中成簇的成熟皮脂腺细胞通常位于棘皮瘤表皮突底部。

黏液性汗管化生

该病首先在 1931 年由 Walther 和 Montgomery[2815] 在德文的一篇文章中描述为:"伴上皮化生的汗腺肿瘤"。在英文文献中,Kwittken 在 1974 年以"黏液分泌性表皮肿瘤"的名字报道了黏液性汗管化生[1425]。King 和 Barr 在 1979 年创造了"黏液性汗管化生"这个术语[1341],此病罕见,到目前为止只报道过 20 例。目前对黏液性汗管化生是与汗腺腺瘤相关的一种独立疾病,还是只是一种反应性化生模式目前还没有达成共识[1078]。

临床表现

黏液性汗管化生表现为孤立性疣状结节或斑块,有时出现中央裂隙或糜烂,可有透明液体排出。在临床上它类似于疣。病程可长达 20 年,有些患者将该病描述为"无法治愈"的病。在一些报道中强调了外伤史,提示创伤和压力是可能的病因[1341,1575,2393]。一些病例是在治疗病毒疣后发生的[1341,2393]。最常见的好发部位是足部和手指;其他部位较罕见,包括颈部,耳后区,下巴,胸部和臀部。男女发病比例为 4:1[2699]。

组织病理学特征

表皮通常存在棘层松解,有时向真皮内凹陷,内衬以非角化鳞状细胞及类似杯状细胞的富含黏液的细胞(图 1.217)[211,1078,1341,2393]。少数情况下,外泌汗腺外分泌导管与内陷区域基底部相连[2393]。文献记载了两例发生在真皮深层的外泌汗腺黏液性化生的病例[1683,2393]。

鉴别诊断

Banuls 等[156]记录了一个与黏液性汗管化生相似的病变,该病例中表皮内陷的较深部分内衬以柱状细胞,可见断头分泌,并与一个毛囊单位相连接,从而导致此文作者认为化生累及到顶泌汗腺导管[156]。顶泌汗腺导管的化生罕见,在组织病理学上,它与横穿毛囊漏斗部的导管非常相似[2197]。与黏液性汗管化生相似的表皮内变化很少见于汗腺腺瘤。在外阴或阴茎良性黏液化生中黏液细胞代替了鳞状上皮细胞[480,1220,2664,2747]。然而在晚期病变中,表皮无棘层松解和内陷。Fulling 等[787]报道了两例存在表皮内黏液细胞的病例,其中角质形成细胞可见异型改变,著者认为这是原位鳞状细胞癌。

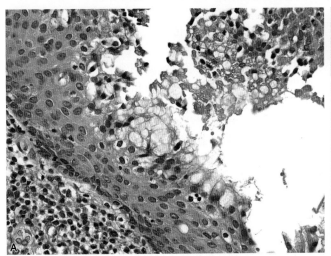
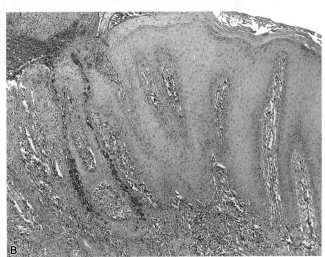

图 1.217　黏液性汗管化生。表皮杯状细胞(A)。黏液卡红染色(B)

汗孔角化病样附属器开口痣

汗孔角化病样附属器开口痣是最近提出的术语,用于统一两个看似密切相关的疾病,一种是较常见的汗孔角化病样外泌汗腺开口和真皮导管痣,而另一个是较罕见的汗孔角化病样外泌汗腺和毛囊痣。这两种疾病都可能是分泌腺导管(和毛囊)的非遗传性畸形,这种畸形可能是由镶嵌现象存活下来的致病基因突变引起的[840]。在 1979 年首次报道汗孔角化病样外泌汗腺开口及真皮导管痣后,全球大约有 50 例报道[840,2331]。

临床表现

此病通常发生在出生后数年或青少年或成年早期,少数病例发现于出生时。病变特征性表现为非对称性的疣状丘疹或斑块,可呈线状排列或沿 Blaschko 线分布[360]。还可看到许多含粉刺样角栓的点状凹陷。

在大多数病例中,病变常常发生在手掌/手和/或脚底/足部的肢端部位,并且常常是单侧的。双侧的病变很少见(约 20%)。约三分之一的患者表现为更广泛的病变,累及四肢近端,躯干,臀部,颈部,或这些部位组合出现(图 1.218 和图 1.219)。病变通常无症状,偶尔瘙痒。虽然这些病变通常位置固定,不会进展,但病变可能会延伸到以前从未累过的部位。疣状病变角化过度的表现可能会随着时间的推移在手臂和腿部逐渐缓解,但手掌和脚底仍可能存在[840]。家族性发病也有报道[1628]。

通常没有相关的皮肤病或系统症状。但也有一些罕见报道,包括局灶性无汗症、脱发、掌跖角化病、银屑病、偏瘫、癫痫发作、脊柱侧凸、多发性神经病、甲状腺功能亢进、发育迟缓、听力受损和乳腺发育不全[840,1136,2968]。

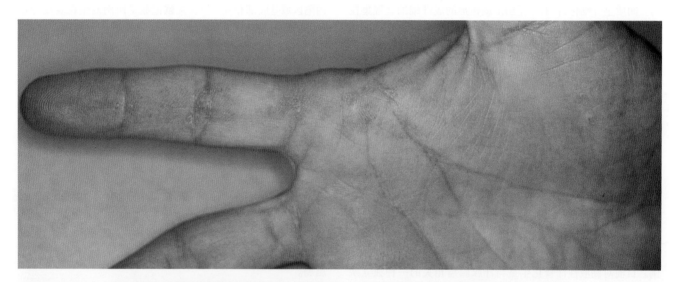

图 1.218   手掌及手指线状角化性斑块。组织病理学上,符合汗孔角化病样外泌汗腺开口和真皮导管痣

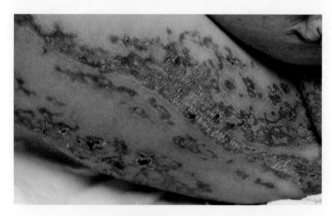

图 1.219   汗孔角化病样附属器开口痣。多发角化性斑块呈线状排列。组织学表现见图 1.220

组织病理学特征

汗孔角化病样外泌汗腺开口和真皮导管痣的特征是在末端汗管中间有角化不全柱(鸡眼样板层结构),其可以是扩张的并伴有颗粒层消失的角化不全。也可以看到扩张或增生的外泌汗腺导管或末端汗管[1814,2585]。在某些情况下,在表皮中也可以观察到鸡眼样板层结构,有时会有少量的炎症细胞浸润[210,2818]。在过去报道的汗孔角化病样外泌汗腺和毛囊痣中,在末端汗管和毛囊漏斗部(顶端毛发)处也可以看到角化不全柱(图 1.220)[512,1393]。经连续切片观察在不同层次都可以发现末端汗管和毛囊漏斗部(除了活检标本仅来自肢端无毛囊的部位),从而得出汗孔角化病样附属器开口痣的统一概念[840]。

鉴别诊断

汗孔角化病样附属器开口痣的组织学鉴别诊断不仅包括了附属器肿瘤,同样也包括了以角化不全柱为主要特点的皮肤病[2813]。角化不全柱是线状汗孔角化病的一个特征,但该病一般不累及附属器。从临床角度方面,鉴别诊断包括炎性线状疣状表皮痣,局灶真皮发育不良(Goltz 综合征)和黑头粉刺痣[840]。

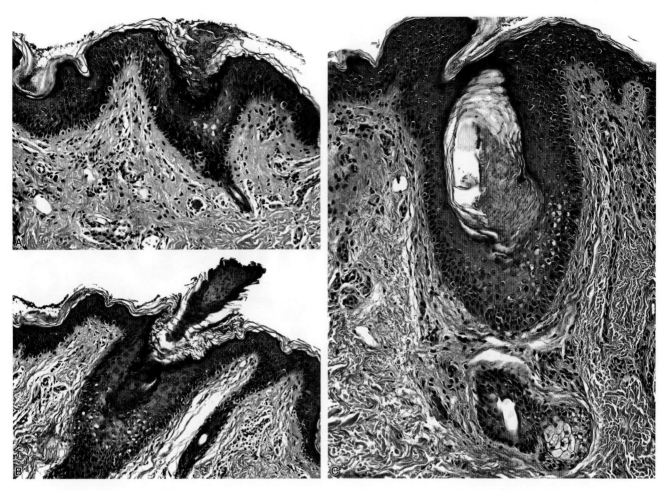

图1.220　汗孔角化病样附属器开口痣。在顶端汗管(A)和毛囊漏斗部(B,C)中见角化不全柱,同时伴有局灶颗粒层消失以及角化不良

其他外泌汗腺和顶泌汗腺单位非肿瘤性病变

本节中讨论的改变更多涉及外泌汗腺和顶泌汗腺单位的导管而不是腺体部分,并且可分为导管/腺体扩张,化生,增生以及涉及各种良性和恶性非肿瘤病变的诱导或继发性改变。一般很少看到上述两种或3种的改变同时发生(如化生和增生)。在少数情况下,这些改变产生的表现会让人认为是附属器肿瘤。

导管扩张

在许多慢性病进程中,特别是伴有纤维化或出现致密组织中,偶尔可以看到顶泌汗腺或外泌汗腺的导管扩张(膨胀)(图1.221)。导管腔细胞萎缩变平或增生形成微乳头样结构,这与后续讨论的导管增生性改变相关联(图1.222)。有时可见横穿管腔的细线状桥连从而形成筛孔状改变(图1.223)。有时也可以出现管腔内钙化。当管腔扩张明显时类似于小的汗囊瘤,实际上,所谓的外泌汗腺汗囊瘤可能是一种外泌汗腺潴留囊肿。偶尔会有几个扩张的管腔(图1.224)。在扩张的外泌汗腺导管基础上可能发生继发性粟丘疹[213]。顶泌汗腺分泌部

扩张已在Fox-Fordyce病中介绍[1570]。

导管(腺体)增生

在SCC中有时候会遇到外泌汗腺和顶泌汗腺导管增生(有时候仅仅是腺体部分),在某些其他实性上皮和间叶肿瘤中也可以发现,这些肿瘤包绕在先前存在的附属器周围[799,1175,2596]。导管数量略微增加,常伴扭曲的或轻度扩张的管腔,管腔内细胞的微乳头状突起可形成管腔内桥连,使得管腔部分或全部堵塞。这些管腔内增生的上皮细胞可以有多形性,使得显微镜下的图像与乳腺的单纯的或非典型导管增生相似,因此提出"非典型性汗管增生"[2319]。在SCC中,这些非典型导管和汗腺紧邻肿瘤甚至与肿瘤紧密混合,这种图像可能误认为"导管癌化"或"腺体癌化"(图1.225)。增生的外泌汗腺导管见于相对常见的ESFA病中,以及导致一种罕见的现象:增生性外泌汗腺导管和假癌性增生相结合。增生性外泌汗腺或顶泌汗腺导管或外分泌腺的另一个独特的表现是其排列拥挤同时伴随有特定的细胞学变化,管腔细胞呈"母细胞样",表现为大的空泡状的核,染色质透亮或大的核仁,有时核分裂活性增加。这种改变也可以在淋巴组织增生性疾病中发现[1272]。基于这一主题,"汗管瘤"样导管增生可能代表另一种亚型。这在"汗管瘤"一节中讨论。

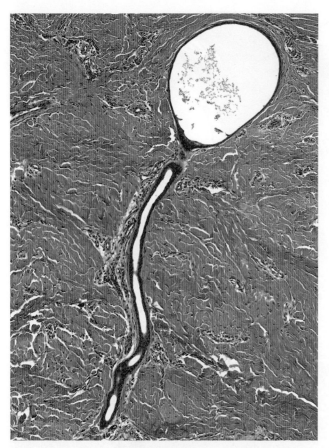

图 1.221　导管扩张。注意变薄(变细)的管腔细胞

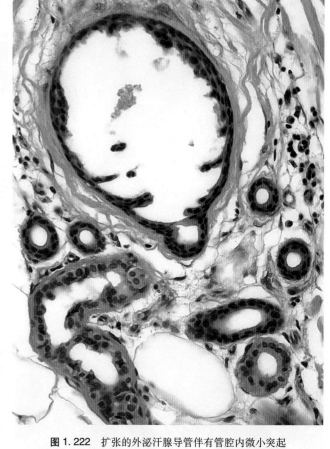

图 1.222　扩张的外泌汗腺导管伴有管腔内微小突起

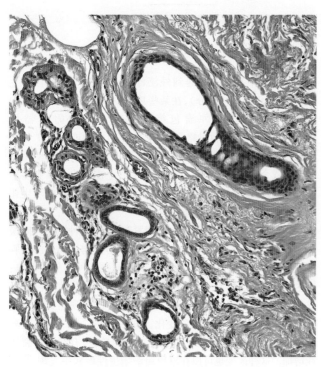

图 1.223　外泌汗腺导管扩张伴管腔内桥接

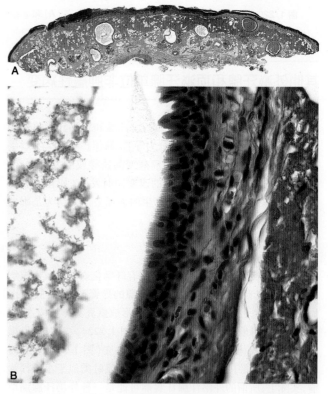

图 1.224　许多外泌汗腺导管扩张(A)其中一个扩张导管内纤毛化生明显(B)

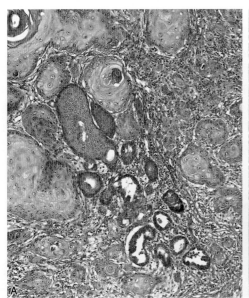
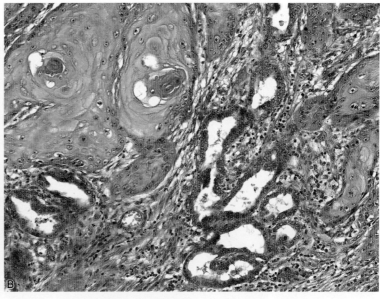

图 1.225　在鳞状细胞癌中,所谓的非典型性导管增生(A,B)

顶泌汗腺及外泌汗腺导管和分泌部的化生

外泌汗腺及顶泌汗腺导管或分泌腺鳞状化生和透明细胞样变在多种疾病中都有报道[46,156,1494,2522]。鳞状上皮化生指鳞状细胞替代了管腔细胞。当导管扩张时,形成汗管瘤样结构(图 1.226)。在少数情况下,在这些结构中看到顶浆分泌样顶突表示顶泌汗腺化生(图 1.227)。纤毛化生是罕见的(见图1.224)。黏液汗管瘤样化生和外泌汗腺鳞状汗管瘤样化生是外泌汗腺和顶泌汗腺更进一步的化生。前者在另一部分独立讨论(详见"黏液汗管瘤样化生"章节)。外泌汗腺鳞状汗管瘤样化生在有慢性溃疡的患者,以及接受各种化疗方案的恶性肿瘤患者和其他疾病的患者中出现[1003,1711]。顾名思义,外泌汗腺鳞状汗管瘤样化生组织病理学表现为外泌汗腺导管的管腔细胞和/或外泌汗腺腺体细胞被鳞状细胞所代替,同时化生的鳞状上皮细胞增生导致管腔堵塞形成实性细胞巢或小的

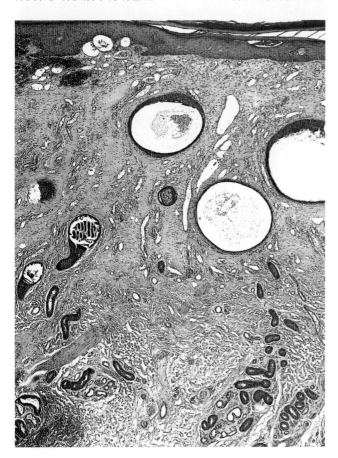

图 1.226　外泌汗腺导管鳞状化生伴随导管扩张形成一个汗管瘤样的改变。这种改变可能是继发于严重的血管皮炎

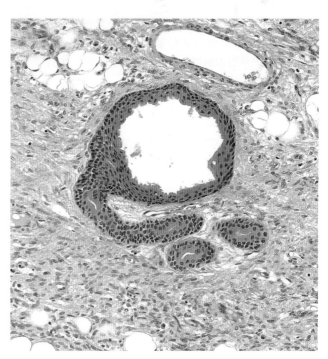

图 1.227　在扩张的导管中看到顶浆分泌样顶突可能代表顶泌汗腺化生

筛孔结构。此外,上皮细胞可有坏死。上皮细胞岛甚至类似浸润性 SCC,但是小叶结构保留,同时不存在鳞状细胞非典型性和间质硬化都是鉴别它们的要点[2418]。在晚期,有可能出现钙化。

在正常的外泌汗腺分泌部细胞胞质透明样变是一个独特的细胞学改变,这种改变通常局限于分泌部,而导管部是正常的表现。透明细胞化生一般不累及外泌汗腺单位远端的部分,也就是在真皮内远端的外泌汗腺导管直部和末端汗管。临床上,它可以是局灶性且无症状,或也可产生肉眼可见的皮

疹,其表现为 1~3mm 的肉色丘疹,可变成红色,类似于暴露于热源后出现的红色粟粒疹(红痱子)。而术语"外泌汗腺导管的透明细胞增生性丘疹"[2476,1674]和"发疹性透明细胞汗腺导管错构瘤"[1122]被用于描述这种罕见的情况。在组织病理学上,末端汗管和真皮内远端的外泌汗腺导管直部部分原来的细胞被多角形透明细胞取代,这些细胞胞质淡染,核边集,同时可以用 PAS 显色。在局限的活检标本中,这种变化可能与其他皮肤区域中的局灶透明细胞化生无法区分(图1.228)。

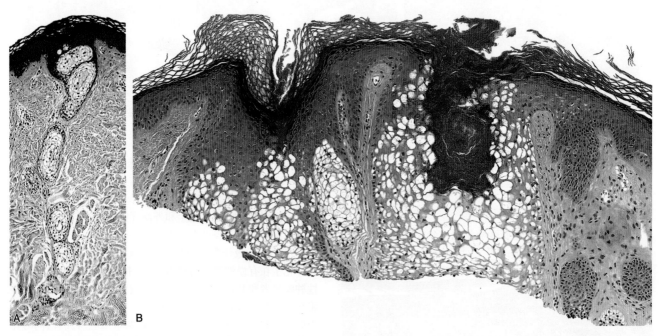

图 1.228   在顶端汗管和真皮内外泌汗腺导管直部的远端部分透明细胞化生改变(A)。与毛囊局灶透明细胞化生比较(B)

不仅是管腔内皮细胞可以发生化生,外泌汗腺或顶泌汗腺导管/螺旋部管腔外侧的基底/肌上皮细胞也可能出现化生。有报道在一些淋巴细胞增生性疾病中管腔外侧的细胞发生明显的透明细胞改变[1272]。

外泌汗腺/顶泌汗腺单位的捕获/继发受累

除了腺脂肪瘤外,外泌汗腺和顶泌汗腺单位捕获可出现在

皮肤纤维瘤,骨瘤,神经纤维瘤等,常常表现为化生改变(通常为鳞状化生)[62,857,858,1175](图1.229)。

皮肤附属器结构的继发受累可以是许多疾病过程的一个特征[2243]。在所谓的亲汗管型蕈样肉芽肿中,增生的外泌汗腺腺体及导管的内外可见脑回样侵袭细胞浸润("汗管淋巴样增生")[336,1245,2997](图1.230)。被淋巴细胞浸润的这种小的上皮岛的不规则增生认为是"外泌汗腺螺旋腺瘤"的缩影[1663]。类似情况偶然发生在其他疾病中,例如角化棘皮瘤。在化疗罕见并发症中,中性粒细胞性化脓性汗腺炎与外泌汗腺鳞状上皮细胞化生重叠,其中外泌汗腺分泌部见中性粒细胞浸润。

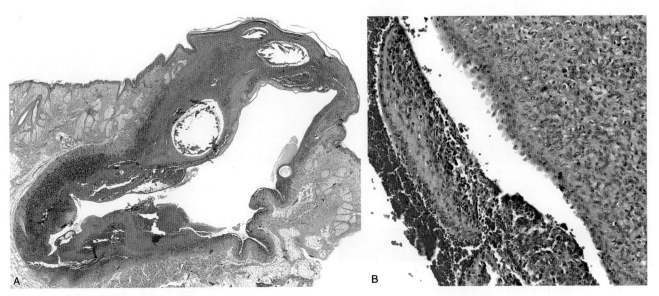

图1.229　被皮肤纤维瘤包绕的多房性囊腔结构,间质内含铁血黄素和硒化物。囊腔内衬局灶类似于顶泌汗腺分泌(A,B)

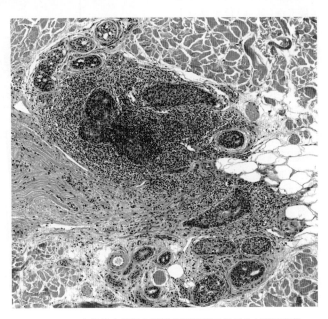

图1.230　在蕈样肉芽肿中所谓的汗管淋巴样增生(蕈样肉芽肿汗管样萎缩)

(纪超 译,马伟元 校,张韡 审)

毛囊的解剖学、组织学及生物学

毛囊是一种由上皮和间质成分组成的复杂结构(基本上是一个小型器官)。毛囊有两种主要类型:毫毛和终毛。毫毛毛囊薄、短,色素较少或无色素,其最末端(球部)位于真皮上部至中部。终毛毛囊则厚、长,常含有色素,其球部位于皮下脂肪层。所谓的未定类毛囊具有中间形态,介于毫毛和终毛之间。无论毫毛或终毛,每一个毛囊均与皮脂腺关系密切,故有时使用术语"毛囊皮脂腺单位"。毛囊由永久性存留的上段和暂时性或周期性存留的下段组成。毛囊上段包括漏斗部和峡部,下段在毛生长周期中发生改变,即生长期、退行期和休止期。

球部是毛囊的最末端部分,也是毛在成熟生长期的最好证据(图 2.1)。球部含有供给毛囊本身营养的毛母质和内毛根鞘(IRS)。IRS 外周包裹着外毛根鞘(ORS)。IRS 因有亮红色的毛透明颗粒而易于识别,通过透明细胞亦可辨认 ORS。

茎部位于球部之上,其下界标志即所谓的 Adamson 纹或 A 纹。Adamson 纹可通过以下特点识别:①毛由有核转变为无核;②IRS 的毛透明颗粒消失;③毛从邻近上皮出现回缩(一种人工现象)。茎部的上界标志是隆突部,它是立毛肌的插入处,亦是假定的毛囊干细胞所在位置。

峡部位于隆突部的上方,其上界是皮脂腺导管进入毛囊的入口。峡部的命名意味着它连接了两个更大的部分:下面的茎干部和上面的漏斗部。在峡部,IRS 完全角化、脱落和消失,并被来源于 ORS 的波纹状角化团块所替代。

在峡部的上方是呈漏斗形的漏斗部,其下界是皮脂腺导管的入口。在漏斗部上段,有很短的一部分穿过表皮称为末端毛囊。漏斗部的上皮与周边的表皮相连续,实际上两者几乎相同。已故的 Ackerman 教授得出的结论是:漏斗部不是毛囊的一部分,而是表皮的衍生物[23]。除了毛干之外,漏斗部含有脱落的角质细胞、汗腺和皮脂腺的分泌物及微生物(糠秕孢子菌的孢子、毛囊蠕形螨的螨虫等)。

除了上皮结构之外,毛囊具有特别的毛囊间质,包括毛乳头。毛乳头的柄部与毛囊周围结缔组织鞘(纤维根鞘)融合,包绕着整个毛囊。铲形(纸牌的黑桃形)或圆锥形的毛乳头是成熟的生长期毛囊的最好证据。毛乳头由排列杂乱、圆胖的成纤维细胞组成;成纤维细胞则位于纤细的胶原微纤维束的背景之

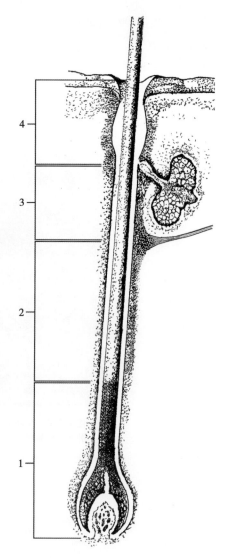

图 2.1 毛囊的组成部分包括:与毛乳头相关的球部(1)、茎部(2)、峡部(3)和漏斗部(4)。球部和茎部是毛囊的暂时性存留部分,而峡部和漏斗部组成毛囊的永久性存留部分

中。生长期毛囊的毛乳头内有小的毛细血管团,因此黏液常很明显,它在纵切面可见垂直走行的血管。作为上皮-间质信号通路的一个主要组成部分,毛乳头认为在毛囊周期中发挥重要的调节作用。结缔组织鞘由大量细长的、梭形成纤维细胞和纤细的胶原纤维组成。结缔组织鞘与毛囊之间由基底膜(又称作

玻璃状膜)分隔。

　　由于具有细致入微的结构与复杂的功能、快速的生长和回到初始阶段的能力,毛囊无疑是哺乳动物中最具动态性的结构之一。如前所述,毛生长周期的3个主要时期是生长期、退行期和休止期。成熟阶段的生长期毛囊可通过包裹着毛乳头、发育良好的球部来识别(图2.2)。

　　退行期毛囊可通过 ORS 下段的多个坏死角质形成细胞来辨认。ORS 下段经历了萎缩、上升,逐渐形成了上覆毛乳头残余部的扁平基底;而毛乳头残余部亦随之上升。此时,毛囊表现为棒状。基底膜呈波纹状起伏和增厚,并且毛囊周围结缔组织鞘也是如此(图2.3)。在毛乳头残余部,可观察到从毛母质的黑素细胞释放出的黑素。在进展到退行期,毛乳头残余部与毛囊的距离越来越大,两者之间存在纤维带。

　　休止期毛囊只包含漏斗部和峡部,其周边的毛囊角质形成细胞排列成栅栏状(图2.4)。当纵切面时,在邻近隆突部的毛囊最底端有时可见到球状突起;它又称为"休止期胚芽单位"或"次级毛胚芽"。横切面时,休止期胚芽单位具有星号样外观[2540]。传统上认为,位于隆突部的公认的干细胞在休止期后期被活化,并参与毛囊更新(即隆突部活化假说)。另一个理论是所谓的毛囊预设假说。根据该假说,参与引发毛囊生长期的上皮-间质通路的公认的干细胞位于次级休止期毛胚芽,而非隆突部[2000]。后者的基本要素是毛囊更新的二源性以及生长期活化是一个两步过程——毛生殖细胞的初始活化和随后发生的隆突局部干细胞活化。隆突部活化假说认为隆突部干细胞的合成活化与增生是所有毛囊层的来源。与之相反,毛囊预设假说认为位于隆突部的干细胞只产生ORS[2000]。

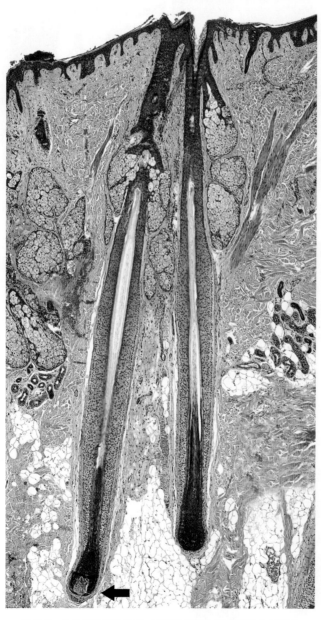

图2.2　生长期的终毛毛囊。球部的基底包裹着毛乳头(箭头)

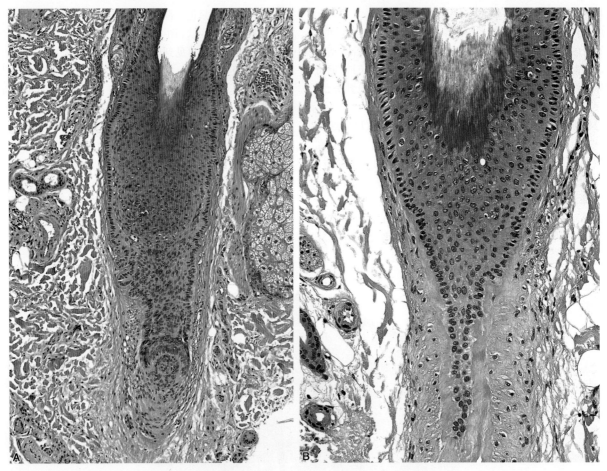

图2.3 退行期毛囊的特点包括外毛根鞘下段的多个坏死角质形成细胞,外毛根鞘下段出现短缩和上升,毛乳头亦随之上升(A)。基底膜和毛囊周围结缔组织鞘均呈波纹状起伏和增厚(B)

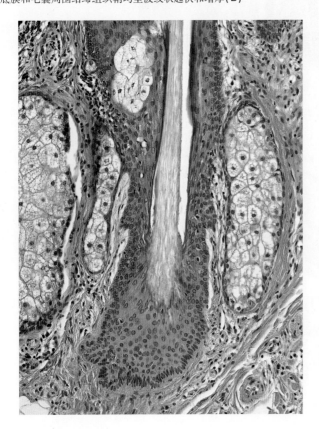

图2.4 休止期毛囊。毛囊下段表现为峡部周边的毛囊角质形成细胞呈栅栏状排列。毛干呈杵状

（万川 译,周诚 校,张韡 审）

向毛囊分化肿瘤的诊断方法

相对于其他来源的附属器肿瘤,毛囊肿瘤可表现出最多种多样的组织病理学特点。毛囊肿瘤可展现正常成人毛囊的某些成分,发育中的胚胎毛囊的一些结构和新生儿的毛囊生长周期。因此,对毛囊肿瘤的诊断要求是认识向毛囊特定成分分化的不同类型,熟知毛囊的组织胚胎学和新生儿的毛囊生长周期表现。许多特征代表了毛囊分化的共同特点,由此能够作出诊断。鉴于毛囊肿瘤知识点的高度复杂性和众多性,著者将对具有共同特点的毛囊分化部分分成多个章节描述;在这些章节中将提供更详细的组织学描述,必要时还有对组织胚胎学知识的描述。这些章节分别是:

- 主要向毛囊生发细胞分化的肿瘤
- 向毛囊生发细胞和特殊毛囊间质分化的双相上皮-间质肿瘤
- 主要向母质分化的肿瘤
- 主要向球部/茎部的外毛根鞘分化的肿瘤
- 主要向峡部的外毛根鞘分化的肿瘤
- 主要向漏斗部分化的肿瘤和相关疾病
- 向全毛囊分化的肿瘤

主要向毛囊生发细胞分化的肿瘤

主要向毛囊生发细胞分化的肿瘤认为由胚胎中能够形成毛囊胚芽的细胞所形成;早在妊娠期第9周,这类细胞在某些解剖部位(头皮、眉毛等)就已明显出现。它们表现为具有深染椭圆形胞核、胞质较少的上皮细胞,位于正在形成的表皮下面,并聚集成小的、2~3层厚的新月形状。这些细胞的胞核微微靠拢,在胚芽边缘呈栅栏状排列(图2.5)。在新生儿,毛囊胚芽可见于即将进入生长期的毛囊峡部的底部。

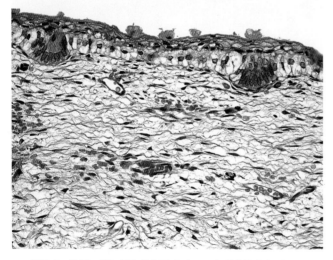

图2.5　约第9周妊娠期的胚胎皮肤。正在形成的表皮下面可见2个毛囊胚芽。胚芽由具有深染椭圆形胞核、胞质较少的上皮细胞呈半球状聚集而成。这些细胞在胚芽边缘呈栅栏状排列

向毛囊生发细胞分化肿瘤的特点为小的嗜碱性细胞排列成结节状,边缘呈栅栏状排列;这些嗜碱性细胞具有相似的椭圆形胞核、核仁不明显、胞质少(图2.6)。这些细胞也常称为毛囊生发细胞或基底样细胞。在已故的Ackerman教授等提出的毛囊肿瘤分类中[25],两个肿瘤,即毛母细胞瘤和基底细胞癌(BCC),归入主要向毛囊生发细胞分化(或胚芽样分化)的肿瘤当中。与之不同的是,著者认为毛母细胞瘤是向毛囊生发细胞和特殊毛囊间质双重分化的双相上皮-间质肿瘤。因此,只剩下BCC属于该分类中的唯一病种。然而,必须强调的是,著者与其他学者[2021]同样认为BCC和毛母细胞瘤构成了一个组织病理学病谱。该病谱由具有不同数量(从无到明显)的特殊毛囊间质的病变构成。

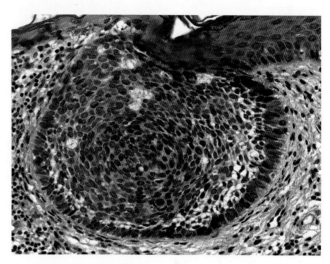

图2.6　具有椭圆形胞核、核仁不明显、胞质少的嗜碱性细胞在边缘呈栅栏状排列是向毛囊生发细胞分化肿瘤的特点。此例是浅表型基底细胞癌

胚胎皮肤中的毛囊生发细胞可以通过以下细胞角蛋白的免疫组化表型进行识别:CK5/6$^+$、CK14$^+$、CK17$^+$、CK19$^+$、CK1$^-$、CK4$^-$、CK7$^-$、CK8$^-$、CK10$^-$、CK13$^-$、CK18$^-$和CK20$^-$[2360]。BCC的肿瘤细胞和毛母细胞瘤的上皮性肿瘤细胞表达有非常类似的细胞角蛋白免疫组化表型[2361]。毛囊生发细胞和归类于向该细胞分化的肿瘤还没有完全特异性的免疫组化标记;但常常应用Ber-EP4,这是因为它在其他来源的生发细胞不表达。Ber-EP4是单克隆抗体,它能够与存在于大多数人类上皮细胞中的两种糖蛋白(34kDa和39kDa)相结合,从而进行识别。然而,这两种糖蛋白(抗原)的功能尚不清楚。

基底细胞癌

虽然在许多病理学和皮肤病理学书籍中,基底细胞癌(BCC)归入表皮肿瘤或角质形成细胞肿瘤。然而,近年来越来越多的学者认识到该肿瘤的本质是毛源性肿瘤。BCC几乎完全发生在有毛发的皮肤,而且其细胞成分的组织病理学(包括细胞角蛋白表型)类似于毛囊生发细胞。作为毛囊性肿瘤的概念似乎得到了基础科学研究文献的进一步支持,包括 *SHH* 基

因敲除实验,*SHH*基因是一种不仅对BCC发生,而且在毛囊形态形成中具有至关重要作用的基因序列。*SHH*基因失活小鼠的毛囊生长受到抑制,可表现出与浅表型BCC极其相似的形态。曾有研究报道,在过度激活Hh信号通路的小鼠中,在它的正常无毛的掌(跖)侧皮肤上出现了的新生上皮细胞萌芽,类似于浅表型BCC和毛囊形态形成的胚芽阶段;Hh信号通路对毛囊形成和BCC发生也具有核心作用[2946]。

　　BCC是一种最常见的皮肤恶性肿瘤,其临床和组织病理学表现复杂多样。在本章节,仅对该肿瘤的主要临床病理学(特别是与其他皮肤附属器肿瘤鉴别诊断相关的内容)方面进行讨论。BCC的组织病理学表现比其临床更具多样性,它的许多镜下亚型在临床上并没有区别。

临床表现

　　由于与过度日晒相关[尽管紫外线(ultraviolet,UV)不是唯一的病因],BCC最常累及暴光部位,但也可出现在其他部位的皮肤。临床表现和发病部位具有一定程度的相关性。

　　BCC的主要临床类型包括:

- 浅表型
- 结节型(结节-溃疡型)
- 硬斑病样型
- 色素型

　　浅表型BCC最常累及躯干,表现为红斑性病变;其境界清楚、常可辨认出珍珠状的边缘;有时可见糜烂,常在轻微创伤后发生出血。病变大小不一,直径可从数毫米至超过10cm(图2.7)。偶尔能见到多发性病变。

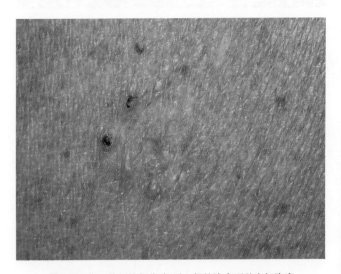

图2.7　位于特征性部位-躯干上部的浅表型基底细胞癌

　　结节型BCC表现为边界清楚的结节,表面光滑、常伴有毛细血管扩张。随后可发生溃疡,病变常表现为中央溃疡和卷曲状边缘(侵蚀性溃疡)(图2.8)。最常累及的部位是面部。结节型BCC偶尔呈色素性,临床上可模仿黑素瘤(图2.9)。色素型BCC常归类于一个单独的亚型;但这都是人为划定的,因为黑素沉着也可在其他亚型出现。

　　顾名思义,硬斑病样型或硬皮病样BCC的临床表现为硬化部位的白色斑疹或斑片/斑块,表面伴有毛细血管扩张;其形

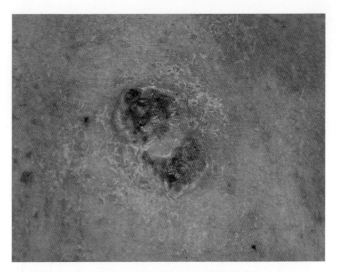

图2.8　伴有卷曲状边缘的溃疡型基底细胞癌(侵蚀性溃疡)

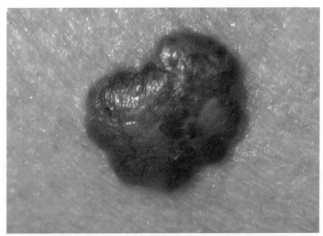

图2.9　结节色素型基底细胞癌。其病变可能像黑素瘤。此外,还需要注意的是表面典型的毛细血管扩张

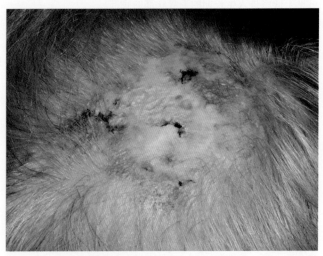

图2.10　大的硬斑病样型基底细胞癌

态与硬斑病(局限性硬皮病)相似(图2.10)。其病变常发生在红斑的背景中,边缘界限不清(因此,此型又命名为弥漫型)。硬斑病样型BCC的病理浸润程度常超出其临床外观,因而使

其治疗困难。

BCC还有其他少见的临床类型,包括囊肿型、巨大型(>10cm)、线状型、息肉型等[1362,1676,2147](图2.11和图2.12)。

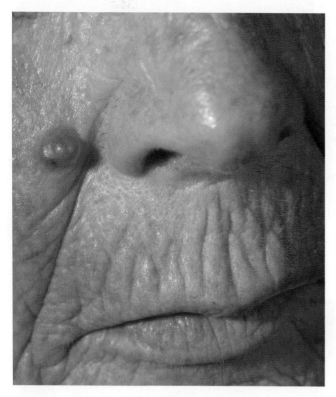

图2.11　囊肿型基底细胞癌(侵蚀性溃疡)

BCC是一种发生在中老年人的肿瘤。无论何时遇到儿童患者,都应该排除相关综合征的可能性,例如着色性干皮病、痣样基底细胞癌综合征(NBCCS)(也称为Gorlin-Goltz综合征)及Bazex-Dupré-Christol综合征。儿童起病的BCC可能是原发性(罕见,全世界约报道了100例),也可能与实体器官移植和既往接受放射治疗有关[884]。

发生在无毛皮肤(手掌与足跖)的BCC罕见[2264]。描述出现在口腔的大多数BCC病例实质是外周性造釉细胞瘤;真正的口腔内BCC罕见[579]。

组织病理学特征

BCC有许多病理学亚型。由于显著的肿瘤可塑性,这些亚型之间可能存在重叠,因此要对它们进行严格区分或多或少是人为的。由于组织结构、细胞学特点和间质改变相关的变化导致了BCC病理学形态复杂多样。这些BCC亚型曾有许多命名,不同学者的命名有所不同,反映了他们对这些肿瘤的个人看法。

浅表型基底细胞癌

顾名思义,浅表型BCC是以明显孤立的新月形或圆形的基底样细胞小叶为特征;基底样细胞小叶发生于表皮下面、向下生长到增厚的真皮乳头层,但无侵犯性边缘。肿瘤小叶具有瘤旁收缩间隙,有时仅局部可见收缩间隙。瘤旁收缩间隙与以下因素有关(常合并出现):真皮纤维化、黏液沉积、水肿和慢性炎症;有时也与噬色素细胞相关(图2.13)。其间质改变类似于其他病变在消退时可见到的变化,并可作为诊断小的、浅表活检标本(刮削活检)的一条线索,也可作为可能在间质变化带之外出现癌灶的一个指标[1459]。三维重构图像显示源自表皮的基底样细胞结节实际上是相互联系的,其相互分割是一种假象;因此,以往"浅表性多中心性BCC"的命名是不正确的。浅表型BCC若不治疗,肿瘤进展将导致范围扩展到更深层组织,形成大小不一的结节性肿瘤团块。浅表型BCC需要与一些间质病变基础上出现的毛囊诱导鉴别[843,1696,2556]。

结节型、实体-囊肿型、囊肿型基底细胞癌

在所有BCC中,这部分亚型所占比例超过75%。它们之间相互关联,通过实体和囊肿性区域的比例进行界定(图2.14)。结节型这个亚型的典型表现为由不同形状和大小的大量肿瘤细胞聚集,形成肿瘤主体。位于结节边缘的细胞常呈栅栏状排列。上皮细胞团块与周围的纤维性间质被一间隙所分开。这种间隙代表一种人工收缩现象。在收缩间隙中能见到黏液。实体-囊肿型同时具有实体和囊肿性区域

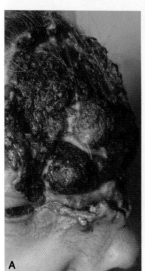
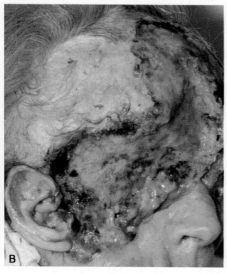
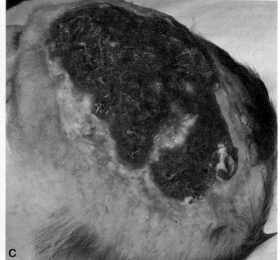

图2.12　3例大的基底细胞癌伴有广泛局部组织破坏(A~C)

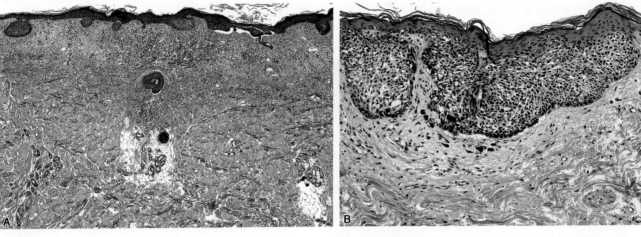

图2.13　浅表型基底细胞癌。毛囊生发细胞的多灶性结节附着于表皮下面。一些结节被人工收缩间隙与周边含有炎性细胞浸润的纤维性间质所分离(A,B)。另外,注意到肿瘤内的黑色素和噬黑素细胞(B)

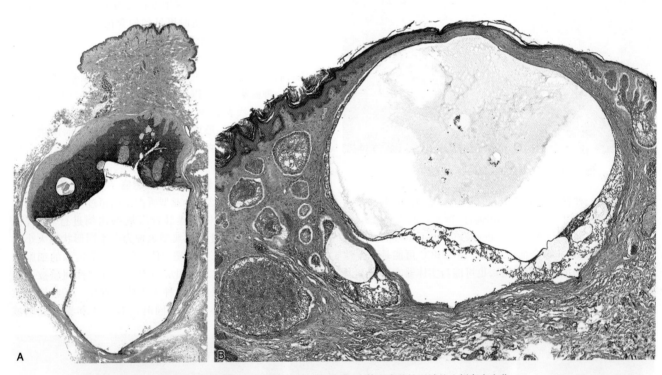

图2.14　结节型(实体-囊肿型)基底细胞癌:实体和囊肿性区域的比例存在变化

(图2.15)。在极少数情况下,囊肿性病变占肿瘤主体的大部分。这种囊肿性改变是由于肿瘤细胞分泌的黏液累积所致。与其相关的一个亚型是所谓的"多发微小囊肿型"[25]。在极少见的情况下,囊肿型BCC可以类似于汗囊瘤[328]。

微结节型(小结节型)基底细胞癌

顾名思义,微结节型BCC由小的基底样细胞巢组成,典型病变缺乏收缩间隙。这种模式可能是肿瘤的唯一特征,也可能与其他生长模式相关(图2.16和图2.17)。该型BCC具有边界不清、向深层扩展、偶尔可见围神经浸润及缺乏特殊毛囊性间质的特点,需要与小结节型毛母细胞瘤鉴别。一些BCC也主要由小结节组成,但有典型的收缩间隙。上述病变常不归类于微结节亚型(图2.18)。

硬斑病样型和浸润性基底细胞癌

硬斑病样型BCC有许多同义名,包括硬斑病样BCC、纤维性BCC、硬化性BCC、汗管瘤样BCC。其典型特征是显著的间质纤维化;纤维化成分常占主导,超过了肿瘤细胞呈细条索状和小巢状的上皮成分;上皮成分、肿瘤细胞边缘的栅栏状排列和瘤旁收缩间隙非常有限。此亚型伴有围神经侵犯并不少见(图2.19)。与硬斑病样型BCC相关的另一个亚型是浸润性BCC。虽然一些肿瘤同时具有这两种亚型的特点,但浸润性BCC表现为更疏松的黏液性间质,可与硬斑病样型BCC鉴别。由一层细胞组成的基底细胞柱可类似于转移性乳腺浸润性小叶癌,但最具挑战性的鉴别诊断是结缔组织增生性毛发上皮瘤(柱状毛母细胞瘤)。

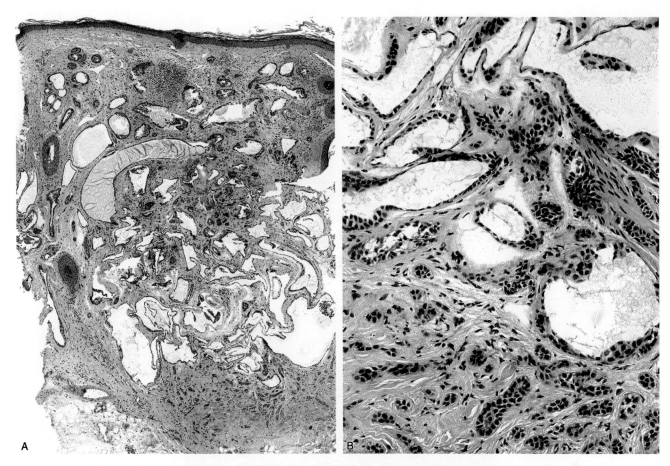

图 2.15　基底细胞癌明显囊性改变,呈现不寻常的多囊性外观。仅有小部分实体生长区域可以用于诊断(A,B)

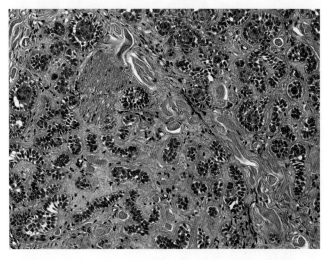

图 2.16　微结节型基底细胞癌典型的表现为小的结节,缺乏收缩间隙

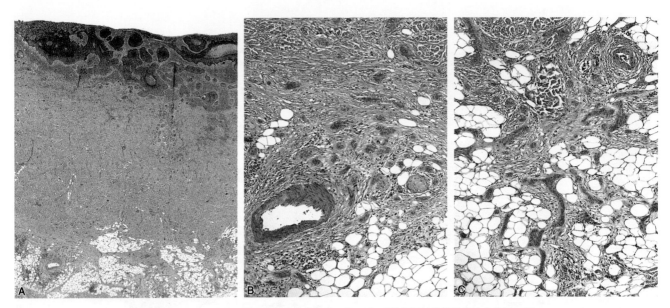

图 2.17   基底细胞癌的浅表部位有大的结节生长（A），而其深部呈微结节模式生长（B，C）

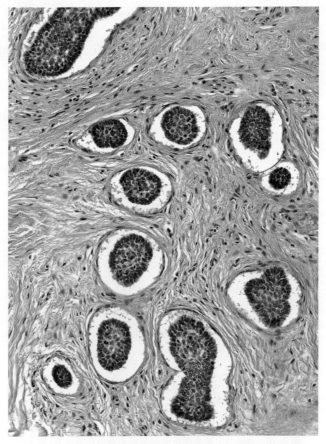

图 2.18   基底细胞癌由周围有人工间隙的小结节组成。这与微结节型基底细胞癌的表现不同

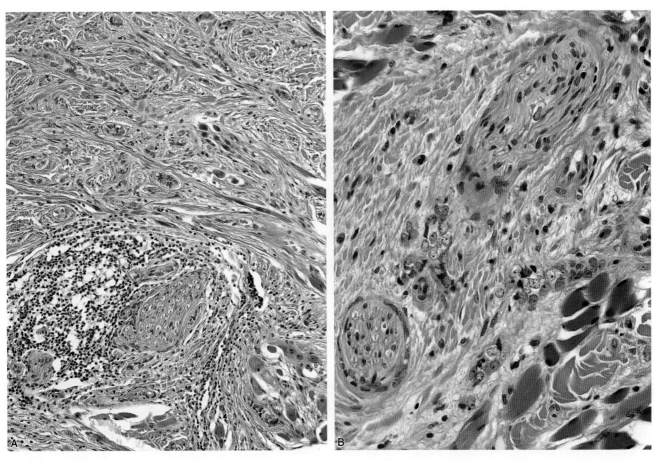

图 2.19　硬斑病样型基底细胞癌。注意明显的间质纤维化，超过了呈细条索状和小巢状的肿瘤细胞；肿瘤细胞边缘的栅栏状排列和瘤旁收缩间隙非常有限。肿瘤浸润至骨骼肌，并出现围神经侵犯(A,B)

角化型和变异型(基底鳞状)基底细胞癌

　　BCC 出现鳞状分化/化生的范围可以变化很大，从小的、边界清楚的鳞状胚基到广泛鳞化区域。角化型 BCC 是以肿瘤岛中央出现显著的角蛋白(角囊肿)为特点，其明显的鳞状分化常与基底鳞状(变异型)BCC 鉴别。然而，可能存在着一个与鳞状分化程度相关的病谱(图 2.20 和图 2.21)[274,1543]。需要鉴别的是在 BCC 中偶尔见到的瘤旁表皮和毛囊增生。

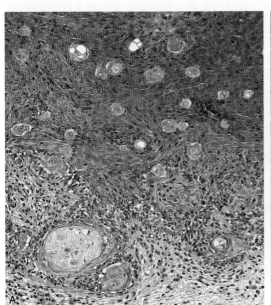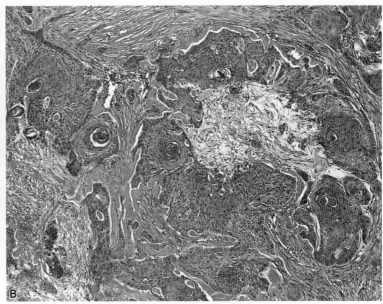

图 2.20　基底细胞癌的鳞状分化/化生表现为小的鳞状胚基/小角囊肿和显著的鳞状区域(A,B)

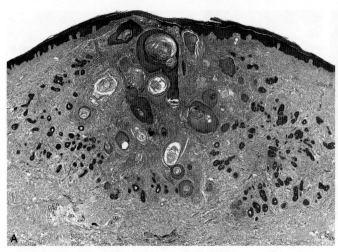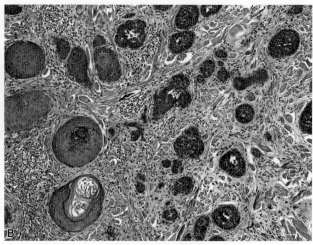

图 2.21　伴有明显鳞状分化/化生的基底细胞癌(A)。注意一些鳞状细胞区域看似良性,类似增生的毛囊上皮;然而,与之相反,它们是逐渐从基底细胞样成分转变成鳞状成分的(B)

漏斗部囊肿性基底细胞癌

此 BCC 亚型最初称为"伴毛囊分化的 BCC"。认为发生于先前存在的毛囊,表现为增生的嗜酸性毛囊峡部细胞条索和柱相互连接,其末端为小片状聚集的基底样细胞(毛囊生发细胞),周边常围绕乏细胞性、黏液性间质。此型的另一个典型特征是小的、漏斗部囊肿结构,其数量可以从少量(早期病变)到多个(大的病变)(图 2.22)。当病变多发时,此型 BCC 可能预示着与综合征相关,主要是 Gorlin-Goltz 综合征和新近提出的多发性遗传性漏斗部囊肿性基底细胞癌综合征[2191]。漏斗部囊肿性 BCC 往往边界相对清楚,一些学者将其等同于基底样毛囊性错构瘤和毛发上皮瘤。目前在这个领域仍存在许多疑惑[19,454,565,1195,1233,2191,2248,2692,2812]。

毛囊中心性基底细胞癌

除了漏斗部囊肿性 BCC 之外,其他亚型的 BCC 偶尔可见与终毛或毳毛毛囊密切相关,提示后者为肿瘤的来源(图 2.23)。

腺样囊性基底细胞癌

其同义词包括腺样 BCC、伴筛孔状模式的 BCC。肿瘤细胞呈网纹状(筛孔状)生长,形成假腺样结构,其外周围绕着显著

的黏液性间质。当腺样囊性结构为肿瘤细胞的唯一结构模式时,此亚型常易与腺样囊性癌混淆(图 2.24)。然而,在许多腺样囊性 BCC 中还存在着其他 BCC 的结构特点(图 2.25)。

釉质样基底细胞癌

特征是肿瘤细胞结节是由位于中央、有些苍白的星状细胞及边缘呈栅栏状排列的基底样细胞组成,故此 BCC 亚型形态上类似于颌骨成釉细胞瘤或釉质瘤。主体部分表现为这种模式的肿瘤罕见,但局灶性釉质样改变是比较普遍的特点(图 2.26)[1493]。

基底细胞癌伴花瓣状、迷宫样、小梁状、波纹状模式

许多其他同义词用来描述在 BCC 中偶见的这种独特的肿瘤细胞排列形式,包括"呈栅栏状排列、神经样栅栏状排列细胞核的 BCC"、"栅栏状"模式、"斑马样"模式,等等[1194,2305]。这些亚型的意义在于它们构成了与皮脂腺肿瘤的鉴别诊断;皮脂腺肿瘤常具有以上列出的器官样结构模式的特点。如果找到透明细胞样改变,病变可能类似于其他皮肤附属器肿瘤。一般认为,可以通过识别 BCC 的经典改变区域来明确诊断(图 2.27~图 2.29)。

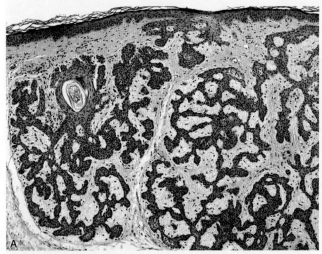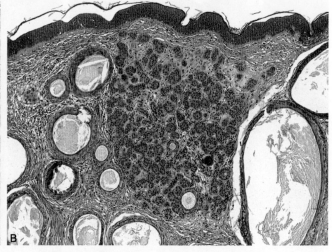

图 2.22　漏斗部囊肿性基底细胞癌。早期病变实际上缺乏囊性结构,表现为相互连接的嗜酸性峡部细胞条索和柱,末端为小片的基底样细胞,周边常围绕着乏细胞性、黏液样间质(A)。多个漏斗部囊肿出现在这个更成熟的病例中(B)

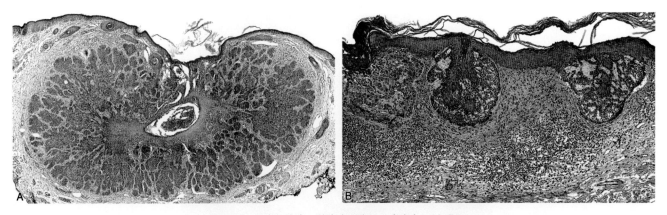

图 2.23　基底细胞癌。肿瘤表现为以毛囊为中心(A,B)

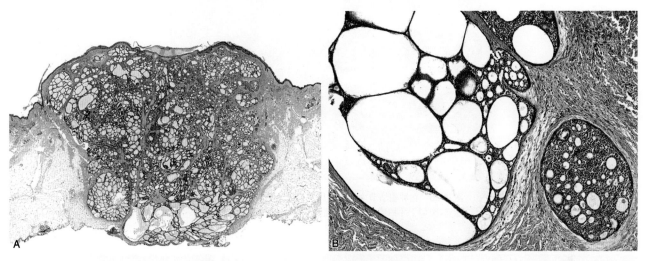

图 2.24　出现充满黏液囊肿的腺样囊性基底细胞癌(A,B)

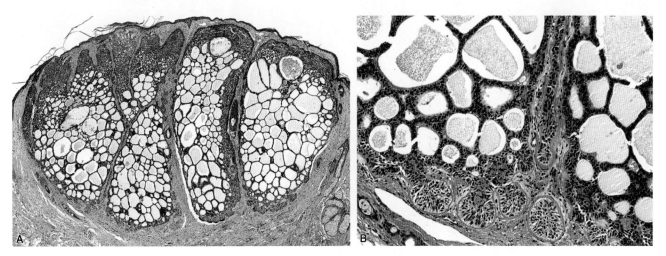

图 2.25　伴有小范围、实性胚芽样生长(B)的腺样囊性基底细胞癌(A)

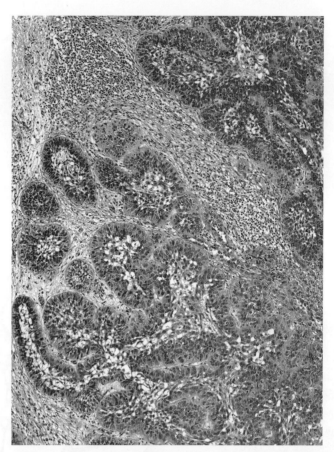

图 2.26   在肿瘤结节中央出现局灶性透明细胞分化的基底细胞癌，类似于牙釉质瘤（造釉细胞瘤）

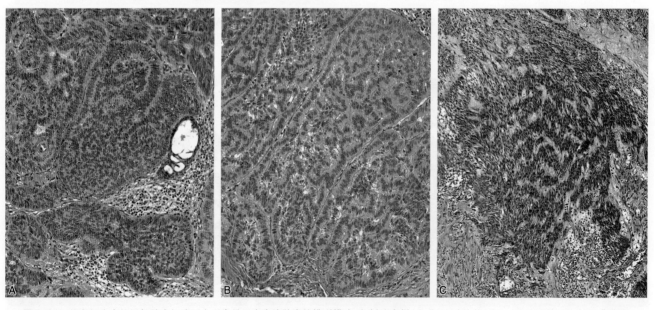

图 2.27   基底细胞癌的局部肿瘤细胞可出现常见于皮脂腺肿瘤的排列模式，包括迷宫样（A，B）和波纹状（C）。通过识别 BCC 的经典改变区域来与皮脂腺肿瘤进行鉴别

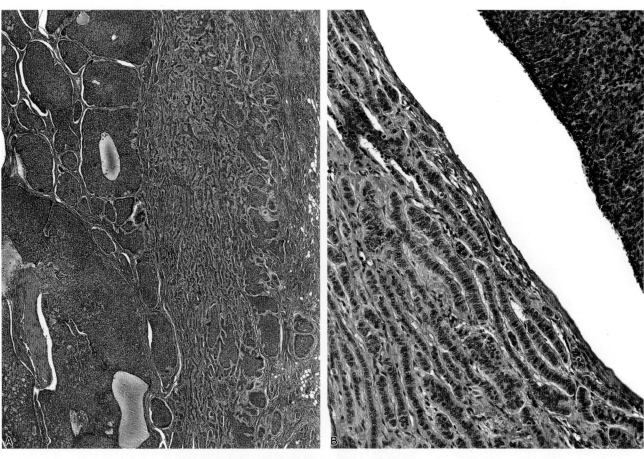

图 2.28　基底细胞癌的肿瘤细胞呈小梁状排列(A,B)

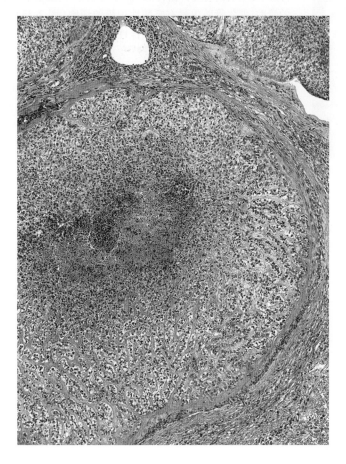

图 2.29　局部小梁状排列加上透明细胞样改变使此例基底细胞癌具有不寻常外观,而其他区域为 BCC 的经典特点

基底细胞癌伴皮脂腺分化

BCC 的皮脂腺分化常常是一个局灶性特点,以一簇成熟的皮脂腺细胞的形式出现(图 2.30)[1770]。皮脂腺癌主要的诊断是有少量可辨认的、空泡状胞质的皮脂腺细胞。然而,皮脂腺癌常更具多形性,周边细胞不呈栅栏状排列,且 Ber-EP4 阴性。

基底细胞癌伴母质分化

极少数 BCC 表现为单一的影细胞聚集和/或亮红色透明

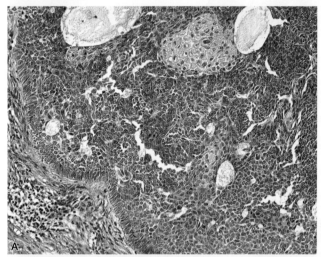

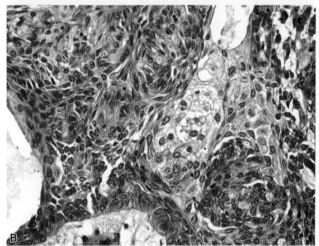

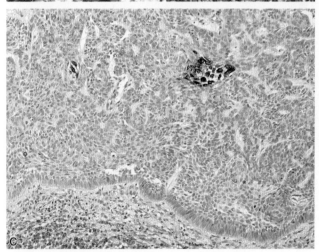

图 2.30 基底细胞癌的局部皮脂腺分化(A,B),通过 EMA 标记来突出显示(C)

毛角质颗粒(IRS 的分化现象)、蓝灰色角质团块灶(IRS 的角化现象)的深嗜碱性细胞聚集伴有局灶性影细胞[58,71,80,580,975]。通常,母质分化在 BCC 中较为局限。然而,假如与母质源性肿瘤发生重叠,在极少数情况下 BCC 中的母质分化可表现明显(图 2.31 和图 2.32)。偶见影细胞出现在 BCC 的转移灶中[695]。

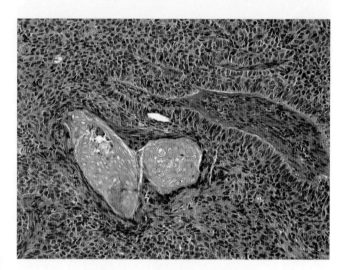

图 2.31 基底细胞癌中的影细胞

基底细胞癌伴导管/腺分化

真正的导管分化在 BCC 中很少见到。与之相比,顶泌汗腺和外泌汗腺导管被裹入肿瘤组织中或由于囊性变导致的假导管/假腺性特点是 BCC 中更常见的诊断陷阱。真正的顶泌汗腺(尽管有时称为外泌汗腺)的导管成分可见到圆形或细长的管腔,偶尔管腔内衬有嗜酸性护膜的细胞(图 2.33)。有时还可见到胞质内空泡,代表顿挫性导管分化(图 2.34)。断头分泌在 BCC 中极为罕见[998,1083,1769,2293,2309]。

多形性、鲍温病样、巨细胞性基底细胞癌

以上几个命名的使用与 BCC 亚型有关。此 BCC 亚型(BCC 伴畸形细胞)是以增大的、有时是巨大、甚至多核的或奇异细胞为特征(图 2.35)。除细胞多形性之外,经常可见到核分裂象和细胞坏死的增多[660,800,1930]。所有这些特点均无预后意义。与在小细胞聚集区的表达相比,增殖相关抗原在巨细胞聚集区的高表达已被证实[538]。一例在肿瘤性上皮和间质中出现巨细胞的 BCC 已见报道[1672]。

透明细胞和气球样细胞基底细胞癌

某些 BCC 表现出透明细胞变,其病变范围可以是局灶性的,也可以非常显著。透明细胞变常伴有溶酶体的积聚,而认为是一种退化现象[162,170,1967]。由于位于边缘,呈特征性栅栏状排列的透明细胞,其胞核位于基底膜的相反方向;因此,另一种观点认为这种病变特点是向球部/茎部 ORS 分化的现象(图 2.36)[1768]。虽然伴和不伴糖原淀粉酶消化的 PAS 染色之间结果不一致,但有学者报道在透明细胞胞质中发现了阳性染色颗粒[162,170]。一些出现透明细胞的肿瘤在其透明细胞区域表现出独特的分带现象,如外周细胞呈栅栏状排列、大的(气球样)透明细胞和中央的粉刺状坏死(图 2.37)。一些透明细胞呈多空泡状,类似于皮脂腺细胞。有时还可见印戒样细胞(图 2.38)。在肿瘤中出现的浸润性多结节性生长是另一个诊断陷阱(图 2.39)。

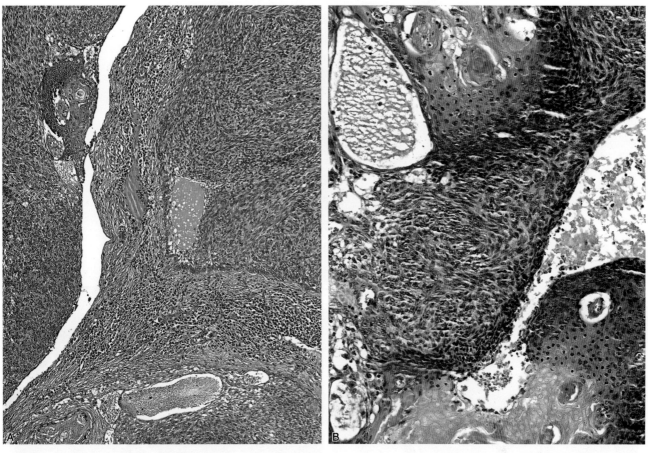

图 2.32　表现为伴局部母质分化的基底细胞癌(A,B),出现深染的嗜碱性细胞,并可见影细胞聚集(顿挫的毛干分化)、亮红色透明毛角质颗粒(内毛根鞘分化现象)及蓝灰色角质团块灶(内毛根鞘角化现象)

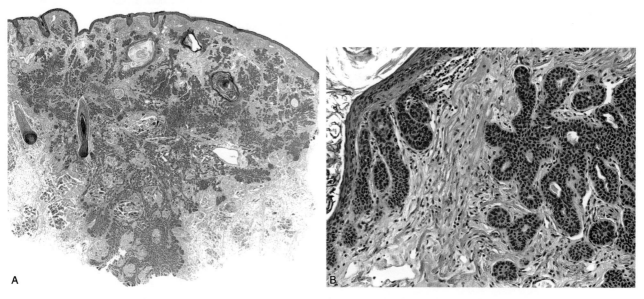

图 2.33　基底细胞癌伴导管分化(A~C)

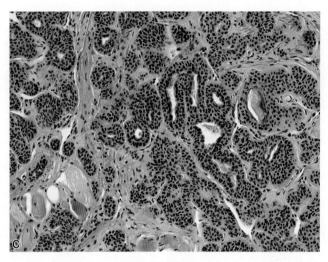

图 2.33(续)

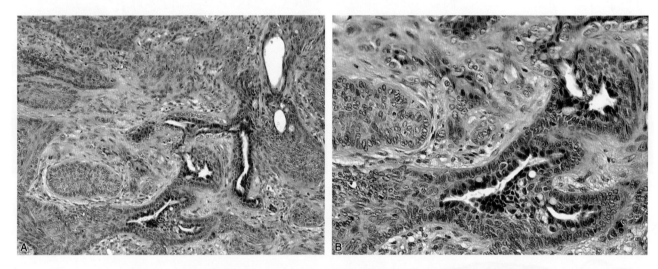

图 2.34   基底细胞癌伴导管分化。还需要注意的是,胞质内空泡代表顿挫性导管分化(A,B)

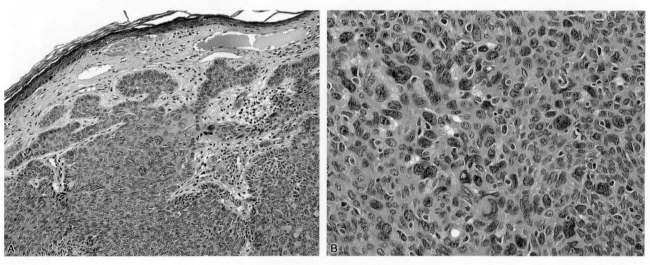

图 2.35   表现为大的、多形性细胞的所谓多形性基底细胞癌(A,B)

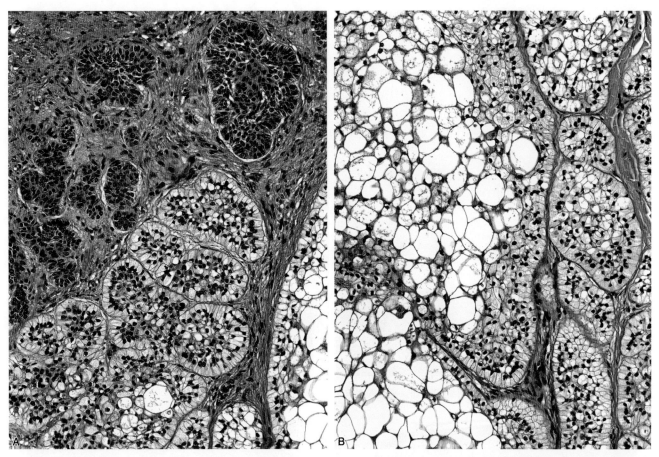

图 2.36　透明细胞基底细胞癌。位于边缘的、呈栅栏状排列的透明细胞,其胞核位于基底膜的相反方向;因此,可能是向球/茎部外毛根鞘分化的现象(A,B)

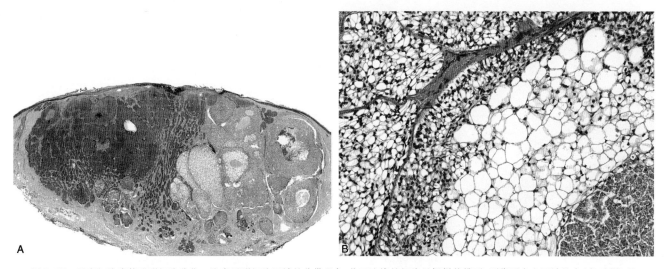

图 2.37　基底细胞癌伴透明细胞分化。注意透明细胞区域的分带现象,位于边缘的细胞呈栅栏状排列、更靠近中央区域的大(气球样)透明细胞及中央区域的坏死(A,B)

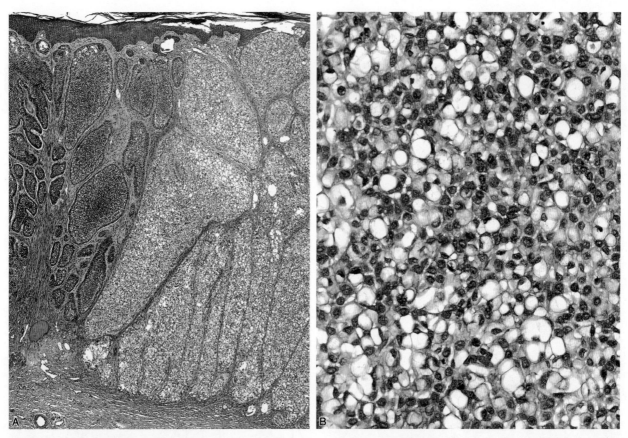

图 2.38   在这个基底细胞癌中,透明细胞区域的一些细胞具有印戒外观,而另一些细胞的胞质呈多空泡状,模仿皮脂腺细胞(A,B)

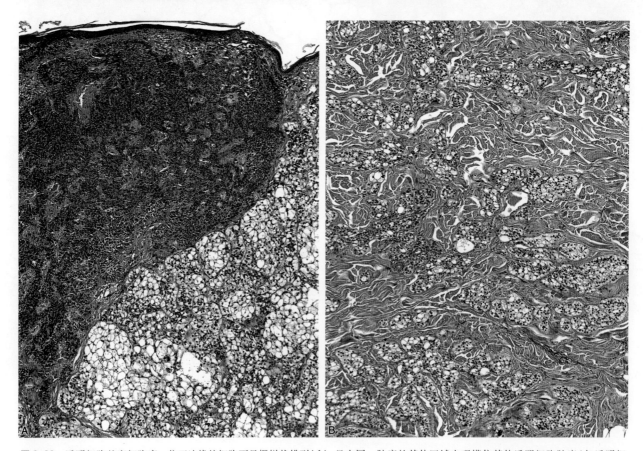

图 2.39   透明细胞基底细胞癌。位于边缘的细胞不呈栅栏状排列(A),且在同一肿瘤的其他区域出现模仿其他透明细胞肿瘤(如透明细胞汗腺癌)的浸润性多结节性生长(B)

对不具有 BCC 经典区域的有限活检标本,要与皮脂腺癌和汗腺癌进行区分是困难的。在透明细胞 BCC 中,Ber-EP4 恒定表达,该抗体标记可用于辅助诊断[757]。

颗粒细胞基底细胞癌

此亚型以具有富含细腻、颗粒状嗜酸性胞质的细胞为特征,细胞在电镜下可见膜结合溶酶体样颗粒。颗粒细胞变的程度不等(图 2.40)。由于与透明细胞 BCC 具有类似的超微结构特点,故提示颗粒细胞变是一种退化现象,也表明一些颗粒细胞 BCC 病例可能与透明细胞 BCC 相关[167,630,1835]。Ber-EP4 在颗粒细胞呈阳性表达[988]。

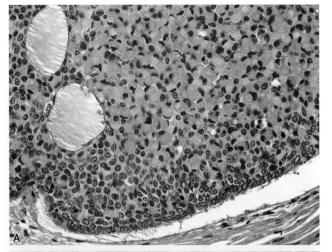

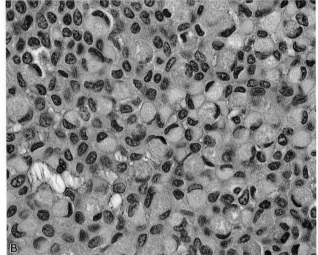

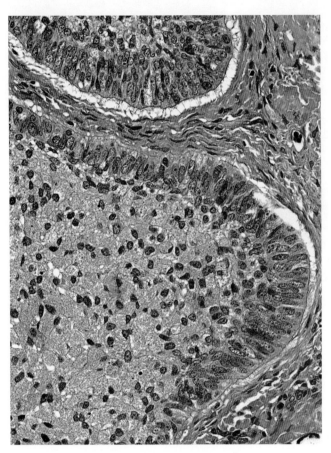

图 2.40　基底细胞癌伴颗粒细胞变

印戒细胞基底细胞癌

印戒细胞可见于透明细胞 BCC 和颗粒细胞 BCC,提示这些亚型属于一个病谱,也表明胞质内溶酶体的积聚可导致印戒样外观。对印戒细胞 BCC 的超微结构研究也鉴定出胞质内丝状聚合物,证明这些聚合物本质上为角质物[2412,2867]。极少数印戒细胞 BCC 病例中的细胞阳性表达细胞角蛋白和 α-SMA,可以理解为它们是向肌上皮分化的 BCC(见后)[114,1333]。印戒细胞常见于肿瘤结节的中央部分,很少位于边缘(图 2.41)。

基底细胞癌伴肌上皮分化

BCC 伴肌上皮分化分为几种类型。在多数病例,共同表达细胞角蛋白(CK)和 α-SMA,也可表达 S-100 和钙调蛋白(calponin),作为肌上皮分化证据[114,1333,2606]。一些肿瘤中出现伴有核偏位和胞质内透明包涵体的透明(浆细胞样)细胞,而胞质

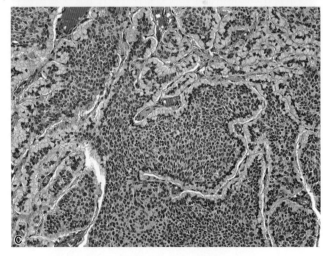

图 2.41　基底细胞癌伴印戒细胞(A~C)

内透明包涵体实际上与肌上皮瘤或顶泌汗腺混合瘤中所见到的成分相同。在电镜下发现这些包涵体由不规则形状、杂乱排列的细丝聚集形成[1135,1845,2288]。极少数 BCC 中出现由放射状排列、针状纤维组成的胶原晶体簇(图 2.42)。这些独特的细胞外间质沉积常见于皮肤和其他器官的肌上皮细胞分化肿瘤中(如肌上皮瘤和涎腺多形性腺瘤),因而认为它们与肌上皮分化有关[2982]。

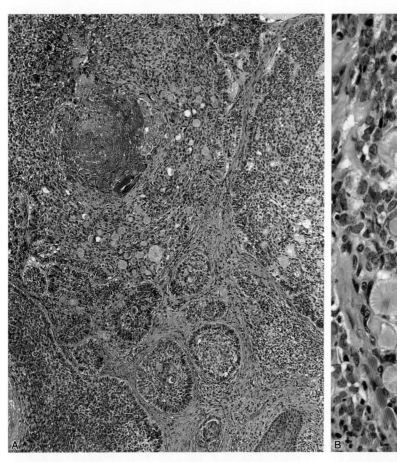
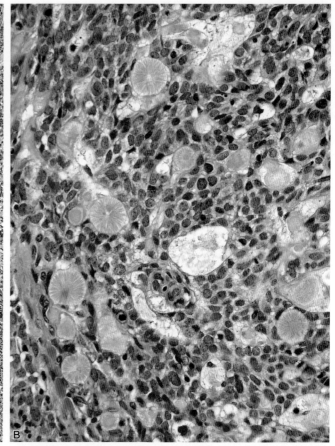

图2.42　基底细胞癌伴明显的胶原晶体簇(A,B)

基底细胞癌伴神经内分泌分化

　　虽然有一些报道证实在散发和伴有痣样基底细胞癌综合征(NBCCS)的肿瘤中,在免疫组化和超微结构特征上与神经内分泌分化表现一致,但在BCC中出现真正的神经内分泌分化仍是一个有争议的话题[553,812,2642,2794]。

色素型基底细胞癌

　　肿瘤内含有黑色素的黑素细胞及间质内噬色素细胞形成了色素型BCC的临床病理表现。此亚型的唯一意义在于当色素沉着明显时有潜在误诊为黑素瘤的可能[748,1445]。色素沉着几乎可出现在上述所有BCC的病理亚型中(见图2.13)[1592]。

基底细胞癌伴梭形细胞

　　在BCC中,肿瘤细胞呈梭形通常是一个局灶性的特点,包括位于周边和中央的细胞(图2.43)。联合其他改变(透明细胞变、栅栏状生长等)可能导致不寻常的外观。

化生性(肉瘤样)基底细胞癌

　　化生性BCC以基底样细胞成分向肉瘤样成分逐步转变为

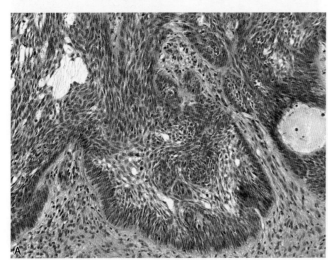
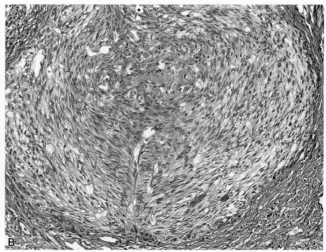

图2.43　基底细胞癌的肿瘤细胞呈明显的梭形(A),并伴有透明细胞变(B)

特征，在 H&E 染色切片和免疫组化染色中均常见到。肉瘤样区域常具有低级别未分化性肉瘤（恶性纤维组织细胞瘤）的外观，并由核分裂活性增加的多形性梭形细胞组成（图2.44）。在免疫组化方面，细胞角蛋白有时在肉瘤样区域阳性表达，其他标记如提示平滑肌分化的 desmin 或 actin 呈不同程度表达。包括骨肉瘤、软骨肉瘤和恶性巨细胞瘤样模式在内的异源性恶性间质成分均在化生型（肉瘤样）BCC 有所描述[242,1650,2693]。异源性成分在 BCC 中通常占很小的一部分。然而，当有大量的间质性病变成分存在时，要和与其相似的间质肿瘤进行鉴别。伴骨肉瘤成分的 BCC 需与伴有大量骨化生的罕见 BCC 病例进行区分[2463]。在临床上，化生性 BCC 有近期增大的病史。

基底细胞癌的间质改变

与毛母细胞瘤相比，BCC 通常缺乏或没有明显的独特毛囊间质。正如在本书其他部分所提及的，著者支持以下观点：毛母细胞瘤和 BCC 是一个疾病谱系中的一部分，间质在赋予该谱系肿瘤的外观方面发挥了重要作用。在极少数的 BCC 病例中，其间质由细长的成纤维细胞和纤细的胶原束组成，其走向与上皮成分垂直，并充满了黏液，非常类似于延伸的毛囊周围鞘（图2.45）。BCC 伴基底膜增厚是一种罕见亚型，此亚型要与圆柱瘤进行鉴别[658,1315]。在瘢痕疙瘩性 BCC 中，细的肿瘤细胞条索嵌入厚的、硬化而透明的胶原束间，这会让人联想起在瘢痕疙瘩中所见到的改变（图2.46）[1506,1778,2185]。有趣的是，瘢痕疙瘩性 BCC 的临床外观也可类似于瘢痕疙瘩[2185]。钙和

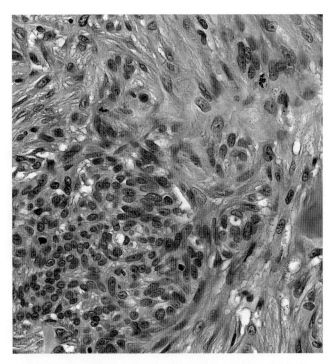

图2.44 在化生型（肉瘤样）基底细胞癌可见基底样细胞成分向肉瘤样成分逐步转变。与毛母细胞癌肉瘤相比（图2.104）

淀粉样蛋白在间质和肿瘤内沉积是 BCC 中一个相对常见的特点（图2.47）[2502]。

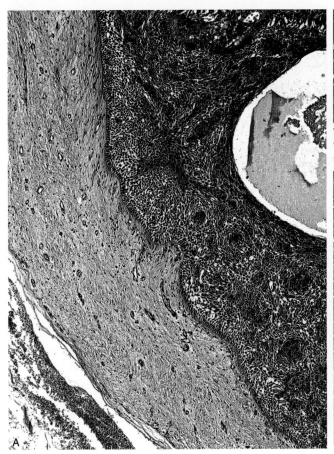

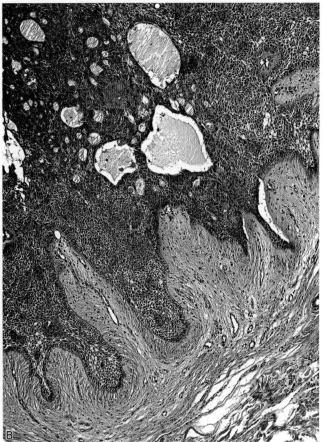

图2.45 间质类似于延伸的毛囊周围鞘的基底细胞癌。间质为黏液性，并出现与明显的基底膜相垂直的带状胶原纤维（A,B）

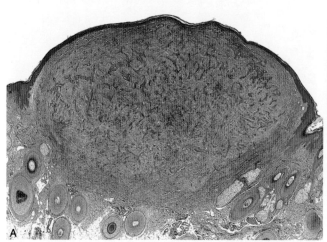
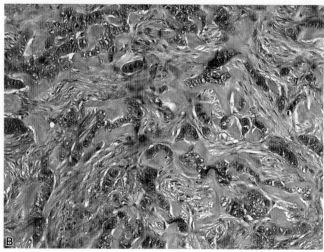

图2.46 基底细胞癌伴瘢痕疙瘩性间质(A,B)

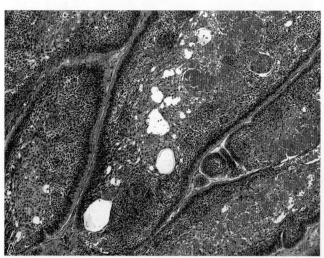
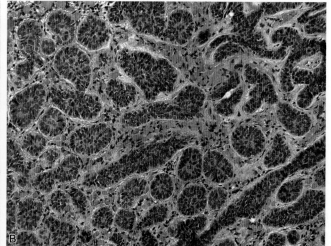

图2.47 基底细胞癌。淀粉样蛋白沉积在肿瘤细胞结节(A)和间质(B)

基底细胞癌和其他病变的碰撞

　　BCC 作为最常见的恶性肿瘤,有时它与各种良性和恶性的上皮源性和非上皮源性的病变发生碰撞[562]。原位黑素瘤定植于 BCC 中可模仿侵袭性黑素瘤[344]。

其他肿瘤转移到基底细胞癌(肿瘤向肿瘤转移)

　　向 BCC 转移是极少能遇到的现象。黑素瘤转移至 BCC 可模仿基底黑素细胞瘤[348];事实上,后者的一些病例似乎就是黑素瘤(见"鳞状黑素细胞肿瘤和基底黑素细胞肿瘤"相关章节)(图2.48)。白血病的浸润性病变侵入 BCC 是实体肿瘤转移至 BCC 的一种现象,特别是在慢性淋巴细胞性白血病继发累及皮肤的情况下;众所周知,白血病浸润可侵入到皮肤的各种上皮源性肿瘤中。

免疫组化特征

　　据报道,许多标记在肿瘤细胞和间质细胞中表达[55,245,650,1305,2110,2801]。多数研究集中于 BCC 与毛母细胞瘤的鉴别。为此目的,对一系列标志物进行了检测,包括 p21、p27^kip1、p53、bcl-2、Ki-67、MCM2、PCNA、lectins、stromelysin-3、TGFb、CD10、CD34、CK15、D2-40、AR、NT

等[7,174,384,406,450,514,938,1106,1123,1344,1345,1515,1553,1809,2057,2096,2514,2614,2661]。著者认为:如果应用免疫组化染色可见鉴别任何一个特殊类型的 BCC 和毛母细胞瘤,那么使用 H&E 染色也具有同等的价值。对具有两者重叠特点的病变进行诊断也许是困难的,但如果能接受两种肿瘤构成一个病谱的观点,则这个诊断方面的难题是可以理解的。由于 CK20 可对良性毛囊肿瘤中存在的 Merkel 细胞进行染色,而在 BCC 中 Merkel 细胞缺如,因此它常作为一个对鉴别诊断有用的标记。然而,著者和其他学者都注意到了这个规律的例外情形,限制了这个标记的使用[11,514,1282]。当 BCC 需要与鳞状细胞癌和皮脂腺癌鉴别时,Ber-EP4 是有用的[194,2650]。

分子生物学

　　Gorlin-Goltz 综合征与 PTCH1 突变有关的分子生物学方面内容在相应的章节进行了讨论。就散发病例而言,BCC 中常含有 SHH 通路基因的体细胞突变,包括 PTCH1、SMO、SUFU 和 GLI1,但特定基因的突变率不尽相同。其中,PTCH1 是主要的靶标[707,793,1852,2909]。近期研究中发现 82% 的 BCC 中至少有一个 PTCH1 异常,几乎一半的病例中出现 PTCH1 双等位基因失活。这些异常包括序列突变和 9q 的杂合性丢失[2165]。SMO、

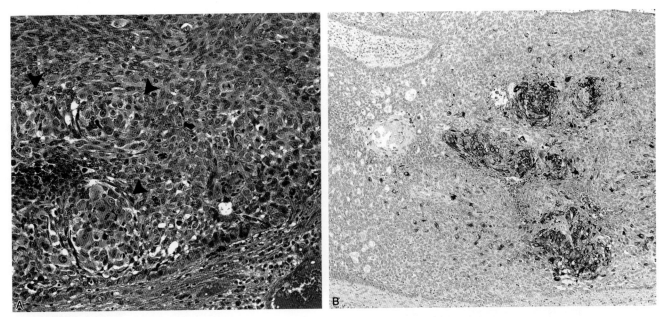

图2.48　侵入基底细胞癌的黑素瘤。在上皮细胞结节中出现边界清楚的黑素细胞结节（A，箭头）。S-100蛋白染色（B）

*SUFU*和*GLI1*的突变少见。很大比例的*PTCH1*和*SMO*突变是紫外线信号的点突变，发生于双胞嘧啶位置的C>T和CC>TT；然而，与UV机制无关的突变也参与其中[561,2152,2165,2300]。

*TP53*是17号染色体的肿瘤抑制基因。文献报道33%~50%的BCC中发生*TP53*突变。在一个特定肿瘤中发现超过一个*TP53*突变并不少见，这提示两个等位基因发生了改变。17q的杂合性丢失罕见（大约10%）[2165]。

除*SHH*通路基因和*TP53*之外，对RAS通路基因（包括*NRAS*、*KRAS*、*HRAS*和*BRAF*）的突变也进行了研究，但有关突变的检出率存在矛盾。总体数据表明RAS通路基因改变对于BCC的作用是次要的。

生物学行为和预后

BCC是一种复发率低的惰性肿瘤。依据治疗方式、肿瘤大小和组织病理学特点的不同，其复发率在5%~10%[607]。切缘受累（不完整切除）与高复发率有关。因此，复发常见于面部的病变，尤其是鼻部、鼻唇沟或内眦。就组织病理学特点而言，相对于其他亚型，硬斑病样型、微结节型、基底鳞状（变异型）BCC通常认为是更常发生复发的亚型；但在一篇综述中未能发现组织学类型与复发率之间存在相关性[2809]。然而，由于BCC的组织病理学分型缺乏统一的标准等局限性，阻碍了这方面有意义的研究。BCC出现转移极罕见，估计发生在约0.05%的病例，常与未被重视的大的溃疡性病变有关（图2.49）。区域性淋巴结和肺是最常见的转移部位，但也有记载累及骨、肝、脾和肾上腺。在一项系列病例研究中，转移后的平均存活时间是1.6年[694]。该研究中发现转移常出现在变异型（基底鳞状）BCC[694]。由于变异型（基底鳞状）BCC极少出现局部复发，发

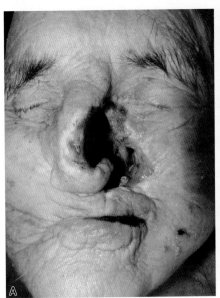
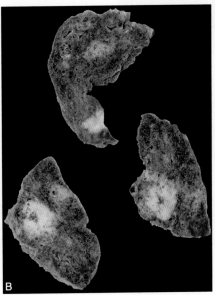
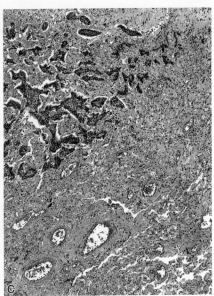

图2.49　未被重视的、大的基底细胞癌患者死后图像。肿瘤破坏面部组织、侵入鼻腔（A），并在尸体解剖时发现肺部转移（B，C）

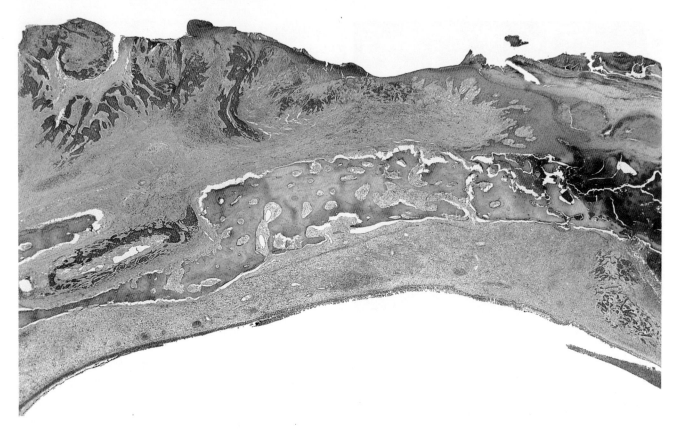

图 2.50　位于前额、大的基底细胞癌侵蚀了骨组织。肿瘤扩散至额窦

生区域淋巴结和内脏转移是绝对罕见的。未被重视的大的肿瘤，甚至是经典类型也可因直接浸润和破坏重要的组织器官（包括大脑）而导致死亡（图 2.50）。

（万川 译，周诚 校，张韡 审）

向毛囊生发细胞和特殊毛囊间质分化的双相上皮-间质肿瘤

上皮-间质双向分化肿瘤这个术语包括了一组良性和恶性的毛囊性肿瘤，它们表现为向毛囊生发上皮和特殊毛囊间质的双向分化。这种双向分化是对胚胎和出生后生长期毛囊所发生的生物学改变的重现。约在妊娠第 9 周时，胚胎中某些解剖部位的上皮细胞聚集成新月形，并与其下方的椭圆形、肥大的间质细胞集群密切相关，这些间质细胞在接下来的数周内发育成毛乳头，而这些上皮细胞将会形成毛囊胚芽。与这些间质细胞群集相延续的是发育中的毛囊周围鞘。毛囊周围鞘由富含毛细血管的纤细纤维组织形成，其包裹了下 2/3 的毛囊。毛乳头与毛囊生发上皮的密切联系可以见于出生前毛囊发育的所有阶段（图 2.51）。毛囊生发细胞成分和特殊毛囊间质（毛乳头和毛囊周围鞘）之间的这种密切关系可以维持到出生后及早期生长期毛囊中。在早期生长期毛囊，这种改变表现为在毛囊峡部的底部出现新的毛囊胚芽及与其紧密相关的小间质细胞集群，代表了正在发育的毛乳头；而在完全形成的生长期毛囊

中则表现为由球部包绕的大铲状、境界清楚肥大的成纤维细胞团块（图 2.52）。

这些肿瘤的上皮成分由基底样细胞组成，这种细胞类似于胚胎/生长期早期的毛囊生发细胞，并与间质成分关系密切。而间质成分类似于特殊毛囊间质，它表现为圆胖的成纤维细胞，和/或被螺纹状松散排列的纤细胶原束所包绕；在胶原束中有细长的、梭形的或波纹状的成纤维细胞（图 2.53）。具有略拥挤或相互重叠的细胞核、圆胖的间质成纤维细胞常常聚集成群；根据组织切片的不同角度，可表现为孤立的形式，或与上皮细胞靠得很近而与毛乳头相似（图 2.54 和图 2.55）。上皮细胞成分聚集形成大小不同、呈新月形的基底样细胞团，类似毛囊胚芽；有时，这些基底样细胞团与相关的毛乳头呈大范围的交替排列，表现为"连续的毛囊胚芽"与"连续的毛乳头"相邻（图 2.56）。球部样结构有时也是一个特征，尽管偶有变形，但也会出现易于辨认的含有毛母质，IRS 和 ORS 结构的真正球部（图 2.57）。

双向上皮-间质肿瘤的原型是毛母细胞瘤，其上皮成分和间质成分均为良性。与之相反，毛母细胞癌肉瘤的毛囊生发上皮成分和间质成分均为恶性。虽然 Pinkus 纤维上皮瘤常归类为 BCC 的一种亚型，但其本质上也是一种双向肿瘤。

毛生发上皮的免疫组化表型将在"主要向毛囊生发细胞分化的肿瘤"一章中讨论。胚胎和胎儿毛囊的特殊毛囊间质的免疫组化表型目前仍缺乏广泛的研究。最近的报道关注于中间丝巢蛋白、CD34 及 α-SMA 的表达，但是上述标记均对毛囊成分不具有特异性，而且其中部分标记的表达依赖于毛囊的不同时期[2411]。

在出生后的毛囊，毛乳头的免疫组化染色阳性表达波形蛋

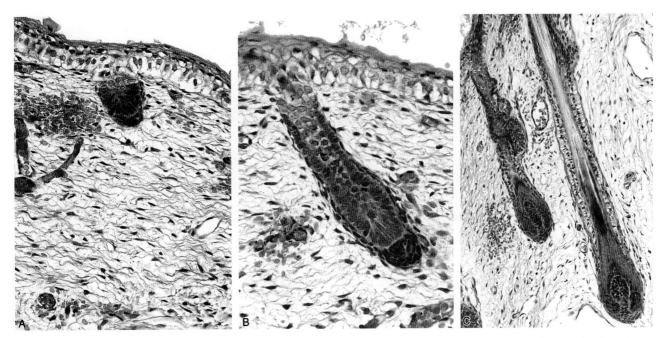

图2.51　出生前毛囊生发细胞和特殊毛囊间质的密切相互作用。双向毛囊性肿瘤表现为向毛囊生发上皮和特殊毛囊间质双向分化，双向分化是对这一生物学改变的概括。一个呈新月形的毛囊胚芽由密集的、周边排列成栅栏样的基底样细胞组成，其与下部的原始未成熟间质细胞群密切相互作用。这些间质细胞代表了在胚胎发育早期阶段的、未来的毛乳头（A）。延伸的毛囊钉（peg）代表了大的毛乳头，它与发育中的毛囊周围鞘相延续。毛囊周围鞘由许多细长的成纤维细胞组成（B）。未完全发育成熟的毛囊，以及将充分发育的毛乳头包绕的球部。注意其与出生后的生长期毛囊非常相似（C）

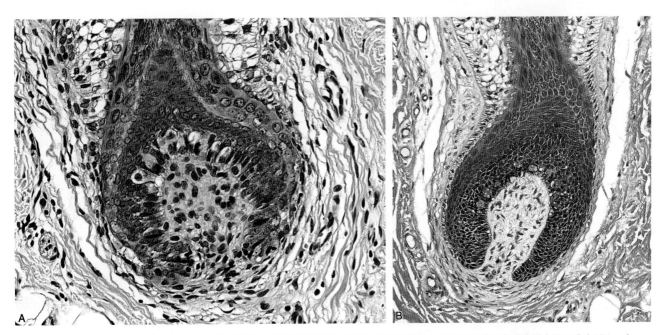

图2.52　出生后生长期毛囊中毛乳头的形态学变异：包括紧密挤压的、圆胖的成纤维细胞（A）及低细胞密度伴黏液样变的毛乳头（B）。在这两个病例中，毛乳头均与毛囊周围纤维组织鞘相连，该鞘由梭形、细长、波浪状的成纤维细胞及纤细的胶原束组成

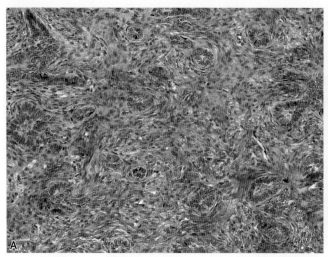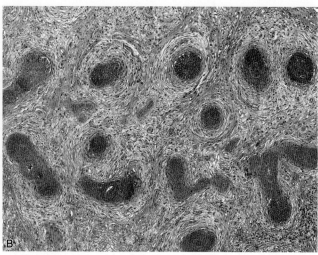

图 2.53　向毛囊生发上皮和特殊毛囊间质双向分化的双向上皮-间质毛囊肿瘤(特别是毛母细胞瘤)。上皮成分由边缘呈栅栏状排列的基底样细胞聚集成的小结节组成,并与肥大的成纤维细胞组成的间质成分关系密切(A);外周由螺纹状松散排列的、纤细的胶原束及细长的、梭形的或波纹状的成纤维细胞包绕,类似不成熟的毛周纤维鞘。就像正常生长期毛囊间质的黏液样变的密度和外观存在变化、各不相同(可与图 2.52 比较),这些双向肿瘤的间质也存在变化(B)

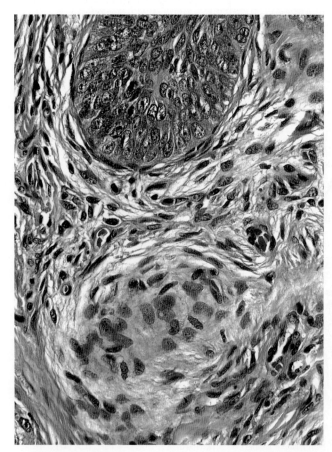

图 2.54　肥大的间质成纤维细胞聚集成群,其细胞核略拥挤、相互重叠。由于上皮细胞成分不在组织切片的平面上,看上去间质成纤维细胞似乎与其毫无关联

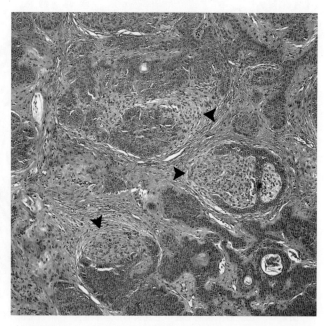

图 2.55　间质细胞群与上皮细胞紧密毗邻,与毛乳头结构非常相似(箭头),但在毛母细胞瘤中间质细胞群体积大且变形

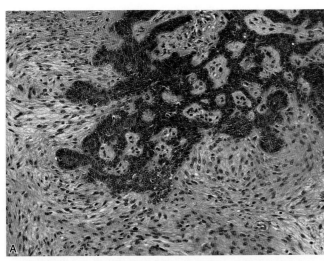
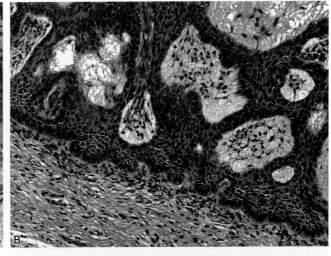

图 2.56　在毛发上皮瘤(筛孔状毛母细胞瘤)中,可见小的、新月形基底样细胞团,类似于毛囊胚芽(A)。在 Pinkus 纤维上皮瘤中,由于多个毛囊胚芽样结构与相关的毛乳头呈大范围的交替排列,表现为"连续的毛囊胚芽"与"连续的毛乳头"相邻(B)

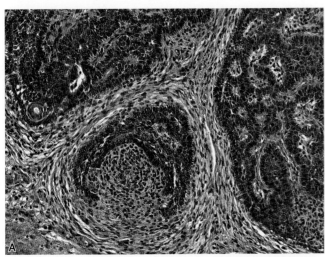
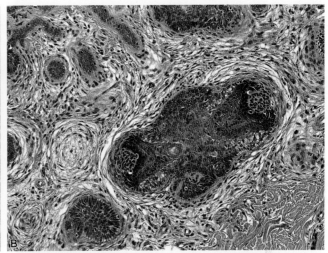

图 2.57　毛母细胞瘤中的一个未完全发育成熟的球部样结构(A)。就像毛囊胚芽和间质细胞代表着未来的毛乳头一样,将发育成整个毛囊(包括胚胎和出生后的下部毛囊),有时尽管球部结构变形,但由于存在易于辨认的毛母质,IRS 和 ORS 结构,使其具有特征性(B)

白(vimentin);尽管 CD34、α-SMA 偶尔可在毛囊周围鞘的细胞呈阳性表达,但在毛乳头表达阴性[2411]。就免疫组化染色在诊断中的作用而言,在双向分化毛囊肿瘤中,目前没有一个标志物能特异性染色标记特殊毛囊间质。其间质对波形蛋白(vimentin)、CD34 及 CD13(氨基肽酶-N)[1422]等免疫组化染色呈阳性,但上述标志物也可在其他种类细胞广泛表达。

Pinkus 纤维上皮瘤

Herman Pinkus 在 1953 年将其描述为"皮肤纤维上皮性肿瘤的癌前病变"[2067],其后多个学者认为该肿瘤是 BCC 的一种变异型[22,1103,1771,2485,2572]。然而,1988 年 Bednár[192]认为 Pinkus 纤维上皮瘤更有可能与毛发上皮瘤相关,2005 年 Bowen 和 LeBoit[284]提出该肿瘤应视为毛母细胞瘤的一种变异型,由于该肿瘤的主要生长模式为:由上皮细胞条索分隔,形成圆形的间

质成分,类似窗户的框架和玻璃,故命名为"窗孔状毛母细胞瘤"。基于两种病变在发病部位、与日光损伤的关系、病理学特点、免疫组化表达等方面的对比[284],Pinkus 纤维上皮瘤归类为毛母细胞瘤而非 BCC 的变异型。实际上该肿瘤的双向分化组成中,上皮成分类似于毛囊生发上皮,间质成分类似于特殊毛囊间质,以及其常表现为良性结构的特点,其表现的确更接近于毛母细胞瘤而非 BCC。Pinkus 纤维上皮瘤中并存的 BCC 或 BCC 样的区域可以作为 BCC 和毛母细胞瘤形态学上构成连续谱系的佐证。特殊毛囊间质在肿瘤的分类中起着重要作用,在生物学行为方面也有明显的作用。Pinkus[2067]在原著中对该肿瘤的描述强调了该型病变间质的重要性。该肿瘤的间质成分具有重要的调节作用,它将肿瘤细胞挤压成薄的间隔并保持"该肿瘤仅在真皮内增生,从而表现为'非浸润性生长的癌前'病变"。

临床表现

Pinkus 纤维上皮瘤常常表现为孤立、无症状、柔软、肉色或

红色、息肉状或乳头状结节。其表面光滑完整,局部可见溃疡/结痂及毛细血管扩张(图2.58)。结节周围偶见扁平的红色病变(图2.59)。好发于躯干部,超过70%的病例发生于该区域。四肢较少受累(大约20%),头颈部受累少见(大约10%)。少

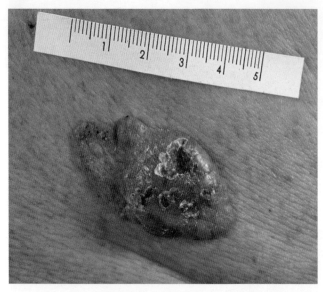

图2.58 Pinkus纤维上皮瘤。一个孤立、柔软、红色的息肉状肿物,其局部表面可见结痂

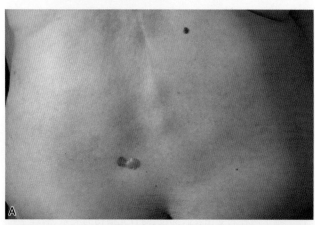

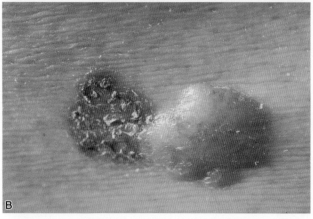

图2.59 特征性发病部位(躯干部)的Pinkus纤维上皮瘤。与结节相邻可见一扁平红色病变(A,B)。在这种类型的病变中活检常可见到纤维上皮瘤及浅表型BCC样区域并存

于1%的病变发生在生殖器区。女性患者较男性稍多,且年龄分布范围广,多数病例(大约25%)在50~60岁诊断[284]。

罕见的临床亚型包括多发型[166]、囊肿型[1156]、色素型[2594]及巨大型[810]。有1例乳腺癌伴发Pinkus纤维上皮瘤的报道[325]。文献中既往接受放射治疗史偶有记载[353,492]。紫外线辐射并不是该病发生的重要因素。

组织病理学特征

小的肿瘤可能为早期病变,表现为嗜酸性细胞(可能是向毛囊峡部分化的细胞)组成的相互交织的窄条索,发生于表皮,并终止于周围呈栅栏状排列的基底样细胞小团块,类似于毛囊胚芽样结构。上皮成分被纤维性间质包绕,纤维性间质在与胚芽样上皮结构交汇处向毛乳头分化。在许多肿瘤中,胚芽样上皮结构和间质乳头结构沿着肿瘤呈纵横交错状界面,这就形成了被称作"连续的毛囊胚芽"与"连续的毛乳头"相邻外观[25](图2.60)。

较大的肿瘤可能为分化成熟的病变,其表现为外生性、息肉样外观,伴有周边局限性表浅的增生。肿瘤中有较大的、边界清楚的纤维上皮性单位,肿瘤与周围真皮截然分隔开,并常有裂隙(图2.61)。在这些纤维上皮性单位中,毛囊胚芽样结构和间质乳头样结构主要沿单个纤维上皮性单位的外缘分布,而中央可见相互交织连接的上皮细胞被特殊毛囊间质包裹,局部并可见这些间质成分在上皮周围聚集(图2.62)。在一些病变中,除了相互交织的增生外,还有一些区域的上皮细胞成分似乎是发源于中央漏斗部囊肿结构,其终末端为毛囊胚芽样成分。这些区域与毛囊漏斗部囊肿型BCC有相似之处,但与后者不同的是在本病中这些区域表现出特殊毛囊间质成分(图2.63)。

极少情况下,该肿瘤的边界非常清楚,外周呈现纤维包绕性轮廓。往往呈良性汗腺肿瘤样改变,在切除过程中可进行剥离,因此适用于"窗孔状毛母细胞瘤"的描述(图2.64和图2.65)。然而,还有其他一些病例的上皮细胞具有细胞学多形性,与所谓的多形性BCC有相似改变(图2.66)[2170,2750]。然而,在Pinkus纤维上皮瘤的其他病变中,无论是边界清楚、可剥除的病变,以及与表皮有浅表性相连的病变,存在着一些与BCC相似的区域,但与BCC又不完全一样。目前对这些区域的看法不一致,有些学者称之为BCC样的区域[284],而其他学者认为就是真正的BCC[22]。这些成分通常类似于或表现为浅表型BCC,但是也有病例具有微结节性或大结节性外观,或类似于毛囊漏斗部囊肿型BCC(图2.67和图2.68)。与之相反,著者曾遇到过罕见的Pinkus纤维上皮瘤病例,其中出现界限清楚的基底样细胞结节被特殊毛囊间质包裹,类似于毛母细胞瘤(特别是大结节型毛母细胞瘤)改变(图2.69)。这种变化反映了双向分化毛囊肿瘤具有显著的可塑性,其分化呈广谱性。

Pinkus纤维上皮瘤的病理学变化包括上皮成分和间质成分的变化。关于上皮成分的变化,除了上述的细胞多形性外,少数病例可有黑素沉积、局部透明细胞变、蔓套状增生和其他特点(见图2.67);而间质成分的变化包括显著的黏液样变引起的局部或弥漫性乏细胞性间质(图2.70)和淀粉样物质沉积;如果仔细观察,这些间质成分变化可见于大部分病例(图2.61)。

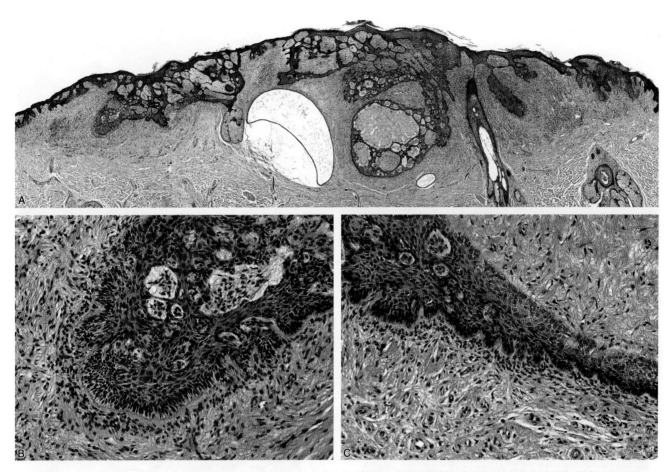

图 2.60 Pinkus 纤维上皮瘤。嗜酸性细胞相互交织的条索,从表皮发出,并终止于周围呈栅栏状排列的基底样细胞小团块,类似于胚芽样结构(A)。上皮成分被纤维性间质包绕,纤维性间质在与胚芽样上皮细胞的交汇处向毛乳头分化。注意胚芽样上皮结构和间质乳头结构呈纵横交错状界面,形成所谓的"连续的毛囊胚芽"与"连续的毛乳头"相邻(B,C)

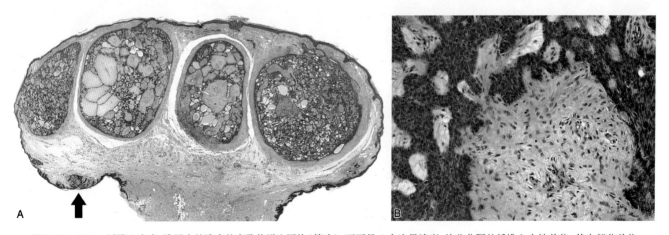

图 2.61 Pinkus 纤维上皮瘤,除了小的浅表的窗孔状增生团块(箭头),还可见 4 个边界清晰、彼此分隔的纤维上皮性单位,其中部分单位与周围间质之间由裂隙分隔开(A)。可见特殊毛囊间质(B)

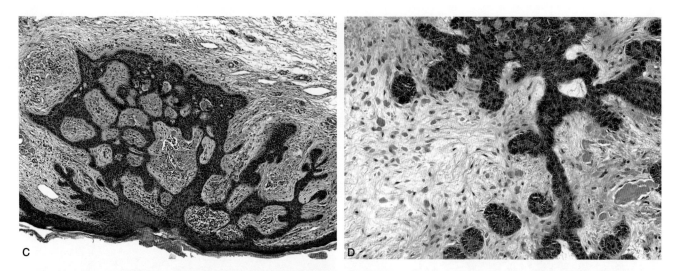

图2.61(续)   令人联想到"连续的毛囊胚芽"与"连续的毛乳头"相邻结构可见于C,该图是A中箭头标注区域的放大后图像。同时,注意间质淀粉样物质(C,D)

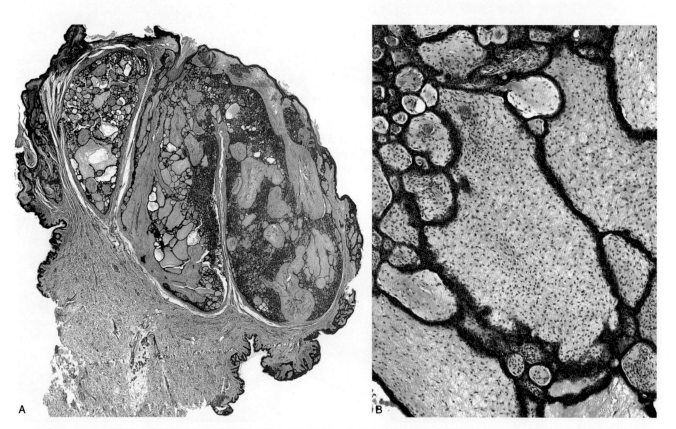

图2.62   Pinkus 纤维上皮瘤的息肉状病变,表现为界限分明的纤维上皮性单位及其上方的浅表性、网状增生(A)。与上皮性成分邻近处的特殊毛囊间质,并在局部上皮成分旁聚集成团(B)

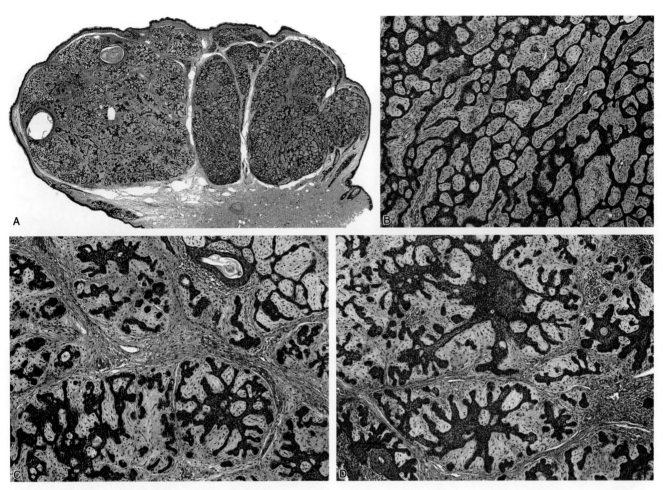

图 2.63 在 Pinkus 纤维上皮瘤,位于右侧的 2 个大的纤维上皮性单位(A)表现为典型的交织模式(B),而其他区域的肿瘤上皮细胞发源于中央漏斗部囊肿结构,末端为胚芽样成分。注意特殊毛囊间质(C,D)

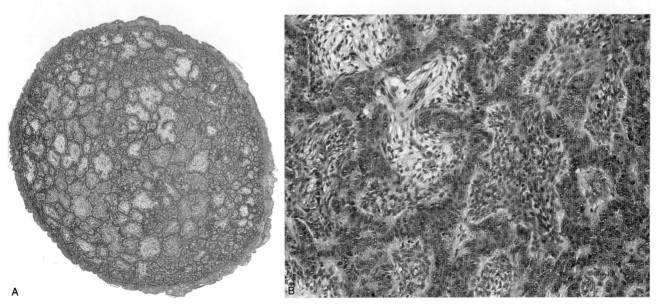

图 2.64 Pinkus 纤维上皮瘤。这个边界清楚、被包裹的肿瘤表现出良性肿瘤(毛母细胞瘤)的所有特性(A,B)

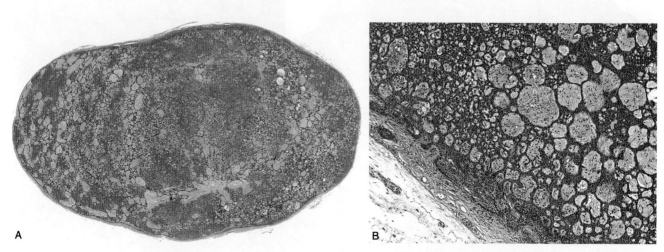

图 2.65　Pinkus 纤维上皮瘤。另一例边界清楚、被包裹、可剥除的肿瘤(A,B)

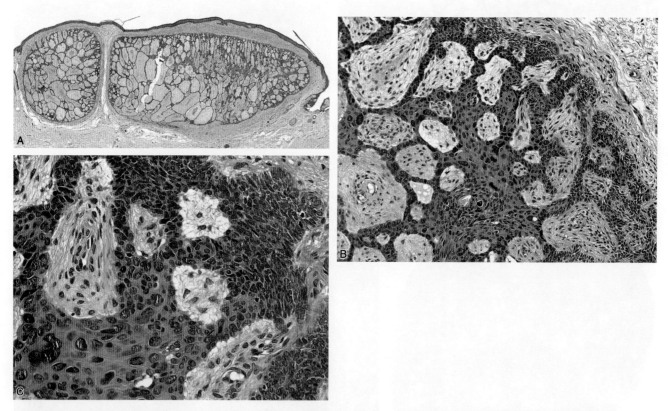

图 2.66　Pinkus 纤维上皮瘤伴多形性细胞。在这些病例中,多形性细胞常位于对应向峡部分化的中央局部区域,而组成胚芽样结构的毛囊生发上皮细胞缺乏细胞多形性(A~C)

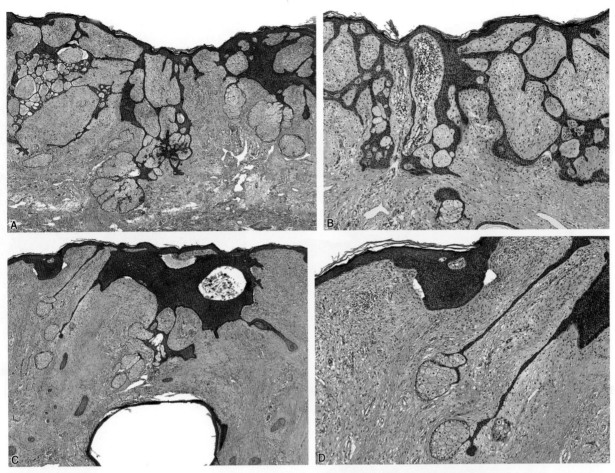

图2.67 Pinkus 纤维上皮瘤伴类似于浅表型 BCC 的区域(A,B)。同时,可见聚集成小结节的基底样细胞和末端止于皮脂腺小叶的上皮细胞长条索,呈现蔓套状增生(C,D)

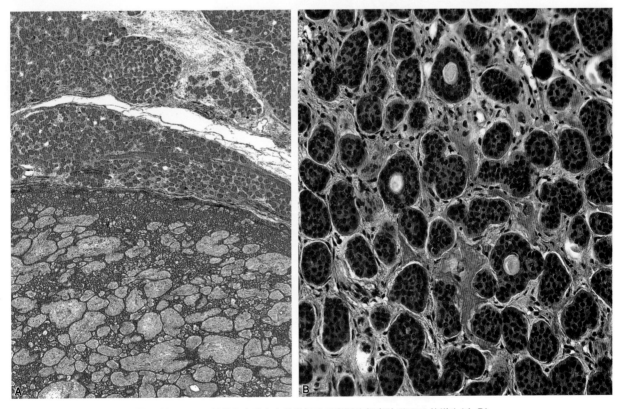

图2.68 Pinkus 纤维上皮瘤中出现类似于毛囊漏斗部囊肿型 BCC 的增生(A,B)

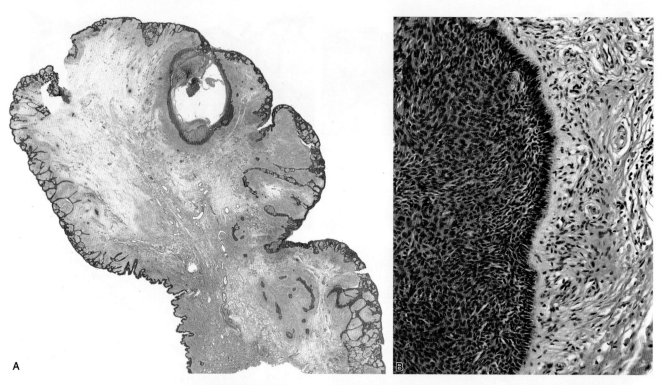

A

B

图 2.69 Pinkus 纤维上皮瘤中含有一个大的、基底样细胞囊性结节,并伴有特殊毛囊间质,与大结节型毛母细胞瘤中的一种改变类似(A,B)

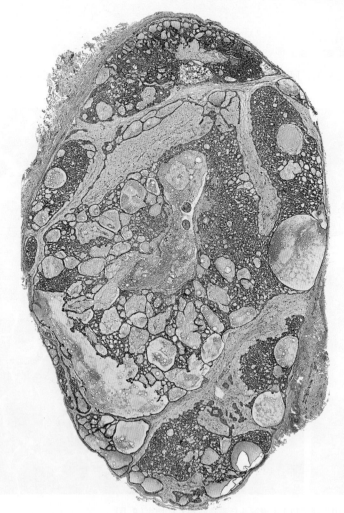

图 2.70 Pinkus 纤维上皮瘤伴间质显著的黏液样变

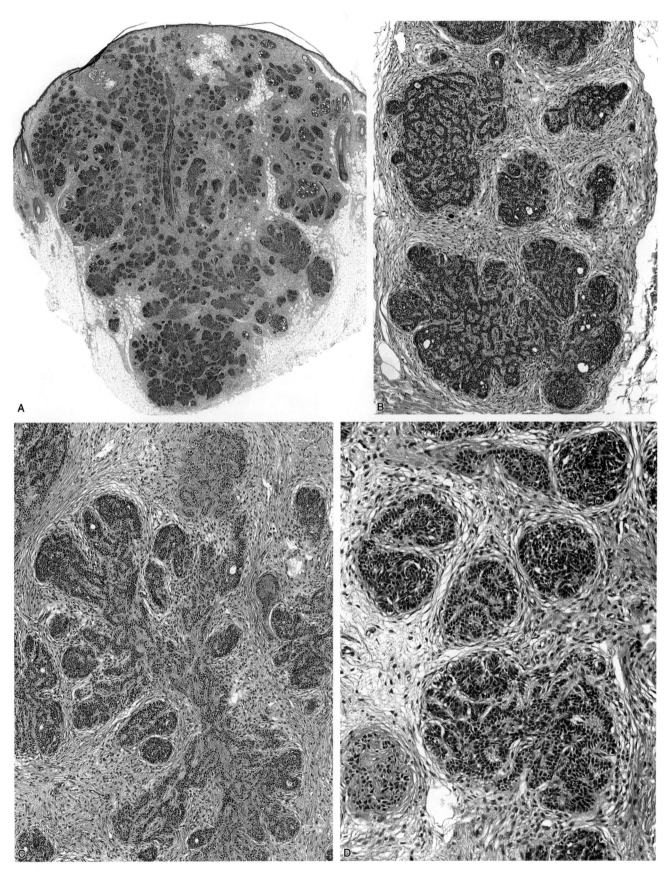

图 2.76 毛母细胞瘤。筛孔型、总状花序型和网状型特点的组合(A~D)

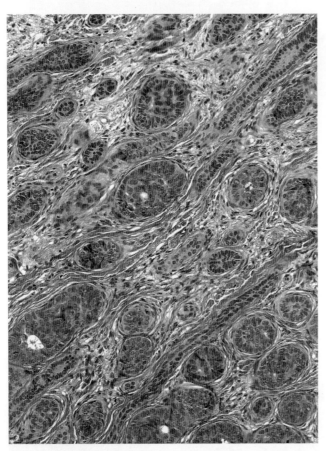

图 2.77　小结节型毛母细胞瘤。除了结节性成分,还可见双层细胞构成的条索结构

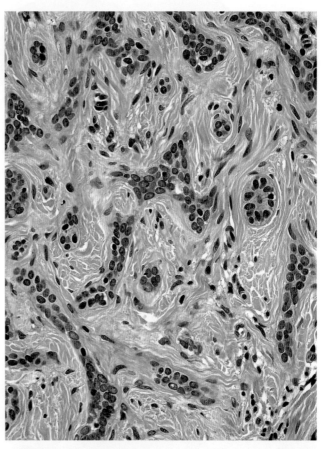

图 2.78　柱状型毛母细胞瘤。上皮细胞条索的横切面表现为小结节状的细胞团块

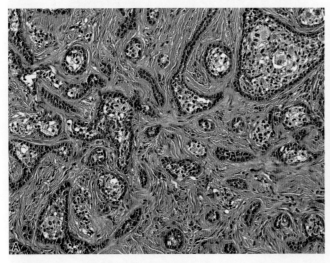

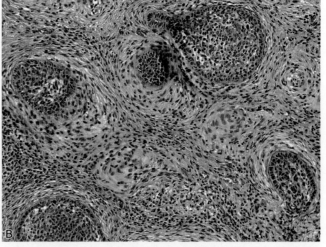

图 2.79　釉质样型毛母细胞瘤(淋巴腺瘤)。除结节状细胞团块之外,还可见与柱状型毛母细胞瘤相同的基底样细胞条索(A)。在釉质样型毛母细胞瘤中的一个区域,有较多的细胞性间质成分而使苍白细胞并不显著(B)

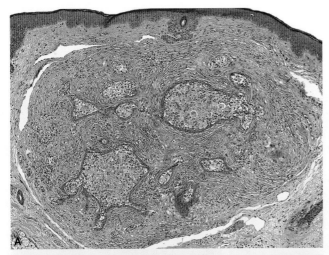

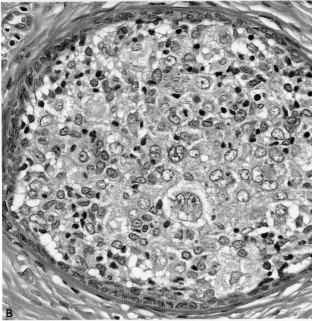

图2.80　釉质样型毛母细胞瘤(淋巴腺瘤)。边界清楚的肿瘤由上皮细胞组成,表现为典型的小基底样细胞位于边缘、大的苍白细胞位于中央。注意类似于 Reed-Sternberg 细胞的双核细胞(A,B)

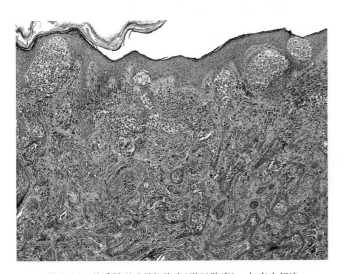

图2.81　釉质样型毛母细胞瘤(淋巴腺瘤)。与表皮相连

柱状型毛母细胞瘤

首先由 Hartzell 于 1904 年以"良性囊性上皮瘤"记载,后称为"结缔组织增生性毛发上皮瘤"[312]和"硬化性上皮性错构瘤"[1571]。肿瘤常位于真皮网状层上部,主要由排列成短条索状、窄柱状及小巢状的小而温和的基底样细胞组成,并被胶原束包绕(见图2.72 和图2.78)。少数情况下可见残留的毛乳头结构。

毛母细胞瘤中还可见到其他不同的病理学特点,包括以下情况:

1. 成熟的毛囊分化

除了毛囊生发上皮细胞这种主要的上皮细胞类型和典型的毛囊间质之外,成熟的毛囊性分化几乎出现在所有毛母细胞瘤亚型中。具有丰富嗜酸性至透明胞质的上皮细胞在数量上排第两位的上皮细胞,它代表着向毛囊的 ORS 上部或峡部分化,也可出现在一些毛母细胞瘤中。这些细胞有时可形成境界清楚的圆球样或洋葱皮样结构,周围围绕着基底样生发上皮("比萨饼征")或见于网状条索中(图2.82)。大量的坏死细胞有时可见于以嗜酸性细胞为主的区域,类似于退行期 ORS 所见改变。一些肿瘤由大的上皮性细胞聚集、形成显著的圆球样结构,称为毛胚瘤[1244,2103,2341,2653]。

偶见于毛母细胞瘤的透明细胞变认为重现了球部/茎部的 ORS 分化[1258]。虽然很少有肿瘤出现明显的透明细胞变,通常是偶然发现透明细胞变往往在病变外缘栅栏状排列的区域中,其中可见具有透明胞质或胞质内空泡的细胞,胞质内空泡位于细胞核与靠近基底膜和间质的外侧细胞膜之间(图2.83)[889,1258]。

球部样结构也是毛母细胞瘤的特征之一,罕见的顿挫性毛囊存在真正的成熟球部(含有结构良好的毛母质、ORS 和 IRS)(图2.84)。同时,影细胞也十分少见。

漏斗部囊肿性结构在数量和大小上有所变化。该结构在筛孔型毛母细胞瘤(毛发上皮瘤)及柱状型毛母细胞瘤(结缔组织增生性毛发上皮瘤)中常常明显,偶尔其所占比例超过生发胞成分,有时还与角化物的钙化有关(图2.85 和图2.86)。在其他毛母细胞瘤亚型中,漏斗部囊肿性结构并不常见。较之躯干和四肢,漏斗部囊肿性结构更常见于面部;因此,一些学者提出,从某种意义上来说,漏斗部囊肿性结构的存在与肿瘤的解剖部位有关[881]。

2. 向其他方向分化和向导管分化

簇状成熟皮脂腺细胞表现的皮脂腺分化在毛母细胞瘤中偶可见到(见图2.82)。据说顶浆汗腺分化伴断头分泌现象可出现在毛母细胞瘤中,但在著者所观察的大量毛母细胞瘤中并未遇到这种情况。事实上,一些文献报道的毛母细胞瘤伴顶浆汗腺分化的病例有可能是皮脂腺瘤[2966]或汗孔瘤[2741]。

有时在釉质型毛母细胞瘤(淋巴腺瘤)或其他亚型毛母细胞瘤的淋巴腺瘤性病灶区,可见到形态结构良好的导管,管腔呈小圆形,内衬嗜酸性胞质的细胞(图2.87 和图2.88)[68,2180,2323]。以微小双层管状结构伴圆形中空管腔或胞质内空泡形态的局灶性导管分化,曾在柱状型毛母细胞瘤(结缔组织增生性毛发上皮瘤)中被描述[266,514,2630,2695,2937]。腺体/导管分化不同于常见的腺体样结构,被认为是由囊性棘层松解性黏附不良引起(图2.89)[1539]。

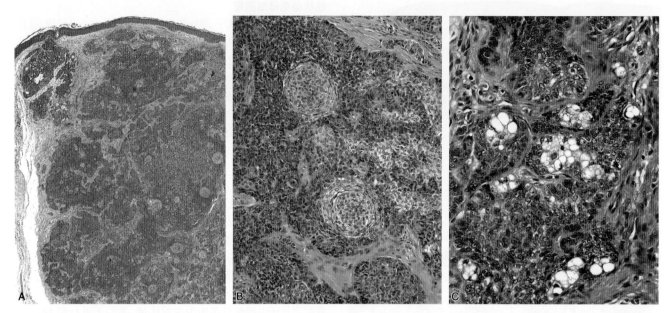

图2.82   毛母细胞瘤伴独特的球样结构,该结构由含嗜酸性至透明胞质的苍白细胞组成(A,B)。成簇出现的成熟皮脂腺细胞显示明显的皮脂腺分化(C)

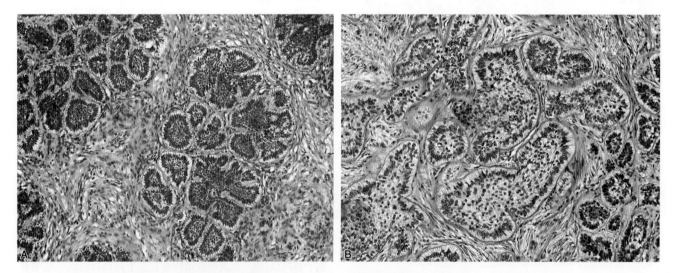

图2.83   毛母细胞瘤的透明细胞变出现在位于病变外缘栅栏状排列的细胞中(A),或广泛分布(B)

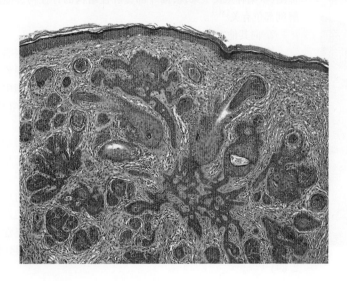

图2.84   毛母细胞瘤出现成熟毛囊分化。数个顿挫性毛囊存在着结构良好的球部、外毛根鞘和内毛根鞘

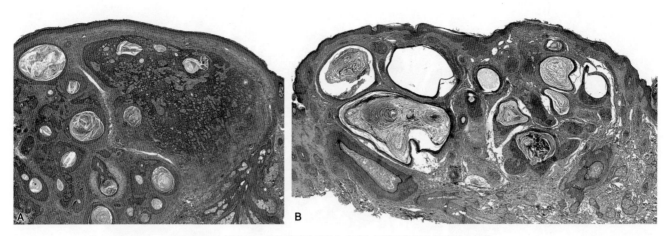

图2.85　筛孔型毛母细胞瘤(毛发上皮瘤)中明显的漏斗部囊肿性结构

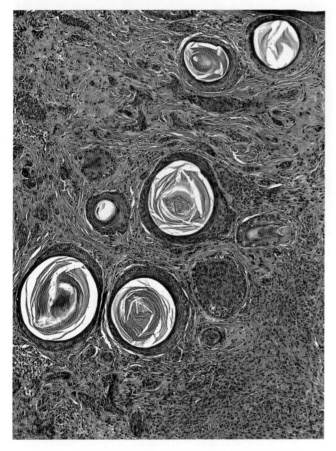

图2.86　柱状型毛母细胞瘤(结缔组织增生性毛发上皮瘤)中小的漏斗状囊性结构,与普通的黑素细胞痣有关

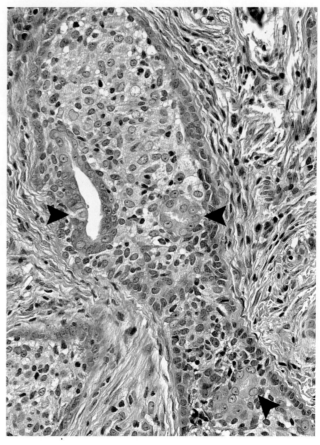

图2.87　釉质样型毛母细胞瘤(淋巴腺瘤)中的导管结构(箭头处)

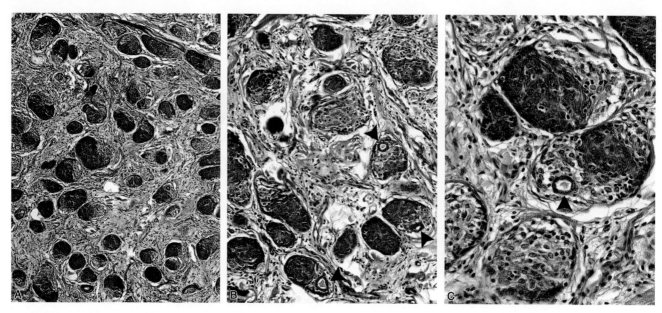

图 2.88　由聚集成小结节的毛囊生发细胞构成的少见类型毛母细胞瘤。一些结节中散布着淋巴细胞,并含有类似于釉质样型毛母细胞瘤(淋巴腺瘤)的苍白细胞。注意淋巴腺瘤性区域中的微小导管结构(箭头处)(A~C)

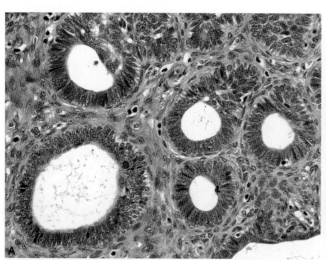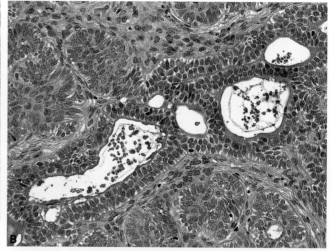

图 2.89　毛母细胞瘤中的腺样结构(A,B)

3. 色素沉着和黑素细胞定植

毛母细胞瘤中黑素的数量多少不等,可从无到含量丰富[23,66,77]。在肿瘤团块内可见到黑素由黑素细胞产生,在间质中也可见到黑素,可被分解或被噬黑素细胞吞噬。"黑素性毛母细胞瘤"是为了描述大量的树突状黑素细胞在色素性毛母细胞瘤中定植[1212]。明显的黑素可使肿瘤在临床上类似黑素瘤,这一特点常见于大结节型毛母细胞瘤。

4. 表皮黑素细胞增生和相关的黑素细胞性病变

在散发病例或在综合征中出现的毛母细胞瘤,其上方的表皮黑素细胞增生。这种改变最常见的是合并出现于筛孔型、柱状型及大结节型毛母细胞瘤中[1304]。

毛母细胞瘤所有亚型中,与黑素细胞痣相关的最常见于柱状型毛母细胞瘤(占报道病例的 10% 到 15%)[323]。通常为痣细胞痣,但蓝痣或细胞性蓝痣也有报道(图 2.86 和图 2.90)[56,784,1882,2133]。所谓 METRO(黑素细胞肿瘤+毛母细胞瘤)常用于描述两者同时出现的情况[1311]。

5. 巨大的和多核上皮细胞

文献中报道了一例含有多核细胞和大上皮细胞的筛孔型毛母细胞瘤(毛发上皮瘤),细胞核深染,没有明显核仁,体积是邻近的毛囊生发细胞的 3~5 倍[1259]。

6. 间质改变

黏液样间质常是毛母细胞瘤的特点之一,一些病例的上皮性结节周围包绕着苍白带,这种特点最常见于小结节型毛母细胞瘤(图 2.91)。间质的黏液样变可呈弥漫性且十分明显,使得肿瘤间质呈现少细胞性外观而类似于 BCC(图 2.92)。有时间质中可见有丰富的淀粉样物质沉积,呈均匀的嗜酸性物质,替代了残留的毛乳头和纤细的胶原纤维束,这同样类似于 BCC(图 2.93)[1476]。一项有关筛孔型毛母细胞瘤(毛发上皮瘤)研究表明 1/3 的肿瘤有淀粉样物质沉积[225]。间质的局灶性玻璃样变有时明显。偶尔脂肪组织化生十分显著,其程度各有不同,可从局灶到广泛。在广泛脂肪组织化生的情况下,可能会呈现假性浸润样外观(图 2.94)。多核巨细胞性肉芽肿反应常

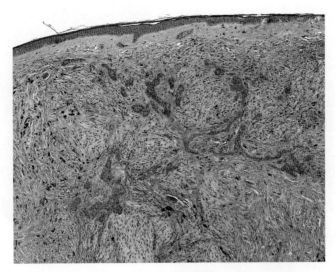

图2.90　柱状型毛母细胞瘤(结缔组织增生性毛发上皮瘤)并发细胞性蓝痣

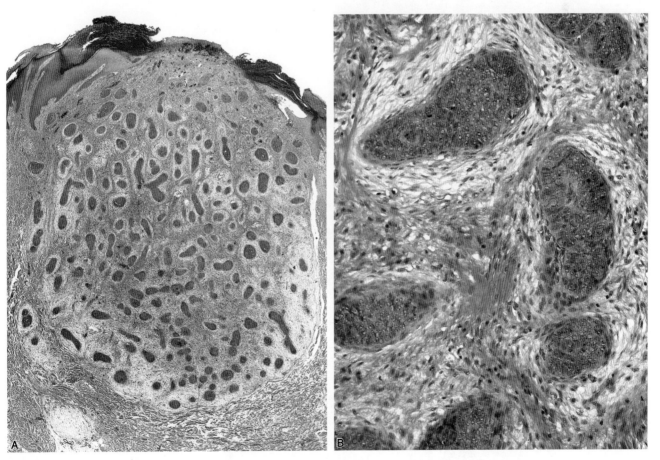

图2.91　小结节型毛母细胞瘤,由于间质黏液引起苍白带形成。肿瘤破溃可能是因外伤引起(A,B)

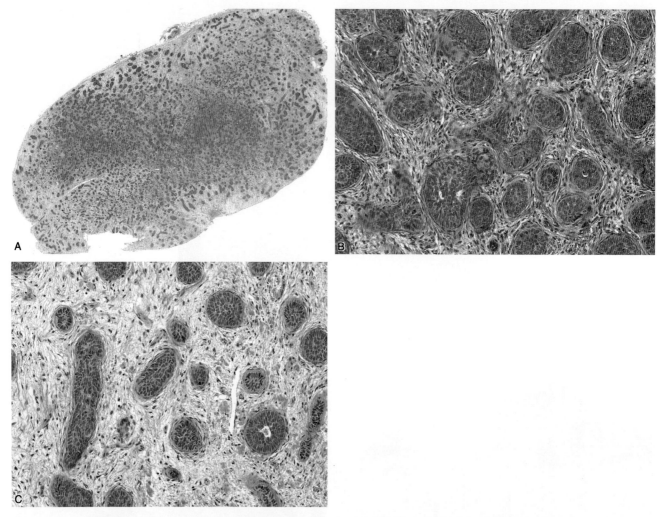

图 2.92　剥出的小结节型毛母细胞瘤伴有局灶性的明显的间质黏液样变,导致间质呈乏细胞外观(A~C)

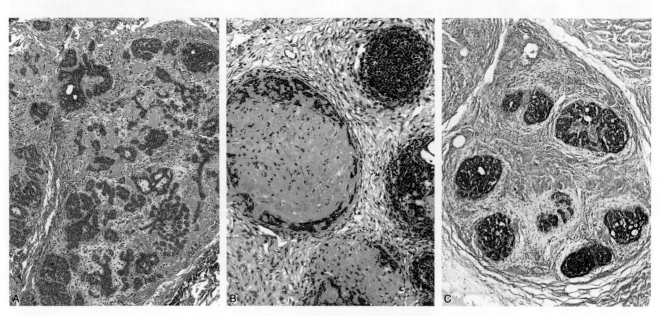

图 2.93　淀粉样物质在间质中沉积(A),替代上皮细胞(B)。刚果红染色阳性(C)

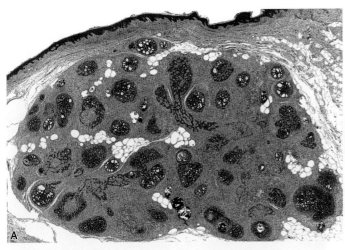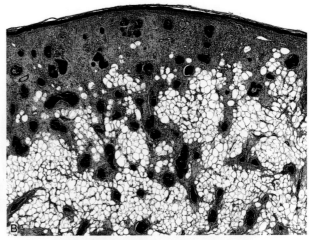

图2.94　毛母细胞瘤中的局灶性(A)或广泛性(B)脂肪组织化生;后者具有假浸润样外观

是毛囊性肿瘤的局部特点之一,尤其在毛母细胞瘤明显(图2.95)。肉芽肿性巨细胞反应认为与破坏的漏斗部囊肿性结构有关,这种反应更常见于筛孔型毛母细胞瘤(毛发上皮瘤)及柱状型毛母细胞瘤(结缔组织增生性毛发上皮瘤)中[312]。

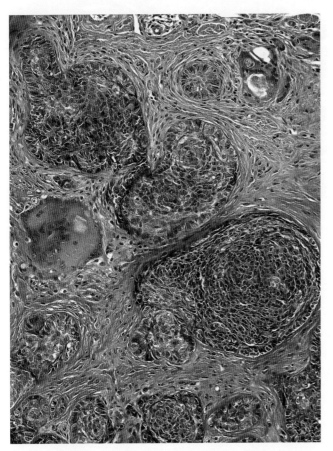

图2.95　毛母细胞瘤中的巨细胞肉芽肿

免疫组化特征

毛母细胞瘤的上皮细胞一致性表达CK6hf、CK14和CK17;差异性表达bcl-2、CK15和CK19;对毛发角蛋白的表达缺失[1417,1670,1953,2096]。细胞角蛋白的表达模式在毛母细胞瘤的特殊亚型之间可能会有所不同[2932]。

在许多毛母细胞瘤中均证实上皮细胞成分内存在着树突状细胞(CD1a、S100蛋白)。在釉质样型毛母细胞瘤中,大量的上皮内淋巴细胞主要是T淋巴细胞;结节中的一些大细胞对CD30表达阳性,也对上皮性和"组织细胞性"标记表达阳性[1670]。

有关毛母细胞瘤中是否存在Merkel细胞的文献相互矛盾,一些研究表明在毛母细胞瘤中Merkel细胞是持续存在的,但著者和其他学者发现在一些毛母细胞瘤中完全没有Merkel细胞[11,488,958,959,2380]。

当毛母细胞瘤中存在导管结构时,其EMA和CEA染色阳性[1670,2180]。

分子生物学特征

有关毛母细胞瘤的基因学改变文献非常匮乏。少数的散发肿瘤病例中发现有CTNNB1基因(β-catenin基因)和PTCH1基因的突变(和多态性)[919,1280]。在一项研究中,19例毛发上皮瘤中检测到PTCH1基因的信使RNA过表达;然而,这项研究中学者所描述和认为的毛发上皮瘤在著者看来更像是BCC[2799]。一项研究表明毛母细胞瘤的PTCH1基因位点9q22.3上频繁出现杂合性缺失,而在9p21(家族性多发性毛发上皮瘤的可疑致病基因)的杂合性缺失未被证实[1642]。

综合征(多发性家族性毛发上皮瘤/Brooke-Spiegler综合征)病例与CYLD基因的种系突变有关,而在这些综合征的肿瘤中确定的体细胞突变不是杂合性缺失就是序列改变(见"Brooke-Spiegler综合征和多发性家族性毛发上皮瘤"章节)。

鉴别诊断

毛母细胞瘤的主要鉴别诊断是BCC。作为一般规律,缺乏(或仅少量存在)特殊毛囊间质、不对称或浸润性生长,以及上皮细胞团块与周围间质间存在收缩间隙是BCC的诊断线索。然而,具有重叠特征的病变使得两者的区分并不容易,这提示BCC和毛母细胞瘤可能代表了病谱的不同部分。这些病变包括所谓的"毛母细胞瘤伴微小BCC样病灶""BCC伴微小毛母细胞瘤样病灶",以及不同比例BCC和毛母细胞瘤成分混合构成的病变,或是肿瘤中可见BCC和毛母细胞瘤样成分截然分开("碰撞瘤")(图2.96～图2.98)[25,1002,1406,1777,2808],以及相关的所谓"毛母细胞癌和毛母细胞瘤恶性变"(见相关章节)。

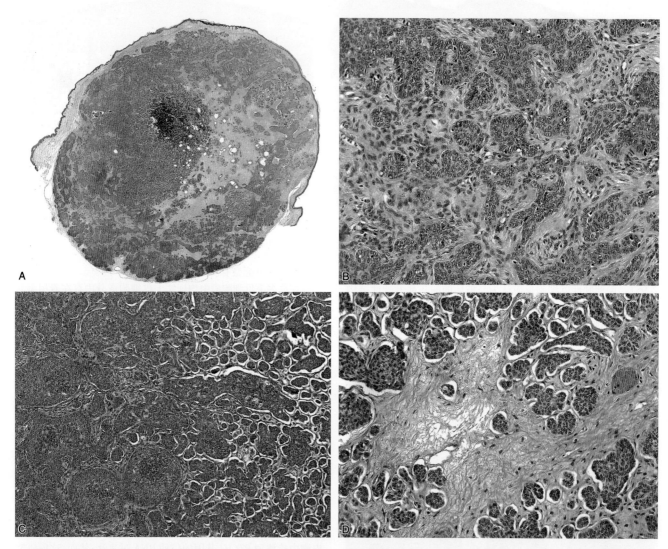

图 2.96   毛母细胞瘤还是基底细胞癌（BCC）？肿瘤的边界非常清楚，它具有毛囊生发细胞和特殊毛囊间质的双向成分（A,B）；它还有间质减少的渐变区，其外观类似于 BCC（C,D）。有时这种病变称为"毛母细胞瘤伴灶状 BCC 样病变"

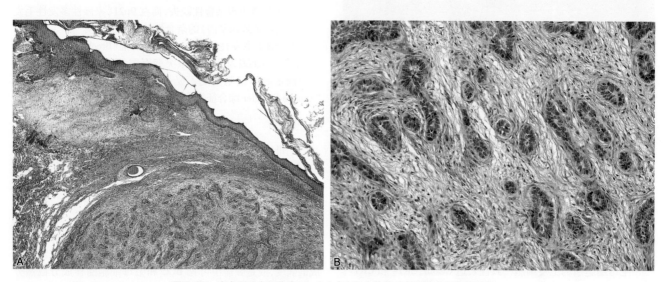

图 2.97   浅表型基底细胞癌（A,左上角）和小结节毛母细胞瘤（B）的碰撞

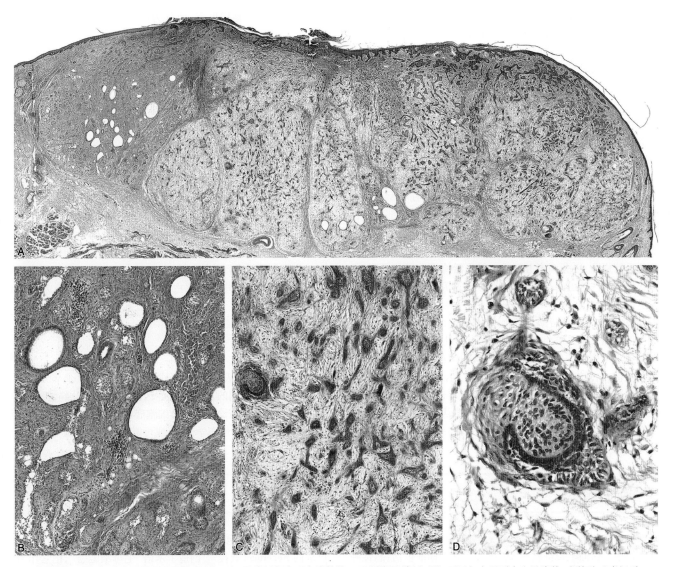

图 2.98　毛母细胞瘤还是基底细胞癌(BCC)？肿瘤不仅表现出清楚的 BCC 浸润区域(A,B),而且包含了更多边界清楚、含特殊毛囊间质的病灶,使得其外观更符合毛母细胞瘤(C,D)

釉质样型毛母细胞瘤应与具有明显淋巴样细胞浸润的肿瘤[螺旋腺瘤、淋巴上皮瘤样癌(LELC)、异位胸腺病变]或釉质样模式的肿瘤(釉质样 BCC 或透明细胞 BCC)进行区分。螺旋腺瘤常表现为较大的结节或小梁状结构,虽然它也由基底样暗细胞和透明细胞组成,但没有明显的釉质样特征区域。与毛乳头相关的胚芽样结构在螺旋腺瘤中绝对罕见。而且,螺旋腺瘤含有水滴状基底膜嗜酸性物质,但在釉质样型毛母细胞瘤中未发现该特点。然而,在少数情况下,螺旋腺瘤的小范围区域可见类似于釉质样型毛母细胞瘤的改变;反之亦然,一些淋巴腺瘤中也可出现含有稀疏透明细胞的结节[1265]。

LELC 由结节状、条索状或片状分布、大的上皮细胞组成,上皮细胞的染色质呈泡状,核仁明显,并被淋巴细胞渗透和围绕。LELC 是一种明确的恶性肿瘤,表现出恶性肿瘤的所有特性,包括边界不清、浸润性生长、大量的核分裂象。此外,基底样细胞形态不是淋巴上皮瘤样癌的特点[1174,1269]。

当活检标本取材局限时,柱状型毛母细胞瘤(结缔组织增生性毛发上皮瘤)与硬斑病样型 BCC 可能很难进行鉴别。后者常是体积更大且形态不对称的病变,由较大的、常常相互连

接的细胞群组成,肿瘤局部区域与周围间质被收缩间隙分隔。在柱状型毛母细胞瘤中没有这一特点,收缩间隙仅见于围绕上皮细胞团块的胶原纤维外周区域和团块周围间质的胶原束之间。漏斗部囊肿性结构、影细胞、与毛乳头相关的胚芽样成分通常不是硬斑病样型 BCC 的特点。较之柱状型毛母细胞瘤(结缔组织增生性毛发上皮瘤),与之有关的是日光弹性纤维变性更常见于 BCC。如果发现病变中缺乏日光弹性组织变性,这是诊断柱状型毛母细胞瘤(促结缔组织增生毛发上皮瘤)的一个可靠指标[514]。最近提出,公认的毛囊膨出部标志物 PHLDA1(pleckstrin 同源区家族 A 成员 1)和 p75 神经营养素受体(p75NTR;CD271)是区分硬斑病样型 BCC 与柱状型毛母细胞瘤(结缔组织增生性毛发上皮瘤)的有效辅助方法。后者 PHLDA1 和 p75NTR 大多均呈阳性,而硬斑病样型 BCC 呈阴性[1384,2410]。为了达到鉴别两者的目的,有学者提倡联合使用雄激素受体(AR)和 CK20 的抗体进行检测:AR⁻/CK20⁺是柱状型毛母细胞瘤的特异性表型,AR⁺/CK20⁻是硬斑病样型 BCC 的特异性表型[1237]。

微囊性附属器癌(MAC)也需与柱状型毛母细胞瘤(结缔

组织增生性毛发上皮瘤）进行鉴别。MAC 由位置表浅的角囊肿结构，以及延伸贯穿真皮网状层的带状、柱状及条索状的上皮细胞组成。然而，与柱状型毛母细胞瘤（结缔组织增生性毛发上皮瘤）不同的是，MAC 表现出更加明显的导管分化，而且是一种更大的、常延伸至皮下脂肪组织的浸润性病变。围神经浸润几乎是恒定不变的特征。当活检标本取材局限时，对 Merkel 细胞进行（CK20、嗜铬素 A）染色可有助于鉴别诊断。这是因为柱状型毛母细胞瘤通常含有 Merkel 细胞成分，而 MAC 通常缺乏[11,958,514]。

极少数的柱状型毛母细胞瘤含有蝌蚪样或逗号样的上皮细胞团，与汗管瘤中所见到的相似。导管结构是柱状型毛母细胞瘤的另一个罕见特征，而汗管瘤中可出现模仿漏斗部囊肿性结构的鳞状化生灶，这进一步增加两者的相似性和重叠性。在活检标本足够大的情况下，由于汗管瘤具有广泛的、占主导地位的导管成分，区分两者并不难。但当活检标本取材局限时，对它们进行区分可能存在问题。早期的研究表明，柱状型毛母细胞瘤表达外披蛋白（involucrin），而汗管瘤不表达[973]。尽管如此，临床表现最有帮助，汗管瘤几乎都是多发性的。

虽然漏斗部囊肿性结构通常较小而且杂乱分布，但在柱状型毛母细胞瘤中的该结构可以是大的、群集分布，这与毛发腺瘤类似。在这些病例中，对峡部分化的确认是诊断毛发腺瘤的一条线索。一些筛孔型毛母细胞瘤中也可见到明显的漏斗部囊肿性结构，使得这些病变有时误认为漏斗部囊肿性BCC[2898]。

毛母细胞瘤恶性变

毛母细胞瘤恶性变的情况罕见，文献中能令人信服的病例屈指可数。诊断毛母细胞瘤恶性变的病理学标准包括：恶性肿瘤的出现与残留的良性毛母细胞瘤有关，能清楚地发现良性肿瘤向恶性转变的过渡区。临床上，病史中长期存在的病变突然增大。毛母细胞瘤恶性变可见于散发病例，也可见于与 Brooke-Spiegler 综合征及该综合征的变异型（家族性多发性毛发上皮瘤）相关的病例[1282]。

临床表现

在既往报道的病例中，先前存在良性肿瘤的病史从 3 年到 40 年不等，肿瘤突然增大和出现青灰色病变的过程仅有数周。在切除时，大多数肿瘤的直径为 3~4cm。肿瘤往往累及年龄较大的患者[1516,2162,2341,2386]。

组织病理学特征

如前所述，识别毛母细胞瘤的良性残留成分及其向恶性肿瘤转变的过渡区是诊断的前提条件。在已报道的病例中，小结节型、大结节型、筛孔型毛母细胞瘤和淋巴腺瘤均可为恶性变的良性前体（图 2.99）[2162,2341,2386]。

文献记载的恶性变模式不同。与家族性多发性毛发上皮瘤有关的病例中，最常见的模式是 BCC（见"Brooke-Spiegler 综合征和家族性多发性毛发上皮瘤"章节）。在其他病例，肿瘤

不仅具有基底细胞样形态，而且为高级别肿瘤，因此，有学者提出用术语毛母细胞癌来描述这种模式[2386]。在著者所观察的一些病例中，良性残留成分类似于淋巴腺瘤，而恶性肿瘤具有 LELC 的外观[1294]（图 2.100）。此外，命名为"毛母细胞肉瘤"的病变已有报道[2261]。该病变的间质与高级别肉瘤中所见到的间质类似，同时也具有类似于毛母细胞瘤的良性区域[2261]。如果这些病例属于毛母细胞恶病，可推测毛母细胞瘤可沿上皮性途径或间质性途径，甚至同时两个途径进行恶性转变。以此为线索，在已报道的两例毛母细胞癌肉瘤中，可以注意到其中一例具有与毛母细胞瘤相符的小范围良性外观区域[1275]。

生物学行为和预后

由于有关毛母细胞瘤恶性变的现有文献有限，妨碍了对其自然病程和预后进行总结。然而，文献中已报道毛母细胞瘤恶性变发生远处转移并导致死亡。它的生物学行为在散发病例中已有描述，而发生于综合征的恶性肿瘤似乎更少表现出侵袭性行为[2162,2341,2386]。

鉴别诊断

一些少见肿瘤表现为一部分类似于 BCC，而其余部分像毛母细胞瘤；由于它们的良性和恶性区域常常彼此分隔、极少相连，这些病例不应该诊断为毛母细胞癌恶性变。这提示毛母细胞瘤与 BCC 构成了形态学谱系，或可能是一种场效应。

毛母细胞癌

术语"毛母细胞癌"被不同的学者用于完全不同的病变。已故的 Ackerman 教授[25]创造了术语"毛母细胞癌"，把它作为 BCC 的同义词。然而，如果我们接受特殊毛囊间质是毛母细胞瘤的一部分，那么术语"毛母细胞（trichoblastic）"就意味着病变中应当存在这种类型的间质，但绝大多数 BCC 中缺乏（或仅局部存在）这种间质。因此，毛母细胞癌和 BCC 相互通用的合理性遭到了质疑。

一些学者建议术语"毛母细胞癌"用于描述由毛母细胞瘤恶性转变而来的高级别恶性肿瘤，其病理学不同于 BCC（请参阅"毛母细胞瘤恶性变"一节）[2162,2386]。

另一些学者建议这个名称用于描述类似毛母细胞瘤的双向（间质-上皮）毛囊性肿瘤，但因浸润性生长而表现出恶性的病理学特征（图 2.101）[2229]。后一项提议在概念上似乎更加适用于毛母细胞癌，但是有一些病变超出了这一"病种"的形态学谱系范围，即偶见在双向毛囊性肿瘤中，具有良性的结构特征（界清、对称），却在上皮成分中可见相当大的细胞异型性（图 2.102 和图 2.103）。目前几乎没有关于这组病变的详细研究。鉴于对毛母细胞癌的理解有相当大的差异，如果使用这一术语，应同时对其特征进行明确说明，甚至为了避免歧义而弃用该词。如图 2.101~图 2.103 中所描述的病变，显然需要进一步研究。例如，了解它们在毛囊性肿瘤谱系中所处的地位。

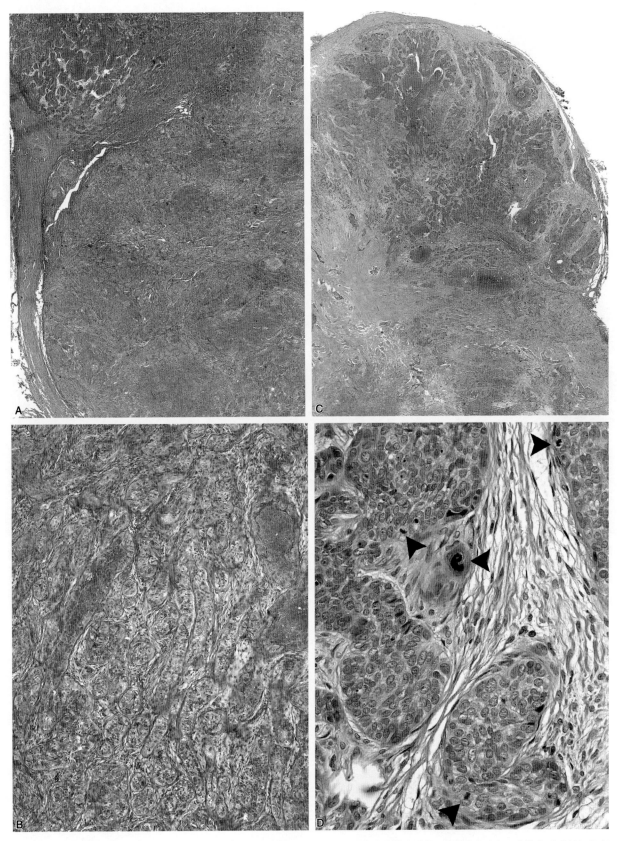

图 2.99　毛母细胞瘤恶性变。该肿瘤出现在一 49 岁患者背部存在约 10 年,近期突然快速增大。肿瘤具有对应于小结节型毛母细胞瘤的良性部分(A,B)及逐渐转变至恶性的区域(C,D)。肿瘤的恶性部分呈浸润性生长,由多形性基底样细胞组成,可见大片坏死及非典型核分裂象(箭头),但缺乏 BCC 的周边栅栏状排列结构

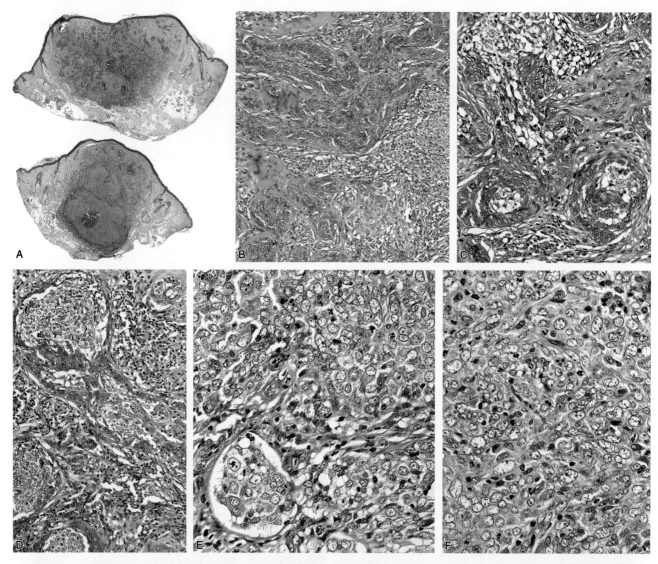

图 2.100 皮肤肿瘤的连续切片显示明显的多结节性增生模式(上部, A)及淡染肿瘤细胞呈弥漫性增生模式(下部, A)。多结节性增生模式的肿瘤成分由小的基底样细胞团组成,其中一些基底样细胞团块伴随有纤维性间质(B)。一些上皮性结节由周边的基底样细胞和中央的淡染细胞组成,淡染细胞中夹杂着淋巴细胞浸润,类似于淋巴腺瘤。在局部区域,大的淡染细胞穿过外周的基底样细胞层,在真皮内形成大的团块(C, D)。大的淡染细胞核呈泡状,部分核仁明显、有非典型核分裂象,呈聚集融合性增生模式,并夹杂着淋巴细胞和其他炎症细胞浸润,肿瘤恶性部分呈弥漫性增生模式,类似于淋巴上皮瘤样癌(E, F)

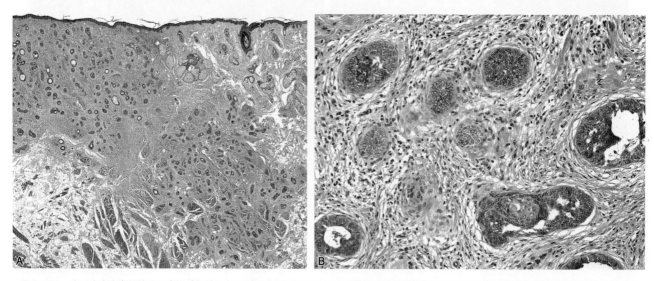

图 2.101 由于含有丰富的特殊毛囊间质相关上皮(毛囊生发)细胞结节,这个毛囊性肿瘤的成分类似于毛母细胞瘤,但该肿瘤明显是浸润性的(A, B)

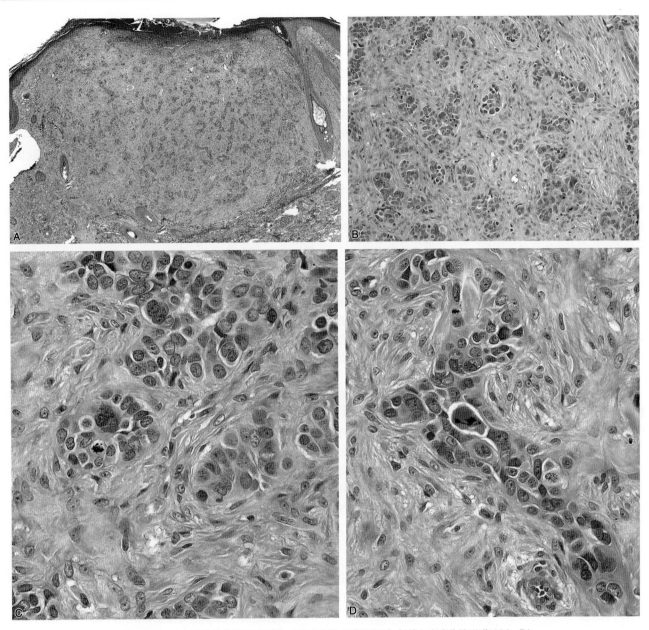

图 2.102 这个肿瘤的边界相对清楚,含有丰富的毛囊性间质,但其上皮成分异型明显(A~D)

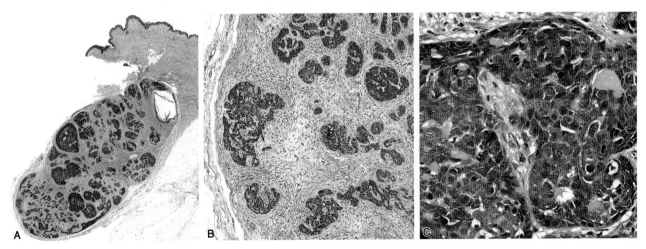

图 2.103 这个肿瘤的边界十分清楚,含有丰富的毛囊性间质,且上皮成分由实性和筛孔状的细胞团组成,类似于毛发上皮瘤中所见到的模式。但在细胞学上,基底样细胞大而有棱角,具有多形性(A~C)

毛母细胞癌肉瘤

癌肉瘤定义为双相肿瘤,由上皮和间质两种密切相关的成分组成,其两种成分均为恶性[2878]。毛母细胞癌肉瘤是一种罕见的双向毛囊性肿瘤,由类似毛囊生发细胞的恶性上皮成分组成,其上皮成分与向特殊毛囊间质分化的恶性间质成分关系密切[1246]。这两种紧密混合的成分反映了胚胎和出生后的特殊毛囊间质(毛乳头)与生发上皮细胞之间的密切关系。该肿瘤为真正的皮肤癌肉瘤,其组织发生上与常见的肉瘤样(化生性)癌完全不同。肉瘤样(化生)癌中的肉瘤样成分是在病变的肿瘤进展过程由上皮细胞演变而来。当一个肿瘤命名为肉瘤样(化生性)癌时,即认定该肿瘤的所有成分均来自同一细胞。如果严格遵守这种命名,那么在许多器官(包括皮肤)中,大部分所谓的癌肉瘤都应被称为化生性(肉瘤样)癌。真正的癌肉瘤非常少见,而且随着分子遗传技术的发展,许多所谓的癌肉瘤实际上代表了化生性(肉瘤样)癌的事实越趋明显,这是因为它们是单克隆性来源,而且它们的间质成分很可能来自上皮成分。

文献中有 2 例毛母细胞癌肉瘤的报道[1246,1275]。随后,著者又发现了数个病例,这表明毛母细胞癌肉瘤是独特而罕见的,而且可能是一种未认识的病种。然而,作为一个诊断范畴的确立只能通过研究一系列的病例来实现。毛母细胞癌肉瘤可视为与毛母细胞瘤相对应的恶性肿瘤。在概念上,所有肿瘤中毛母细胞癌肉瘤与成釉细胞纤维肉瘤最具可比性;成釉细胞纤维肉瘤是一种混合性上皮-间叶牙源性肿瘤,其间叶成分为肉瘤,而其上皮成分可比作成釉细胞瘤。

临床表现

已报道的两例毛母细胞癌肉瘤均发生在老年男性患者(80岁和 92 岁),临床表现为溃疡、外生性肿块,发病部位分别位于骶骨区和耳部[1246,1275]。

组织病理学特征

毛母细胞癌肉瘤表现为恶性结构特征(溃疡形成、不对称、边界不清),由具有独特外观的上皮和间质成分组成。上皮成分由大小不等的结节样、筛孔样和/或相互连接的条索状基底样细胞组成,细胞胞质稀少,核呈圆形或椭圆形,染色质不明显,有小的核仁。这些细胞类似于传统 BCC 中所见到的细胞,但更具异型性,胞核拥挤、有异常的核分裂象及坏死。局部区域存在胚芽样结构。该肿瘤的每个上皮性结节均与间质关系密切;这些间质可概括为呈乳头样聚集的特殊毛囊间质,但实际上肿瘤是由明显的非典型细胞组成,细胞有大量异常核分裂象,胞核拥挤、深染。聚集成小圆形的上皮细胞团被间质细胞呈同心圆样层层包绕。在更大的上皮细胞群中,上述细胞沿着大范围的交界面排列,类似于所谓的"连续的毛乳头"。上皮和间质单位在局部聚集形成类似于与胚芽有关的毛乳头结构,或呈"连续的毛胚芽"与"连续的毛乳头"相邻结构。尽管在整个肿瘤中上皮和间质成分关系密切,但两种成分是截然分开的,两者之间无过渡情况(图 2.104)。该肿瘤的核分裂率,包括其间质成分中的核分裂数,在每 10 个高倍视野中,平均每个视野核分裂计数从 7~16 个不等。

已报道的一例毛母细胞癌肉瘤被判定为"低级别",由于整个间质成分相对分化良好,并始终可以辨认出特殊毛囊间质[1246]。"高级别"被用于其他情况,如病灶中的间质细胞失去了乳头样的排列,以弥漫的形式增生,并逐渐与高度多形性的细胞、梭形单核细胞、奇异的多核细胞相混合。有趣的是,在肿瘤边缘偶见由上皮细胞和间质细胞组成的小结节,这些细胞没有或仅有少量的核分裂象;如果细胞有多形性,则类似于普通的毛母细胞瘤或以局部有透明细胞变为特征的透明细胞毛母细胞瘤。

免疫组化特征

上皮成分对细胞角蛋白(cytokeratin)染色阳性、波形蛋白(vimentin)染色阴性,间质成分染色情况与之相反。未见逐渐转变区域。可注意到少数梭形细胞 α-SMA 染色阳性。相当数量的上皮和间质成分的 p53 染色阳性[1246,1275]。

生物学行为和预后

在已报道两个病例中,手术切除肿瘤后未见复发和转移。然而,由于可获得的文献有限,目前尚不能对毛母细胞癌肉瘤的生物学行为及预后进行评估。

鉴别诊断

毛母细胞癌肉瘤的主要鉴别诊断是肉瘤样(化生性)BCC。两者主要的鉴别点与间质成分的外观有关。尽管毛母细胞癌肉瘤为恶性外观,但它的特殊毛囊间质与上皮成分截然分开。而在肉瘤样 BCC 中,它的间质成分不会形成由梭形细胞组成的乳头样结构,这些细胞似乎来源于上皮细胞;在 H&E 切片以及有时在免疫组化中均可见到癌和肉瘤样区域之间存在过渡区。此外,人工收缩间隙伴黏液沉积常见于化生性 BCC。异源性成分(脂肪肉瘤、横纹肌肉瘤,软骨肉瘤或骨肉瘤)在毛母细胞癌肉瘤中未见报道,但 BCC 伴恶性异源性成分(包括骨样、软骨样和平滑肌)已有报道。

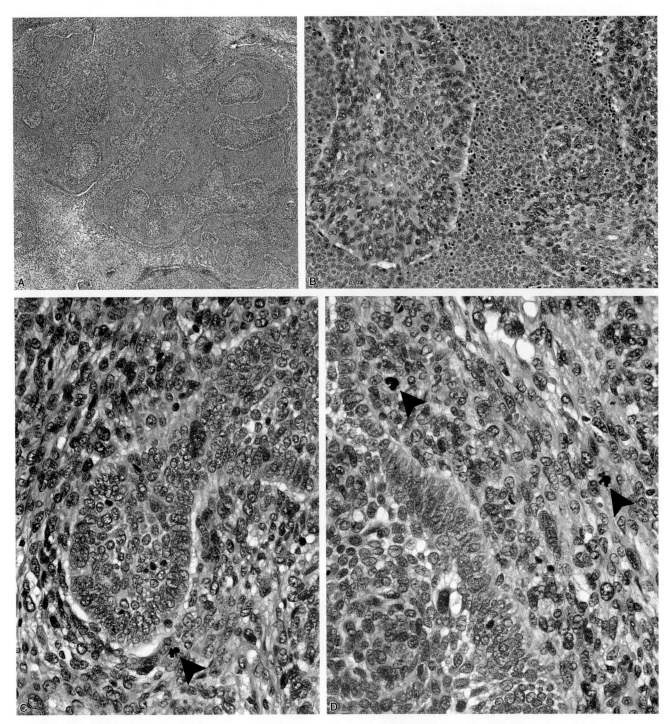

图2.104 毛母细胞癌肉瘤。此双向肿瘤由上皮成分和与上皮成分关系密切的间质成分组成。上皮成分由非典型基底样细胞聚集成的大小不一的上皮性结节、筛孔样团块和/或相互连接的条索构成;而间质成分由于乳头样聚集,类似于特殊毛囊间质。然而,肿瘤是由明显的非典型细胞组成,细胞有大量的、异常的核分裂象(箭头),胞核拥挤、深染。尽管肿瘤有显著的非典型特征,但其间质成分中仍可识别出特殊毛囊间质(A~D)

(姚雪妍 周诚 译,万川 校,张韡 审)

主要向母质分化的肿瘤

毛囊母质指的是毛球的一部分,这里的细胞可以分化成为多种类型的上皮细胞。在一个正常毛发毛囊的生长期,位于毛球基底部的母质细胞呈现活跃的核分裂象,拥挤的细胞呈圆形或卵圆形,具有空泡状、嗜碱性胞核及较少胞质。随着向上生长,这些细胞变得更大,胞核更圆,核仁更为清晰,胞质更加丰富(上母质细胞)(图 2.105)。

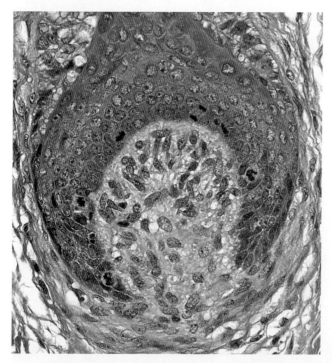

图 2.105 一个生长期毛囊的毛球中,母质细胞位于毛乳头之上及毛球基底部,细胞呈圆形或卵圆形,具有空泡状、嗜碱性胞核,以及较少胞质。可见大量的核分裂象。随着向上生长,细胞变得更大,胞核更圆,核仁更清晰,胞质更加丰富。这些细胞群即为上母质细胞

在毛囊生长期,含有色素的树突状黑素细胞散布于母质细胞与上母质细胞中。毛囊的黑素细胞具有树突状形态并产生黑素,之后黑素被转运到存在于生长期毛干结构中的毛囊角质形成细胞。接近生长期末端,毛囊黑素细胞数量减少,皱缩,色素减少,并失去了其树突状形态(图 2.106)。

完全成熟的母质/上母质细胞使得毛发得以生长,毛发由内到外由髓质、皮质、毛小皮构成。髓质仅见于终端毛囊,表现为大量水平分布的细胞构成一个位于毛皮质中央的垂直柱状结构。这些细胞显示出高的核浆比,并且可见大量显著的不同形状的毛透明蛋白颗粒。所见黑素数量不定。皮质中有核细胞的细长胞核呈垂直分布,相互平行并垂直于皮肤表面。毛小皮由单层嗜碱性立方形细胞构成(图 2.107 和图 2.108)。

除了毛发之外,正常毛囊中的成熟母质细胞也形成了内毛根鞘,从内至外由毛小皮、Huxley 层、Henle 层构成。内毛根鞘小皮最直观地位于毛球底部,由毛囊中最小的细胞构成,当它们向上生长时,很难与周围的细胞区分。内毛根鞘的其他两层,Huxley 层(两层细胞厚度)与 Henle 层(一层细胞厚度)通过明亮的嗜酸性毛透明蛋白颗粒可容易辨认。Huxley 层与 Henle 层的角化进程均呈现典型的红蓝模式,其中 Henle 层最先出现毛透明蛋白颗粒并最先角化(即"先红,先蓝")(见图 2.106 和图 2.107)。在内毛根鞘的上部,Huxley 层与 Henle 层完全角化后则难以分辨。

表 2.1 简单归纳了母质、内毛根鞘及正常毛囊毛发中 I 型与 II 型角蛋白的表达。有关详细信息可以参阅其他来源[1441]。除了角蛋白,其他标志物(GATA-3、Blipm-1、β-catenin 等)近年来已被深入研究,研究结果可参考有关文献[2408,2409]。实际应用中,我们必须牢记没有一个特异性标志物可以鉴定母质分化,以及决定毛源性肿瘤的母质分化。此类诊断仍依靠于对常规染色下组织病理形态的评估。

明显毛母质分化的毛源性肿瘤主要由类似正常毛球的母质细胞及上母质细胞构成,并常表现出向毛发及内毛根鞘方向分化,从而代表了正常毛囊的各种分化方向。在向母质、毛发、内毛根鞘的 3 种分化方向中,最容易辨识的是向毛发分化,包括影细胞(多角形、嗜伊红的无核细胞)及橘黄色的、具

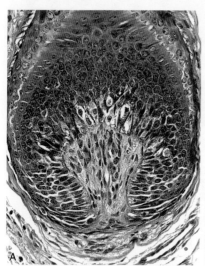
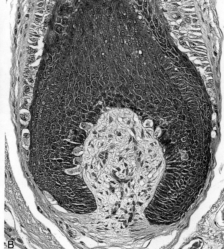
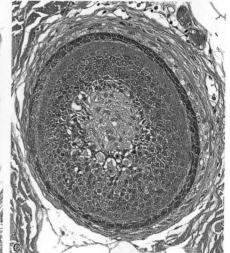

图 2.106 生长期毛囊的毛球纵断面(A,B)及横断面(C)。可见树突状黑素细胞散布于母质细胞中。注意黑素含量及树突状形态的变化

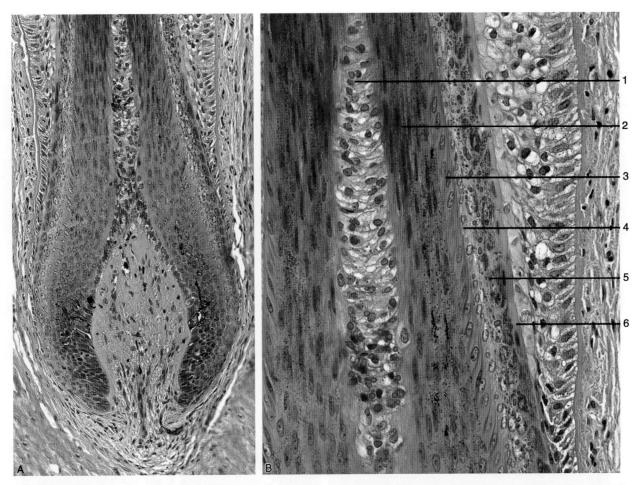

图2.107 一个生长期毛囊毛球的纵断面展示了母质细胞的分化,即毛发与内毛根鞘(IRS)(A)。局部高倍视野(B)显示了髓质(1)、皮质(2)、毛小皮(3)。内毛根鞘包括 IRS 鞘小皮(4)、含有明亮嗜酸性毛透明蛋白颗粒的 Huxley 层(5)及呈特征性蓝-灰色的角化性 Henle 层

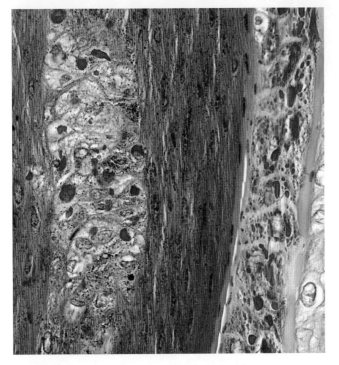

图2.108 髓质中除了含有黑素,也含有明亮的嗜酸性毛透明蛋白颗粒,类似于未角化的内毛根鞘(IRS)。还需注意内毛根鞘中 Henle 层角化呈现典型蓝灰色

表2.1

角蛋白在母质、内毛根鞘及正常毛发毛囊中表达的简表[1441]

表达的角蛋白	Ⅰ型	Ⅱ型
母质细胞	*35*	*85*
毛发		
毛小皮	*32,35,39,40*	*82,35*
皮质层	*31,33a,33b,34,35,36,37ª,38,39*	*81,83,85,86*
髓质ᵇ	14,16,17,25,27,28,31,33a,33b,34,36,37,39	5,6,75,80,81,83,85,86
内毛根鞘		
鞘小皮	*25,26,27,28*	*71,72,73*
Huxley 层	*25,27,28*	*71,74*
Henle 层	*25,27,28*	*71,*

注意:典型的角蛋白以斜体字标示。

ª在霜毛皮质层。

ᵇ髓质不同状况下,如髓质前体、髓质下部、髓质中部及髓质上部中,其角蛋白表达是不同的。

有折光性的角化细胞(图 2.109)。罕见畸形毛囊。向内毛根鞘的分化也容易辨识,包括明亮的酸性毛透明蛋白颗粒(均见于 Huxley 层及 Henle 层),以及蓝灰色角化细胞(图 2.110 和

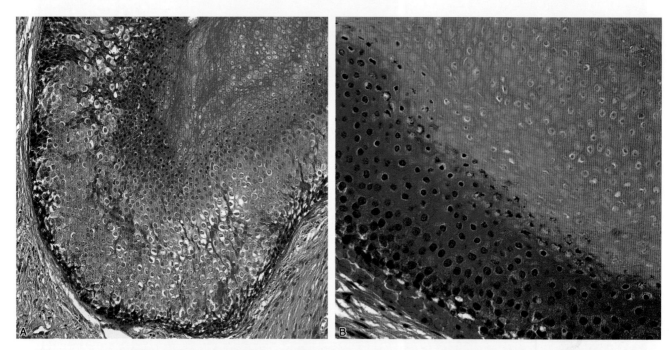

图 2.109   一个毛母质瘤的母质分化表现为条带状结构,外围为母质细胞(A,B 中小的深染的嗜碱性细胞)以及上母质细胞(A 中大的淡染细胞),表现为范围较小而致密的细胞成分,围绕着中央的影细胞成分(多角形、嗜酸性染色的无核细胞),后者代表了顿挫的毛发分化。影细胞或鬼影细胞通常可作为最易辨识的标志,提示肿瘤向母质分化

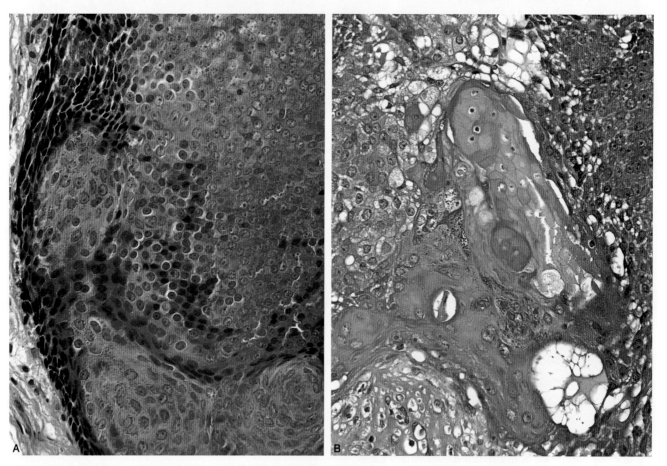

图 2.110   在毛母质瘤中明亮嗜酸性毛透明蛋白颗粒代表向内毛根鞘的分化(A,B)

图 2.111）。向母质分化的肿瘤细胞会难以辨识，并与其他类型上皮细胞难以区分。因为在排列密集的、形态相对单一的上皮细胞中，卵圆形或圆形嗜碱性胞核中包含一个或更多明显的核仁，纤细的染色质并缺少胞质，大量的核分裂象以及单个细胞凋亡，而以上这些特点都可能在不同的上皮细胞中观察到。一个有用的线索是母质细胞与上母质细胞在正常毛囊中呈带状分布，也就是说，外围细胞更小更暗，中央细胞更大更透亮，从而外围结构更加致密围绕着中央影细胞（见图 2.109）。同样有意义的是混于其中的含有色素的树突状黑素细胞（图 2.112）。

包括向母质，毛发本身，以及内毛根鞘，所有这些分化方向在不同的母质肿瘤中比例不同，这些肿瘤包括毛母质瘤，黑素细胞母质瘤，以及毛母质癌。这些差异体现在不同肿瘤之间及不同样本之间，从而表现为谱状的重叠特征。除了毛囊肿瘤，局灶性母质分化也可见于全毛囊瘤、毛囊瘤、基底细胞癌、毛母细胞瘤以及顶泌汗腺混合瘤。

明确诊断线索是很有必要的。向母质分化肿瘤的镜下改变中，最吸引眼球同时又最容易辨认的就是影细胞，被认为代表肿瘤试图向毛发的分化（见图 2.109）[25]。然而，影细胞也可见于皮肤以外的肿瘤，例如下颌骨成釉细胞瘤及属于中枢神经系统肿瘤的颅咽管瘤，两者都一定程度上类似皮肤的毛源性肿瘤。影细胞也可见于一些内脏疾病，包括非典型子宫内膜增生、子宫内膜样腺癌、肠腺癌、尿路上皮癌、胆囊小细胞癌及睾丸畸胎瘤，曾创造出新的病名如"睾丸母质瘤"或"骨内母质瘤"[1107,1755,2726,2980,2981,2984,2986,2987,2989] 这些病变并无其他毛分化的特征，提示这些影细胞仅仅代表了一种细胞死亡形式，并不等同于向毛发的分化。

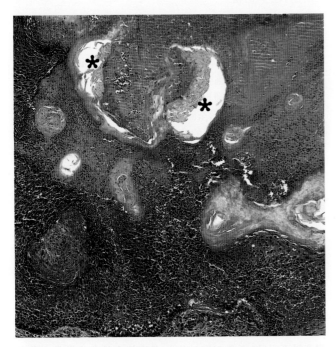

图 2.111 在毛母质瘤中蓝灰色角质化性区域（星号）。这种颜色类似于内毛根鞘角化

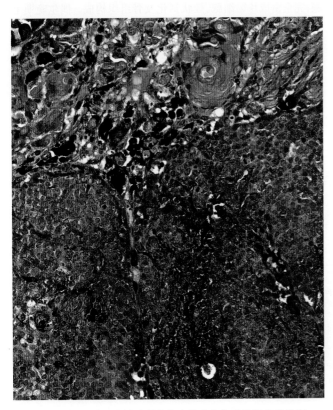

图 2.112 黑素细胞母质瘤中分布的富含色素的树突状黑素细胞，同样展示了生长期毛囊中母质的特征。还需注意影细胞

毛母质瘤

由 Malherbe 与 Chenantais 于 1880 年描述，毛母质瘤（又名钙化上皮瘤、良性钙化上皮瘤及毛母细胞毛母质瘤）是一种常见的主要向毛囊母质以及毛发本身分化的附属器肿瘤，主要累及儿童与青年人。所谓母质瘤（matricoma），由已故 Ackerman 教授提出，根据他的描述，通过其轮廓特征而区别于毛母质瘤。然而，母质瘤命名的正确性并未得到广泛的支持，一些专家并不接受这个概念，著者也持相同观点。

临床表现

毛母质瘤通常表现为界清、表面光滑、囊性或实性结节（图 2.113）。常生长缓慢。肿瘤的质地取决于其钙化与骨化的程度，这也与病变的存在时间相一致。多数病变在生长至最大时被切除，其大小为 1~3cm。一些病变出现快速生长的特征，这可能由于出血导致，并给临床以恶性的印象。超过一半的肿瘤 20 岁前发病，但所有年龄段均可发病[1186]。有文献报道的一系列发生于儿童的非黑素细胞性良性肿瘤中，毛母质瘤最常见[1549]。在一个 209 例病例的研究中，该病发病双高峰出现在 10 多岁与 60 多岁年龄段[1170]。已有文献报道女性发病率高（2:1~3:1）[466,1015,1611]。好发部位为头颈部区域（超过 50%），其次为上肢（~25%）[902,1910,2078,2620]。

少见的临床亚型包括肿瘤之上覆盖萎缩的、粉红色半透明皮肤，呈现条纹状及松弛外观，称为皮肤松弛型毛母质瘤[779,1157,1391,2430]，还包括水疱亚型（淋巴管扩张），是由于浅表淋巴管扩张导致[578,1240,2105,2954]，色素亚型，是由于肿瘤内富含

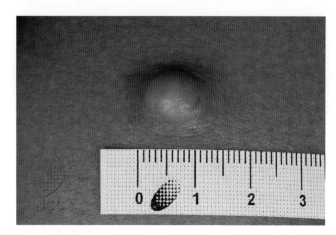

图2.113   毛母质瘤。单发、表面光滑的肉色结节

大量黑素,以及穿通型毛母质瘤[704,1956,2711,2720]、外生型毛母质瘤、巨大型毛母质瘤(可达15~20cm)[1240,1548,2643]。在一例巨大型肿瘤病例中,病变与高钙血症以及甲状旁腺素相关蛋白升高相关,在切除相关肿瘤后恢复正常[1205]。

其他罕见(2%~5%)且特别的类型为多发性毛母质瘤(可多达5个)[466,902,1931]。已发现多发性毛母质瘤见于不同疾病,包括强直性肌营养不良症(Steinert病)[207,466,695,2387]、Turner综合征[1911,2919]、9号染色体三体综合征[1640]、Sotos综合征(巨头畸形、过度生长、学习无能、先天性心脏异常、新生儿黄疸、肾脏畸形、脊柱侧凸及癫痫;OMIM117550)[826]、脑胶质瘤病[2800]、骨骼畸形、凝血缺陷、Rubinstein-Taybi综合征(宽拇指-趾综合征;OMIM180849)[358,1636]、全垂体功能减退症[1987]、结节病、Churg-Strauss综合征、Gardner综合征(家族性腺瘤性息肉病亚型)[2118],以及MYH相关息肉病(常染色体隐性遗传性结直肠腺瘤性息肉病;OMIM604933)[138,188,1911,2595]。尚不明确这些疾病与毛母质瘤确切相关,还是仅仅偶然巧合。

通过以往的动物模型研究以及通过电镜检测到人毛母质瘤中的病毒颗粒,提示病毒,尤其是多瘤病毒,在多发性毛母质瘤的发病中扮演着一定角色[967,1912]。罕见报道为家族性发病,表现为卡介苗接种部位发展成毛母质瘤[102]。在一系列研究

中,14%的毛母质瘤发病前有外伤史[756]。

少见情况下,毛母质瘤累及女性及男性的胸部皮下组织,因其较大的尺寸以及钙化,可在乳房X线摄影中模仿癌症的形态,类似乳腺导管内癌的常见影像学特征[191,2270]。

组织病理学特征

毛母质瘤在分化过程中的不同阶段可以表现多样[1188]。早期病变通常为囊样结构,其上部为鳞状上皮(毛囊漏斗部分化),由棘层、颗粒层以及排列成板层状或网篮状的角质层组成,其下部及外侧细胞类似正常毛囊母质细胞,其胞质少、细胞边界不清、核椭圆或圆形、深染以及大量的核分裂象。越往中央越多见更大的多角形至圆形细胞,含有淡染的嗜碱性至苍白色胞质,类似于正常毛球的上母质细胞。病变中央的细胞核变得固缩,胞质逐渐呈现嗜酸性,提示向影(鬼影)细胞转变,后者缺乏细胞核,但是含有更多的细胞质及清晰的细胞边界(图2.114)[1188]。这种早期阶段的毛母质瘤通常看作是一种毛囊漏斗部-母质囊肿。事实上,在一些早期毛母质瘤中明显可见与一个或数个毛囊漏斗部相连(图2.115)[1188,1912]。在其他一些早期毛母质瘤中,病变不与原有毛囊相连,且表现为界清、圆形结节,位于真皮或少数位于皮下(图2.116)。随着病情进展,毛囊漏斗部上皮经常被炎症浸润破坏,但是在一些成熟病变中,可以见到类似毛囊样结构残留(图2.117)。一些病变表现为多结节样结构(即所谓的母质瘤)(见图2.117)。

随着肿瘤老化,影细胞占据主导,而母质细胞与上母质细胞变得不明显(图2.118)。在许多病例中骨化生继发于营养不良型钙化。完全成熟的陈旧病变中,只包含少量或无母质细胞,完全由成片影细胞、灶状钙化及骨组织构成。偶尔晚期毛母质瘤可完全类似骨瘤(图2.119)。

肿瘤间质纤维化,并常伴致密的炎症浸润,及显著的异物巨细胞反应。除了多样的异物巨细胞之外,还可见含铁血黄素巨噬细胞及噬色素细胞。偶尔可以观察到含铁血黄素、黑素及淀粉样物质的沉积。

尽管肿瘤主要向母质分化,对早期或已充分发展的病变仔细观察,经常可见灶状分布的含有毛透明蛋白颗粒的透明细胞

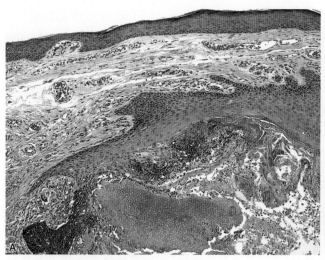

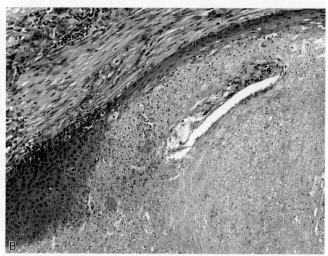

图2.114   早期毛母质瘤呈一个囊性病变,表现为增生(A)及萎缩(B)的鳞状上皮(毛囊漏斗部)向毛母质细胞的转化。同时注意毛母质细胞突然(A)及逐渐(B)地向鬼影/影细胞的转化

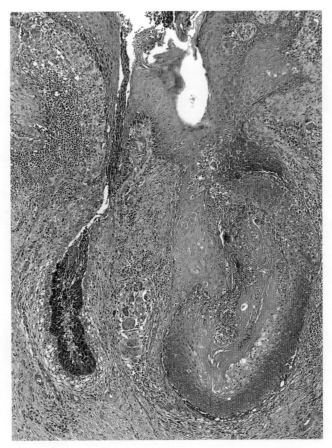

图 2.115　早期的毛母质瘤连接到一个毛囊漏斗部。左侧可见通过管道样结构挤出的肿瘤细胞

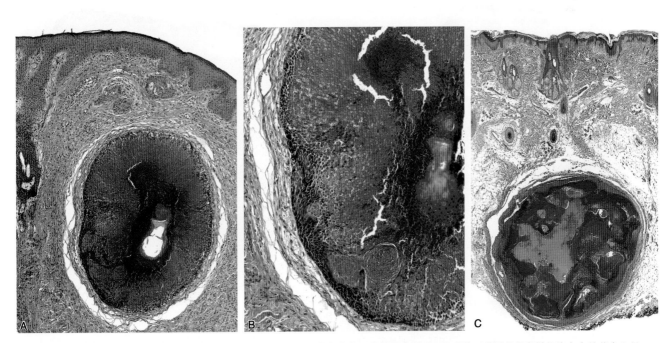

图 2.116　初期毛母质瘤位于真皮(A,B)或皮下组织(C),与之前存在的毛囊并没有联系。注意处于外围的基底样细胞向大的苍白上母质细胞的过渡,后者通过角化成为结节中央的影细胞。带有明亮嗜酸性颗粒的区域代表内毛根鞘分化(A,B)

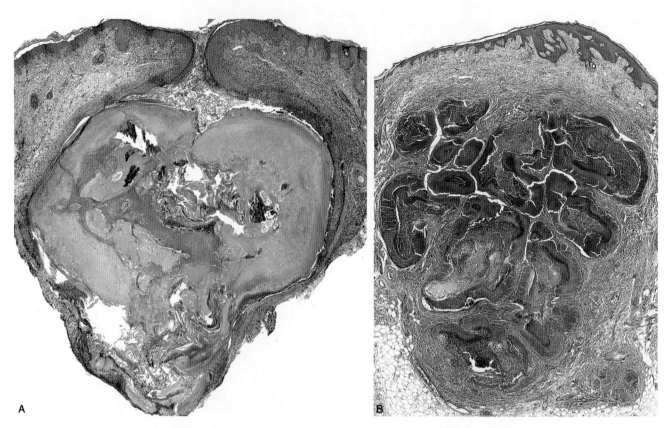

图2.117 成熟的毛母质瘤与残留毛囊相关(A)。多结节性生长的毛母质瘤—即所谓的母质瘤(B)

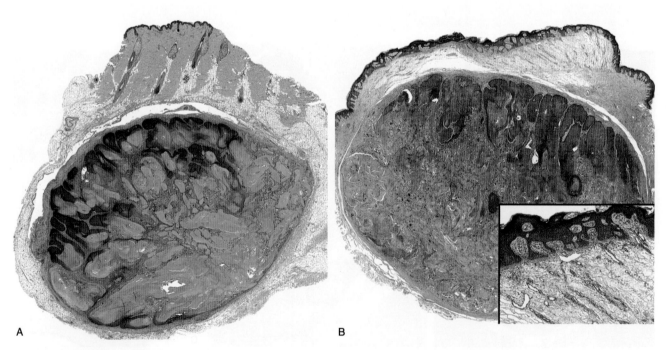

图2.118 成熟期毛母质瘤(A,B)。注意影细胞成分明显多于具有分化能力的母质/上母质成分。所谓的皮肤松弛亚型中(B),肿瘤之上可见间质水肿及血管(插入图)

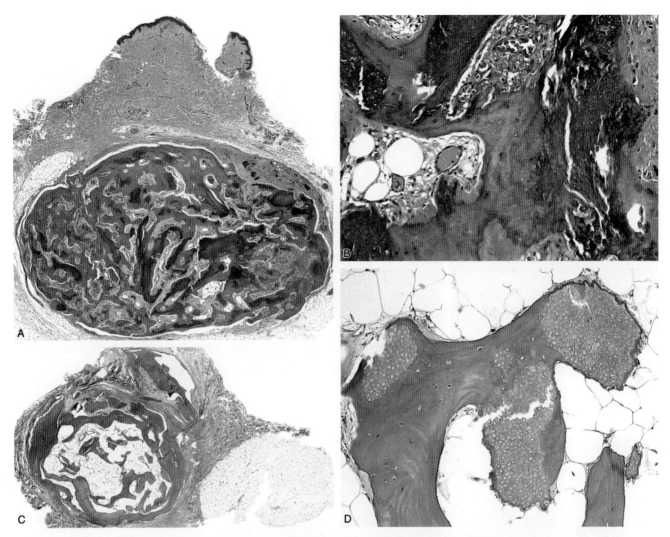

图 2. 119　两个晚期的毛母质瘤(完全转化)全部由影细胞以及骨化生组成,模拟骨瘤形态(C,D)

(提示向内毛根鞘下部分化)以及蓝灰色角质细胞(提示向内毛根鞘上部分化)。偶尔可见毛囊生发细胞呈栅栏状排列,或形成明显的小胚芽样结构。

毛母质瘤包括如下病理亚型:

1. 所谓的增生性毛母质瘤

名词"增生性毛母质瘤"用于描述发生于老年患者(平均年龄 70 岁)的毛母质瘤亚型。不同于毛母质瘤通常好发于儿童及青年人,"增生性毛母质瘤"表现出一些非典型的特征,包括病变更大,多变的细胞核异型性和核分裂象,以及复发倾向[1189]。认识此亚型的重要性在于它会模仿毛母质癌。事实上,一些观点认为增生性毛母质瘤可能是一种(毛母质癌)前期病变的过渡状态[2843]。另外,Requena 教授[2194]认为增生性毛母质瘤等同于已故 Ackerman 医生定义的母质瘤。

2. 所谓的浸润性毛母质瘤

此亚型见于小部分儿童及青年人,其组织病理学形态表现不同于"经典"毛母质瘤的各种特征,包括更高的母质细胞构成比(相对于影细胞),核分裂象数量增多(7 个/10 个高倍视野,相对于经典毛母质瘤的 1~2 个/10 个高倍视野),更明显的细胞核异型,单个细胞的坏死,核仁明显,以及含深染胞核的良性肿瘤条索从瘤巢侵入周围真皮[1611]。以著者的经验,这些改变

单独或同时存在都不少见,有时同一肿瘤可见多灶性的不同改变,包括核分裂象增多,核仁明显,核异型性及细胞坏死(图 2. 120)。

3. 色素性毛母质瘤

毛母质瘤中黑素少见,其主要嵌入母质细胞和影细胞之中,但也可见于噬黑素细胞中(图 2. 121)[756,2501]。尽管经常呈灶性分布,有时黑素可非常显著而使肿瘤呈"香草软糖"样外观[2965]。比黑素沉积更少见的是显著的树突状黑素细胞在毛母质瘤内的增生,一定程度上与黑素细胞母质瘤重叠(见黑素细胞母质瘤部分)[401,2975]。

4. 穿通性毛母质瘤

在某些病变中,小部分肿瘤由真皮上部穿通表皮或毛囊漏斗部的通道被排出[2720]。经表皮排出的穿通性毛母质瘤会表现出不同寻常的临床特征,包括快速进展,及浅红色的外生性外观伴表面的改变[3008]。偶尔毛母质瘤的纤维成分伴随肿瘤细胞被排出,或被单独排出(图 2. 115 和图 2. 122)。

5. 异常的间质改变

在所谓的皮肤松弛型毛母质瘤中,肿瘤周围间质可见明显水肿,丰富的血管,大量的黏液及弹力纤维减少或消失,从而形成其特殊的临床表现(见图 2. 118)。少见情况下,间质成分可

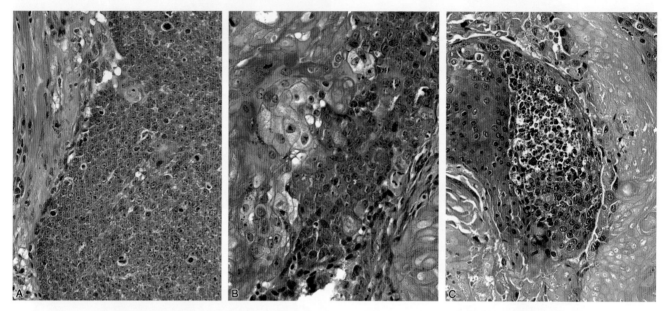

图2.120   毛母质瘤。核分裂象增多、核仁明显、轻度至中度核异型及坏死均是比较常见的特征(A~C)

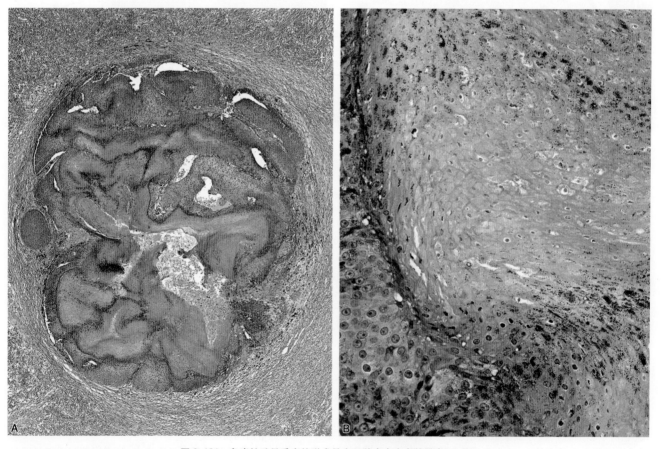

图2.121   色素性毛母质瘤的形成是由于肿瘤中丰富的黑素(A,B)

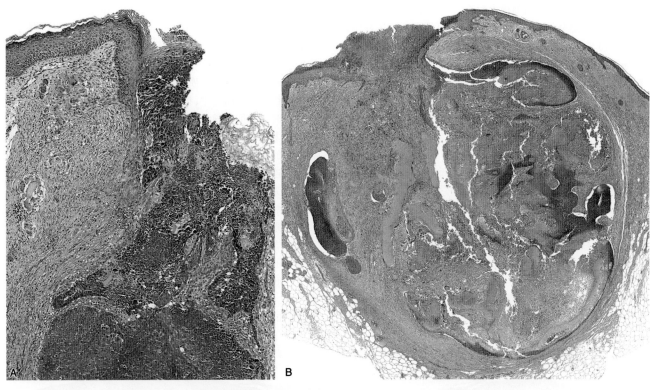

图2.122 穿通型毛母质瘤表现为肿瘤细胞和/或间质纤维成分经表皮排出特征(A,B)。

诱导毛母质瘤上方表皮附属器结构的增生[2186]。致密的促结缔组织增生性间质相对常见,但少数情况下,更加显著的促结缔组织增生性间质甚至类似恶性间叶组织肿瘤。罕见表现是毗邻毛母质瘤的皮下脂肪组织出现明显的脂肪坏死或噬脂肪反应,并伴有脂肪母细胞样细胞。

6. 髓外造血

在著者的经验中,这是一种罕见现象,但是在一组120例肿瘤的研究中发现了7例(大约6%)[1187]。有骨髓的细胞成分,包括骨髓、红细胞前体细胞及罕见的巨核细胞,有时处于骨化生的衔接区域。报道的存在髓外造血的患者并未证实伴有血液系统疾病或系统性疾病[685,1187]。

7. 所谓的"毛母质瘤(毛母质)皮角"

最近描述了一例所谓的"毛母质瘤皮角"可能代表了毛母质瘤的一种浅表亚型。该病变主要局限于棘皮瘤样增生的表皮,并由毛母质细胞与影细胞组成,从而形成皮角样改变[571]。

8. 恶性转化

与毛母质瘤相应的恶性病变为毛母质癌,后者的一些病例认为是由此前存在的良性毛母质瘤发展而来。有报道一例转移性毛母质癌肉瘤表现出化生性(肉瘤样)的恶性特征[940]。

免疫组化特征

一些研究显示正常毛的母质成分与毛母质瘤的肿瘤细胞之间存在多种相似的染色阳性标志物,其中包括毛发角蛋白K35(hHa5)以及它的细胞核调控同源异型蛋白HOXC13。一些毛母质瘤也表达人类毛发碱性角蛋白1(hHb1),即一种毛发角蛋白,对正常毛干皮质层细胞特异性表达[530]。

具有生发活力的母质/上母质细胞的细胞核与细胞质表达β-连环蛋白,在向影细胞转化的过程中细胞核的表达丢失,即β-连环蛋白表达阴性[585]。在正常毛囊中,β-连环蛋白在毛球基底部及外围母质细胞中胞膜染色明显阳性,同样表达于外毛根鞘及内毛根鞘中[1816]。

毛母质瘤中的母质细胞同样表达bcl-2以及包括CK5、CK8、CK10、CK11及CK19在内的多种细胞角蛋白阳性[696,1860,2833]。某些标志物(bcl-2与CK19)会在向影细胞的转化中丢失[699]。

分子生物学特征

现有证据提示至少有两条通路参与了毛母质瘤的发病机制,即Wnt/β-连环蛋白信号通路以及bcl-2肿瘤蛋白的可能作用已有阐述。

在一些研究中,散发的毛母质瘤中可检测到CTNNB1基因(β-连环蛋白基因)突变,但是检测到的突变程度不一。CTNNB1基因定位于3p22~p21.3区域,具有16个外显子,跨度23.2kb[1390,1913]。它编码的β-连环蛋白为92kDa蛋白,参与细胞间黏附功能,类似于WNT信号通路[1657]。已有报道证实Wnt/β-连环蛋白/Tcf-Lef(淋巴增强因子)途径在正常毛囊的母质细胞中被激活,并诱导其向毛干分化。转基因小鼠表达出定位于胞核的β-连环蛋白,形成的皮肤肿瘤类似于毛母质瘤[412,413,635,915,1196,1450,1816]。

然而,除了毛母质瘤,CTNNB1基因中外显子3的突变同样见于其他附属器肿瘤,伴或不伴影细胞分化,提示β-连环蛋白基因突变参与了这些肿瘤的发生。这些肿瘤包括筛孔状毛母细胞瘤(毛发上皮瘤)、毛母质癌及基底细胞癌。相同的突变也在一种中枢神经系统肿瘤颅咽管瘤中检测到[1280]。

除了免疫组化证据外,也有学者通过细胞遗传学研究提出了bcl-2在毛母质瘤组织发生中的作用。应用染色体G显带核型分析及相间荧光原位杂交(FISH)技术,应用18号染色体近着丝粒探针，在 11 例毛母质瘤中发现了 7 例存在 18 三体。18 三体仅在一小部分细胞中检测到，提示其可能在肿瘤进程中发挥作用，而非启动肿瘤发生。人类 bcl-2 基因定位于 18 染色体，编码了完整的线粒体外膜蛋白，起到阻止如淋巴细胞等多种细胞凋亡的作用。对于皮肤附属器，bcl-2 肿瘤蛋白是一种抗凋亡蛋白，参与了严格调控的毛囊生长周期，包括从毛囊生长期，经退行期，至休止期的全部进程。

鉴别诊断

毛母质瘤主要需鉴别毛母质癌。毛母质癌常表现出核分裂率增高（甚至偶见异常核分裂象），轻度核异型，以及胞核拥挤排列，从而削弱了细胞形态方面的诊断意义。在有限的活检标本中，当肿瘤的整体结构难以很好地评估时，区分毛母质瘤与毛母质癌往往存在很大疑问甚至不可能，而只能在所谓的浸润性与增生性亚型中进行区分。事实上，从良性到恶性，应该存在一个毛母质肿瘤谱系，毛母质瘤代表了良性端，毛母质癌代表了恶性端，浸润性与增生性毛母质瘤亚型则处于中间段。从纯粹的细胞学角度看，许多毛母质瘤都表现出了癌的特征，推测阻碍其潜在恶性进程的原因在于导致肿瘤细胞分化的数量有限。著者共观察了数百例伴细胞异型/高核分裂率的毛母

质瘤，几乎所有肿瘤均表现为良性进程。在原有毛母质瘤基础上复发及癌变为毛母质癌的病例中，可见 p53 高表达[1904]，但其在良恶性肿瘤的预后判断及鉴别诊断中的作用尚无系统研究。

潜在陷阱在于毛母质瘤表现为不规则鳞状上皮巢嵌入促结缔组织增生性间质中，模拟了浸润性生长，特别是在母质成分中同时可见细胞异型/高核分裂率时。著者在病变上部观察到了以上特征，在一个病变的连续切片中，局部显示与棘皮瘤样增生的表皮相连，同时在病变深部，鳞状上皮细胞岛局部与肿瘤相连（图 2.123）。在这些观察的所有病例中，鳞状上皮成分表现为灶状分布。而不同病例的随访结果也无特殊。也许可以对照促结缔组织增生性毛鞘瘤来理解这些特征。

色素型毛母质瘤以及少见的伴有树突状黑素细胞增生的毛母质瘤与黑素细胞母质瘤重叠，这一现象进一步显示了母质肿瘤中的多样性及谱系改变。

基底细胞癌中少见母质分化及影细胞，但这一特征常呈灶状出现。肿瘤具有大量或同等量的毛囊生发细胞及母质细胞/影细胞的情况罕见。

近年来报道了一系列所谓的毛皮质粉刺[2814]。著者将此类病变归入毛母质瘤的谱系。

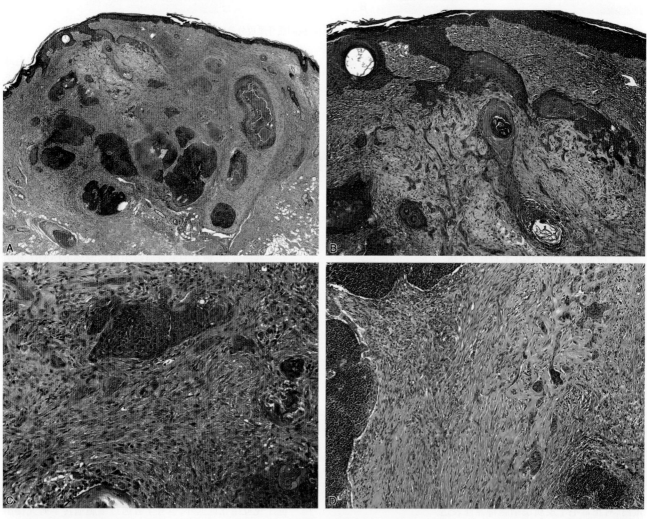

图 2.123　两例毛母质瘤中不规则的鳞状上皮细胞巢嵌入结缔组织增生性间质中，使肿瘤的表浅（A~C）或深部（D）模拟出浸润性生长模式。在表皮及肿瘤团块间可见鳞状上皮相连（A~C）

其他一些附属器肿瘤偶尔可见影细胞,包括全毛囊瘤、毛母细胞瘤、微囊性附属器癌及顶泌汗腺混合瘤。在所有这些肿瘤中,母质/影细胞分化非常有限,而肿瘤主要表现出符合自身病变的常规形态,易于诊断[80,1262,1455,1458,2181]。母质分化同样可见于与 Gardner 综合征相关的表皮囊肿中[503,2276]。

毛母质发育不良称为一种独特的组织病理学改变,见于接受免疫抑制药物治疗的患者,表现为扩张的毛囊内含有角化过度伴角化不全的碎屑,取代了毛干,同时向毛母质分化的增生区域细胞排列紊乱及胞核极性丧失[422]。

黑素细胞母质瘤

Carlson 等在 1999 年提出将这种少见的肿瘤作为一种独立的疾病[372]。该肿瘤主要由两种成分组成,一种为上皮样成分,主要向母质(母质细胞与上母质细胞)及毛发(影细胞)分化,另一种显著成分为产生黑素的黑素细胞。推测具有上皮细胞-黑素细胞双重成分的黑素细胞母质瘤,包含了早期生长期毛发毛球部位的正常生理进程[372]。截至本书编写,文献报道的黑素细胞母质瘤少于 20 例。最近报道一例发生在狗的尾部,但是需注意许多犬类附属器肿瘤具有色素性的特征[2291]。

临床表现

该肿瘤表现为暗色至黑色结节,直径可达 1cm,常见于曝光部位(脸、手)。临床表现给人以基底细胞癌、黑素瘤或血管瘤的印象。已报道的病例中男女之比大约为 4:1,更好发于男性。大多数肿瘤发生于老年患者(60~80 岁)。

组织病理学特征

肿瘤边界清楚,且常为界清的单发结节,位于真皮,通常不与其上表皮以及毛囊漏斗部相连(图 2.124)。肿瘤细胞(母质细胞以及上母质细胞)排列密集,细胞核为单一圆形,具有一个或多个明显核仁,细小的点状染色质,胞质稀少,表现出骤然地或逐渐地向多角形或圆形嗜酸性染色的无核影细胞转化。一个显著特征就是出现大量的树突状黑素细胞,部分细胞明显色沉。除了色沉(也见于影细胞及噬色素细胞中)外,这些黑素细胞在肿瘤中通常分布不均匀,某些区域两者都缺乏(图 2.125)。

不同的病例之间,具备分化活力的上皮细胞与影细胞之间的比例不同。可见钙化,但常为灶状分布。肉芽肿反应罕见[2631]。仔细观察几乎总能发现有嗜酸性颗粒的小区域,类似于或可能就是正常毛囊内毛根鞘中的毛透明角质颗粒。

一些学者提到有轻微的细胞多形性及核分裂率增加(图2.126)[372,1051]。判定病变良性的依据包括体积小、缺乏坏死(灶状或大片状)、未侵犯血管和淋巴管、边界清楚及良性病程[372]。这一状况类似于毛母质瘤,过度的核分裂象活跃(尤其是幼年病例)和细胞学特征可能会被误诊为癌。

免疫组化特征

上皮细胞部分 panCK(AE1/AE3)染色阳性,低分子量及高分子量细胞角蛋白阳性率不一。Ber-EP4 染色阴性。黑素细胞成分对 S-100,Melan-A/MART-1 及 HMB-45 染色阳性(见图2.125)[1051,1114]。

鉴别诊断

Carlson 等[372]认为黑素细胞母质瘤与毛母质瘤截然不同。因为黑素细胞在毛发生长期早期阶段更加明显,黑素细胞母质瘤认为代表了毛囊生长期的早期分化阶段,而毛母质瘤认为反映了晚期分化[1051,1114,2519,1051]。两者在临床和病理特征方面亦不相同。毛母质瘤主要见于儿童和青年人,而黑素细胞母质瘤主要侵犯老年人。毛母质瘤很少含有色素,少见明显的黑素细

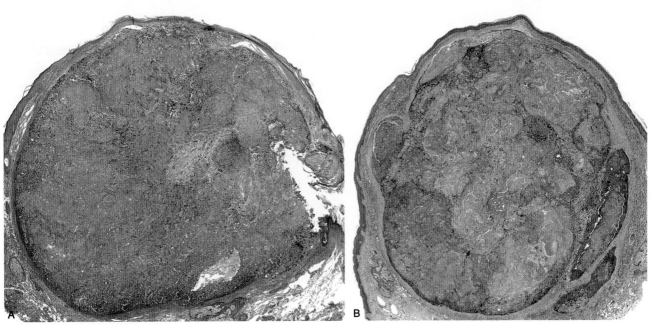

图 2.124　黑素细胞母质瘤。一个相对界限清楚的单发增生性结节(A)。第二例中可见数个小的细胞团毗邻中央大的结节(B)

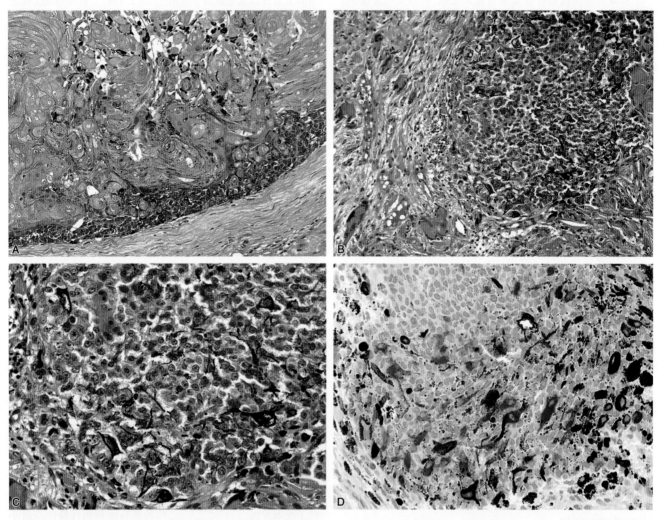

图2.125   黑素细胞母质瘤。肿瘤的细胞成分包括上皮样细胞即母质/上母质细胞、影细胞及树突状黑素细胞(A~C),Melan-A染色突出显示黑素细胞(D)。注意间质中的肉芽肿反应(B)及噬黑素细胞(D)

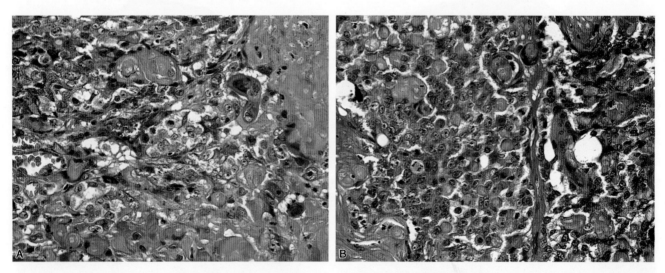

图2.126   黑素细胞母质瘤。轻度核多形性和大量的核分裂象(A,B)

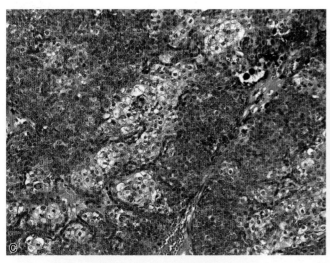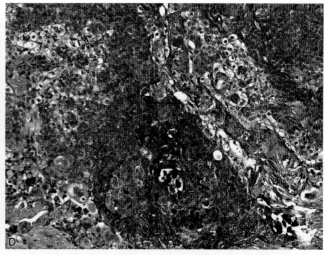

图 2.126(续) 大细胞具有透亮的轻度空泡状胞质,周边围绕着基底细胞样母质细胞,不慎可能导致误诊为皮脂腺癌(C,D)

胞增生,而明显增生的树突状黑素细胞是黑素细胞母质瘤的固有特征。有观点认为两者的区别,类似于鉴别色素性脂溢性角化病与黑素细胞棘皮瘤[2885]。黑素细胞棘皮瘤不同于色素性脂溢性角化,前者可见显著增多、较大的,富含色素的树突状黑素细胞,不仅仅分布于基底层,而是散在分布于整个肿瘤结节内。与之类似,通过显著增生的树突状黑素细胞可以区分黑素细胞母质瘤与色素型毛母质瘤[2885]。

很多争议的焦点在于是否有足够的临床和病理证据支持黑素细胞母质瘤独立于毛母质细胞瘤(毛母质细胞瘤定义为包含了毛母质瘤中所有成分,但具有不同的轮廓外形)[2200,2201,2215,2200]。由于学者们未找到足够的证据以区分黑素细胞母质瘤与毛母质瘤,从而未将前者视为一个独立疾病(参见毛母质瘤部分),并认为讨论黑素细胞母质瘤与毛母质细胞瘤之间的关系毫无意义。

更重要的是由于黑素细胞母质瘤中非典型细胞形态问题,必须与罕见的色素型毛母质癌相鉴别。区别在于肿瘤轮廓:黑素细胞母质瘤尽管表现出细胞多形性、高核分裂象率及非典型的核分裂象,但关键在于肿瘤边界清楚;相反毛母质癌同时表现出细胞和结构学的异型性,关键在于其浸润性生长模式[1806]。黑素细胞母质瘤在某种程度也类似于某些少见的皮脂腺肿瘤,其细胞学与结构特征具有不一致性(即细胞学具有非典型性,而大体结构呈良性特征)[1278]。

在黑素细胞母质瘤中,偶见具有透明或轻度空泡化胞质的大细胞呈小团块聚集,这可能代表一种上母质细胞的变型。这些细胞团通常较小,但当这些细胞显著并呈空泡状,周边围绕嗜碱性母质细胞形成小的团块样结构,就表现得类似皮脂腺癌(见图 2.126)。顺着这条线索,有报道混合性病变,即具有黑素细胞母质瘤及显著向毛囊和皮脂腺分化的成分[2214]。

除了毛母质瘤及其对应的恶性型,母质分化也见于其他毛源性肿瘤,包括毛母细胞瘤、全毛囊瘤及基底细胞癌。含有显著的黑素和树突状黑色细胞增生不是全毛囊瘤的特性,其组织学改变中向母质及毛干的分化通常是不连续的。色素型基底细胞癌和色素型毛母细胞瘤并不少见,但鉴别通常很简单。毛母细胞瘤是双相性上皮-间质肿瘤,含有丰富的特异性毛囊间质成分及显著的毛囊生发细胞,而非母质细胞。向母质分化的BCC 通常表现为毛囊生发细胞形成肿瘤结节,并在边缘呈栅栏

样排列,与间质之间形成收缩间隙,常伴黏液沉积。母质细胞和影细胞在 BCC 中常呈现局灶性分布的特征。

毛母质癌

第一例可能的毛母质癌由 Gromiko 在 1927 年首先描述[886]。此后,已报道的病例不足 100 例[428,882,951,428,882,2918,2974]。该肿瘤的同义词包括毛母质癌、母质癌、浸润性毛母质瘤和恶性毛母质瘤[1461]。一般认为该肿瘤代表了很少恶性变的毛母质瘤的恶性型[2763]。在大多数病例中,并未发现先前存在的毛母质瘤,提示此类毛母质癌为原发性病变。

临床表现

肿瘤主要表现为生长缓慢的结节,平均 4~5cm 大小(1~20cm),可形成溃疡。大的肿块有时呈菜花状。偶有快速增长(数周至数月)的报道。好发部位为面颈部,所占比率超过60%。少数累及头皮及上肢。罕见部位包括躯干、腋窝、臀部、腹股沟和下肢。男性好发,男女发病比例从 2:1~4:1 不等[951,2342]。确诊年龄从 2~93 岁不等,大多数在 50 多岁年龄段(不能完全排除有些儿科报告的毛母质癌病例,实际上可能为高度核分裂活跃的毛母质瘤)。尽管常无自觉症状,个别肿瘤会痛。一例报道的毛母质癌发生于多发性毛母质瘤患者[1658]。还有一例报道在原有毛母质瘤切除的位置发生毛母质癌[2332]。

组织病理学特征

肿瘤位于真皮,经常扩展到皮下组织。特征包括不对称性、边界不清,且不规则及大片状坏死,然而,有时可见结缔组织增生性间质反应,表面溃疡和累及血管。有时候毛母质癌的肿瘤细胞看起来类似于毛母质瘤细胞,也可能表现为细胞明显多形性、深染,含有一个或多个大核仁,甚至可见间变性怪异的核分裂,提示毛母质癌的细胞学形态存在低级别与高级别的差异。对于前者而言,支持恶性诊断的依据是大体结构特征,而在间变性细胞中找到影细胞有助于高级别病变的诊断(图 2.127~图 2.129)。

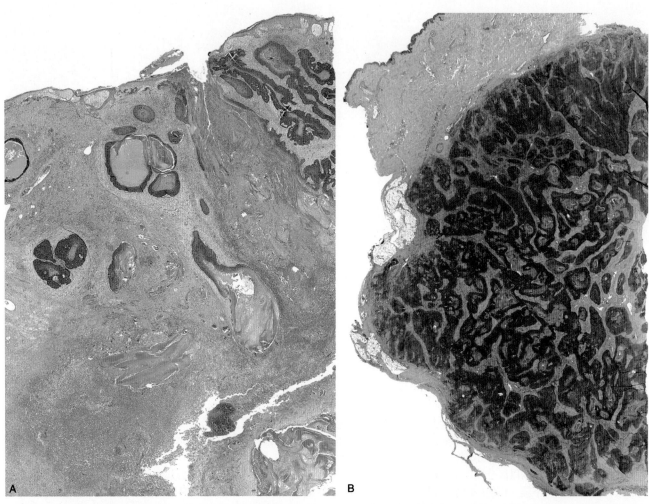

图2.127　毛母质癌。这两例肿瘤较大,呈现不对称性、边界不规则及浸润性生长(A,B)

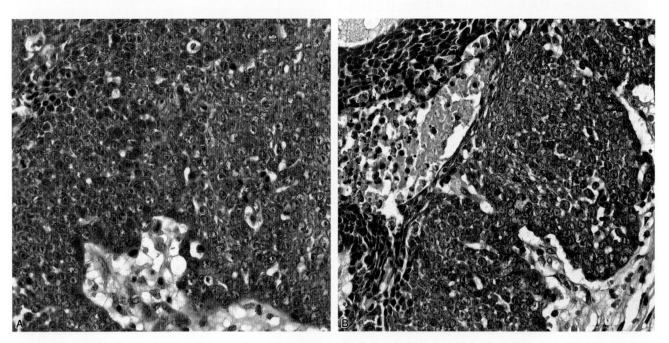

图2.128　毛母质癌。某些病例的细胞学形态类似于毛母质瘤细胞,因此,依靠细胞学特征来鉴别有时是不可能的。大片的坏死区域、核分裂率增多、病理性核分裂象及恶性的大体结构特征可帮助正确诊断(A~D)

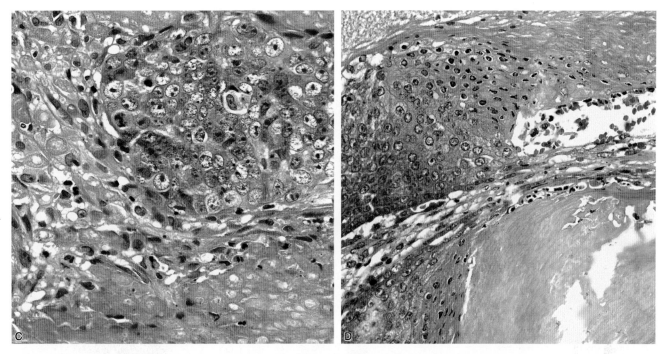

图 2.128(续)

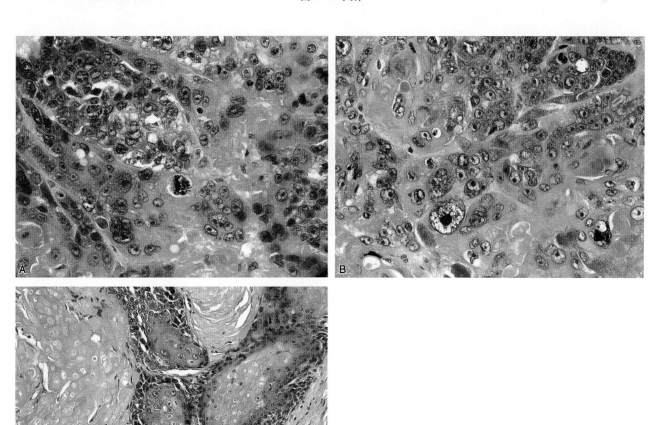

图 2.129　毛母质癌。罕见病例由间变性肿瘤细胞构成,难以识别是毛母质来源(A,B),只有在轻度多形性的区域,辨认出影细胞才能帮助正确诊断(C)

已观察到的其他特征包括灶状钙化与骨化,向内毛根鞘分化的上皮区域(可见毛透明蛋白颗粒及蓝灰色角化物质团块),以及肉芽肿浸润[1602]。

黑素沉积和病灶内树突状黑素细胞增生在多个病例中已

有报道。这些病例有时称为色素型毛母质癌,但可能将其视为黑素细胞母质瘤的恶性型更为适合[1138,1806,2501]。相对于黑素细胞母质瘤,大体结构及明显细胞学的异型性均见到(图2.130)。

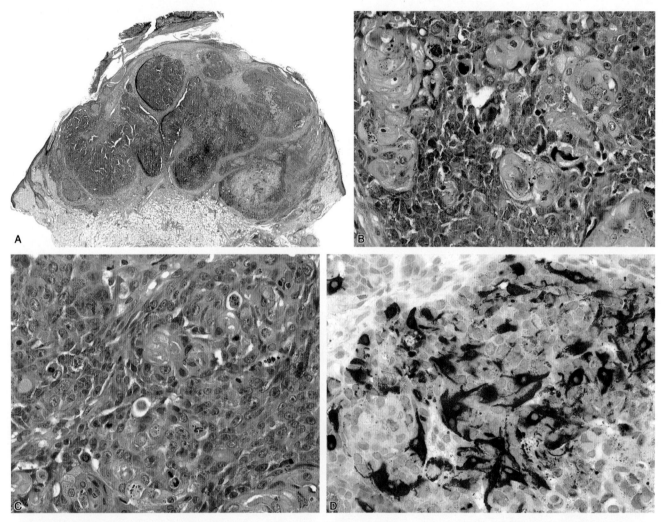

图2.130   色素型毛母质癌(恶性黑素细胞母质瘤)。肿瘤不对称且边界不清(A)。由上皮样毛母质/上母质细胞、影细胞及树突状黑素细胞(HMB45染色显示)组成(B~D)。注意大量非典型性核分裂象及多形性

免疫组化特征

与毛母质瘤类似,β-连环蛋白、毛母质与前皮质角蛋白(hHa5及hHa1)的表达已有报道[533](在新的角蛋白命名中,hHa5与hHa1分别对应了K35与K31[2390])。

分子生物学特征

在少数毛母质癌的研究中发现存在 *CTNNB1* 基因(β-连环蛋白基因)的突变[975,1280]。

生物学行为和预后

通过文献分析表明毛母质癌主要呈局部浸润性,简单或不完全切除后会经常复发(约50%)[951,2130]。大约15%的病例证实转移。肿瘤主要转移至淋巴结和肺,骨转移少见。出现极其广泛内脏转移的侵袭性行为罕见[297,871,1757,1895,1933]。

鉴别诊断

毛母质癌的诊断需要识别:①明确的母质分化特征,包括影细胞;②肿瘤表现出恶性的大体结构特征(或兼备大体结构与细胞学的特征)。与毛母质瘤的鉴别取决于上述一系列镜下特性,其中某些改变在单个的活检标本中是不明确或缺失的。此外,良性的毛母质瘤有时会显示出非典型性细胞学特征,从而严重地影响了对它的评估。已报道的毛母质瘤与毛母质癌的核分裂率出入较大,所以这个参数在特定情况下并不适用。与毛母质瘤病例有更多重叠现象,表现为有明显的促结缔组织增生性间质反应,并包裹了不规则的鳞状上皮成分。正如在毛母质瘤部分所讨论的,毛囊的母质肿瘤似乎构成了一个形态学谱系。在某些对比毛母质癌与毛母质瘤的研究中,试图借助免疫组化标记抗原表达(包括高-低分子量细胞角蛋白、β₂-微球蛋白、S-100、CEA、EMA等)来作为恶性表型特征,但结果

表明免疫组化对于良、恶性母质肿瘤之间的鉴别诊断并无帮助[1602,1998]。这些学者和其他学者[2194]强调毛母质癌的诊断必须依靠仅有的组织病理学标准。

毛母质癌的诊断依据包括：肿瘤主要或部分由母质/上母质细胞组成，可见灶状影细胞，明确的恶性大体结构，伴有溃疡，不对称性，边界不规则，多结节性生长方式（有时间质与上皮细胞团间可见收缩间隙），以及显著的大片坏死。淋巴血管受累是诊断恶性的最有力证据，但很罕见。这些肿瘤通常很大（见图2.127）。某些肿瘤可能具有明显的间变性，从而很难辨识出肿瘤细胞的母质来源；但是如果能轻易找见影细胞，该肿瘤即可诊断为毛母质癌（见图2.129）。

（丁玫琳　孔祥君　译，阎衡　校，张韡　审）

主要向外毛根鞘分化的肿瘤

外毛根鞘从毛球的底部延伸，通过毛茎及峡部终止于毛囊漏斗的底部。显微镜下外毛根鞘的形态在下段毛囊（毛球与毛茎）不同于峡部，向外毛根鞘分化的肿瘤在某种程度上人为地划分为主要向毛球/毛茎的下段外毛根鞘上皮分化与主要向峡部上段外毛根鞘上皮分化。

"毛鞘"属于皮肤病理学名词，用于某些疾病的命名（毛鞘瘤、结缔组织增生性毛鞘瘤等）。它通常意味着更倾向表达向毛球附近的外毛根鞘分化，而不是靠近峡部区域。由于"毛鞘"是一个可以表示整个外毛根鞘的同义词，选择性使用具有特定含义的"毛鞘"一词来命名疾病的做法受到了批评[25]［译者注：在附属器肿瘤中确实有许多专有名词的命名存在不规范的情况，这是历史的原因造成的。本书中"毛鞘瘤"意味着向毛球附近的外毛根鞘分化的肿瘤，"毛鞘"意味着向外毛根鞘分化］。

主要向毛球与茎部外毛根鞘分化的肿瘤

这部分肿瘤向下段的外毛根鞘分化，主要在毛球，仅见于生长期毛囊，但是也在茎部。

在正常毛囊纵切面，外毛根鞘由淡染到透明胞质的圆形细

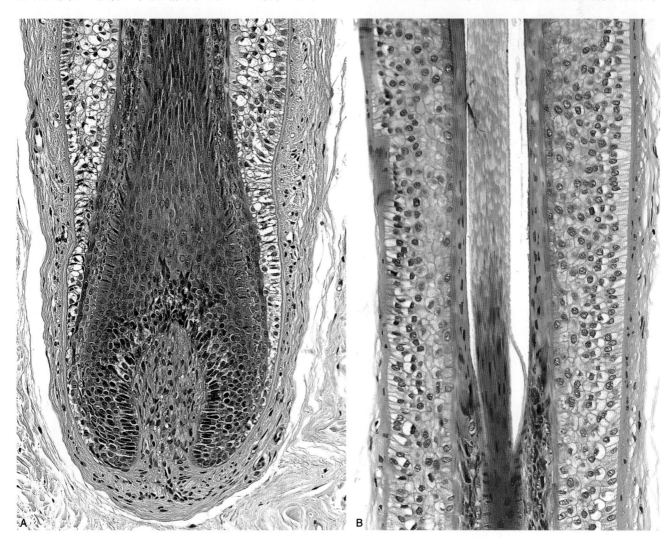

图2.131　纵断面中毛球（A）和茎部（B）的外毛根鞘（ORS）。由胞质透明的细胞组成。位于外围的细胞呈柱状并栅栏样排列，细胞核分布于基底膜的相反方向。注意：外毛根鞘细胞在毛球底部区域为单层、胞质透明，而随着位置上升层数不断增加（A）。A显示出毛球与茎部之间的分界——Adamson纹，此纹通过B图中内毛根鞘从有核过渡到无核及丢失毛透明蛋白颗粒的过程来识别

胞和(外侧)周围依附于明显基底膜上的柱状细胞组成。在生长期毛囊,靠近毛球底部,外毛根鞘由单层细胞构成,随着毛囊结构上升,细胞层数不断增加。胞质淡染是由于胞质内含有糖原,可通过 PAS 染色来证实。外围分布的柱状细胞的胞核位于基底膜相反方向的顶端(图 2.131 和图 2.132)。相同的细胞学外观可见于茎部,但随着位置升高接近峡部,这些淡染细胞逐渐变小并获得更多的嗜酸性胞质。

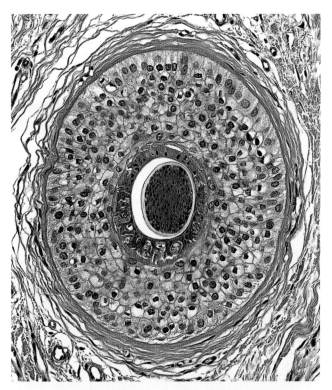

图 2.132　横断面显示外毛根鞘由透明细胞组成

免疫组化染色显示峡部以下外毛根鞘中基底样细胞 CK8 与 CK19 阳性。CK5、CK14 及 CK17 也是典型的外毛根鞘的标志物,CK5 与 CK14 在整个外毛根鞘的全层表达,而 CK17 只表达在基底层上方。除了角蛋白,毛球与峡部之间外毛根鞘的外层柱状细胞 CD34 和 NGFR/p75 阳性。SOX9 蛋白参与调节毛囊发育,其抗体可标记外毛根鞘,表达范围从紧靠母质平面以上开始,一直延伸到峡部[1385]。曾认为 PHLDA1"外毛根鞘细胞唯一最佳的免疫组化标记"[1960],之后发现实际上其标记的是内毛根鞘下段,以及生长期终毛的隆突区[2410]。

在皮肤附属器肿瘤中,毛球与茎部下段向外毛根鞘分化的特征包括增生细胞的胞质淡染或透明,含有糖原(PAS 染色阳性),以及外周柱状细胞在明显的基底膜上呈栅栏样排列(图 2.133)。CD34 与 NGFR/p75 免疫组化染色常作为辅助方法,以显示球部/茎部区域中可能的外毛根鞘分化,目前认为这两个标记在标记外毛根鞘分化中比角蛋白抗体更特异[548,2092,2995]。对 CD34 而言,推荐使用克隆号 My10(或 HPCA-1),因为克隆型 QBEND-10 不标记外毛根鞘细胞[1653]。

外毛根鞘的最内层称为伴生细胞层,由一层扁平细胞通过细胞桥粒附着于内毛根鞘的 Henle 层。细胞桥粒使得伴生细胞层与内毛根鞘的连接比外毛根鞘其余部分间更加紧密。与组成外毛根鞘的其他细胞相比,伴生细胞层的细胞胞质不含大量糖原。曾认为 CK6hf(CK75)仅在此区域毛囊特异表达[2900],但在最近的研究中证实其同样表达于毛囊的其他部分[1441,2541]。伴生细胞层可用多个不相关的标志物染色,包括 Ki-67[1791]、PAI-2(纤溶酶原激活物抑制剂-2)[1447]、MAP-2(微管相关蛋白 2)[922]、巢蛋白[1383]及钙视网膜蛋白[860]。就著者所知,尚没有专注于向伴生细胞层分化的皮肤附属器肿瘤的相关研究。

毛鞘瘤

毛鞘瘤是一种常见的良性病变,其组织学发生仍存在争议。仍不确定其代表的是真正的肿瘤,或是错构瘤,或仅仅是一个病毒疣[17,18,25,317,996,2159,2208]。已故的 Ackerman 教授[25]认为它是具有毛鞘分化特征的寻常疣,对于该肿瘤的人乳头状瘤病毒(HPV)检测结果并不支持这种观点(见后

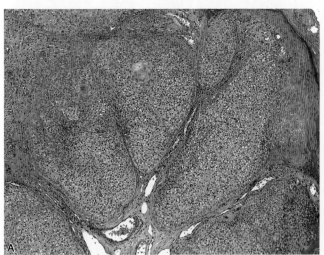
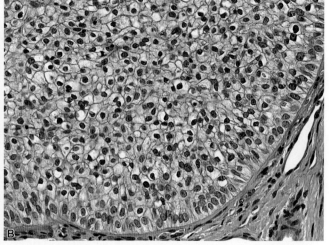

图 2.133　毛鞘瘤。病变由淡染或透明细胞结节构成(A),具有相对于基底膜呈栅栏样排列的外周细胞(B),呈现毛球/茎部外毛根鞘的特征

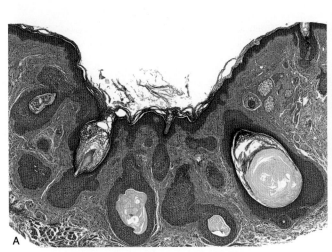
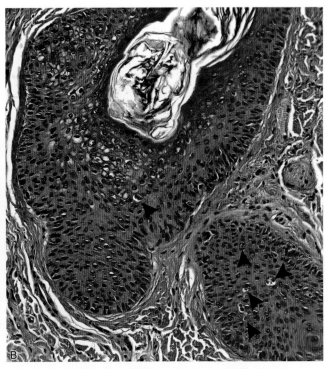

图 2.146　在这例毛鞘棘皮瘤中可识别出峡部外毛根鞘分化(A),肿瘤结节由富含嗜酸性胞质、外周呈栅栏状排列的细胞组成。同时注意大量凋亡的角质形成细胞(箭头所示),与退行期毛囊的外毛根鞘中所见一致(B)

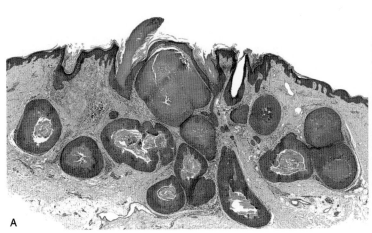
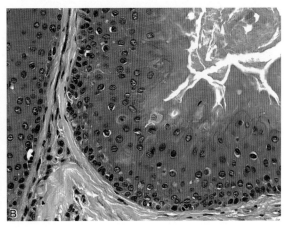

图 2.147　不经过颗粒层的骤然角化,以及角化物与上皮细胞间界面呈波浪状,是外毛根鞘囊肿、增生性外毛根鞘瘤和毛鞘皮角的特征(A,B)

数百个不等)的色素减退性斑疹或丘疹,临床类似扁平的脂溢性角化病或基底细胞癌。部分病例呈发疹性生长[1057,1368,1375,1376]。有报道在皮脂腺痣基础上发病[2358]。

组织病理学特征

　　肿瘤位置表浅,水平分布,边界清楚。由峡部细胞组成,胞质丰富呈粉红色,胞核呈单一形态、小的卵圆形或圆形。这些细胞起源于表皮,有时与毛囊漏斗部相连,至少局部呈条索状和柱状生长,形成窗孔样模式。肿瘤的条索状和柱状结构宽窄不等,但总是局限在真皮上部,并表现出平行于表皮排列的规律。由峡部肿瘤细胞构成的肿瘤底部往往较平坦,但部分肿瘤可见更多栅栏状排列的嗜碱性细胞(图 2.148)。小的球状突起内部有时可见管状结构,内缘起伏呈齿状,提示可能存在皮

脂腺导管分化。间质纤维化,通常间质与上皮细胞团之间无裂隙。局灶性 TFI 上皮细胞成分被增厚的胶原束分割。日光性弹力纤维变性是常见特征。

　　少见亚型包括与毛乳头相关的毛胚芽样结构;病变有致密淋巴细胞浸润,偶见轻微细胞多形性改变;此类病变中可见淀粉样物质(图 2.149)。

鉴别诊断

　　毛鞘棘皮瘤,另一个主要向峡部分化的肿瘤,不具有窗孔样结构模式,而主要为小叶状模式,呈现畸形的或高度扩张的毛囊漏斗,并由此呈放射状分布,大量由峡部细胞组成的边缘平滑的小叶状结构。

　　皮肤纤维瘤或其他少见间叶肿瘤诱导的毛囊分化及表皮

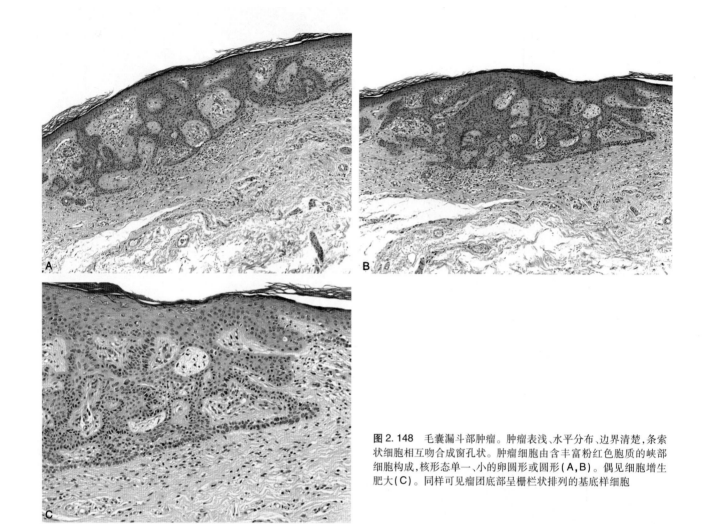

图 2.148　毛囊漏斗部肿瘤。肿瘤表浅、水平分布、边界清楚,条索状细胞相互吻合成窗孔状。肿瘤细胞由含丰富粉红色胞质的峡部细胞构成,核形态单一、小的卵圆形或圆形(A,B)。偶见细胞增生肥大(C)。同样可见瘤团底部呈栅栏状排列的基底样细胞

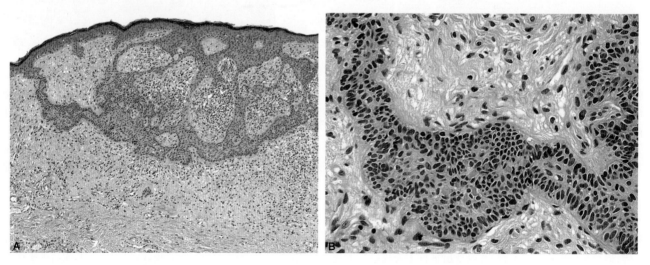

图 2.149　毛囊漏斗部肿瘤。该例中淋巴细胞浸润(A),瘤团内可见淀粉样物质沉积(B)

增生,可能非常类似 TFI。事实上,有一些皮肤纤维瘤合并 TFI 的病例报道,很可能是诱导分化的表现。

窗孔状或板层状结构模式同样见于 Pinkus 纤维上皮瘤及浅表型 BCC,两者都主要由毛囊生发细胞构成,边缘细胞呈显著栅栏状排列。浅表型 BCC 中可见上皮细胞和间质间的收缩间隙,而 TFI 无此改变。发展成熟的 Pinkus 纤维上皮瘤可见显著的毛源性间质,因此有学者提议将其命名为窗孔样毛母细胞瘤。

伴皮脂腺分化的网状棘皮瘤同样表现为板状模式,但成熟的皮脂腺细胞团块分布于网状突起下部,并且以鳞状细胞团块为主,可与 TFI 鉴别。

如前所述,其他情况下的皮肤活检标本中,偶见小灶状病变与 TFI 病理形态相同,如皮脂腺痣、基底细胞癌、毛母细胞瘤、日光性角化病、黑素瘤及表皮囊肿[1098]。TFI 样病变同样见于 Cowden 综合征[2551] 和 Schopf-Schulz-Passarge 综合征[2787]。

毛鞘棘皮瘤

毛鞘棘皮瘤(又称为漏斗峡部瘤)是一种少见的毛囊附属器肿瘤,1978 年由 Mehregan 和 Brownstein 最早描述[1682]。肿瘤主要包括两种成分:①上部为毛囊漏斗部囊肿结构;②从该部位呈放射状出的球状突起,由峡部细胞构成,其间混杂了小的皮脂腺导管结构和漏斗样结构。尽管有时认为等同于扩张孔[888],但毛鞘棘皮瘤是一种不同的疾病[25]。

临床表现

无自觉症状、单发、皮色小丘疹(直径 0.5~1cm),中央常有一开口,主要分布于头颈部,最常见于上唇部。无明显性别差异。在已报道的病例中,年龄分布从 16~79 岁不等[25,230,1682,2512]。

组织病理学特征

最典型镜下表现是一个宽的、中央大小不等的火山口样凹陷,代表了畸形的或显著扩张的毛囊漏斗,由此放射状分布大量边缘光滑结节。这些结构常位于真皮中上部,偶可见于深部组织,包括骨骼肌(当肿瘤位于面部时)。这些结节可以融合,通常附着在中央的毛囊漏斗上,但也可因切面原因而呈散在分布(图 2.150)。结节由类似于峡部外毛根鞘细胞组成。这些细胞大多胞质嗜酸性,也有部分胞质透明,在结节中央紧密排列,外周细胞栅栏状排列是常见特征。结节内可见部分坏死细胞,类似于正常退行期毛囊外毛根鞘的坏死角质形成细胞。有时结节内可识别出小导管样结构,由排列致密的细胞围绕成一狭窄区,内缘呈齿状,提示向皮脂腺导管分化(图 2.151)。偶见散在的成熟皮脂腺细胞。角化性囊肿样结构可能更大,其内缘的细胞含透明角质颗粒(提示毛囊漏斗部分化)。峡部细胞结节内偶见幼稚毛球及毛乳头样结构。罕见情况下毛鞘棘皮瘤主要呈囊性改变[25,1358,1466,1682]。

鉴别诊断

结合病变中央上部火山口样的毛囊漏斗部囊肿结构及峡

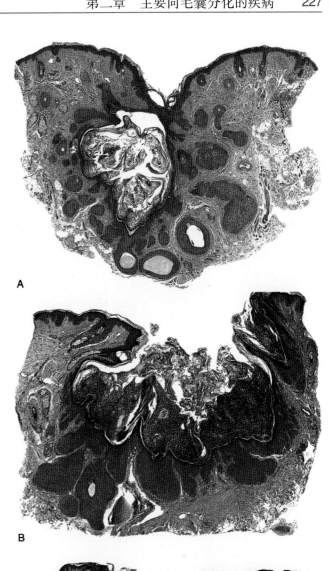

A

B

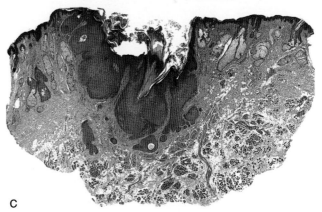

C

图 2.150　毛鞘棘皮瘤。肿瘤中央为充满角质的、宽窄不等的、火山口样漏斗部结构组成。再由此呈放射状排列许多边界光滑的结节(A~C)

部细胞构成的结节状突起,具有以上特征可直接诊断毛鞘棘皮瘤。可能的问题发生于切面倾斜或仅取到病变边缘时,中央的毛囊漏斗部囊肿结构可不典型(图 2.152)。在这些情况下,肿瘤可表现为多发、部分融合的结节,诊断则依赖于综合识别峡部细胞、皮脂腺导管分化及毛囊漏斗部囊肿结构。有些黑头粉刺样痣可表现类似,但其外周增生组织仅由漏斗部细胞组成,

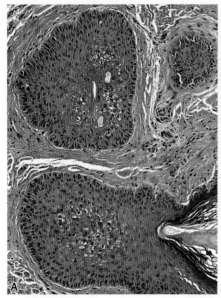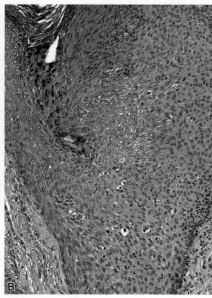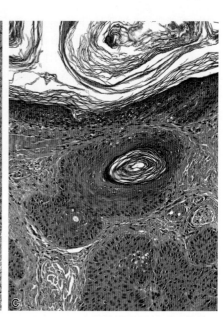

图2.151　毛鞘棘皮瘤结节的高倍镜。肿瘤细胞类似于峡部外毛根鞘(ORS)细胞。细胞明显嗜酸性,部分胞质透明。注意结节外周细胞呈栅栏状排列,小的导管样结构(A)和如同正常退行期毛囊ORS中所见的坏死角质形成细胞(B)。有些结节内含有板层状角质构成的角化及可辨认的透明角质颗粒,提示毛囊漏斗部分化(C)

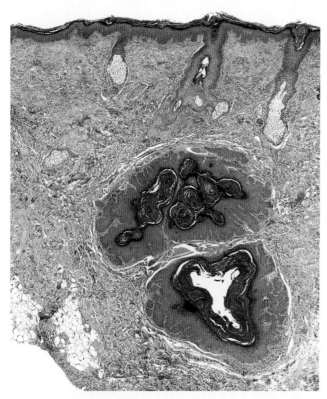

图2.152　斜切面中毛鞘棘皮瘤的部分病变。诊断线索在于周围环状分布的增生细胞向峡部分化,以及垂直排列的增生团块,不同于黑头粉刺痣的亚型-扩张孔痣。连续切片则可显示中央的毛囊漏斗结构

不同于组成构成毛鞘棘皮瘤的峡部细胞。

　　由中央火山口样和周边放射状结构构成的轮廓,除了见于毛鞘棘皮瘤,同样见于扩张孔和部分毛囊瘤。扩张孔的突起比较小,皮突的外形更不规则(而非球状),而且是由漏斗部细胞组成(提示漏斗部分化,不同于毛鞘棘皮瘤的峡部细

胞)。在毛囊瘤中,放射状结构是处于不同毛囊生长周期的异常毳毛毛囊。

增生性外毛根鞘瘤

　　增生性外毛根鞘瘤,又称为毛发瘤和增生性外毛根鞘囊肿,是一种相对常见的肿瘤,主要表现为峡部外毛根鞘(ORS)分化,并呈谱系改变,包括良性、非典型性(中间性)、低度及高度恶性表现。在谱系的恶性一端,曾使用过多种名称,包括外毛根鞘癌、增生性外毛根鞘囊肿性鳞状细胞癌、增生性峡部囊肿样癌和恶性毛发瘤[1461]。

临床表现

　　肿瘤好发于头颈部,尤其是头皮(占85%～90%),为孤立结节,表皮完整。罕见脱发(头皮)和溃疡,后者多见于巨大肿瘤,提示恶性。多发性病变较少见(几乎仅见于头皮),如果同时取材多个病变,常可见外毛根鞘囊肿,提示至少部分增殖性外毛根鞘瘤是由外毛根鞘囊肿发展而来[2289]。组织学证实的多发性增生性外毛根鞘瘤有极少报道[157]。多发性外毛根鞘囊肿,良性增生性外毛根鞘瘤,和由此发展而来的恶性肿瘤同时存在的情况罕见。有一例角膜炎-鱼鳞病-耳聋综合征(OMIM 148210)的患者具有如此表现[1330]。

　　尽管有更大,甚至巨大病变(直径达到25cm)的报道,但大多数增生性外毛根鞘瘤直径从2～5cm不等。肿瘤常缓慢生长(病史可长达20年)[917]。躯干及肢端少见累及,但特殊情况下可位于肛门生殖器部位或眼睑[1208]。女性与男性的发病率之比为2:1到3:1。报道的病例中平均年龄见于60～70岁的年龄段,但年龄跨度从21～88岁都有报道[318,542,1142,2343,2951]。罕见由皮脂腺痣发展而来[865,2138]。

组织病理学特征

良性型别表现为边界清楚的实性及囊性肿块,由相互吻合的结节构成,肿瘤细胞富含嗜酸性胞质。结节周边的细胞常呈栅栏状排列,而中央表现为缺少颗粒层的骤然角化,偶然在局部可见不规则、大小不等的透明角质颗粒。生发部分与角化物的过渡区域可以是平坦的,也可以如外毛根鞘囊肿样呈波浪状。除了富含嗜酸性胞质的肿瘤细胞提示向峡部外毛根鞘(ORS)分化外,还可见灶状透明细胞提示向毛囊下半部(毛干)的 ORS 分化,相对于增生的基底膜可见栅栏状排列的周边细胞[1603]。有时可见到螺旋状结构[2295]。有时局部细胞胞质内空泡可能代表退行性改变。肿瘤常位于真皮内,有时可延伸至皮下组织,偶尔与表皮相连[1160]。

少数情况下,肿瘤可被剥除。肿瘤外缘光滑,与间质的交界面规则,至多局部呈挤压性生长。肿瘤细胞呈“舌状”伸入间质常常诱发促结缔组织增生反应,以及/或在肿瘤中心部位发生巨细胞肉芽肿反应。营养不良性钙化和胆固醇结晶常见,并很显著。尽管局部可见轻度核异型、单个细胞坏死或角化不良,除非边缘出现浸润性生长,肿瘤仍认为良性(图 2.153 和图 2.154)。

部分界限清楚、大体结构呈良性的肿瘤可出现中度到重度细胞学非典型性,表现为部分区域细胞核大深染、核膜不规则及核分裂象[750]。组织学上恶性的区域常常与细胞学良性的区域共存[1635]。在这些病变中均质状无细胞成分的嗜酸性角化物与坏死碎片混合是常见现象(图 2.155)。

肿瘤可同时具有细胞非典型性及向周边组织的浸润性生长的模式,从而处于谱系中具有异质性模式的恶性端(图2.156)。最常见情况可能误诊为中度分化浸润性的鳞状细胞癌(图 2.157)。相对少见的情况是高级别病变误诊为低分化鳞状细胞癌,或透明细胞癌伴明显间变性特征。后者经过临床和病理学相结合,综合评估后可诊断外毛根鞘

癌(图 2.158)。另一个少见的类型是梭形细胞肉瘤样癌[76,1822,1920,2090]。

免疫组化特征

CD34、CD8、CK7、CK8 和 CK19 可有不同程度阳性表达,恶性肿瘤部分标记可丢失[917,1017]。恶性肿瘤中增殖指数常升高[2500]。p53 与 p27Kip1 的高表达提示恶性[713]。p53 的高表达可能提示潜在的 TP53 基因突变[1857]。

分子生物学特征

在一例恶性增生性外毛根鞘瘤中已确认 TP53 基因的突变,在肿瘤的恶性部分发生 17p 染色体的杂合性缺失(LOH),而肿瘤的良性部分 17p 染色体未发生 LOH[2625]。17 例病变均未发现 CTNNB1 基因外显子 3 突变。部分增生性外毛根鞘瘤中可疑空泡细胞引发了 HPV 在发病机制中起作用的推测,但病例研究偏少并得出了相互矛盾的结果[719,1832]。一例疣状表皮发育不良(EV)患者的肿瘤带有 HPV 21 型[1832]。

生物学行为和预后

不具有非典型性的病变通常表现为良性模式。具有浸润性生长模式或细胞学非典型性的肿瘤,则倾向于局部复发(低于~5%)及局部淋巴结转移(1%~2%),可能与肿瘤细胞异型及侵袭程度相关[78,110,177,1691,2005,2289,2854,2951]。

鉴别诊断

恶性病变的部分区域可与鳞状细胞癌混淆,但辨认残留的良性病变可帮助诊断[1545,1635]。显然,在一张取材局限的切片中是无法判断的。一项研究中建议将角蛋白 AE13 和 AE14 用于标记“毛源性角蛋白”,其阳性表达可帮助诊断恶性增生性外毛根鞘瘤,在鳞状细胞癌中不表达[2951]。致密的促结缔组织增生性反应不应与肉瘤样癌混淆。

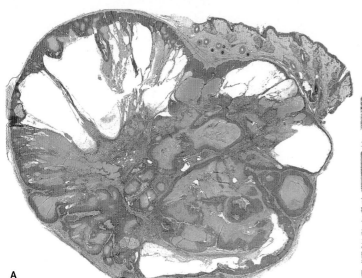
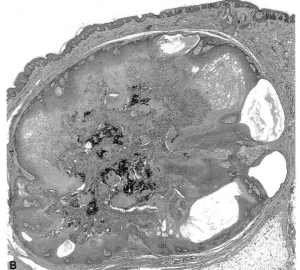

图2.153 良性增生性外毛根鞘瘤。两例(A,B)均为界清的实性及囊性肿瘤,肿瘤外缘光滑,与间质的交界面规则(或至多局部呈挤压性生长)。肿瘤的中央可见大量钙化(B)

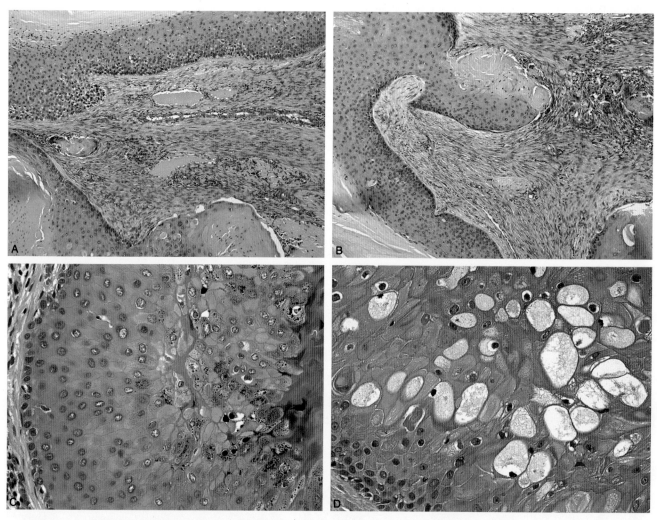

图 2. 154   良性增生性外毛根鞘瘤。肿瘤由相互吻合的小叶构成，肿瘤细胞富含嗜酸性胞质，在外周呈栅栏状排列，中央骤然角化，不形成颗粒层(A,B)。单发性外毛根鞘囊肿可见不规则、大小不等的透明角质颗粒，及波浪状交界面，常为少数病例中的局部特征(C)。少数区域可见透明细胞分化(A)及胞质内空泡(D)。注意肿瘤细胞呈"舌状"伸入间质可诱发促结缔组织增生(筋膜炎样)反应和巨细胞肉芽肿。当肿瘤中央区域出现这些改变并不提示恶性(A,B)

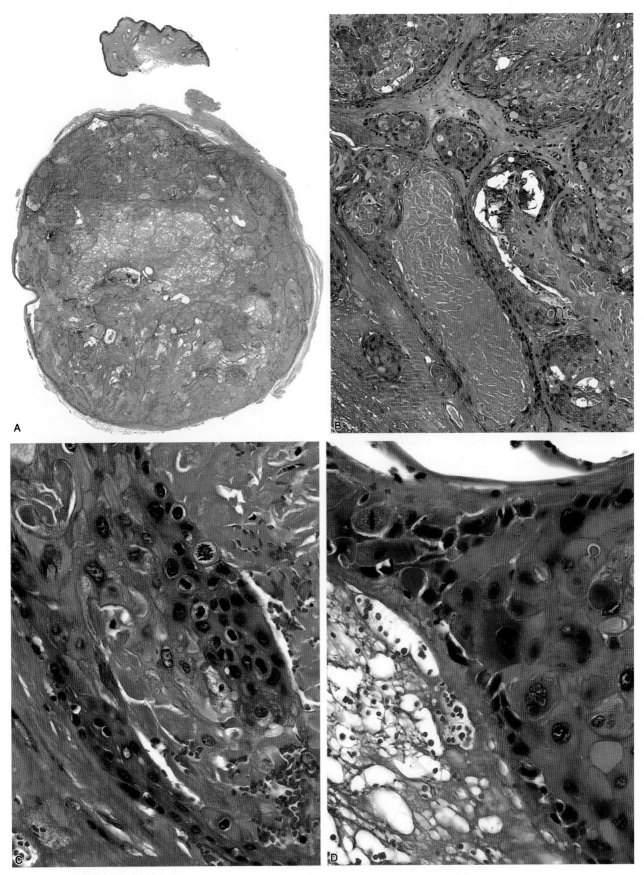

图 2.155　增生性外毛根鞘瘤伴有细胞非典型性。肿瘤界限非常清楚(A),但很多区域构成细胞多形性改变,可见核大深染的细胞核和核分裂象(B~D)

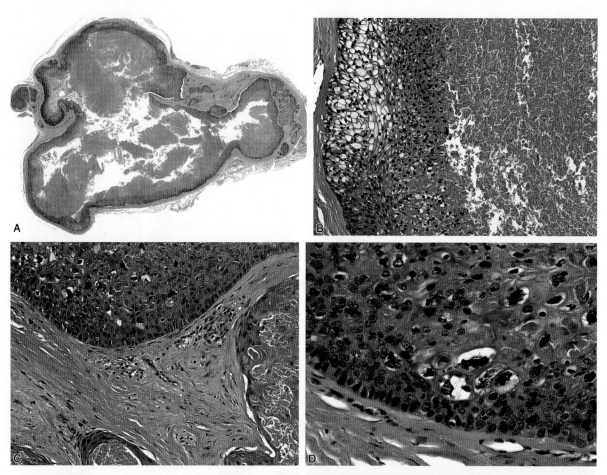

图 2.156　增生性外毛根鞘瘤,同时具有细胞非典型性和向外周组织浸润性生长的模式以及透明细胞分化区域(A~D)

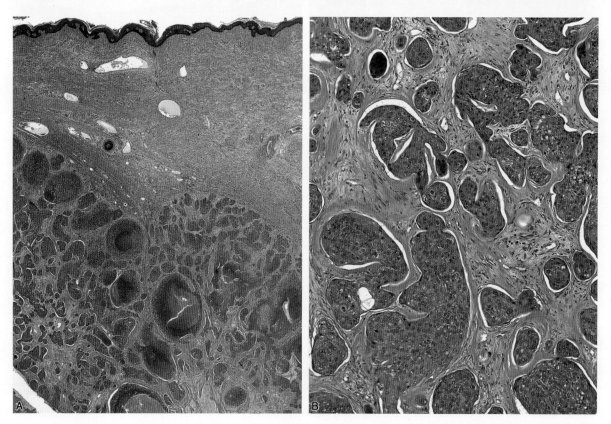

图 2.157　恶性增生性外毛根鞘瘤中,部分呈浸润性生长的部分等同于中度分化的鳞状细胞癌(A,B)

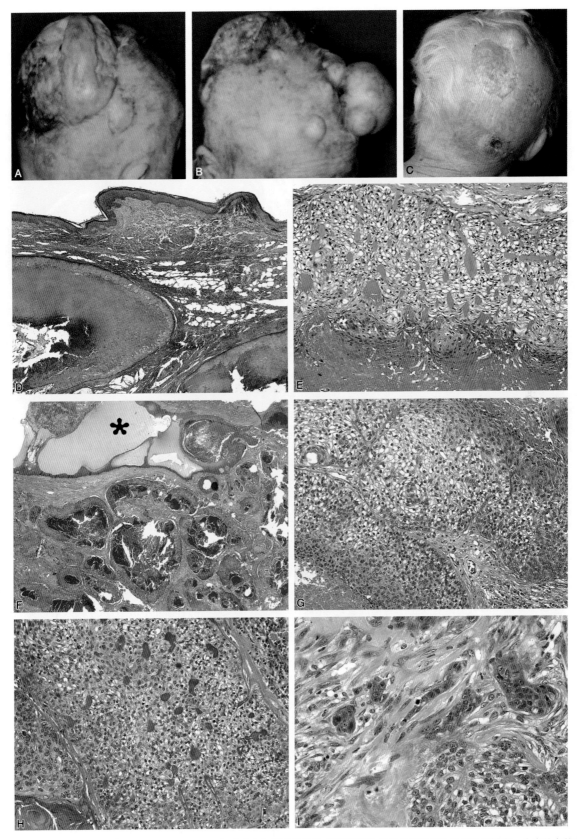

图 2.158 这个患者(A,B)的多个病变被切除,组织学改变包括多发性外毛根鞘囊肿、良性及恶性增生性外毛根鞘瘤。头皮处大的溃疡性癌变由良性增生性外毛根鞘瘤发展而来。患者不断有新皮损长出(C,取自术后9年)。除了"典型的"外毛根鞘囊肿(D),一些囊肿部分或主体由透明上皮细胞组成(E)。其中一例良性增生性外毛根鞘瘤(F,星号)转化为浸润性透明细胞肿瘤,可见局灶的仅低级别细胞异型及外毛根鞘瘤改变,因此概念上符合"外毛根鞘癌"的诊断(G,H)。浸润性区域由透明细胞及鳞状细胞组成(I)

（冯林 阎衡 译,孔祥君 校,张韡 审）

主要向漏斗部分化的肿瘤及相关病变

漏斗部由与表皮相似的上皮细胞组成,基底层柱状细胞

呈栅栏状排列,4~5层类似于表皮棘层细胞的角质形成细胞,由一到两层富含蓝黑色透明角质颗粒的扁平细胞组成分化良好的颗粒层,以及呈网篮状或层状排列的嗜碱性角质层(图2.159)[25]。

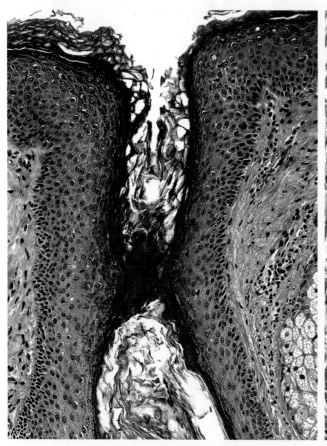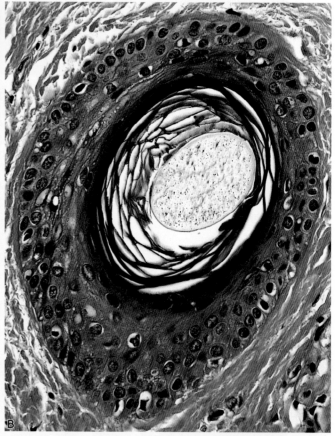

图2.159   正常毛囊漏斗部的纵切面(A)和横切面(B)。包括基底层栅栏状排列的柱状细胞,4~5层与表皮棘层细胞相似的角质形成细胞,分化良好的颗粒层,以及呈网篮状或板层状排列的嗜碱性角质层

毛囊漏斗部和表皮具有相同的角蛋白免疫表型:基底层细胞阳性表达 CK5/6 和 CK14,而基底层上细胞阳性表达 CK1,CK4,CK10 和 CK14[2360]。

具有漏斗部分化的附属器肿瘤常表现为囊肿样结构(因此称为毛囊漏斗部囊肿结构),包含基底层,基底层上/棘层区域,含有粗嗜碱性透明角质颗粒的颗粒层和网篮状(有时为板层状)角质层(图2.160)。

表现为显著漏斗部分化的疾病包括扩张孔(实际上可能是漏斗部囊肿的一个变异型)、毛发腺瘤和黑头粉刺痣。其中毛发腺瘤除了向毛囊漏斗部分化,囊腔样结构还可见峡部 ORS 分化。毛囊漏斗部囊肿结构同样可见于几乎所有毛源性肿瘤及具有多向分化的肿瘤,如顶泌汗腺混合瘤中。

毛发腺瘤

毛发腺瘤于1958年由 Nikolowski 描述[1900],是一种主要向毛囊漏斗部分化的良性毛囊肿瘤,表现为多发性囊肿样结构。

囊壁除包含毛囊漏斗部上皮细胞外,还包含峡部退行期的上皮细胞。毛发腺瘤的名称并不恰当,从字面理解应为"良性腺样毛发瘤"。

临床表现

毛发腺瘤表现为单发、缓慢生长、小(0.5~3cm)而坚实的皮色或灰色结节,好发于成年人的面部。已报道的发病年龄从19岁到76岁不等。男女发病率相当。已报道的少见发病部位包括臀部、大腿和背部[1026,2134,2163,2929]。

组织病理学特征

肿瘤往往边界清楚,由多个大小相近,圆形或卵圆形,毛囊漏斗部囊肿结构组成,局限聚集或相对均匀分布在真皮内,有时延伸至皮下脂肪。病变常沿着垂直方向排列;少数情况下,病变中央特征性向下凹陷(图2.161)。有些囊腔样结构相互独立,而其他的则由上皮细胞柱相互连接,或呈"背靠背"相邻分布。

单个囊腔样结构具有毛囊漏斗部上皮细胞的全部特征,即外周基底层栅栏状排列的柱状细胞,数层棘细胞层,一个颗粒

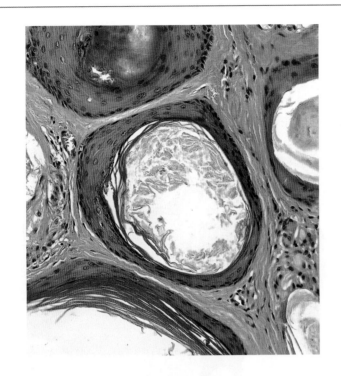

图 2.160 毛发腺瘤的毛囊漏斗部囊肿结构具有漏斗部上皮特征,包括外周基底层呈栅栏状排列的柱状细胞,数层棘细胞层,一个颗粒细胞层,中央为角化物质,部分呈板层状排列

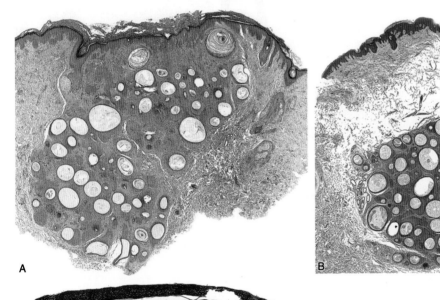

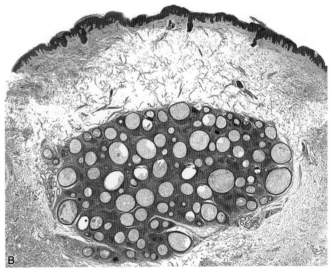

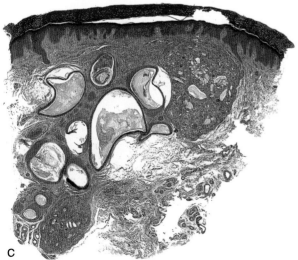

图 2.161 毛发腺瘤。肿瘤常常边界清楚,由大小不等的毛囊漏斗部囊肿结构组成,这些囊腔相互连接,呈背靠背排列或由上皮细胞条索相连(A~C)。罕见肿瘤上方中央凹陷(A)。异物肉芽肿反应常见。囊腔破裂可导致肉芽肿区域中出现毛干及胆固醇裂隙。有时肉芽肿反应可如病例 C 中非常显著。还需注意病变上方的致密正角化,提示病变受到持续摩擦(C)

层(常不明显),以及中央常呈板层状分布的角质物。致密排列的角化细胞也可看到。囊腔内影细胞样角化或毳毛毛干偶见。除毛囊漏斗部上皮外,许多囊壁包含具有淡染粉红胞质的峡部上皮细胞,坏死角质形成细胞(类似于退行期 ORS),模糊的外

周栅栏状排列[2194]。偶尔囊腔可呈具有齿样起伏内缘的导管样结构,可能提示向皮脂腺导管分化[25]。除了占主导的囊腔样结构,还可见小的实性细胞团,由毛囊漏斗部或退行期峡部上皮细胞组成,可排列成不同几何形状(图 2.162)。

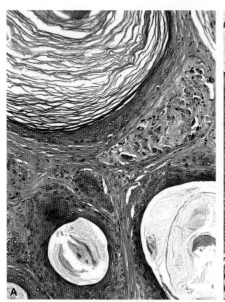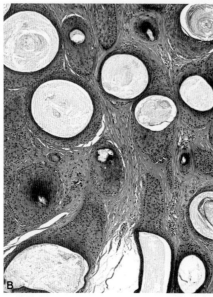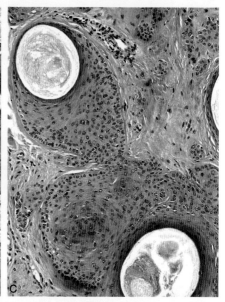

图 2.162　毛发腺瘤。囊腔样结构中央为常呈板层状排列的致密角质,周边由一层逐渐模糊的颗粒层包绕,为向漏斗部分化的特征(A)。除了漏斗部上皮细胞,很多囊壁具有退行期峡部上皮细胞特征,表现为淡染粉红色胞质,模糊的外周栅栏状排列,和单个坏死细胞(B,C)。还需注意内缘呈亮嗜伊红波浪状的导管样结构

间质为少细胞的纤维化组织;少见结缔组织增生性改变。间质与相邻真皮间可见裂隙形成。常见多灶并显著的异物肉芽肿反应(见图 2.161)。可见钙化形成,但骨化生罕见。在反复摩擦的病变中,可见慢性单纯性苔藓/结节性痒疹的改变(致密的正性角化过度,颗粒层增厚)。少数情况下,病变表面可呈乳头瘤状("疣状毛发腺瘤")[1139]。曾有一例毛发腺瘤合并真皮黑素细胞痣的报道[864]。

鉴别诊断

显著的毛囊漏斗部囊肿结构可见于黑头粉刺痣、微囊性附属器癌、柱状型毛母细胞瘤(结缔组织增生性毛发上皮瘤)和皮脂腺瘤。黑头粉刺痣的囊腔较大,有些开口于表皮(即开口粉刺)。两者的临床特征差异显著,易于鉴别。

微囊性附属器癌与毛发腺瘤相反,为边界不清,不对称的,向深部浸润性生长的肿瘤,常伴神经周围累及。除囊腔样结构外,同样可见实性细胞团及上皮细胞条索,伴导管分化或胞质内空泡形成。

少见的柱状型毛母细胞瘤(结缔组织增生性毛发上皮瘤)中可见毛囊漏斗部囊肿结构,第一眼看去很类似毛发腺瘤。鉴别点包括:结缔组织增生性毛发上皮瘤的诊断线索中出现至少局灶基底细胞条索形成与毛乳头相伴的胚芽样结构,围绕肿瘤上皮细胞条索的致密胶原。Ber-EP4 组化染色有助于鉴别,因为毛发腺瘤常常为阴性,而结缔组织增生性毛发上皮瘤会阳性表达 Ber-EP4[2456]。

在极少数情况下,皮脂腺瘤可出现大量的毛囊漏斗部囊肿结构,找到成熟和不成熟的皮脂腺细胞可帮助鉴别毛发腺瘤。

扩张孔

扩张孔作为一种常见的病变,由 Winer 于 1954 年首先报道[2893],部分观点认为该病属于漏斗部囊肿的不同亚型,由于囊肿破裂引起继发的炎症、纤维化,进而周边发展成类似表皮突样的上皮细胞增生突起[25]。但也有学者认为该病属于真性肿瘤,建议命名为"漏斗瘤"[2566]。

临床表现

扩张孔表现为单发病变,常常表现为一个大的黑头粉刺,好发于面部(尤其鼻部)或颈部。少数病变可见于胸背部。有时可排出干酪样物质或角化物质(图 2.163)。发病年龄为 30~60 岁,女性多发(男女之比从 1:3 到 1:2)[25,1358,1687]。

组织病理学特征

小的病变表现为漏斗部扩张,其中充满网篮状或板层状排列的角化物,少数情况下为致密坚硬角化物。漏斗壁可见很多小的、环绕分布、不规则或规则的增生突起,形态类似表皮突。细胞组成与正常毛囊的漏斗部一样,包括基底层、棘层和颗粒层(图 2.164)。部分病例的基底层黑素细胞非常显著;色素沉着同样可见于中央的角化物中。大的病变有时会伸长,常与皮面垂直,使其深度大于宽度,尽管宽度大于深度的情况也可见到。间质常见纤维化[25,1687]。偶尔在真皮内可见一漏斗部囊肿与其周边放射状分布的上皮细胞突起、局限

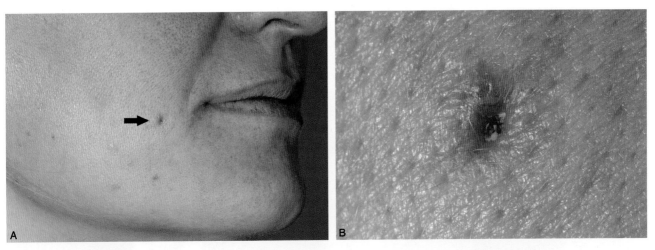

图 2.163　扩张孔位于一名女性的颊部(A,箭头所指),表现为一个扩张的漏斗和从中伸出的角化物(B)

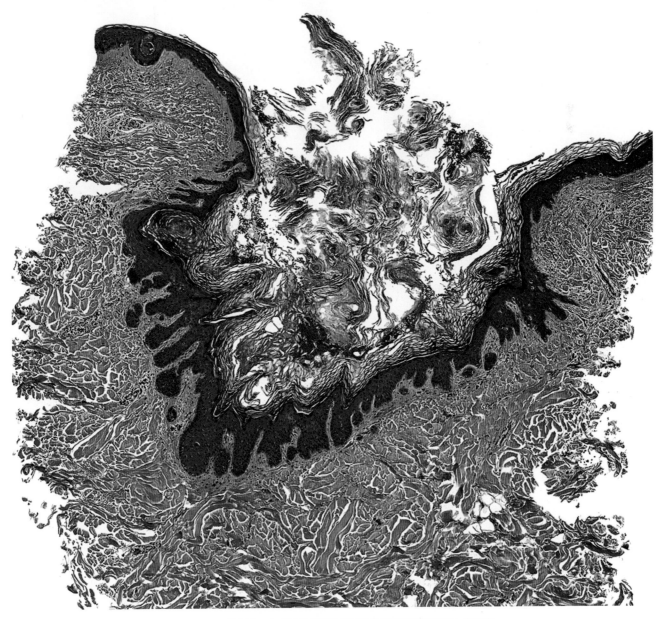

图 2.164　扩张孔。高度扩张的漏斗部和周边不规则的芽蕾状上皮细胞

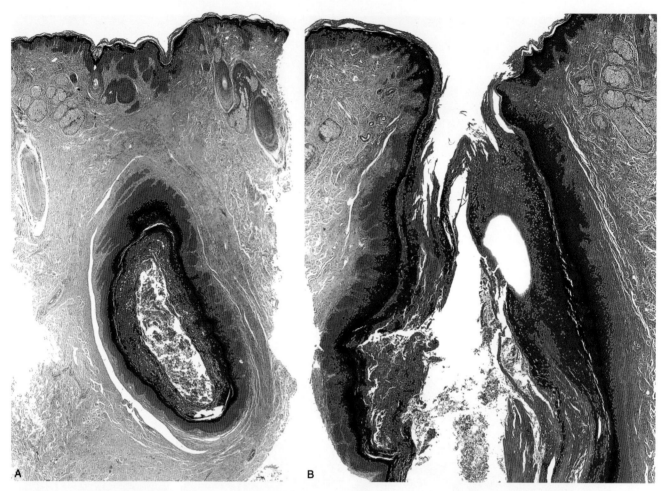

图 2.165   毛囊漏斗部囊肿周围可见放射状排列的上皮细胞类似表皮突,以及附近真皮显著的纤维化改变,可能由于囊壁破裂后炎症反应导致。还需注意囊腔上方扩张的毛囊漏斗部(A)。连续切片揭示了囊腔与漏斗部相连,所以此病变是扩张孔(B)

性纤维化,与表皮无明显相连,但连续切片可帮助做出正确诊断(图 2.165)。

鉴别诊断

扩张孔与毛鞘棘皮瘤的鉴别点在于细胞成分以及组织突起物的形状。扩张孔突起物更小,由漏斗部细胞组成,而毛鞘棘皮瘤为更大的圆形小叶状结构,由胞质粉红或透明的峡部细胞组成。

在黑头粉刺痣中,常可见多发的、连续分布的类似于毛囊漏斗部的管样结构。有时在黑头粉刺痣中可见漏斗样结构周边出现毛囊漏斗部细胞形成的球状突起,即为"扩张孔痣",是黑头粉刺痣的亚型。寻常痤疮中黑头粉刺的囊壁无突起。漏斗部囊肿缺少周边突起。

黑头粉刺痣

Kofmann、Selhorst 及 Thibiergein 在 1895—1896 年期间,分别独立描述了黑头粉刺痣的病变,Kofmann 最初将其命名为"粉刺样痣"[25]。此后报道了超过 200 例黑头粉刺痣,但该病实际上并不那么少见。

临床表现

典型的病变为多发性、无症状的(少数瘙痒)黑头粉刺样病变(不连续分布的毛囊孔被角化物填塞),簇集排列为长短不同的界清带状或斑片状,分布在身体的单侧,常位于毛发覆盖区域(图 2.166)。双侧发病较少见[817,1994],同样少见于无毛发区域,包括阴茎、手掌、足底等[6]。曾有报道同时累及多个解剖部位同时发病的播散性病变[190,1347,2436]。有趣的是头皮很少受累。其他少见的部位包括外生殖器和会阴部。有家族性发病的特别报道,包括发生于同卵双胞胎的病例[817]。反复感染可使病情变得复杂,导致脓疱、脓肿、瘘管及愈后瘢痕等[190]。

尽管黑头粉刺痣常只有皮肤病变,但也发现可并发其他疾病,从而引出"黑头粉刺痣综合征"的概念[665,666]。已报道的相关疾病包括:血管异常[Sturge-Weber 综合征、泛发性血管痣、Alagille 综合征(动脉-肝脏发育不良)],眼部改变(白内障),颅脑异常(脑发育不全,小头畸形),骨骼异常(椎管闭合不全、先天性指/趾侧弯、多指/趾畸形、并指/趾症、先天性无指/趾),以及其他皮肤病变(毛发脱色,皮脂腺痣,Becker 痣,表皮痣,BCC,鳞状细胞癌,某些良性附属器肿瘤,以及副乳腺组织)[37,73,627,665,666,731,905,1332,1464,2810,2921]。然而其相关性并没有固定的模式。

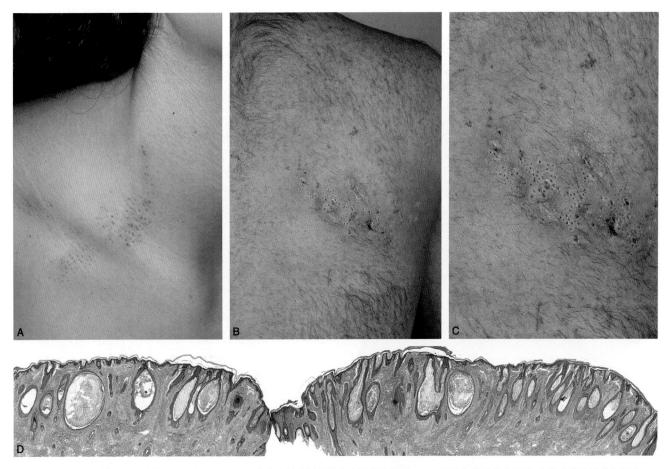

图 2.166　黑头粉刺痣。颈部(A)和躯干上部(B)的多发黑头粉刺样病变呈线状排列。一名男性患者的病变近照,之前病灶反复感染导致瘢痕形成(C)。黑头粉刺痣的病理学改变:多发的扩张、有时畸形的毛囊漏斗,有些漏斗内充满角质物(D)

组织病理学特征

黑头粉刺痣的特征为多个扩张,有时部分畸形的毛囊漏斗,其内充满层状或网篮状角化物。这些毛囊漏斗样结构相互靠近,甚至连续分布(见图 2.166)。囊壁可萎缩,或漏斗部细胞向周围呈球状放射分布,类似扩张孔所见[1846,2199]。当细胞增生显著且被横切时,中央可见角化细胞呈涡状排列,类似脂溢性角化病。可以见到初级毛发结构。毛囊间的表皮常正常,尽管少见,但有报道局灶的表皮松解性角化过度[70,172,2350]。毛囊漏斗结构的破裂可导致炎性肉芽肿反应。

鉴别诊断

镜下可与扩张孔类似,但扩张孔仅为单个毛囊漏斗。与寻常痤疮中的单个黑头粉刺类似,但黑头粉刺的上皮结构较黑头粉刺痣要短,包含更为致密的角化物,更易含有细菌。

累及掌跖的黑头粉刺痣需要与汗孔角化样外泌汗腺孔和真皮导管痣相鉴别[953,2052,2917],后者认为是所谓汗孔角化病样附属器开口痣的一个亚型[840]。有趣的是,在一些黑头粉刺痣累及手掌的病例中,手掌部病理检查可见角化过度,有时末端汗管角化不全现象,非常类似汗孔角化样外泌汗腺孔和真皮导管痣,而同一个患者的其他部位则为典型的黑头粉刺痣特

征[2917]。掌部同样可见黑头粉刺痣典型病理改变,即充满角化物的扩张的表皮内陷[953]。

结节性类弹力纤维病(Favre-Racouchot 综合征)表现为多发性黑头粉刺,认为是继发于长期日光暴露的皮肤改变(光老化)。镜下除了粉刺样改变,还可见显著的日光性弹力纤维变性。毛鞘囊肿痣是近期报道的一种疾病,其在临床及病理上均类似于黑头粉刺痣,但表现为线状排列的多发性毛鞘囊肿合并线状角化病。

（冯林　阎衡 译,孔祥君 校,张韡 审）

向全毛囊分化的肿瘤

如名称所示,向全毛囊分化的病变涵盖了毛囊的全部成分。最经典的当属毛囊瘤,通常认为是一种错构瘤(图 2.167)[25,1461,2194]。毛囊瘤不仅包含毛囊结构,还具有毛囊的部分生物学特征,即毛囊生长周期,可见不够典型但仍可辨识的生长期和退行期毛囊特征。其他向全毛囊分化的病变还包括全毛囊瘤和存有争议的纤维性丘疹。全毛囊瘤是一种少见肿瘤,由于与毛母细胞瘤在病理形态上有重叠,两者的关系仍需深入研究。Ackerman 教授等[25]将纤维性丘疹归入向全毛囊分

有扭曲的毛囊样结构,有时出现增生性毛囊样结构,仍符合向全毛囊分化的定义。

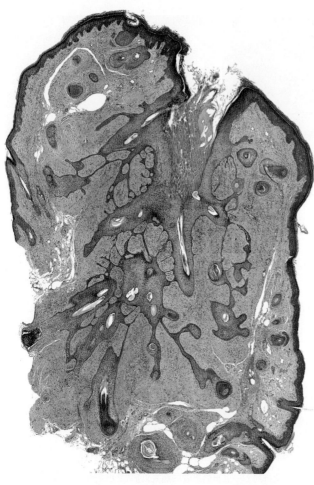

图 2.167 毛囊瘤。向全毛囊分化,一个结构上很有层次的病变。大量毳毛和终末毛囊从一个中央扩张的毛囊漏斗向外周放射状伸出。次级毛囊尽管形态异常,但向正常毛囊的各个成分高度分化,包括毛乳头、毛囊周围鞘、具有母质的毛球、内毛根鞘、外毛根鞘和毛发。部分毛囊表现出生长期特征,其他表现为退行期。因此,除了向各种毛囊成分分化,毛囊瘤模拟毛发的生物学行为,即毛囊生长周期

毛囊瘤

毛囊瘤最早由 Miescher 于 1944 年提出[1742]。有学者认为毛囊瘤是真性肿瘤,也有学者认为属于错构瘤[25,2070,2194]。这一复杂的病变显示出其向毛囊全部成分的分化,而且镜下改变因不同阶段而各异。毛囊瘤、皮脂腺毛囊瘤、毛囊痣及毛囊皮脂腺囊性错构瘤的关系仍存争议,会在后面讨论。

临床表现

毛囊瘤表现为单发丘疹,好发于面部,尤其鼻部及耳垂[880]。少见于躯干、鼻腔[109]、外阴[2046]、眼睑[385,2483,2564]、外耳道[1971]及嘴唇[1793]。无明显性别差异,成年人好发(平均年龄为 45～50 岁)。病变大多直径为 0.5～1cm 大小,表现为单发皮色结节。中央脐窝样凹陷中可充满角质或痂屑,有时可伸出成簇淡白色或有色毛发(图 2.168)。少数病变有蒂[1229]。

组织病理学特征

部分学者认为毛囊瘤有不同的病程变化,可分为早期、成熟期及晚期,对应于正常毛囊的生长退行周期。早期病变很少活检,表现为轻度扩张的毛囊漏斗部,周边若干毳毛毛囊放射状分布(图 2.169),可轻度卷曲,类似生长期毛囊[2382]。

在成熟期,中央为明显扩张的毛囊漏斗,常呈火山口状或囊腔样,大量毳毛毛囊由此向周边放射状分布。当横切或没有切到病变时,可见不到火山口样结构(图 2.170)。部分毛囊瘤中,除了小的次级毳毛毛囊,可见大的畸形次级毛囊,甚至可见相当于终末期毛囊大小的第三级毛囊。偶见单个或成簇的成熟皮脂腺细胞[2382]。

晚期毛囊瘤的改变可比作正常毛囊的休止期及退行期。中央囊腔样结构的上皮成分增厚(类似于退行期毛囊下部肿胀的外毛根鞘细胞)。除了毛囊漏斗样结构,还可见类似的退行期外毛根鞘细胞,其细胞边界模糊、淡染、嗜伊红胞质,并见单

化的肿瘤里,但是一部分由他们提出的病例似乎更应归为晚期毛囊瘤[2381,2382]。纤维性丘疹(血管纤维瘤)包含了多种细胞成分,提示病变为混合性,遂列入本章讨论。由于纤维性丘疹具

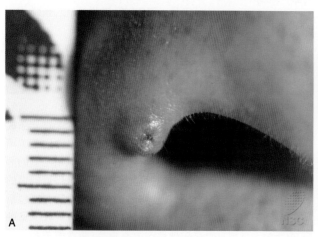
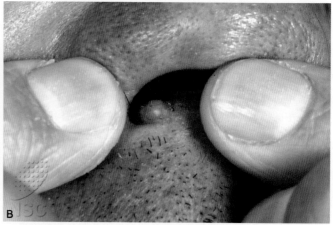

图 2.168 毛囊瘤。单发丘疹,中央脐窝样凹陷中充满角质或痂屑,鼻部为特征性发病部位。(A,B)

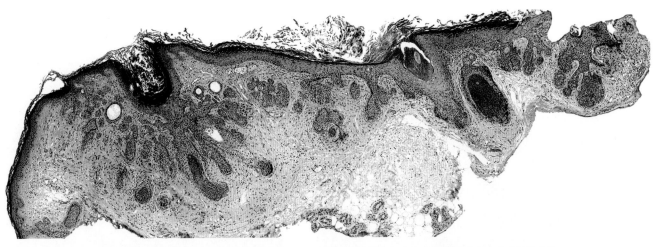

图 2.169 早期毛囊瘤。由轻度扩张的毛囊漏斗向周边放射状分布毳毛毛囊,周边为致密毛囊间质成分

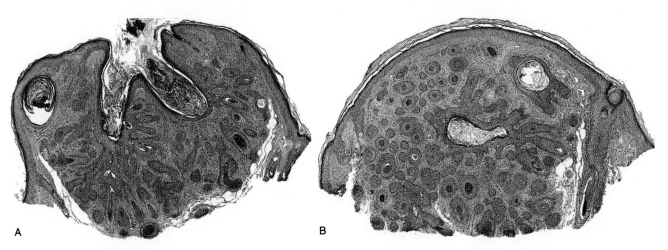

A　　　　　　　　　　　　　　　　　　B

图 2.170 成熟期毛囊瘤。中央为两个明显扩张的毛囊漏斗,向周边放射状分布大量的毳毛毛囊。注意畸形毛囊和致密的毛囊间质成分(A)。同一个病变的横切面(B)

个细胞凋亡(图 2.171)。周边细胞栅栏状排列,紧邻增厚的基底膜,有时呈波浪状。次级毛囊的数量减少,很多显示出退行期和休止期毛囊改变。围绕次级毛囊可见厚的玻璃样基底膜,类似于一个明显的毛囊结缔组织鞘的增生性间质成分(图 2.172)。间质内可见黏液样改变及脂肪化生。邻近病变的间质中噬色素细胞常见。皮脂腺分化易见,表现为簇状分布皮脂腺细胞到成熟皮脂腺小叶。大的病变可划分为若干纤维上皮单位(图 2.173)[2382]。

早期文献中描述的毛囊瘤生长模式(毛囊生长周期的重现)应该是比较准确的,但著者和其他的一些学者[1781]发现某些报道的病例偏离了这个模式。例如,有些晚期毛囊瘤,除了退行期毛囊,还可见次级生长期毛囊(图 2.174)。

毛囊瘤的不同病理学亚型,以及毛囊瘤与其他疾病的关系重点概括如下:

1. 毛囊瘤伴皮脂腺分化、皮脂腺毛囊瘤及与毛囊皮脂腺囊性错构瘤的关系

如同前文所提到的,皮脂腺分化是毛囊瘤的常见特征,并在后期病变(成熟期和晚期)中更加明显。有学者认为除了毛囊成分,毛囊瘤中的皮脂腺成分在相当于毛囊的休止期及退行

期的阶段同样表现为退行性变,经历了与毛囊平行的发育及成熟阶段[2381,2481]。很多毛囊瘤可见充分发育的成熟皮脂腺小叶,替代此前存在的次级毛囊,皮脂腺的数量不定(图 2.173~图 2.177)。当皮脂腺数量较多,且包绕中央囊腔样结构周围的大部分区域时,即符合 Plewig 描述的皮脂腺毛囊瘤[2086](图 2.176)。当晚期毛囊瘤间质中出现脂肪化生,同时上皮成分中有显著的皮脂腺分化时,在概念上与所谓毛囊皮脂腺囊性错构瘤相重叠(图 2.178)。

2. 毛囊痣与毛囊瘤

毛囊瘤外周的切面显示了成簇的毳毛毛囊包埋在典型的毛囊间质中(图 2.170 和图 2.179)[25,1085]。如果对这样的病变进行连续切片(有时候需要重新包埋),常常可发现毛囊瘤的典型特征。

3. 显著的黏液样改变

黏液样间质可见于成熟期和晚期毛囊瘤,表现为局限性的改变导致了间质细胞密度降低[1520]。有时这些区域增生的上皮细胞相互交织,或从中央囊腔向周边放射状排列,呈“水母头”外观(图 2.180)。当毛囊瘤间质中黏液样改变显著时,会类似于某些含上皮成分的浅表血管黏液瘤(图 2.181)[356,2034]。

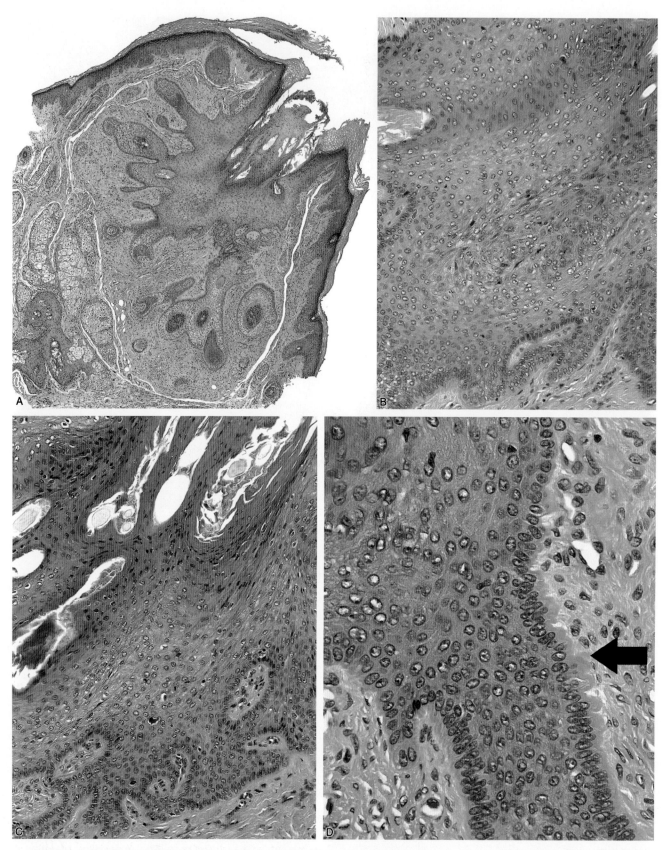

图 2.171 晚期毛囊瘤具有毛囊退行性改变。围绕中央囊腔样结构的上皮成分增厚(A),其含有类似退行期的外毛根鞘细胞上皮细胞,包括凋亡细胞(B,C),被周边厚的波浪状基底膜包绕(D,箭头所指)。还需注意角质物中多个毛干(C)

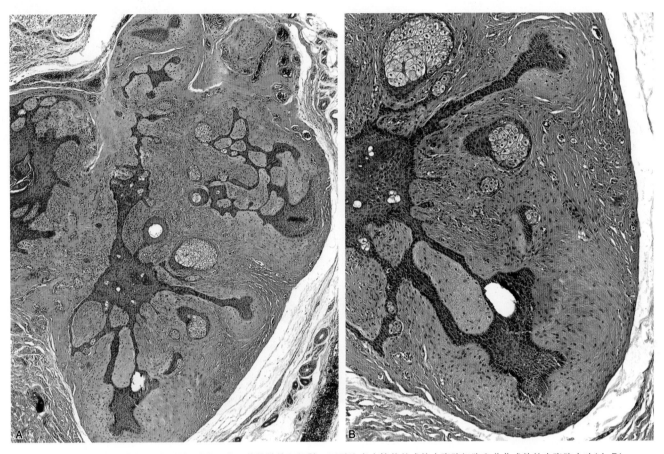

图 2.172 晚期毛囊瘤。明显的间质表现为显著的结缔组织鞘。还需注意小簇状的成熟皮脂腺细胞和分化成熟的皮脂腺小叶(A,B)

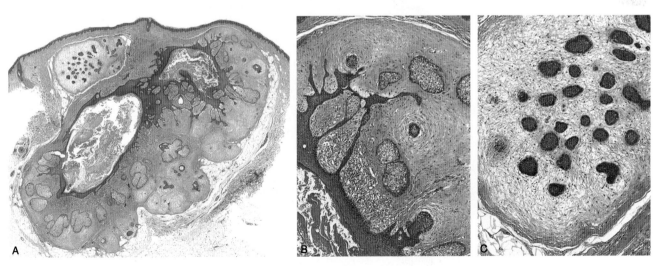

图 2.173 晚期毛囊瘤。大量纤维增生性及黏液样间质以及大量分化成熟的皮脂腺小叶(A~C)

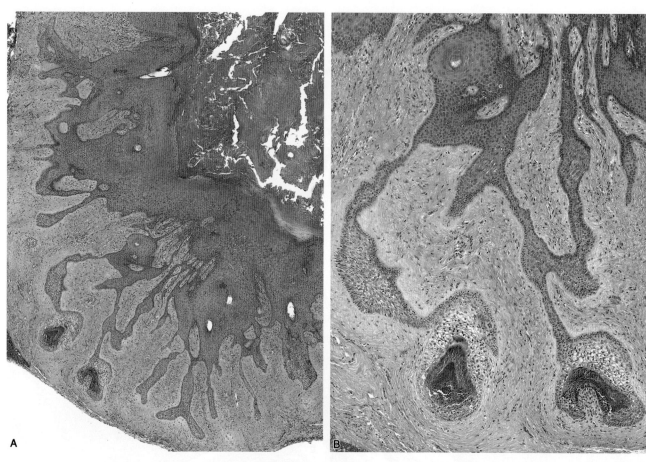

图 2.174 晚期毛囊瘤除退行期毛囊,尚可见生长期终毛毛囊(A,B)

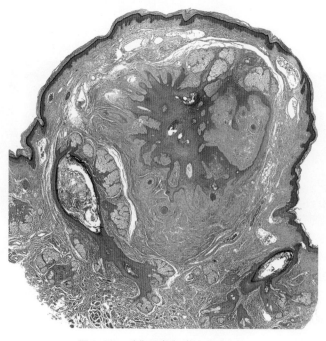

图 2.175 晚期毛囊瘤,伴皮脂腺小叶

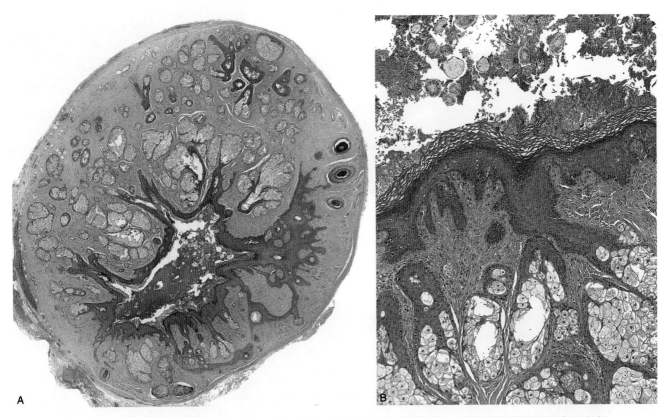

图 2.176　此例毛囊瘤中,成熟皮脂腺小叶见于周边大部分区域(即皮脂腺毛囊瘤)(A)。还需注意角质物中的深色毛干(B)

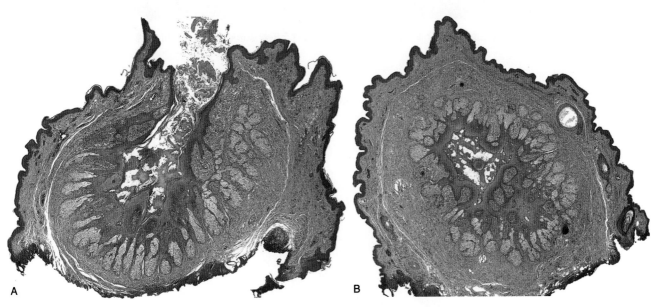

图 2.177　此例仅皮脂腺小叶能清晰辨识(A)。同一病变的横切面(B)

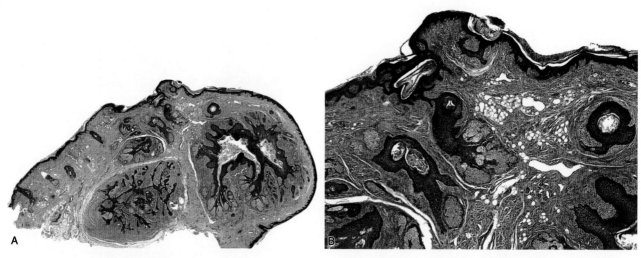

图2.178   晚期毛囊瘤可见皮脂腺成分和脂肪化生,与毛囊皮脂腺囊性错构瘤在诊断上重叠(A,B)

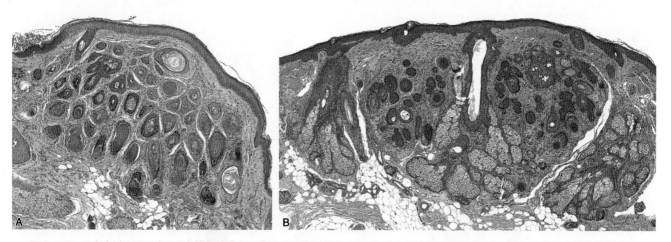

图2.179   毛囊瘤周边可见毳毛毛囊簇集性分布于典型的毛囊间质中,可符合毛囊痣诊断。如果连续切片,常可发现毛囊瘤的典型改变(A,B)

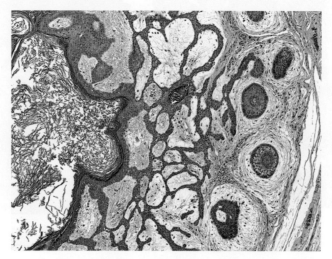

图2.180   毛囊瘤中显著的黏液样改变可导致间质中细胞密度降低。也要注意增生上皮交织状排列

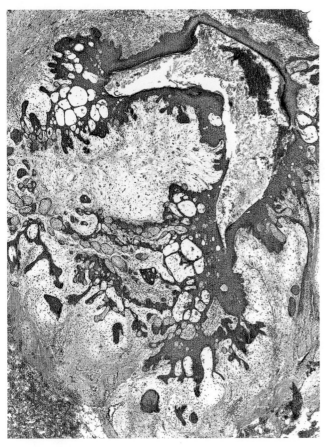

图 2.181 毛囊瘤中显著的间质黏液样改变。从 Carney 综合征患者中取材的相同病变曾称为"具有上皮成分的血管黏液瘤"

事实上,包括 Carney 综合征在内的某些黏液瘤中的上皮增生与毛囊瘤具有一致性的病理学改变,问题是为何不将这些病变如此归类[378,2382]?

4. 显著的囊腔样改变

某些毛囊瘤中央对应于毛囊漏斗部的火山口样改变可显著扩张。甚至,次级毛囊发生漏斗部扩张,可形成多囊腔样表现(图 2.182)。曾报道的"囊肿型全毛囊瘤"可能就是囊肿性毛囊瘤[1040]。

5. 显著的骨化

局部的骨化在毛囊瘤中并不少见。罕见情况下,化生性骨可占据病变相当大区域[2299]。

6. 其他特征

毛干偶尔可见于毛囊瘤的囊腔内,其有时为色素性(见图 2.171 和图 2.176)。表皮松解性角化过度和局限性棘层松解性角化不良偶有报道[263]。偶然发现毛囊瘤伴发其他疾病,例如发生于外阴的病变合并外阴上皮内瘤变[2046]。

免疫组化特征

特别关注毛囊瘤的免疫组化特点的研究较少,从不同角度探讨了角蛋白表达和 Merkel 细胞分布。尽管有趣,这些研究结果对诊断并无帮助,因为在绝大多数病例中毛囊瘤通过 H&E 切片染色即可诊断。

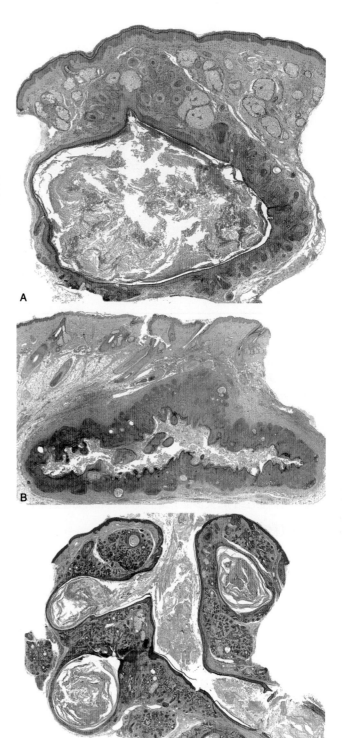

图 2.182 毛囊瘤中显著的囊腔样改变(A~C)

鉴别诊断

少数情况下,BCC 表现为基底样细胞从中央空腔中放射生长,需与毛囊瘤鉴别(图 2.183)。曾报道一例毛囊瘤发生局部基底样细胞深部神经周围侵犯("毛囊癌"/trichofolliculocarcinoma),但该诊断受到其他人的质疑[2571]。

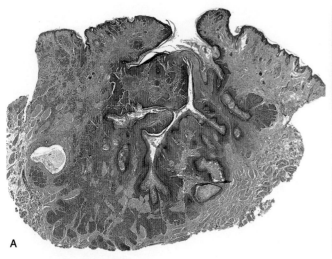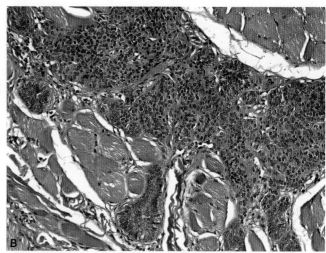

图 2.183　基底细胞癌模仿毛囊瘤(A,B)

全毛囊瘤

全毛囊瘤(panfolliculoma),由 Ackerman 教授作为一个独立的疾病而提出,代表着一种向正常毛囊的全部成分分化的良性毛囊肿瘤。现已报道的病例不足 15 例[25,860,2359],我们又增加诊断了 4 例。

临床表现

已报道的病例中可总结出如下信息:全毛囊瘤表现为无自觉症状的孤立性结节,大多位于成年人的头颈部,无性别差异。

组织病理学特征

全毛囊瘤为边界清楚的肿瘤,往往局限于真皮内。罕见病变延伸至皮下组织或主要位于皮下组织。偶尔病变表现为多结节样结构,由裂隙分隔为数个纤维上皮单位。肿瘤为实性结构,可混合实性-囊肿结构。全毛囊瘤,如其名称所示,表现为向正常毛囊的各种成分分化,但毛囊生发细胞常常排列成界清结节,部分围绕特征性的毛囊间质,使其外观与毛母细胞瘤相似。部分结节仅由毛囊生发细胞组成,而其他很多情况下母质细胞同样易于辨认。在这样的结构中,向毛囊内根鞘(IRS)的分化很明显,表现为亮红色的毛透明蛋白颗粒,以及致密排列的蓝灰色角蛋白。黄-橙色折光的角化细胞或影细胞提示向毛分化,这些特征并不关联,并不见于所有病例。罕见发育不全的毛干。同样可见向毛囊茎部及峡部外毛根鞘(ORS)分化(表现为由单一形态、嗜伊红胞质细胞组成的结节,以及类似退行期毛囊中的坏死)。作为向漏斗部分化的表现,可见由鳞状细胞组成的不同大小的囊腔样结构,有分化良好的颗粒层,以及嗜碱性、正角化的板层状或网篮状角蛋白(图 2.184)。

鉴别诊断

由于全毛囊瘤的临床表现,以及显著的毛囊生发细胞合并特异性毛囊间质,全毛囊瘤常与毛母细胞瘤明显重叠。在某些毛母细胞瘤中,可以看到向毛囊其他部分分化的区域,从而使

两种肿瘤的区分变得模糊。另一个理论上同样具有全毛囊分化特征的疾病是毛囊瘤。所谓的"囊肿型全毛囊瘤"可能是毛囊瘤的一个亚型[1040]。

BCC 的罕见亚型中,典型的 BCC 改变可与显著类似毛母细胞瘤的区域毗邻,后者表现为边界清楚的纤维上皮单位,由毛囊生发细胞与典型的毛囊间质组成。良性病变区域中除了毛母细胞瘤样成分外,向毛囊各成分分化,有时也是全毛囊瘤的特征(图 2.185)。

纤维性丘疹

纤维性丘疹的名称由 Graham 于 1965 年提出。另有两个同义词曾用于描述该病:血管纤维瘤和毛囊周围纤维瘤,两者主要改变均符合纤维性丘疹,包括:真皮乳头及毛囊间真皮区域的血管纤维性成分,以及有着显著毛囊周围鞘的畸形毛囊[2072,2972]。这两种形态学表现可同时出现,或单独发生,从而将纤维性丘疹分型为"血管纤维瘤"和"毛周纤维瘤"[1779]。考虑到同一病变中两种病理模式常同时出现,以及后文中将提及的病理学和免疫组化的异质性。因此,进一步分型可能并没有必要。此外,毛周纤维瘤也曾用于诊断纤维毛囊瘤,后者是完全不同的疾病,现已认为是蔓套瘤,因此可以推测毛周纤维瘤作为皮肤病理名词可能会废弃[25]。部分学者认为纤维性丘疹是具有全毛囊分化特征的错构瘤,而其他学者将其归入纤维组织细胞性肿瘤。其他已发表的关于纤维性丘疹起源的假说,包括退行性黑素细胞痣[1662,2344],或属于炎症性进程而非肿瘤性的病变[2253]。

临床表现

纤维性丘疹表现为无自觉症状、单发皮色的圆顶丘疹,主要位于鼻部,尤其是鼻尖[因此旧的名称为"鼻部纤维性丘疹"](图 2.186)。面部的其他位置也可发病,包括颊部、唇部及眼睑,(因此也称为"面部纤维性丘疹")。面部以外受累的情况很罕见。病变直径通常为 3~6mm。无性别差异。偶尔纤维性丘疹表现为有蒂病变[874,1697]。

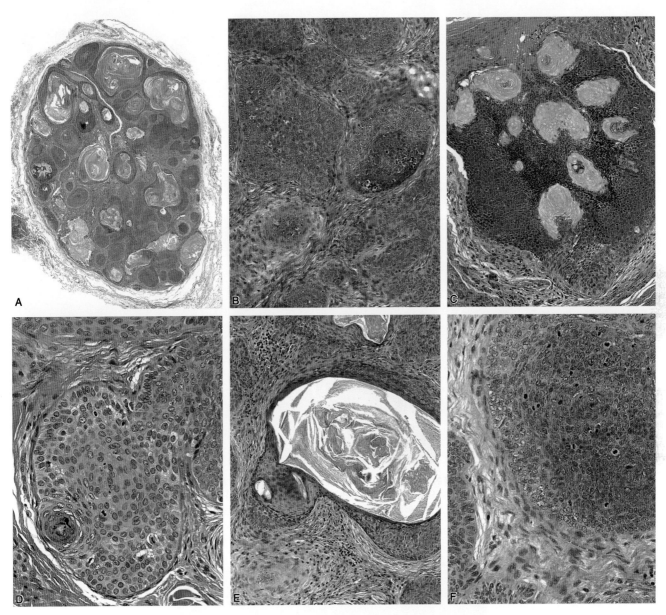

图2.184　全毛囊瘤。可手术剥除的真皮内界清肿瘤。肿瘤由实性和囊肿样结构组成,囊肿结构多为毛囊漏斗部囊肿(A)。病如其名,全毛囊瘤表现为向正常毛囊的全部成分分化。结节成分包括毛囊生发细胞及特征性毛囊间质(B),母质细胞、具有亮红色毛透明蛋白颗粒和蓝灰色角质物的内毛根鞘(C),具有单一形态嗜酸胞质细胞及坏死特征代表了向峡部外毛根鞘的分化(D),以及在此实性-囊肿结构中,向毛囊漏斗部分化表现为周边基底样细胞以及发育不全的毛囊胚芽和相连的初级毛乳头(E)。全毛囊瘤中的毛囊生发细胞可见较多核分裂,类似于毛母细胞瘤(F)

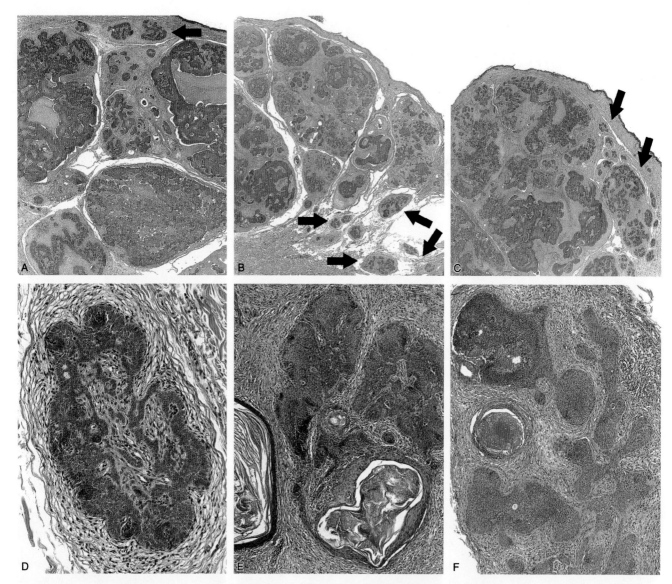

图 2.185　这个大的肿瘤主要由基底细胞癌的成分组成。不寻常的表现在于病变周围的大量边界清楚的纤维上皮单元（A～C,箭头所示）。这些单元主要由等同于毛母细胞瘤的成分组成（D）,但又可找见向其他的毛囊成分的分化,包括漏斗部和峡部（E）,可见母质细胞、影细胞和内毛根鞘透明蛋白颗粒（F）。需注意在毛母细胞瘤样区域,间质及上皮成分模仿出毛胚芽及毛乳头样外观（D,F）

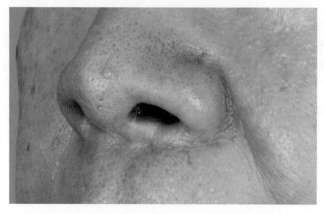

图 2.186　纤维性丘疹。鼻尖部的皮色圆顶小丘疹

多发性纤维性丘疹（血管纤维瘤）的发生与结节性硬化症（TSC）以及 *TSC2/PKD1* 邻接基因综合征相关[1181]。在这些疾病中，常常在青春期后发病，病变随着年龄增大而变得明显，有时可变得非常大（巨大型血管纤维瘤）。病变呈双侧对称性分布在面中部区域，往往不累及上唇部（见"结节性硬化症"及"*TSC2/PKD1* 邻接基因综合征"相关章节）。

纤维性丘疹偶尔可在 Birt-Hogg-Dubé 综合征及 Carney 综合征患者的活检标本中见到，但这可能只是巧合。多发性血管纤维瘤是 I 型多发性神经内分泌肿瘤的特征。

最近报道了 4 个健康个体，仅有多发性面部血管纤维瘤，儿童期发病，而没有更多其他任何相关综合征的证据[1079]。

组织病理学特征

如其名称所示，"血管纤维瘤"模式特征表现为正常及轻度扩张的血管数量增多，同时真皮纤维化背景中可见梭形的、星形的、肥大的、偶见多核的间质细胞增生。部分血管可见一定程度的管壁增厚（图 2.187）。另外，有些病例中可见多核细胞的核内假性包涵体，并形成小的团块（图 2.188）。尽管通常情况下血管随意分布，但一些血管在纵行切面时，可见垂直于其上表皮，并与病变长轴平行。真皮纤维化同样累及外膜真皮，且常常围绕单个畸形或增生的毛囊形成以毛囊为中心的同心圆样纤维化（图 2.189 和图 2.190）。少数情况下，胶原纤维或硬

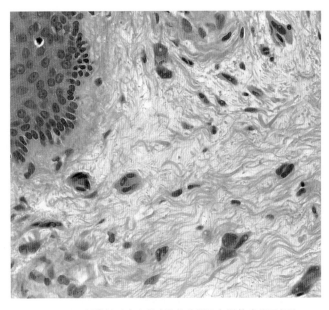

图 2.188　纤维性丘疹中带有胞核内假性包涵体多核巨细胞

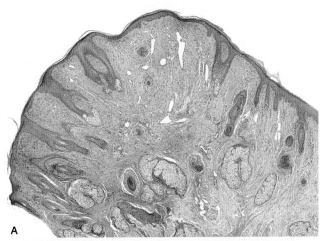

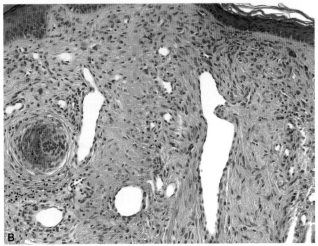

图 2.187　纤维性丘疹中血管纤维瘤样改变，为真皮纤维化背景下，正常或轻度扩张的血管数量增多。注意大量梭形细胞（A,B）

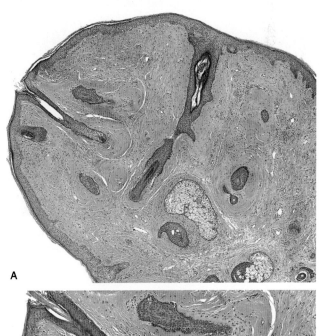

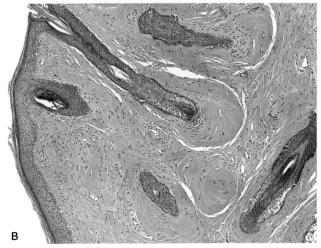

图 2.189　纤维性丘疹中毛囊相关性改变包括外膜真皮的纤维增生，以毛囊为中心的同心圆纤维化（A,B）。部分学者称其为毛周纤维瘤

化组织包绕部分毛囊,同心圆样结构难以识别或缺失(图2.191)。如前所述,"血管瘤"和"毛囊"的成分可单独存在或合并发生,合并发生的两种成分可近距离相对或彼此分隔(图2.192)。

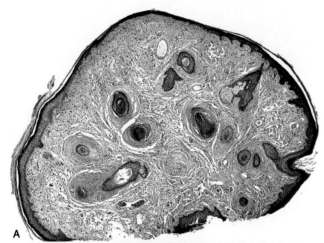

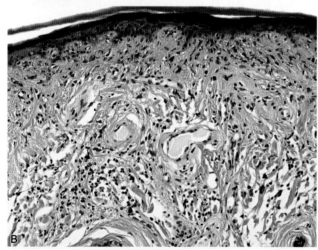

图2.190 毛周同心圆状纤维化在横切面更易识别。还需注意轻度变形的毛囊、扩张的血管、真皮纤维增生、界面皮炎以及真皮内噬黑素细胞(A,B)

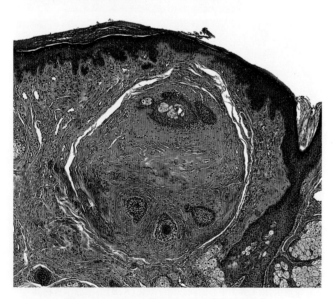

图2.191 数个毛囊包埋于明显硬化的间质中

纤维性丘疹的一些少见的组织学亚型已有描述。这些分型主要依据于组成细胞的细胞学形态,各亚型间会有重叠。另一方面,这种多样性也使人疑惑,是否所有这些亚型都属于纤维性丘疹的表现。显然深入研究是有必要的。这些亚型包括:

■ 透明细胞性纤维性丘疹
■ 颗粒细胞性纤维性丘疹
■ 上皮样细胞性纤维性丘疹
■ 富于细胞性纤维性丘疹
■ 多形性纤维性丘疹
■ 色素性纤维性丘疹
■ 炎性纤维性丘疹

相对于经典型纤维性丘疹,这些亚型是少见的,在212个病例的系列研究中,它们所占的比例不足15%[155]。有趣的是,很多细胞亚型(透明细胞型、颗粒细胞型、上皮样细胞型)仅见于单发病变,而不见于各种综合征中的多发性病变。综合征相关的病变(如结节性硬化症)常为血管纤维瘤样改变。已报道的一例单发的颗粒细胞性纤维性丘疹发生于家族性癌症综合征患者[1128]。散发病变和综合征相关病变不能仅通过组织病理学鉴别。

透明细胞性纤维性丘疹的特征为透明细胞呈圆形或卵圆形,胞核居中,胞质呈空泡状或细颗粒状,并聚集成巢状、层叠状,或单个细胞散布于硬化的胶原束及扩张的血管间[2532]。细胞体积可大小不等。部分透明细胞内单个大空泡可挤压胞核,形成类似印戒细胞样改变,而其他的多泡状胞质可挤压胞核,形成扇贝状外观,与成熟的皮脂腺细胞相似(图2.193)。透明细胞通常醒目并紧密排列,少数情况也可散在分布(图2.194)。PAS染色阴性提示这种改变与糖原无关[2250]。胞质透明的病因学尚不清楚,尽管有普通纤维性丘疹是创伤后反应的观点,但以上假说很可能有误[1467]。

颗粒细胞亚型中,细胞的嗜酸性胞质中充满了形状和大小不等的颗粒(PAS染色强阳性)(图2.195)。超微结构下,这些颗粒由大量溶酶体构成[155,903,1128]。

富于细胞性纤维性丘疹表现为痣样致密的圆形成纤维细胞浸润[155]。富细胞性病变的局部可出现上皮样细胞,提示与上皮样细胞性亚型重叠[1401]。上皮样细胞性纤维性丘疹完全由成片或小巢状分布的丰富嗜酸性胞质的大细胞构成,胞核中等大小居中或偏于外侧,染色质细腻,有时可见小而显著的核仁。绝大多数细胞的胞质内缺乏颗粒,但少数情况下上皮样细胞胞质呈小的细腻颗粒状,提示与颗粒细胞性亚型存在重叠(图2.196)[155]。

多形性纤维性丘疹包含怪异的、星状成纤维细胞。这些细胞可散在分布于间质中,或明显分布在血管或上皮样细胞周围[155]。

色素亚型伴随着病变上方表皮基底层的黑素细胞数量增多及真皮浅层色素失禁,有时可见轻度界面皮炎(表现为真表皮交界的空泡化改变,及下方真皮的噬黑素细胞和胶样小体)[1906]。组织学上,由于基底层黑素细胞增加以及色素失禁,纤维性丘疹一度认为是退化的黑素细胞痣[1662,2344]。但电镜显示其形态符合纤维细胞增生。少数情况下,病变上方的基底层黑素细胞显著增多,而且由于细胞体积大,胞核大,胞质显著,

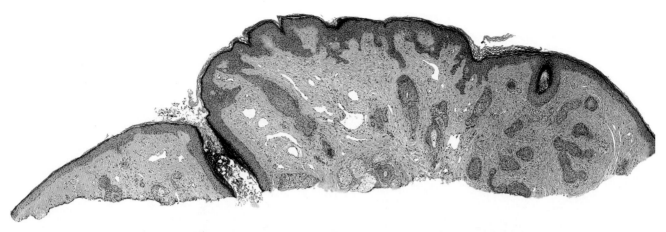

图 2.192　纤维性丘疹,左侧为血管纤维瘤样改变,右侧为畸形的毛囊和显著的外膜真皮

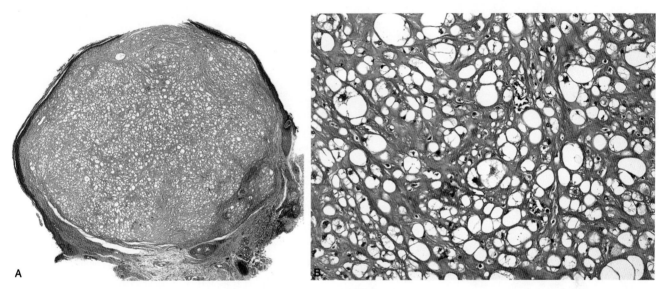

图 2.193　透明细胞性纤维性丘疹。病变完全由大小不等,紧密排列,胞质透明的细胞组成。因为胞质内空泡侵占了胞核的空间,使胞核移动或退缩,一些细胞呈现印戒状外观,或胞核呈扇贝状类似皮脂腺细胞(A,B)

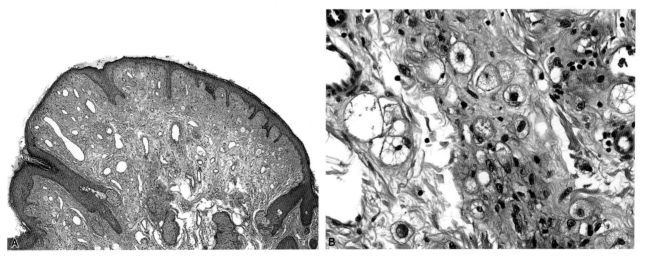

图 2.194　纤维性丘疹,见较少透明细胞(A,B)

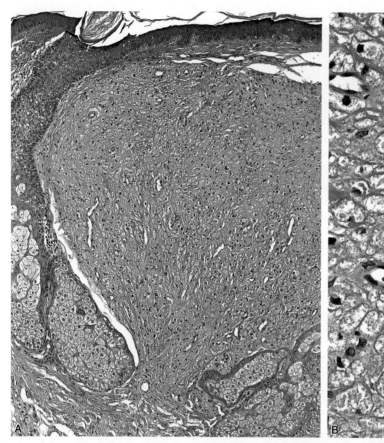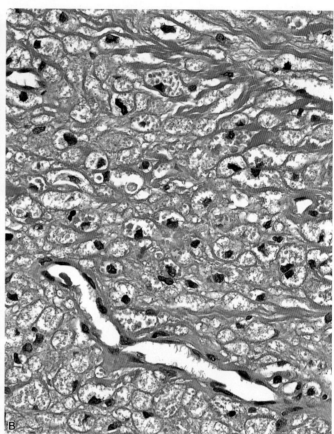

图 2.195　颗粒细胞性纤维性丘疹。注意形状和大小不等的胞质内颗粒(A,B)

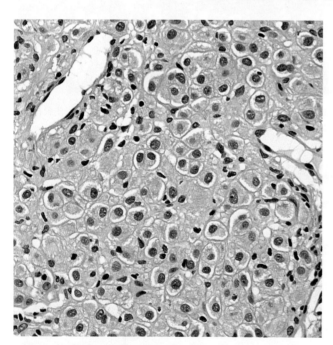

图 2.196　上皮样细胞性纤维性丘疹具有泡状核，细腻的颗粒状胞质，及清晰的细胞膜

导致黑素细胞受到关注，呈现光化性黑素细胞增生或光化性黑素细胞增多症。黑素细胞增多或"黑素细胞活性增加"，在散发的纤维性丘疹及结节性硬化症和 *TSC2/PKD1* 邻接基因综合征中均有发现。Reed 等[2158]认为单发性纤维性丘疹属于结节性

硬化症的顿挫型，并建议使用"色素性血管纤维瘤"的名词来强调这种重要的特征。

炎性纤维性丘疹表现为致密的淋巴细胞，浆细胞和组织细胞弥漫性浸润。嗜酸性粒细胞和散在中性粒细胞罕见[155]。

部分纤维性丘疹中存在急、慢性创伤或刺激性因素时可见浅表糜烂、表皮坏死结痂、角化过度及角化不全。罕见局灶性血管外红细胞[155]。

免疫组化特征

该病的组化染色结果存在差异，不仅不同亚型间可不同，甚至同一亚型的某些抗体标记结果也会不同。常见的情况是黑素细胞标记阴性[2543]，尽管曾有报道一例透明细胞性纤维性丘疹 S100 局灶表达阳性[438]。CD34 偶见阳性表达[2439]。

"经典型"纤维性丘疹前胶原散在表达。约半数病例中ⅩⅢa因子在散在树突状细胞中阳性表达[403,404,405,1877]。NKI/C3（CD63）用于标记溶酶体，属于胞质/膜抗原，常阴性表达[1401]。

透明细胞亚型中的透明细胞表达 NKI/C3 以及不同程度的 CD68 阳性表达。ⅩⅢa 因子勾勒出透明细胞中散在分布的树突状细胞。透明细胞角蛋白、EMA 和 CEA 表达阴性[1462]。

上皮样细胞性纤维性丘疹中细胞前胶原阳性表达。大部分病例（约 70%）中 CD68 散在阳性表达[1401]。半数病例中，ⅩⅢa 因子勾勒出上皮样细胞（上皮样细胞本身不表达）中散布的细长树突状细胞，而在另外一半病例中则不表达。NKI/C3 在上皮样细胞亚型中表达缺失。类似结果见于富于细胞亚型中的局灶性上皮样细胞。

现已发现在颗粒细胞性亚型中 CD68 和 NKI/C3 的共表达[1128]。

免疫组化结果提示纤维性丘疹(及其亚型)具有异质性。

鉴别诊断

当毛囊占主要成分时,该病可能与毛囊瘤有重叠。例如在文献报道中的图 12[2382]、图 12.7[20]、图 11.6[25] 及"纤维性丘疹"章节[2194]图 2 中的相同病变,不同的学者分别解释为毛囊瘤[2382]和纤维性丘疹[20,25,2194]。

此外,绝大多数情况下纤维性丘疹可直接诊断。当其表现为不常见的亚型时会出现一些问题。

透明细胞性纤维性丘疹主要鉴别的疾病是气球细胞性黑素细胞肿瘤。识别黑素细胞病变区域的经典改变,以及黑素细胞标记阳性,可与纤维性丘疹鉴别。

其他经常提到的鉴别诊断包括皮脂腺肿瘤及转移性肾透明细胞癌仅为理论上的考虑。即使肿瘤细胞类似皮脂腺细胞,具有胞质内空泡和扇贝形的胞核,纤维性丘疹仍可通过缺乏未成熟的基底样皮脂腺细胞以及细胞角蛋白、EMA 染色阴性来鉴别。转移性肾透明细胞癌罕见如此小的病变,常见充满红细胞的显著血管湖样结构。并且细胞角蛋白阳性表达,不同于纤维性丘疹。

透明细胞性纤维性丘疹的组织学与免疫组化特征与近期提出的"真皮透明细胞间叶肿瘤"非常相似[1449]。不同于纤维性丘疹的是,后者更大、更深,发生于下肢。

XⅢa 因子阴性、NKI/C3 阳性,以及临床表现的差异可将透明细胞性纤维性丘疹与透明细胞性皮肤纤维组织细胞瘤鉴别开[2998]。透明细胞亚型还需要与黄瘤相鉴别。

颗粒细胞亚型容易与颗粒细胞瘤鉴别,后者 S100 蛋白阳性,比纤维性丘疹更深、更大,解剖学分布更广泛。颗粒细胞性纤维性丘疹同 S100 蛋白阴性的非神经源性颗粒细胞性肿瘤,如"原始息肉状颗粒细胞瘤"[1456]、"原始非神经性颗粒细胞瘤"[1451]及"真皮非神经性颗粒细胞瘤"[424]的鉴别非常困难。肿瘤的位置(非神经源性颗粒细胞瘤罕见累及面部)、核分裂活性、增大的细胞核以及显著核仁的增生细胞是鉴别特征。颗粒细胞在广泛的皮肤肿瘤,如神经、平滑肌、血管、黑素细胞、上皮细胞分化肿瘤中均有描述。在这些病变中,颗粒细胞认为是退行性变的产物。

毛盘瘤中有时可见显著的血管扩张,但位于致密纤维黏液样间质周边具有不同寻常外观的皮脂腺小叶结构(具有"一把香蕉"外观),可将两者鉴别。

(冯林　阎衡　译,孔祥君　校,张韡　审)

毛囊囊肿及相关病变

毛囊囊肿在皮肤病理诊断工作中很常见。常见的两种类型为漏斗部囊肿和外毛根鞘(峡部-退行期)囊肿。它们是根据与囊壁最为相似的附属器上皮而命名,即分别为正常的毛囊漏斗部,以及正常毛囊或退行期已充分发育的毛囊峡部。另一种命名方式是根据组织发生和推测的囊肿起源,即主张漏斗部囊肿起源于毛囊漏斗部,而毛鞘囊肿起源于退行期和休止期毛发周围的毛囊。近年来报道了毛囊囊肿的新病种,包括终毛囊肿、皮肤角化囊肿和色素性毛囊囊肿,不过其中一些可毫无疑问地归入两种常见囊肿中的某一种。

HPV 与某些囊肿的发病机制相关,有些病变甚至称为"HPV 相关囊肿"或"HPV 诱发囊肿"。但是,尽管存在 HPV 感染的特征性组织病理学改变,目前仍不清楚病毒是否在所有病例中对疾病发生真正起到了作用。

有人提出毛囊囊肿与临床表现不同的多种疾病的发病机制有关。例如:漏斗部囊肿多为单发病变,但当囊肿多发时出现钙化,这种钙化是发生阴囊钙质沉着症的第一步,认为是一种独立的疾病[2427]。Zelger 和 Zelger[2999] 观察到小的漏斗部囊肿把增生的神经包绕在囊壁中,提出这些与神经束紧密相关的包裹性上皮结构在以往报道的上皮鞘神经瘤的发病机制中起了重要作用[2192]。毳毛囊肿认为是一种具有独特临床病理表现的病种,常以多发性发疹样模式发生,但是,若为单个小囊肿伴有毳毛,则可能是少见的组织病理表现,或是与粟丘疹相关的一种表现。此外,极少数情况下,一些上皮性和非上皮性肿瘤可发生于毛囊囊肿。漏斗部囊肿及毛鞘囊肿均有发生。这些肿瘤包括鳞状细胞癌,Merkel 细胞癌和黑素瘤。原位病变局限于囊壁证实了它们起源于囊肿[1119,2125,2598,2617]。

在本专著中,毛囊囊肿在整体上仅做简要介绍,本章的主要篇幅重点讨论主要类型及其组织病理学亚型。

漏斗部囊肿

漏斗部囊肿(表皮样囊肿)是最常见的毛囊囊肿。

临床表现

最常见的表现为单发,缓慢生长,隆起性,结节-囊肿样病变,大小通常 1~5cm,好发于面颈部及躯干。少数情况下也可表现为大的囊肿。巨型囊肿(大至 20cm)极为罕见[1117]。其上方皮肤完好无损或可有表面开口,对应囊肿与上方表皮相通的地方。囊肿上方的皮肤有时可见毛细血管扩张(图 2.197)。病变通常无症状,但创伤和囊肿破裂引发炎症反应,继而可有轻微疼痛。

临床表现为多发性的漏斗部囊肿相对少见,可见于偶发病例或与某种综合征相关,最常见的如 Gardner 综合征—家族性腺瘤息肉的一种临床表型,以及痣样基底细胞癌综合征或 Gorlin-Goltz 综合征[1488]。这两种情况下囊肿易累及四肢,但也可见于其他部位的皮肤。

组织病理学特征

囊壁为伴有表皮角化物的复层鳞状上皮,即有颗粒层及板层状排列和/或网篮波浪状外观的角质内容物(图 2.198)。除了角质团块,囊肿内通常无其他成分,但有时可见炎细胞、红细胞、间质成分和胆固醇裂隙。有报道的病例中,囊肿内容物由大量致密及疏松相间,大小相似的角蛋白小体组成[982]。感染或囊肿破裂可向上进入到相应的表皮区域,或进入真皮导致邻

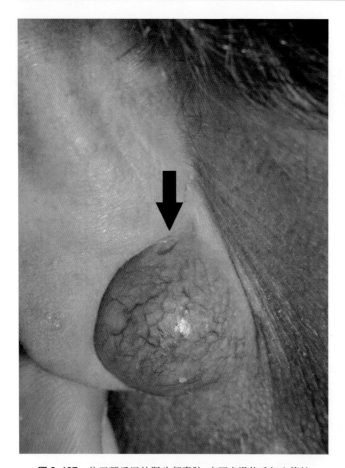

图2.197　位于耳后区的漏斗部囊肿,表面光滑伴毛细血管扩张和开口(箭头)

近的真皮局部肉芽肿样反应,继而发生纤维化。

在囊壁或邻近组织中可见多种组织病理改变,单发或罕见同时发生。包括:

- 基底细胞层色素沉着
- 囊腔中出现(色素性)终毛和毳毛的毛干
- 表皮松解性角化过度
- 棘层松解性角化不良
- 传染性软疣感染
- 苔藓样浸润和界面皮炎
- 化脓性肉芽肿
- 灶性表皮增生,包括脂溢性角化病样改变,角化棘皮瘤的特征及出现由囊壁衍生的真性肿瘤
- 出现另一种类型的上皮成分(见杂合囊肿部分)
- HPV感染相关改变(见疣状囊肿部分)

有人认为基底细胞层色素沉着在深肤色的患者中更为常见[2448],但著者及其他学者观察发现这种改变也见于高加索人。

囊肿的基底细胞层色素沉着可伴发其上方表皮基底细胞层的相同改变。也可出现囊壁不规则芽蕾状增生的上皮细胞,形成所谓扩张孔样外观(图2.199)。术语"色素性毛囊囊肿"用于描述上皮内有黑素以及那些包含大量色素性毛干的毛囊囊肿[2172]。对于后者,一些学者更愿意用"终毛囊肿"这个术语[2037]。显微镜下,终毛毛干可表现为退行性变,偶尔混有毳毛毛干,因此拓展了病变的谱系[1820](图2.200)。

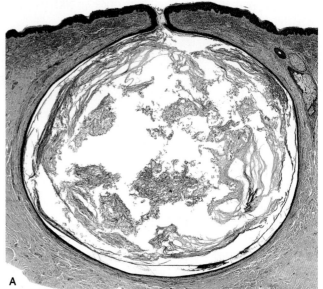

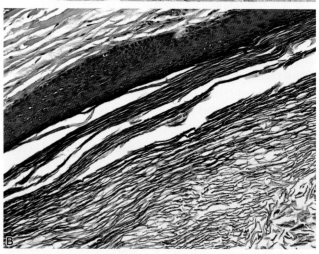

图2.198　漏斗部囊肿与其上方表皮相连,出现开口(A)。囊壁为复层鳞状上皮,伴有结构完整的颗粒层,注意板层状角质(B)

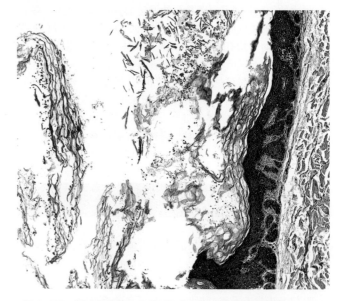

图2.199　漏斗部囊肿伴基底层色素沉着。同时注意从囊壁出现不规则的芽蕾样上皮细胞,让人在外观上联想到所谓的扩张孔

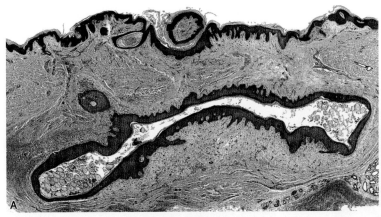
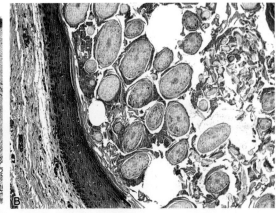

图 2.200　漏斗部囊肿包含大量终毛毛干,部分为色素性。同时,注意毳毛毛干(A,B)

漏斗部囊肿出现色素沉着的另一机制是噬色素细胞在囊壁的聚集,常伴有大量的黑素沉着。有些患者会提供创伤史[2448]。无论哪种机制,色素性囊肿均罕见。例如,在一个包括 120 000 例皮肤活检的系列病例报道中仅发现 7 例色素性毛囊囊肿[1684]。临床上,色素性毛囊囊肿主要发生于成人(平均年龄~45 岁),男性更多见。多数情况下病变单发,位于头颈部,而较少见的多发病变似乎更容易出现于胸部,腹部及肛门外生殖器部位[459]。临床上可呈蓝色,像蓝痣。偶可见到粗的螺旋状色素性终毛自囊肿内部分或完全排出[2440]。

漏斗部囊肿中出现表皮松解性角化过度罕见。表皮松解性角化过度的组织病理特征包括明显增厚的颗粒层及不规则形状的透明角质颗粒数量增多,颗粒层和棘层核周空晕,细胞边界不清,致密角化过度(图 2.201)。表皮松解性角化过度偶尔可发生于多种不同的病变中,但与漏斗部囊肿伴发少见[15]。表皮松解性角化过度可为囊肿的局灶性表现或在其大部分区域中出现(图 2.202)[1681,2562]。极少情况下可伴有不规则病毒疣样囊内上皮内陷及轻度黑素细胞增生。

棘层松解性角化不良通常灶性散在分布于囊壁(图 2.203),亦可罕见于囊肿相邻的表皮(见图 2.203)[1784]。当伴有小片向外生长的上皮细胞增生时与疣状角化不良瘤的特点相似。

在一个包括 578 例传染性软疣患者的系列病例报道中漏斗部囊肿是最常见的伴发病变(图 2.204)[532]。传染性软疣病毒最易定植于正常毛囊的漏斗部,所以在毛囊囊肿中发现病毒并不奇怪[2157]。一些病例中发现有由于传染性软疣病毒感染而出现囊肿部分区域明显增生及颗粒层增生[1068]。邻近真皮内炎细胞浸润可有可无,少数情况下可见黄色肉芽肿样反应[50]。感染了传染性软疣的真性漏斗部囊肿与假囊肿性传染性软疣的鉴别点在于前者囊壁更薄且有板层样角质物[642]。

漏斗部囊肿周围及其囊壁附近偶有出现苔藓样浸润的报道[1063,2542]。通常仅为灶性,累及整个囊壁周边的极少[1063]。浸润可伴有毛囊上皮和邻近真皮的界面改变,包括基底细胞空泡化,偶见坏死的角质形成细胞(图 2.205)。上方表皮通常无界面皮炎的表现。

漏斗部囊壁内层出现灶性表皮增生,少见的情况包括出现脂溢性角化病样改变和角化棘皮瘤的特征[2135]。有些增生可非常明显以至于形成真性肿瘤(图 2.206)[93]。发生于囊壁的真性上皮肿瘤很少,包括鳞状细胞癌[1544,1749]、基底细胞癌[1094,1694]、Merkel 细胞癌[2041]、Pinkus 纤维上皮瘤和 Paget 病(图 2.207 和图 2.208)[2569]。其中伴发基底细胞癌和鳞状细

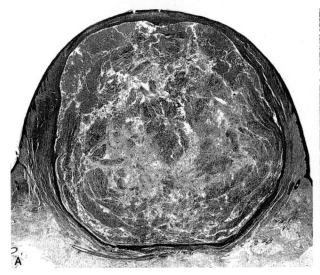
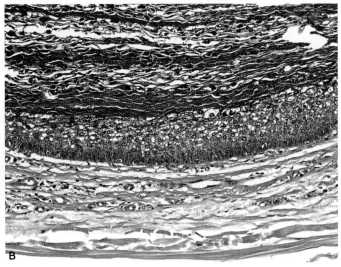

图 2.201　漏斗部囊肿伴灶性表皮松解性角化过度(A,B)

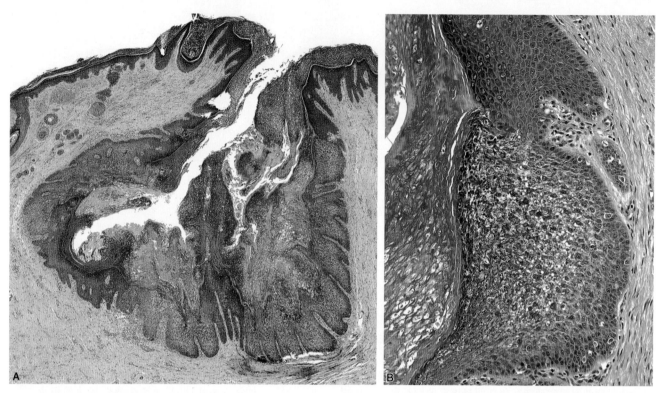

图 2.202　漏斗部囊肿中明显的表皮松解性角化过度,表现为与表皮相连且累及大部分囊壁,从漏斗部囊壁伸出不规则的突起。同时有不规则囊内上皮内陷及明显的黑素细胞(A,B)

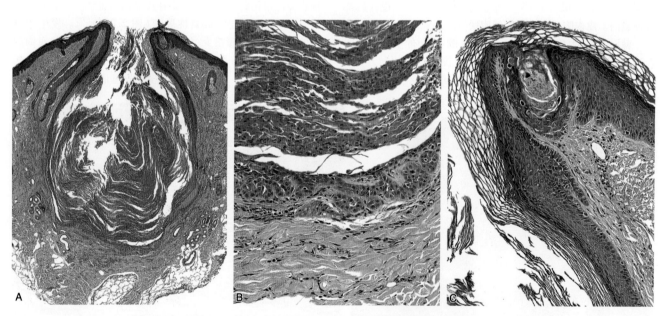

图 2.203　漏斗部囊肿伴灶性棘层松解性角化不良(A,B),也见于相邻的上方表皮(C)

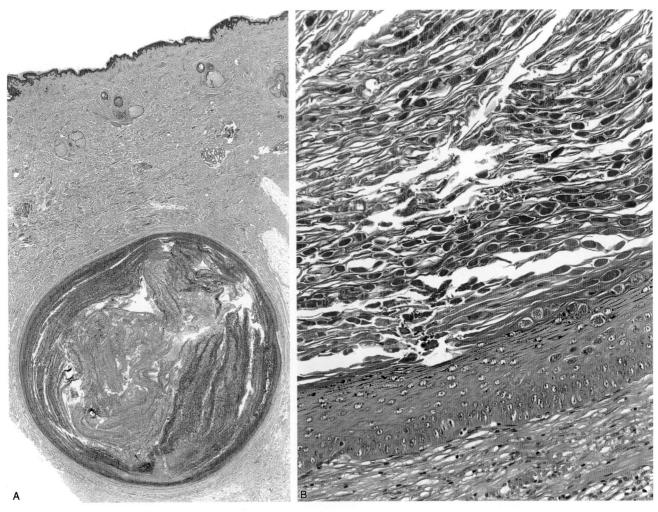

图 2.204 漏斗部囊肿伴传染性软疣感染(A,B)

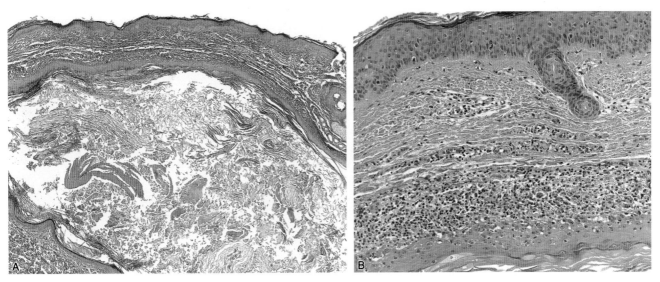

图 2.205 漏斗部囊肿伴囊肿周围大部分的苔藓样浸润,基底细胞层空泡化和坏死的角质形成细胞。其上方表皮未受累(A,B)

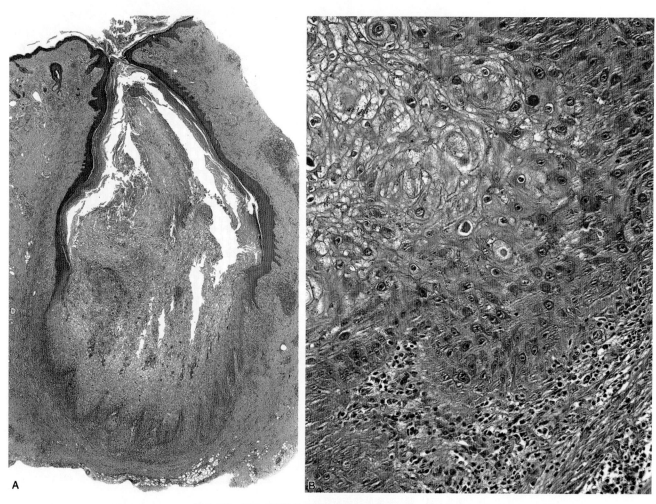

图 2.206   漏斗部囊肿伴角化棘皮瘤样增生(A,B)

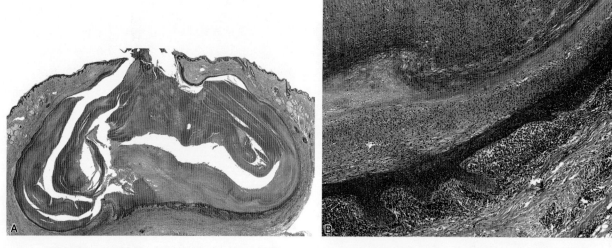

图 2.207   漏斗部囊肿,部分囊壁内层由基底样细胞组成而形成早期基底细胞癌改变。同时,注意致密的苔藓样浸润(A,B)

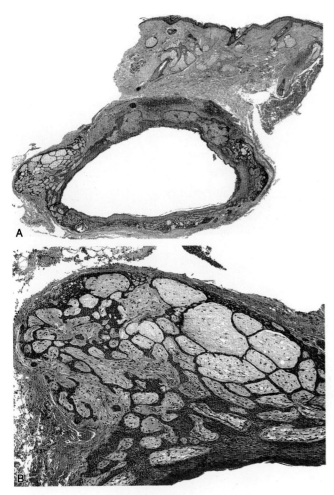

图2.208　发生于漏斗部囊肿囊壁的 Pinkus 纤维上皮瘤（A，B）

胞癌的漏斗部囊肿相对于其他而言更为常见，但这种伴发现象仍然十分少见。例如，在一个包括2485例囊肿的系列病例报道中仅有1例鳞状细胞癌发生于囊壁[1544]。有趣的是，报道的病例中，发生癌变的囊肿非常大，平均5cm，男性患者是女性患者的3倍多，相对比较年轻（平均年龄53岁）。发生于漏斗部囊肿的原位和浸润性鳞状细胞癌都有报道[2443]。在漏斗部囊肿出现的鳞状细胞癌极少数能查到HPV[1819,2125]。除了上皮来源的肿瘤，黑素瘤累及漏斗部囊肿也有报道[2617]。

　　Helwig 将增生性表皮样囊肿这一术语用于描述由漏斗部（表皮样）囊肿构成的病变，其囊壁的增生鳞状上皮向四周突入真皮[2343]。若出现非典型性，则增生区域类似于鳞状细胞癌。其他病变可见角化过度和角化不全，颗粒层增生，乳头瘤样增生，除此之外还有疣状囊肿的特征性表现：棘层增生伴鳞状涡（见疣状囊肿部分）[2343]。

毛鞘囊肿

　　毛鞘囊肿常见，也称为峡部-退行期囊肿，其囊壁内层的构

成细胞类似于毛囊峡部的外毛根鞘或退行期外毛根鞘细胞[25]。其他同义词包括毛发囊肿，粉瘤，及误用的皮脂腺囊肿[1145]（译者注：如前所述，由于历史的原因，附属器肿瘤命名中存在着一些混乱。本书中的翻译忠实于原文。"毛鞘"指代外毛根鞘分化，与"外毛根鞘"具有同等含义。如果不在特定语言环境中，并不特指某个区域。而"毛鞘瘤"指代向毛球附近的外毛根鞘分化的肿瘤，"毛鞘囊肿"的细胞却来自峡部附近的外毛根鞘）。

临床表现

　　病变为单发，皮色丘疹或结节，表面光滑，有时表面可见毛细血管扩张（图2.209）。大多数囊肿直径约1~2cm，但较大的病变有时直径可达数厘米。如遇外伤而破溃，则临床表现像恶性肿瘤。好发部位为头皮，约占受累病例的90%。其他发病部位为胸壁，背部，臀部和肛门生殖器部位。发生于头皮时，囊肿上方头发可稀疏或脱落。通常没有漏斗部囊肿常见的表面开口，此外，与漏斗部囊肿的区别在于，毛鞘囊肿手术切除时很容易剥离摘除（见图2.209）。女性好发，占报道病例数的85%[25,1145,1221]。

　　毛鞘囊肿可逐渐增大、增多，据说是"子囊肿"从"母病变"出芽的结果[1490]。这种病例中可见成群及密集排布的囊肿。多发病变（5~10个，甚至更多）并不少见，特别是成年人或老年女性的头皮病变[1490]。囊肿偶可广泛分布，累及大部分头皮，侵犯深部组织，包括颅骨基底部（见图2.209）。

　　某些多发囊肿患者表现出常染色体显性遗传模式；位于常染色体 3p24-p21.2 长度为 10.3Mb，称为 TRICY1 的基因，于2005年在丹麦的一家系中经关联分析确定为该病的候选致病基因。一些命名为"毛鞘囊肿痣"的病例已有报道，这些病例表现为多发的，线状分布的毛鞘囊肿伴有粉刺样病变和指突状角化过度[1491,2637]。多发性毛鞘囊肿偶尔伴发良性和恶性变的增生性外毛根鞘肿瘤。极为罕见的情况下，多发性毛鞘囊肿合并良性及恶性增生性外毛根鞘肿瘤和毛鞘皮角。

　　总体而言，毛鞘囊肿表现为表面光滑的柔软至坚实结节，切开时看见白色至奶油色囊壁，含有奶酪样角化物质（见图2.209）。

组织病理学特征

　　毛鞘囊肿常位于真皮网状层，与上方表皮或毛囊漏斗部不相连。边界清楚，无向外生长的表皮细胞芽蕾。囊壁为复层鳞状上皮伴外毛根鞘突然角化，无颗粒层，但有些病例可见灶性细小而不明显的颗粒。与囊壁外层细胞相比，最内层上皮细胞稍大而透明，常形成波浪状内衬，腔内容物为致密排列的角化物。囊壁至少见灶状的个别坏死细胞（退行期坏死）（图2.210）。

　　除了致密排列的角化物，囊腔内胆固醇裂隙或钙化也是常见特征。创伤和破裂导致邻近真皮内异物肉芽肿反应，但囊腔内炎性细胞不常见。如发生破裂，囊腔有时含有纤维化间质。罕见报道毛鞘囊肿的囊壁发生 Merkel 细胞癌[1119,2598]。

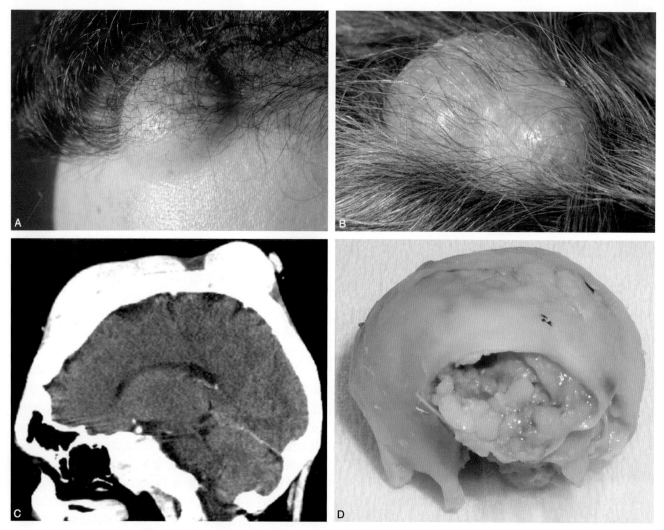

图 2.209　毛鞘囊肿。单发病变(A)和群集病变(B)，表面光滑，头皮毛发减少。多发性毛鞘囊肿患者头皮 CT 影像，一些囊肿延伸至深层
组织(C)。毛鞘囊肿的大体表现:厚的纤维化的囊壁和白色奶酪样囊内容物均显而易见(D)

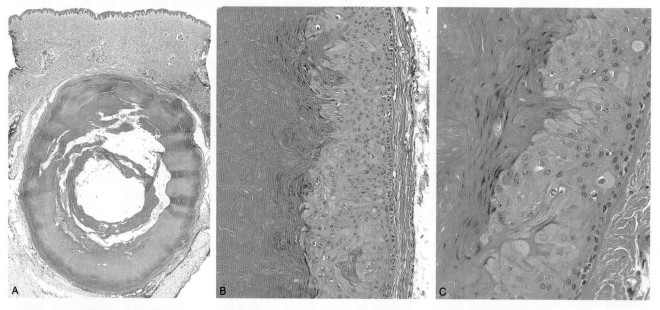

图 2.210　毛鞘囊肿。边界清楚的囊肿位于真皮并延伸至皮下组织(A)。囊壁由数层上皮细胞组成,这些细胞中靠外周分布的较小,排列
成栅栏状(B)。朝向囊腔的细胞较大,具有嗜酸性或透明胞质,形成波浪状内衬紧贴致密的角化细胞。没有颗粒层,仅见偶尔有嗜碱性的
小颗粒及少量散在坏死细胞(C)

杂合囊肿

杂合囊肿,顾名思义,同时具有两种或多种不同类型的毛囊组织起源或一种向毛囊组织分化,另一种向顶泌汗腺或皮脂腺分化。

临床表现

杂合囊肿无独特的临床表现,它是一个组织病理诊断。偶见病例报道其与皮脂腺痣伴发[2177]。

组织病理学特征

最常见的伴发模式是漏斗部囊肿和毛鞘囊肿。临床上,病变常在漏斗部囊肿相应的部分出现开口,这种表现在"纯粹的"毛鞘囊肿中通常不出现。病理上,上部像漏斗部囊肿,而下部像毛鞘囊肿,两种不同类型的角化之间界线分明[320]。这种突然的转变是诊断的必要条件,因为散在的灶性颗粒层细胞在典型的毛鞘囊肿中也并不少见[2177]。

灶性母质分化包括母质、上母质和影细胞,可见于 Gardner 综合征患者的漏斗部囊肿,且为组织病理诊断的线索(图 2.211)[503,1489,2276]。母质上皮可见多灶性,与周围的漏斗部上皮界限分明。一个相关但是有争议的亚型即所谓"源自漏斗部囊肿和毛母质瘤的杂合囊肿",由 Requena 和 Sánchez Yus 报道[2177],表现为单发囊肿,囊壁具有两种角化模式,漏斗部角化位于上部区域与表面表皮相连,母质样细胞位于位置较深的囊壁区域,这两个区域之间转变突然[2177]。有人认为这种囊肿不同于伴有漏斗部囊肿的毛母质瘤。著者见过一例漏斗部囊肿具有类似于毛囊生发细胞的基底样细胞区域和表现为具有母质/上母质细胞的毛母质分化区域,以及以亮红色毛透明颗粒为标志的内毛根鞘分化部分(图 2.212)。

外毛根鞘和母质分化伴发的情况罕见[1786,1885,2338],部分文献报道的病例存在争议[2177]。另一个罕见的模式为包括漏斗部、峡部-退行期和母质分化的三者合并[1645]。毳毛囊肿伴发脂囊瘤、漏斗部和毛鞘囊肿的病例也有报道,还有 1 例同时伴发发疹性毳毛囊肿、多发性脂囊瘤及漏斗部囊肿[35,501,646,2627]。

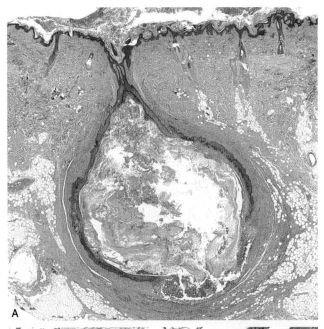

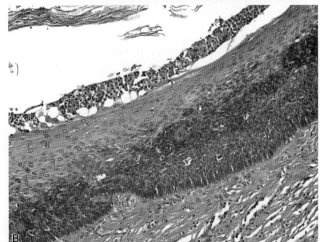

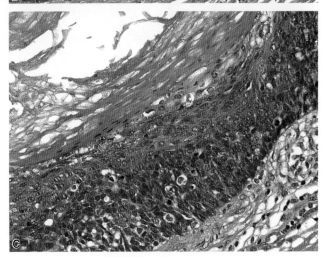

图 2.212 漏斗部囊肿(A)具有类似于毛囊生发细胞的基底样细胞区(B)和向母质分化的区域及具有亮红色毛透明颗粒的内毛根鞘分化区域(C)

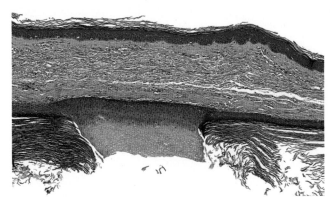

图 2.211 漏斗部囊肿中灶性毛母质分化,两种上皮间界限分明

文献中有 6 例累及眼睑的杂合囊肿,囊肿内壁由顶泌汗腺,漏斗部及外毛根鞘 3 种上皮混合构成,囊内容物含数量不等的板层状及致密角质和浆液性物质,多处与一个毛囊相连[1752]。Andersen 等此前也报道过 1 例相同的病例[85]。这些病变中一部分可能是外泌汗腺汗囊瘤伴明显的鳞状化生(见汗囊瘤和囊腺瘤部分)。

疣状囊肿

疣状囊肿是毛囊囊肿的一种组织病理亚型,囊壁呈疣状改变,包括棘层增生,乳头瘤样增生突入囊腔中,正角化过度及角化不全,灶状颗粒层增生伴不规则透明角质颗粒,细胞异常及角质形成细胞漩涡(鳞状涡)。这些病变可能是人乳头瘤病毒 HPV 感染诱发的,通过 PCR 检测通常能在病变中找到 HPV[1772]。虽然疣状改变通常见于漏斗部囊肿,但相同的疣状改变也可见于兼有漏斗部和外毛根鞘特征的杂合囊肿,或通过免疫组化证实伴病毒感染而偶见于毛鞘囊肿。此外,与这些见于疣状囊肿相同的病变,也曾报道见于所谓的增生性表皮样囊肿,提示至少在部分病例中有相当程度的重叠[2343]。

一般认为是 Meyer 等[1717]在 1991 年首先详细报道了疣状囊肿;在他们的系列病例研究中,使用 PCR 在所有 5 例囊肿中均检测到了 HPV。但是在 1971 年,在 Meyer 等的工作之前,Tapernoux 和 Delacretaz[2638]曾以"表皮乳头状囊肿"报道具有相同病理学特征的囊肿,尽管此文作者没有讨论与 HPV 感染可能的相关性[2638]。其他用在文献中的术语还包括"HPV 相关毛囊囊肿"和"乳头瘤病毒感染的表皮样囊肿"[67,2167,2678]。目前,此病种似乎可归类为 HPV 感染临床谱系中的一种病变[661]。

临床表现

疣状囊肿表现为单发,无症状,缓慢生长,坚实,囊样或结节状病变,发病率无性别差异,最常见于面部及背部,其次为手臂及胸部。头皮、腹部及小腿很少受累。囊肿大小为 0.5～3cm,病程为 2～20 年。疣状囊肿主要累及成年人,儿童及青少年很少出现,不同于在这些年龄组中其他 HPV 诱发的病变,如疣[67,661,1717,2167,2529,2678]。伴有疣状改变的囊肿罕见于皮脂腺痣病变中。

组织病理学特征

疣状囊肿的常见改变包括:棘层增生,乳头瘤样增生突入囊腔中,正角化过度及角化不全,灶状颗粒层增生伴大的不规则透明角质颗粒,空泡细胞样改变,增生的鳞状上皮区域中可见鳞状涡—其与倒置性毛囊角化病中所见病变相似,小囊腔内黏液样物质沉积。通常不会在同一病变中见到上述所有特征(图 2.213 和图 2.214)。这些病变可为局灶性,也可累及整个

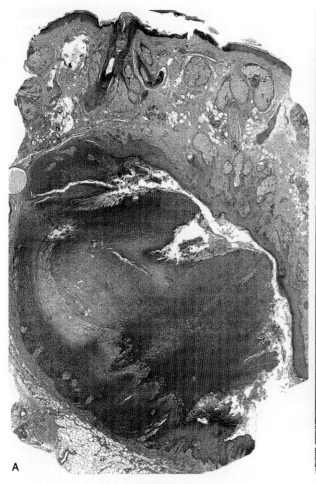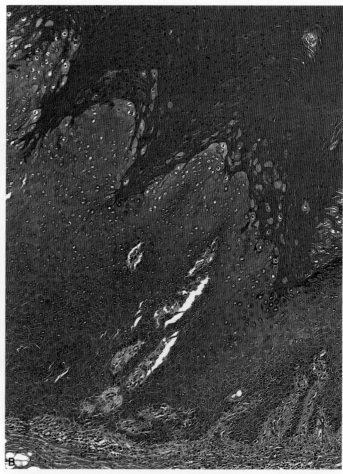

图 2.213 疣状囊肿表现为棘层增生和乳头瘤样增生,不规则突入囊腔内(A)。突出物被角化不全性角化物质包绕,具有空泡化胞质和核固缩的细胞,类似空泡细胞(B)

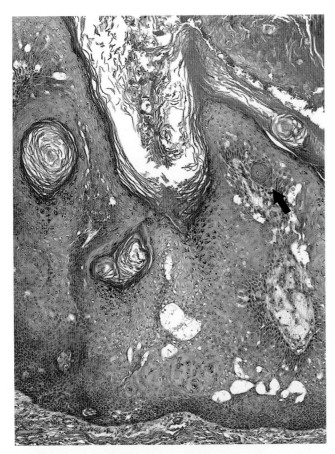

图2.214 疣状囊肿。除了乳头瘤样增生和颗粒层增生,可见一个角质形成细胞漩涡结构和大量含有黏液的微囊样空隙

囊壁。偶尔囊肿与上方表皮相连。表皮通常正常,但也可萎缩或表现为 HPV 感染性改变。囊肿周围的真皮有轻度炎细胞浸润,炎症有时累及囊壁。无细胞核异型及核分裂象。

分子生物学特征

在两篇共 10 例疣状囊肿研究中,所有病变经 PCR 检测均

发现 HPV,但病毒未分型[1717,2529]。近来一项研究发现 1 例疣状囊肿中检测到 HPV59(高危型)[1326]。

掌跖部表皮样囊肿

掌跖部表皮样囊肿很有可能是一种种植性亚型,但是仅有少数患者有明确的外伤史[2458]。其他学者认为此囊肿是 HPV 诱发的[1230,1747,2009]。然而另一些假说认为其源自外泌汗腺(外泌汗腺导管扩张伴继发的鳞状化生)[644,2955]。

临床表现

此型囊肿主要在东方人中报道,尤其是日本人和韩国人。最常见的部位为足跖,因此常用术语为"足跖部表皮样囊肿"。在许多患者中囊肿见于着力点,如足前部和足跟部。高加索人种中罕见累及手掌的报道。囊肿表现为单发病变,上方表皮完好,多数病例 1~2cm 大小。可伴疼痛或无症状。常累及青年人(大约 30~35 岁)。多发病变罕见。

组织病理学特征

显著特征为在上皮性囊壁细胞内出现嗜酸性包涵体、囊腔内角质物中的空泡化结构以及角化物中可见到角化不全细胞核。但这些特征并非在每例掌跖部表皮样囊肿中都能见到(图2.215)。在近期报道的系列病例中,仅三分之一的掌跖部囊肿表现出上述改变,而其他病变与身体其他部位的漏斗部(表皮样)囊肿相同,且不出现所有上述的 3 个特征(嗜酸性包涵体,空泡化和角化不全),这些囊肿中也未发现 HPV[2009]。这组病变是否为不同类型目前尚不明确。

免疫组化特征

在一项研究中发现 30% 的病例中检测到 HPV 衣壳抗原,

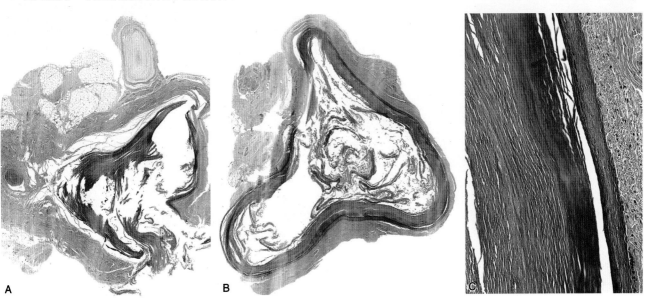

图2.215 取自掌部的囊肿(注意 A 中的环层小体)但囊内壁与其他部位的漏斗部(表皮样)囊肿相同,包括一层薄的颗粒层及板层状角化物(B,C)。病变中检测到 HPV10

这与确认病毒的 PCR 检测结果相符[2009]。

分子生物学特征

大多数病例与 HPV60 相关[1639]。一些病变中也检测到 HPV57[643,1350]。

阴囊钙质沉着及相关病变

阴囊钙质沉着症少见,特点为阴囊皮肤多发性丘疹和钙质结节。其组织发生仍有争议,有学者认为本病与漏斗部囊肿或扩张的外泌汗腺导管钙化有关。另一种假说是肉膜肌营养不良性钙化,不过支持者较少,许多病例组织发生不明(特发性阴囊钙质沉着)[1116,1907,2296]。持"毛囊囊肿钙化"观点者认为这类谱系病变最初为小型的毛囊囊性扩张,然后囊内及其周围钙化,最后上皮结构消失,留下钙化区残迹[2427]。

临床表现

病变表现为阴囊皮肤多发,大小不一,坚实,白色或大理石样结节,触之坚硬。常弥散分布于阴囊。群发(簇集分布)及单侧分布少见。病变大多发生于 21~30 岁,病变通常在数十年间缓慢增大,偶尔呈现出带蒂的外观(图 2.216)。病变通常无症状,但有些患者诉与病变破溃相关的症状,包括内容物排出,瘙痒和阴囊坠重感。

有报道罕见的类似病变发生于女阴和乳晕,伴有漏斗部(表皮样)囊肿(图 2.217)。有趣的是,不同于阴囊钙质沉着,文献报道的女阴病变大多发生于儿童,成人罕见。

组织病理学特征

阴囊钙质沉着典型的组织病理改变为真皮内数量不等钙质沉着(常为局限性无定形嗜碱性团块,von Kossa 染色法染为黑色)。有一项研究特别关注了毛囊囊肿和钙质沉着之间可能的相关性,发现 20 例钙质沉着患者中 14 例源于扩张的漏斗部囊肿[2427]。但是主要问题在于如何鉴别这些囊肿的残留与扩

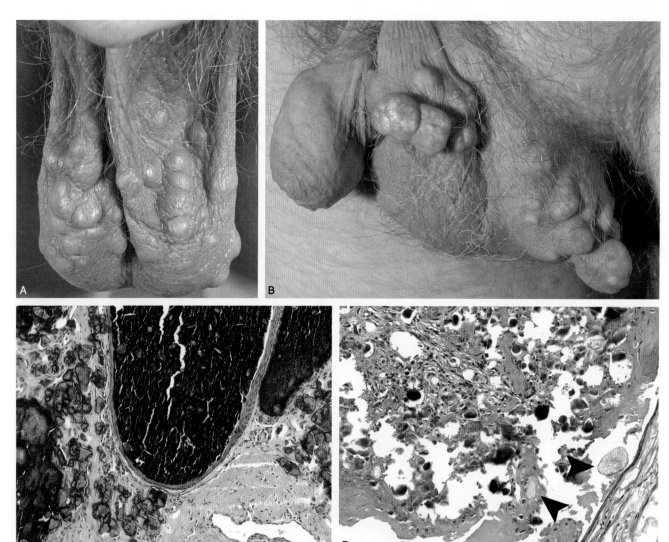

图 2.216　阴囊钙质沉着。阴囊多发结节(A),局部区域形成群集有蒂病变(B)。真皮内可见无定形嗜碱性团块为钙质沉着,也见于囊壁为鳞状上皮,变薄的囊内(C)。囊内出现毛干(箭头)提示它为毛源性(D)

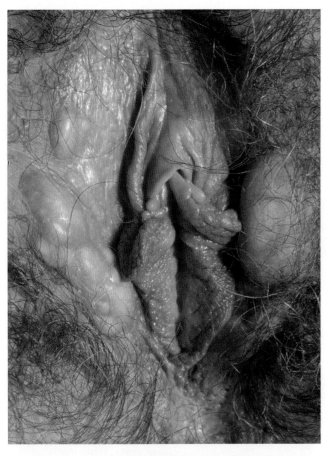

图2.217 女阴漏斗部囊肿极少钙化,出现与阴囊钙质沉着相似的表现

张化生(鳞状化生)的外泌汗腺导管上皮。除非囊肿内容物中出现毛干而提示毛囊起源,否则在许多病例中很难证实这一理论(见图2.216)。

毳毛囊肿

毳毛囊肿的典型病理表现为囊腔内出现大量毳毛。推测的发病机制为毳毛毛囊漏斗部堵塞导致囊性扩张及角质化内容物及毳毛潴留[677]。

临床表现

毳毛囊肿为单发微小丘疹,也可为多发,小(1~5mm)而分散,皮色至淡红棕色丘疹,好发于儿童及青年人的胸部及腋下,男女均可发生。颈部、面部及四肢均可受累,但较为少见。病变可随囊内容物消除或吸收而退化。可为散发病例或表现为常染色体显性遗传模式。有时囊肿可突然发生(发疹性毳毛囊肿),也可在一段时间内逐渐出现[677,1080,1322,1958,2088,2312,2315,2422]。据报道,这些囊肿与多发性脂囊瘤伴发,实际上,这两种疾病的临床表现明显重叠,提示它们为同一疾病[23,1322,1958]。

组织病理学特征

偏振光下,囊腔内有大量双折光性的细小毛发。毛干中可出现黑素。囊壁由复层鳞状上皮构成,通常相当于漏斗部囊肿的内壁,因此表现为漏斗部样角化模式,具有颗粒层,颗粒层有时可萎缩。少数情况下,囊壁内可发现小的毛干(图2.218)。囊壁局部破裂可导致局限性肉芽肿性炎症反应。较少见情况下,部分囊肿周围淋巴细胞苔藓样浸润。

鉴别诊断

脂囊瘤与发疹性毳毛囊肿的不同之处在于它与皮脂腺小叶相连并有典型的锯齿状嗜酸性护膜,不过两者的重叠特征已有报道[35,449,2422]。主张把这两种疾病分开的学者认为两者角蛋白表型不同:毳毛囊肿仅表达K17,而脂囊瘤表达K17和K10[2680]。

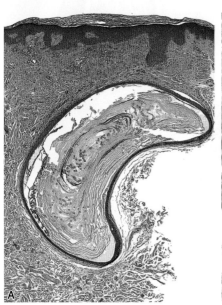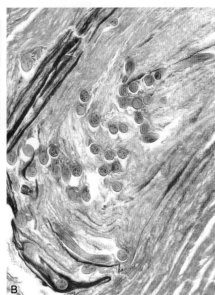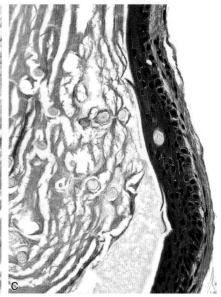

图2.218 毳毛囊肿囊腔内含有大量毳毛(A)。注意毛干中的黑素(B)和一个陷入囊壁毳毛(C)

粟丘疹

粟丘疹这个术语指小的(1~3mm)白色丘疹,自发出现(原发性粟丘疹)或继发于不同情况(继发性粟丘疹)。

临床表现

原发性粟丘疹有几种迥然不同的类型。通常大多数为先天性粟丘疹,见于40%~50%的新生儿,主要累及面部(尤其是鼻部),头皮、躯干上部及手臂。无明显种族及性别差异。病变通常在数周至数月内自行消退。

先天性粟丘疹的口腔对应病变称为口腔包涵体囊肿,表现为小的、无症状、坚实、白色或半透明丘疹,数周至数月内自行消退。所谓的Epstein小结,见于高达85%的新生儿,是位于腭中缝的角囊肿,可能是腭融合过程中陷于其中的上皮。所谓Bohn结节是位于牙槽嵴和腭,特别是软硬腭连接处的角囊肿,可能是涎腺上皮的残留[359,2025]。

不同于先天性原发性粟丘疹,儿童及成人的良性原发性粟丘疹好发于面颊和眼睑,沿前额和生殖器分布,病变往往持续存在。多发性发疹性粟丘疹这个术语用于描述因数目众多而无法归类的自发性病变,是儿童和成人的单纯性良性原发性粟丘疹。

斑块型粟丘疹是一种少见亚型,常见于中年人,女性好发,特点为含有大量粟丘疹的红色斑块(直径大至数厘米)[1070]。

粟丘疹是几种遗传性皮肤病的特征。可见粟丘疹的皮肤附属器病变相关综合征包括:Bazex-Dupré-Christol综合征,Rombo综合征,Nicolau-Balus综合征,Brooke-Spiegler综合征/多发性家族性毛发上皮瘤,Ⅱ型先天性厚甲症和Gorlin-Goltz综合征[213,1719,2760]。

继发性粟丘疹可与疾病或药物相关,或由创伤导致,包括皮肤磨削术。疾病相关性病变的典型病例发生于大疱性疾病,如大疱性表皮松解症和迟发型皮肤卟啉病的病变。关于粟丘疹的全面综述在其他章节介绍[213]。

组织病理学特征

粟丘疹的起源和发病机制研究很少且未得出结论,推测病变可能起源于毛囊漏斗部下段,被覆表皮的外泌汗腺导管或皮脂腺导管[672,1049,2712]。根据著者的经验,最可能的两种情况为:粟丘疹与扩张的外泌汗腺导管或与小的漏斗部囊肿有关,毳毛和终毛毛囊均可伴发(图2.219)。与毳毛毛囊相关的粟丘疹常见于新生儿亚型[1667]。与瘢痕性大疱性疾病伴发的粟丘疹通常为外泌汗腺导管的扩张。Tsuji等[2712]对8例不同的大疱性疾病患者的69个继发粟丘疹标本进行连续切片分析发现,75%标本出现粟丘疹与外泌汗腺导管相连,通常在粟丘疹基底部,外泌汗腺导管与粟丘疹比例为1:1。Brooke-Spiegler综合征及其变异型—多发性家族性毛发上皮瘤中,临床上的粟丘疹样病变似乎与毛发上皮瘤(筛孔样毛母细胞瘤)中浅表的漏斗部囊肿样结构相通,这一现象有时非常显著[2151]。

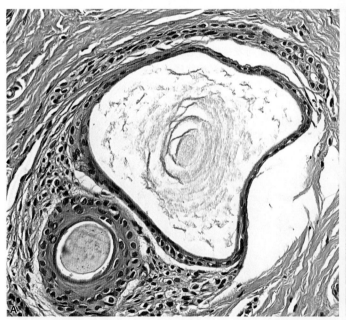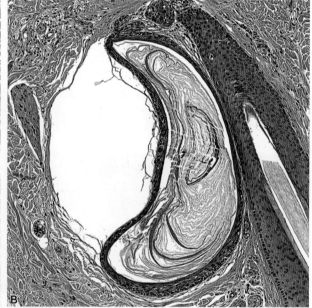

图2.219　粟丘疹是小型漏斗部囊肿伴毳毛(A)和终毛(B)毛囊

皮肤角化囊肿

皮肤角化囊肿最早由Barr等[168]于1986年报道,见于痣样基底细胞癌综合征或Gorlin-Goltz综合征中,他主张使用这个名词以提示其与累及痣样基底细胞癌综合征患者颌部的牙源

性角囊肿相似。虽然病变一直被以原来的命名皮肤角化性囊肿报道,但是近来痣样基底细胞癌综合征中的牙源性角囊肿被重新分类,归类到肿瘤范畴,称为:角化囊肿性牙源性肿瘤。更令人困惑的是,最近有人提出该囊肿应该重命名为峡部-生长期囊肿[718]。除了与痣样基底细胞癌综合征相关的那些病例[175,924],仅有少数散发病例报道[392,2031]。不论这些皮肤角化囊肿是否真的能与上文提到的牙源性病变相提并论,它们都似

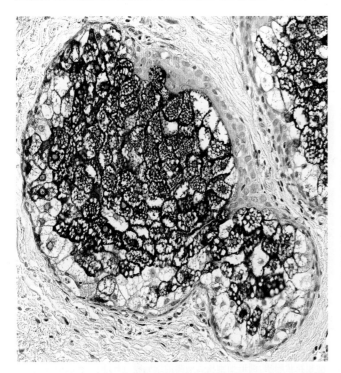

图 3.4　EMA 标记多空泡状胞质的成熟皮脂腺细胞,而生发细胞为阴性

向皮脂腺分化病变的共同诊断原则

在皮肤附属器肿瘤中,皮脂腺分化的依据是肿瘤细胞出现类似正常成熟皮脂腺细胞,即细胞具有多空泡化胞质和扇贝样细胞核。类似生发细胞的肿瘤细胞是无法辨别其分化来源的,除非是高分化的肿瘤(如皮脂腺腺瘤),其肿瘤结节表现为正常皮脂腺小叶形态,周围为明显的未成熟细胞带而中央区域为成熟皮脂腺细胞(图 3.5)。区别皮脂腺导管分化与其他类型导管分化,也是比较困难的,但如果附近出现明确的成熟皮脂腺细胞,或管腔内有代表分泌物的

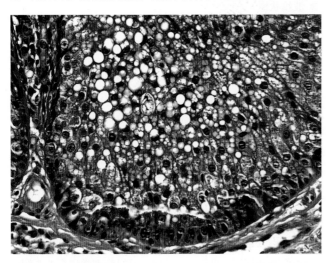

图 3.5　皮脂腺腺瘤的小叶具有正常皮脂腺小叶的形态,周边为不成熟细胞带,更加成熟的细胞位于中央。周边生发细胞可见清晰的核仁

嗜酸性均一物质,则支持皮脂腺导管分化(图 3.6 和图3.7)。

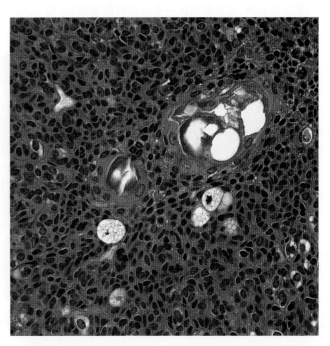

图 3.6　皮脂腺瘤中导管分化。附近成熟皮脂腺细胞的存在有助于识别导管分化的类型

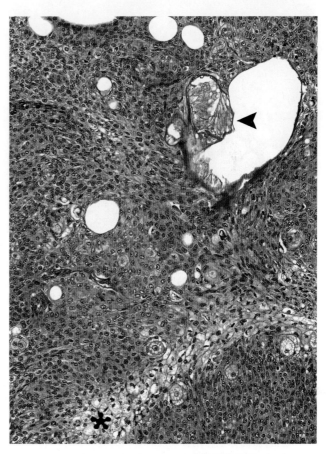

图 3.7　皮脂腺瘤中的导管分化。除成熟皮脂腺细胞外,代表腺体分泌物的导管内嗜酸性均一物质(箭头)也提示皮脂腺导管。透明细胞(星号)代表肿瘤性皮脂腺细胞的变异

一重要特征为肿瘤病变中即使是非常成熟的皮脂腺细胞也与正常皮脂腺中的不同。一些肿瘤细胞可出现嗜酸性细颗粒状胞质、圆形细胞核和更为清晰的细胞膜（图3.8），而另一些则呈现透明细胞样改变（见图3.7）。与多个胞质内空泡将核挤压成扇贝样不同，肿瘤性皮脂腺细胞有时仅有一个大的胞质内空泡，将核挤压成印戒样（图3.9）。皮脂腺生发细胞肿瘤的细胞出现明显的变异就是梭形变（图3.10）。

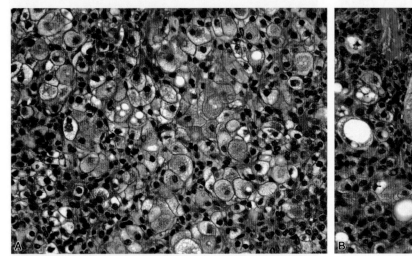
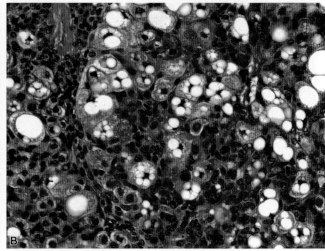

图3.8　皮脂腺瘤中不同的肿瘤性皮脂腺细胞。(A)一些细胞有嗜酸性细颗粒状胞质、圆形细胞核和清晰的细胞膜；(B)同一肿瘤中有些细胞则更为成熟

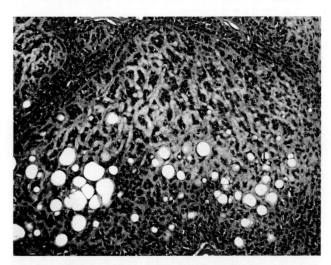

图3.9　具有印戒样外观的肿瘤性皮脂腺细胞

在诊断皮肤附属器肿瘤时，通过组织化学或免疫组化，明确皮脂腺分化是比较理想的。但这两种方法均存在明显的操作局限性。组织化学方法中，包括油红O和苏丹Ⅳ在内的脂肪染色，均需要在未经固定的组织中进行。免疫组化技术则更为实用，亲脂素是针对细胞内脂滴表面蛋白质的单克隆抗体，和EMA可用于显示皮脂腺分化，其主要缺陷是只有成熟的皮脂腺细胞能被标记，而皮脂腺生发细胞通常阴性，因此不适用于以皮脂腺生发细胞为主的肿瘤（见图3.10）[185]。目前，还没有未成熟皮脂腺分化的特异标志物。

通常，新的标记在刚被发现时都认为具有良好的特异性，但随后证实其特异性不足且不实用。在皮脂腺分化病变中的代表性例子是Thomsen-Friedenreich抗体，在过去10年中，从"特异性"的皮脂腺标记逐渐沦落为极少使用[978]。而关于亲脂素，最近的研究发现与黄瘤细胞构成的实体肿瘤存在交叉反应，包括睑黄瘤、黄色肉芽肿和黄色瘤。对于亲脂素染色的评价可能受其非特异性着色模式的阻碍，这种颗粒状细胞质反应也见于转移性肾细胞癌[1986]。

要注意同一种特殊标记在正常组织和肿瘤组织中的表达是不同的。对于皮脂腺病变，CK7在正常成熟皮脂腺细胞中阳性表达，但肿瘤性细胞即使成熟形态的皮脂腺细胞，也极少或从不表达。因此，皮脂腺分化的识别依然需要以常规HE染色的组织病理学特征为基础。

近年来报道了多种组织学模式，尽管这些模式并非全部具有特异性，但高度提示皮脂腺分化，见到这些结构时，需考虑皮脂腺肿瘤的可能[1291]。包括：

- 波纹状模式
- 内耳迷路/窦状模式
- 类癌样模式
- 花瓣样模式

波纹状模式指肿瘤细胞呈栅栏状平行排列，类似波纹或神经鞘瘤的Verocay小体（图3.10）[94,970]。内耳迷路/窦状模式指致密的线状或条索状肿瘤细胞，曲折地排列成极其复杂的迷宫样结构（内耳迷路模式），肿瘤间质出现灶状"大的窦状空隙"（窦状模式）（图3.11）[14]。类癌样模式指肿瘤细胞排列成骨小梁样、彩带样、花环样和假花环样，与类癌肿瘤（低分化神经内分泌癌）的生长模式相似（图3.12）[1249]。一些肿瘤细胞排列成花瓣状（花瓣样模式）（图3.13）。

在皮脂腺肿瘤中，上述模式可能在肿瘤中仅局部出现，或占大部分，甚至全部表现为一种模式[1249]。偶尔可见到两种或多种模式同时存在，提示可能是同一组织病理学谱系的不同阶段[1249]。通常这些模式中极少出现成熟的皮脂腺细胞，因此，如果镜下第一眼看到以这些模式为主的肿瘤，且未见成熟皮脂

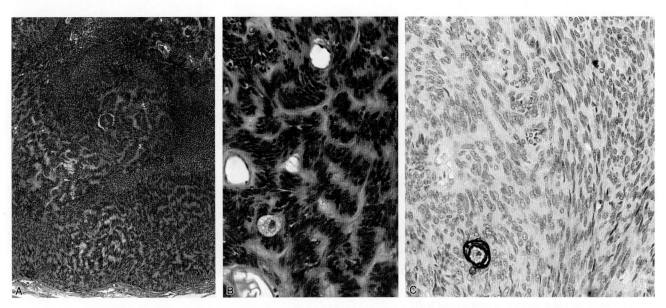

图 3.10　皮脂腺瘤的波纹状模式。(A)肿瘤细胞栅栏状排列,形成平行的条索,类似于波纹或神经鞘瘤中的 Verocay 小体。注意这些区域中缺乏成熟的皮脂腺细胞,某些区域梭形的不成熟细胞可同时出现波纹状生长(B)和聚集性生长(C)。可见成熟的皮脂腺细胞(B),表达 EMA(C)

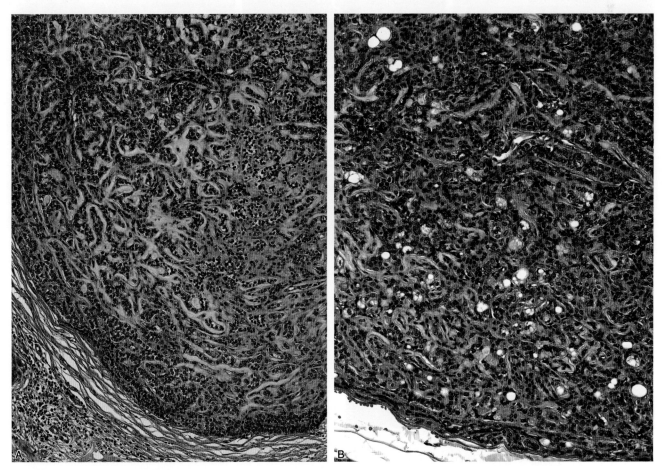

图 3.11　皮脂腺瘤的内耳迷路样/窦状模式。肿瘤细胞紧密堆积成线状或索条状,并呈极其复杂、曲折地排列(内耳迷路样模式),间质可出现局灶性增宽的窦状空隙(窦状模式)(A,B)

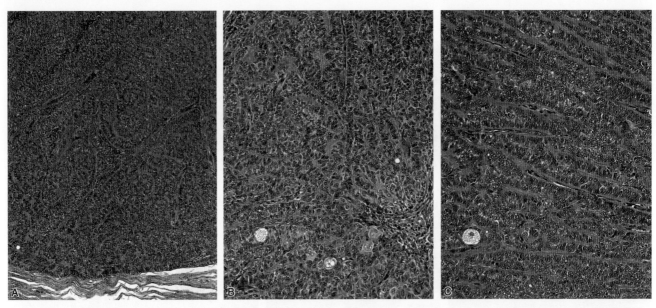

图 3.12　类癌样模式。肿瘤细胞排列成小梁状、丝带状、花环状和假花环状,类似于类癌肿瘤的生长模式。注意此区域缺乏成熟的皮脂腺细胞(A),其他区域成熟的皮脂腺细胞也较少(B,C)

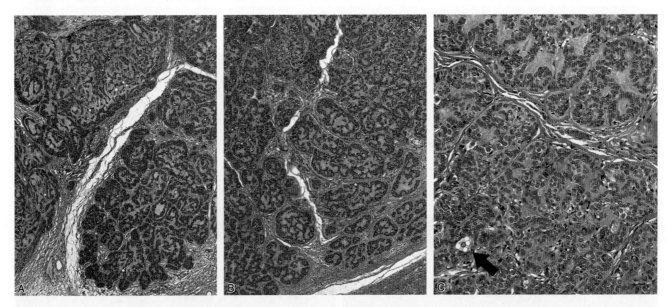

图 3.13　皮脂腺瘤的花瓣状(花朵一样)模式。同其他模式一样,缺乏成熟的皮脂腺细胞(A~C)

腺细胞,建议连续切片。根据著者的经验,这些模式常见于皮脂腺瘤,而皮脂腺腺癌中少见。

(薛汝增 译,耿松梅 校,党林 审)

蔓套及相关病变(蔓套瘤)

蔓套是一种与皮脂腺生长周期相关的特殊皮脂腺结构[23]。毛囊周期包括生长期(生长)、退行期(退化)和休止期(休息),且在一生中不断循环重复。与毛囊周期不同,出生后皮脂腺周期基本由萎缩(退化)和成熟交替组成,且受雄激素水平的影响(图 3.14)。

新生儿皮脂腺已发育完全,由成熟皮脂腺细胞和皮脂腺导管构成明确的小叶结构。随后几个月内,由于母源性雄激素水平下降,皮脂腺萎缩成蔓套,一种不成熟的皮脂腺。在纵切面上,蔓套表现为在毛囊漏斗部和峡部连接处的两侧伸出上皮样细胞条索,并平行于毛囊向下延伸一段距离。在横切面上,则表现为环绕毛囊的上皮样条索。条索中偶尔可见皮脂腺细胞。青春期,雄激素水平升高,引起蔓套上皮的成熟和增生,转变为正常皮脂腺小叶,出现大量具有空泡状胞质和扇贝样细胞核的成熟皮脂腺细胞。更年期,雄激素水平下降,皮脂腺萎缩并再次变为蔓套(图 3.14 和图 3.15)[23]。

多个研究已发现 CK15 在早期蔓套细胞中表达,而 CK15 被公认为可标记毛囊隆突部的干细胞,由此推测蔓套可能与毛囊干细胞有关[235,1561,1764,1775]。随着蔓套成熟,CK15 表达缺失。

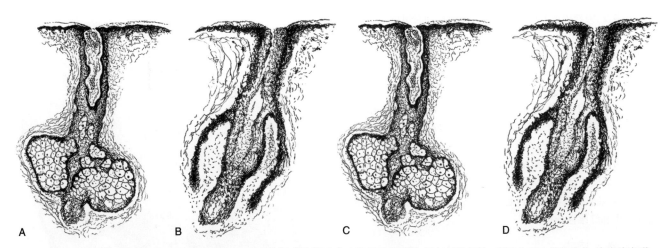

图 3.14　皮脂腺周期和蔓套。皮脂腺周期不同于有生长期、退行期和休止期的毛囊周期,而与年龄相关。刚出生不久的新生儿,皮脂腺有明显的小叶结构(A),这是因为受到母源性雄激素的影响。出生后数周,随着母源性雄激素水平下降,皮脂腺小叶缩小,表现出所谓的"蔓套"结构(B)。从纵切面上看,蔓套结构表现为上皮细胞条索从毛囊漏斗部和峡部交界处的两侧发出,平行于毛囊方向向下延伸("毛囊两边有下垂的双手")。横切面看,蔓套结构表现为细胞条索环绕毛囊(也可见图 3.15)。这些细胞条索中偶见皮脂腺细胞。青春期,雄激素水平升高,蔓套结构再次发育成成熟的皮脂腺小叶,内含大量成熟皮脂腺细胞(C)。更年期,雄激素水平下降,成熟皮脂腺再次变回蔓套结构(D)

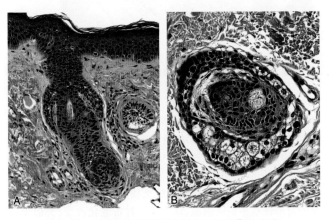

图 3.15　皮脂腺蔓套结构的纵切面(A)和横切面(B)

已故 Ackerman 教授将蔓套相关病变分为错构瘤(纤维毛囊瘤和毛盘瘤)、蔓套增生和蔓套腺瘤[23]。纤维毛囊瘤和毛盘瘤的定义较为明确,而对于蔓套增生和蔓套腺瘤,由于极少能观察到,且不同学者的诊断标准不同,仍需进一步研究来验证这种分类。

皮肤附属器肿瘤中,向蔓套分化的表现为从毛囊漏斗部发出未分化的上皮样细胞条索,相互吻合成网状模式,被程度不一的纤维黏液样间质包绕,其中有或偶尔无成熟皮脂腺细胞(图 3.16)[25]。蔓套分化的原型是纤维毛囊瘤,以未分化的毛囊性蔓套为主,其次是毛盘瘤,蔓套开始分化成熟,形成发育良好的皮脂腺小叶。实际上,这两种病变认为是同一病理过程的不同发展阶段[25]。

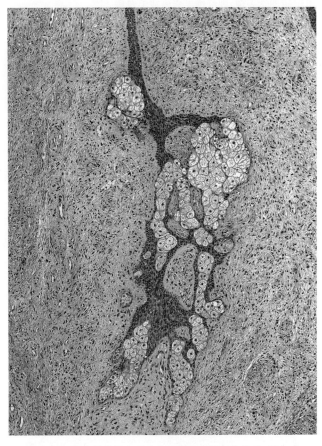

图 3.16　蔓套样分化表现为未分化上皮样细胞条索,混杂成熟皮脂腺细胞,相互吻合成筛孔状,并被纤维黏液样间质包绕

的病变,目前被统一归类为"蔓套瘤"[25]。

临床表现

纤维毛囊瘤和毛盘瘤从临床上不能区分,均表现为好发于面部的白色或皮色小丘疹,有时颜色不明显,直径 1~6mm。病

纤维毛囊瘤和毛盘瘤

既往认为与毛囊间质相关,或是组织发生学上与 Harrs-cheibe(德语:毛盘)(毛盘瘤)[2071],纤维毛囊瘤和毛盘瘤相关

变也可多发,强烈提示 Birt-Hogg-Dube 综合征,与肾脏肿瘤、肺囊肿相关(参见"Birt-Hogg-Dube 综合征"章节)[247,2239,2384,2719,2790]。有时在综合征相关的病例中,纤维毛囊瘤和毛盘瘤的临床表现与软纤维瘤完全相同[780,2719]。散发孤立性病变多见于 50~60 岁人群(发病年龄分布广,平均年龄为 55~60 岁),综合征相关的病例更为早发,常见于 30~40 岁[25,2686]。男女发病率相同。散发和综合征相关的罕见发病部位包括颈部、躯干上部和上肢[25,357]。

曾报道发生于巨大结缔组织痣上的多发群集性纤维毛囊瘤[2852]。界限清楚的斑块样局限性病变亦有报道[2385]。著者在 Carney 综合征患者观察到毛盘瘤样病变,伴发黏液瘤、毛囊瘤样增生和纤维性丘疹。

组织病理学特征

纤维毛囊瘤和毛盘瘤认为是同一病理过程连续性发展的不同阶段,两者之间可有多种组织学变化。有时在一张切片,可同时见到纤维毛囊瘤和毛盘瘤的特征,命名为纤维毛囊瘤/毛盘瘤(图 3.17 和图 3.18)[25]。不同的切片也可导致特定的组织病理学表现,即纤维毛囊瘤或毛盘瘤[2383]。

典型的纤维毛囊瘤以毛囊漏斗部为中心增生,中央为扩大的毛囊漏斗,周围细的上皮样条索和基底样细胞连接成网状,形成筛孔样结构,特征性包绕的间质由不同比例的胶原纤维、黏液和成纤维细胞组成。肿瘤中无或极少有成熟皮脂腺成分。间质中常可见丝带状胶原束平行排列,并垂直于上皮样细胞条索,通常一个切片中可见多个纤维上皮单位(图 3.17~图 3.19)。

毛盘瘤的主要组织成分为由丝带样胶原束、大量黏液和成纤维细胞组成的间质,包绕着成簇的皮脂腺小叶,形成手套样或"一把香蕉"样外观(图 3.18 和图 3.20)。由于切面不同,常可见到此类结构,由毳毛毛囊或游离于间质中毛囊构成。间质有不同类型包括以黏液为主和以硬化为主。

形态学上,谱系的两端之间,可出现多种显微镜下变化,有些病变则同时具有两者的特征。综合征相关的和散发的纤维毛囊瘤/毛盘瘤病变在组织病理学上无区别。

存在多种组织病理学变化,有些认为是独立的亚型:

1. 梭形细胞为主的毛盘瘤

Kutzner 等[1422]发现,以往称为"神经毛囊性错构瘤"[169,1921,2316]的肿瘤实际上是毛盘瘤的一种亚型,其间质细胞极其丰富并呈现梭形细胞形态[1422]。间质细胞相互交织或随

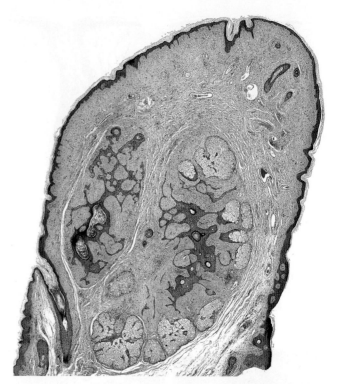

图 3.17　纤维毛囊瘤/毛盘瘤:左侧由相互连接的未分化细胞组成,而右侧则由成熟的皮脂腺细胞和分化良好的皮脂腺小叶构成

意排列,偶尔在局部呈栅栏状排列(图 3.21)[1183]。单个间质细胞具有细长、略为波浪形的细胞核和纤细并逐渐减少的细胞质;深染细胞少见。一些病例中可能混杂脂肪细胞[1422]。

2. 出现非典型间质细胞

毛盘瘤和纤维毛囊瘤中极少见核深染的非典型细胞或明显的奇形怪状多核巨细胞,认为是一种古老化改变,类似于一些间质肿瘤中的表现(见图 3.21)[408,2552]。这些细胞的出现可能提示病变具有假肉瘤样表现,容易误诊为恶性病变。在来源面部间质丰富的肿瘤中这样的细胞出现在肌束间,更应该强调这一点。

3. 间质性脂肪化生

不到一半的肿瘤中可出现间质性脂肪化生,表现为仅有少量成熟脂肪细胞散在分布于间质中,也可出现大面积的脂肪组织(见图 3.21)。罕见出现脂肪母细胞样细胞[1184]。

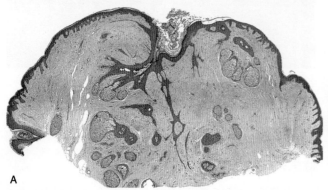

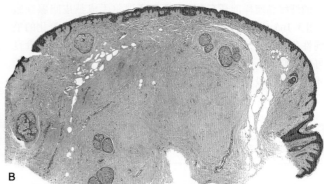

图 3.18　纤维毛囊瘤/毛盘瘤。同一病变组织连续切片,可先后见到纤维毛囊瘤(A)和毛盘瘤(B)

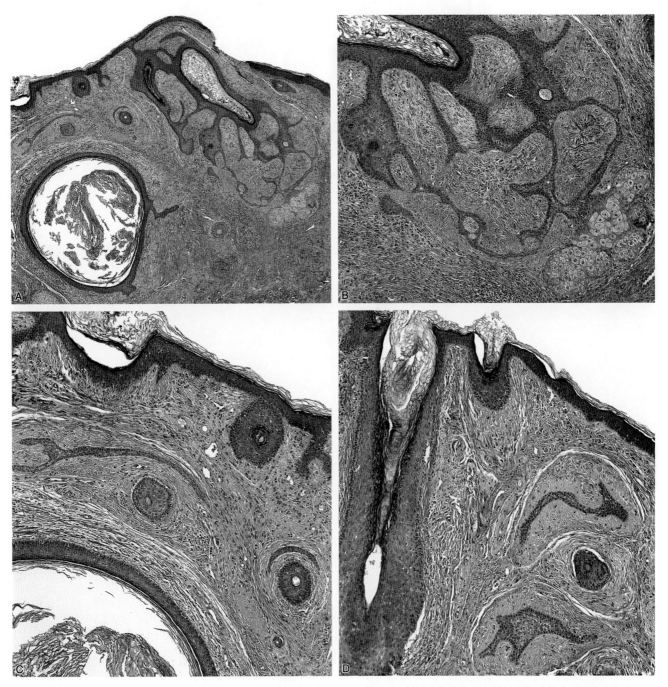

图 3.19 纤维毛囊瘤。以毛囊漏斗部为中心,由基底细胞组成的纤细上皮样条索相互吻合成筛孔状,周围包绕特征性的纤维胶原间质。可见一个皮脂腺小叶(A,B)。横切面可见纤维上皮单位,由被致密间质包绕的条索状或巢状基底样细胞构成(C,D)

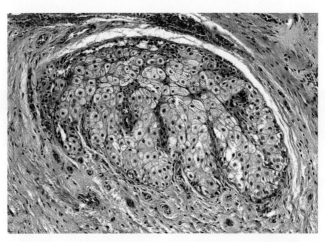

图 3.20　毛盘瘤。成簇的皮脂腺小叶被血管纤维黏液样间质包绕,像手套或"一把香蕉"

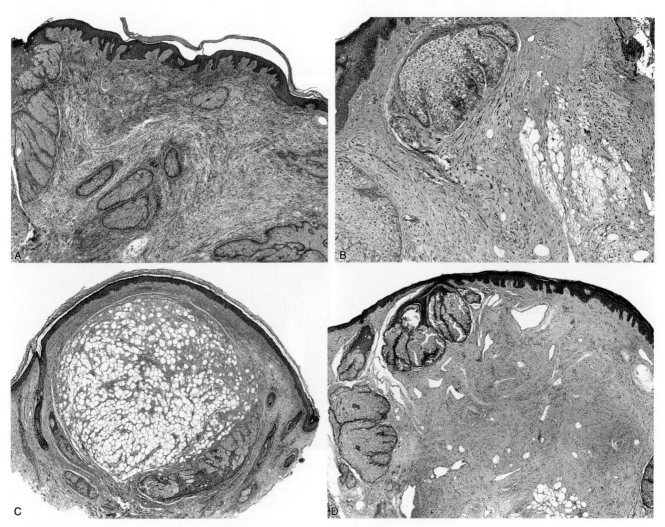

图 3.21　纤维毛囊瘤/毛盘瘤中的形态学变异,包括以梭形细胞为主的毛盘瘤(A),伴深染细胞和脂肪化生(B),伴明显的间质性脂肪化生(C),和伴大量血管的毛盘瘤(D)

4. 显著血管改变

毛盘瘤中,皮脂腺成分周围常见成簇分布的小血管。偶尔还见到明显扩张的血管伴血管数量轻度增多(见图3.21)。有一个病例报道除发现纤维毛囊瘤外,还存在境界清楚的纤维组织结节,以及血管瘤样增生[2385]。

5. 向毛囊下部分化

在一个 Carney 综合征的患者毛盘瘤样病变中,著者观察到毛囊生发细胞灶与特征性的毛源性间质,局部形成类似毛囊生发细胞和毛乳头样结构。

6. 包绕附属器结构,原有毛囊增生,及其他改变

汗腺或顶泌汗腺很少包绕在纤维毛囊瘤/毛盘瘤中(图3.22)。它们可发生囊性扩张、化生(鳞状上皮化生)和/或增生性改变。同样,极少数情况下,原有毛囊也可出现明显增生。除了附属器结构,平滑肌束也极少包绕在肿瘤中。一些毛盘瘤的皮脂腺小叶可能附着于表皮,形成网状结构,类似于伴皮脂腺分化的网状棘皮瘤,还可见到局灶性皮脂腺小叶直接与表皮相连续(见图3.22)。

免疫组化特征

纤维毛囊瘤和毛盘瘤的间质细胞 CD34 和 CD13 阳性。ⅩⅢa 因子可局灶性阳性[490]。S-100 蛋白阴性,仅在病变内包绕的小神经束内着色。

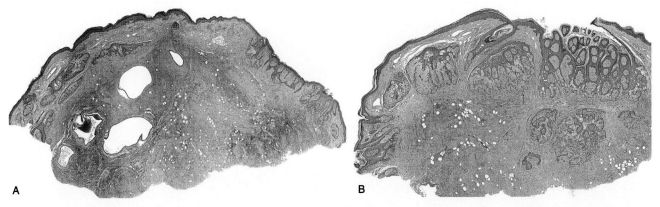

图3.22 毛盘瘤包绕着扩张的外泌汗腺导管(A)。局部皮脂腺小叶直接与表皮(A)和毛囊漏斗部(B)相连,形成网格状模式,类似于伴皮脂腺分化的网状棘皮瘤

鉴别诊断

梭形细胞为主的毛盘瘤必须与神经性肿瘤相鉴别。需要与后者中外伤性神经瘤、栅状有包膜的神经瘤和神经纤维瘤相鉴别,其均无典型的手套样外观的皮脂腺。而且,梭形细胞为主的毛盘瘤中间质细胞 S-100 阴性[1422]。

一些散发的或 Carney 综合征相关的黏液瘤偶尔会表现出蔓套分化的特征,即相互连接的上皮样细胞偶尔夹杂有皮脂腺细胞[356,378]。然而,黏液瘤中通常没有丝带状胶原束;黏液样间质明显多于上皮成分,通常位于深部。

纤维毛囊瘤/毛盘瘤,尤其是伴明显血管增生的,必须与纤维性丘疹相鉴别。最近强调两者的重叠特征[1779]。对此,有一个有趣的发现,极少数 Birt-Hogg-Dube 综合征的患者除了出现纤维毛囊瘤/毛盘瘤外,还出现组织学确诊的血管纤维瘤(纤维性丘疹)[2346]。

伴有包绕性、增生性或化生性改变的附属器结构,需要与其他附属器肿瘤相鉴别,例如毛囊瘤。对于包绕外泌汗腺或顶泌汗腺及伴有脂肪化生的,特别要与顶泌汗腺混合瘤鉴别。另一个诊断陷阱是,因类似于纤维毛囊瘤/毛盘瘤的改变可出现在瘢痕、创伤等病变中,而将这样的病变过度诊断为蔓套瘤[113,147,2014,2969]。

蔓套增生和蔓套腺瘤

蔓套腺瘤和蔓套增生的概念相对较新,而且在文献中这两

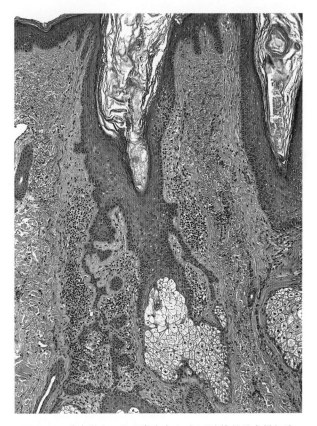

图3.23 蔓套增生。以毛囊为中心,相互连接的基底样细胞条索增生,既往称为基底细胞样毛囊中心性增生

个名词应用于具有明显不同组织学改变的病变。蔓套增生是由 Leshin 和 White 描述的所谓基底样毛囊中心性增生[1495]。如名字所描述，典型的病变表现为散在基底样细胞条索样增生，通常局灶性或以毛囊为中心相互连接（图 3.23）。多数情况下，连切标本中可以见到类似蔓套增生的改变。

除此之外，著者还多次遇到表现为皮脂腺生发细胞与成熟皮脂腺细胞聚集成小而不规则的团块，被致密的纤维性间质包绕。根据著者的会诊经验，这样的病变也可能与蔓套相关，其主要意义是不应误诊为皮脂腺癌（图 3.24）。很少情况下，基底细胞癌（BCC）可见类似于蔓套样分化的基底样细胞条索排列成网状，伴纤维黏液性间质（图 3.25）。

已故 Ackerman 教授认为[23,24]，蔓套腺瘤是一种由蔓套上皮条索样和圆柱样排列呈网状构成，可含有皮脂腺细胞，从单个毛囊或毛囊漏斗囊性结构延伸出的肿瘤。蔓套腺瘤可表现为面部孤立性丘疹[23]，或与蔓套增生类似，为手术切除标本中的意外发现。著者从未见过由 Ackerman 教授从形态学上所定义的蔓套腺瘤，作为单独成分形成肉眼可见的病变。根据著者经验，具有这种组织病理学改变的病变通常伴其他病变，特别是螺旋腺瘤或螺旋圆柱瘤，而且通常呈多灶性（图 3.26）。连续切片中，这些网状的毛囊中心性增生组织紧密镶嵌于间质细胞中，与毛母细胞瘤的成分类似。极少情况下，可见生发样成分像毛乳头一样镶嵌于间质中[2197]。另一种罕见的变化是透明细胞分化和上皮内混杂淋巴细胞（参见"螺旋腺瘤、圆柱瘤和螺旋腺瘤样圆柱瘤"章节）。

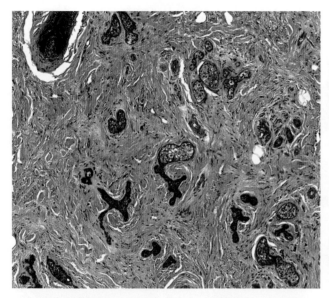

图 3.24　皮脂腺生发细胞和成熟皮脂腺细胞聚集成不规则的小团块，并被致密的纤维化间质包绕，这样的病变不应过度诊断为皮脂腺癌

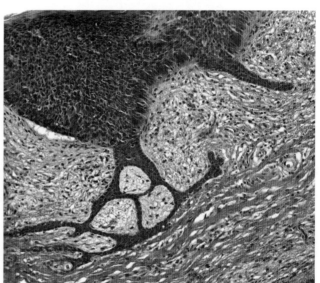

图 3.25　基底细胞癌的蔓套型分化。基底样细胞条索相互连接形成筛孔状，偶尔可见成熟皮脂腺细胞

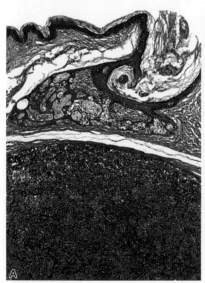
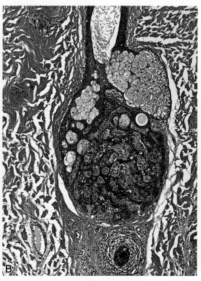
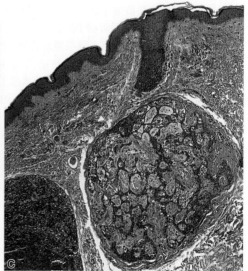

图 3.26　螺旋腺瘤伴相互连接的基底样细胞、峡部细胞和透明细胞毛囊中心性增生（A～C）。有时认为这样的病变是蔓套腺瘤，但著者从未见这些改变单独出现

Weedon 不区分蔓套增生和蔓套腺瘤,同等地使用术语"蔓套瘤"和"毛囊中心性基底细胞增生"。如其教科书中的描述[2843](见图 33.25),在黑素瘤切除标本中偶然发现一个相对大的"蔓套瘤",病变由呈模糊栅状排列的基底样细胞和混杂的成熟皮脂腺细胞构成。该病变不同于以上对蔓套瘤的描述,而更像皮脂腺瘤。著者也意外发现过类似但更小一些的病变(图 3.27)。

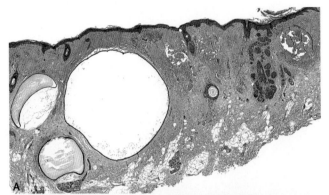

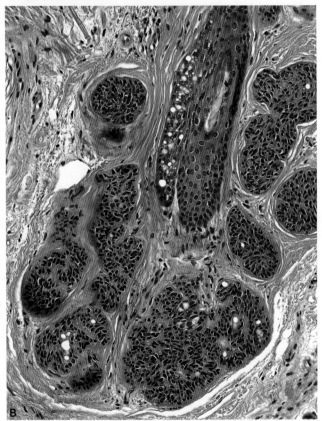

图 3.27　出现蔓套分化的病变或早期皮脂腺瘤(A,右侧),伴多发性粟丘疹,代表扩张的汗腺导管(A,右侧)。可见围绕毛囊方向的不成熟皮脂腺细胞,偶尔混杂成熟皮脂腺细胞,排列成巢状模式(B)

一些附属器肿瘤周边出现伴有皮脂腺细胞的细长衣领状条索结构,也提示病变与蔓套增生相关(图 3.28)。

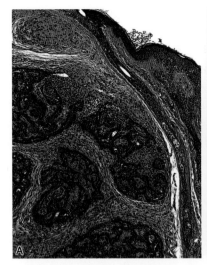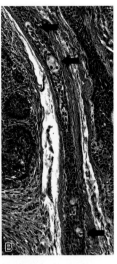

图 3.28　外周蔓套分化衣领状包绕着毛母细胞瘤(A)。偶见成熟皮脂腺细胞(B,箭头)

（薛汝增 译,耿松梅 校,党林 审）

良性皮脂腺肿瘤

皮脂腺腺瘤

皮脂腺腺瘤是一种由类似正常皮脂腺小叶聚集成的结节性良性肿瘤,其中央主要为成熟皮脂腺细胞,不成熟生发细胞主要位于结节的最外层。

临床表现

皮脂腺腺瘤表现为单发或多发的,皮色、黄褐色、粉色或黄色的结节,大小从数毫米到 5cm 不等,尽管大多数肿瘤直径小于 1cm,但目前报道的最大肿瘤为 9cm[2273]。偶伴有出血和溃疡。大多数皮脂腺腺瘤无症状且生长缓慢,极少伴有自发性疼痛或压痛。少见的临床类型包括皮角样[2666]和带蒂肿物[2273]。典型的病变部位好发于老年人的头面部和颈部,尤其是 60~70 岁老人,也可发生于其他部位,包括躯干、四肢和肛门生殖器区域[1969,2273,2656]。

发生于年轻患者(<50 岁)面部以外区域的多发性病变,提示可能与 Muir-Torre 综合征(MTS)相关[313,2273]。

皮脂腺腺瘤可发生于口腔内,推断由异位皮脂腺演变而来,虽然一些已报道的病例显示其病变更接近于皮脂腺增生[705]。

组织病理学特征

皮脂腺腺瘤的组织病理学表现为多小叶状结构,多个相邻的小叶直接与上方的表皮和/或毛囊漏斗部相连,并部分替代表皮鳞状上皮细胞或毛囊漏斗部角质形成细胞。皮脂腺小叶的形状各异,有时甚至在同一个病变中出现梨形、细长形和分枝形等多种形状。与邻近真皮有界限清晰的挤压性界面,肿瘤纤维性间质与邻近真皮可见裂隙(图3.29)[2285]。低倍镜下,最侧面的小叶有时出现一定的极性,呈现疣状外观。偶尔,外周衣领状上皮使肿瘤呈角化棘皮瘤样外观。罕见情况下,可见到火山口样变异,主要由中央充满全浆分泌产物的火山口样内陷而成,此产物直接分泌于皮肤表面。

在有些与正常皮脂腺相似的模式中,单个肿瘤小叶由外周1~2层小的基底样生发细胞,中央充满多泡状胞质及扇贝状胞核的成熟皮脂腺细胞构成。在两个细胞群间可见到过渡性模式。空泡化的皮脂腺细胞胞质通常呈粉色。中心的皮脂腺细胞退行性变可形成大小不一的囊腔[2111]。无细胞非典型性及异常核分裂象(图3.30)[2273]。

依切面不同,偶尔可见小叶与真皮内主要瘤体分离,这种现象多见于由分支状皮脂腺小叶构成的较大病变。在连续切片上,罕见皮脂腺腺瘤与上方表皮不相连(参见囊性皮脂腺肿瘤部分)。偶见溃疡,在溃疡的病例中,由于一些低分化皮脂腺癌可具有相同的结构,因而仔细地细胞学特征评估是必要的。溃疡性病变与致密炎症浸润相关(图3.31和图3.32)。除此之外,淋巴细胞浸润通常不明显,但瘤团内和肿瘤周围出现淋巴细胞浸润如黏液样化生和囊性改变也可能与MTS相关一样,提示可能是MTS(参见"Muir-Torre综合征和Lynch综合征"相关章节)。

皮脂腺腺瘤中相对罕见的特征有脂质分泌泄漏于邻近真皮引起的脂肪肉芽肿反应、周边梭形基底样生发细胞、显著的表皮过度增生和乳头瘤样增生(图3.33和图3.34)。

免疫组化特征

因其主要由成熟皮脂腺细胞组成,皮脂腺腺瘤的诊断通常较直观,普通HE染色容易识别,一般不需要免疫组化确定。与皮脂腺癌的相关免疫组化鉴别,将在后续章节进一步讨论。

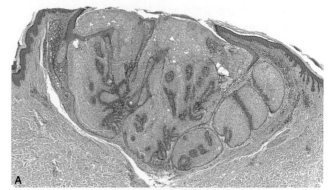

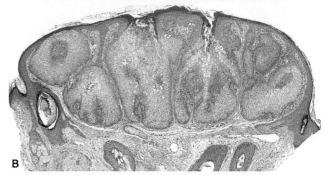

图3.29　皮脂腺腺瘤。两个样本均显示多发性小叶结构,多个邻近肿瘤性小叶直接与上方表皮和/或毛囊漏斗部相连。可见与邻近真皮界限清晰的界面以及肿瘤纤维性间质与邻近真皮间的裂隙(A,B)

错配修复(MMR蛋白)的应用将在"Muir-Torre综合征和Lynch综合征"相关章节详细介绍。

分子生物学特征

发生于MTS的皮脂腺腺瘤通常表现出高度的微卫星不稳

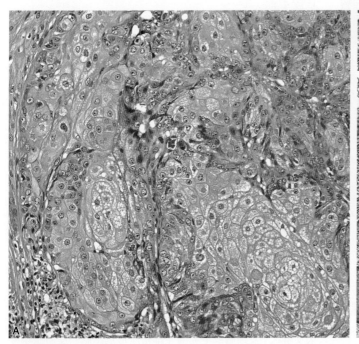

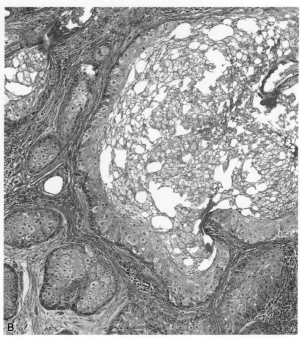

图3.30　皮脂腺腺瘤。单个肿瘤性小叶由外周1~2层小的基底样生发细胞,中央充满多泡状胞质及扇贝状胞核的成熟皮脂腺细胞构成。中央皮脂腺细胞呈粉色以及因全浆分泌而形成的囊性改变(A,B)

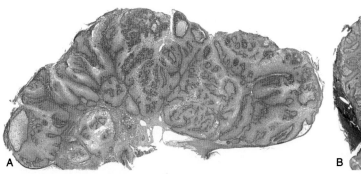
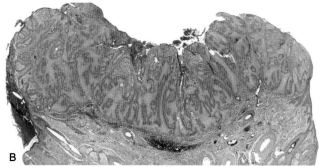

图 3.31　皮脂腺腺瘤。两个相对较大的病变伴表面溃疡(A,B)

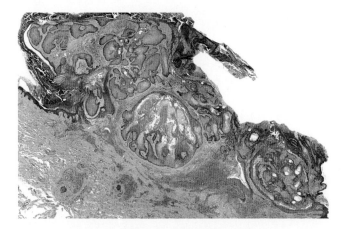

图 3.32　皮脂腺腺瘤伴溃疡及致密炎细胞浸润

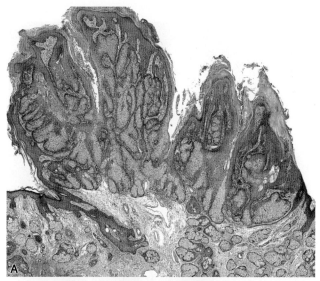
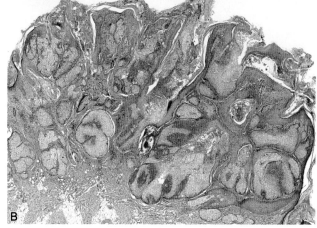

图 3.34　皮脂腺腺瘤显著的表皮过度增生和乳头瘤样增生。可见增生的毛囊,有些出现扩大的毛囊漏斗(A,B)

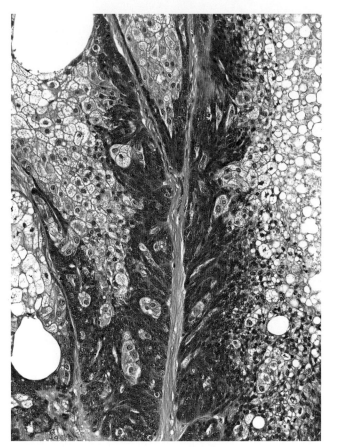

图 3.33　皮脂腺腺瘤伴周边梭形基底样生发细胞

定性(参见"Muir-Torre 综合征和 Lynch 综合征"相关章节)[667,1395,1572]。缺乏 *MSH2* 的转基因小鼠动物模型可罹患皮脂腺肿瘤,基本上复制了人类的 MTS[2168]。

已经证实包括皮脂腺腺瘤在内的人类皮脂腺肿瘤存在 *LEF1*(淋巴细胞增强因子1)失活突变[2628]。目前已发现 *LEF1* 的双重失活突变位于其 N-末端的 β-连环蛋白结合结构域内[2628]。*LEF1* 作为 T 细胞转录因子家族的成员,可能发挥着抑癌基因的作用,并且参与 Wnt 信号通路。在 Wnt 信号通路调控下,β-连环蛋白转位到细胞核,并与 *LEF1* 结合,诱导基因的转录。由于基因突变,LEF1 蛋白不能与 β-连环蛋白相互作用,尽管 β-连环蛋白仍可能以其他方式起作用[1452]。已经证实皮脂腺腺瘤中 *CTNNB1* 基因(β-连环蛋白)3 号外显子不存在突变[1280]。表达皮肤型 *LEF1* 突变的转基因小鼠,其 *LEF1* 不能与 β-连环蛋白相互作用,已经证实可发展成皮脂腺肿瘤[1452]。

鉴别诊断

一些以毛囊为中心的皮脂腺腺瘤,常与原有的毛囊增生同时存在,需要与皮脂腺增生相鉴别。皮脂腺腺瘤中基底样生发层细胞数量的增加,嗜酸性胞质的成熟皮脂腺细胞出现以及病变更加广泛,可与皮脂腺增生区分开(图 3.34 和图 3.35)。

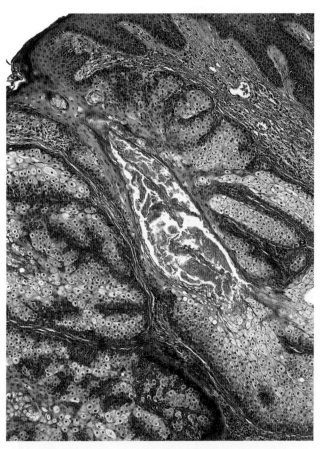

图 3.35 皮脂腺腺瘤,先前存在的毛囊区域,高倍观

皮脂腺腺瘤中成熟皮脂腺细胞比生发层细胞占优势("粉红色/白色占优于蓝色"),而皮脂腺瘤中不成熟的生发层细胞占优势("蓝色占优于粉红色/白色")。此外,大部分病例中皮脂腺腺瘤和皮脂腺瘤的轮廓不同。大多数皮脂腺腺瘤与表皮广泛相连,具有类似于正常皮脂腺的梨形瘤小叶,而皮脂腺瘤主要由位于真皮内的圆形结节组成,成熟的皮脂腺细胞和生发层细胞之间界限不明显或没有界限。然而,罕见的良性皮脂腺肿瘤具有重叠的细胞学和形态学特征,表明可能是一种形态学谱系。甚至在皮脂腺腺瘤的单个小叶之间,也可以看到生发层细胞与成熟皮脂腺细胞的比例存在变化(图 3.36)。此外,著者及其他学者[732,1767,2273,2973]观察到罕见良性皮脂腺肿瘤,与皮脂腺瘤相符的主要成分中,含有一小部分类似于皮脂腺腺瘤

的成分(图 3.37)。Sánchez Yus 等[2285]提出将皮脂腺母质瘤作为所有良性皮脂腺肿瘤的统称。著者认为,皮脂腺腺瘤和皮脂腺瘤可看作单个皮脂腺良性肿瘤分化过程中的两个极端,皮脂腺腺瘤代表成熟端,而皮脂腺瘤代表未成熟端[2285]。

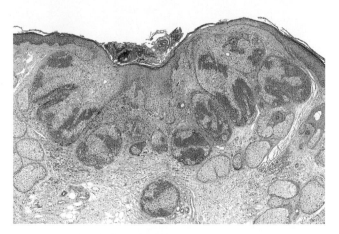

图 3.36 与大多数皮脂腺腺瘤的成熟皮脂腺细胞多于外周基底样生发细胞不同,此样本显示单个小叶内成熟皮脂腺细胞与基底样生发细胞的比例也存在不同

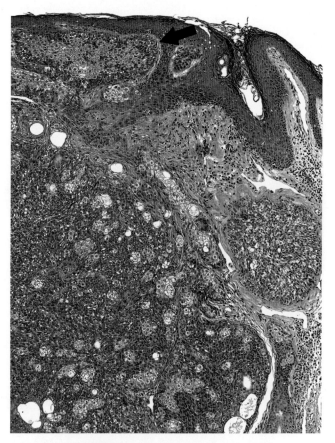

图 3.37 皮脂腺瘤主要由不成熟的基底样细胞组成,但有一小叶与皮脂腺腺瘤成分一致(箭头),表现为小叶外周为生发细胞,中央为成熟皮脂腺细胞

有些皮脂腺腺瘤可出现核分裂象的增加,但通常是正常的有丝分裂。如果出现异常的核分裂象,则应与浅表型皮脂腺癌相鉴别。已故 Ackerman 教授认为所有皮脂腺腺瘤都代表皮脂

腺癌。在他们最近关于皮肤皮脂腺肿瘤的专著中,皮脂腺腺瘤被排除在诊断范畴之外[24,1927]。然而,著者和多数同行并不赞同这一极端观点。

一些学者发现免疫组化有助于区分皮脂腺病变,包括皮脂腺瘤与皮脂腺癌的鉴别。与良性皮脂腺肿瘤相比,皮脂腺癌中 p53 和 Ki-67 表达水平升高,而 bcl-2 和 p21 表达水平则降低[351]。

皮脂腺瘤

1984 年 Troy 和 Ackerman 引入"皮脂腺瘤"一词,获得了广泛的认可[2702]。它取代了陈旧、模糊及定义不明确的"皮脂腺上皮瘤",过去曾用于良性皮脂腺肿瘤和伴皮脂腺分化的基底细胞癌[602,1630]。

临床表现

皮脂腺瘤临床表现为孤立的皮色、淡黄色或红色的光滑或具有分叶状的结节,大小为 0.5~5cm 不等,好发于头颈部(约 80%)(图 3.38)[686]。躯干和四肢则少见。已有发生于外耳道的报道[649]。大多数肿瘤发生于 50~60 岁及以上的患者,但年轻患者亦可受累。该病无性别差异。典型的皮脂腺瘤可继发于皮脂腺痣[1191,1266]。与皮脂腺腺瘤和眶外皮脂腺癌相比,皮脂腺瘤极少与 MTS 相关[686]。多中心性皮脂腺瘤已在成熟的卵巢囊性畸胎瘤中有报道。

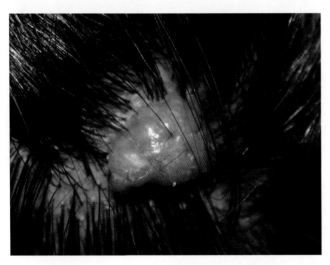

图 3.38 皮脂腺瘤。头皮孤立性,小叶状黄色结节

组织病理学特征

皮脂腺瘤通常呈多结节性,主要位于真皮,仅局灶性与上方表皮相连[1767]。单个结节可以是孤立的或融合的,并且通常具有光滑的边界。单个肿瘤内以及肿瘤之间的形状和大小变化不一。有时可见上皮细胞性结节与周围真皮之间出现裂隙(图 3.39),以及由于大量的全浆分泌导致的灶性肿瘤内囊性变。上方表皮增生则罕见(图 3.40)。

肿瘤细胞为小而形态单一的基底样细胞(生发细胞),具有

圆形核,核仁从不明显到较清晰。具有多泡状胞质和扇贝状胞核的成熟皮脂腺细胞通常少见,可分散或群集分布(图 3.41)。有学者将不成熟的基底样生发细胞超过肿瘤体积的 50% 作为皮脂腺瘤的诊断标准[2429]。然而,单个病变内成熟和不成熟的皮脂腺细胞数量可能存在显著变化。在许多病变中,除了未成熟的基底样生发细胞和完全成熟的皮脂腺细胞外,还存在部分成熟的皮脂腺细胞,这些细胞质空泡和扇贝状核不明显,且粉红色胞质而不是透明胞质。导管分化是常见特征,导管小而圆,内衬一层薄的、亮的嗜酸性角化细胞层并见管腔内均质的嗜酸性细胞团块(图 3.42)。有时可看到明显囊性扩张的导管。

少数生发细胞中可观察到核分裂象,可从 0 到 10 个核分裂象/mm² 不等(平均 2 个核分裂象/mm²)。罕见诊断为皮脂腺瘤的肿瘤细胞出现高增殖率(5~10 核分裂象/mm²)[686],这与一些良性毛母质瘤中的高核分裂率相似。

皮脂腺瘤的组织病理学亚型包括以下几种:

1. 类器官样模式

约 25%~30% 的皮脂腺瘤可出现类器官样模式,如内耳迷路/窦状、波纹状、拟癌样和花瓣状(其定义已在诊断具有向皮脂腺分化的病变中阐述)[1765]。这种类器官样模式的范围从局限至广泛分布不等,后者可几乎占据整个肿瘤[1896]。类器官样模式区域内成熟的皮脂腺细胞通常稀少或缺如[1249](图 3.43 和图 3.44)。

2. 其他分化方式

极少数皮脂腺瘤具有灶性顶泌汗腺腺体分化结构,这种顶泌汗腺分化的腺体形式多样,但绝大多数为单纯的圆形或长管状结构,内衬一层立方状或柱状细胞,其胞质嗜酸性,至少在部分管腔见断头分泌及/或含有胞质内酶原颗粒。这些腺体数量众多,杂乱或群集分布在特定区域内(图 3.44 和图 3.45)。在一些皮脂腺瘤中,至少部分腺体含有外周小细胞层,类似于正常外泌汗腺和顶泌汗腺的基底/肌上皮细胞(图 3.46)。具有基底/肌上皮细胞的腺体和缺乏基底/肌上皮细胞的腺体混杂在一起。特殊情况下,在某些腺体中,基底/肌上皮细胞可出现增生,表现为两行或更多行的细胞,甚至可形成小岛,整体外观类似前列腺基底层细胞增生模式。顶泌汗腺皮脂腺瘤为伴灶性顶泌汗腺分化的皮脂腺病变的描述术语[1265]。这一术语并无临床意义,但在病理学上表现出与上述类器官样模式有关。

除了顶浆分泌分化外,偶尔会看到类似或代表毛囊漏斗囊性分化的小角化囊肿。这些角囊肿或分散在整个皮脂腺瘤中,或少见情况下,与皮脂腺瘤主体部分分离,在某一区域突出类似于毛发腺瘤(图 3.47 和图 3.48)[2966]。

3. 肿瘤细胞梭形化

细长细胞或梭形细胞通常是类器官样模式皮脂腺瘤的特征,尤其是波纹状模式。有时在普通皮脂腺瘤中,可以看到局灶性未成熟皮脂腺细胞梭形化。极少情况下,梭形细胞占主导地位。

4. 瘤内和瘤周淋巴细胞浸润

发生于 MTS 综合征的皮脂腺病变中已经观察到此特征。然而,这种与综合征相关淋巴细胞浸润的特异性,需要更深入的研究,因为包括皮脂腺瘤在内的散发性皮脂腺肿瘤,都可能出现这种改变[1265]。淋巴细胞可出现在单一基底样细胞构成的结节中,类似螺旋腺瘤样成分(图 3.49)。

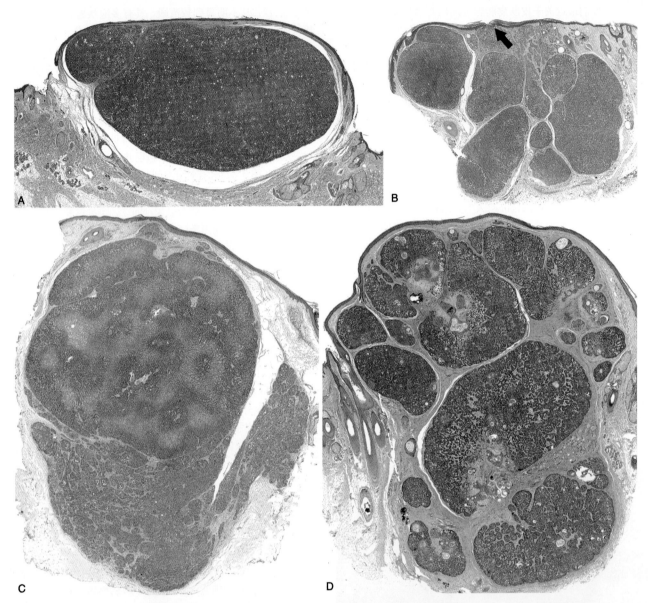

图 3.39   皮脂腺瘤。整体看上去,4 个样本均呈界限清晰的多结节性肿瘤(A~D),其中一个局灶性结节与表皮相连(B,箭头)

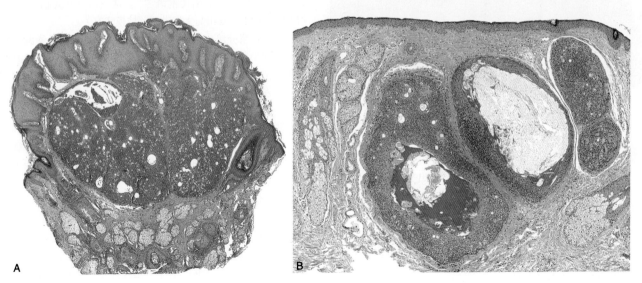

图 3.40   皮脂腺瘤。全浆分泌伴囊性外观(A,B)以及表皮过度增生(A)

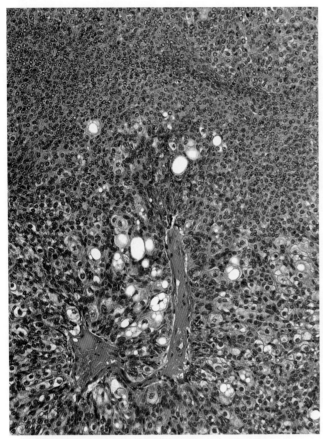

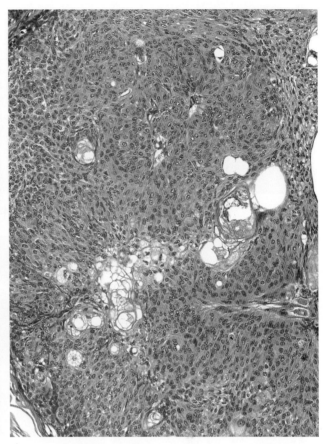

图 3.41　皮脂腺瘤的细胞成分。大多数细胞为小而形态单一的基底样细胞(生发细胞),胞质稀少。成熟皮脂腺细胞呈多泡状胞质、扇贝状胞核以及一些中间类型

图 3.42　皮脂腺瘤中导管分化。小而圆的管腔,内衬以嗜酸性的角化细胞层,内含均质嗜酸性团块

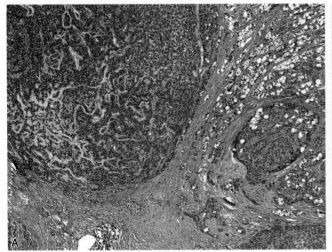

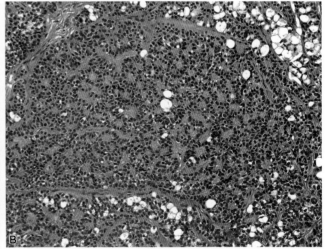

图 3.43　皮脂腺瘤呈内耳迷路/窦状模式(A),类癌样区域伴玫瑰花结和假玫瑰花结样改变(B,C),局灶性细胞七巧板样排列,类似圆柱瘤(D)

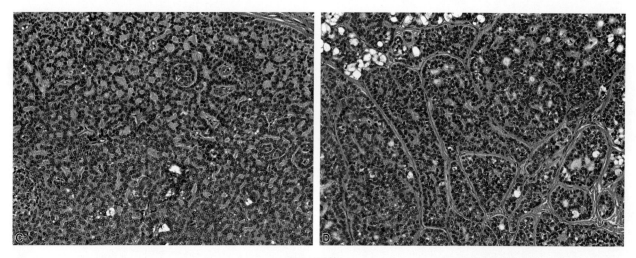

图 3.43(续)

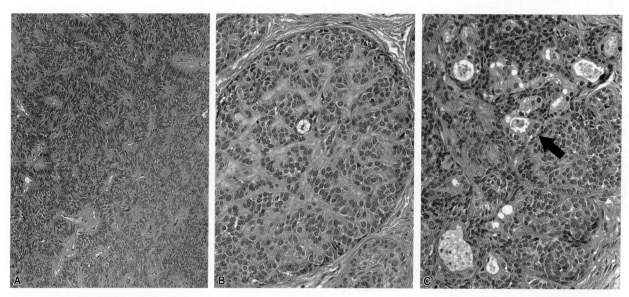

图 3.44　皮脂腺瘤呈波纹状模式,无成熟皮脂腺细胞(A),内耳迷路/窦状区域可见单一成熟皮脂腺细胞(B),以及顶泌汗腺腺体分化(C),表现为小的腺体伴断头分泌(箭号)

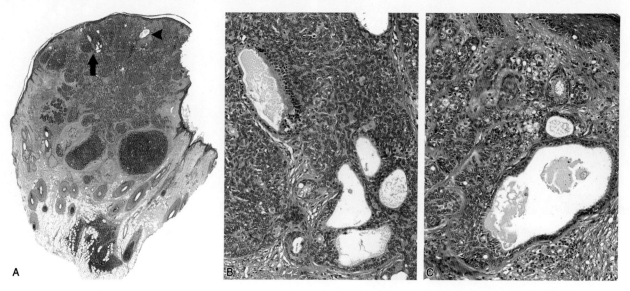

图 3.45　皮脂腺瘤伴大量腺体样结构,其中一些可见顶浆分泌(A~C)。图 B 为图 A 中箭号所示区域的高倍镜下表现,图 C 为图 A 中箭头所示区域的高倍镜下表现

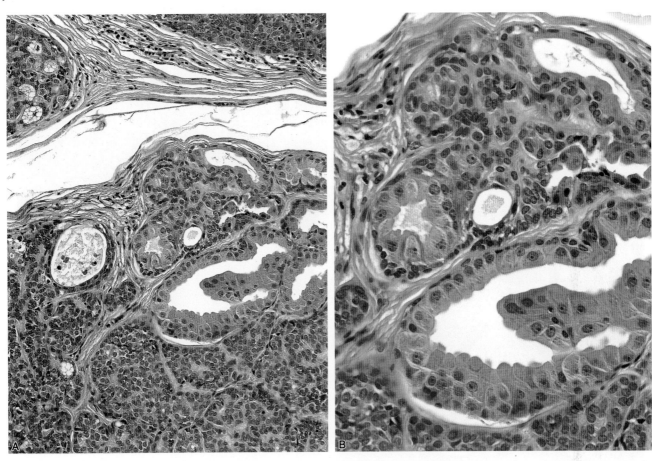

图 3.46　皮脂腺瘤中,肌上皮细胞在顶泌汗腺分化区域非常明显(A,B)

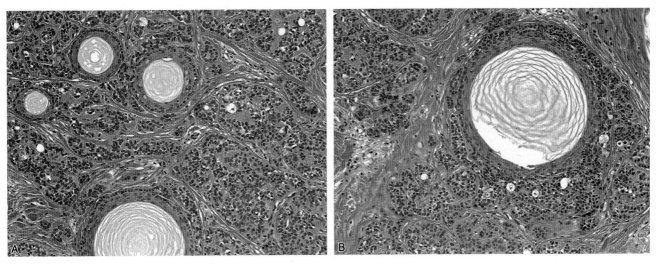

图 3.47　皮脂腺瘤中散在毛囊漏斗部囊性结构(A,B)

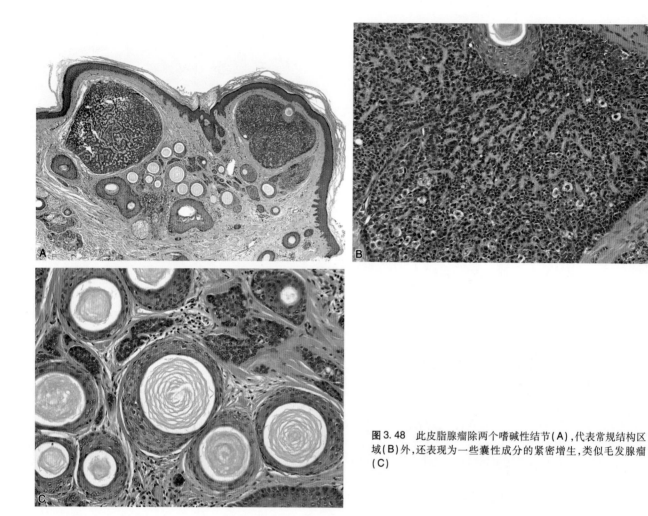

图 3.48　此皮脂腺瘤除两个嗜碱性结节(A),代表常规结构区域(B)外,还表现为一些囊性成分的紧密增生,类似毛发腺瘤(C)

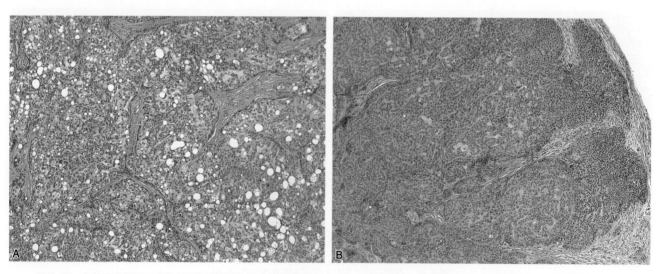

图 3.49　皮脂腺瘤伴显著成熟皮脂腺细胞(A)、淋巴细胞浸润区(B,C),缺乏成熟的皮脂腺细胞,以及桑椹样结构,代表鳞状化生(D)

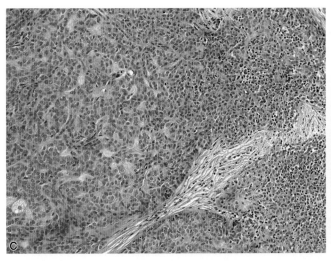

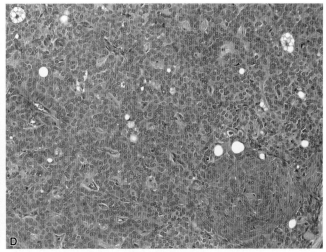

图 3.49(续)

5. 化生

极少数皮脂腺瘤出现不成熟的鳞状上皮化生,外观上类似桑椹样(图 3.49)。

除了上皮成分的变化外,皮脂腺瘤也存在间质的变化,通常呈硬化性,透明性以及乏细胞性改变,但偶尔也可呈黏液性、灶性纤维化或类似肉芽组织改变。肿瘤结节与间质之间的界面也存在差异(图 3.50 和图 3.51)。

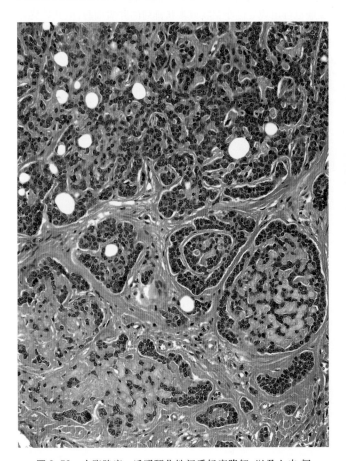

图 3.50　皮脂腺瘤。透明硬化性间质轻度降解,以及上皮-间质之间"虫蚀状"外观

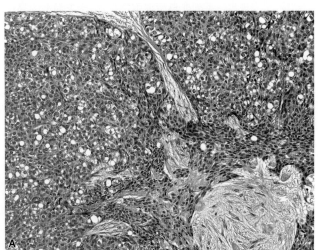

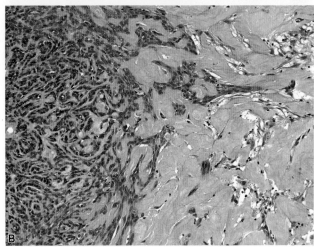

图 3.51　皮脂腺瘤。黏液样间质(A)和透明间质伴上皮-间质之间参差不齐的外观(B)

免疫组化特征

皮脂腺瘤中成熟皮脂腺细胞 EMA 和亲脂素染色阳性。基底样生发细胞灶性表达 CK15。CK15 是一个非特异性的毛囊

干细胞标志物,在包括顶泌汗腺和毛囊性病变的其他皮肤附属器肿瘤中也可表达[1210,1775,1776]。当伴有顶泌汗腺腺体分化时,腺体区域表达 CAM5.2 和 CK7,更加证实了顶泌汗腺分化的存在。GCDFP-15 也可阳性。腺体周边基底样/肌上皮样细胞 p63 阳性。关于 MMR 蛋白的应用在"Muir-Torre 综合征和 Lynch 综合征"相关章节介绍。

鉴别诊断

关于皮脂腺瘤与皮脂腺腺瘤的鉴别诊断在"皮脂腺腺瘤"章节已讨论。

在某些情况下,皮脂腺瘤和皮脂腺癌的鉴别可能很困难,一些学者强调了对某些皮脂腺肿瘤良恶性判定的问题[1249,1762,1767]。极少数皮脂腺瘤中出现轻度增大的多形性细胞区域,明显区别于小的生发细胞为主区,这些特征需要与皮脂腺癌相鉴别,然而这些病变界限清晰,符合皮脂腺瘤的诊断(图 3.52)。更罕见的皮脂腺肿瘤,尽管具有迷惑性的普通外观结构,但表现出一系列非典型细胞学特征,至少局部为高度恶性癌的特征[1278]。病变显示良性的轮廓,小而对称,边界清晰。细胞学组成上,基底样细胞显著多于成熟的皮脂腺细胞。这些皮脂腺生发细胞正常或高度多形性,可见核分裂象和核分裂率增高(图 3.53)。客观地讲,由于生物学行为尚不清楚,这类病变应归于伴有非典型增生的皮脂腺瘤,还是皮脂腺癌尚不明确。重要的是,这些肿瘤大多数表浅局限,直径<1cm,完整的手术切除可以治愈[1278]。关于此类肿瘤分类的不同观点,可

以参考已发表的几篇短篇通讯中,原文中此类肿瘤具有不一致的结构以及细胞学特征[1288,1386,2203,2204]。

类器官样模式(内耳迷路/窦状、波纹状、花瓣状和类癌样)占主导的皮脂腺肿瘤缺乏成熟的皮脂腺细胞。极少数病例几乎没有成熟的皮脂腺细胞,需要更多的切片进行确认[1249]。经常导致将此种病变误认为毛母细胞瘤,包括波纹状毛母细胞瘤[43,872,970,2182,2615,2935]。Ohata 和 Ackerman[1942]随后指正了那些已报道的病例,认为这些所谓的波纹状毛母细胞瘤实际上代表的是皮脂腺肿瘤。著者认同这一结论,事实上,皮脂腺肿瘤和真正的毛母细胞瘤(一种双相上皮-间质分化的良性毛源性肿瘤)之间的区别是很明显的,因皮脂腺肿瘤通常缺乏如毛母细胞瘤那些典型的毛源性间质。

皮脂腺病变中内耳迷路/窦状模式排列的细胞小梁,很少见于螺旋腺瘤或螺旋圆柱瘤。螺旋腺瘤的诊断线索为出现基本成分的淋巴细胞以及肌上皮细胞分化。而皮脂腺瘤中很少出现结节排列成类似圆柱瘤样的外观(见图 3.43)。

类癌样皮脂腺肿瘤还必须与侵犯皮肤的真性类癌样肿瘤相鉴别,这类肿瘤几乎都是转移性的[2324],仅少数是纯粹的原发性皮肤类癌样肿瘤[173,487,600,2294,2511]。

包括神经内分泌分化标记的免疫组化有助于鉴别诊断,可用于区分类癌样皮脂腺瘤和罕见的黑素瘤,此类黑素瘤细胞排列成小梁状、带状、玫瑰花结样和假玫瑰花结样。类癌样排列的黑素瘤通常无色素,但仍表达黑素细胞标记[1178]。多形性汗腺癌也可出现灶性小梁状或带状排列的肿瘤细胞,但其始终伴

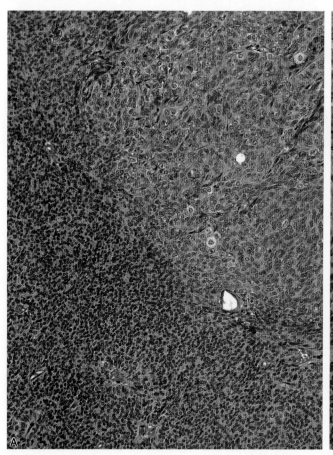
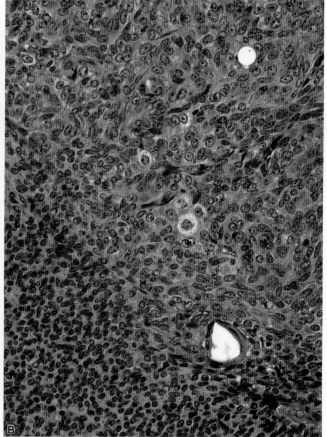

图 3.52 皮脂腺瘤。轻度增大的多形性细胞区与小的生发细胞群截然分开(A,B)

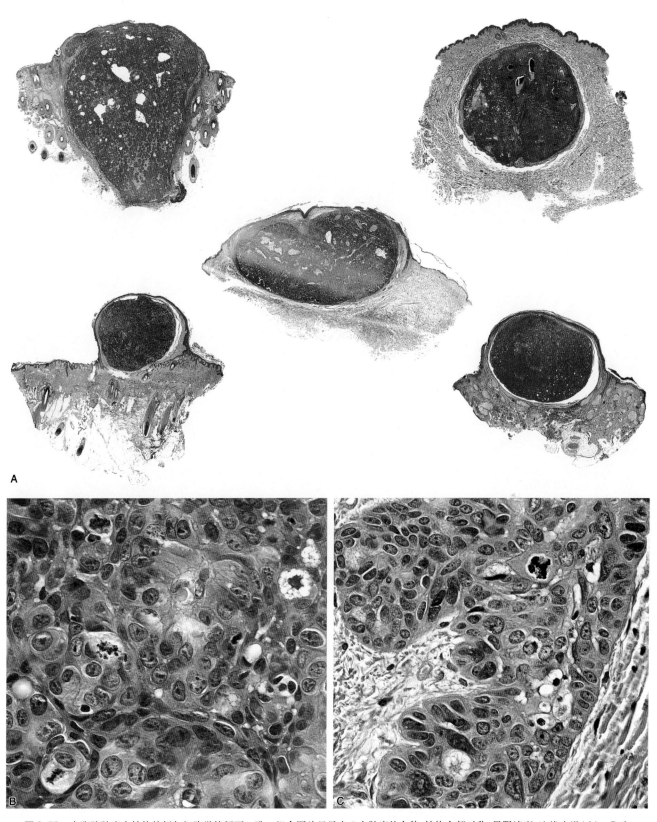

图 3.53　皮脂腺肿瘤中结构特征与细胞学特征不一致。组合图片显示出 5 个肿瘤的全貌,结构全部对称、界限清晰、边缘光滑(A)。B 为 A 中央非典型性最明显区域的高倍放大,C 为 A 左上角区域的高倍放大。可见到多形性和非典型核分裂象(B,C)

有明显导管分化[2608]。

皮脂腺瘤中罕见出现类似基底细胞癌的外周栅栏状排列和肿瘤与间质间的收缩间隙[686]。与BCC不同，皮脂腺瘤缺乏黏液沉积。反之亦然，一些BCC可能会出现类似于皮脂腺瘤的波纹状、内耳迷路/窦状及类癌样模式。浸润性生长、上皮与间质间收缩间隙、基底细胞结节外层栅栏状排列的细胞及间质黏液沉积，可将BCC与类器官样皮脂腺瘤区分开[1770]。在有限的活检标本中，免疫组化有助于诊断，皮脂腺瘤缺乏特征性的

Ber-EP4表达，而BCC则表达该标志物[686]。

皮脂腺瘤的灶性顶泌汗腺分化不同于原有的顶泌汗腺单元的捕获，管状/导管样结构位置紧邻原有的毛囊且垂直排列，提示其为被捕获的外泌导管（图3.54）。皮脂腺瘤内的腺体分化应与假腺体模式相鉴别，后者因细胞坏死、棘层松解和黏液变性导致牢固的上皮样结构完整性丧失而形成类似腺体样结构。皮脂腺肿瘤中，全浆分泌有时表现为假腺管样外观。进而，具有空泡化胞质的皮脂腺肿瘤细胞灶性聚集，可产生类似管状的裂隙。

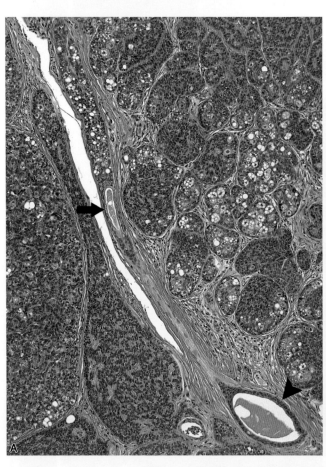
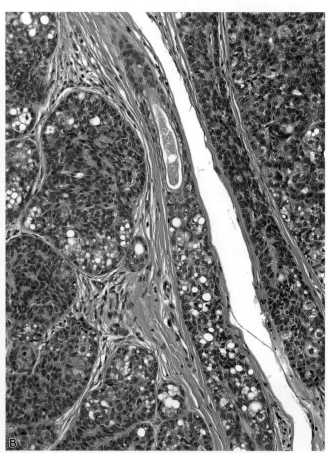

图3.54 皮脂腺瘤中捕获的原有汗腺导管（箭头），模仿腺体分化，呈垂直排列(A,B)

因其与表皮相连，小的浅表型皮脂腺瘤需要与具有皮脂腺分化的脂溢性角化病相鉴别。也有两种病变同时存在的报道[227]。巢状模式、鳞状细胞的出现和肿瘤内黑素（或黑棘皮瘤中的基底层上树突状黑素细胞）是脂溢性角化病的诊断线索[2190]。

伴皮脂腺分化的网状棘皮瘤

伴皮脂腺分化的网状棘皮瘤是一种罕见的良性皮脂腺肿瘤，报道少于20例[24,773,783,916]。该术语由Steffen和Ackerman提出，取代旧称"浅表上皮瘤伴皮脂腺分化"[2565]。根据Steffen和Ackerman的观点，后者很可能用于两种不同的疾病，即伴皮脂腺分化的网状棘皮瘤和伴皮脂腺分化的脂溢性角化病[773,2267]。尽管Friedman等[773]报道的五名患者中，有一位出

现食管癌和结肠癌，提示该肿瘤和MTS可能相关，但目前两者间暂无明确相关性。

临床表现

曾报道的临床表现为孤立的、轻度圆顶状丘疹，直径4mm~1cm不等，或表现为一软纤维瘤样，多发生于面部和躯干。发病年龄从55岁到85岁不等。无性别差异。

组织病理学特征

该肿瘤以相对较宽的浅表棘层肥厚带为特征，呈网状模式。成熟的皮脂腺细胞常聚集于彼此吻合的表皮突顶部，常融合。围绕在中央成熟皮脂腺细胞周边的是排列成一到两层小的未分化皮脂腺细胞（图3.55）。可见向皮脂腺导管分化的微小导管结构，在某些区域可能很明显[1469]。极少数的病例显示网状棘层肥厚位于病变的侧缘。也有息肉状外形的报道[24]。

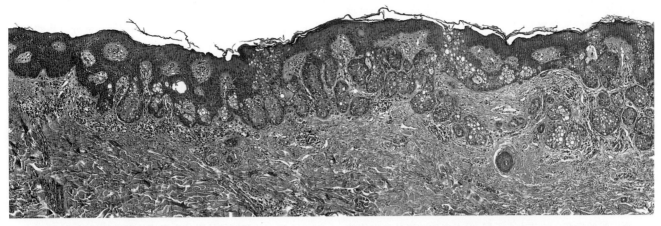

图 3.55　伴皮脂腺分化的网状棘皮瘤。相对较宽的浅表棘层肥厚带,呈网状模式,成熟的皮脂腺细胞常聚集于彼此吻合的表皮突顶部。局灶性皮脂腺小叶相互融合

免疫组化特征

关于此肿瘤的免疫表型研究较少,主要用针对 *MMR* 基因蛋白的抗体来明确与 MTS 的可能关系,但并未发现蛋白表达的缺失[783,916]。

鉴别诊断

伴皮脂腺分化的网状棘皮瘤在其细胞组成上需与少见的伴皮脂腺分化的脂溢性角化病相鉴别:脂溢性角化病由小的基底样细胞组成,通常含有黑素。此外,脂溢性角化病可见较多"假性角囊肿"(漏斗部横切面所致),而在伴皮脂腺分化的网状棘皮瘤中,几乎见不到。两种肿瘤中皮脂腺的分布也是不同的:在伴皮脂腺分化的网状棘皮瘤中,皮脂腺细胞常簇集存在于表皮突的顶部,而在伴皮脂腺分化的脂溢性角化病中,常见到散在单个皮脂腺细胞。皮脂腺导管分化是诊断伴皮脂腺分化的网状棘皮瘤的条件之一,而在脂溢性角化病中少见。

伴皮脂腺分化(顶泌汗腺汗孔瘤)的汗孔瘤可出现互联互通的生长模式,类似于伴皮脂腺分化的网状棘皮瘤。但病变主要由汗孔样细胞构成,而伴皮脂腺分化的区域不规则分布。胞质内空腔以及增大的鳞状细胞也是诊断汗孔瘤的线索。

还需要与伴皮脂腺分化的寻常疣相鉴别,寻常疣的病变常呈外生性生长,没有伴皮脂腺分化的网状棘皮瘤宽大,呈不规则的棘层增厚,且表现出 HPV 诱导的病变特征(如空泡细胞,真皮乳头层弯曲扩张的毛细血管)。

在 Jadassohn 皮脂腺痣(NSJ)中,表皮增生可呈现网状构型,有时还出现皮脂腺直接向表皮延伸。尽管此表现可与伴皮脂腺分化的网状棘皮瘤相似,甚至一致,但皮脂腺痣的其他典型特征(外泌汗腺和顶泌汗腺的增多及排列异常,终毛缺失等)均有助于诊断。

毛囊漏斗部肿瘤表现出类似网状或筛孔状生长模式,但由细长且具有丰富粉色胞质的峡部细胞组成。这种肿瘤很少出现皮脂腺分化,即使发生也不会在表皮突处群集。

极少数的皮肤腺瘤和皮脂腺腺瘤几乎全由皮脂腺成分构成的真皮肿瘤,其上方出现网状棘层肥厚模式,因此与伴皮脂腺分化的网状棘皮瘤可能出现一些重叠组织病理学特征。那些称为"棘皮瘤样浅表型皮脂腺错构瘤"的病变,呈盘状而非网状模式,

很可能也在伴皮脂腺分化的网状棘皮瘤疾病谱系之中[1454]。Ackerman 和 Böer[23] 在 2008 年提出了术语"伴皮质腺分化的浅表良性增生",来描述广泛、浅表盘状增生性结节,结节由成熟及未成熟的皮脂腺细胞构成,局部与表皮相连。伴皮脂腺分化的网状棘皮瘤,有时可能见到不与表皮相连的皮下皮脂腺结节。另一方面,棘层增厚区及成熟皮脂腺细胞在彼此吻合的表皮突处聚集,可认为是描述"伴皮脂腺分化的浅表良性增生"的例证[24]。Sánchez Yuz 等[2313] 报道了一独特的肿瘤复合体,其综合了伴皮脂腺分化的网状棘皮瘤、毛母细胞瘤及顶泌汗腺癌三者的特征,为具有联合特征及重叠特征的病变提供了完整诠释。

(薛汝增 译,耿松梅 校,党林 审)

恶性皮脂腺肿瘤

眼外皮脂腺癌

皮肤的皮脂腺癌按部位分为眼外型及眼周型,这种分类方法是有争议的。世界卫生组织最新的皮肤肿瘤分类把眼外型和眼周型皮脂腺癌归于同一类,说明"在这两种病变之间没有固有的生物学差异"[1461]。另外有学者主张将这两种疾病分开,主要考虑到它们之间存在不同的生物学行为,临床病理特征,解剖部位,治疗方法的不同,以及与 MTS 的关系[2565]。以著者的经验,除了极少数例外,眼外皮脂腺癌大多是无痛性肿瘤,很少转移出现患者死亡,而眼周皮脂腺癌的规律则是进展快,如果处理不当或延误诊断,有相当高的发病率和死亡率。

长期以来,认为眼外皮脂腺癌比眼周型少见[2872],但最近的一项来自美国 9 个人群的 SEER 癌症登记处(SEER-9)资料的大型流行病学研究,显示约 10% 美国人非眼睑型病例略占优势(309 例皮脂腺肿瘤发生于眼睑上,而 359 例发生于眼外)[621]。在一篇类似的 1 349 例皮脂腺癌综述中,仅仅只有 522(39%)发生在眼睑[556]。

临床表现

眼外皮脂腺癌多见于老年人的头部和颈部,没有性别差

异,呈黄褐色,坚实的,偶尔形成溃疡的结节,直径为1~5cm或更多。躯干部位不常累及[556,877]。罕见的发生部位主要是四肢(足、趾、手指、手)、腋窝、乳房包括乳头、阴茎、外阴、外耳道[465,675,1036,1815,1976,1979]。皮脂腺癌极少数由皮脂腺痣发展而来,这种情况通常累及老年女性患者,并与其他由皮脂腺痣发展而来的继发性良性或恶性肿瘤并发[1124,1266]。有报道极少数皮脂腺癌由于各种原因的辐射诱发[1050]。除了皮肤,也有皮脂腺癌发生在口腔黏膜、乳房和肺部的报道[273](详情见8章)。

组织病理学特征

皮脂腺癌表现为真皮内单个结节或更常见的多个结节增生,有时部分与表皮或毛囊漏斗相接。有时,可以沿着表皮形成一个广泛的病变。结节大小不同,但大多数肿瘤是由大块的非典型基底样上皮细胞组成,这些细胞呈不同程度的皮脂腺分化,可见胞质内空泡挤压细胞核。皮脂腺导管的分化有时也很明显。不对称、边界不规则,核多形性,核大,核分裂率增加伴非典型的核分裂象和细胞坏死是皮脂腺癌的诊断要点(图3.56和图3.57)。细胞的多形性在未分化的基底样细胞以及有多空泡胞质偶尔有多核和奇异核的细胞中是很明显的。相对于细胞学异型性,在同一肿瘤内,肿瘤的异型性从低度到高度也是常见的。另外,在肿瘤小叶中心或环绕小叶周围也可以见到坏死区域(粉刺样坏死)[2872]。

有着多空泡状胞质和扇贝状细胞核的成熟皮脂腺细胞与未分化的基底样细胞之间的比例各不相同。部分分化的皮脂腺细胞具有一个或数个胞质内空泡也是其特征。一些低分化肿瘤几乎是没有成熟的皮脂腺细胞,所以识别皮脂腺癌是困难的。在皮肤皮脂腺癌中所谓"低分化的"和"分化良好的",分别表示缺乏或富含成熟的皮脂腺细胞,而不应视为一个预后因素。基于生长模式,而不是细胞学特征,最新的世卫组织分类提议将皮脂腺癌分为Ⅰ~Ⅲ级。Ⅰ级肿瘤病变组织由边界清楚,大小基本相同的细胞构成;Ⅱ级肿瘤病变组织由境界清楚的细胞巢和浸润或融合的细胞团块混合组成,Ⅲ级肿瘤病变显示高度浸润性生长或髓样的片状模式。然而,从未验证过这种分级系统对预后的作用[2124]。

不常见的和罕见的眼外皮脂腺癌的变异包括以下:

1. 表皮内皮脂腺癌(原位皮脂腺癌)

大多数眼外皮脂腺癌是浸润性肿瘤。完全局限于上皮细胞的原位皮脂腺癌病例极为罕见。在这种肿瘤中,可能会出现一种非典型区域与分化极好区域的交替(图3.58)[1291]。表皮内皮脂腺癌(皮脂腺原位癌)有时也称为浅表性皮脂腺癌[2194]。

2. 皮脂腺癌肿瘤细胞Paget样扩散

眼周皮脂腺癌上皮内肿瘤细胞呈Paget样扩散常见,而眼外皮脂腺癌这种特征很少发生。这可见于原位皮脂腺癌或浸润性肿瘤上方的表皮内,问题就是在后者这种表皮的改变是否

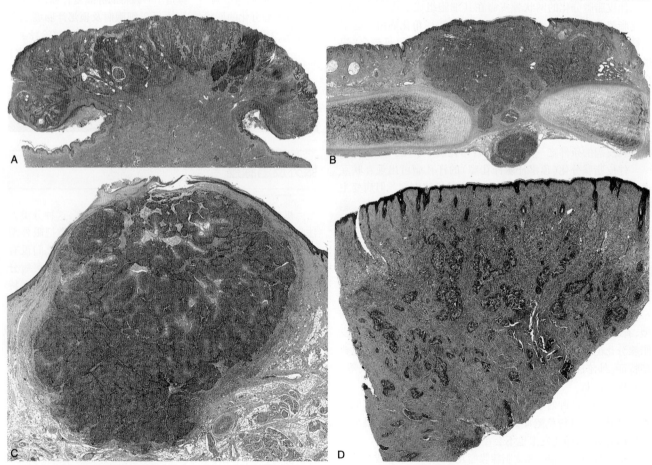

图3.56　眼外皮脂腺癌。4例完整包埋的切片均显示多结节性生长、不对称和不规则边界。息肉样病变中肿瘤细胞替代了大部分表皮并可见真皮内浸润(A)。B显示的肿瘤来自外耳道并显示卫星样病变。C中肿瘤只有部分与被覆表皮相连。D所示肿瘤由高度浸润但很小的肿瘤团块组成

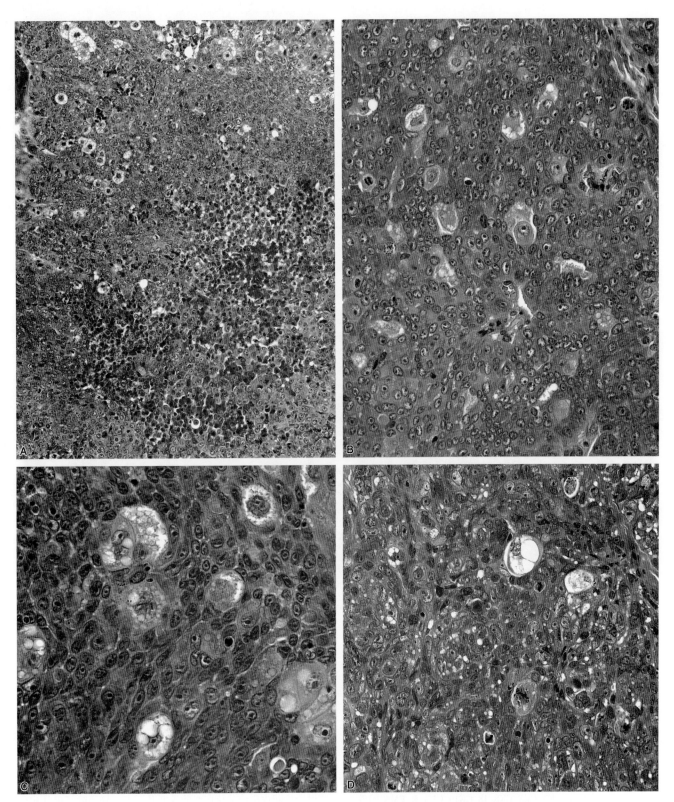

图3.57　一组图显示在眼外皮脂腺癌细胞学详情(A~D)。注意高的核分裂率,异常的核分裂象,细胞坏死和细胞多形性

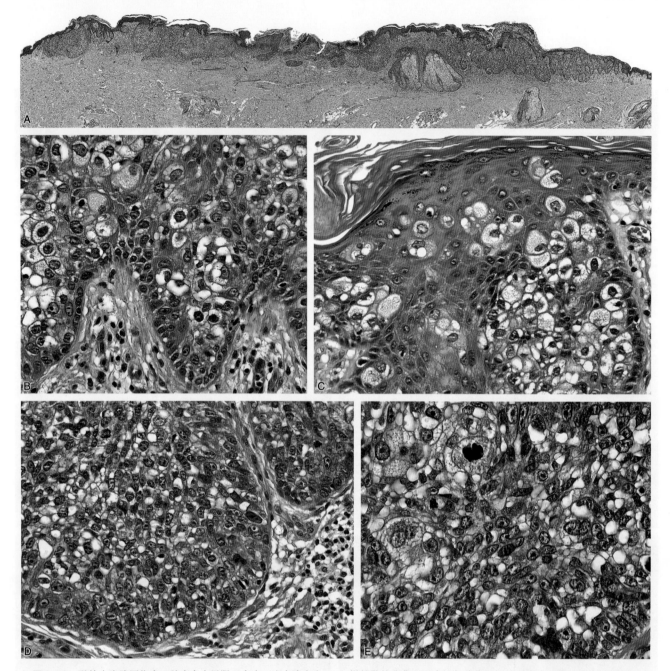

图 3.58　眼外皮脂腺原位癌。肿瘤完全局限于表皮。注意除表皮 Paget 样扩散外非典型区病灶与分化极好的皮脂腺细胞的交替(A~E)

代表原位改变(图 3.58 和图 3.59)。

3. 皮脂腺癌伴灶性鳞状化生/分化

在皮脂腺癌,很少出现鳞状上皮化生或分化,表现为丰富的嗜伊红胞质形成相对界限清楚的细胞灶[1050]。这些区域可能细胞学相对温和或显示细胞多形性,因此需要与鳞状细胞癌区别,特别是在有限活检标本中(图 3.59)。

4. 皮脂腺癌伴灶性顶泌汗腺分化(皮脂腺顶泌汗腺癌)

类似于皮脂腺瘤,极少的皮脂腺癌病例显示小腺体结构,由圆形管腔内衬淡染的柱状细胞,或立方形细胞含嗜伊红胞质呈顶浆分泌,免疫组化标记 CK7、CK8、CK8/18、CK19、CEA 和 EMA 阳性,而周围的皮脂腺肿瘤细胞标记阴性(图 3.60)[1265,1764]。

5. 囊性皮脂腺癌

当典型的皮脂腺癌可能因为坏死发生明显的囊变或明显的全浆分泌,这些肿瘤就是所谓的囊性皮脂腺肿瘤,但当有明确的恶性依据时,不管囊性变有多明显,著者认为都没有理由将这种肿瘤误诊,而应诊断为皮脂腺癌(见囊性皮脂腺肿瘤部分)。

偶见于皮脂腺癌的其他特征包括灶性黏液变和肉芽肿性反应[2731]。

免疫组化特征

免疫组化,包括 EMA 抗体和亲脂素(adipophilin 脂肪分化相关蛋白)可以用来表示皮脂腺分化,但有其局限性,正如之前章节讨论诊断皮脂腺分化病变的诊断共同点一样。除了确认皮脂腺分化外,一些学者还提出了希望用免疫组化来区分皮脂腺癌与皮脂腺瘤及皮脂腺腺瘤。在皮脂腺癌中,p21^{WAF1} 表达丢失,使用包括 p53,Ki-67、Bcl-2 和 p21 的组合对最后诊断亦有帮助[1651,351]。

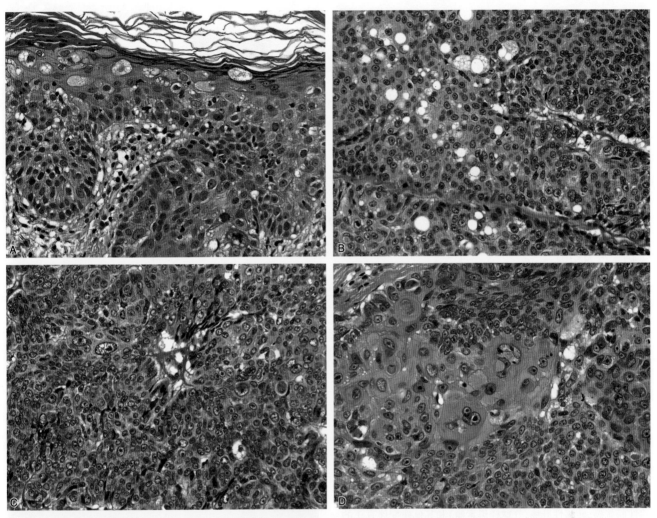

图 3.59　眼外皮脂腺癌伴表皮内 Paget 样扩散(A)、真皮内肿瘤组织的轻度核多形性(B,C)和一个非典型鳞状上皮区(D)

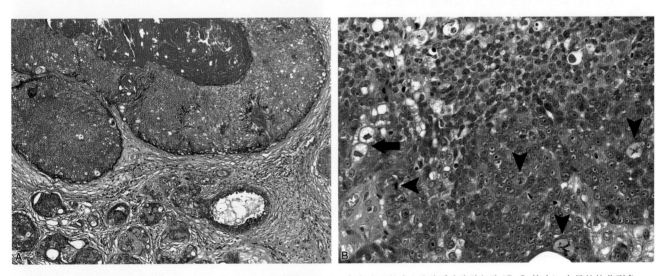

图 3.60　皮脂腺癌伴灶性顶泌汗腺分化。肿瘤表现为粉刺样坏死(A),偶尔出现的多空泡胞质皮脂腺细胞(B,C,箭头),大量的核分裂象(B,C,箭头),未完全的导管分化(C,星号),和一个顶浆分泌的腺体样结构(D)

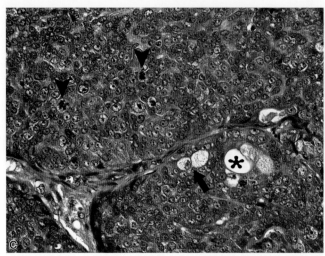

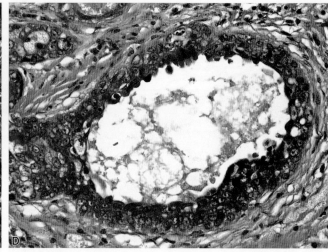

图 3.60(续)

生物学行为和预后

一般来说,在绝大多数病例中眼外皮脂腺癌完全切除后呈现惰性进程。文献中确实有一些关于肿瘤出现区域淋巴结或内脏器官转移的报道,但这些报道也有可能存在偏差[1146,1815,2872]。眼外皮脂腺癌的报道病例很少,Moreno 等[815]检索从 1942 年到 2001 年的文献加上自己的病例,只能找到 22 例有转移的眼外皮脂腺癌病例。在这组转移性肿瘤中,不常见发病部位(阴茎、脚趾、腋窝、外阴和外耳道)远超过常见部位[498,1241,1976,2872]。在这些病变中极少数有血管内侵袭的报道,可能是其侵袭性临床病程的原因[1815,2872]。

鉴别诊断

皮脂腺癌的鉴别诊断包括所有恶性肿瘤,至少包括部分的透明细胞肿瘤(透明细胞鳞状细胞癌、汗腺癌、转移性肾癌、转移性膀胱癌,转移性肝癌,气球样黑素瘤)和其他病变伴真正的皮脂腺分化包括皮脂腺腺癌、皮脂腺腺瘤和 BCC 伴皮脂腺分化。

表皮内皮脂腺癌(皮脂腺原位癌)应区别于原位鳞状细胞癌(Bowen 病)[1963]。当缺乏皮脂腺分化时可能比较困难。此外,有些原位鳞状细胞癌有丰富的透明细胞分化可以类似于皮脂腺原位癌。皮脂腺原位癌的其他鉴别诊断包括伴皮脂腺分化网状棘皮瘤,然而后者缺乏异型性。实体生长的顶泌汗腺癌胞质内空泡化可以模仿皮脂腺癌。基底细胞癌伴皮脂腺分化通常很容易诊断,因为肿瘤大部分具有经典的 BCC 表现,由毛囊生发细胞构成,在肿瘤结节周边呈栅栏状排列,并由充满黏液的间隙与间质分开。在 BCC 中成熟的皮脂腺细胞仅局部出现。

(朱建建 译,刘宏杰 校,党林 审)

囊性皮脂腺病变

脂囊瘤

有些学者认为脂囊瘤是一个囊肿,而另一些则认为它是一

个囊性错构瘤[24]。

临床表现

脂囊瘤表现为单个(单发性脂囊瘤)或多个(多发性脂囊瘤),小的,黄色或肤色的囊肿和丘疹[319,2087]。多发性脂囊瘤病

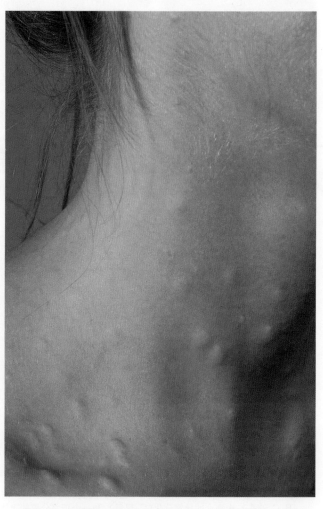

图 3.61 脂囊瘤。多发性脂囊瘤发生在上胸壁和颈部,多数为黄色或肤色的囊肿和丘疹

变数量从几十到几百不等。大多数不到 1cm，大小从 2mm 到 3cm 不等。病变最常出现在青春期；在一组包括 64 个病例的报道中，平均年龄 26 岁[449]。好发部位为躯干上部，尤其是胸壁和颈部，但也可以累及头皮、面部、腋下、背部、四肢（图 3.61）。极少数时病变局限于面部（面部多发性脂囊瘤）[2183]。虽然通常无症状，很少数情况下囊肿可能发生感染并出现疼痛（多发性化脓性脂囊瘤）[100]。

　　一些多发性病例是常染色体显性遗传，与 17 号染色体上角蛋白 17 基因突变有关[519,1839,2505,2792]。先天性厚甲症 2 型（PC-2）（Jackson-Lawler 综合征）也发现有这个基因的突变。这样看来，角蛋白 17 基因突变是多发性脂囊瘤和 PC-2 的发病基础，表型的交替表达显示各自的特异性突变[519,2505]。极少数 PC-2 病例与 12 号染色体上角蛋白 6b 基因突变（krt6b）有关[1939]。PC-2 是一种常染色体显性遗传疾病，特点是肥厚性甲营养不良、轻度灶性角化性皮肤病、多发性脂囊瘤、出生牙或胎生牙、毛囊角化过度病、角膜营养不良，以及外胚层发育不良的其他特征（图 3.62）[702,1839]。在

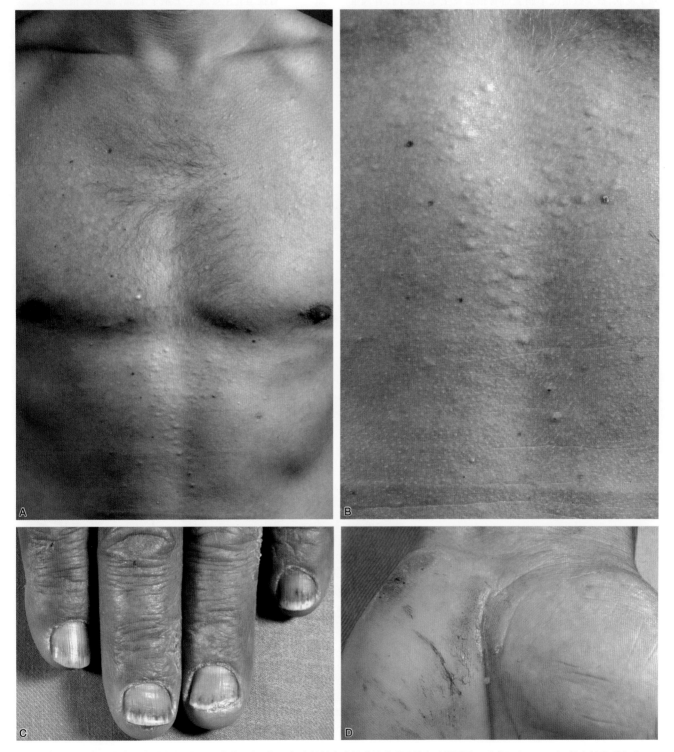

图 3.62　多发性脂囊瘤合并症（A,B），甲营养不良（C）和轻度灶性角化性皮肤病（D）是先天性厚甲 2 型或 Jackson Lawler 综合征典型表现

PC-2 的少症状病例中,一些表型发生变异[519,1328]。至今仍然不清楚所谓的"多发性脂囊瘤伴出生牙"是一个独立的疾病还是 PC-2 的一种变异。在一个中国家系五代中,至少 21 个人有广义多发性脂囊瘤和出生牙,但缺乏其他已经报道的 PC-2 的临床表现[1342]。相同的病例也有其他学者报道[1659]。

极少数情况下,有报道多发性脂囊瘤与家族性汗管瘤、多发性毛母细胞瘤、多发性角化棘皮瘤、肥厚性扁平苔藓、少汗症、甲状腺功能减退症、化脓性汗腺炎和少毛症相关[819,1624]。除了皮肤,极少数情况下脂囊瘤有报道发生于口腔内,有人推测起源于异位的皮脂腺[545,1968]。

组织病理学特征

病变通常位于真皮内,与被覆表皮不连或位于皮下组织。囊壁衬以上皮组织,与正常皮脂腺导管相似,由一层薄的鳞状上皮构成(只有 1~4 层细胞厚)通常没有颗粒细胞或只有很薄的一层,呈灶性。一个典型的特征是在囊壁内壁有致密的锯齿状嗜酸性护膜,也可呈粗齿状或扇形。囊壁通常被折返或包含进去,有大小不等的皮脂腺小叶和个别皮脂腺细胞附于囊壁(图 3.63)。囊腔通常是空的,但有些病例含有细小的胎毛,类似毳毛囊肿中所见到的毳毛、平滑肌细胞或悬浮在脂质介质中的红细胞小球[449,2022,2284,2419]。囊肿通常被薄的纤维组织包绕;但在一些病例中,囊肿周围的真皮组织并不明显。

鉴别诊断

脂囊瘤与其他上皮性囊肿的鉴别诊断通常是很简单的:致密的锯齿状嗜酸性护膜和缺乏(几乎没有)颗粒细胞层是其特征,显示向皮脂腺导管分化,而在其他囊肿中见不到这种特征。在皮肤的活检标本中通常可见到典型的皮脂腺小叶附着于囊壁。所谓皮肤角化性囊肿,见于痣样基底细胞癌综合征,极少散发,与脂囊瘤相似,囊壁有彩缎样内衬,并缺乏颗粒细胞层,但没有典型的皮脂腺小叶[168]。

脂囊瘤和毳毛囊肿之间的关系是有争议的:有学者认为它们是同一种疾病,而另一些主张将两种疾病分开。已经有报道两种病变具有重叠的组织学特征,并有报道脂囊瘤和毳毛囊肿同时发生[24,1807,1958,2680]。

眼睑为脂囊瘤发生的罕见部位,与睑板腺导管扩张和最近提出的睑板腺睑软骨内角化性囊肿有共同之处[1133,1803]。

囊性皮脂腺肿瘤

在最新的世界卫生组织皮肤肿瘤分类中,使用了术语"囊性皮脂腺肿瘤",介绍了一种很独特的与 MTS 相关的皮脂腺肿瘤[1461]。有报道它主要发生于躯干上部,孤立或很少多发,类似毛囊囊肿。虽然没有组织病理学阐述,但描述强调了明显的囊性生长模式作为主要的形态学特征。另外还描述了分化良好和分化较差(实性)的形式。分化良好者是由周边一小层未分化的基底细胞样皮脂腺干细胞,和囊性瘤中心大片的完全分化的空泡状皮脂腺细胞构成,无细胞异型并且只有少量的核分裂象。实性肿瘤主要是由未分化的皮脂腺细胞组成,可见核分裂象和程度不等的细胞学异型[1461]。

毫无疑问,皮脂腺肿瘤的上述表现确实存在的,的确与 MTS 有关[4,2277]。然而著者提出所谓囊性皮脂腺肿瘤并不是一种独立的疾病,只不过是皮脂腺腺瘤和皮脂腺癌疾病谱中形态上的变异,并见明显的囊性结构,在许多病例中这些囊性结构可能是由于大量的全浆分泌而形成的。著者已经观察到很多病变符合世界卫生组织分类中所描述的囊性皮脂腺肿瘤特征,或包含了明显的囊性成分,所以很容易归类于皮脂腺腺瘤或皮脂腺癌(图 3.64~图 3.66)。其中的一些与 MTS 相关的病变表现出其他的组织病理学特征,包括灶性黏液变和肿瘤内及周边淋巴细胞浸润,推测与另外的一些综合征有关(见 Muir-Torre 综合征及 Lynch 综合征的部分)。然而,囊性皮脂腺肿瘤仍然可以用于囊性皮脂腺病变,在这种病变中很难区分低级别皮脂腺癌和皮脂腺腺瘤(这是皮肤皮脂腺肿瘤领域中经典的问题),这增加了发生 MTS 的可能性。相对皮脂腺病变良性与低度恶性的正确分类问题,这可能对患者更重要。有趣的是,与皮脂腺腺瘤和皮脂腺癌相比,在皮脂腺瘤中明显的囊性变是不常见的。尚且存在毛囊中心皮脂腺增生,其囊性结构似乎与先前的毛囊囊性扩张有关(图 3.66)。这些病变罕见,其在与 MTS 的关系方面是否有临床联系目前还不明确。

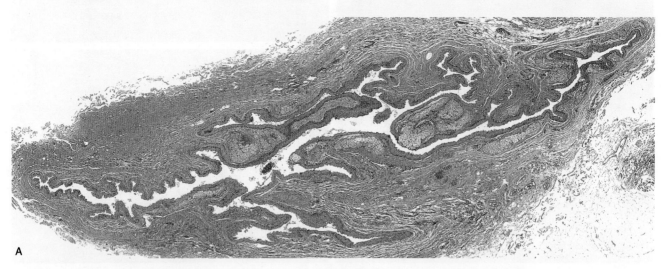

图 3.63 脂囊瘤。囊壁通常被反折(A,B),或包含进去,可见大小不等的皮脂腺小叶和个别皮脂腺细胞附于囊壁。注意颗粒细胞层的缺失和典型的致密的锯齿状嗜酸性护膜(C)

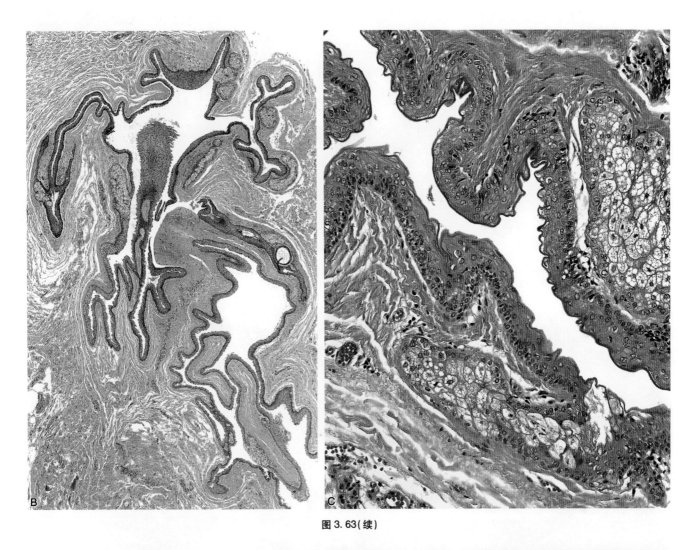

图 3.63(续)

图 3.64 囊性皮脂腺肿瘤。真皮内境界清晰的实性-囊性肿物,局部与上方表皮相连。周边由分化不成熟的基底样细胞构成,中央可见局灶性成熟皮脂腺细胞。囊性结构可能由于显著的全浆分泌而形成(A)。在全浆分泌性物质中"漂浮"着成熟皮脂腺细胞和分化不成熟的基底样细胞所构成的小团块(B),局部黏液样变(C)。出现囊性变的病例通常与 Muir-Torre 综合征有关

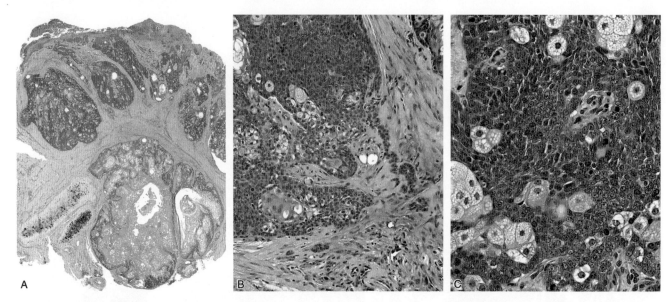

图 3.65 皮脂腺癌中的一部分(下部)出现了明确的所谓"囊性皮脂腺肿瘤"区域(A)。呈浸润性生长方式,结缔组织增生性间质反应(B)。细胞排列致密,多形性改变,可见多个核分裂象,包括非典型核分裂象(C)

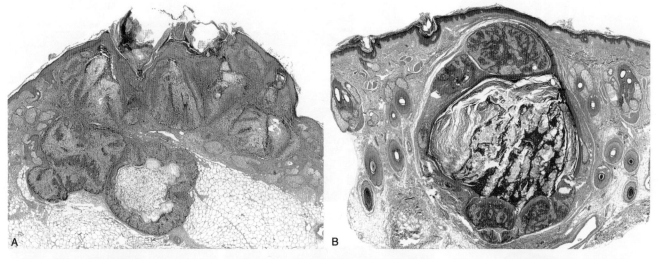

图 3.66 皮脂腺瘤伴囊肿成分(A)。此病例为毛囊中心性病变,皮脂腺腺瘤的残余成分形成了孤立的皮脂腺小叶成分,而囊肿结构则由囊性扩张的毛囊结构形成(B)

(朱建建 译,刘宏杰 校,党林 审)

非肿瘤及错构瘤性改变

Jadassohn 皮脂腺痣

1985 年由 Jadassohn 描述为一种复杂的错构瘤,不仅累及皮脂腺和其他附属器结构,也累及表皮和真皮[945],因此,器官样痣这一名称经常被使用和引用。一些学者把 Jadassohn 皮脂腺痣(NSJ)归为一组表皮痣[945]。该病具有与年龄相关的多种临床及组织学改变。NSJ 非常常见,1/10 万的发病率显然被低估[1429]。Mehregan 和 Pinkus 描述了本病病变的 3 个演化阶段,包括:

■ 婴幼儿期未发育的附属器阶段
■ 青春期附属器及表皮的增殖阶段
■ 青春后期继发的良性及少见的恶性肿瘤阶段[1679]

上述 3 个阶段描述也得到其他学者的支持[51,1825,2565],但继发性恶性肿瘤并不一定会发生。良性附属器增生如乳头状汗管囊腺瘤(SCAP)和大结节状毛母细胞瘤是两种最易发生于 NSJ 的肿瘤[531,2890]。在皮肤附属器肿瘤中 NSJ 是非常重要的一个类型,明确这一点有助于更好理解整个附属器肿瘤。

临床表现

NJS 常出生后发生,易累及头皮、面和颈部,表现为孤立、肤色、光滑、蜡样或黄色无毛发的斑块、斑片或丘疹呈群集融合(图 3.67)。发生于其他部位如肛门生殖器部位较为少见(图

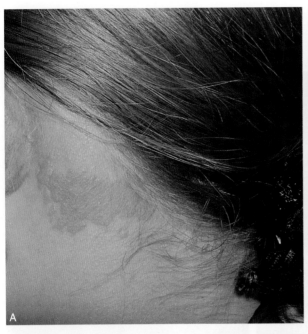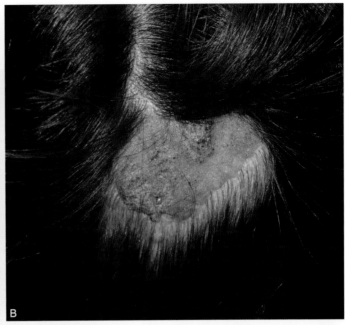

图 3.67　皮脂腺痣。青春期前病变表现为扁平、黄色、不规则斑块(A)。青春期后病变呈深色乳头状(B)

3.68)[1238]。病变可呈多种形态,圆形、不规则卵圆形至线形,小的约 1~5cm,大的可超过 10cm(图 3.69),偶尔可呈脑回状外观(图 3.70)[2143]。有时可见毛发颜色的改变[2992]。在青春期病变会呈乳头状隆起,并表现为黄色(皮脂腺增生所致)或出现色素加深。

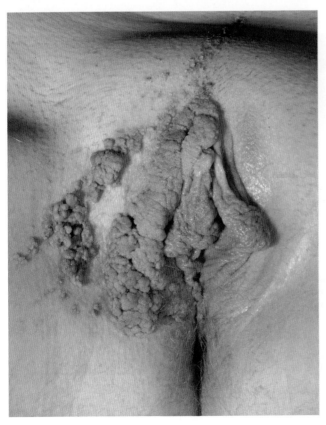

图 3.68　外阴部位的皮脂腺痣

发生于 NSJ 的增生物常于成年阶段出现,多见于 40~50 岁之间,表现为痣基础上出现孤立或数个结节。据估计,10%~20% 的 NSJ 可发生表皮、附属器或间质来源良性或恶性肿瘤[374,531]。单个 NSJ 上发现 2 或 3 个,甚至 4 个经组织学证实的附属器肿瘤并不少见[2557]。色素性结节很可能代表大的结节型色素型毛母细胞瘤(图 3.71)。上述病变可发生于 20~83 岁间各个年龄段。一项系列研究发现女性好发[531]。

乳头状、糜烂、渗出病变在显微镜下很可能是乳头状汗管囊腺瘤(图 3.72)。先天发生者少见,但可见于各个年龄段,平均 39~40 岁[531]。除乳头状汗管囊腺瘤,溃疡性结节还提示恶性肿瘤包括基底细胞癌(图 3.73)、乳头状汗管囊腺癌或皮脂腺癌。过去,毛母细胞瘤常被误诊为基底细胞癌,导致后者在 NSJ 上发生率被高估(超过 10%),但最近的系列研究表明,真正的基底细胞癌仅占 1.5%~3.5%,即使如此,这个数据似乎仍高估了基底细胞癌的发生率。NSJ 基础上发生基底细胞癌的平均年龄为 50 岁[1192,1838]。

发生于 NJS 上的皮脂腺癌常出现于 60~70 岁,好发于女性,男女比例为 1:6[1124,1266]。见于皮脂腺痣发生的任何部位。肿瘤表现为孤立结节或溃疡性肿物,有快速生长史,可孤立发生,常伴随多发良、恶性附属器肿瘤(图 3.74)。在 2 项病例系列研究中,发生于 NSJ 的皮脂腺癌共有 15 例,随访 1~7 年,无 1 例出现复发、淋巴结或远端转移[1124,1266]。有 1 例发生于 NSJ 的耳郭后皮脂腺癌,肿瘤侵袭骨骼、腮腺软组织和小的外周神经[2211]。

乳头状汗管囊腺癌是一种发生于 NSJ 的罕见恶性肿瘤,它的临床表现将在相应章节中讨论。浸润性顶泌汗腺癌罕有发生,无性别差异,可见于 70~90 岁,有淋巴结转移报道[614]。

NSJ 认为是复显性遗传结果,多为散发,家族性病例包括发生于双胞胎者并不常见[700,943,1074,1802]。

NSJ 经常作为一组表皮痣样综合征中的显著特征出现,包括:

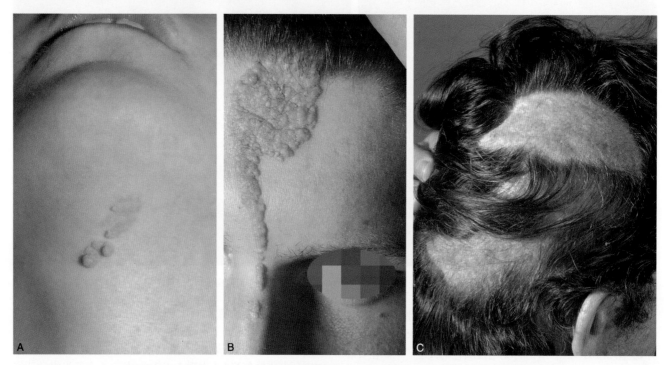

图 3.69 皮脂腺痣。临床变异包括小的群集的乳头状病变(A)、线形(B)和大范围脱发区(C)

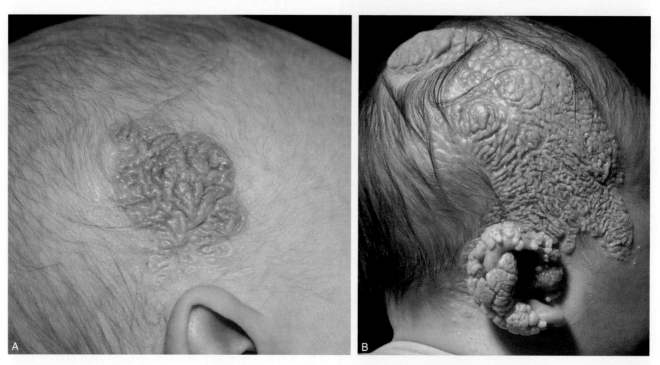

图 3.70 皮脂腺痣呈脑回状(菜花样)外观(A,B)

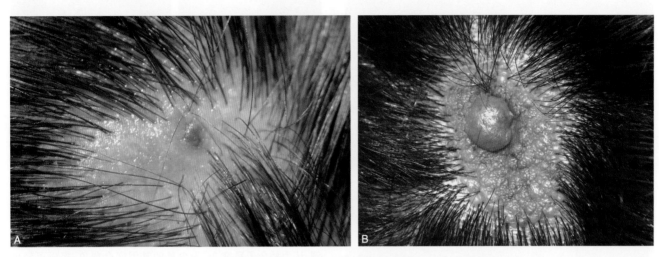

图 3.71 色素性结节(A,B)发生于皮脂腺痣的大结节型色素性毛母细胞瘤

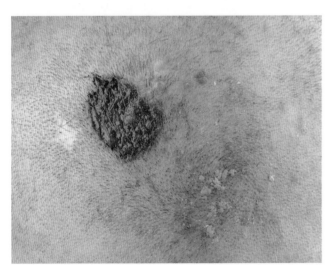

图 3.72 皮脂腺痣基础上的乳头状汗管囊腺瘤

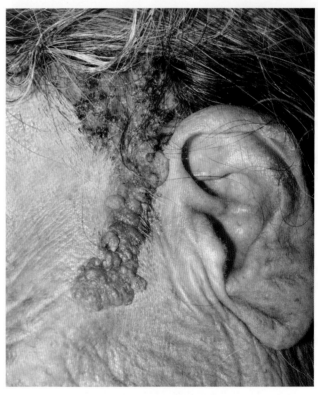

图 3.73 皮脂腺痣上出现溃疡性基底细胞癌

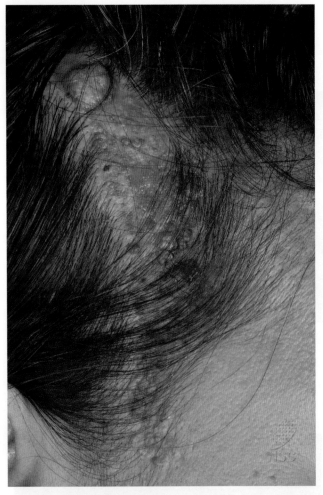

图 3.74 皮脂腺痣上多发肿瘤。上方结节是皮脂腺癌,下方色素性病变是毛母细胞瘤

- Schimmelpenning-Feuerstein-Mims 综合征,或 Schimmelpenning 综合征(OMIM 163200)
- 色素角化型斑痣错构瘤病
- 双胎性皮脂腺发育不良
- SCALP 综合征(皮脂腺痣,中枢神经系统畸形,皮肤角化增生不良,皮样囊肿和色素痣)

上述疾病在临床上会存在一定重叠,对临床医生而言,巨大线状皮脂腺痣是提示内脏病变的线索[557,604,1831,2565]。在上述 4 种综合征中,Schimmelpenning 综合征和色素角化性斑痣错构瘤病较为常见,易于识别。

Schimmelpenning-Feuerstein-Mims 综合征首次由 Schimmelpenning 于 1957 描述。NSJ 常常沿 Blaschko 线广泛分布,典型病变可累及面部和黏膜(图 3.75)。黏膜可累及齿龈、颊黏膜、唇或舌,表现类似于鳞状乳头瘤或线状乳头瘤或局限性纤维瘤样增生[1996,2164,2829]。偶尔,皮肤的线状病变与唇黏膜病变呈连续性,提示沿 Blaschko 线分布的病变可累及口腔相应部位[2828]。其他报道的口腔表现包括牙齿畸形,如先天性无牙症、多发色素性牙齿畸形、腺瘤样牙源性肿瘤、多发复合型牙瘤、双侧上颌骨纤维骨质和复发性颌骨中心巨细胞肉芽肿[254,674,1219,1547,2828]。除皮肤黏膜改变,Schimmelpenning 综合征还可累及中枢神经系统和骨骼肌,眼睛及心脏也可有不同程度受累。本综合征仅见散发病

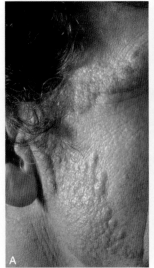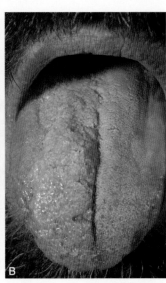

图 3.75 皮脂腺痣合并口腔受累是 Schimmelpenning 综合征的典型特征(A,B)

例,认为是合子后突变,为少见的基因嵌合现象,疾病可轻可重。Schimmelpenning 综合征的皮外表现总结于表 3.1[945]。除上述特征,一项有趣的罕见发现是发生于皮脂腺痣、骨或肺中的血管瘤可产生一种内分泌因子,导致低血磷性佝偻病[82,117,224,552]。发生双侧涎腺腺癌也有报道[214]。

表 3.1

Schimmelpenning 综合征的皮肤外表现[945]

神经系统	智力缺陷
	认知缺陷
	癫痫
	半侧巨脑症
	皮质无脑回畸形、小脑回或巨脑回畸形
	脑膜异位症
	胼胝体发育不全
	脑血管发育不良
	巨脑室
	Dandy-Walker 畸形
肌肉骨骼系统	颅面畸形(半侧面部发育不全、半侧躯体肥大和头颅不对称)
	前额突出
	脊柱侧后凸
	髋关节脱位
	四肢畸形
	低血磷性佝偻病
眼部	眼球皮样囊肿
	缺损
	角膜不透明
	视神经缺损
颌面部	口腔黏膜乳头瘤样增生
	牙齿异常
	颌骨肿瘤(少见)

色素角化型斑痣错构瘤病为 NSJ 联合丘疹性斑痣(雀斑样痣的丘疹型)[1013]。这类患者 NSJ 沿 Blaschko 线分布,而雀斑样痣的表现受年龄影响,或表现为大的咖啡斑(新生儿期)或后期表现为丘疹、斑块,呈斑驳、棋盘状。两种痣可位于躯干同侧、异侧,也可双侧均分布。类似于 Schimmelpenning 综合征,一些患者,除了病变还有神经系统表现(精神缺陷、癫痫、耳聋、偏瘫、运动神经病)和骨骼肌异常(肌无力),也可为眼部异常(眼睑下垂或斜视)[282,1584,1621,2075]。其表型提示孪生现象,即杂合细胞可以产生两种不同的纯合子代细胞[941]。在皮脂腺痣基础上的色素角化型斑痣样错构瘤具有发展为 BCC 潜能,更易发展为维生素 D 抵抗的低磷酸盐型佝偻病;这样的患者具有不常见的皮脂腺痣的临床表现,其皮脂腺痣的中央为红色斑片,外围棕色丘疹,隆起的边界呈现出非器官样表皮痣的特征[920,944]。色素角化型斑痣样错构瘤的患者在簇集痣上有发生黑素瘤的报道[1621]。另外有具有梭形或上皮样色素痣的病例报道[850]。

皮脂腺发育不良定义为先天性皮肤发育不良与 NSJ 并存的一种疾病,病变常相邻发生,孪生现象是本病病变成对发生的病理机制,很罕见,截至 2010 年报道病例不超过 20 例[944]。

SCALP 综合征,很罕见,同时具有皮脂腺发育不良和大的色素痣,截至目前仅有 3 例报道[944,1432]。其他相关的器官异常包括颅骨和脊柱内蛛网膜囊肿及突出的脊索丛。

NSJ 还可伴随其他尚不明确的异常情况[1084,1557,1938]。Regalado[2161]报道一例孕 30 周出生的女婴发生多个头皮肿瘤,病理证实为圆柱瘤(图 3.76),患儿最终在围生期死于肺功能不全。NSJ 伴随异常还包括肺发育不良、肝脾大、前额突出、扁平鼻、脑质低下、双侧大脑梗死、胸腺发育不全、肾上腺增生、局部发育不对称性肾脏、发育不良的子宫和膀胱及其他改变[2161]。NSJ 伴发节段型神经纤维瘤、家族性视网膜母细胞瘤、多发脂肪瘤、脑膜瘤也有报道[1557,1827]。

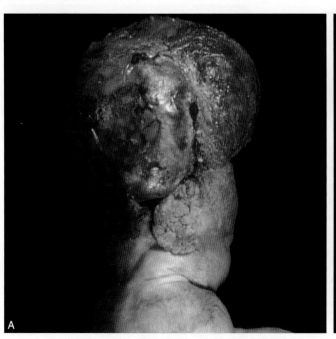
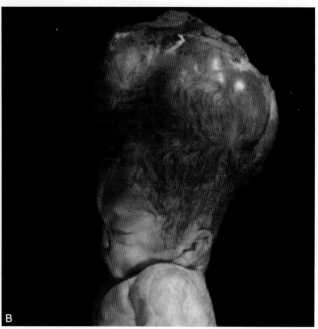

图 3.76 先天性皮脂腺痣伴发巨大头巾状肿瘤。痣见于头部、面部、耳部,表现为橘色、隆起、有皮纹的病变,局部呈菜花样外观

组织病理学特征

尽管"器官样痣"命名提示了其组织结构改变,但附属器结构改变才是主要病变,从根本上讲,所有附属器均可累及,但随年龄不同,每个病例临床表现可不同。

皮脂腺相关改变包括:

- 皮脂腺数目及大小增加
- 皮脂腺的减少或完全缺失;不成熟的皮脂腺
- 皮脂腺小叶直接连接于表皮或毛囊漏斗/皮脂腺开口处
- 皮脂腺小叶中的空洞
- 伴有皮脂腺分化的未分类的小基底样细胞增生
- 合并有蔓套样增生(少见)
- 良性或恶性皮脂腺增生

皮脂腺增生是皮脂腺痣最常见特征,常见于青春期(图 3.77),随着时间逐渐表现为黄色。Jaqueti 等[1140]进一步将皮脂腺增生分为单纯增生型、皮脂腺样增生型和梨形增生型。相反,约 10% 到 25% 婴儿病例,皮脂腺减少或完全缺失[1140,1679]。然而,一些 NSJ 病变既有皮脂腺减少区,也偶有皮脂腺小叶增生区(图 3.78)。

典型的 NSJ 中多处小的皮脂腺小叶或发育良好的增生皮脂腺直接与表皮、毛囊漏斗部相连。本特征也见于各种间质反应中毛囊皮脂腺单位诱导分化,如皮肤纤维瘤伴有基底样细胞巢及典型毛间质形成的初始毛乳头(图 3.79 和图 3.80)。混合皮脂腺和基底样细胞成分经常形成初始导管结构(图 3.81)或呈网状聚集(图 3.82)。在有些病例,小的皮脂腺聚集融合可形成初期皮脂腺瘤。皮脂腺小叶中的空洞是 NSJ 的独有特征,但也许被过分强调了,因为此特征也见于其他不伴皮脂腺痣的皮脂腺病变(见图 3.77)。偶尔可见毛囊中心型增生类似于原发毛囊中心型基底样细胞增生[1495],但现在认为这代表一类蔓套增生的异型[23]。

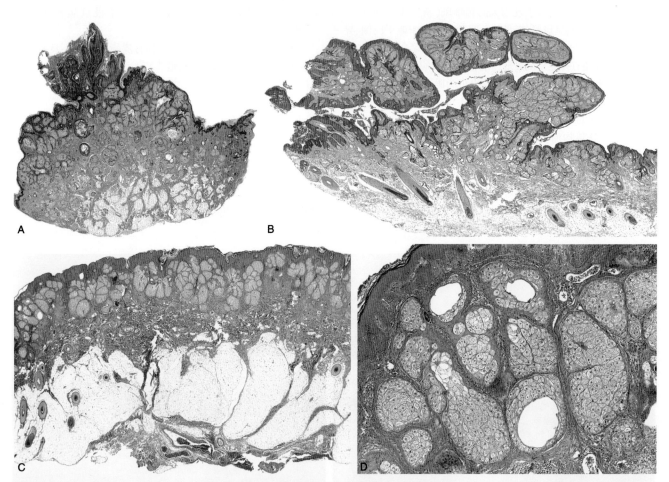

图 3.77 在皮脂腺痣中增生的皮脂腺(A~C)。当合并棘层肥厚和乳头瘤样增生时病变可显著外生性生长(A,B)。皮脂腺空洞(D)

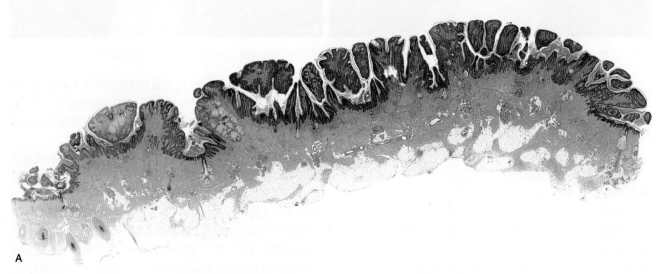

图 3.78 在皮脂腺痣中可出现皮脂腺减少或完全缺失区域(A,B)

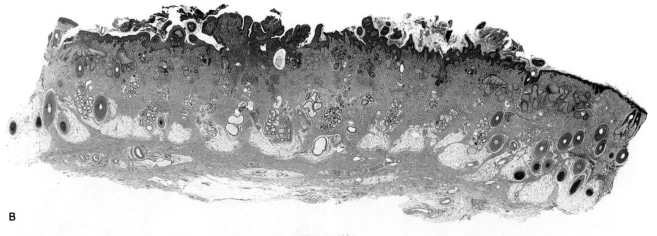

B

图 3.78(续)

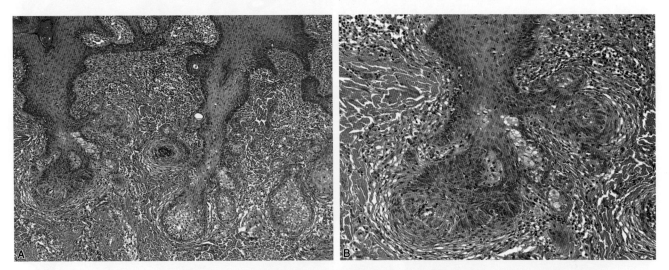

A

B

图 3.79　小的皮脂腺小叶多处直接开口于表皮和毛囊漏斗部,合并有基底样细胞巢,伴随典型毛源性间质形成的初始毛乳头(A,B)

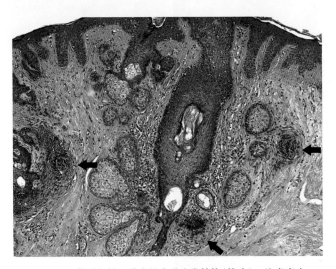

图 3.80　伴随初始毛乳头的多种生发结构(箭头)。注意真皮纤维化

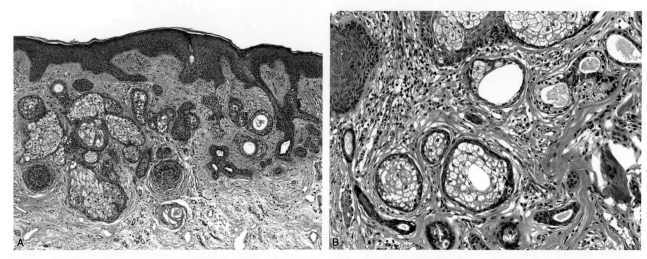

图 3.81   皮脂腺和混有初始导管结构的基底样细胞成分（A,B）

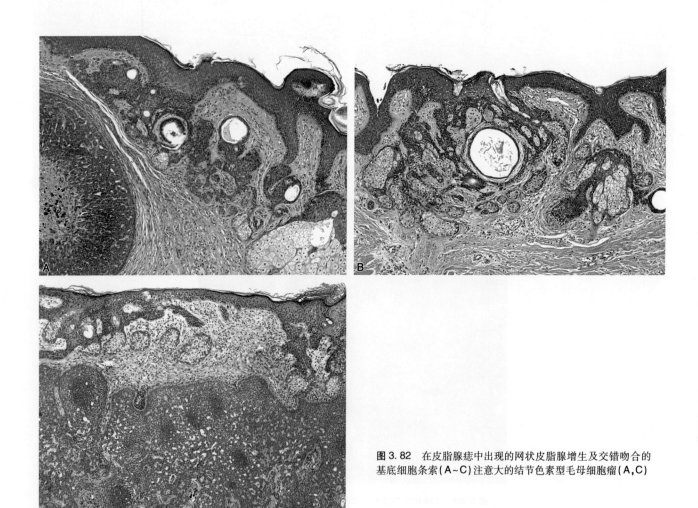

图 3.82   在皮脂腺痣中出现的网状皮脂腺增生及交错吻合的
基底细胞条索（A~C）注意大的结节色素型毛母细胞瘤（A,C）

毛囊相关性改变包括：

■ 病变内缺乏终末毛囊分化

■ 毛囊诱导

■ 毛囊上皮增生

■ 粉刺样扩张孔(罕见)

■ 良性或恶性毛囊肿瘤

因为大多数 NSJ 病变位于头皮,病变中脂肪组织内缺乏终末毛囊是一典型特征及重要的诊断线索(图3.77、图3.78 和图3.83)。该特征见于大多数病例,也是临床病变中毛发缺失的原因。在大量基底细胞样团块(毛囊生发细胞)中可出现毛囊诱导分化,有时伴发毛囊间质增生[171],形成早期的毛母细胞瘤,实际上,一些学者将之归类为毛母细胞瘤。增多的 Merkel 细胞有时排列成簇,出现在这些毛囊间质细胞团中[2379]。NSJ 的动物模型中可见到上述诱导现象[2113]。毛囊上皮增生导致

如下所述的假性上皮瘤样增生或角化棘皮瘤样增生。

外泌汗腺和顶泌汗腺单位改变包括：

■ 增生性变化

■ 化生性变化

■ 扩张

■ 未分类的导管/基底样细胞增生

■ 管腔内钙化(罕见)

■ 良性和恶性顶泌汗腺肿瘤

腺体改变常伴有数目及体积增加的顶泌汗腺,以独立的小叶形式分布,约见于 80% 的 NSJ 病例[2194],这些病变被命名为增殖型,有些学者对此存有异议[1679]。此外,其他一些更为复杂的增生改变包括管腔内桥联、脑回状模式、管腔内微乳头增殖或管腔闭塞的实体导管增生(图3.84)。NSJ 中出现的名称"顶泌汗腺痣""外泌汗腺痣"仅是顶泌汗腺和外泌汗

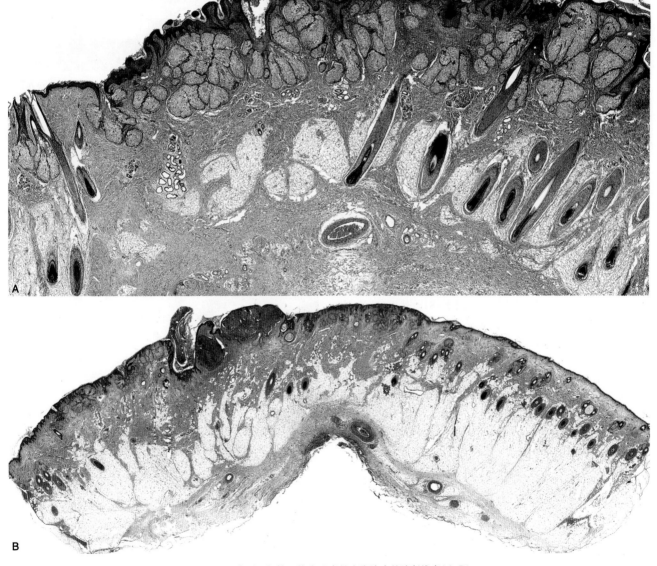

图 3.83 皮下组织缺乏终末毛囊是皮脂腺痣的诊断线索(A,B)

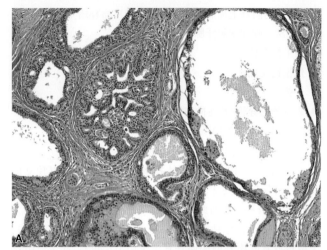

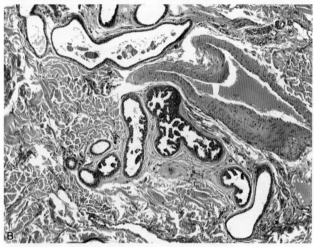

图 3.84　皮脂腺痣中顶泌汗腺/外泌汗腺单位的增生性改变。注意脑回状模式(A)和管腔内微乳头样增生(B)

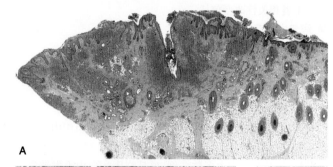

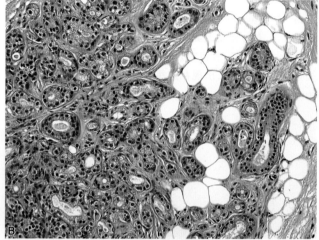

图 3.85　多结节性致密外泌汗腺单位增生伴间质脂肪瘤样化生(A,B)

腺的增生(图 3.85)[1774,2060]。

　　黏液样和透明细胞改变是组织化生最常见类型(图 3.86)。偶见嗜酸细胞性化生报道(图 3.87)。增生性和化生性改变可共存。Van der Putte[2758]明确约 20% 的 NSJ 病例存在"顶泌-外泌汗腺"(apoeccrine)。实际上,在一些 NSJ 病例中,邻近存在的顶泌汗腺和外泌汗腺提示共同起源(图 3.88)。然而"顶泌-外泌汗腺"存在不符合毛囊-皮脂腺-顶泌汗腺单位胚胎发育理论,外泌汗腺向顶泌汗腺化生更多是一种似是而非的解释[2758]。

　　导管或分泌部的扩张是一种常见现象。扩张合并增生可导致多种临床表现,其中一些非常类似或与管状腺瘤或顶泌汗腺汗囊瘤几乎一致(图 3.89 和图 3.90)。管腔内钙沉积较为罕见[452,1137]。一些 NSJ 病例展现了未分类的、伴有小管腔的基底样细胞增生,是诊断的典型线索(图 3.91)。管腔增生偶呈汗管瘤样表现(图 3.92)。

　　表皮改变包括:
■ 各种类型的棘层肥厚
■ 病毒感染样空泡改变
■ 促结缔组织增生模式
■ 鳞状细胞癌(罕见)

　　出生时,早期 NSJ 的表皮几乎正常或轻度棘层肥厚,进入青春期,棘层肥厚显示出几种独特表现。棘层肥厚常合并乳头

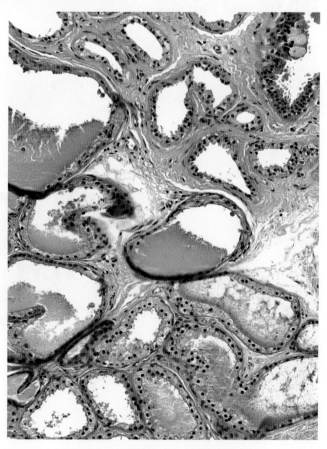

图 3.86　顶泌汗腺杯状细胞的黏液性化生

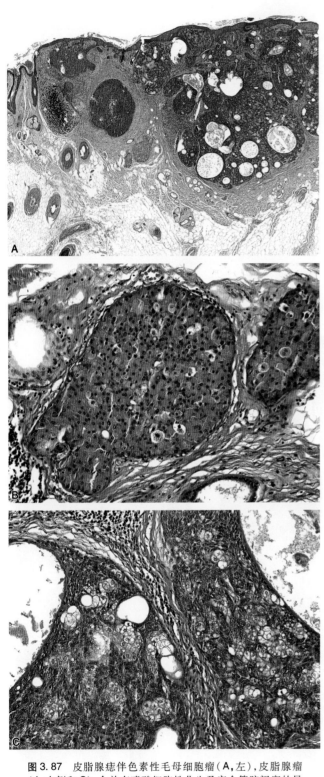

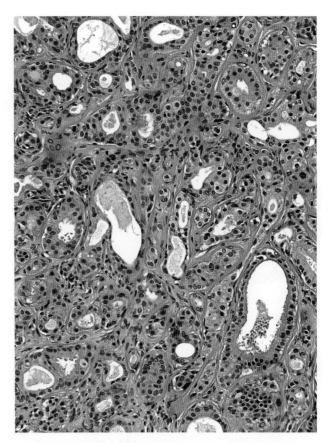

图 3.88 皮脂腺痣中的"顶泌-外泌汗腺"。相邻顶泌-外泌汗腺增生,外泌汗腺向顶泌汗腺化生是一种可能的解释

图 3.87 皮脂腺痣伴色素性毛母细胞瘤(A,左),皮脂腺瘤(A,右侧和 C),合并有嗜酸细胞性化生及完全管腔闭塞的导管增生(B)

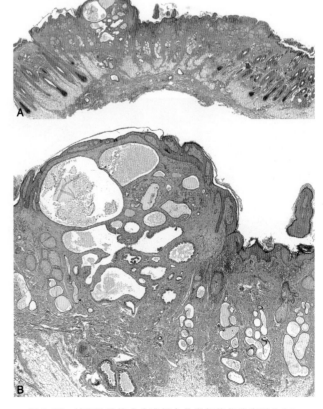

图 3.89 扩张的导管或分泌部合并类似管状腺瘤增生(A,B)。注意缺乏终末毛囊(A)

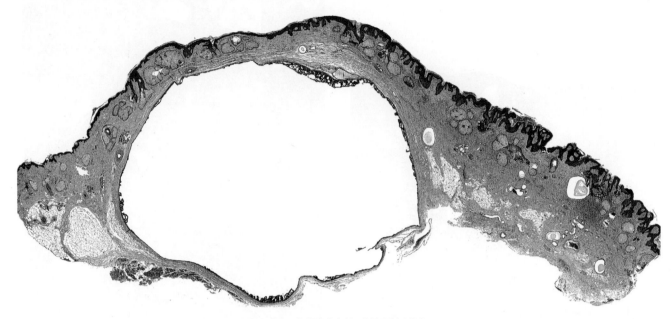

图 3.90 皮脂腺痣中的顶泌汗腺汗囊瘤

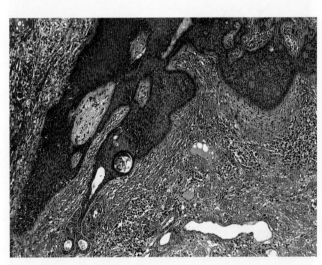

图 3.91 未定类的基底样细胞增生伴小导管腔增生是皮脂腺痣诊断线索

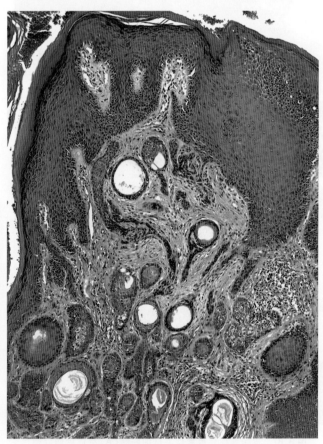

图 3.92 皮脂腺痣中汗管瘤样导管增生

瘤样增生,导致皮赘样外观,其他的表皮改变可类似脂溢性角化病、表皮痣、黑棘皮病、假性上皮瘤样增生和角化棘皮瘤。上述改变的基底细胞色素沉着对应临床表现中的病变颜色加深。极少数病例中皮角也能见到。

联合棘层肥厚、乳头瘤样增生和颗粒层肥厚常形成疣状外观(图3.93),这种情况下,大量的角质形成细胞显示核周空晕围绕多角形深染核,类似空泡化细胞。事实上,这些细胞满足HPV诊断标准,在一些NSJ病例中,已经通过PCR和原位杂交证实HPV的存在(见后)[374]。空泡化细胞常见于紧邻乳头状汗管囊腺瘤(SCAP)的毛囊漏斗部上皮中(图3.94)[374]。少见的改变为棘层肥厚合并促结缔组织增生(图3.95)。

间质改变包括:
■ 纤维化或间质纤维增生
■ 血管扩张
■ 脂肪瘤样化生/脂肪替代性增生(罕见)

■ 化生性骨形成(极为罕见)
■ 滑膜化生(极为罕见)
■ 髓外造血(极为罕见)

除了常见的皮肤纤维瘤,间质改变在NSJ并不突出,且相对少见。有学者观察到一例发生于外阴NSJ的患者,具有显著弥漫的卵圆形至梭形细胞的间质增生,值得注意的是,这些包含有大量原始毛囊的成分显示逐渐向毛乳头转化,代表特定毛囊间质的过度增生(图3.96)。少见情况下,一些成熟脂肪细胞丛存在于真皮网状层,提示脂肪瘤样化生或脂肪组织替代增生。脂肪瘤样成分与导管增生密切相关。有报道一例部分切除的皮脂腺痣导致滑膜囊化生[2570]。也有骨化生的报道[511]。一例具有不成熟脂肪细胞的NSJ,出生时出现血管扩张和髓外造血,4月大时消退[1629]。一例报道为先天性头皮错构瘤,具有脑膜上皮、皮脂腺、肌细胞及不成熟的腺样成分,其表现提示NSJ[722]。

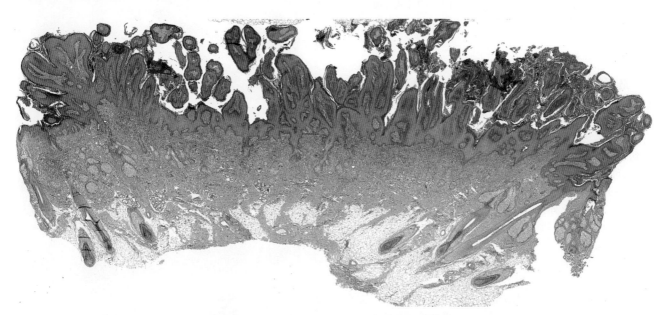

图3.93　皮脂腺痣中棘层肥厚及显著的乳头瘤样改变

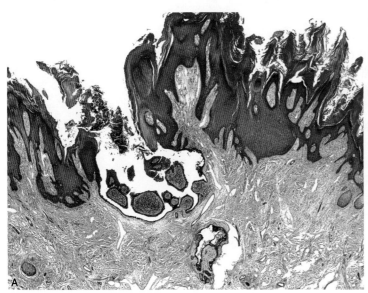

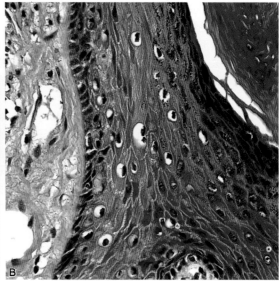

图3.94　皮脂腺痣中乳头状汗管囊腺瘤邻近的毛囊上皮伴有空泡改变(A,B)

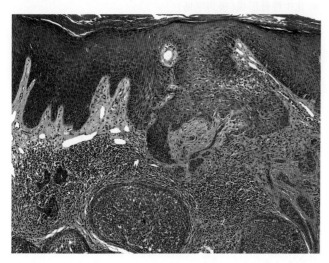

图 3.95 表皮棘层肥厚和促结缔组织增生样鳞状上皮穿插入下方毛母细胞瘤

继发于 NSJ 的肿瘤

最常见继发于 NSJ 的良性肿瘤是乳头状汗管囊腺瘤（SCAP）和毛母细胞瘤。尽管来自 Helwig 和 Hackney 的一篇关于 SCAP 的著名文章表明[1004]，仅有 30% NSJ 病例中有 SCAP 伴发，依据著者经验，医生每次遇到 NSJ 患者都应想到 SCAP 的可能。SCAP 常伴广泛显著的表皮增生和鳞状化生，可以累及浅部，也可累及肿瘤深处导管部（图 3.97 和图 3.98）。SCAP 的深层导管部病变可类似乳腺硬化性腺病（图 3.99）。此外，显著增生性改变可导致筛孔状外观（图 3.100）。有报道 SCAP 的真皮内导管部可向皮脂腺分化[2778]。

发生于 NSJ 的毛母细胞瘤最常见的类型是巨大结节型（图 3.101），常有色素，色素沉着不仅分布于肿瘤细胞，也可见于邻近真皮。尽管命名为巨大结节型，一些其他模式也可在局部看到，包括网状、花边状、脑回状、圆柱状。囊性扩张和淀粉样沉积也有报道[1192]。鳞状化生偶尔表现为桑椹样或较多不规则岛屿状，间质可为脂肪瘤样化生。辨识这些肿瘤为毛母细胞瘤的依据是典型毛囊间质，后者由卵圆形成纤维细胞形成初始毛乳头，和/或梭形成纤维细胞构成的纤细胶原纤维束组成（图 3.102）。过去，这些肿瘤误诊为 BCC，但是著者认为，严格区分 BCC 和毛母细胞瘤是很困难的，这些肿瘤在形态学上具有谱系关系。

其次常见的肿瘤是外毛根鞘瘤（图 3.103）[2260]，常常与 SCAP 伴发（图 3.104）。依据著者的经验，发生于 NSJ 上的外毛根鞘瘤组织病理学的特殊性包括：促结缔组织增生、显著的肿瘤内透明样物质、显著的鳞状化生、局部导管分化及少见的生长模式（图 3.105 和图 3.106）。此外，一些病变表现为混合模式，部分由基底样细胞（毛囊生发细胞）构成，表现为基底样细胞和透明细胞间的突然或逐渐转化，两种结构及转化区中均含有色素。基底样或毛鞘样部分也可见到鳞状化生（图 3.107）。病变中的基底样细胞结构呈 Ber-EP4 阳性，而外毛根鞘瘤区域为阴性。继发于 NSJ 上的毛囊肿瘤为增生性外毛根鞘瘤、钙化上皮瘤和毛囊漏斗部肿瘤（图 3.108）[865,2138,2565]。有趣的是，

在 NSJ 中一些良性附属器肿瘤罕见或从不发生，如螺旋腺瘤、圆柱瘤和螺旋圆柱瘤。

Shapiro 等报道一例诊断为螺旋腺瘤的病例，主要由伴有嗜酸性透明物质的基底样细胞岛组成，但是缺乏螺旋腺瘤中必备的淋巴细胞成分。同样，Turhan-Haktanir 等[2717]报道一例发生于 NSJ 上的螺旋腺瘤，也令人感觉可信度不足。Regalado[2161]

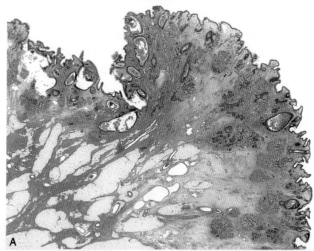

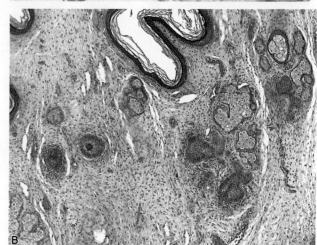

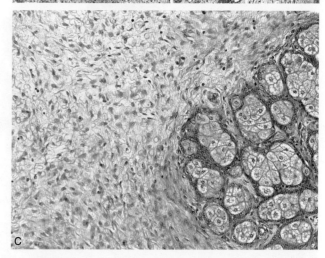

图 3.96 外阴皮脂腺痣具有显著的弥漫性的卵圆形到梭形细胞的间质样增生，与大量原始毛囊乳头相连，呈现毛囊间质的过度生长

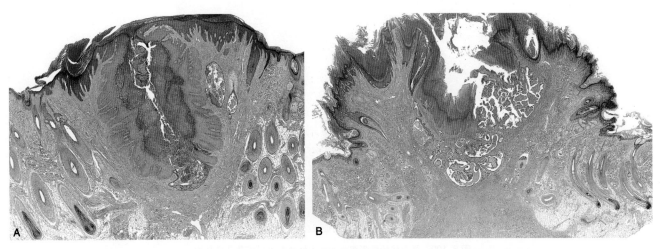

图3.97 继发于皮脂腺痣基础上的乳头状汗管囊腺瘤常伴有显著广泛的表皮增生和鳞状化生(A,B)

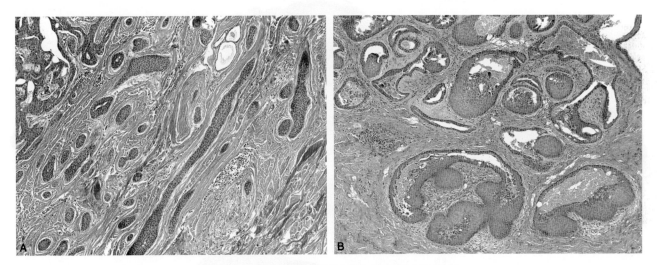

图3.98 乳头状汗管囊腺瘤真皮部分出现鳞状化生(A,B)

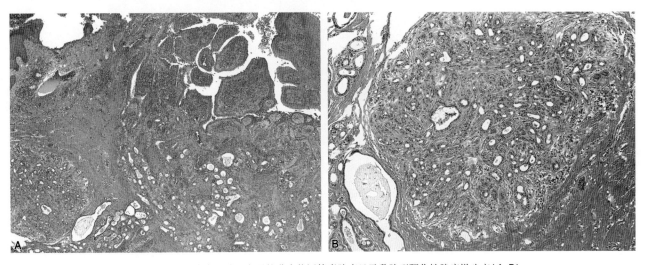

图3.99 皮脂腺痣基础上出现的乳头状汗管囊腺瘤显示乳腺型硬化性腺病样改变(A,B)

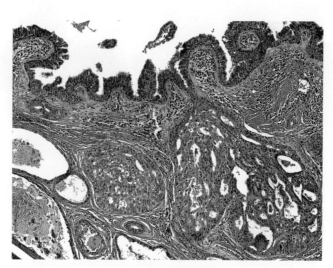

图 3.100 乳头状汗管囊腺瘤的增生性改变可形成菜花样结构

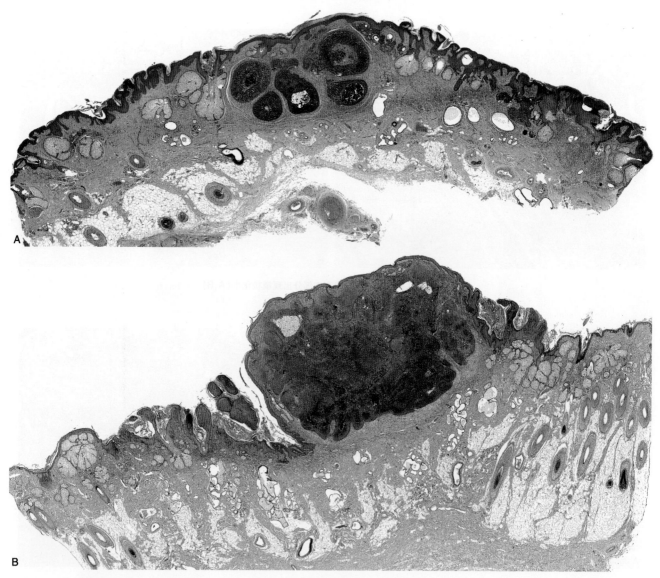

图 3.101 皮脂腺痣基础上发生的大的结节型毛母细胞瘤,肿瘤常有色素(A,B)。同乳头状汗管囊腺瘤,大的结节型毛母细胞瘤也是继发于皮脂腺痣的最常见的良性附属器肿瘤

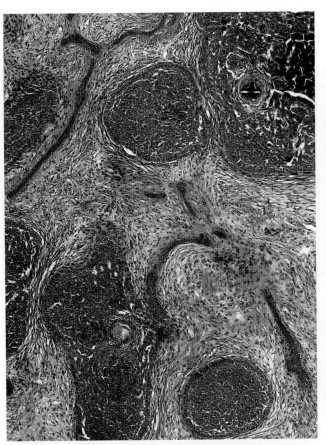

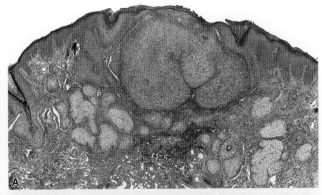

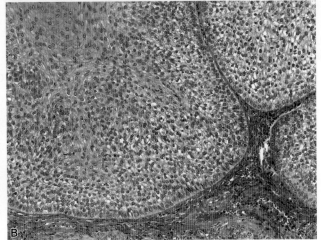

图 3. 102　高倍镜下毛母细胞瘤。注意显著的特殊毛囊间质和肿瘤内色素沉着

图 3. 103　皮脂腺痣基础上发生外毛根鞘瘤（A，B）

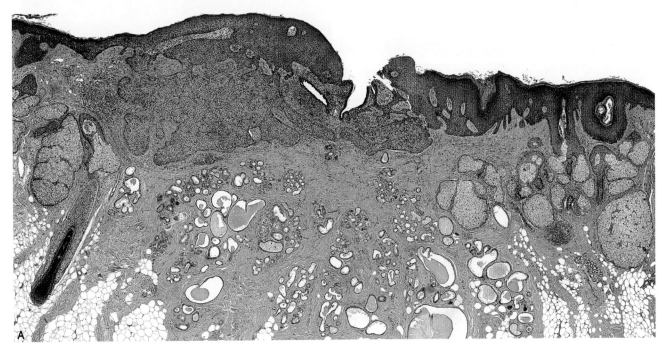

图 3. 104　外毛根鞘瘤合并乳头状汗管囊腺瘤。注意显著的肿瘤内透明物质沉积（A～C）

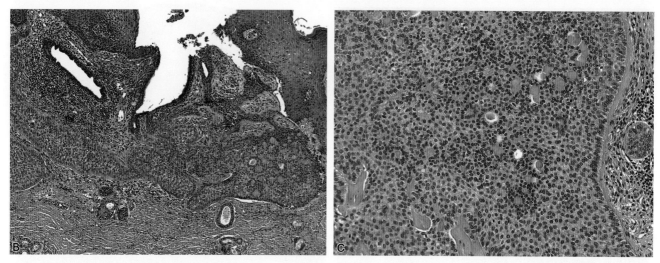

图 3.104(续)

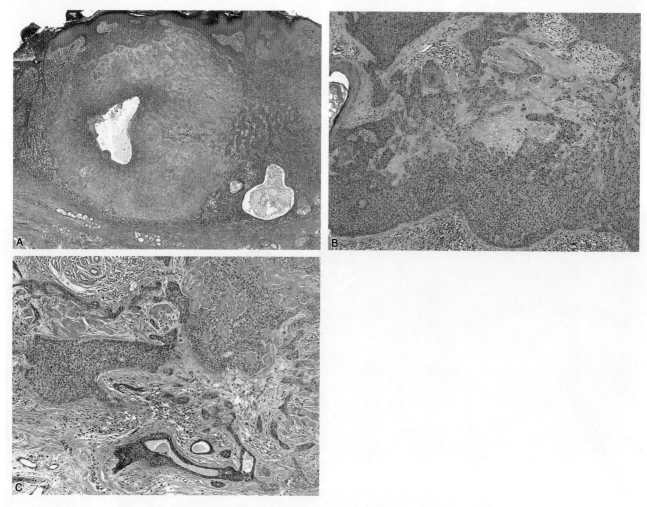

图 3.105 皮脂腺痣基础上发生的外毛根鞘瘤常促结缔组织增生(A,B),并显示导管分化(C)

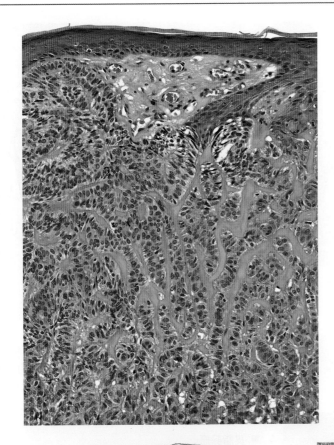

图 3.106　伴皮脂腺痣的外毛根鞘瘤呈现少见的小梁状生长模式

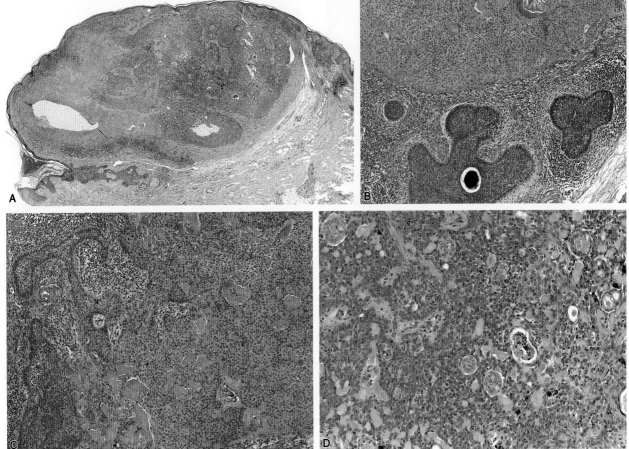

图 3.107　类似外毛根鞘瘤苍白区和基底样细胞（毛囊生发细胞）区构成的混合性肿瘤，在两种成分间具有突然和逐渐过渡（A~D）。注意色素（D,E）和促结缔组织增生性间质（F）

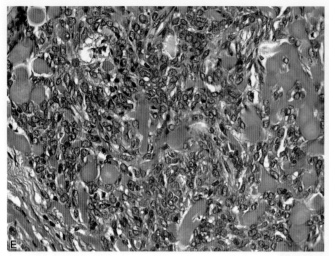

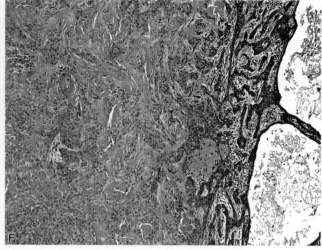

图 3.107(续)

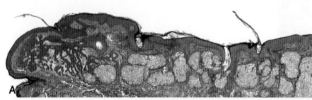

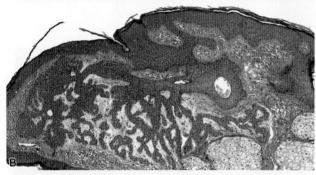

图 3.108 皮脂腺痣基础上罕见出现的毛囊漏斗部肿瘤（A,B）

报道的唯一一例多发性圆柱瘤发生在前文中所述的头巾区病变上。汗孔瘤发生也较少见。Lin 等[1523]报道的透明细胞型汗管瘤实际上代表了一种汗孔瘤亚型，称之为透明细胞真皮导管瘤，其特征被 Rütten 等[2279]详述。

毛囊囊肿是 NSJ 的罕见特征，漏斗部囊肿和毛鞘囊肿均有报道。Cribier 等[531]在 596 例 NSJ 中发现 19 例具有表皮样（漏斗部）囊肿。偶尔，这些囊肿局部表现为疣状，内壁细胞呈空泡化改变（图 3.109）。杂合囊肿罕见[1786,2565]。Steffen 和 Ackerman[2565]报道在 NSJ 中存在多发脂囊瘤。皮脂腺瘤是最常见的皮脂腺肿瘤，依著者经验，它既可散布，也可呈少见的器官样模式，如迷宫样/窦状、波纹样或类瘤样[1266,2565]。相反，皮脂腺瘤伴顶泌汗腺分化更为常见[1966,2634]。带有显著囊腔改变的皮脂腺瘤也有描述[2565]。

继发于 NSJ 的肿瘤与原发肿瘤一致，可直接诊断。然而，一些罕见病例具有少见的病理模式，导致诊断困难。这些病例见于"NSJ 基础上发生的少见肿瘤图谱"[52]。

这些肿瘤中明显的特征是促结缔组织增生，类似于结缔组织增生性外毛根鞘瘤，但细胞成分不同（图 3.110 和图 3.111）。

此外，在 NSJ 背景上出现肿瘤向毛囊皮脂腺单位的多向分化[1763,1883]。

发生于 NSJ 上的恶性肿瘤罕见，其发生率的估算较为复杂，事实上目前诊断为毛母细胞瘤，在过去诊断为基底细胞癌。此外，多数文献所描述的发生于 NSJ 的恶性病变过于关注于此，因此恶性病变的发生率在 1% 左右[531]。

发生于 NSJ 上的恶性肿瘤包括：

■ 皮脂腺癌
■ 基底细胞癌
■ 鳞状细胞癌
■ 乳头状汗管囊腺癌
■ 顶泌汗腺癌

良恶性增生可同时发生，两种恶性增生也可同时出现在 NSJ 病变中，如皮脂腺癌和乳头样汗管囊腺癌已有报道[1214,1266]。皮脂腺癌显示肿瘤的所有结构和细胞学特征及不同程度的皮脂腺分化。恶性肿瘤区域紧邻良性外观的皮脂腺瘤，这种转化可经 P53 免疫组化标记明确，恶性肿瘤区域过表达 P53 而良性皮脂腺区域低阳性率表达[1124]（图 3.112）。

有报道大结节或小结节型基底细胞癌。与毛母细胞瘤不同，肿瘤旁间质稀疏或缺失，并呈浸润型生长。然而，也有学者观察到介于两者之间的基底样病变，提示两者在形态学上具有谱系的可能。乳头状汗管囊腺癌无一例外与 NSJ 相关或来源于之前存在的 SCAP[1289]，读者可在相关章节中进一步了解其详细的组织病理学特征。

鳞状细胞癌罕见，之前认为发生于 NSJ 上的 SCC 被重新认定为假癌性增生[629,2016,2890]。罕见有报道乳头状汗管囊腺瘤侵袭性发展出现高或低分化的 SCC。顶泌汗腺癌的特征性表现呈实性岛屿状、筛孔状和带有管腔内顶浆分泌的多形性细胞[614,1127]。

正如发生于 NSJ 上的一些良性增生无法确定归类一样，一些恶性增生也仅仅描述为"附属器肿瘤"或"复杂附属器肿瘤"，这包括含有基底样细胞但缺乏典型的外周栅栏状外观、显示鳞状分化，细胞排列为上皮样、骨小梁样或其他的间变性病变[614,1127,2639]。

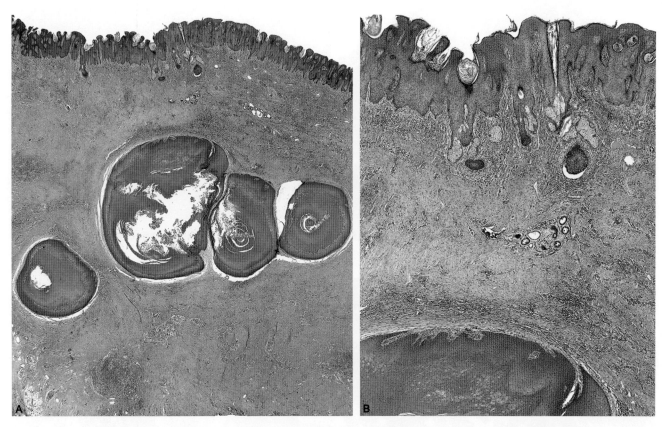

图 3.109　皮脂腺痣上发生的毛鞘囊肿 (A)。注意外观上不规则囊壁类似于疣状囊肿 (B)。上皮细胞可见空泡化细胞 (未显示)。还有真皮纤维化,伴有附属器诱导的表皮增生

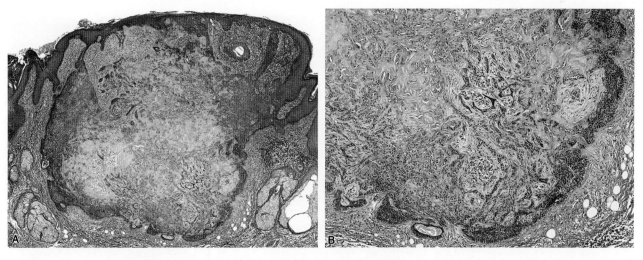

图 3.110　一些发生于皮脂腺痣内部的肿瘤不易分类,尽管大部分由基底样细胞构成,在此描述为类似结缔组织增生型外毛根鞘瘤 (A,B)

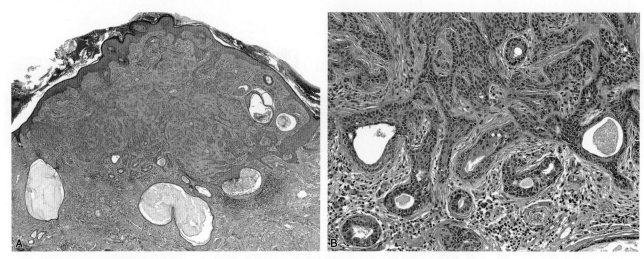

图 3.111   难以归类的促结缔组织增生性肿瘤,部分区域类似结缔组织增生性外毛根鞘瘤。类似乳头状汗管囊腺瘤,具有管腔肌上皮细胞的导管/腺管及富集浆细胞浸润也可见到(A,B)

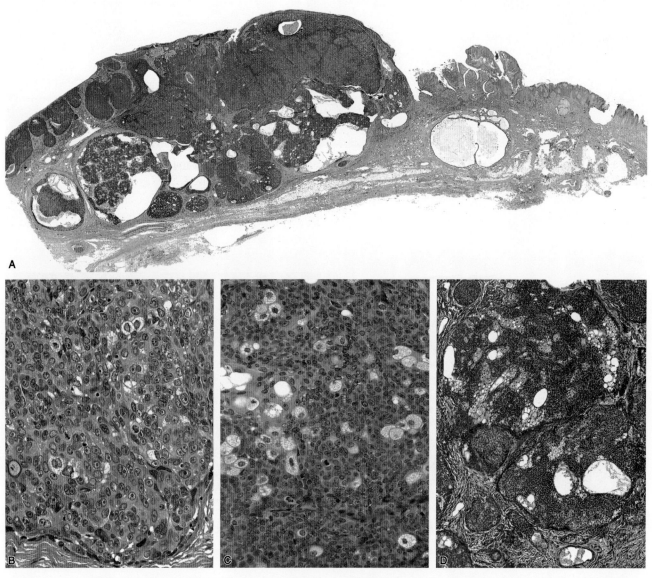

图 3.112   皮脂腺痣中发生的多种肿瘤包括皮脂腺癌[左侧浅表病变(A)和高倍镜下观(B,C)]紧邻皮脂腺瘤[真皮深部病变(A)及高倍镜下观(D)]和乳头状汗管囊腺瘤[右侧病变(A)]

除附属器肿瘤,NSJ 中也有间叶(毛发平滑肌瘤[335,2417])和色素细胞性病变发生的报道[1759]。此外,还报道过一例 NSJ 合并幼年黄色肉芽肿[419]。

分子生物学

NSJ 的发病机制认为是遗传嵌合现象[2602],但是引起临床表现的特定基因尚不明确。Xin 等在 NSJ 上通过显微切割基底样细胞、连同表皮的成熟皮脂腺,以研究标本中位于 9q22.3(D9S15、D9S252、D9S287 和 D9S303)多种分子学标志,检测到 PTCH1 基因的杂合丢失。20 例标本中,有 8 例(40%)显示至少一个位点的杂合缺失[2927]。然而,在发生于 NSJ 上的大的结节状毛母细胞瘤研究中,并未发现 PTCH1 突变[919,2626]。Carlson 等[374]采用 HPV 引物 MY 09/11 和 GP 5/6 进行 PCR 检测 HPV16e 特异性基因 L1、LCR、E2 及 E6,在 44 例 NSJ 病变中有 82% 检测到 HPV DNA。超过一半的病例里包括生殖器黏膜检测到 HPV 各型(HPV 6、16 和 33)及疣状表皮发育不良相关 HPV 型如 5、8、15、20、22、24、36、37、38 和 80,及大量潜在的新的 HPV 型。在不到一半病例中,发现有 2 种或少数 3 种 HPV 的共同感染。未发现 HPV 检出率与年龄及继发肿瘤有关。显色原位杂交显示 HPV DNA 位于表皮棘细胞、毛囊漏斗部、峡部角质形成细胞及增生的皮脂腺、导管上皮细胞核内,点状分布模式提示病毒整合到 NSJ 中。在 NSJ 继发肿瘤的研究中,采用 PCR 方法进行 HPV 检出率如下:毛母细胞瘤 9/9(100%),外毛根鞘瘤 7/9(78%),皮脂腺瘤 2/2(100%),角化棘皮瘤 2/2(100%),脂溢性角化 1/1(100%),以及顶泌汗腺囊肿 1/1(100%)[374]。

鉴别诊断

由于多样的组织病理学改变,NSJ 的鉴别诊断非常广泛,因此,不必详述所有鉴别诊断,著者更愿意罗列识别这类疾病的诊断线索,包括如下:
■ 年轻人中皮脂腺增生显著
■ 缺乏终末毛囊
■ 无潜在间叶性病变的基础上出现显著的表皮和附属器诱导
■ 附属器型的病变难以归类或混合或具有多向分化特征
■ 在一个孤立的病变中具有超过一个的附属器肿瘤,尤其在邻近区域伴有 SCAP、大的结节型毛母细胞瘤和外毛根鞘瘤。

皮脂腺增生

皮脂腺增生是一相对常见的病变,由过度增生的良性皮脂腺小叶构成。当病变持续存在时,倾向于良性肿瘤而不是增生性病变,可见于多种疾病中,包括 NSJ、附属器诱导等。

临床表现

皮脂腺增生表现为小的(1~5mm)、不对称、孤立或多发的

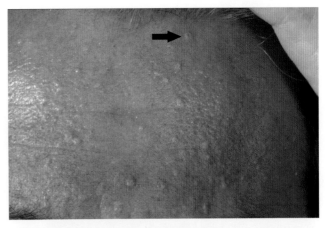

图 3.113　发生于一位老年人面部的皮脂腺增生,多发小的、肤色丘疹,一些具有中央凹陷(箭头所示)

肤色丘疹,易发生于老年人面部(尤其前额及颊部)。皮疹中央凹陷(图 3.113),少见临床表现包括线状或条带状排列[708],泛发型[2357],巨大型(直径超过 1cm)[1232,1403],发生于年轻人、具有家族史[272,634]的病例。皮脂腺增生也见于器官移植受体(肾脏、心脏、骨髓),并显示出与环孢素作用有关[278,563,1995,2302]。除环孢素,其他药物如活性抗逆转录病毒治疗也认为参与本病发生[2464]。病变也可见于 MTS 患者,尽管不作为特征病变,但可与皮脂腺腺瘤或皮脂腺癌伴发[676,1563]。显著增生的皮脂腺是肥大性酒糟鼻的症状。

面部以外区域的皮脂腺增生也有报道。锁骨旁串珠线认为是皮脂腺增生的亚型,更常见于深色皮肤人群,表现为在锁骨上下区域的多发细小、无症状、肤色至淡黄色丘疹,沿皮纹呈串珠样紧密平行排列[619,733,765]。锁骨旁串珠线也被报道发生于接受免疫抑制剂的肾移植患者[1470]。皮脂腺增生少见于肛门生殖器部位,在阴茎部位,可累及 Tyson 腺或位于附近。有报道 2 784 例女性外阴部位皮脂腺增生可表现较为显著的线状病变,表现为双侧大小阴唇直径可达 2.5cm 息肉状皮疹,也可伴有阴阜处小病变[143,1590,1982,2224]。一个巨大(4~5cm)的累及右侧小阴唇的病例被报道[599]。不像常见的老年面部经典皮脂腺增生,外阴病变常出现在年轻女性(19~37 岁)。

眼睑及泪阜的皮脂腺也可增生。眼睑受累常发生于中老年人群,表现为一个或更多棕黄色丘疹或弥漫眼睑增厚。泪阜受累表现为小叶状黄色病变。皮脂腺增生很少累及皮脂腺异位区域,包括口腔(Fordyce 点),乳晕(Montgomery 结节),阴茎(Tyson 腺),或子宫颈(见"皮脂腺异位及相关病变"章节)[545,546]。

组织病理学特征

本病特征性表现为各种附着于毛囊的成熟皮脂腺(圆、卵圆、梨形),皮脂腺小叶数目及大小均增生,毛囊漏斗部常扩张,含有角质碎片、细菌及毳毛。在组织标本中,经常可看到围绕单个毛囊不同程度的皮脂腺单位增生(图 3.114),增生的皮脂腺有时紧邻表皮,很少会延伸到真皮深部,表皮会轻度增生,有时病变类似于脂溢性角化病。

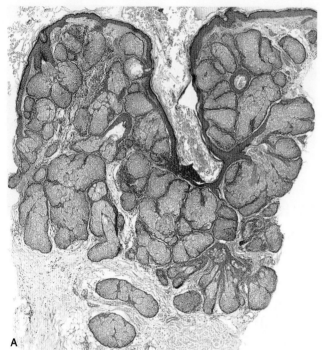

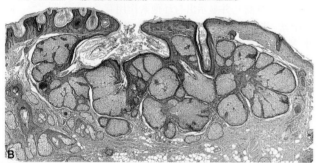

图 3.114　皮脂腺增生。大量不同大小、形状的成熟皮脂腺小叶连接到毛囊,扩张的毛囊漏斗部形成临床可见的中心凹陷(A)。可累及多个毛囊,注意表皮增生,类似于脂溢性角化病(左侧上方,B)

鉴别诊断

一些毛囊中心型皮脂腺腺瘤与皮脂腺增生重叠,明确皮脂腺细胞的嗜酸性胞质及毛囊上皮被皮脂腺成分替代是诊断皮脂腺腺瘤的线索,其他特征是生发细胞的增多。在酒渣鼻中皮脂腺增生可伴有间质向脂肪化生,其表现可模仿所谓的毛囊皮脂腺囊性错构瘤(FSCH),该病变完全不同于皮脂腺增生,更可能是毛囊瘤晚期阶段的表现(见"毛囊瘤"章节)。

皮脂腺诱导

皮脂腺诱导发生于伴有毛囊诱导的谱系疾病,认为具有同样的病理机制(参见"毛囊诱导"章节)。

临床表现

常为偶然发现的组织病理改变,不具有明确的临床特征。

组织病理学特征

皮脂腺诱导常邻近毛囊成分,表现为小丛状皮脂腺细胞,偶有皮脂腺细胞的未分化条索(蔓套样分化),或形成完整的皮脂腺小叶,后者经常或至少局部直接附着于表皮,有时具有明确的导管[1177,2466,2565]。诱导的皮脂腺小叶可以显示一定的增生[560,778,2926],呈片状排列(图 3.115)[2179],可随时间消失。如果组织活检中发现原有的毛囊包含诱导增生的皮脂腺,那么原有的皮脂腺也同样是增生的。

鉴别诊断

对于潜在疾病(如皮肤纤维瘤)可直接作出诊断。皮脂腺直接附着于表皮也见于 NSJ、皮脂腺异位,罕见于伴有皮脂腺分化的网状棘皮瘤。

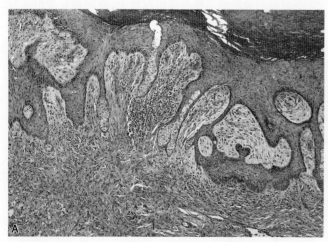

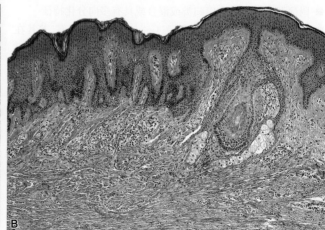

图 3.115　皮脂腺诱导改变包括直接附着于表皮下方的成熟皮脂腺小叶(A)蔓套样分化(B)

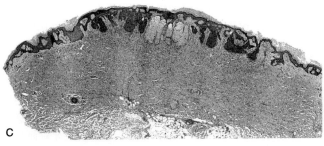
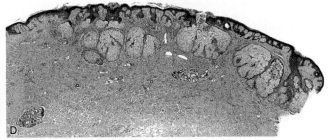

图 3.115(续)　充分形成的皮脂腺(C)和增殖的皮脂腺小叶(D)。注意伴发诱导的毛囊成分(A,C)

（耿松梅 译,薛汝增 校,党林 审）

毛囊皮脂腺囊性错构瘤

这是一个有争议的疾病,有人认为是一个独立的疾病[24,95,1340,2565],另外一些人认为是毛囊瘤末期的一种表现[1461,2381]。确实,从组织学观点上看,如果考虑到毛囊瘤的发展模式,毛囊瘤末期也就所谓的皮脂腺毛囊瘤[2086]和毛囊皮脂腺囊性错构瘤之间是有很明显的共同点的,几乎证实了这3种疾病就是同一概念。在临床方面,有种观点支持毛囊皮脂腺囊性错构瘤为不同于毛囊瘤的一种独立的疾病,即毛囊皮脂腺囊性错构瘤极少数先天发生,而没有先天性毛囊瘤的病例报道(图 3.116)[69,486,2926]。但是,在最近 153 例报道的毛囊皮脂腺囊性错构瘤研究中,没有一例先天性病变[95]。毛囊皮脂腺囊性错构瘤与毛囊瘤组织病理学上的共同点以及它们之间的关系也会在毛囊瘤的那章进行讨论。

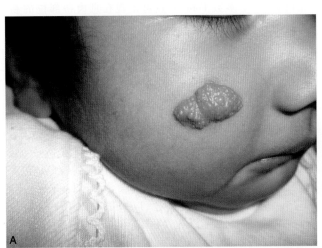
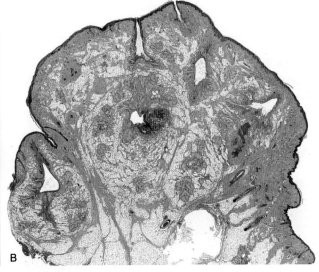
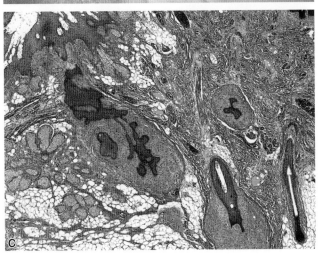

图 3.116　这个婴儿的面颊部病变(A),出生即有,组织病理学特征表现为毛囊皮脂腺增生,被成熟的脂肪组织包绕,间质成分像扩大的毛囊周围鞘(B,C)

（朱建建 译,刘宏杰 校,党林 审）

皮脂腺异位及相关疾病

皮脂腺广泛分布于除了掌跖以外的全身各处。腺体密度根据不同的解剖部位而不同,在额头、面部,背部正中部,外耳道口和肛门生殖器区域最为丰富,而在手背及足背却很少。

传统意义上,异位的皮脂腺发生在口腔(Fordyce 点)、乳头(Montgomery 的结节)和阴茎(Tyson 腺)。前两种情况相当常见,可能代表正常现象,从而质疑术语"异位"的正确性。然而,皮脂腺也有报道在食管[222,1862,2979]及女性下生殖道[200,269,439,620,647,730,900,1104,1279,2221,2245,2266,2474],它们可以被称为狭义的异位。

"异位皮脂腺"也可以用于一个偶然发现的异位皮脂腺和一个位于生长期毛囊球部的皮脂腺导管,认为是发育异常[2707]。从 Fordyce 点及 Tyson 腺的组织发生学来看,认为这些结构在胚胎发育的发展过程与皮肤其他部位的皮脂腺是一样的。在黏膜胚胎学中,皮脂腺的发育与胚胎发育晚期消失的毛囊相关。胚胎学上认为 Montgomery 结节和其他皮脂腺一样,有着相同的发育方式[24]。

Fordyce 点

1866 年,Kölliker 第一次报道了 Fordyce 点(也称为 Fordyce 颗粒或 Fordyce 病),临床上表现为小的,散在的,黄色或白色的丘疹,有时会在近唇红缘的唇部或颊黏膜更容易聚集出现(图 3.117)。其次常见的是牙槽黏膜,舌背,或口腔的其他部位。Fordyce 点似乎很常见,因此可能属于正常现象。报道其发病率为 48%~80%[2565]。

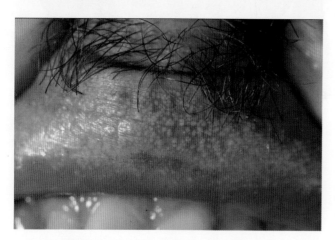

图 3.117　Fordyce 点。唇部出现多数小的黄色丘疹

组织病理学上,它由单个皮脂腺或常位于黏膜下层靠上的少许皮脂腺小叶构成。皮脂腺导管很少见。通常,异位的皮脂腺与毛囊无关(因此而成为独立的皮脂腺),但有时通过像毛囊漏斗一样的管道与被覆表皮相连(图 3.118)。在口腔内包括舌背处的皮脂腺[545,2696],罕见蠕形螨虫感染。皮肤皮脂腺是毛囊蠕形螨感染,而口腔内皮脂腺感染的是皮脂蠕形螨。

口腔内皮脂腺可导致和皮肤皮脂腺相关的相同病变,但是,这样的情况还是少见,报道发生在口腔的有近 30 例皮脂腺增生,15 例皮脂腺腺瘤,和 10 例皮脂腺癌[12,179]。皮脂腺增生通常表现为大小为 5mm 或更小的单个丘疹,而皮脂腺腺瘤和皮脂腺癌表现为大小 1~2cm 的结节。这些疾病好发于 60 岁以上的患者,且没有性别差异。有一例报道发生在口腔内的皮脂腺腺瘤,不是起源于 Fordyce 点,而起源于 Stensen 导管,这种导管为一种涎腺结构,开口于口腔内上颌第二磨牙对面颊黏膜[670]。口腔内的皮脂腺腺瘤和皮脂腺癌在组织学上与皮肤上是相同的。口腔内皮脂腺增生症必须用 Daley 提出的标准进行诊断[546]。包括:

■ 临床上明显且异常的病变,并由活检证实诊断;
■ 一个或多个分化好的皮脂腺,每个腺体包含不少于 15 个小叶。

这些诊断标准甚至比用于诊断皮肤皮脂腺增生症的更严格。口腔内皮脂腺增生很少与口腔内扁平苔藓及良性淋巴组织增生症一起发生(图 3.118)。口腔内皮脂腺肿瘤并不是发生 MTS 的前兆,尽管这一点还没有得到充分的研究。

口腔其他皮脂腺的疾病更少。文献报道了 2 例口腔内单纯的脂囊瘤[545,1968]。有一例报道口腔内息肉合并皮脂腺增生,类似的扭曲和扩张的毛囊皮脂腺病变,有点类似于各种皮肤病变如毛囊瘤末期[2382],皮脂腺毛囊瘤[2086],或毛囊皮脂腺囊性错构瘤[1340]。多数 Fordyce 点可出现在息肉蒂部位的黏膜下层[2629]。

Tyson 腺

Tyson 腺以及它是否真正存在一直都有争议。过去认为它们是包皮垢的来源[485]。阴茎珍珠样疹也就是我们所知的绒毛状乳头状瘤,多呈散在的白色斑点,极少数情况下见于包皮内板及冠状沟,经常被误认为是 Tyson 腺[24]。和 Fordyce 点不同,Tyson 腺不常见。组织病理学上,Tyson 腺和 Fordyce 点相同,常常由单一的皮脂腺构成,通过导管与漏斗部一起连接到上皮表面。没有相关的毛囊存在。

Tyson 腺的增生通常是轻微的。包皮的皮脂腺增生临床上表现为肤色到淡黄色,表面光滑,略带脐凹的丘疹,很少融合[387,662,2061]。呈线性分布(图 3.119)[1405,2784]。在显微镜下,可见略大的皮脂腺小叶数目增加。偶见反应性淋巴细胞浸润[662]。

临床上与 Tyson 腺类似的皮疹可见于女性的小阴唇及阴蒂包皮,它们很可能是这些部位皮脂腺增生引起。

Montgomery 结节

1856 年由 Montgomery 发现,Montgomery 结节位于乳晕处,往往在青春期后明显,呈同心排列的、小的(1~4mm)、散在的、肤色、通常有凹陷的丘疹[24]。这种结节有着不同的外观:它们

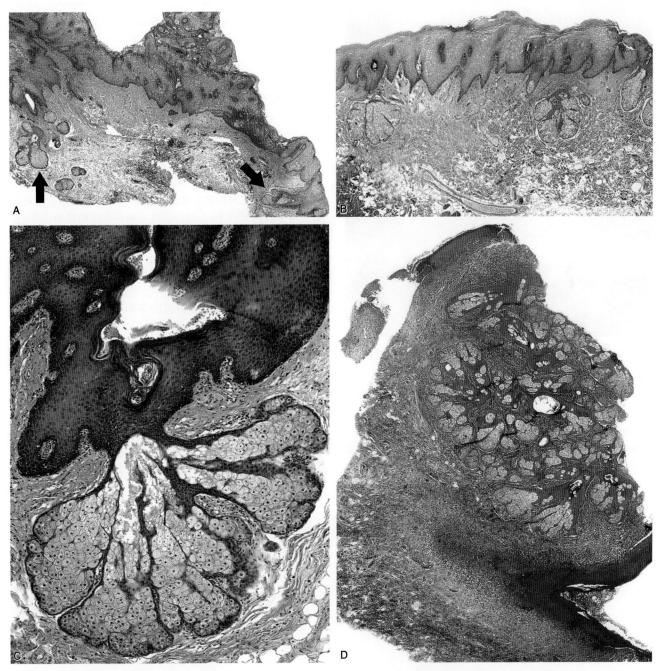

图 3.118　来自颊黏膜的标本(A,B),皮脂腺小叶位于黏膜下层较高位置并部分连接到被覆上皮(箭头)。在(C),皮脂腺出现于来自上唇的标本,注意皮脂腺小叶与毛囊无关,但通过一个类似毛囊漏斗部的通道与被覆上皮相连。口腔内皮脂腺增生合并苔藓扁平苔藓(D)

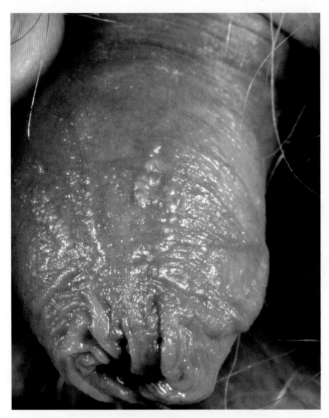

图 3. 119　包皮皮脂腺增生表现为淡黄色、表面光滑、融合的丘疹,在包皮外板呈线状分布

往往在发育成熟及哺乳期女性的乳晕处最明显。极少数情况下,临床上毳毛毛囊明显与相应的结节相连。有时候,靠近乳晕处的皮肤偶尔会发现这种结节[259]。显微镜下,Montgomery 结节由数个皮脂腺小叶构成,与皮脂腺导管相连并通向毛囊漏斗部及输乳管[2504]。毳毛毛囊有时与皮脂腺相连[16]。

乳晕皮脂腺增生症是罕见疾病,男女均可发病。在临床上,

表现为无症状性双侧或单侧乳晕肿胀(图 3. 120)。斑块状病变或单个丘疹不太常见。见于成年人,已发表的报道中,年龄在 35～59 岁之间[142,398,496,692,901,1372,2713]。女性患者,乳晕皮脂腺增生通常与 Montgomery 结节有关,而男性这种关联是有疑问的。Steffen 和 Ackerman[2565]认为男性没有 Montgomery 结节。然而,极少数病例报道了男性乳晕皮脂腺增生呈丘疹样病变,很像 Montgomery 结节[1392](见图 3. 120)。

宫颈和阴道的皮脂腺异位

在女性下生殖道,也就是阴道和宫颈,皮脂腺罕见[269,439,620,647,730,900,1104,2221,2245,2266,2474,2834]。大多数报道认为游离的皮脂腺仅由皮脂腺小叶组成,但有时可以看到包括皮脂腺和皮脂腺导管在内的整个皮脂腺单位[200](图 3. 121)。还可以看到蔓套结构[1279](图 3. 122)。这说明异位皮脂腺和正常(正常位置)皮脂腺一样可能有相似的周期。虽然极为罕见,但有报道子宫颈确实有毛囊[269,439,620,2221,2245],宫颈阴道部可见明显的皮脂腺增生,在阴道镜下出现临床可见的病变(图 3. 123)[1287]。

来源于外胚层苗勒管的皮脂腺和毛囊在组织学发生上并不清楚但非常有趣。据推测,他们可能是后天化生改变,或可能是外胚层胚胎前体的先天性错构[2235]。这种假设成立也是由于在慢性宫颈炎症,继而频繁子宫脱垂,反复宫颈活检,部分宫颈切除,或宫颈息肉形成情况下,出现了皮脂腺毛囊的发育。其他报道的先天性畸形和子宫内异位皮脂腺可能有着与皮肤皮脂腺(包括蔓套阶段)相似的周期,借此来支持先天性错构的理论[1279]。不考虑起源,这些结构的意义在于,它们能引起各种疾病,包括恶性肿瘤。子宫颈异位的皮脂腺可能是极少数报道发生在这个部位的皮脂腺癌起病病因[891,2217,2940]。

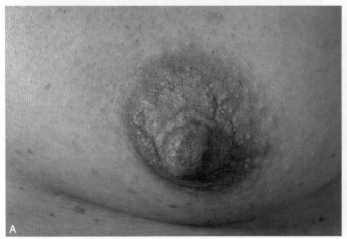
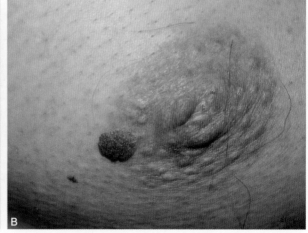

图 3. 120　女性患者乳晕处皮脂腺略增生(A)。认为这种情况与 Montgomery 结节增生有关。男性患者乳晕处皮脂腺增生(B)。在两种情况下,主要局限于乳晕处有明显的多个肤色或淡黄色、融合性丘疹

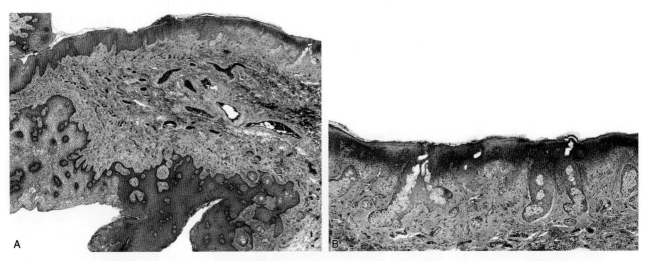

图 3.121　阴道的皮脂腺异位。小的皮脂腺小叶位于黏膜下层,与向下生长的类似于毛囊上段的上皮相连(A,B)

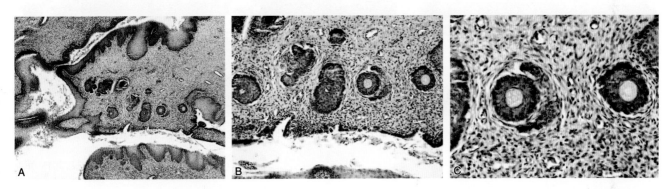

图 3.122　来自 6 周大的女孩的宫颈标本,她有几个先天性异常,包括单颈双角子宫,可见大量毛囊,其中一些是与在横切面中看到的蔓套状结构相连,由条索状嗜碱性细胞在毛囊周围包绕(A~C)

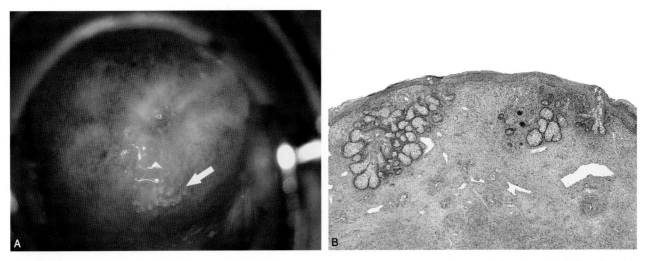

图 3.123　在宫颈阴道部,经阴道镜检查到异位皮脂腺增生,呈小的、簇集的、淡黄色结节(A)。它们位于黏膜下层,由多个大小不等的簇集的皮脂腺小叶构成。左侧视野中有 20 多个皮脂腺小叶,部分连接到皮脂腺导管(B)

皮脂腺分化的其他疾病

除了狭义的皮脂腺肿瘤,皮肤附属器肿瘤的皮脂腺分化是在第5章讨论(肿瘤多向分化)。除了附属器肿瘤,以不成熟和成熟的皮脂腺细胞形式出现的皮脂腺分化极少数情况下见于脂溢性角化病和寻常疣中,尤其是位于面部的寻常疣(图3.124)。有人推测由HPV感染毛囊漏斗部引起增生,而增生的毛囊漏斗部有多向分化的能力[2565]。有报道灶状皮脂腺分化出现在腔口周围皮肤的反应性汗管纤维腺瘤样增生(外泌汗腺汗管纤维腺瘤)中,推测是由黏液性间质或HPV引起,HPV可以通过利用PCR产物测序的通用引物进行PCR鉴定[1251]。皮脂腺也可以是颈椎、骶尾部成熟的畸胎瘤组成成分。皮肤外病变的皮脂腺分化将在第8章讨论。

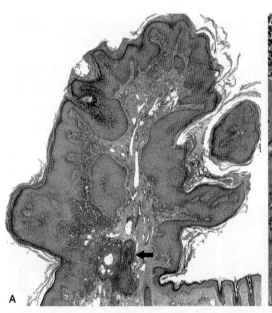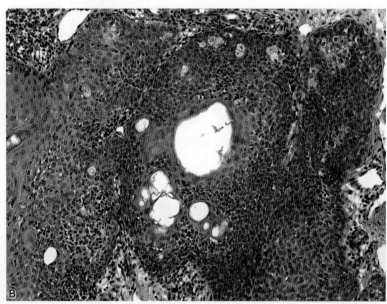

图3.124 年轻成人面部寻常疣出现一个小结节(A,箭头),由皮脂腺的生发细胞,少数成熟的皮脂腺细胞,和导管结构构成(B)

（朱建建 译,刘宏杰 校,党林 审）

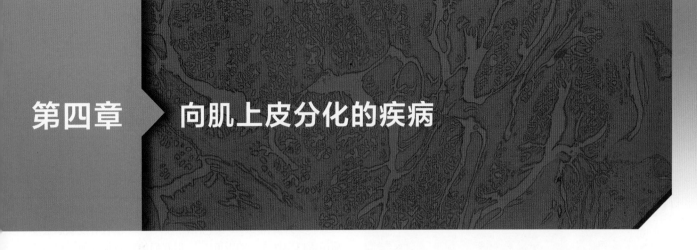

第四章 ▶ 向肌上皮分化的疾病

良性肿瘤

皮肤肌上皮瘤

1948 年 Lever[1499]，1952 年 Lever 和 Castleman[1500] 首次使用"肌上皮瘤"这一术语描述了一个原发性皮肤肿瘤，虽然后来确认该肿瘤其实是结节性透明细胞汗腺瘤，而并无任何肌上皮分化[1498]。涎腺肌上皮瘤虽然罕见，但是一个已被充分认识的疾病[555,653,932,2403,2482]，而皮肤肌上皮瘤则是一个最近才被描述的肿瘤[250,712,1059,1324,1421,1703,1732]。

目前著者将皮肤肌上皮瘤定义为原发于皮肤附属器的肿瘤，具有类似涎腺肌上皮瘤的形态学改变，免疫组化表达细胞角蛋白和 S-100 蛋白或肌上皮标记如平滑肌肌动蛋白或钙结合蛋白。

不与任何皮肤附属器相连的原发软组织肿瘤不能被视为肌上皮瘤。依据我们的经验，这些肿瘤有时仅 EMA/GFAP 阳性而细胞角蛋白、肌样标记和 S-100 蛋白阴性。仅 EMA/GFAP 阳性而缺乏细胞角蛋白、肌样和/或 S-100 蛋白表达不是肌上皮瘤特点。考虑到肌上皮瘤相对有限的形态多样性，不与皮肤相连的深部软组织肿瘤，尤其是如果细胞角蛋白/S-100 蛋白/平滑肌肌动蛋白阴性者，不能考虑肌上皮瘤。我们认为这些称为软组织肌上皮瘤/副脊索瘤的深部软组织肿瘤定义很不明确，可能是一组异质性肿瘤，而不同于皮肤、涎腺或乳腺的肌上皮瘤[544,737,923,1703,1940]。

临床表现

由于不同学者对肌上皮瘤的定义差别很大，因此很难从文献报道中总结肿瘤的临床特点。本书的数据源自我们的 40 例原发性皮肤肌上皮瘤的临床资料。本病可发生于包括儿童在内的任何年龄；然而，通常发生于中老年，平均年龄为 60 岁，男性患者略占优势（3∶2）。尽管肿瘤可累及任何部位，但最常好发于四肢，特别是手足部位。皮肤混合瘤大多发生在面部，皮肤肌上皮瘤较之分布更加广泛。肿瘤直径约 1~18cm，但多数小于 2cm。大体上，肿瘤通常较局限，呈分叶状，颜色灰白，坚硬或有弹性。可复发，尤其是切除不完整时。

组织病理学特征

皮肤肌上皮瘤与涎腺肌上皮瘤具有相同的形态学改变。肿瘤中肌上皮细胞可呈不同的形态，包括梭形（图 4.1）、上皮样（图 4.2）及透明细胞（图 4.3），通常有黏液样背景。肌上皮

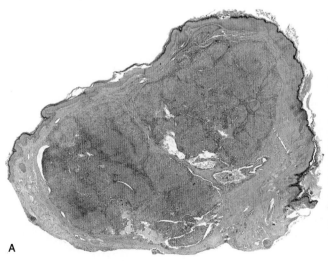
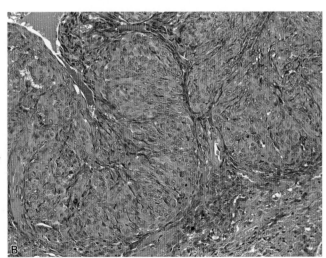

图 4.1 皮肤肌上皮瘤由梭形细胞构成（A,B）

339

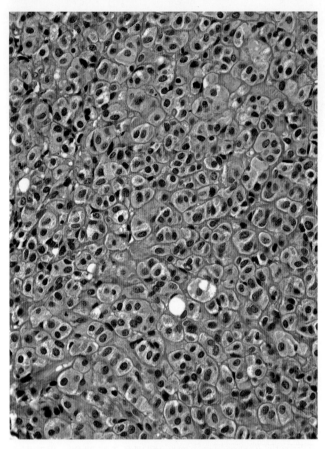

图4.2　由上皮样细胞构成的皮肤肌上皮瘤

细胞胞质丰富透明(图4.4),因此称为所谓的"透明细胞"。此种细胞主要见于涎腺肿瘤[1538],偶尔也见于皮肤混合瘤[153,726,1262]。梭形和上皮样肌上皮细胞之间通常为逐渐过渡,在某些情况下,该肿瘤与滑膜肉瘤表现相似。极少数情况下,梭形细胞和上皮样肌上皮细胞缺乏任何过渡,呈双相外观。一些皮肤肌上皮瘤可包含大量特有的胶原结晶体(图4.5),这在涎腺混合瘤和肌上皮瘤中很少看到[365,1720,2493,2494]。少数情况下胶原沉积可形成无定型的胶原小球[1674]。与伴肌上皮分化的涎腺和乳腺肿瘤相同,这些胶原小球可融合形成胶原性

球体[475,1720]。

灶性黏液样区域常见(图4.6)。与涎腺肌上皮瘤一样[2495],皮肤肌上皮瘤中可见嗜酸细胞样变,虽然很罕见[250](图4.7)。良性肌上皮瘤通常很少有核分裂,坏死不常见。

免疫组化特征

所有肌上皮瘤广谱细胞角蛋白阳性,大部分病例S-100蛋白阳性,肌样分化标记,如平滑肌肌动蛋白和肌钙蛋白表达不一致。少数病例GFAP染色阳性[1059,1703,1732]。曾有皮肤肌上皮瘤结蛋白阳性表达的报道[1059],但我们的经验是这种标记始终阴性。突触素和嗜铬粒蛋白抗体总是呈阴性反应。

鉴别诊断

胶原结晶体可能是一个对鉴别诊断很有帮助的形态学特征。胶原结晶体通常为20~100μm的球形,具有放射状排列的针状结构[1185]。I型胶原着色强而均匀,部分胶原结晶体周围Ⅲ型胶原抗体着色。不表达层粘连蛋白和Ⅳ型胶原[2494]。然而,胶原结晶体并非为肌上皮瘤和皮肤混合瘤所特有[106,1262]。曾有发生于皮肤基底细胞癌中的报道[2531,2982]。

发生于涎腺的肌上皮瘤和多形性腺瘤关系密切,两者都含有肌上皮细胞。然而,多形性腺瘤还显示明显的导管分化,细胞性条索与黏液样细胞性间质分界清楚。肌上皮瘤缺乏多形性腺瘤特征性的软骨样分化。这种区别在涎腺中很重要,因为肌上皮瘤比多形性腺瘤更具有侵袭性[2403]。

然而,将皮肤混合瘤和涎腺混合瘤之间直接画等号是不可能的[1704]。皮肤混合瘤有时称软骨样汗管瘤,分顶泌汗腺和外泌汗腺两种类型[976,990]。皮肤顶泌汗腺混合瘤以大小不等和形状不一的分枝状小管形成为特征,小管内衬两层上皮细胞,常显示顶浆分泌[2149,2181,2710]。除了顶泌汗腺分化,顶泌汗腺混合瘤可向皮脂腺和/或毛囊分化。相反,皮肤肌上皮瘤不显示任何毛囊、顶泌汗腺或皮脂腺分化。然而,我们所见到的有些具有典型肌上皮瘤特征的皮肤肿瘤中可见导管结构。这些病例介于肌上皮瘤和皮肤混合瘤之间,如何归类取决于对于肌上皮瘤不应存在导管结构这一标准把握的严格程度。

已有皮肤基底细胞癌伴肌上皮分化的报道[2606]。这种分

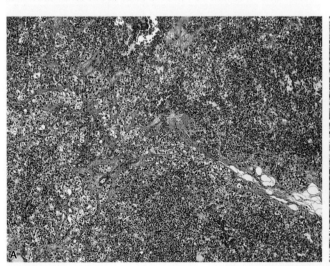

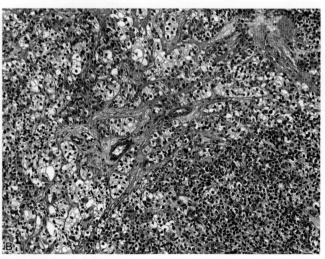

图4.3　皮肤肌上皮瘤伴透明细胞分化(A.B)

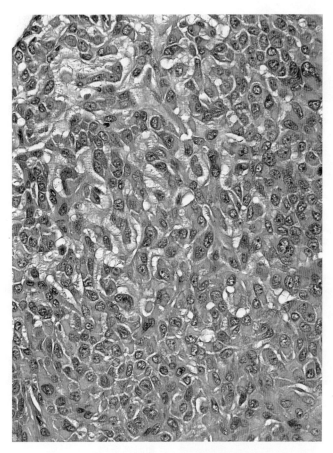

图 4.4　皮肤肌上皮瘤胞质丰富透明,称为"透明细胞"

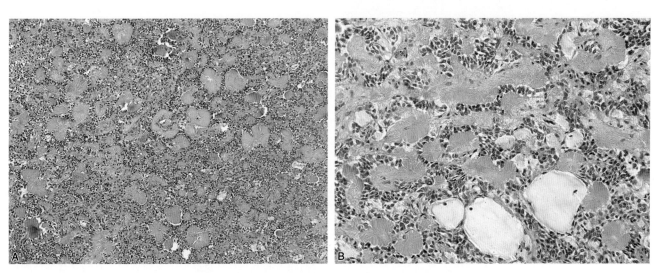

图 4.5　皮肤肌上皮瘤含有大量特征性的胶原结晶体(A,B)

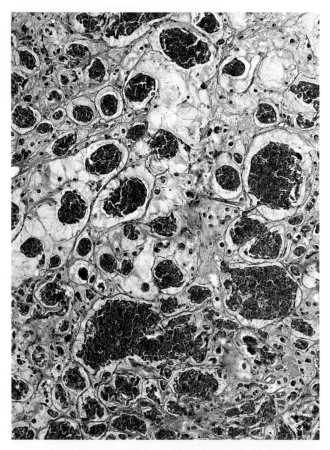

图 4.6 皮肤肌上皮瘤伴黏液样区域

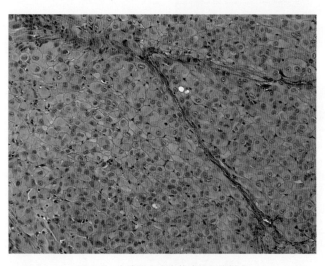

图 4.7 皮肤肌上皮瘤伴嗜酸细胞样变

化可能形成具有胞质包涵体的透明细胞,类似于浆细胞样肌上皮瘤[1845]、胶原结晶体或仅仅是所有肿瘤细胞肌动蛋白阳性表达。我们曾经见过典型的、与任何类型的皮肤肌上皮瘤都不类似的平滑肌肌动蛋白弥漫阳性的皮肤基底细胞癌病例。我们认为所有具备基底细胞癌典型特征,即瘤团周边细胞栅栏状排列、与表皮相连、瘤细胞嗜碱性等的肿瘤均应诊断为基底细胞癌,不需要考虑其肌上皮细胞免疫组化的结果。

皮肤肌上皮瘤应与一些具有类似组织学特征的软组织肿瘤相鉴别。这些肿瘤包括骨外黏液样软骨肉瘤(ESMC)、滑膜肉瘤、上皮样滑膜肉瘤以及转移癌,因为这些肿瘤具有上皮样分化。

ESMC 通常发生于深部软组织,肿瘤细胞条索位于黏液样间质中,肌上皮瘤无此种表现。只有很少数的肌上皮瘤能达到类似 ESMC 的大小。即使 ESMC 表达 S-100 蛋白,但这种类型的软骨肉瘤很少表达细胞角蛋白或肌动蛋白[745]。

软组织骨化性纤维黏液样肿瘤(OFT)可有相似的形态学改变,甚至偶尔具有相似的免疫组化结果。与肌上皮瘤相反,OFT 常形成特征性的由较粗间隔分隔而成的分叶状结构,80% ~ 90% 可见化生性骨化,尤其外周包膜部位[1745,2983]。OFT 的肿瘤细胞通常排列成细条索状,而肌上皮瘤则看不到这种改变。与肌上皮瘤相反,OFT 罕见细胞角蛋白阳性,虽然 S-100 蛋白阳性,有时甚至 GFAP 阳性[668,669,1744,1745,2370,2983]。

一些类型的滑膜肉瘤,尤其是单相型和低分化亚型,与肌上皮瘤难以区分。虽然滑膜肉瘤通常发生于青年人,发生于深部软组织,而肌上皮瘤位置表浅,好发于老年人群,但是发生于手足部位软组织的小的早期的滑膜肉瘤位置也可表浅[1738]。肌上皮瘤中无滑膜肉瘤特征性的玻璃样变和钙化。肌上皮瘤中几乎见不到双相型滑膜肉瘤中经常见到的梭形成分和上皮样成分的融合现象。两种肿瘤细胞均表达角蛋白,有一些滑膜肉瘤 S-100 蛋白阳性。然而滑膜肉瘤通常仅为一部分肿瘤细胞角蛋白阳性,而肌上皮瘤中所有细胞均表达角蛋白。此外,滑膜肉瘤平滑肌肌动蛋白和钙结合蛋白阴性。大多数滑膜肉瘤中可检测到 SYT-SSX 融合基因而在肌上皮瘤中则无。

上皮样肉瘤与肌上皮瘤均显示上皮分化。前者临床病理特征明显,主要发生于青年人四肢远端,组织病理学显示具有深嗜酸性胞质的上皮样(或梭形)细胞,不表达平滑肌肌动蛋白和肌钙蛋白。

(陈洪晓 译,于均峰 校,党林 审)

恶性肿瘤

皮肤恶性肌上皮瘤

与良性皮肤肌上皮瘤类似,文献报道的皮肤恶性肌上皮瘤(肌上皮癌)存在过度诊断的情况。对于累及皮肤的较大的软组织肿瘤更应注意这一情况,这些表现为恶性特征和"肌上皮"表型而诊断为肌上皮癌的肿瘤可能是一组异质性病变。对发生于耳后或腮腺表面颊部的病变,必须考虑到涎腺起源的肿瘤。

真正的恶性皮肤肌上皮瘤罕见,目前尚无明确的组织病理学标准来将其与良性皮肤肌上皮瘤区分。需要寻找恶性肿瘤的一般组织病理学特征,如大片的坏死、血管内受累和大量的核分裂象,包括病理性核分裂象(图 4.8)。低度恶性肌上皮瘤与良性肌上皮瘤鉴别尤其困难,然而,高度恶性肌上皮瘤也可能难以识别。此外,罕见的皮肤恶性顶泌汗腺混合瘤可表现为恶性肌上皮瘤模式(见相应部分)。

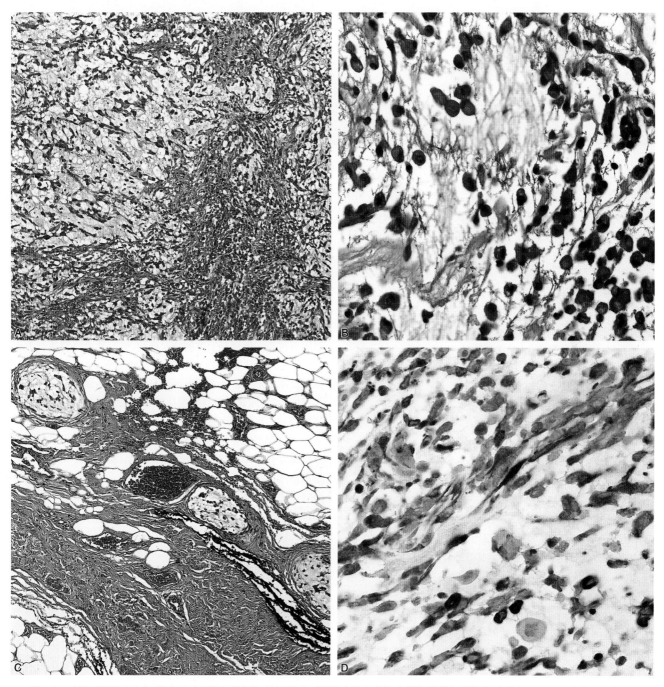

图 4.8 皮肤恶性肌上皮瘤,肿瘤显示实性和黏液样区域(A)由不同程度的多形性透明样/浆样细胞构成,部分坏死(B)。肿瘤界限清楚,部分区域有包膜,而另一些区域边界不清,有卫星状和血管内受累(C)。肿瘤细胞表达细胞角蛋白(AE1/AE3)(D)和 EMA、calponin、S-100 蛋白及 α-平滑肌肌动蛋白(灶性)(图片未显示)

（陈洪晓 译,于均峰 校,党林 审）

多向分化的附属器肿瘤指显示毛囊、皮脂腺和/或顶泌汗腺中的 2 种或 3 种分化成分的肿瘤。其中典型的例子是顶泌汗腺混合瘤及其恶性形式——恶性混合瘤。

此外，在其他一些具有明确定义的肿瘤中，偶可出现毛囊-皮脂腺-顶泌汗腺单位的 2 种或 3 种分化的现象 [885,888,934,961,1095,1207,1455,1473,1634,1837,1966,2119,2778,2976]，本书总结了其中最常见的几种情况，包括：

■ 汗孔瘤中的皮脂腺分化（顶泌汗腺汗孔瘤）
■ 汗孔瘤中的毛囊分化
■ 皮脂腺瘤中的顶泌汗腺分化
■ 微囊性附属器癌中的皮脂腺和毛囊分化
■ 螺旋腺瘤中的毛囊分化
■ 毛母细胞瘤中的螺旋腺瘤/圆柱瘤区域
■ 毛母细胞瘤中的皮脂腺分化
■ 基底细胞瘤中的皮脂腺分化
■ 基底细胞瘤中的导管分化
■ 同时诱导出皮脂腺和毛囊单位

还有一些皮肤附属器肿瘤呈现出不常见的组织病理学特点，按照现有的分类体系并不能将其准确分类。例如，"多方向的" [1257]，"多相的" [1652]，"组合的" [101]，"复杂的" [2313]，"复合的" [1618] 附属器肿瘤或"异向"分化的肿瘤。其中一些肿瘤被归类为 4 种（毛囊、皮脂腺、顶泌汗腺、外泌汗腺）分化 [2914] 的结合，但这种解释由于忽略了皮肤附属器的胚胎起源而遭到其他学者的反对 [1652]。

皮肤附属器的胚胎学是认识多向分化肿瘤的基础

目前对皮肤附属器肿瘤的组织发生缺乏深入的认识。可能有学者认为部分肿瘤起源于原有的附属器结构，但有不同的同样合理的观点认为附属器肿瘤是向一种或多种皮肤附属器结构分化，而不是起源于附属器本身。在某些肿瘤中，分化认为是相应附属器结构的胚胎发育过程的重现。在多向分化肿瘤的概念里，核心理论是 2 种或 3 种分化特指毛囊、皮脂腺和顶泌汗腺的分化，而外泌汗腺的分化与以上 3 种皮肤附属器的

任何一种的分化同时出现的情况有悖于胚胎学的观点，因为胚胎在子宫内的时候，外泌汗腺单位的发育是与毛囊、皮脂腺以及顶泌汗腺原基（亦称作毛囊-皮脂腺-顶泌汗腺单位）分开的。在胚胎发育的第 9 周时，毛囊-皮脂腺-顶泌汗腺单位最初表现为一个长出芽蕾和乳头的发育中的毛囊，大概在 16 周时，毛囊上部长出 3 个突起，其中最上方的突起是未来的顶泌汗腺，中间的突起是未来的皮脂腺单位，而最下方的突起将发育成立毛肌附着位点。随后最上方的突起延长，提示顶泌汗腺逐渐发育（图 5.1）。在孕期的 19~21 周，成熟的毛囊、皮脂腺和顶泌汗腺单位逐渐形成。毛囊的下部最早形成，由毛囊干细胞和毛球部组成，富含间质并具有生发功能。外毛根鞘具有典型的透明细胞外观。成熟的皮脂腺呈小叶状结构，每个小叶由中央的成熟的皮脂腺细胞和周围的生发细胞组成。成熟的顶泌汗腺单位由导管和分泌部构成，分泌部的外层细胞最终分化成熟为分泌细胞或肌上皮细胞。

与毛囊皮脂腺-顶泌汗腺单位不同，无论是在无毛区（掌跖部位）还是有毛区皮肤，外泌汗腺的发育是独立的。在孕期的第 13 周即表皮细胞增殖的最初阶段，肢端部位的外泌汗腺原基已经出现在表皮突的基底，与间质干细胞不相连 [2230]。随着时间的推移，外泌汗腺原基逐渐下移并进入真皮。在孕期的第 16~18 周之间，发育中的腺体最底部出现一小的不成熟管腔，在 19~21 周之间，螺旋形表皮内末端汗管、垂直的真皮内导管、高度盘曲的管腔组成的分泌部均已形成（图 5.1）[2231]。导管和分泌部均由两层结构构成：内层的管腔细胞和外层的基底细胞 [2232]。外泌汗腺的真皮内导管在人的一生中始终保持两层结构，而分泌部的外层细胞（掌跖部位）则分化成为分泌细胞或肌上皮细胞，分泌部在胚胎期第 22 周时已经发育良好 [964]。此时，发育中的外泌汗腺分泌部的小管可通过免疫组化染色标记上皮膜抗原（EMA）和癌胚抗原（CEA）显示出来 [1510]。

顶泌汗腺皮肤混合瘤

顶泌汗腺皮肤混合瘤（AMT）最早大概是在 1892 年被 Nasse 提及 [2197]。直到 1961 年，当 Headington 将皮肤混合瘤分成常见的顶泌汗腺亚型和少见的外泌汗腺亚型时，AMT 才与外泌汗腺皮肤

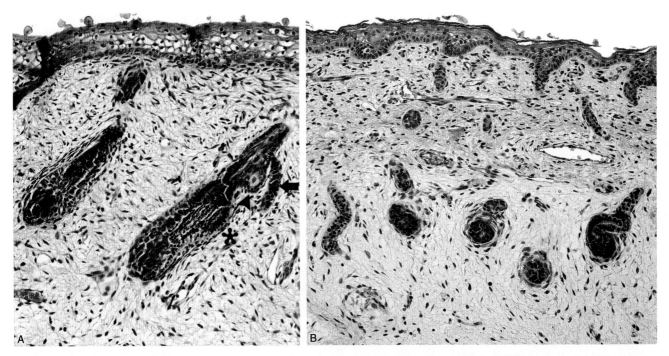

图 5.1 孕期的 17~18 周（A）和 19~20 周（B）皮肤附属器的发育情况。未来的顶泌汗腺和皮脂腺与毛囊共同发育，在这个阶段，毛囊结构中延长的突起是未来的顶泌汗腺单位（箭号所示），下方的突起将发育成皮脂腺，其中可见一个发育成熟的皮脂腺细胞（箭头所示），而最下方的突起（星号）是未来的立毛肌附着点（A）。相反，胚胎期外泌汗腺的发育独立于表皮（B）

混合瘤区分开（两者在此之前被统称为皮肤混合瘤）[990]。因为出现软骨样结构，AMT 曾称为"软骨样汗管瘤"[1035]，但是，这个名词存在局限性，因为它没有囊括那些缺乏汗管瘤特征的肿瘤，而且软骨并非出现在每一个病例中。在 AMT 皮损中出现的软骨，指的是真正的软骨，而不是软骨样分化。

AMT 是毛囊皮脂腺-顶泌汗腺单位来源的多向分化肿瘤的典型例子，伴有复杂的间质改变。著者同意毛囊皮脂腺-顶泌汗腺单位具有共同的胚胎起源这种观点。因此，在一个具有腺体或导管分化的附属器肿瘤中，毛囊或皮脂腺特点的存在支持腺体成分来源于顶泌汗腺。但是，有学者对此质疑，既然具有毛囊或皮脂腺特点的肿瘤中出现顶泌汗腺的分化支持该肿瘤是顶泌汗腺混合瘤，那么，为什么将它们命名为顶泌汗腺混合瘤，而不命名为"毛囊混合瘤"或"皮脂腺混合瘤"？考虑到相当多的病例同时出现毛囊、皮脂腺、顶泌汗腺三者的分化，将 AMT 命名为"毛囊皮脂腺-顶泌汗腺复合体混合瘤"可能更加准确，但由于 AMT 这个概念已经在文献中根深蒂固，所以这个概念将继续使用[1262]。

皮肤 AMT 常常被拿来与它的类似病变——多形性腺瘤（一种涎腺来源的肿瘤）——作比较[1014]。实际上，发生在唇部的 AMT 也许来源于小的涎腺，但由于各种实际原因它们通常诊断为皮肤的肿瘤[2197]。

临床表现

AMT 表现为单发、无症状、皮色或淡红色、边界清楚的结节，有时结节呈分叶状，表面光滑或毛细血管扩张。如果肿瘤间质是软骨或出现明显的骨化生，皮损质地可能较硬。任何解剖部位均可受累，但肿瘤好发于面部，尤其是鼻部、上唇和面颊部（图 5.2）。躯干、四肢和肛门较少累及。在一个 244 例患者的研究中，患者的年龄自 10~96 岁不等（平均年龄 53.5

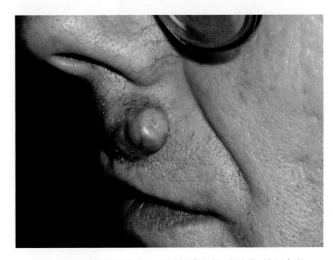

图 5.2 顶泌汗腺混合瘤。上唇部单发的、分叶状、淡红色的结节，表面光滑和毛细血管扩张

岁）[1262]。肿瘤在切除时通常较小（平均直径 1cm），但有些体积较大。超大的肿瘤（直径长达 12cm）是十分少见的[1262,1577]。男女发病率在 2:1~3:1 之间。文献报道的手术切除前的病程大约为 2 年[23,1262,2197]。

组织病理学特征

AMT 的上皮、肌上皮和间质成分在镜下的特征变异很大。其中，上皮的组织学变异最显著，表现在各种附属器（毛囊、皮脂腺和顶泌汗腺）的分化和化生。上皮（和肌上皮）成分的改变可能与间质相关，因为某些间质成分可能是上皮—间质转化的产物。镜像机制精准地调控着上皮-间质表型（反之亦然）的相互转化，这种改变在胚胎期十分常见。尽管在 AMT 中没有

相似的研究,上皮-间质转化已通过间质基因表达数据分析在涎腺多形性腺瘤中得到证实[38],一些超微结构的研究已经证实上皮或肌上皮转化成间质成分的过程[1143,1751]。

AMT 主要累及真皮层,偶可延及皮下组织,病变通常对称,偶尔显示单处或多处与表皮或毛囊漏斗部相连,周围纤维结缔组织被压缩形成假包膜。肿瘤的长轴常与表皮垂直。肿瘤容易被完整切除,切除的组织通常不含表皮(图 5.3)。少数情况下,表皮出现坏死,可能是外伤所致。

大部分病例显示相互连接的双层管状结构以及与毛囊结构相连的小的实性细胞团,镶嵌于黏液样或纤维化的间质中。少数情况下,管状结构可形成复杂的网格状、蔓状或葡萄状外观,被描述成"一串葡萄或一串浆果"[25]。管腔内是空的,或含有分泌物。管腔上皮偶可形成小的乳头状凸起,以及出现明显

的胞质内空泡化,可能代表发育不全的导管分化。在部分病例中,管腔分化表现为小圆形管腔位于相互吻合的细胞条索内(图 5.4)。

管状结构可以呈现明显的囊样扩张,伴有上皮细胞的萎缩,少数情况下,可见管腔内胆固醇结晶甚至间质成分。管腔部分或完全闭合,以及相邻的上皮细胞岛相关融合,共同形成了实性细胞团、上皮细胞条索或筛孔状结构[990,1035,1262,1746,2197]。

上皮成分的改变(附属器分化)主要有 3 种形式:

- 顶泌汗腺分化
- 毛囊分化
- 皮脂腺分化

顶泌汗腺分化:尽管命名为顶泌汗腺混合瘤,导管结构中管腔上皮的断头分泌现象仅出现在三分之二的病例中(图 5.5)。

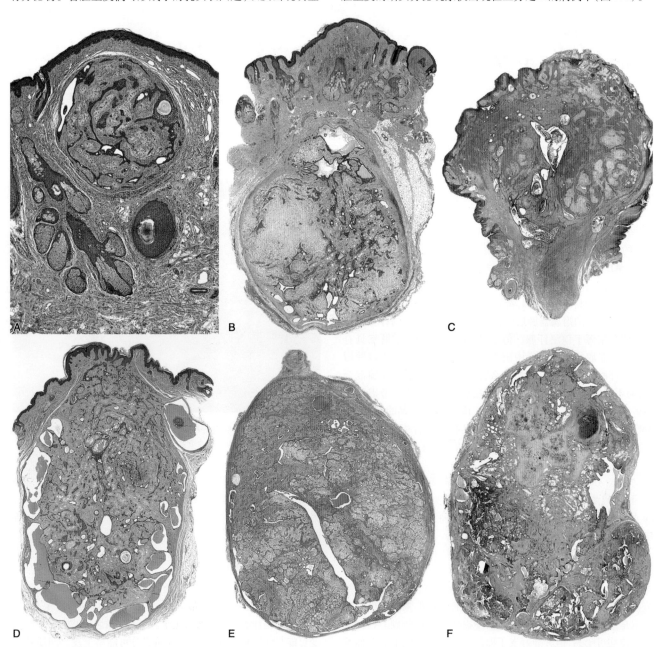

图 5.3 顶泌汗腺混合瘤。肿瘤境界清楚,位于真皮层(A)或延伸至皮下组织(B),与表皮或毛囊漏斗部多处相连(C),与表皮垂直(D)或被完整挖除(E、F)。有些肿瘤周围纤维结缔组织被压缩,形成(假)包膜

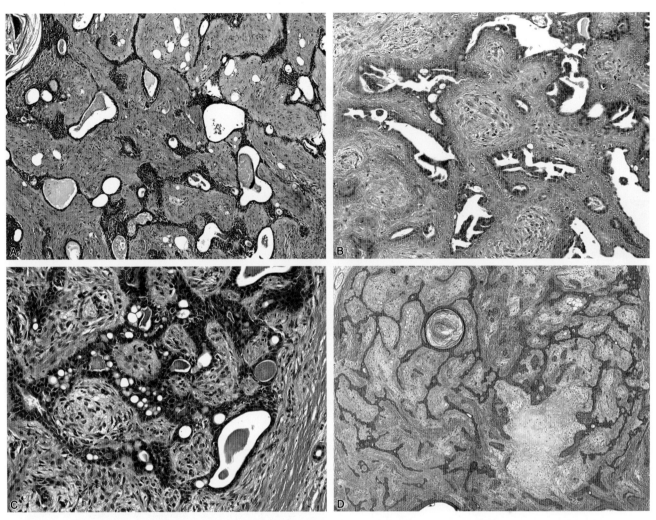

图 5.4　顶泌汗腺混合瘤。相互连接的双层管状结构和小的实性细胞团位于纤维黏液样间质中(A)。管腔内小的乳头状突起/小梁(B)和胞质内空泡化明显(C)。大量的细小管腔位于实性上皮细胞巢或相互吻合的细胞条索中。注意漏斗部囊肿结构和局部软骨样间质(D)

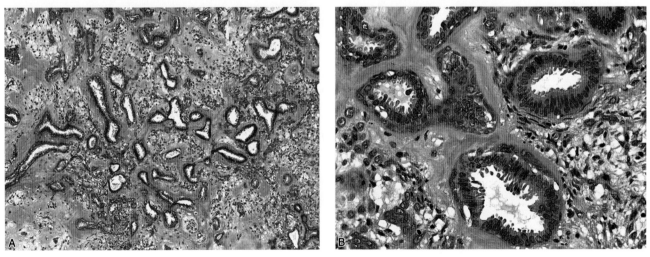

图 5.5　顶泌汗腺混合瘤。导管结构的管腔上皮的断头分泌现象(A,B)

毛囊分化:向毛囊上部(漏斗部,峡部)或下部(毛囊干细胞,球部)分化,或同时向两者分化。少于一半的病例出现这种改变[820,896,1262,1455,2149,2181,2227,2710]。尽管在很多病例中,毛囊分化的区域与腺上皮混杂在一起,但是在某些病例中,毛囊成分

与其他的上皮-间质成分分开,并与原先存在的毛囊有关(图5.6)。在一些病例中,毛囊分化可累及很大的范围,以至于模仿了某种毛囊性肿瘤(图5.7)[158]。少数情况下,即使是很小的肿瘤,也可以毛囊成分为主,而导管的结构较少(见图5.7)。

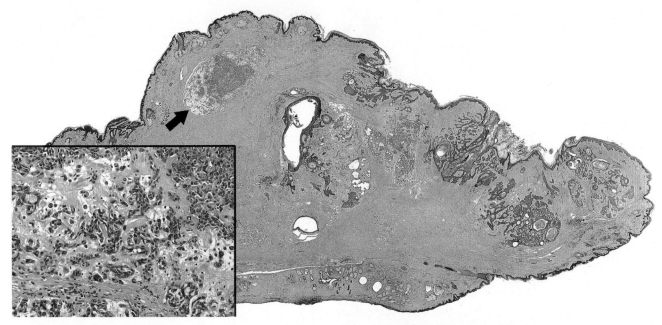

图5.6 发生在眼睑部位的顶泌汗腺混合瘤。毛囊分化的区域与一处具有腺上皮-肌上皮特点的区域(箭头和插入图片所示)分开,并与原先存在的毛囊有关。睑板未受累

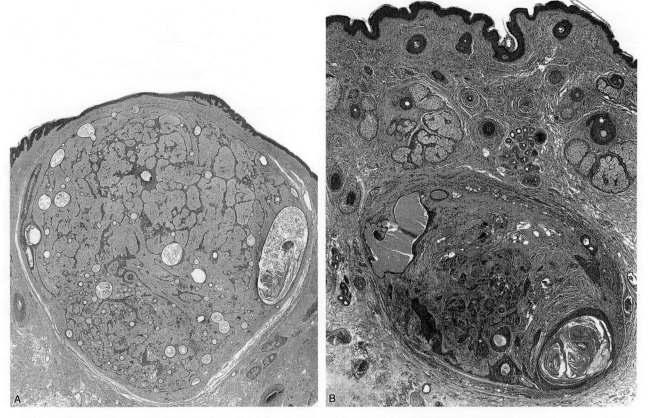

图5.7 主要向毛囊分化的顶泌汗腺混合瘤。伴有大量漏斗部囊肿结构的互相吻合的上皮细胞条索。腺体分化不明显(A)。毛囊和鳞状成分比腺性结构占优势的发展中的 AMT(B)。与图5.3 的 A 进行比较

目前确认的皮肤 AMT 中毛囊分化的形式列举如下：

■ 漏斗部囊肿结构（约 35%）

■ 峡部和/或球部的外毛根鞘分化（约 25%）

■ 内毛根鞘分化，包括毛透明蛋白颗粒和蓝-灰色角质层细胞（约 10%）

■ 母质分化，包括母质细胞、影细胞、具有折光性的黄—橙色角质层细胞和发育不全的毛发（约 5%）

■ 毛囊胚芽样结构，有时与毛乳头样成分有关（约 20%）或无关（约 5%）[1262]

毛囊漏斗部囊肿结构通常表现为小圆形囊腔结构，里面含有板层状、网篮状或致密的角质物，并具有发育良好的颗粒细胞层，后者被棘细胞层从外部包绕（图 5.8）。

毛球部的外毛根鞘分化表现为透明细胞，周围存在栅栏状排列的体积较小的细胞。毛囊峡部的外毛根鞘分化表现为含有嗜酸性胞质的细胞突然出现角化，不伴有颗粒细胞层的形成，并出现退行期形式的坏死（大量的、孤立的、表现为核固缩和核碎裂的坏死角质形成细胞，与退行期毛囊的表现相似）。该区域的角质物具有波浪状外观（见图 5.8）。

基底样细胞呈栅栏状排列，并聚集形成大量毛胚芽样结构。少数情况下后者与毛乳头相连，在很罕见的情况下可形成完整的毛球样结构（图 5.9）。

母质分化包括散在分布的灶状影细胞（有时引起异物巨细胞反应），代表向毛发的不成熟分化[25,44]。少数情况下，可以出现同时伴有少量母质、毛干、外毛根鞘和内毛根鞘的发育不成熟的毛囊。影细胞团块偶尔含有黑素，犹如基底样细胞团块（图 5.10）。影细胞可出现在毛囊漏斗部囊肿结构的囊壁，此时等同于杂合囊肿，但仅是偶发病例或仅出现在 Gardner 综合征中。在罕见的病例中，母质分化主要表现为大量肿瘤内角化的皮角样团块形成（图 5.11）。

皮脂腺分化：常与毛囊分化合并出现，尽管并非所有的向毛囊分化的肿瘤都有皮脂腺成分。成熟的皮脂腺囊肿可见于10% 的病例；皮脂腺导管分化的情况更加罕见（图 5.12）。

上皮成分的化生包括：

■ 透明细胞变（约 25%）

■ 鳞状上皮化生（约 25%）

■ 黏液上皮化生（约 10%）

■ 柱状上皮化生（<10%）

■ 嗜酸性上皮化生（<10%）

■ 鞋钉样上皮化生（<5%）

透明细胞化生的区域应与向毛球部外毛根鞘分化的结构以及透明的肌上皮细胞区别。与后者的鉴别通常只能依靠免疫组化的方法。鳞状上皮化生常表现为境界非常清楚的桑椹样结构，必须与毛囊漏斗部囊肿结构鉴别[1262,1667]。向黏液上皮化生的细胞呈柱状或有时呈高脚杯样外观。嗜酸性上皮化生常与顶浆分泌相关（图 5.13）。胞质内酶原颗粒可见于这些区域[742,1262,1948]。

在 AMT 中的肌上皮细胞主要构成导管结构的外层和/或形成实性细胞团块[2774]。肌上皮成分的相关改变包括：

■ 表现为透明细胞和/或浆细胞样细胞（约 25%）

■ 胶原晶体（<5%）

■ 导管外周肌上皮细胞和实性细胞巢的透明细胞变（约 20%）

■ 肌上皮细胞的梭形改变（<5%）

■ 多形核和/或轻度核非典型（约 10%）[106,153,1262,1864,2494]

尽管"透明细胞"和"浆细胞样细胞"这两个名词在皮肤 AMT 的相关文章或书籍中经常交换使用，但其实它们是不同的概念，浆细胞样细胞除了偏位分布的核和大量透明外观的胞质以外，还显示独特的钟面核染色质，因此与浆细胞极其相似[1262]。透明细胞（至少是局部的）在大概一半的 AMT 中常常形成实性细胞团，偶可出现在导管结构的管腔内（图 5.14）[104,1595,1812]。在一些病例中，透明细胞是主要成分，相应的肿瘤称为富于透明细胞的肿瘤[726]。而含有浆细胞样细胞的肿瘤是罕见的[1262]。透明细胞出现灶性多形怪异核以及轻度细胞异型提示恶性变（见图 5.14，下图）。透明细胞一个很罕见的改变是出现核周"包涵体"，它可能是由中间丝的聚集而成（杆状包涵体）[1262]。

胶原晶体，亦称作富含胶原的晶体，位于间质和导管腔内（图 5.14）。它们由尖端呈放射状排列的嗜酸性纤维构成，对偏振光具有双折射性。胶原晶体须与富含酪氨酸的晶体进行鉴别，后者极少出现在 AMT 中，呈放射状排列的、嗜酸性、缺乏对偏振光双折性的、带有钝端的花瓣样结构[499]。

肿瘤性肌上皮细胞的梭形细胞变和透明细胞变均是罕见的、非特异的特点。具有肌上皮表型的透明细胞也可出现在实性细胞集中。

间质改变包括细胞的多样化、以黏液样成分为主和不同类型化生组织的存在。间质可以呈少细胞性或富于细胞性，细胞成分在同一个肿瘤内通常变化很大（图 5.15）。少细胞区有时出现硬化。所有间质都富含细胞的混合瘤是很罕见的（间质丰富的混合瘤或多细胞性混合瘤[918]）。在纤维化的间质中，增厚的基底膜样物质可位于实性细胞团周围和导管成分中（图 5.16）。若混合瘤以黏液样改变为主，则与黏液癌很相似（图 5.17）。

间质化生改变包括：

■ 脂肪瘤化生（约 45%）

■ 软骨样化生（约 25%）

■ 骨化生（约 10%）

脂肪瘤化生呈多灶性特点，表现为成熟脂肪细胞成团分布，其中夹带着梭形间质细胞，但在少数病例中，脂肪细胞互相融合，不伴有其他间质成分（图 5.18）。在脂肪组织中，有时可见脂肪母细胞（伴有锯齿状核的空泡状脂肪细胞）和含有不同的核内包涵体[包括 Lochkern（德语；Loch 是孔的意思，Kern 表示细胞核）、Kerbenkern（德语；凹形核）和 Ringkern（德语；环状核）]脂肪细胞[1262,1667]。

软骨样化生可散在分布（见图 5.15）或形成十分广泛的真性软骨区域。这些区域可能来源于肌上皮成分；有时可以看出上皮/肌上皮组织逐渐过渡为软骨样成分的过程，初为上皮细胞/肌上皮细胞溢出或脱落，形成以黏液样物为主的间质，后者逐渐形成含有陷窝细胞的软骨样外观，最后彻底形成成熟的透明软骨[764,1262,1750,1751]。

骨化生表现为骨板结构，周围偶有成骨细胞和破骨细胞环绕。骨化生常与软骨和软骨内骨化同时存在，可能是 AMT 中骨形成的主要机制。骨髓和非肿瘤性活跃的造血现象极少出现[130,1262]。

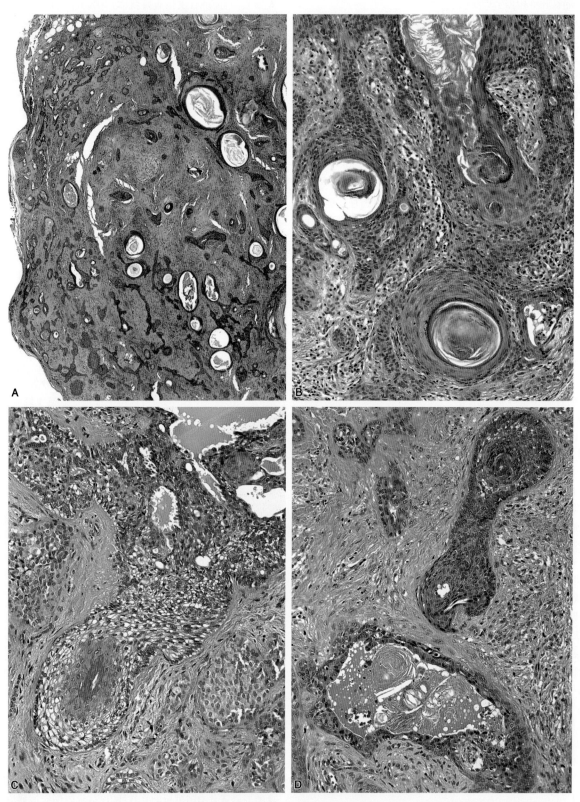

图 5.8 顶泌汗腺混合瘤的毛囊分化。显著的毛囊漏斗部囊肿样结构（A），表现为含有叠瓦状和致密角质物以及发育成熟颗粒细胞层的小圆形囊肿成分，颗粒细胞层被棘细胞层包绕（B）。一个向毛球部或毛干（透明细胞伴有周围呈栅栏状排列的体积较小的细胞）和峡部（细胞含有嗜酸性胞质并突然出现角化、颗粒细胞消失）的外毛根鞘分化的细胞结节。注意毛囊分化和顶泌汗腺分化的区域紧密相连、混杂在一起（C）。此图可见与毛囊分发细胞等同的基底样细胞、提示向内毛根鞘分化的鲜红的毛透明蛋白颗粒以及偶尔出现的呈现退行期样单个细胞坏死的嗜酸性毛囊峡部细胞（D）

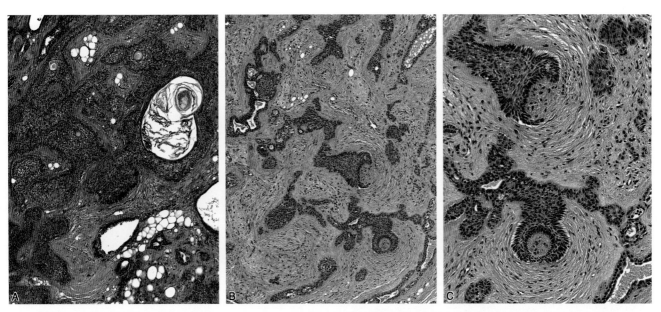

图 5.9 顶泌汗腺混合瘤,向毛囊下部分化。毛胚芽样细胞团块周围呈栅栏状排列的基底样细胞(A)。向毛球部分化,注意发育成熟的毛乳头和毛胚芽样结构(B,C)

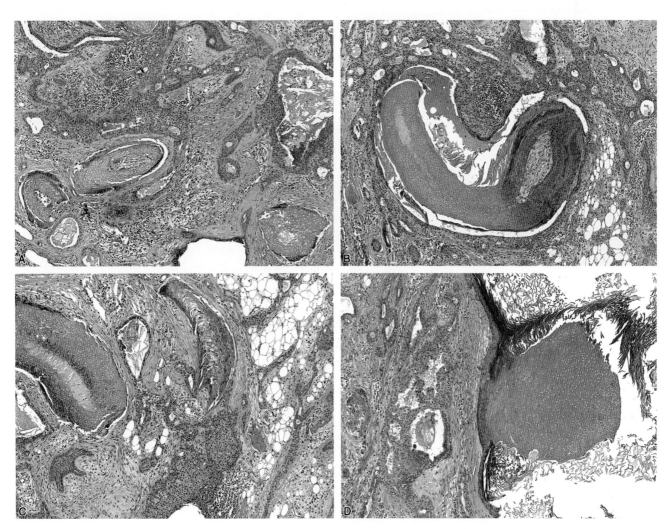

图 5.10 顶泌汗腺混合瘤的间质分化。散在分布的影细胞团块(A)以及伴有不成熟毛发和发育良好内毛根鞘的毛囊样结构(B)。影细胞团块中的黑素(C)。扩大的毛囊漏斗部囊肿结构囊壁上的影细胞,与 Gardner 综合征患者中出现的混合囊肿类似(D)。该例患者没有 Gardner 综合征的任何临床表现

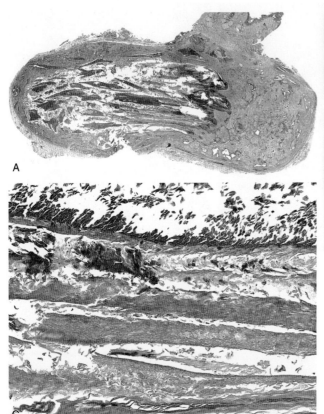

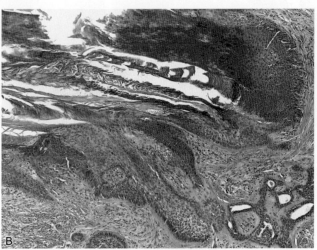

图 5.11　主要向间质分化和影细胞形成"肿瘤内皮角"的顶泌汗腺混合瘤。肿瘤由拥挤的具有卵圆形至圆形嗜碱性核的单一形态上皮细胞和让人联想到母质和上母质细胞的较大的苍白细胞构成(A),苍白细胞可分化成为成熟的毛发和内毛根鞘的一部分,后者具有蓝—灰色角质物和鲜红的嗜酸性毛透明蛋白颗粒的特征(B)。大量的影细胞位于角化性团块中(C)

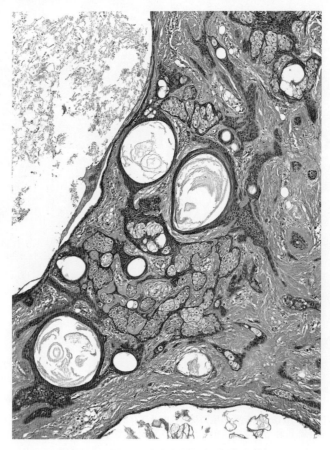

图 5.12　主要向皮脂腺分化的顶泌汗腺混合瘤

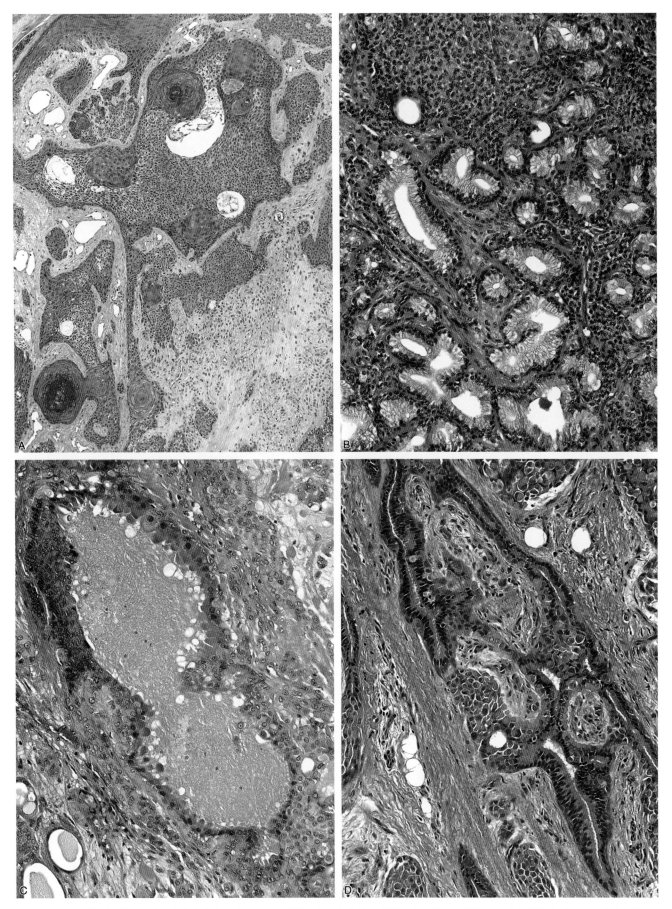

图 5.13 顶泌汗腺混合瘤的肌上皮成分化生改变。主要向鳞状上皮化生（A），黏液上皮化生（B），嗜酸性上皮化生（C），柱状上皮化生（D）

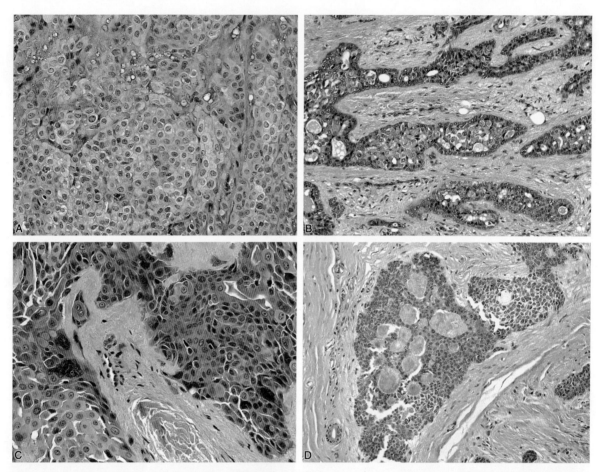

图 5.14 顶泌汗腺混合瘤，肌上皮成分的改变。实性细胞巢中(A)和导管腔内(B)的透明细胞。透明细胞区域的多核细胞(C)。胶原晶体(D)

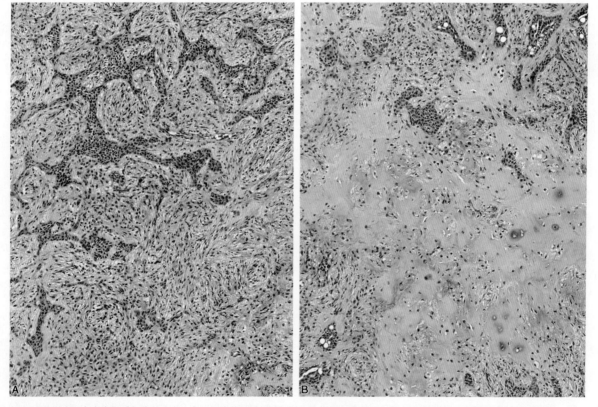

图 5.15 顶泌汗腺混合瘤中间质细胞的改变。富于细胞的间质区域(A)和软骨细胞散在分布的少细胞性软骨间质区域(B)出现在同一个肿瘤中

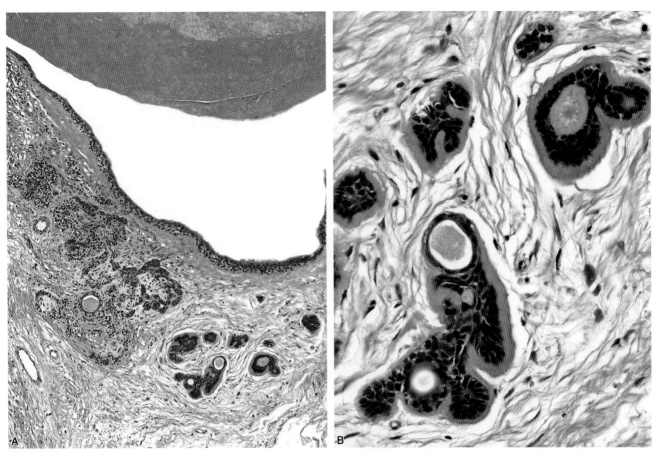

图 5.16　实性成分和导管成分周围显著的基底膜带样物质(A,B)

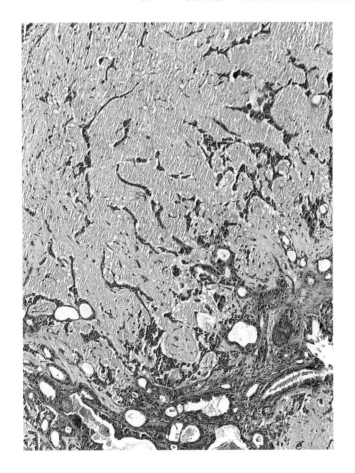

图 5.17　伴有显著黏液样间质的顶泌汗腺混合瘤

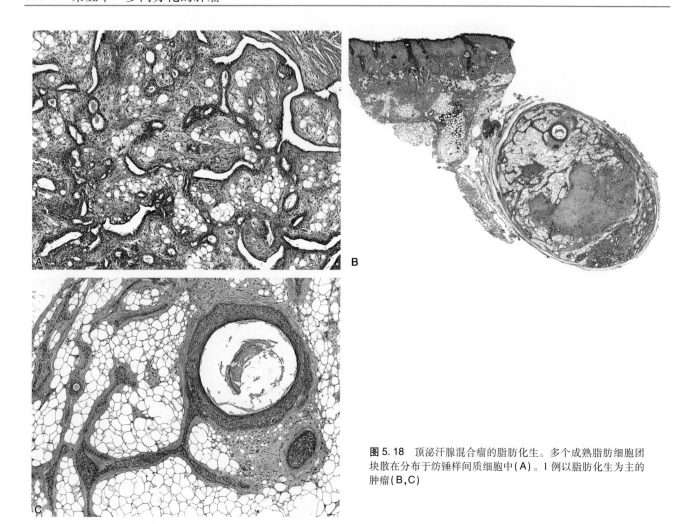

图5.18 顶泌汗腺混合瘤的脂肪化生。多个成熟脂肪细胞团块散在分布于纺锤样间质细胞中(A)。1例以脂肪化生为主的肿瘤(B,C)

以上所有类型的化生均可单独出现,或同时出现,并不互相排斥[2788]。它们所形成的病灶范围大小不等,少数情况下占满整个显微镜视野和导致上皮导管成分模糊不清(图5.19)[1224,1262,1758,1773,1943]。在大范围骨化生的肿瘤中,骨性区域可被肿瘤环绕,或骨板与上皮成分混杂存在、类似于骨内浸润(图5.20)。

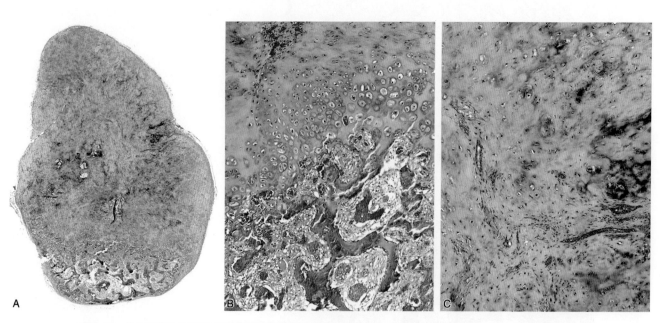

图5.19 伴有显著骨软骨间质的顶泌汗腺混合瘤,以骨软骨间质为主,导管结构偶尔出现(A~C)。注意软骨骨化

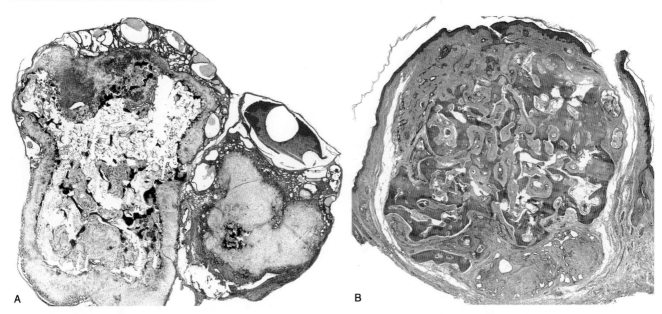

图 5.20 伴有广泛骨化生的顶泌汗腺混合瘤。骨性区域周围被导管成分环绕(A)或骨板与上皮成分相互混杂在一起,类似于骨内浸润(B)

大约 10% 的 AMT 病例出现局部非典型细胞学特征[1262,1264]。主要包括鳞状化生区域、透明细胞区域或嗜酸性上皮化生灶中出现增大的深染的细胞或多核的怪异细胞(见图 5.14)。但是,大部分皮损表现出良性的结构学特点,例如,垂直方向生长,境界清楚、光滑,推挤式生长,或仅有灶性不规则边界。只有极少数表现出非对称性和灶性浸润,但并不出现包膜破裂或卫星灶(肿瘤细胞在与肿瘤主体间隔一段距离处形成小的细胞岛,周围被纤维间隔包绕,经连续切片发现其实它们与肿瘤主体相连)[176,1058,1264,1703]。少数肿瘤表现为实性或筛孔状上皮或上皮成分呈分散的灶状假性浸润性生长,常位于少细胞性硬化或纤维化间质中(图 5.21)。

AMT 很少出现恶性变。在恶性变的病例中,常有良性病变的残留,与明显恶性的浸润性病变混杂或共同存在,如在"恶性顶泌汗腺混合瘤"章节中提及的腺癌、肌上皮癌或肉瘤样(化生性)癌。

一个很大的诊断陷阱是原本良性的 AMT 中出现脉管内瘤团,1% ~ 2% 的病例可发生这种情况。著者曾在 4 个病例中遇见过类似的脉管内受累的模式[1299]。受累的血管位于肿瘤周围增厚的、形成假包膜的纤维带中。脉管内瘤团不出现在肿瘤主体结构中。受累血管数目自 1 ~ 3 个不等。肿瘤细胞在管腔内形成小的聚集,并具有透明肌上皮细胞的特点(图 5.22)。脉管内瘤团表面并不覆有内皮细胞层。CD31 和 D2-40 的免疫组化染色并不显示标记阳性的内皮细胞覆盖在瘤团上。淋巴管和血管均可受累(见图 5.22)。目前,学者们认为这是一个没有意义的无害现象。脉管内受累不应与相对常见的小的实性细胞巢周围间质收缩形成的人工裂隙现象相混淆(图 5.23)。

免疫组化特征

总的来说,免疫组化在诊断中发挥的作用有限。导管结构的上皮标记(包括 CK7、CK15、CK19、CAM5.2、Ber-EP4)染色阳性,而肌上皮标记则用来辨别肌上皮细胞(actin,S-100 蛋白,p63,calponin)。EMA 标记导管分化和皮脂腺。S-100 蛋白除了

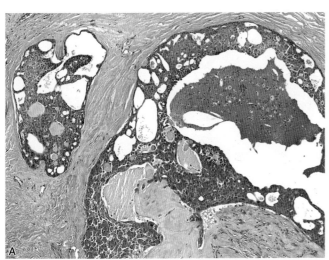
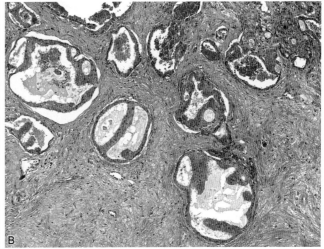

图 5.21 顶泌汗腺混合瘤的非典型结构特点。硬化性或纤维化间质中出现的外观像鳞癌的筛孔状肌上皮(A)和上皮(B)结构。两者均是在典型良性外观的肿瘤内出现的小灶性非典型结构

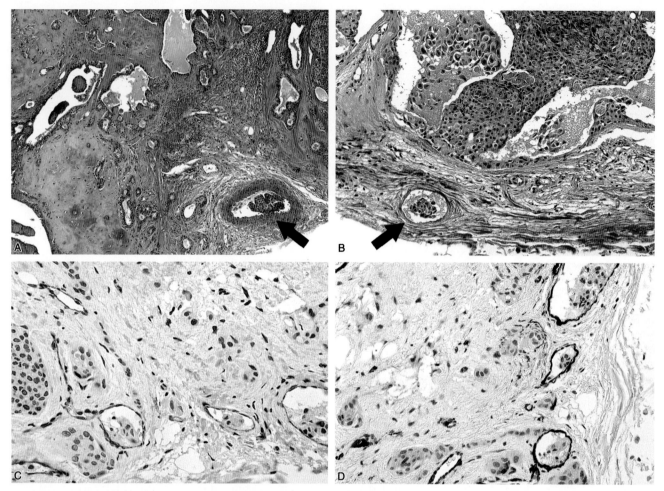

图 5.22   良性顶泌汗腺混合瘤的脉管内侵袭。注意肿瘤假包膜中的血管内瘤团（A,B,箭头所示）。CD31（C）和 α-平滑肌肌动蛋白（D）染色。术后 5 年患者依然存活，无转移或复发的征象

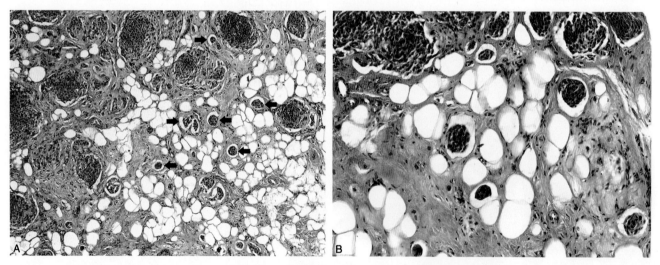

图 5.23   顶泌汗腺混合瘤的人工收缩裂隙，不要与脉管内侵袭混淆（A,B,箭头所示）

标记肌上皮细胞外，也可让软骨区和脂肪细胞着色。毛囊漏斗部囊肿结构 CK10、CK14 和 CK17 染色阳性。在毛囊分化的区域，Merkel 细胞很少被辨别出来[103,158,615,976,1821,2297,2714,2933]。

分子生物学特征

为了明确 AMT 的恶性潜能，曾有学者在一些出现灶性细

胞学异型的 AMT 中进行 HER2/neu 蛋白表达的研究和 FISH 原位杂交法研究 HER2/neu 基因表达研究，结果均为阴性[1264]。

鉴别诊断

AMT 具有独特的外观，常容易作出诊断。问题在于，如果

其中一种成分过表达或不表达，将会产生不典型的镜下图像。例如，伴有丰富的脂肪化生的肿瘤与异位性错构瘤性胸腺瘤很相似，或当上皮成分缺乏时，AMT与腺脂瘤相似。但是经典的异位性错构瘤性胸腺瘤主要累及软组织而不是皮肤，而且位于颈部，尤其是胸骨锁骨区域周围[727,1726,1727,1733]。腺脂瘤的线索是少量呈现外泌汗腺外观的腺体成分陷于成熟的脂肪组织中（类似于正常脂肪或脂肪瘤）[1037,1301]。

当黏液样改变很明显时，浸在黏多糖间质中的小的上皮细胞巢与黏液腺癌类似[1262]。

在大的活检标本中，辨认出导管结构，典型的纤维黏液间质，或其他的AMT典型成分，有利于解决以上问题。但是在小的活检标本中，AMT的鉴别主要基于上皮细胞结节周围的梭形间质细胞，而黏液腺瘤与之相反，黏液湖中是没有细胞的[2021]。组化也许可以起到一定作用，AMT中可检测到间质黏多糖，而在黏液癌中，黏液源于上皮。

以软骨或骨化生为特点的病例可能需要分别与软骨或骨组织进行鉴别。但是，尽管在罕见情况下，化生改变显著地占据了主要的镜下视野，但却可以找到典型的AMT病理改变[1262]。

主要向肌上皮分化的肿瘤需与肌上皮瘤鉴别[1732]。肌上皮瘤认为完全由肌上皮细胞组成，不含有任何导管或腺体的分化成分[1421]。实际上，AMT与肌上皮瘤可以看作是一个形态学的谱系疾病，而且，在一定程度上这两者之间的任何区别都是人为划定的[250,1703]。著者曾见过两例典型AMT合并典型肌上皮瘤的病例（图5.24）[1262]。

骨软骨间质的缺乏联合大量的腺体结构并缺乏其他成分的分化可类似于管状腺瘤，而少量的间质或硬化性间质联合大量实性细胞团块可模拟汗腺瘤的结构。但汗腺瘤的导管分化区域不含有任何的肌上皮细胞，而AMT则与之相反。

在少数的AMT病例中，极少量或缺如的软骨间质和以扩张的毛囊漏斗部囊肿结构为主要表现形式的毛囊分化同时出现，毛囊漏斗部囊肿结构常与上皮细胞条索相连。这样的肿瘤等同于同时出现毛囊和顶泌汗腺分化的良性附属器肿瘤，如曾经报道的"一例呈网状和总状花序状外观的独特的皮肤良性附属器肿瘤"[2187]。著者认为，这一类皮肤良性附属器肿瘤可能代表了AMT形态学的谱系性变异，如已故的Ackerman教授等报道的"顶泌汗腺纤维腺瘤"[23]。著者并不鼓励使用"纤维腺瘤"这个名词命名这类肿瘤，因为它会与纤维腺瘤混淆，后者是一个累及生殖器乳腺样腺体的、形态学上与乳房纤维腺瘤相同、组织学上与AMT完全不同的独特的肿瘤[1248,2757]。

部分含有毛胚芽样结构（伴毛乳头）的AMT与毛母细胞瘤相似。反过来说，毛母细胞瘤很少出现伴有顶浆分泌特点的腺导管结构（顶泌汗腺毛母细胞瘤）[2741,2966]。但是，一些已报道的顶泌汗腺毛母细胞瘤实际上是其他的皮肤附属器肿瘤。

在著者关于AMT的经验中，皮脂腺分化不会过于明显以至于占据整个镜下视野。但是已故的Ackerman教授和Böer曾

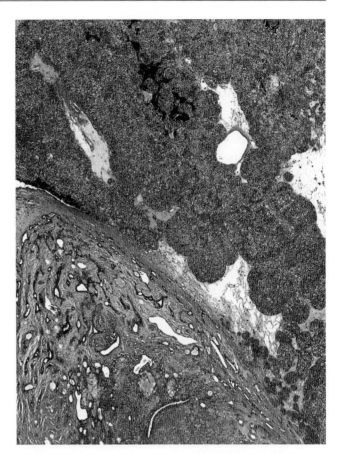

图 5.24　肌上皮瘤（上部）与顶泌汗腺混合瘤（下部）合并存在

记载过一例病变，其中所有的上皮成分均表现为皮脂腺分化（见图7.10）[23]。因此，逻辑上，该类病变需与皮脂腺肿瘤进行鉴别诊断。

几乎全由形态温和的基底样细胞团块和黏液间质组成的早期AMT可引发疑问，如果存在局灶性导管分化，诊断相对会容易一些。免疫组化有助于证实很多细胞的肌上皮表型。著者曾遇见一例出现毛囊内胶原晶体的病例，由此提出疑问：一些AMT是否起源于原已存在的毛囊结构[1185]。

外泌汗腺混合瘤与顶泌汗腺混合瘤不同，前者由相对较小的、常常等距离分布的、不分叉的管状结构构成，管腔圆形，内衬单层上皮细胞。根据定义，既没有顶浆分泌也没有毛囊皮脂腺分化是外泌汗腺混合瘤的特点。腮腺附近大的肿瘤应与涎腺多形性腺瘤累及皮肤鉴别。因为两者的组织学特点几乎一致，只有通过临床才能确定来源。相同的肿瘤，即混合瘤/多形性腺瘤，也见于泪腺（包括眼睑和泪阜的副泪腺）、耵聍腺、舌头、鼻腔和乳房等部位，它们的镜下组织学特点、免疫组化和超微结构均具有一致的同源性[203,495,595,849,1423,1810,2536,2682]。但是，这些肿瘤很少在皮肤病理中遇到，需要临床病理的紧密结合才能作出正确的诊断。

从词义（和组织学）的角度出发，我们应该知道，发生在阴道部位的独特的肿瘤叫作阴道混合瘤[2491]。它常发生在年轻女性的处女膜或处女膜残留物或附近，组织学上由良性的上皮细胞（黏液腺、成熟的鳞状上皮或透明细胞上皮岛）和间质型梭形细胞组成（图5.25）[291,785]。

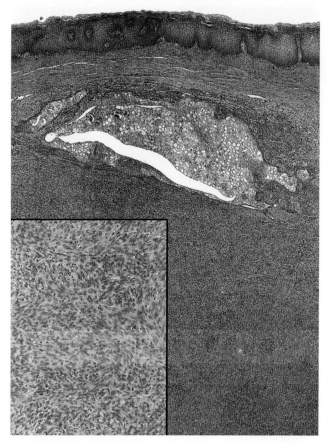

图 5.25　阴道混合瘤。肿瘤由分化良好的上皮成分和间质型梭形细胞组成(插入的图片)

恶性顶泌汗腺混合瘤

如果应用严格的诊断标准,包括病变中良性 AMT 的残留、明显的恶性成分的存在,皮肤恶性 AMT 是一种罕见的肿瘤[811,2391,2701]。迄今为止大多数已经报道的皮肤恶性 AMT,组织学的诊断主要基于肿瘤的双相("混合")外观以及明确良性 AMT 的缺失[1112,1550,1714,2154,2307,2311,2468]。尽管在一些病例中,残留的良性成分已彻底被相关的恶性成分占据,这种与真正的恶性 AMT 完全不同的肿瘤也被纳入其中。

临床表现

大多数恶性 AMT 发生在年龄较大的人身上。年轻人很少受累[2073]。常有长期存在的结节突然快速增大的病史,以及肿瘤直径较大(长达 10cm)[811]。多发病变被报道出现在少数发生转移的患者身上[896,911]。没有显著的性别和部位差异。

组织病理学特征

著者认为,除了恶性成分以外,良性 AMT 的残留是诊断真正的恶性 AMT 的必要条件。残留的良性肿瘤,有时出现毛囊皮脂腺顶泌汗腺单位的 2 种或 3 种成分分化,与恶性成分并列存在或逐渐混杂在一起。一般来说,恶性成分中的多向分化并不明显。恶性成分主要有以下模式:

- 腺癌(顶泌汗腺)
- 肌上皮癌
- 癌,非特指
- 肉瘤样癌(转移)

腺癌由恶性上皮细胞形成的结节、大片状结构以及可见顶浆分泌的腺导管成分组成(图 5.26)。乳头状结构已见报道[811]。若缺乏顶泌汗腺的特点,肌上皮的特点也同时缺失,恶性成分可能被误诊为非特异性的癌。少数情况下,透明细胞分化见于癌性成分中。

肌上皮癌常见于显示明显地向肌上皮分化的良性 AMT 残留组织中(富于透明细胞的区域)。与良性肌上皮细胞一样,恶性肌上皮细胞同样具有偏位核和丰富的嗜酸性透明胞质,但同时表现出显著的多形性、非典型核分裂象以及有时出现的脉管侵犯(图 5.27)。

肉瘤样癌见于从癌性成分逐渐过渡至肉瘤样成分的恶性 AMT 中,肉瘤样成分具有多形性或梭形细胞肉瘤或软骨肉瘤的外观(图 5.28 和图 5.29)[2391]。

生物学行为与预后

由于仅有少数的有上述定义的恶性 AMT 病例报道,事实上它的生物学行为仍不清楚。在著者遇到的病例和诊断可靠、具有追踪随访信息的已发表的病例报道中,有些肿瘤同时转移至淋巴结和远隔部位(后者相对较少出现),有些出现复发。更进一步的研究很有必要,以确定肿瘤发生发展过程和解决某一特定病理模式或其他因素是否影响预后的疑问。

鉴别诊断

伴有散在分布的增大的深染细胞或多核细胞等非典型特征的良性 AMT 常表现出良性的结构特点[1264]。更明显的多形性和浸润性生长模式同时出现有利于鉴别真正的恶性 AMT,其中恶性成分表现为可辨认的腺癌或肌上皮癌。在主要由肌上皮癌组成的恶性 AMT 病变中良性 AMT 的残留有助于将其与单纯的肌上皮癌区别开。在恶性成分由肉瘤样癌组成的恶性 AMT 病例中,鉴别诊断包括其他来源的转移性(肉瘤样)癌[2017]。良性 AMT 中的脉管内瘤团问题在之前的章节中已讨论。这种现象与涎腺的恶性混合瘤相似。在涎腺的病理中,广义的通用术语"恶性混合瘤"包含了 3 个不同的情况,包括:

- 多形性腺瘤癌变
- 真正的恶性混合瘤(癌肉瘤)
- 转移性多形性腺瘤

转移性多形性腺瘤是一种罕见的肿瘤,它的组织病理学是良性混合瘤(多形性腺瘤),但令人难以理解的是它是转移性肿瘤;诊断基于回顾性分析而得。许多病例在发生转移前至少出现一次复发的情况;少数病例表现为多次复发,或原发病变出现后 3~53 年发生转移,但没有局部复发的证据。理论上,如果皮肤组织中存在相似的情况,良性 AMT 中的脉管内瘤团的存在可能是解释这种现象唯一合理的机制。

回顾既往发表的资料,可以看出皮肤恶性 AMT 的诊断已被滥用。起源于其他组织或结构的肿瘤,如涎腺上方皮肤组织的病变、眼眶肿瘤(泪腺)以及累及外耳道(耵聍腺)的肿物等,均需要考虑多形性腺癌的诊断[279,955,1035,2587]。局限于骶部的病变应该与脊索瘤进行鉴别诊断[603]。

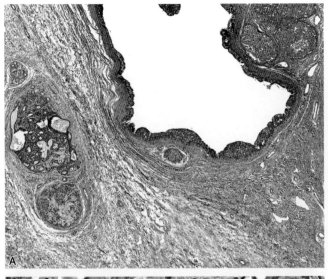

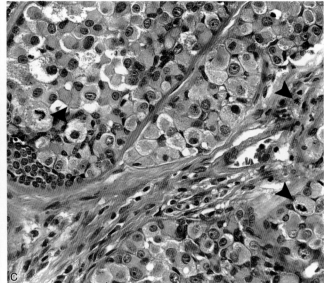

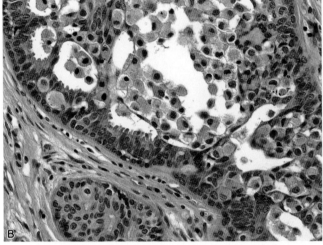

图 5.26　恶性顶泌汗腺混合瘤（AMT）：顶泌汗腺混合瘤中的顶泌汗腺腺癌。良性 AMT 的残留位于左下角，而呈密集结节状分布的癌组织位于右上方区域（A）。中央扩张的管腔结构（A）属于良性残留的一部分，良性残留中癌细胞清晰可见（B）。高倍镜下可见肿瘤浸润部分由增大的含有嗜酸性颗粒状胞质的细胞组成，部分细胞处于核分裂象（箭头所示），细胞形态怪异（C）

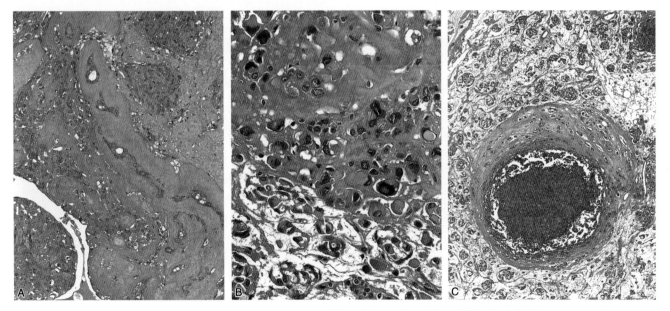

图 5.27　恶性顶泌汗腺混合瘤（AMT）：顶泌汗腺混合瘤中的肌上皮癌。良性 AMT 残留对应于所谓透明细胞丰富的亚型（A）。小的透明细胞与体积较大的具有多形核和透明胞质的非典型肌上皮细胞混杂的区域（B）。脉管内的瘤团（C）

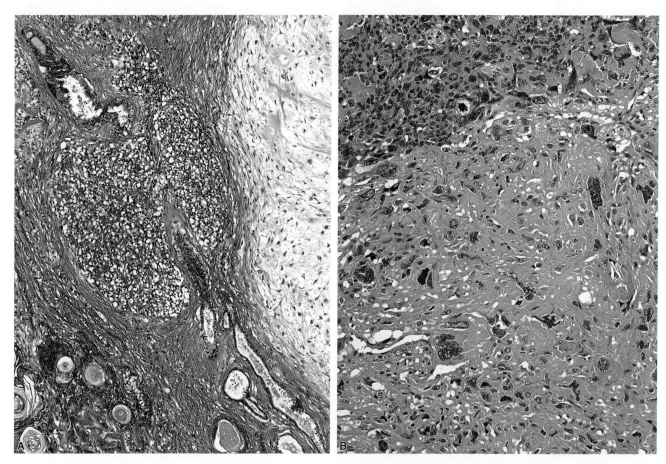

图 5.28   恶性成分表现为向透明细胞分化的癌的恶性顶泌汗腺混合瘤(A),而在其他区域非透明细胞癌样成分逐渐转变、过渡为肉瘤(肉瘤样癌)(B)

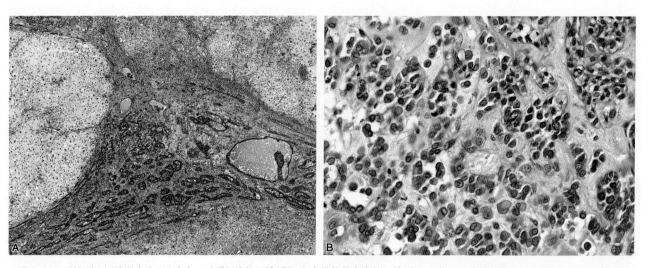

图 5.29   恶性顶泌汗腺混合瘤(A)中富于透明细胞的区域(B),和大量软骨肉瘤的区域(C),它们是上皮成分化生、恶性变的结果(图中未显示)

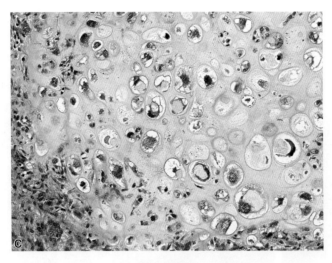

图 5.29（续）

多向分化的其他肿瘤

1996 年，McCalmont[1652] 提出皮肤附属器肿瘤的分类方法，在这个分类法里，皮肤附属器肿瘤被分成两大类，分别为外泌汗腺和毛囊皮脂腺-顶泌汗腺来源的肿瘤，后者再细分成多向（多相）分化的四类肿瘤：

- 毛囊-顶泌汗腺分化（微囊性附属器癌（MAC），螺旋腺瘤，圆柱瘤）
- 毛囊皮脂腺分化（毛母细胞瘤）
- 毛囊皮脂腺-顶泌汗腺分化（MAC，顶泌汗腺混合瘤，毛母细胞瘤、增生性外毛根鞘瘤）
- 顶泌汗腺-皮脂腺（汗孔瘤）[1652]

因此，这个分类系统包含了毛囊皮脂腺-顶泌汗腺单位分化的所有可能的组合，以及构成这些类别的具体实例。上述肿瘤的双向或三向分化的特点偶尔可见或很少出现。由于

新的具有多向分化特点的不常见的附属器肿瘤病例不断被报道，它的组织病理学范畴更为广泛的事实变得清晰明朗，尽管某些病变可被分类至毛囊皮脂腺顶泌汗腺来源肿瘤的任何一个子类型中，但具体某一例病变的组织病理学特点却常与目前的任何一个分类系统不符，包括以前的分类方法。已报道病例的病理特点是如此的不同，因此针对常见病理特点的粗略的分类方法是存在疑问的，更不用说针对每一个特殊的病例展开讨论。良性和恶性病变均已被报道、记载[101,288,821,1252,1257,1260,1261,1265,1273,1618,1837,1865,2112,2313,2841,2914]。

在著者的经验中，皮肤附属器肿瘤的多向分化并不是罕见的现象，只是有可能被低估、忽略了。图 5.30~图 5.32 描述了一些难以分类的肿瘤。当描述一个根据已有的分类标准而不能明确分类的多分化皮肤附属器肿瘤时，最好对其进行描述性的诊断，列出所有检测到的分化类型并与最接近的具有明确定义的疾病进行比较。诊断一个恶性的病变，如果条件允许的话，建议对肿瘤进行分级（低级别与高级别）。诊断时也应该考虑到相关的综合征或皮脂腺痣的可能。

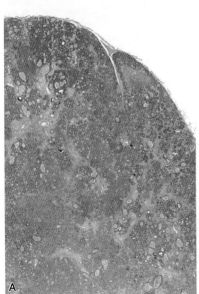
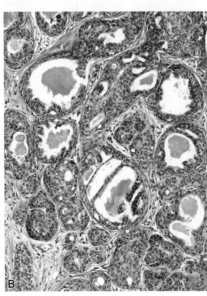
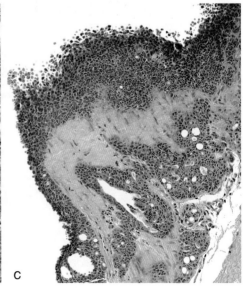

图 5.30　难以归类的多向分化肿瘤。一个体积大、边界清的肿瘤（A）主要由以下部分组成：与管状腺瘤的成分相类似的导管结构（B），偶尔出现的伴有顶浆分泌的囊腔（C）

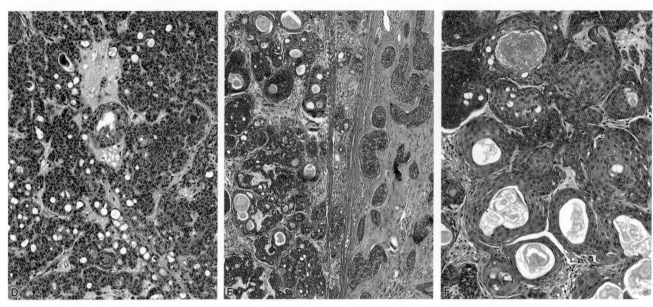

图 5.30(续)　伴有胞质内小管腔形成的实性区域(D),与基底细胞癌相似的基底样细胞结节结构(E),可能向毛囊峡部分化的嗜酸性细胞聚集,后者与呈现毛发腺瘤样外观的毛囊漏斗部囊肿结构混杂在一起(F)

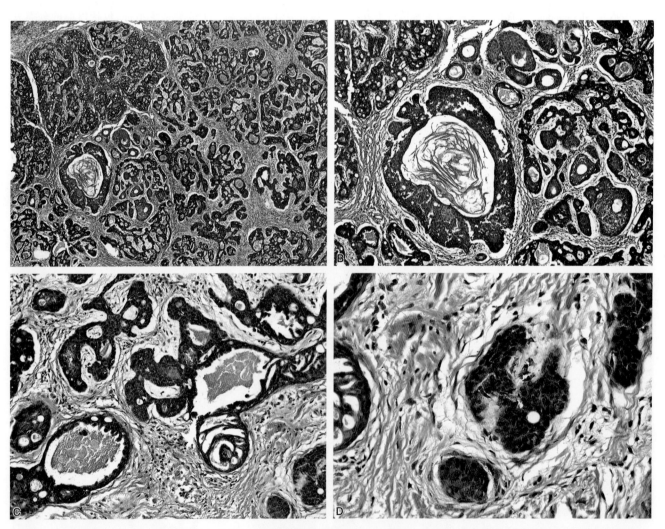

图 5.31　难以归类的多向分化肿瘤。肿瘤呈分叶状基底样细胞团块和偶见的大的鳞状/峡部细胞集。主要的导管成分与管状腺瘤的成分相似,出现在整个肿瘤所有的基底样细胞团中,但在含有黑素的基底样实性细胞集中是缺失的(A~D)

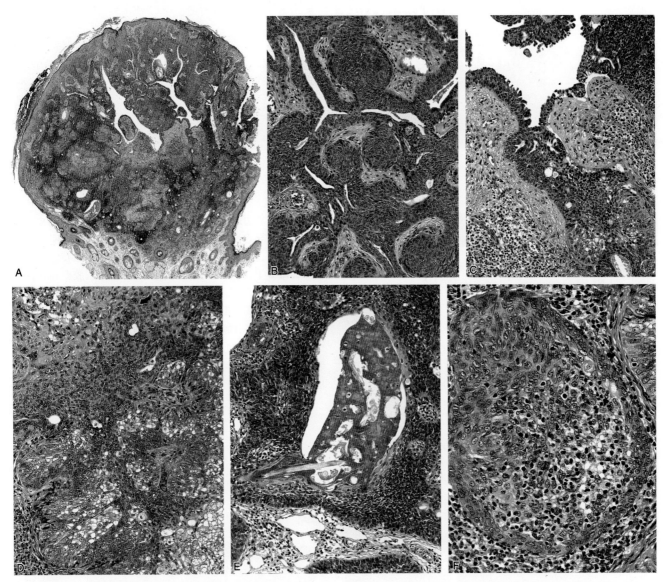

图 5.32　难以归类的多向分化肿瘤。这个境界清楚的肿瘤(A)由密集的相互连接的细胞条索以及条索内延长的导管结构(B)组成,导管结构局部扩张、腔内侧突起并见顶浆分泌(C)。以上成分逐渐与基底样实性细胞团混合,后者中多核细胞、成熟皮脂腺细胞、皮脂腺导管分化(D)、含有很多毳毛的囊性结构(E)和呈现淋巴腺瘤样外观的淋巴上皮细胞结节(F)明显可见

（朱慧玲　张韡　译,陈思远　校,党林　审）

乳头和乳晕病变

乳头-乳晕复合体的解剖学和组织学

本节仅讨论成人乳腺的正常显微解剖学。

正常乳头位于乳房稍偏中央且低于中心的位置，与周围乳晕一起形成乳头-乳晕复合体。乳头表面有 7~18 个微小输乳导管孔。在非泌乳期乳腺，这些导管开口通常充满角质蛋白栓。乳晕的周边通常围绕着 10~20 个小的突起，代表与皮脂腺相关的输乳导管（Montgomery 结节）。一些个体可见明显的毛发。临床上，乳头-乳晕复合体的皮肤色泽变化不一。

显微镜下，乳头由可直立的平滑肌纤维束、胶原和弹性组织组成，与进入乳头基底部的乳腺导管相交错，此处乳腺导管膨胀形成输乳窦（图 6.1）。在输乳窦远端，扩张的乳腺导管出现鳞柱状交界区，鳞状上皮与腺管上皮彼此移行。在正切切片中，输乳窦呈不规则波纹状外观，不应与病理状态相混淆[2246]。乳晕的整个真皮层可见普通的乳腺导管贯穿，可能非常接近表皮和肌肉组织。

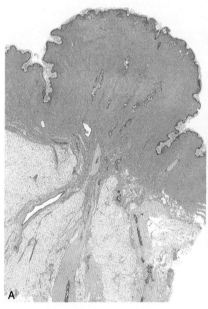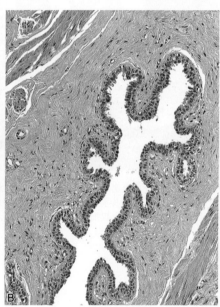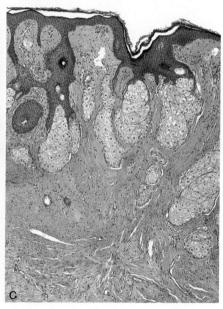

图 6.1 乳头全景切片，见锯齿状轮廓的乳头导管（A），其外周为肌上皮细胞层，内层为上皮细胞层伴局灶性顶浆分泌，周围间质含有肌组织（B）。乳头中的皮脂腺（C）

乳头的皮肤含较多皮脂腺，其中一些代表所谓的游离腺，与毛囊无关，直接开口于乳头和乳晕表面，而另一些则汇入泌乳导管。Montgomery 结节由皮脂腺单位和相关的泌乳导管组成。也可能出现顶泌汗腺。

与其他部位的皮肤类似，乳头和乳晕被覆角化、分层的鳞状上皮，只是上皮基底层中黑素增加，偶尔出现透明细胞（见下文）。有时（多达 17%）乳头区域出现正常乳腺小叶[2255]。在一生中，乳腺组织包括在乳头-乳晕区域中观察到的乳腺组织，显著受激素和其他因素影响，因此其"正常"的显微形态，也具有多样性。

乳头 Toker 细胞

因 Toker 在 1970 年详细描述了这些细胞而命名[2675]。Orr

和 Parish 尽管在 1962 年报道了这些细胞,但没有做进一步阐述[1980]。女性和男性的乳头表皮中都存在 Toker 细胞。这种细胞大于周围的角质形成细胞,主要位于表皮的下半部,并且具有丰富的淡染胞质和大而圆形细胞核,染色质少,核仁小(图6.2)。偶尔可以观察到胞质内的黑素。它们或随机散在分布,或聚集分布,罕见情况下,形成具有圆腔的小的表皮内腺体结构。常见的是,Toker 细胞分布于输乳窦开口的附近或周围,推测其来源可能是沿着乳腺导管迁移的具有树突的导管细胞[1623,2950]。其他研究发现它们与皮脂腺相关[717]。使用传统显微镜和普通染色方法,这些细胞的检出率低于10%[804,2249,2675],但利用免疫组化法(CK7),正常和副乳乳头中的检出率分别超过 80% 和 60%[1556,2888]。然而,最近有一项研究发现,140 例研究标本中,CK7 阳性的 Toker 细胞仅占25%[2746],乳头的水平切片,可增加 Toker 细胞的检出率[717]。

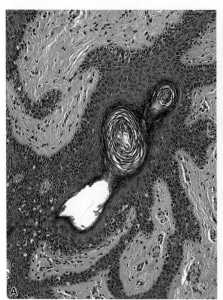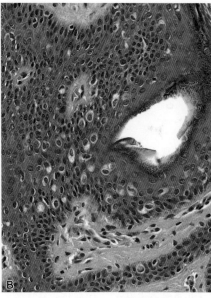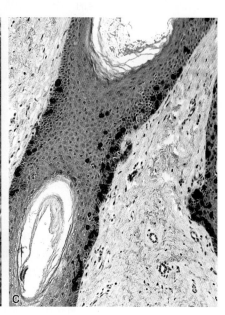

图 6.2 乳头中的 Toker 细胞,胞质透明(横向至斜向切面,A,B),CK7 染色(C)

尽管看起来很普通,少数情况下,Toker 细胞会出现轻度非典型性[594]。一些学者把 Toker 细胞数量增加,称为 Toker 细胞增生症[594],而其他学者则设定了其数量范围,平均每个 ×10 视野下 10 个细胞(范围 0~106)[1908]。Toker 细胞认为是少见病例乳房 Paget 病(MPD)的起源,因其下无明确的导管癌或小叶癌[2258]。

这些细胞必须与真正的癌细胞(Paget 细胞)和 Paget 样角化不良细胞,以及透明细胞和印戒透明细胞相鉴别,后两者细胞代表与福尔马林固定相关的人工假象。之前已尝试将乳头的非肿瘤性透明细胞分为两种类型(1 型和 2 型)[2258],很显然,这样容易与 Toker 细胞和 Paget 样角化不良细胞相混淆[2609,2746]。

与小而普通的 Toker 细胞相比,Paget 病的癌细胞通常大而多形性。Paget 样角化不良细胞则大小不一,但形态温和,具有清晰的胞质边缘,核周空晕和致密固缩的细胞核。在 Paget 样角化不良细胞和相邻上皮细胞之间存在明显的细胞间桥。大多数 Paget 样角化不良细胞在棘细胞间单一散在分布。偶尔排列成小簇或成巢,但从不形成腺体结构。最近的一项研究显示,在 140 例乳头标本中有 56 例(约 40%)发现了 Paget 样角化不良,认为是因过早角化导致的偶然发现[2746]。

代表人工假象的透明细胞包括印戒样亚型,通常呈孤立,少量地分布于表皮中层。偶尔数量较多时,可影响多层表皮。组织化学上,这些细胞黏液染色阴性。免疫组化有助于鉴别 Paget 细胞,Toker 细胞和 Paget 样角化不良细胞(表 6.1)[594,804,805,1400,1556,1908]。

表 6.1

乳腺 Paget 氏病中的 Paget 细胞、乳头 Toker 细胞和 Paget 样角化不良免疫组化表达谱[594,804,805,1400,1556,1908]

抗体(克隆)	Paget 细胞	乳头 Toker 细胞	Paget 样角化不良
EMA	+	+	−
LMWCK(CAM5.2)	+	+	−
HMWCK(34βE12)	−	−	+
CK7	+	+	−
CK20	−	−	NS
CEA	+/−	−	−
MUC1	+	+	NS
MUC2	−	−	NS
MUC5AC	−	−	NS
GCDFP-15	−/+	−/+	NS
ER	+/−	存争议[a]	NS
PR	+/−	存争议[a]	NS
HER2/neu	+	−[b]	−
CD138	+/−	−	NS
p53	+/−	−	NS

[a] 一些研究结果存在争议。尽管 Nofech-Mozes 和 Hanna 发现 Toker 细胞不表达 ER 和 PR[1908],但是其他研究发现 Toker 细胞一致性表达这些指标[594,2012]。

[b] 在一些增生性和非典型的 Toker 细胞中,可出现 HER2/neu 的弱阳性表达[594]。

LMWCK,低分子量细胞角蛋白;HMWCK,高分子量细胞角蛋白;ER,雌激素受体;PR,雌激素受体;NS,尚无研究

副乳组织和相关病变

　　尽管极少出现包含乳头-乳晕复合体的完整副乳组织,但可呈现乳晕、乳头和乳腺组织的任意组合。多乳腺是指含有或没有乳头和乳晕的副乳,而多乳腺与副乳乳头是同义词。乳晕内多乳头代表位于乳晕内的一个或多个乳头的罕见情况。据报道,在一般人群中副乳乳腺组织发生率为0.22%~6%,而在白种人中较少见(1%~2%)[363,2197]。虽然副乳通常沿"乳线"分布,从腋窝中部到内侧腹股沟双侧延伸,但可发生在各种部位,包括面部、后颈部、背部和足部。现在认为肛门生殖器部位的异位乳腺组织,代表这个解剖区域的独特组成部分,称为肛门生殖器乳腺样腺体(AGMLG)[2756,2757]。

临床表现

　　副乳乳头与正常乳头相似,在不同个体身上外观不同,正如普通乳头彼此不同一样。在某些情况下,乳头可能发育不良,表现为小的肉色、粉红色或棕色丘疹。当没有明显乳晕时,病变类似于黑素细胞痣。如果与乳腺组织相关,可见或可触及皮下柔软的肿块。病变通常无症状,但月经周期的生理变化,可导致触痛和肿胀,而在受孕和产后偶尔可发生泌乳现象[2258]。其发生率没有明显的性别偏向。

　　这些乳头通常位于正常乳房上方或下方的前胸壁上。一些研究表明,在高加索人中,副乳乳头通常位于正常乳头下方,而在亚洲,更常位于正常乳头上方[1497]。在许多患者中,可伴有腋窝异位乳腺组织。副乳组织可单侧或双侧分布(图6.3)。

　　具有家族史者可达10%到12%[2732],通常多代受累,呈常染色体显性遗传模式(OMIM163700)。

　　副乳组织可以是唯一发现,也可与各种异常现象合并发生。其中,过去认为并发肾脏异常(称谓副乳头/肾脏缺损,或是乳腺肾脏综合征)具有特征性,但过分强调了这种关联的意义。副乳头是Simpson-Golabi-Behmel综合征(OMIM 312870)的一个组成部分,呈X性联遗传,其特征为生殖器异常(隐睾,腹股沟疝和尿道下裂)、在产前和产后过度生长、特征性粗糙面容(宽鼻,常伴前倾鼻孔、巨舌、巨口和舌或下巴的中线凹槽)、各种骨骼(漏斗胸)和心脏异常、膈疝、厚或色素过度沉着性皮肤、副乳头和不同程度的精神发育迟滞。虽然此病的严重程度不同,从携带女性的轻症表现到一些男性婴儿的致死表现不等,但多数特征还是相当一致的。该综合征发病相关的基因是位于Xq26上,编码磷脂酰肌醇-3的GCP3,已经发现在Xp22区域的缺失,至少可引起某些婴幼儿致死形式的发生[326]。

　　家族性Char综合征(OMIM 169100)患者中,可见多乳头畸形,其为一种罕见的常染色体显性遗传疾病,以动脉导管未闭、面部异常、第五指异常、脚异常、听力丧失和眼部异常为特征[2990]。

　　已观察到副乳和Becker痣之间的关系,Becker痣所提出的近显性遗传这一概念可以解释。通常近显性遗传杂合基因携带者的表型正常。

　　典型的遗传是,此改变基因可以通过多代遗传而不出现表型症状。只有发生体细胞突变,导致细胞镶嵌斑形成,产生突变纯合子(或半合子)时,性状变得明显[942,2733]。有完全位于Becker痣内的多乳头畸形的病例报道[2734]。

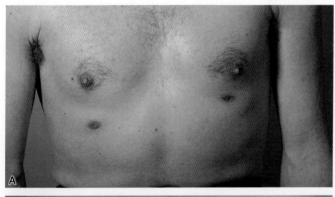
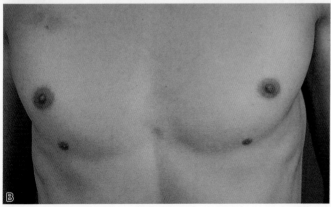
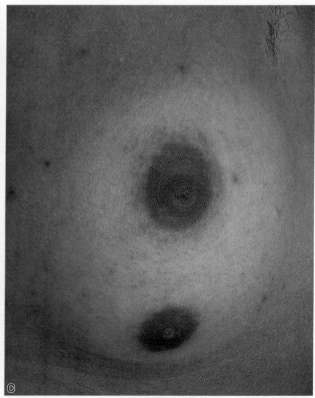

图6.3　一例男性患者双侧分布的由乳头乳晕构成的副乳乳腺组织(A,B),一例女性患者为单侧发生(C)

组织病理学特征

　　副乳腺组织与正常乳腺组织的病理表现相似,但腺体成分可能没那么明显。组分包括被覆表皮乳头状表面的外生性突起、皮脂腺和毛囊、输乳导管、顶泌导管和腺体,以及大量平滑肌束。这些成分的出现比例因情况而异(图6.4)。罕见情况下,可以看到乳腺小叶。正如在正常的乳腺中一样,副乳中也可以见到Toker细胞[1623]。

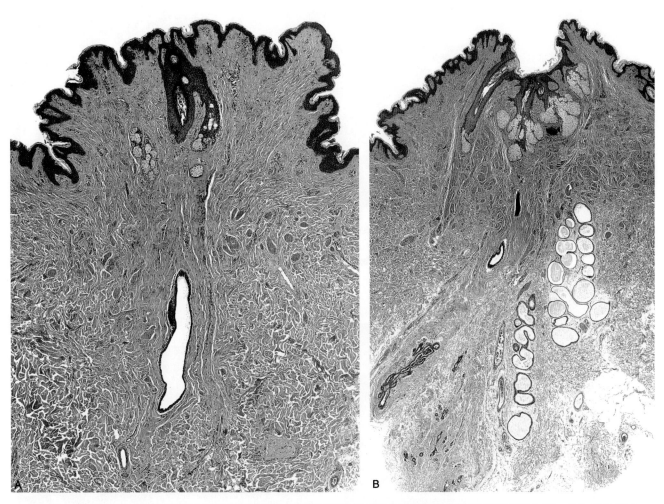

图6.4　两个副乳乳头的组织学显示外生性乳突状突起、毛囊皮脂腺复合体、输乳管和丰富的可勃起平滑肌组织(A,B)。另外,在B中可以看到顶泌汗腺

　　多种良恶性病变,诸如包括Paget病的癌、结节性黏蛋白病和泌乳腺瘤,可发生在副乳腺组织中,尤其是副乳头(图6.5)[576,1215,1297,1599,1619,1993],其病变形态与正常乳腺中的形态相同,但由于部位表浅,可能在皮肤病理诊断时遇到。

乳头腺瘤

　　乳头腺瘤的文献中,已描述了多个彼此重叠的病变。其名称多种多样,包括糜烂性腺瘤病、乳头状腺瘤病、菜花样腺瘤病、菜花样乳头状瘤病、乳晕下导管乳头状瘤病、乳头导管腺瘤等[596,1158,2042,2256,2644]。这些病变具有经典的腺瘤病模式,包括假性浸润性生长、硬化性腺病和浸润性上皮增生(后两个术语由乳腺病理学家专门用于非浸润性上皮增生的描述)。

临床表现

　　发病年龄范围较宽,通常表现为从乳头流出血性或浆液性分泌物,乳头可表现为肿大、红斑、糜烂/结痂或其下结节(图6.6)。某些情况下,广泛的糜烂性病变对应"糜烂性腺瘤病"一词。乳头腺瘤主要累及成年女性患者,但也可能发生在男性[322,610,1505]。

组织病理学特征

　　乳头腺瘤,由两层上皮细胞排列的腺体结构组成,由输乳导管发生并挤压输乳导管[2042]。当腺体内出现上皮假乳头状增生时,病变类似于皮肤管状腺瘤(图6.7)。慢性炎症程度不一,依赖于浅表糜烂的程度。当广泛糜烂时,间质浸润重,伴大量浆细胞浸润,使其类似于乳头状汗管囊腺瘤(图6.8)。间质结缔组织增生、假性浸润模式和出现实性细胞成分,使其模拟浸润性癌(图6.9)。应当牢记,在乳腺中,外观良性,无明显非

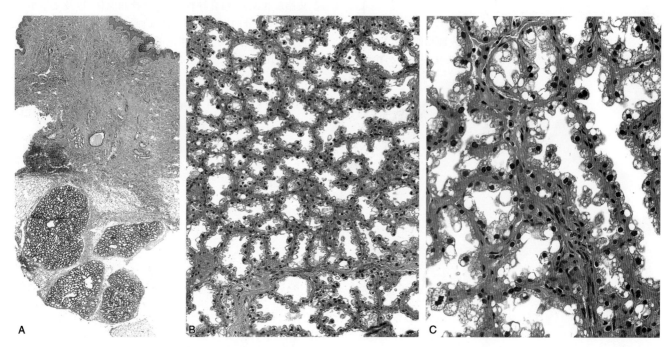

图 6.5   副乳头中的泌乳腺瘤。由增生腺体组成的界限清楚的结节,腺体内衬活跃的分泌性立方形细胞,具有明显的空泡化胞质和浓染核(A~C)

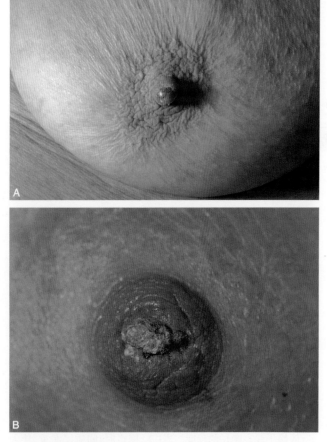

图 6.6   乳头腺瘤。乳头增大,呈"赘肉"样外观的结节(A)。痂皮提示之前发生过糜烂(B)

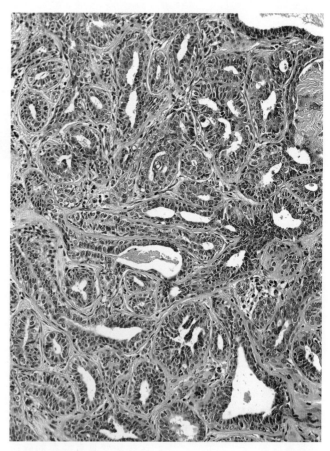

图 6.7   乳头腺瘤。腺体结构内衬两层细胞,一些具有腔内假乳头,类似皮肤管状腺瘤

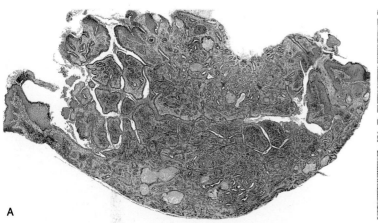

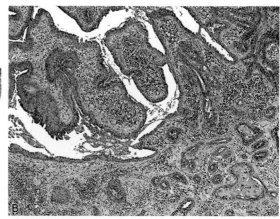

图 6.8　乳头腺瘤。当出现高度间质炎症时,可类似乳头状汗管囊腺瘤(A,B)

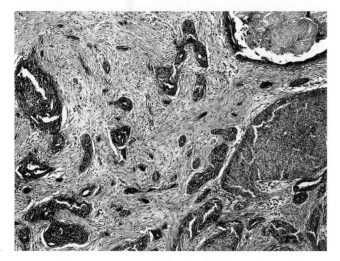

图 6.9　乳头腺瘤。间质结缔组织增生和假浸润模式,可模拟浸润性癌

典型性的腺体病变,实际上总是以良性方式生长,而不需要考虑进入间质的浸润性成分数量,和/或罕见出现神经侵犯[2645]。罕见情况下,在乳头腺瘤的背景下,可出现癌,但此种变化伴有明显且容易诊断的恶性细胞学和结构特征。据报道,浸润性癌既可起源于腺瘤内,也可与腺瘤分离生长[2256]。

汗管瘤样腺瘤

汗管瘤样腺瘤也称为浸润性汗管瘤样腺瘤,是一种罕见的病变,常常误诊为腺鳞癌[1010,1163,2254,2605,2766,2824]。肿瘤具有局部浸润性,可复发,但从不转移。因其与皮肤微囊性附属器癌的镜下特征相似,一些皮肤病理学家将其归类为微囊性附属器癌[23]。

临床表现

病变表现为位于乳头或乳晕下散在、实性且境界不清的 1～3cm 结节。诊断时平均年龄约 40 岁,但报告年龄从 8～67 岁不等[48,1163,2254,2605]。

组织病理学特征

汗管瘤样腺瘤由分支状细胞条索、腺体结构和鳞状囊肿组成,穿入间质呈假浸润模式,常深达平滑肌束间(图 6.10)。囊性成分可能由腺体结构的鳞状化生引起,并且通常位于病变的浅表部分(图 6.11)[388]。细胞学上,病变外观普通,肿瘤细胞有少量嗜酸性胞质和形态规则的细胞核,缺乏异型性。大多数腺体结构为两层,外层细胞具有肌上皮特性。腺体结构不规则,典型者出现泪滴状、逗号状或三角形状的不同轮廓,因此称为汗管瘤样腺瘤。导管空或含有嗜酸性分泌物,黏液染色可能

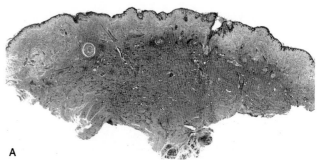

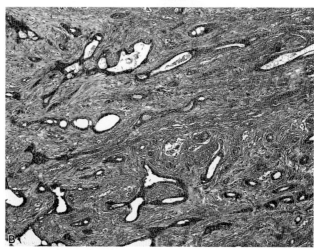

图 6.10　乳头汗管瘤样腺瘤,分支状细胞索和不同形状的管状结构穿入深层间质,形成假浸润模式(A,B)

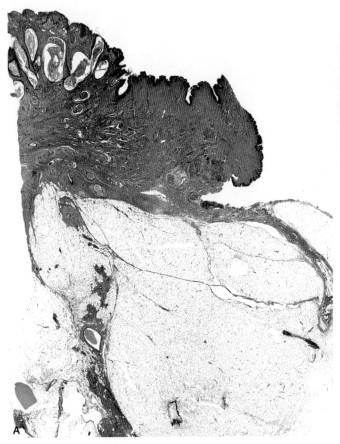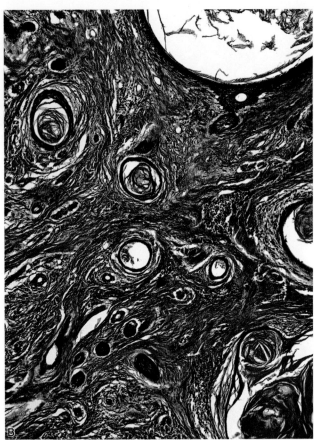

图 6.11　乳头汗管瘤样腺瘤。这个病例的病变浅表部分,可看到显著的鳞状囊肿(A,B)

为弱阳性。少见情况下,可见神经侵犯,有时可与主瘤体相距很远[1163,2254,2605]。

　　汗管瘤样腺瘤可类似乳腺小管癌,但后者很少起源于乳晕下区。与汗管瘤样腺瘤不同,小管癌可伴随不同程度的导管内增生,包括导管内癌,由单层细胞构成管状成分,通常具有清晰的顶浆分泌突起,缺乏鳞状化生。

乳房 Paget 病

　　乳房 Paget 病(MPD)是指由乳头和乳晕表皮中的恶性上皮细胞构成的病变,绝大多数(超过 95%)与乳腺潜在的导管癌相关,不论是原位癌,还是浸润性癌[2258]。罕见情况下,潜在恶性肿瘤可能是浸润性小叶癌或其他类型的乳腺癌。此发现也见于累及副乳乳头或副乳头旁的异位乳腺组织的 Paget 病[1215,2761]。Toker 细胞认为是罕见 MPD 病例的起源,因其内未发现潜在的癌变[2258]。Van der Putte 等[2761]报道了一例与 Toker 细胞多灶性增生相关的 MPD 病例,提示 Toker 细胞增生是 Paget 病的前驱病变。沿着这一思路,Morandi 等使用显微切割获取表皮内肿瘤细胞和来自下面导管癌的细胞,并研究样本的克隆性,包括杂合性缺失和线粒体 DNA 位移循环序列分析,证实极少数情况下,Paget 细胞在遗传上与其下肿瘤细胞不同,其下肿瘤细胞表现出一致同源性。著者认为,在某些 MPD 病例中,Paget 细胞可能是预先存在的表皮内非肿瘤细胞的肿瘤转化的结果,因此,其下肿瘤是碰巧发生的肿瘤性病变(碰撞瘤)[1811]。

临床表现

　　MPD 通常表现为局限于乳头或乳晕的湿疹样鳞屑性或结痂性病变,可伴有乳头溃疡或内陷,及渗出物。有时,可见到远超出乳晕范围的大片病变,甚至乳头完全破坏(图 6.12)。罕见情况下,异常放射学检查结果和可触性肿瘤,可见于与浸润性癌相关的 MPD 病例中。色素型 MPD 罕见,但具有明确的临床表现,报道例数少于 40 例[2193]。有趣的是,有 15% 的色素型病例发生于男性,鉴于 MPD 在女性中的高发生率(高达 99%),这一点很罕见。

组织病理学特征

　　在充足的活检标本中,源自乳腺的癌清晰可见,最常见类型为导管癌,可为原位或浸润性癌,后者更常见。根据定义,表皮可见散在的大细胞,形成实性细胞巢或小腺体样结构(图 6.13)。Paget 细胞具有丰富的嗜酸性或淡染胞质以及大的空泡状核。核分裂程度不同,但有时较活跃。称为“间变性”MPD 的罕见病例中,局部全层表皮被高度多形性肿瘤细胞所取代[2153]。皮肤附属器亦可受累。有时可见淋巴管内播散。

　　关于色素亚型,已经提出多种引起色素沉着的可能机制,包括癌细胞间含有胞质内黑素的树突状黑素细胞的增殖,癌细胞对黑素的吞噬作用和丰富的反应性浸润的黑素细胞(图 6.14)[135,2264]。有学者观察到一位患者 HMB-45 阳性树突状细胞局部聚集,引起上皮内黑素细胞增生[2048]。

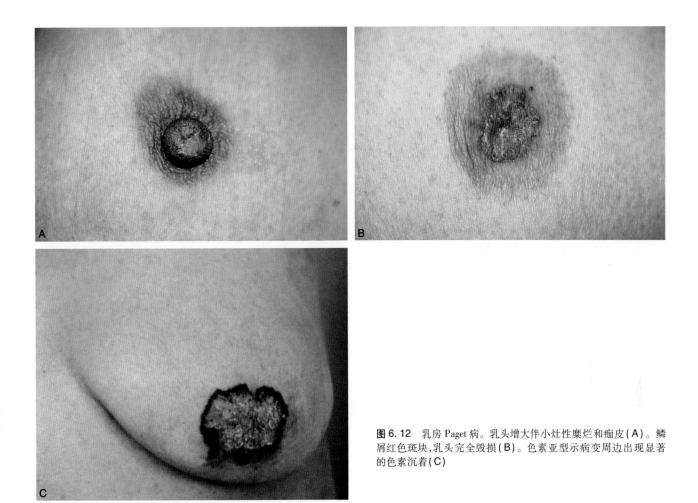

图 6.12　乳房 Paget 病。乳头增大伴小灶性糜烂和痂皮(A)。鳞屑红色斑块,乳头完全毁损(B)。色素亚型示病变周边出现显著的色素沉着(C)

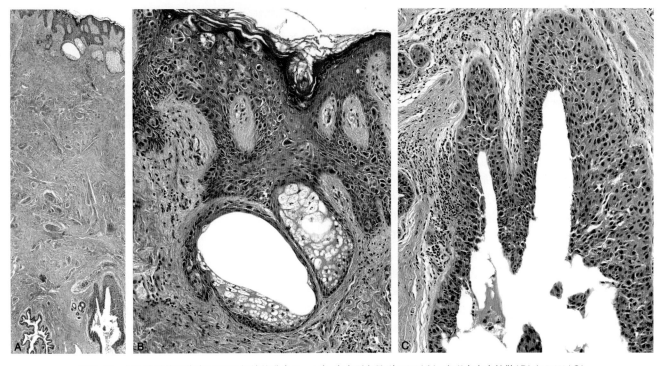

图 6.13　与乳腺导管原位癌(DCIS)相关的乳房 Paget 病,在右下方见到 DCIS(A),出现表皮内扩散(B)和 DCIS(C)

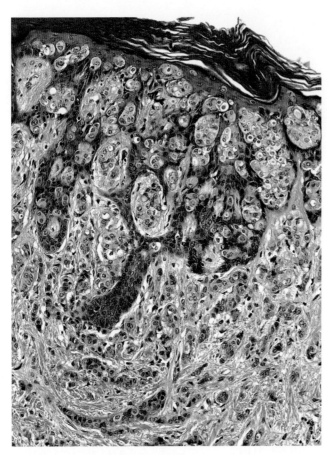

图 6.14 因黑素细胞定植引起的色素型乳房 Paget 病。此病例中表皮内肿瘤细胞与浸润性导管癌有关

免疫组化特征

通常,表皮内细胞表现出与其下乳腺癌相同的免疫表型。见表 6.1。

鉴别诊断

临床上,MPD 必须与湿疹、淋巴组织增生和乳头腺瘤病相鉴别,组织学检查中容易区分开来[280]。

即使经过全面的取材和临床检查,当未发现潜在的乳腺癌时,可能导致 MPD 的诊断出现问题。在这种情况下,认为其起源于 Toker 细胞。Toker 细胞本身是乳头的正常组成部分,若大量存在,可能会引起诊断困难,因其易误导病理学家作出 Paget 病,甚至黑素瘤的诊断。在显微镜下,Toker 细胞和 Paget 细胞无法区分。最近的一项研究表明,Toker 细胞和乳房 Paget 细胞在雌激素受体、c-erbB-2 和 Ki-67 的表达上存在差异,提示此 3 种标记的组合可用于鉴别这两种疾病。乳房 Paget 细胞一致性表达 Ki-67 和 c-erbB-2,但 Toker 细胞几乎不表达(Toker 细胞不表达 Ki-67 或表达水平极低,每个高倍镜视野下仅表达 1~3 个阳性细胞)。ER 在 Toker 细胞中始终是阳性[2012]。通过一组黑素细胞标志物,容易将色素型 MPD 与黑素瘤区分开来,并且黑

素瘤极少累及乳头。

新生儿皮肤附属器息肉

临床表现

据报道,新生儿皮肤附属器息肉发生率为 0.7% ~ 4%[1027,1028,2398]。病变出生时即有,表现为主要发生在乳头乳晕的肉色孤立性小丘疹。据说在几天内可自发脱落。

组织病理学特征

疏松纤维血管核内可见毛囊、皮脂腺和外分泌腺,由正常表皮覆盖[1028]。

结节性黏蛋白沉积症

首先由 Wee 等于 1989 年首次描述[2842]。结节性黏蛋白沉积症是一种累及乳头和乳晕的罕见表浅性乳腺病变,迄今仅有 10 例报道[1367,1729,2306]。

临床表现

除一名男性患者外,所有报告的病变均发生在女性,累及乳头或乳晕,好发于右侧。也可发生在副乳头[1599]。结节性黏蛋白沉积症生长缓慢,表现为柔软的、约 2~3cm(范围 1~6cm)大小的无痛性分叶状肿块。超声检查显示分叶、均质、低回声肿块。发病年龄在 15~72 岁之间,大多数病例发生在二十和三十多岁年龄段[1367,1729,2306,2842]。

组织病理学特征

结节性黏蛋白沉积症无包膜,细胞稀少的黏液(黏液)样区被致密的嗜酸性胶原间质分隔,呈结节状排列(因此命名为结节性黏蛋白沉积症)。在黏液池中可见少量梭形细胞,其细胞核温和、胞质稀少,伴有散在巨噬细胞(图 6.15)。黏蛋白在 pH 2.5 的阿辛蓝染色呈阳性、黑尔胶体铁染色呈现强阳性和黏液卡红染色呈弱阳性,而 PAS 染色阴性。结节性黏蛋白沉积症病变内通常无上皮细胞。

鉴别诊断

结节性黏蛋白沉积症必须与黏液癌相鉴别,胸壁上的黏液癌几乎总是起源于乳腺,而不是皮肤。其他重要鉴别诊断包括发生在 Carney 综合征中的黏液瘤和黏液样乳腺病变(黏液性纤维腺瘤)。结节性排列、缺乏导管增生和上皮细胞,以及上述黏蛋白的染色属性,是诊断结节性黏蛋白沉积症的线索。

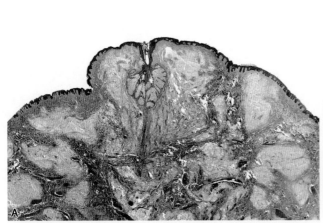
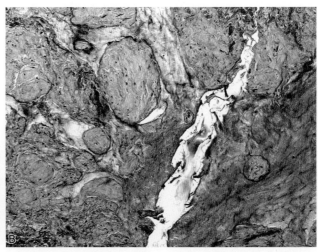

图 6.15 结节性黏蛋白沉积症。一种累及乳头的多结节性黏液样病变,无包膜(A)。细胞稀少的黏液样(黏液)区域不含上皮细胞,由致密的嗜酸性胶原间质所分隔。可见少数梭形细胞,核温和(B)

（岳君秋 译,李素红 校,薛汝增 审）

肛门生殖器乳腺样腺体病变

肛门生殖器乳腺样腺体病变—解剖学和组织学及其认识进展

1872 年,Hartung 首次描述了发生在外阴的乳腺样组织[2756]。长期以来,肛门生殖器乳腺样腺体(AGMLG)认为是代表乳嵴尾部残迹的异位乳腺,van der Putte 对其进行广泛研究[2756,2757],并在 1991 年和 1994 年提出 AGMLG 是肛门生殖器区的正常成分。他认为,尽管人类的乳腺在多个教科书中描绘过,实际上并不存在与鲸类动物类似的分布模式。尽管 van der Putte 本人没有研究人类胚胎学,但他回顾了既往文献,提出在人类,乳嵴只发生在腋胸区,从未到达 AGMLG 存在的肛门生殖器区。因此,根据 van der Putte 的说法,人类的乳腺是"起源于系统发育学和个体发育学混合理论的神话"(图 6.16)[2757]。

然而,累及 AGMLG 的病变,无论是良性还是恶性,上皮性或间质性,都表现出与其乳腺对应病变的惊人相似性。因其主要位于大小阴唇之间的沟内,AGMLG 在临床上不可见,但常常在肛门生殖器区的病理标本中偶然发现。其正常组织学形态多样,从简单的腺体结构,圆形腺管由疏松或致密的纤维化间

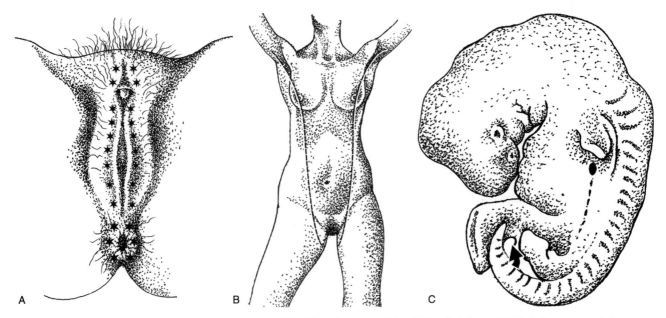

图 6.16 主要位于大小阴唇之间的沟中,肛门生殖器乳腺样腺体通常不可见,是该区域的正常成分而不是异位乳腺组织(A)。根据 van der Putte 的观点,尽管多个教科书中,描述人类的乳腺从腋窝延伸到肛门生殖器区(B),但实际上并不存在,人类的乳腺仅发生在腋胸区(C)(Modified from van der Putte[2756,2757])

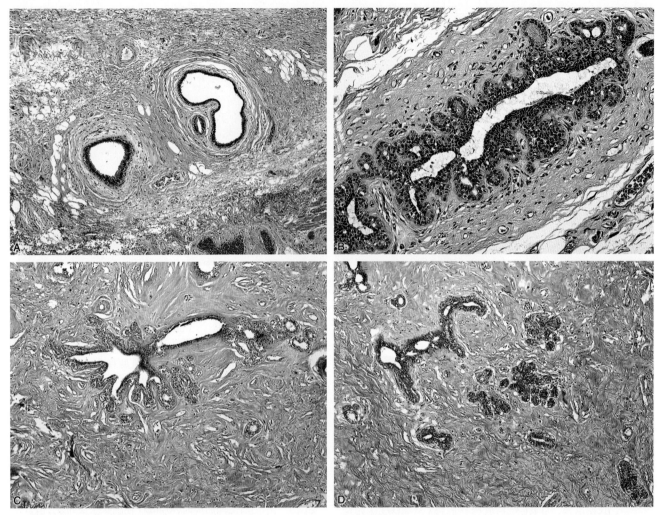

图 6.17 肛门生殖器乳腺样腺体（AGMLG）的镜下变化。单一的双层腺体内衬管状柱状至矮立方形上皮，可见断头分泌，外层为肌上皮细胞。腺体总是被纤维间质所包绕。与顶泌汗腺相比，AGMLG 具有小而不规则的管腔，缺少酶原颗粒，间质成分更多（A）。在一些病例中，结构更复杂，包括腺体外突（B），与末端导管小叶单位类似（C），甚至形成真性小叶（D）

质包围，到非常类似乳腺组织的复杂单元（图 6.17）[2756]。在著者的经验中，AGMLG 更常见于女性，结构更为复杂，而男性中则为典型的单腺体。

外泌系统同样差异较大。组织病理学标本中，很少能发现 AGMLG 的上部外泌导管。它开口于表皮，外围有肌上皮细胞层和管柱状上皮，常伴有顶浆分泌，其在即将进入表皮之前与鳞状上皮相移行，而不再伴有肌上皮细胞层（图 6.18）。

在诊断皮肤附属器肿瘤时，认识这些腺体至关重要。在著

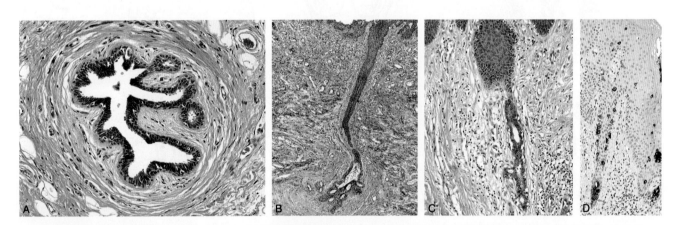

图 6.18 横向（A）和纵向（B~D）切面中的肛门生殖器乳腺样腺体（AGMLG）的导管。从小腺泡向外周突出的上皮（A）。注意进入表皮的导管远端具有明显的外层肌上皮细胞，内层腺上皮呈现顶泌汗腺分泌，上皮外突（C），可见散在 CK7-阳性的 Toker 细胞（D）。在本例中，在开口于表皮前，导管内衬鳞状上皮（B）

者看来,认识 AGMLG 病变的最佳途径是从乳腺病理学的角度出发,因为这些病变与其乳腺对应病变极为类似,不论良性或恶性(表6.2),或代表非特异性上皮改变或间质改变,其中一些与良性乳腺疾病类似[33,122,126,128,139,141,187,277,341,389,397,460,464,611,617, 739,758,898,899,906,979,1029,1105,1248,1250,1253,1254,1292,1660,1947,2029,2106,2473,2490,2646, 2694,2756,2757,2759]。包括类似于硬化性腺病、柱状细胞变化、柱状细胞增生、扁平上皮非典型性、普通导管增生、非典型导管增生、卫星现象、网状细胞样改变,兰普罗细胞样改变,影响上皮和肌上皮的各种化生性改变,以及纤维囊性改变[420,1250,1256]。许多这些改变没有临床意义,但不谨慎时,可能导致误诊。

肛门生殖器乳腺样腺体的主要病变及其组织学上乳腺对应病变[33,122,126,128,139,141,187,277,341,389,397,460,464,611,617,739,758,898,899,906, 979,1029,1105,1248,1250,1253,1254,1292,1660,1947,2029,2106,2473,2490,2646,2694,2756,2757,2759]

肛门生殖器乳腺样腺体	乳腺
良性肿瘤	
乳头状汗腺瘤	导管内乳头状瘤
泌乳腺瘤	泌乳腺瘤
管状腺瘤	管状腺瘤
纤维腺瘤,包括青少年型	纤维腺瘤,包括青少年型
叶状肿瘤,良性	叶状肿瘤,良性
恶性肿瘤	
叶状肿瘤,低级别恶性	叶状肿瘤,低级别恶性
乳房外 Paget 病	乳房 Paget 病
乳腺型浸润性和原位导管癌	浸润性和原位导管癌
乳腺型浸润性小叶癌[a]	浸润性小叶癌
乳腺型管状小叶癌	管状小叶癌
黏液(胶样)癌	黏液(胶样)癌

注:McFarland[1660]报道的异位乳腺病变,看上去具有管状腺瘤的所有特征,正如乳腺中所定义的那样。[a] 已报道的浸润性小叶癌病例,更倾向于具有混合性导管和小叶特征的病变(参见"其他肛门生殖器乳腺样腺体癌"章节)。

最重要的非肿瘤性病变或许是硬化性腺病,因其本身可形成临床可见的病变[1343]或成为定义明确肿瘤的组成部分,包括乳头状汗腺瘤[1250]、叶状肿瘤[1029]和纤维腺瘤[2782]。硬化性腺病是指紧密增生的小导管结构,管腔上皮细胞常萎缩变小,硬化性间质中外周肌上皮细胞层仍存在(图 6.19)。观察到一个患者,其硬化性腺病样变化伴有其他改变,包括大小不一的微囊肿和囊肿、一些具有透明样变轴心的乳头状突起、类似普通导管增生的区域、上皮和肌上皮成分的各种化生性改变,使其符合"腺病性肿瘤"病变[1255]。

外阴 Toker 细胞

Toker 细胞是乳头的正常成分,此淡染细胞可在输乳窦开口附近或周围见到,很少形成腺体样结构[2675]。传统显微镜下,Toker 细胞的发现率不到 10%,而使用免疫组化(CK7)的检

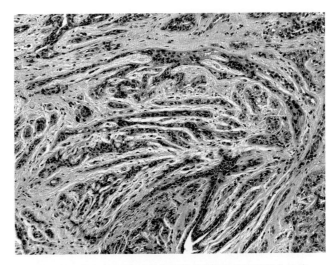

图 6.19　发生在 AGMLG 的与乳腺对应病变相同的硬化性腺病。由紧密增生的小管组成,内衬一层变小的腔上皮,位于硬化性间质中。肌上皮标志物标记这些区域,可见外周肌上皮细胞仍存在

出率超过 80%[804,1556,2249,2675,2888]。2005 年报道了在外阴中的类似细胞,在 11 例外阴切除标本中发现有 4 例[2889]。与乳头 Toker 细胞类似,外阴 Toker 细胞在 AGMLG 导管开口周围的表皮下层中,呈单个细胞或小簇状排列。细胞具有温和的圆形细胞核,以及清晰至苍白的胞质。少见情况下,可沿表皮基底层形成小的导管样结构。它们可沿真-表皮交界,延伸至数个表皮突,这种特征代表 Toker 细胞增生[2889]。

纤维腺瘤和叶状肿瘤

发生在 AGMLG 中的纤维腺瘤和叶状肿瘤是纤维上皮性双相肿瘤,由上皮性腺体和显著的间质成分组成。确定肿瘤是否应称为纤维腺瘤或叶状肿瘤,取决于间质成分的含量和外观[2246]。在显微镜下,累及 AGMLG 的纤维腺瘤和叶状肿瘤与其乳腺对应肿瘤相同。主要区别在于其在两个器官中的发病率:在乳腺纤维腺瘤和叶状肿瘤是非常常见的肿瘤(尤其是前者),而在 AGMLG 中则罕见,迄今为止仅有 40 例报告,Friedel 在 1932 年首先报道了外阴纤维腺瘤,除纤维镜下描述外,还手绘了一张临床图片,病变看上去像一个挂在柄上的结节[770]。

临床表现

分析既往发表文章中的组织病理学图像,肛门生殖器纤维腺瘤和叶状肿瘤似乎经常被混淆,从而阻碍了对临床资料的有意义分析。尽管如此,总体来讲,这些纤维上皮性肿瘤在肛门生殖器区呈孤立性无症状结节,大小为 0.8~6cm 不等,平均为 3cm(图 6.20)。有报道发现妊娠期间肿瘤可增大[617]。诊断年龄在 20~69 岁之间,平均为 38~39 岁[889,1292]。当明确诊断时,症状已持续时间为 8 个月至 17 年。双侧发生或多发性病变罕见[122,979,2646]。罕见情况下,患者也发生乳腺纤维腺瘤,常为异时性发生[341,1248],叶状肿瘤手术切除后,可出现局部复发[1292]。

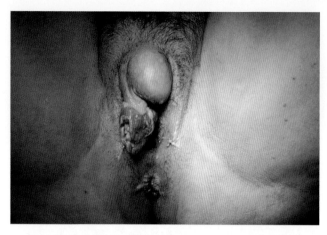

图6.20 复发性低度恶性叶状肿瘤,表现为累及阴蒂旁区和右侧大阴唇的肿块

组织病理学特征

纤维腺瘤是一种境界清楚的肿瘤,由圆形或细长,通常呈分支状和吻合状腺体结构组成,被细胞稀少的间质所包绕,间质细胞为温和的梭形或星状细胞,核分裂活性低或几乎没有。根据腺体和间质的相对数量,纤维腺瘤可能出现不同的镜下改变。在乳腺中,若间质足够丰富,可挤压腺体呈裂隙状结构,形成所谓的管内生长模式(一种误称)。当腺管为圆形或椭圆形时,呈管周生长模式。两种模式之间的区别没有实际意义,一些肿瘤可混合两种形态。可见到导管腔的囊性扩张、顶浆分泌和腔内乳头状突起(图6.21)。

叶状肿瘤显示管腔内叶状突起生长模式(图6.22)。间质通常富细胞,通常在管周较为密集,特定肿瘤内细胞含量不同。在乳腺中,有3种类型:良性,低级别和高级别。级别由间质的非典型性决定。已发表累及AGMLG的叶状肿瘤报道中,未对分类和分级具体描述,但根据著者的经验,从发表的插图中可以看出,报告病例或良性,或低级别,高级别叶状肿瘤尚无报道[460,825,1248,1292,2646]。

累及AGMLG的纤维腺瘤和叶状肿瘤的上皮和间质成分,少见特征包括:

1. 乳腺型导管病变

柱状细胞改变,普通型导管增生和花朵样导管增生已有报道(图6.23)。肌上皮细胞增生很少见。已报道了一例纤维腺瘤,同时具有花朵样导管上皮-肌上皮增生和局部性丰富的间质细胞,类似于乳腺青少年纤维腺瘤[1292]。

2. 假血管瘤样间质增生(PASH)

2005年在AGMLG的病灶中发现,PASH表现为开放、裂隙状,常为缺乏红细胞的吻合通道,内衬不连续、常逐渐变小而不明显的细胞,细胞无非典型性或核分裂活性(图6.24)。间质胶原束有时透明样变。从程度而言,累及范围从小灶性至弥漫性不等[1248]。在一例I型神经纤维瘤病患者中,发现PASH病变多个区域含有多核间质巨细胞,类似于乳腺中的发现(见图6.24)[1292]。

3. 化生性上皮和间质改变

在两种肿瘤的腺体成分中,可出现嗜酸性、鳞状和黏液性化生,肌上皮细胞可出现透明细胞化生。间质化生性改变包括脂肪样和肌样化生。在一些纤维腺瘤中,间质显著硬化(图6.25)[389,1029,1248,1292,2490,2782]。

4. 泌乳样改变

已报道具有局灶泌乳样改变的纤维腺瘤,其特征为出现核浓染,含有胞质内空泡和腔内分泌的大细胞(见图6.25)[1292]。

免疫组化特征

纤维腺瘤和叶状肿瘤的免疫组化特征与同类型乳腺肿瘤的相似。上皮成分表达上皮标志物(AE1/AE3、CK7),雌激素和黄体酮受体。c-erbB-2染色阴性。肌上皮标记(calponin和α-平滑肌肌动蛋白)可用于显示腺上皮细胞周围的肌上皮细胞

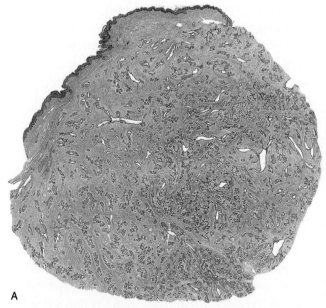

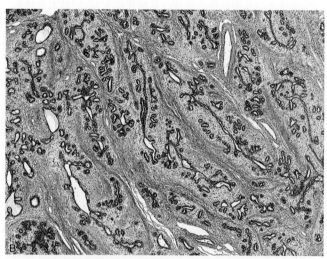

图6.21 肛门生殖器乳腺样腺体的纤维腺瘤。一种境界清楚的双相型肿瘤,由圆形或细长,分支状和吻合状的腺体结构组成,包绕的间质中细胞成分稀少,由温和的梭形细胞和星状细胞组成(A,B)

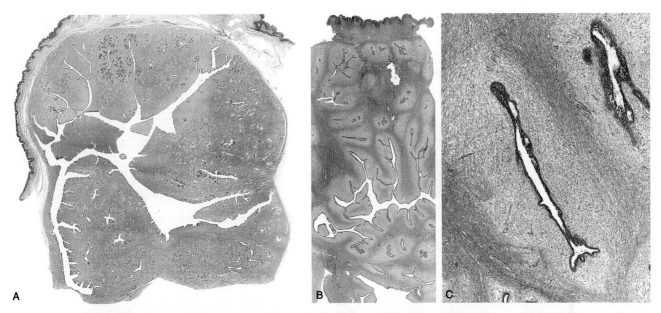

图6.22　肛门生殖器乳腺样腺体的叶状肿瘤。两种肿瘤(A,B)表现出腺腔内叶状突起的生长模式。间质比纤维腺瘤中的细胞含量更丰富,肿瘤内细胞密度不一,见局灶性管周聚集(C)。两种肿瘤都归类为低度恶性叶状肿瘤。级别由间质的异型性决定

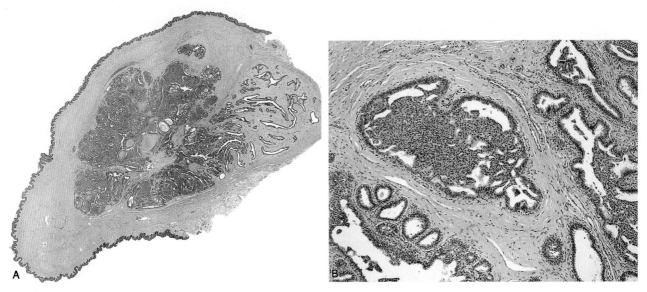

图6.23　肛门生殖器乳腺样腺体的叶状肿瘤,伴花朵样导管增生(A)。可见模糊流式模式(B)。注意低倍镜下类似纤维腺瘤,但连续切片后发现更传统的叶状模式和富细胞性间质

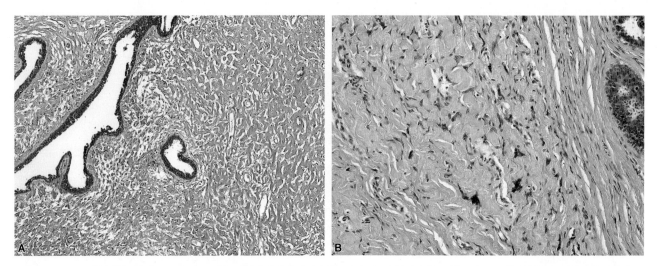

图 6.24   假血管瘤样间质增生(PASH)。开放、裂隙状吻合的腔隙内缺乏红细胞,内衬不连续、逐渐变小而不明显的细胞,无异型性或核分裂活性(A)。含有多核巨细胞的 PASH(B)。该患者患有 I 型神经纤维瘤病,PASH 区内出现多核细胞可能提示与此综合征有关,如通常在乳腺中的表现。与图 6.20 和图 6.23B 中描述的为同一患者

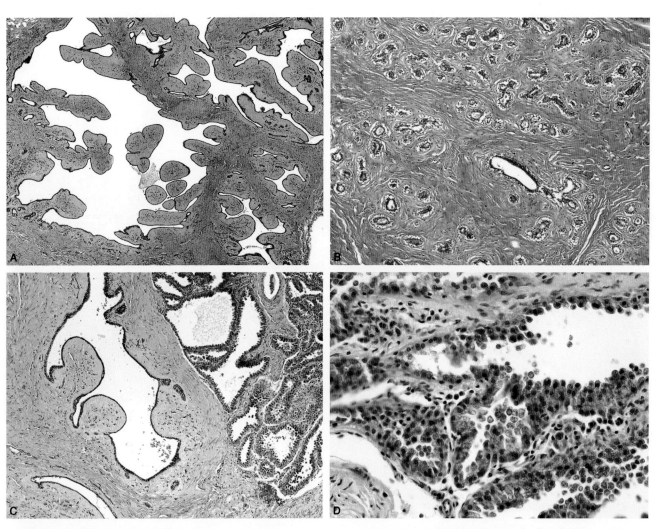

图 6.25   纤维腺瘤中上皮和间质成分的变化。显著的间质硬化(A),肌上皮细胞透明细胞改变(B)和泌乳样改变(分泌性增生),以出现核浓染、胞质内空泡和腔内分泌的大细胞为特征(C,D)

层。包括 PASH 区域的间质细胞波形蛋白和 CD34 呈阳性,肌动蛋白阳性率不等[825,1248,2490,2782]。PASH 的血管标志物(Ⅷ因子、CD31)为阴性[1248]。PASH 区域的多核巨细胞可表达 P53,为弱的核阳性[1292]。间质肌性化生细胞表达肌动蛋白和结蛋白[1292]。

分子生物学

3 个关于纤维腺瘤 HPV DNA 的检测研究显示无病毒感染证据[1268]。

鉴别诊断

如在乳腺中一样,纤维腺瘤的主要鉴别诊断是叶状肿瘤。这两种肿瘤显示重叠的形态学特征,在某些情况下,纤维腺瘤与良性或低度恶性叶状肿瘤之间的鉴别可能有困难。鉴别两者的关键在于仔细评估间质。通常而言,叶状肿瘤更富细胞。纤维腺瘤中的间质,尽管偶尔呈细胞性,在任何病变中呈均一性改变,而在叶状肿瘤中,不同区域间质的不均一性是其规律。此外,纤维腺瘤通常界限清晰,而叶状肿瘤较少具有规则的轮廓。叶状肿瘤中常出现的叶状突起,很少能在纤维腺瘤中见到[2258]。青少年纤维腺瘤可能非常难以与叶状肿瘤鉴别。

一例叶状肿瘤显示上皮增生呈乳头瘤样,与表皮表面管状连接,乳头间质中大量浆细胞浸润,非常类似乳头状汗管囊腺瘤。在 AGMLG 的其他"复杂"病变中,很少能见到类似纤维腺瘤的纤维上皮性病变,可与其他模式并发,如类似乳头状汗腺瘤的乳头状区域[1256,2781,2848]。

AGMLG 病变中的局部泌乳样改变(分泌性增生),大细胞具有浓染细胞核,不能与恶性肿瘤混淆;诊断的线索是出现胞质内空泡和腔内分泌物。在泌乳性腺瘤中,整个腺瘤病变均表现此特征。

"顶泌汗腺纤维腺瘤"被一些权威人士称为乳腺纤维腺瘤,著者认为这是顶泌汗腺混合瘤的一种亚型,具有与纤维腺瘤完全不同的显微镜下特征和组织发生[23,2197]。

与乳腺中的病变一样,PASH 的主要鉴别诊断是低度恶性血管肉瘤,与 PASH 的温和细胞学特征不同,血管肉瘤至少显示轻度核多形性,血管标志物免疫组化阳性。在肛门生殖器 PASH 的最初描述中,就注意到局灶性富细胞和肌样细胞,后者类似肌成纤维细胞瘤[1248]。在乳腺中,真正的肌成纤维细胞瘤、具有明显细胞学非典型性的肿瘤形成性 PASH 和与 PASH 相关的肌成纤维细胞肉瘤已有描述,尽管罕见[2258]。据著者所知,还没有在肛门生殖器区发现这些病变。

泌乳性腺瘤

累及 AGMLG 的泌乳性腺瘤极少见,与妊娠有关[899]。

临床表现

O'Hara 和 Page[1941]描述了一个患者,外阴患有两个异时性泌乳性腺瘤,分别为 16.5cm×11cm×7cm 和 17.5cm×8.5cm×

2.5cm 大小肿块,重量分别为 250g 和 258g。

组织病理学特征

病变境界清楚,由大细胞组成,具有浓染细胞核、胞质内空泡和腔内分泌。此外,O'Hara 和 Page 报道的两个病变还表现出乳腺疾病的其他特征,包括囊性变、导管扩张和顶浆分泌化生[1941]。

鉴别诊断

谨记泌乳性腺瘤偶可发生在肛门生殖器区,可避免误诊为腺癌。极少情况下,AGMLG 的其他病变可发生泌乳样改变。已有一例在外阴结节切除前 10 天行剖宫产的患者,结节显示为纤维腺瘤伴局灶性泌乳样改变[1292]。包括位于腋窝和副乳乳头中的异位乳腺组织,很少发生泌乳性腺瘤[1297]。

乳头状汗腺瘤

乳头状汗腺瘤是累及 AGMLG 最常见的良性肿瘤。从概念讲,可与乳腺导管内乳头状瘤相比较[2757]。肿瘤几乎完全发生在女性,仅有一例男性病例报道。

临床表现

病变为孤立性无症状结节或囊肿样改变,大小为 0.5 ~ 2cm,主要发生在外阴。大阴唇和小阴唇发生率类似,共占几乎 90% 的病变。其余可累及阴唇系带、阴蒂、肛周区域和会阴,反映了 AGMLG 的分布位置(图 6.26)。累及眼睑和外耳道的"异位"乳头状汗腺瘤,最好看作是发生在 Moll 腺体和耵聍腺的伴乳头状结构的腺瘤[1878,1905,2321]。一项大型研究显示,肛门生殖器乳头状汗腺瘤仅见于女性,年龄从 29 ~ 90 岁不等(平均年龄为 50 ~ 52 岁)[1673,2395]。可因创伤引起糜烂或浅表溃疡[937]。

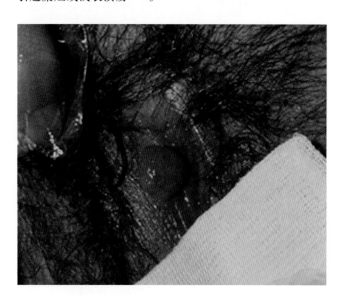

图 6.26 乳头状汗腺瘤。外阴孤立性肉色结节

组织病理学特征

此肿瘤为真皮内实性-囊性肿瘤，具有复杂的分支及吻合小管，以迷宫方式相互连接，其间绕有纤维组织条带，局部形成乳头（图6.27）。小管和乳头由单一形态、立方形至柱状细胞的管腔层衬里，细胞质透明或嗜酸性，局部显示断头分泌，周围有一层肌上皮细胞包绕（图6.28）。粉红色均质分泌物或少见的泡沫组织细胞可能出现在小管腔内[2654]。肿瘤表现为明显的腔内微乳头和真性乳头贯穿整个病变。可与毛囊漏斗部或上方表皮相连，在这些病例中通常间质有致密的浆细胞浸润（图6.29）。核分裂指数通常较低，每10个高倍视野下为0~13个核分裂象（0~5.3个核分裂/mm²）[2489]。

在某些病例中，AGMLG的残迹可与乳头状汗腺瘤相邻。如在乳腺病理学中定义，腺体可呈现正常或显示与柱状细胞改变或柱状增生相应的变化（图6.30）。

除上述组织病理学特征外，可能发生的各种形态学变化包括：

1. 上皮化生性改变

累及上皮细胞成分的最常见改变是嗜酸性化生，其特征在于出现具有丰富粉红色、玻璃状胞质的上皮细胞，有时看起来比周围的上皮细胞略大。可存在轻度核多形性和明显的核仁，胞质中含有丰富的小而明亮的嗜酸性颗粒（图6.31）。嗜酸性化生通常呈多灶性，每灶累及数个管状结构。化生性改变的上皮量因病例而异，有时多达整个上皮的70%~90%受累。

在肌上皮细胞和腔上皮细胞中均可见透明细胞改变（一个常见而非特异性的特征），后者与乳腺中定义的所谓"兰普罗细胞"非常相似[1250]。上皮细胞的黏液化生是最罕见的形式，仅为局灶性改变（图6.32）。

2. 硬化性腺病样改变

除累及肿瘤本身之外，这些改变还可存在于肿瘤周边区域（图6.33）。当与嗜酸性化生和轻度核非典型相关时，其表现非常类似于乳腺硬化性腺病，伴有典型和非典型的顶浆分泌化生[1250]。

3. 乳腺型导管改变

一些肿瘤显示出明显的实性生长模式区域。由单形性上皮细胞成片状分布，无或少量小管腔。有时外观可类似乳腺中的普通导管增生，包括"条索状生长模式"（见图6.31）。在实性生长区域，可能难以识别肌上皮细胞，使其类似于浸润性癌[1250]。

极少情况下，导管内非典型上皮细胞增生与非典型性导管增生相容（图6.34）。

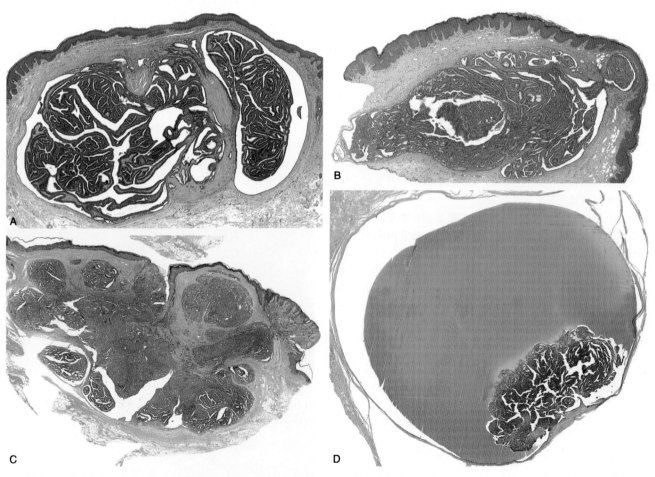

图6.27 乳头状汗腺瘤典型病例的全景图。肿瘤为真皮内实性-囊性增生，具有分支及吻合小管，以迷宫方式相互连接，其间绕有纤维组织条带（A）。与毛囊漏斗部（B）或表皮（C）的相连并不罕见。显著的囊性变偶见（D）

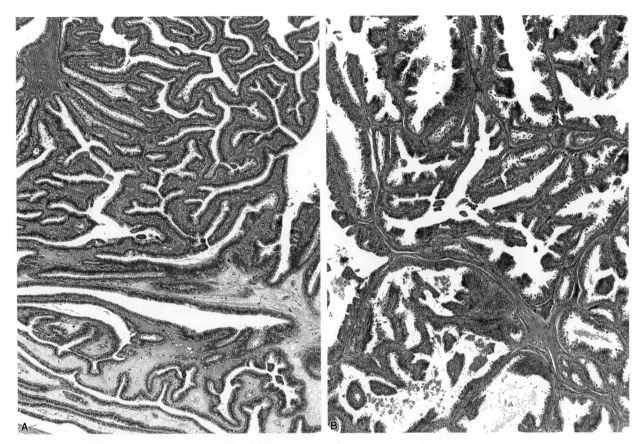

图 6.28 乳头状汗腺瘤。以迷宫方式相互连接的分支和吻合小管(A)和显著的管腔内微乳头和具有纤维轴心的真乳头(B)是肿瘤的特点。注意顶浆分泌

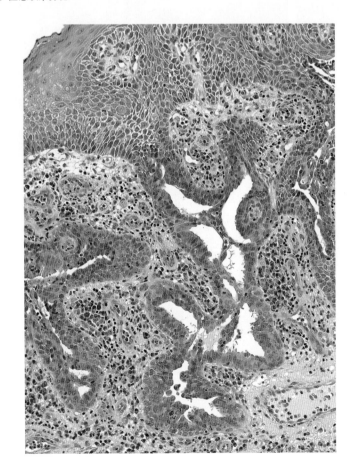

图 6.29 乳头状汗腺瘤。肿瘤性小管局灶性与上方表皮或毛囊漏斗部连接,通常富浆细胞浸润。这是一相当普遍的特征,不要误读为乳头状汗管囊腺瘤

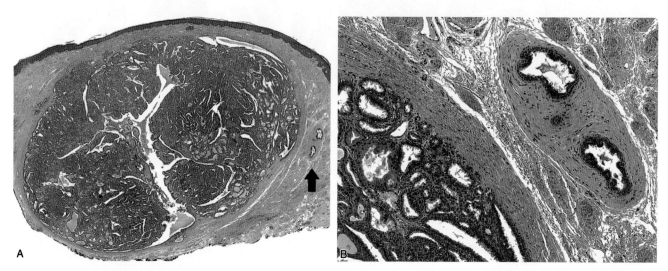

图 6.30　乳头状汗腺瘤。注意其旁残留的肛门生殖器乳腺样腺体(A,箭头),呈现同乳腺病理中的柱状细胞改变或柱状增生一致的改变(B)。还有多处嗜酸性化生上皮

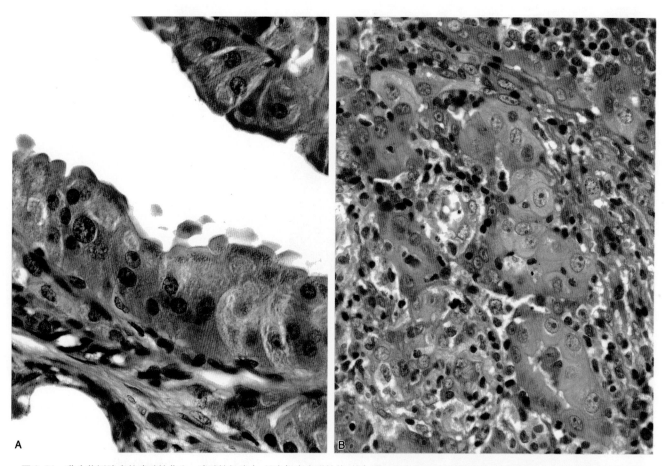

图 6.31　乳头状汗腺瘤的嗜酸性化生。嗜酸性细胞大,具有轻度多形性核、核仁明显和丰富的玻璃样嗜酸性胞质(A,B),可见胞质内空泡(C)

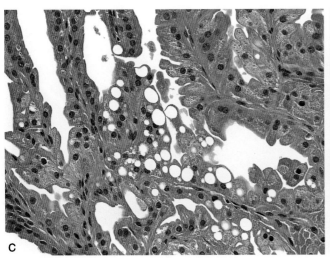
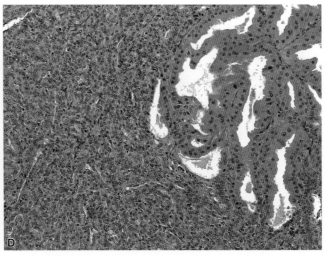

图 6.31(续) 呈"条索状生长模式"的实性区域与嗜酸性化生区域相结合(D)

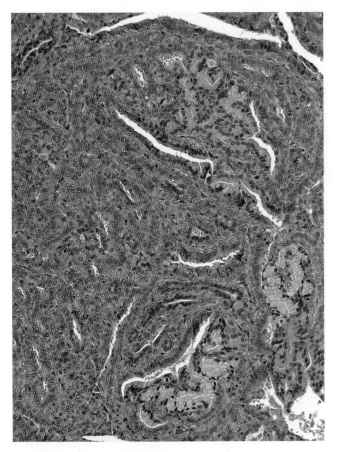

图 6.32 乳头状汗腺瘤的黏液化生。上皮细胞的黏液化生是最罕见的形式,仅局灶性出现

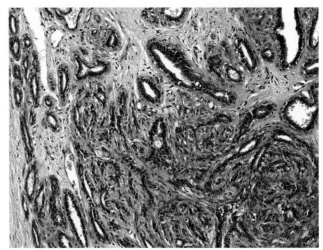

图 6.33 乳头状汗腺瘤的硬化性腺病样改变。在硬化性间质中,小导管结构致密增生,腔上皮细胞萎缩而变小,外层肌上皮细胞仍存在

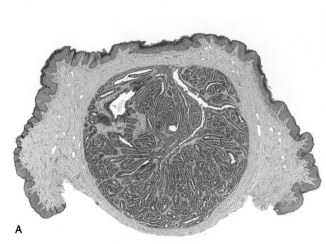

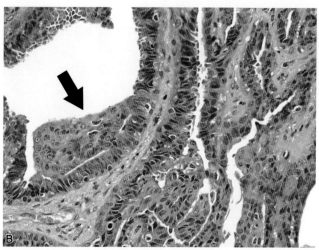

图 6.34　乳头状汗腺瘤伴导管内非典型性细胞增生,与乳腺病理学所定义的非典型性导管增生相一致

4. 其他变化

乳头状汗腺瘤的其他罕见改变包括明显的囊性改变(见图 6.27)、明显坏死,概念上类似于乳腺的导管内乳头状瘤伴坏死、间质肌成纤维细胞样细胞的局灶性增生、肌上皮增生以及与其他无关病变相伴发(图 6.35)。已有乳头状汗腺瘤与乳房外 Paget 病(EMPD)和黑素瘤并发的报道[2484,2563]。乳头状汗腺瘤罕见恶性转化,将于"乳头状汗腺癌"章节中讨论。

免疫组化特征

上皮细胞表达各种细胞角蛋白(AE1/AE3、CK5/6),巨囊性病的液体蛋白(GCDFP-15)和雌激素受体[1649,2091,2612]。

嗜酸性化生上皮表达溶酶体和线粒体标志物,bcl-2 和 p53 阴性[1250]。肌上皮细胞表达肌上皮标记(S-100 蛋白,calponin,α-平滑肌肌动蛋白)。

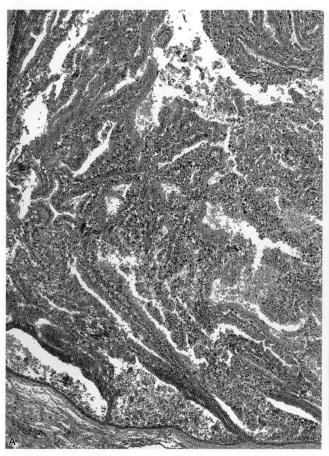

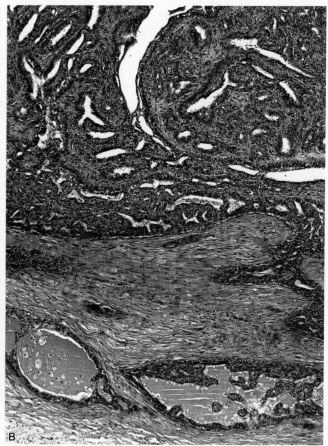

图 6.35　乳头状汗腺瘤中的显著坏死(A)和间质中肌成纤维细胞样细胞明显增生(B)

分子生物学

一些病例发现,在病变组织中存在 HPV DNA,包括以下 HPV 类型:16、31、33、53 和 56。然而 HPV DNA 只出现于少数病例中,病毒看似仅为旁观者,并未发挥致病作用[1250,1268]。

鉴别诊断

嗜酸性化生,尤其是受累区域出现实性生长模式,伴有核增大和核仁明显时,可类似腺癌。事实上,这些特征类似于乳腺的非典型顶浆腺病,注意到这一事实,有助于其正确判读[1250]。

与上方表皮相连,有时伴有反应性表皮增生和丰富的浆细胞浸润,可能令人想到乳头状汗管囊腺瘤(见图 6.29)。事实上,一些报道的所谓外阴乳头状汗管囊腺瘤,可能就是出现这种改变的乳头状汗腺瘤。从概念上讲,这些病变最好与乳头腺瘤相对应,乳头腺瘤认为是与上覆皮肤相连的导管内乳头状瘤。

间质性肌成纤维细胞样细胞的局灶性增生,有时可能很显著,类似于化生性(肉瘤样)癌。

（岳君秋　译,李素红　校,薛汝增　审）

乳头状汗腺癌

"乳头状汗腺癌"是乳头状汗腺瘤所对应的恶性病变,罕见,由 Requena 等[2197]所命名。虽然此文作者列出了组织病理学诊断标准,但在他们关于皮肤顶泌汗腺肿瘤教科书中,图 25 意在说明这样一个例子,在我们看来该病变是伴有花朵样导管增生(或最多为非典型导管增生)的乳腺型纤维腺瘤。

在同行评议的文献中,有 5 例导管原位癌(DCIS)发生于先前存在的乳头状汗腺瘤[397,2426,2780],不过著者从未见过发生于乳头状汗腺瘤基础上的浸润性癌。一些发生于外阴的浸润性顶泌汗腺癌可见少且局灶性乳头状区域,但著者认为此类病变最好归为乳腺型浸润性导管癌。理论上讲,起源于先前存在乳头状汗腺瘤的浸润性癌确实存在,很可能在非典型导管增生/导管原位癌之前就发生了,但前提是承认乳腺病变也如此。相对于对应的乳腺病变(导管内乳头状瘤),因其发生在皮肤表浅部位,乳头状汗腺瘤在早期恶性变以前就被切除。已报道两种发生于乳头状汗腺瘤的浸润性癌(一种是腺癌,另一种是腺鳞癌)[155,2444],尽管对这些病例的显微特征解读和诊断存有争议[2029]。若使用乳头状汗腺癌这一术语,重要的是要明确恶性成分是原位癌(可能总是),还是浸润性癌(如果需要进行描述)。

临床表现

乳头状汗腺癌文献报道少,其临床特征尚未确定,但与长期存在的乳头状汗腺瘤并无明显差异,其中 DCIS 可能是偶然发现[2780]。部分患者病史较短(1~3 个月)[2426]。

组织病理学特征

来自乳头状汗腺瘤的导管内原位癌,表现为典型的乳头状汗腺瘤中出现一灶或多灶拥挤的上皮细胞巢,细胞核多形、深染,或具有大核仁的泡状核,可见异常核分裂象。上皮巢周围肌上皮细胞存在,提示病变为导管内原位癌(图 6.36)[2029,2780]。

免疫组化特征

诊断导管内原位癌的前提条件是发育不良上皮周围保留肌上皮细胞层。DCIS 区细胞增殖指数(Ki-67)较良性病变区高,但少数病例中 P53 不表达[2780]。

分子生物学

一例源自乳头状汗腺瘤的导管内原位癌病例中,发现有 HPV16 表达[2780]。

鉴别诊断

发生在乳头状汗腺瘤的导管内原位癌与起源于 AGMLG 的乳腺型浸润性导管癌的鉴别比较容易,后者可见浸润性上皮细胞增生,但缺乏外周肌上皮细胞层[898,1309]。源自乳头状汗腺瘤的导管内原位癌与乳头状汗腺瘤伴非典型导管增生的鉴别,则存在很多问题。另一个诊断陷阱是嗜酸细胞化生伴细胞非典型。然而,如果接受乳腺病变与累及 AGMLG 的病变具有同源性,那么嗜酸性化生上皮的非典型就好比乳腺顶泌汗腺病的(非典型),是一种良性病变[1250]。

乳房外 Paget 病

乳房外 Paget 病(EMPD)较少见,约占肛门生殖器肿瘤的 1%,主要发生在外阴。可分为原发性和继发性,后者继发于潜在性癌,最常见的是起源于下消化道或泌尿道的癌,因此完全不同于原发性 EMPD,其起源于皮肤(狭义的 EMPD)。原发性 EMPD 类似于 MPD,两者的组织病理学均以表皮内癌细胞增生为特征。在 MPD 中,几乎总是存在潜在的导管内癌,或原位,或浸润性,或为少见的小叶癌,表皮内 Paget 细胞认为是下方肿瘤向上迁移及侵袭皮所致[2920]。极少情况下,缺少相关肿瘤,此时认为病变可能起源于乳头的透明细胞,即 Toker 细胞[2675]。

与 MPD 相比,原发性 EMPD 的组织发生机制尚不清楚,仍存在争议。肿瘤可能起源于皮肤附属器(外泌汗腺和顶泌汗腺)、AGMLG、外阴 Toker 细胞、表皮或其他结构的多能生发细胞[201,272,895,928,1001,1535,1648,1707,1783,1849,1977,2492]。EMPD 的组织发生问题不仅具有学术意义,而且与术语名称紧密相关,还具有潜在的治疗意义。当肿瘤细胞局限于表皮时,传统上称为原位癌,例如 EMPD[956]。当浸润至真皮时,则称为浸润癌或微浸润癌,后者的间质浸润不应超过基底膜下 1mm 深度(图 6.37)[729]。尽管这一术语已被广泛接受,但并不适用于 EMPD,因其既具有表皮内 Paget 样扩散,也有下方乳腺型癌(见下文),原位癌等同于乳腺型导管原位癌(乳腺型小叶原位癌迄今尚未报道),而浸润性癌则与乳腺的浸润性导管癌或小叶癌相对应(图 6.38)。这些肿瘤的形态学与乳腺的相应病变一致,因此推测起源于 AGMLG。EMPD 合并 AGMLG 乳腺型癌的发病机制,可能与 MPD 相同。事实上,有些伴有潜在乳腺型

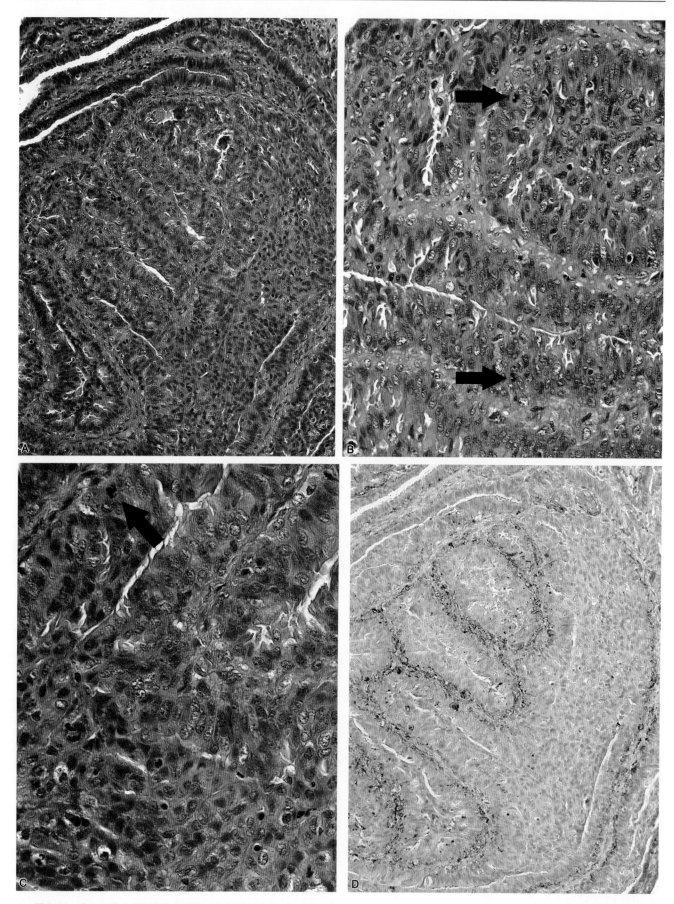

图 6.36 发生于乳头状汗腺瘤的导管原位癌,特征为多形性细胞实性增生区,显示非典型核分裂(箭头)(A~C)。肌上皮细胞层保留完整,证实为原位癌。α-平滑肌肌动蛋白染色(D)

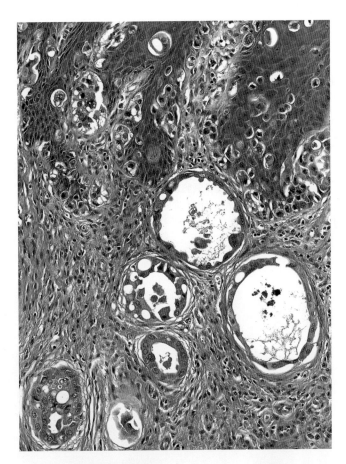

图 6.37　传统分类将乳房外 Paget 病（EMPD）分为原位癌和浸润癌。当恶性肿瘤细胞局限于表皮时，称为原位癌。当发生侵袭时，根据间质侵袭深度，称为浸润癌或微浸润癌。然而，这一术语并不适用于 EMPD，因其既有表皮内 Paget 样扩散，也有潜在的乳腺型癌（如图 6.38 所示）

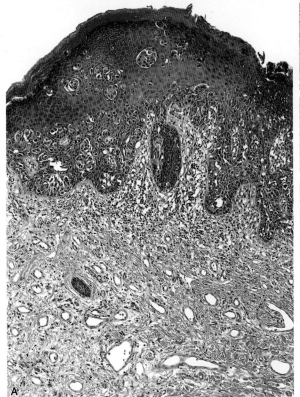

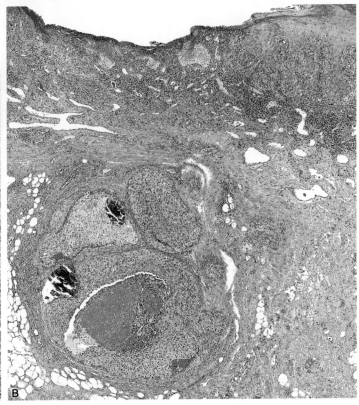

图 6.38　关于乳房外 Paget 病传统分类的局限性。原位癌一词适用于图中描绘的两个病变（A，B）。A 病变中显示癌细胞局限于表皮内。B 病变除了表皮内 Paget 样扩散外，下方还存在实质型导管原位癌（DCIS）伴粉刺样坏死

癌的 EMPD 病例，AGMLG 可表现出导管改变（与乳腺所见相同），可解释为癌前病变（见下文）。

这些表现具有一定临床意义，但在文献中并未加以强调。第一，与潜在乳腺型癌相关的 EMPD，更具浸润性[1947]。第二，EMPD 的浅表或有限的活检组织，只能检测到表皮内病变，并不能完全排除下方存在起源于 AGMLG 癌的可能。第三，这种情况下，游离皮肤切缘并不意味着肿瘤得到完全切除，所以，有必要对切除组织进行彻底的取样。诚然，目前还没有既定指南来指导外科手术切除范围，以及病理的取样深度，因为 AGMLG 正常的组织延伸深度仍然未知。

临床表现

EMPD 好发于绝经后的白人女性，发病中位年龄约为 70~75 岁[2425,2475]。男性发病率低。最常见的部位是外阴，但也可累及会阴、肛周、阴囊、阴茎、下腹部和腹股沟。发生于外阴的最常见部位是大阴唇，其次是小阴唇和阴蒂[2425]。病变界限相对清楚，平坦或轻微隆起，红斑或灰白色，常见鳞屑、搔痒和/或结痂。总体印象像炎症性病变（湿疹）（图 6.39），并不少见。疾病的严重程度不一[1474]。一个系列研究显示，病变平均最大尺寸为 5.6cm（范围，1~20cm）[2425]。瘙痒常见，长期瘙痒导致苔藓样变。少数病例可见色素沉着（色素型 EMPD）、色素减退或色素脱失，红斑背景中可见结节型病变，可能为继发性碰撞瘤（例如鳞状细胞癌）和乳腺型浸润癌，也反映出显著的棘层肥厚[431,1198,2944]。

少数 EMPD 患者表现为多中心病变[1101]。部分生殖器病变与单侧或双侧腋窝受累相关（所谓的"三联 EMPD"），可同时发生，或在不同时期发生[632,1243,1785]。三联 EMPD 绝大部分发生在男性（~95%）[1032]。一例多中心 EMPD，发生在乳晕、单侧腋窝和阴囊[1957]。一例生殖器 EMPD 的腋窝外观正常皮肤，镜下可见大的透明细胞[1585]。

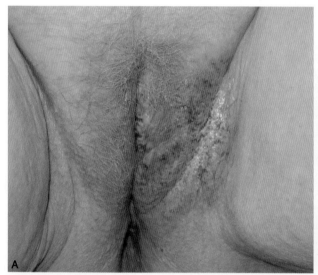
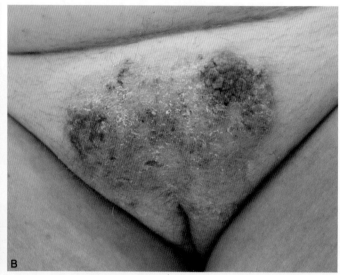

图 6.39 乳房外 Paget 病。发生在肛门生殖器周围（A），扩展至阴阜/下腹部（B）。病变表现为境界相对清楚的、扁平或稍微隆起的红斑，可见鳞屑、抓痕和痂皮

有病例被记录，显示病变发生在肛门生殖区以外部位（臀部、胸壁、面部、腹部、躯干、膝、头皮、外耳道和腋窝），仍称为 EMPD 或"异位"EMPD[394,444,564,747,859,1120,1164,1975,2169,2290,2870]。这些病变是否真的可以称为 EMPD，或代表具有共同特征，即表皮内 Paget 样细胞浸润的一组异质性病变，需要进一步研究确定。某些病变下方可检测出癌，例如约 35% 的腋窝 EMPD 下方具有该特征[1032]。这一现象和显著的腋窝 EMPD 好发于女性，说明一些病变实际上是伴有癌的 MPD，这些癌来自腋窝尾端的乳腺组织或异位腋窝乳腺组织（图 6.40）。

组织病理学特征

EMPD 的表皮内肿瘤细胞具有泡状核，核仁明显，胞质丰富淡染、透明、嗜碱性或嗜双色性。有时，胞质内大的黏液滴将细胞挤压至细胞周围，形成印戒样外观。其他少见的细胞学变化包括细胞核深染、多核和部分扇贝样核，类似于皮脂腺细胞（图 6.41）。曾有一例 EMPD 嗜酸细胞瘤样变的报道[89]。

肿瘤细胞主要以单个细胞生长，也可形成境界清楚的实性巢团或腺样结构，多位于表皮下部。有时表皮基底细胞围绕巢周边排列，很像外周肌上皮细胞层。常见中空管腔，偶尔含有坏死细胞、钙、黑素或分泌物。少见情况下，腺样内细胞在腔缘显示顶浆分泌（图 6.42）。虽然通常为小的单个腺腔（圆形空腔），也可见更复杂的结构，如筛孔状和大的腺体结构（图 6.43）。EMPD 的共同特征是附属器受累。事实上，单个标本中所有附属器结构均可受累，最常见的是毛囊和外泌汗腺导管。可表现为单个细胞浸润，也可表现为腺样浸润，后者常见于毛囊（图 6.44）。有时，肿瘤细胞取代先前存在的外泌汗腺/顶泌汗腺导管的管腔细胞，保留外周基底细胞/肌上皮细胞层，与实性或筛孔状导管原位癌相似。但同样的表现很少在前庭大腺腺泡中见到。

除上述典型表现外，EMPD 少见的形态学改变如下：

1. 肛门生殖器乳腺样腺体发生乳腺型改变和乳腺型癌相关改变

罕见表皮下方出现乳腺型癌，在不到 5% 的 EMPD 病例中可以观察到。形态学表现与乳腺癌相同，推测至少部分 EMPD

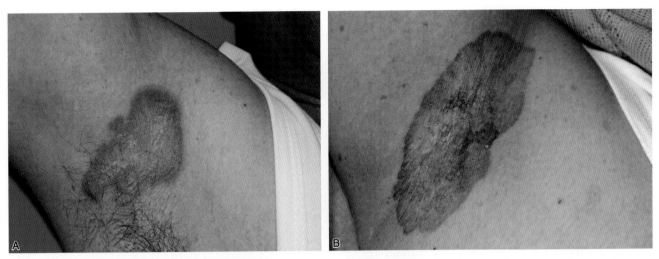

图 6.40　发生于腋窝的乳房外 Paget 病,患者为男性(A)和女性(B)。注意显著的色素沉着

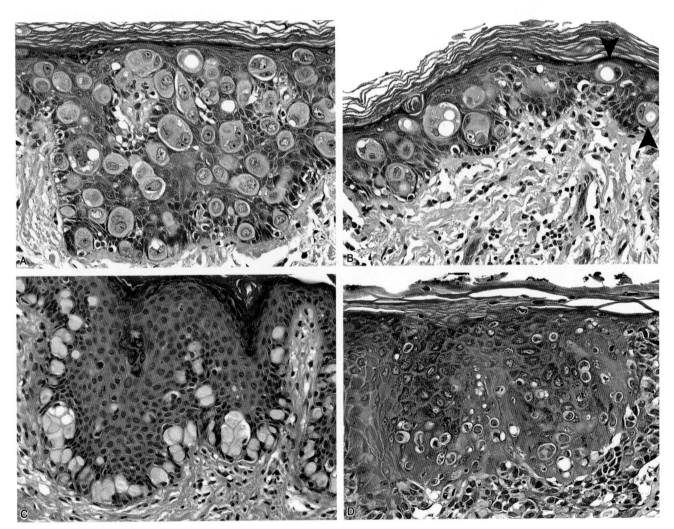

图 6.41　乳房外 Paget 病(EMPD)的细胞学表现。上皮内肿瘤细胞具有泡状核、明显的核仁和丰富的嗜碱性至嗜双色性胞质。罕见的多核细胞(A),一些细胞胞质内大的黏液滴,挤压核偏位,形成印戒样外观(B,箭头所指)。有些细胞具有丰富的胞质内黏液,类似杯状细胞(C),然而有些病变细胞胞质相对稀少(D)

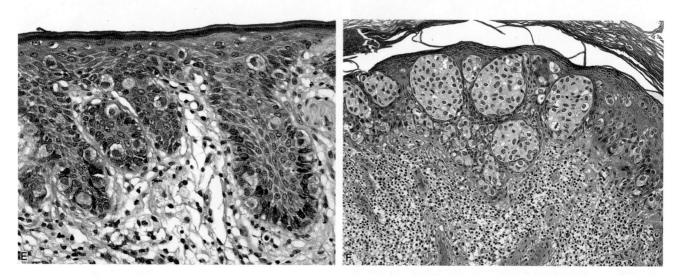

图 6.41(续) 　可见黑素,即所谓的色素型 EMPD(E)。除单个细胞分布外,EMPD 还常表现为巢状生长模式(F)

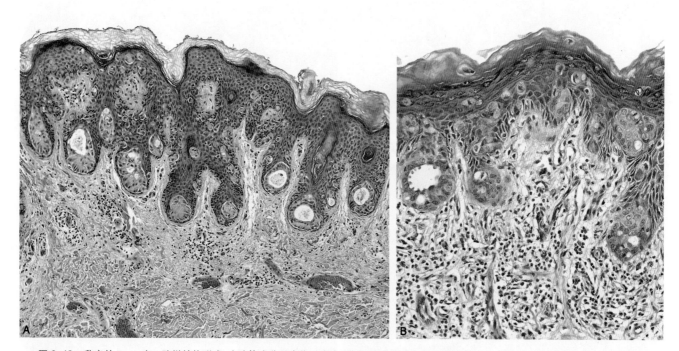

图 6.42 　乳房外 Paget 病。腺样结构形成,小腺体成分通常位于表皮下部。表皮基底细胞围绕腺样结构,类似外周肌上皮细胞层。部分管腔中空,部分含有分泌物,包括顶浆分泌类型(A,B)黏液卡红染色显示癌细胞内的黏液和分泌物(C)

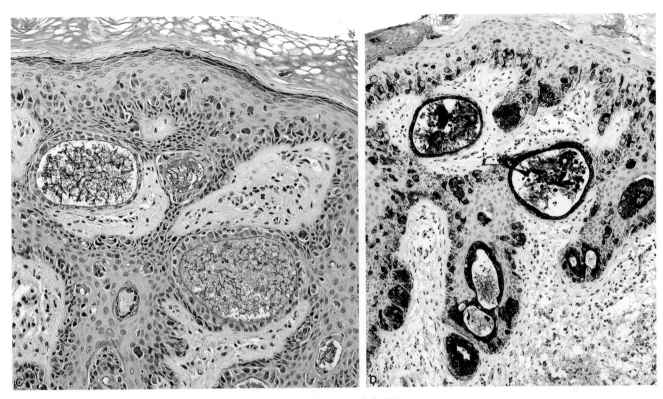

图 6.42(续) CK7 染色(D)

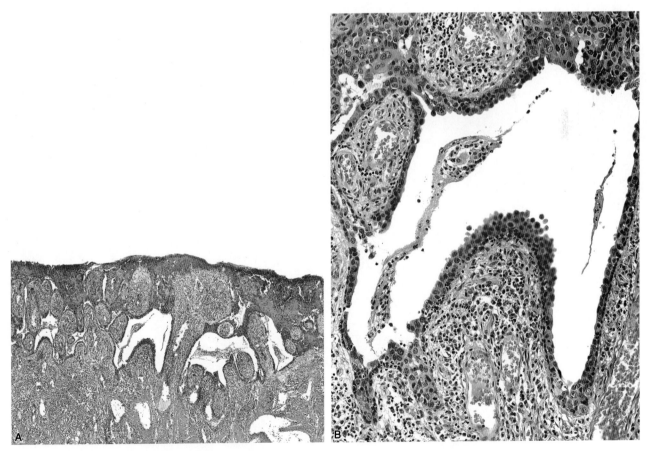

图 6.43 乳房外 Paget 病的大腺体结构,伴有腺细胞顶浆分泌,此特征相对罕见(A,B)

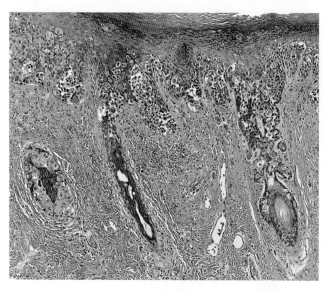

图 6.44　乳房外 Paget 病。附属器受累是共同特点

起源于 AGMLG（图 6.45 和图 6.46）。大多数具有浸润性导管癌的特征[593,1309,2079,2759]。部分表现为 DCIS，多为实性生长模式，伴粉刺样坏死[201]。具有导管癌和小叶癌混合特征的情况，相当罕见[1105]。

事实上，除上皮内 Paget 样扩散和癌外，AGMLG 在这些病例中可能同时或独立表现出与累及乳腺导管相同的改变，包括柱状细胞改变、普通导管增生和非典型导管增生等（图

6.47）[201]。少见情况下，可见 AGMLG 腺体的分泌部和导管都受累（图 6.48）。

2. 表皮增生性病变

可解释临床上隆起性病变，并归纳为：①纤维上皮瘤样改变，特征为角质形成细胞和基底样细胞吻合成花边网格状，有时具有类似与毛囊乳头相关的毛胚结构；②乳头瘤样增生，特征是外生性乳头瘤样结构，有时候可见角化过度和颗粒层增厚；③鳞状上皮增生，不做另外详述；④银屑病样增生（图 6.49）[289,1082,1109,1302]。

与外阴相比，表皮增生性改变在肛周更常见。少见情况下，乳头瘤样增生的病例中，细胞改变可与空泡化细胞相同（图 6.50）。

3. 原位乳头状汗管囊腺癌样区域

因肿瘤细胞浸润表皮所致棘层松解和棘层肥厚，引起包绕间质性乳头的表皮增生，间质内可见密集的浆细胞浸润（图 6.51）。部分病例角质形成细胞几乎完全被 Paget 细胞取代，仅剩基底细胞层，因此与原位乳头状汗管囊腺癌相似（图 6.52）。

4. 汗管瘤样结构

少见情况下，EMPD 可见汗管瘤样增生。此时需要与汗管瘤及其肿瘤浸润相鉴别（图 6.53）。

5. 色素沉着型

采用 Masson-Fontana 染色，60% 的病例可在 Paget 细胞胞质内检测到嗜银阳性颗粒（黑素）[1005]。有时色素非常明显，以至于临床认为是黑素瘤。在色素型 MPD 中，除癌细胞吞噬黑

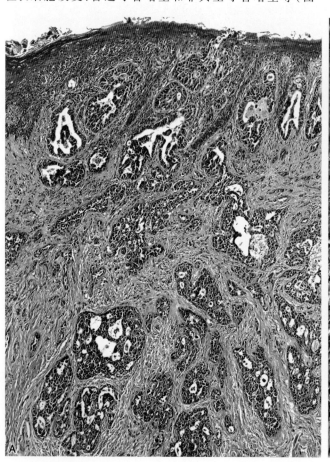

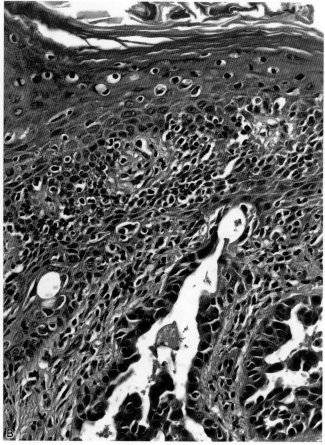

图 6.45　乳房外 Paget 病下方伴有乳腺型浸润性导管癌（A，B）

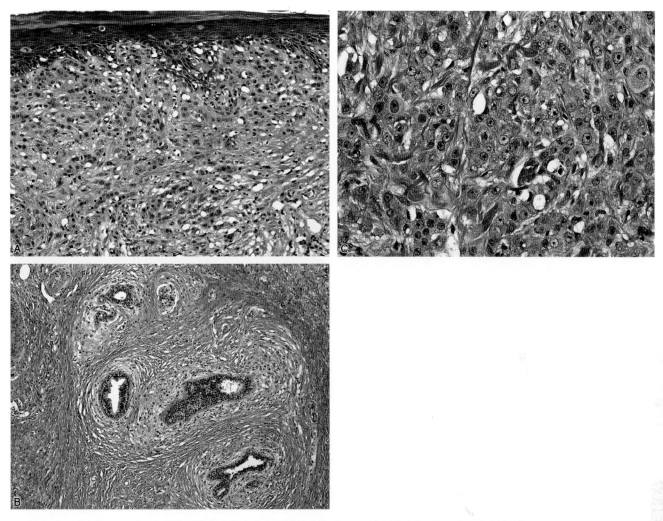

图 6.46 乳房外 Paget 病下方的癌,类似浸润性小叶癌,呈单细胞排列(A),局部围绕残留肛门生殖器乳腺样腺体,呈同心圆排列(B)。然而,肿瘤细胞 Ecadherin 阳性,在乳腺病理学上与导管起源一致。注意所谓组织细胞样癌的弥漫生长区(C)

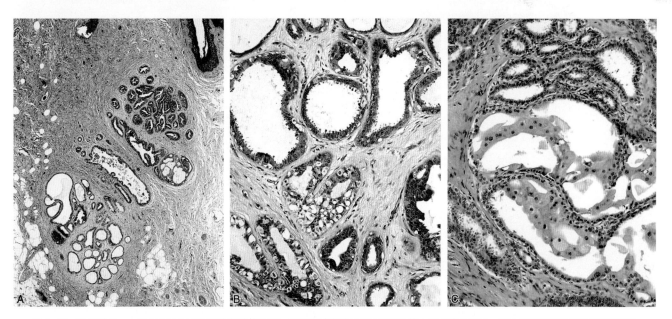

图 6.47 乳房外 Paget 病中肛门生殖器乳腺样腺体改变。在这些病例中,改变包括导管上皮非典型增生、柱状细胞改变和嗜酸细胞(顶泌汗腺)化生。除上方表皮外,腺体中还可见大量 Paget 细胞(A~C)

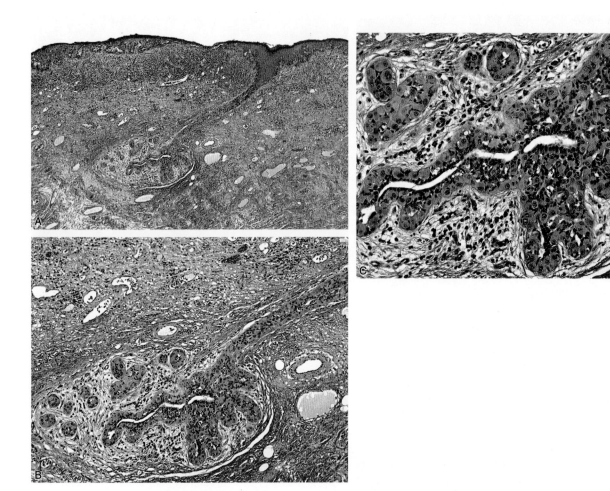

图 6.48　乳房外 Paget 病。肛门生殖器乳腺样腺体的分泌部和外泌导管同时累及(A~C)

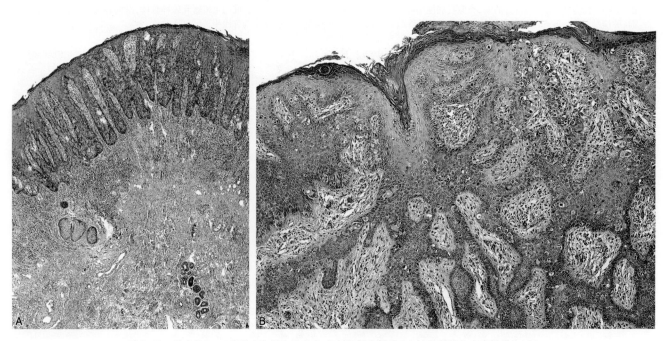

图 6.49　乳房外 Paget 病的表皮增生性改变,包括银屑病样增生(A) 和纤维上皮瘤样增生(B)

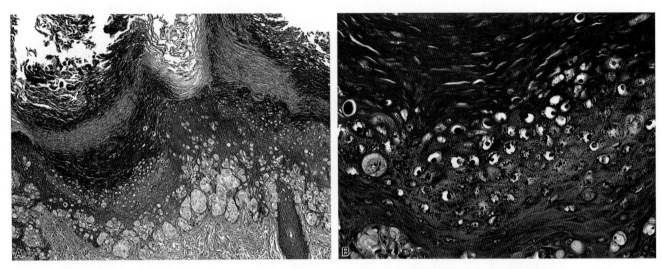

图 6.50　此例乳房外 Paget 病中可见角化过度、棘层轻度肥厚、表皮乳头状突起和大量空泡化细胞(A,B)

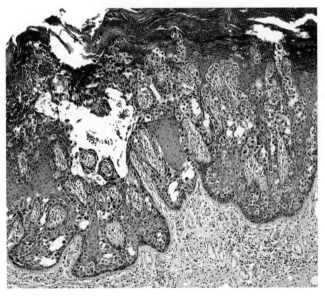

图 6.51　乳房外 Paget 病。肿瘤细胞浸润所致棘层松解和棘层肥厚,引起包绕间质性乳头的表皮增生,间质性乳头内丰富的浆细胞浸润

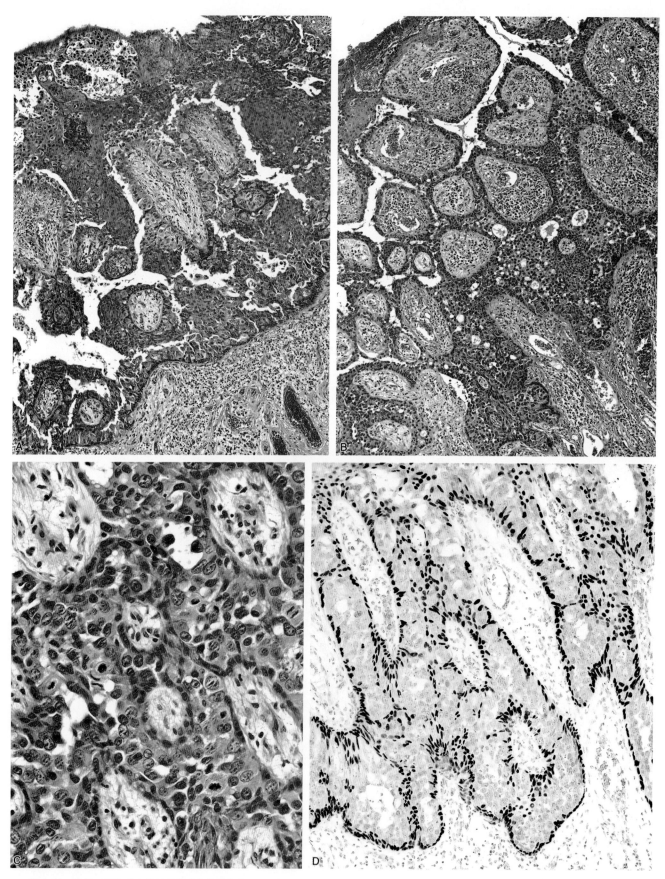

图 6.52　类似于原位乳头状汗管囊腺癌的乳房外 Paget 病。增生表皮的角质层几乎完全被 Paget 细胞取代，只有基底层残留。真皮乳头淋巴浆细胞浸润（A～C）。p63 染色显示残留的表皮基底细胞（D）

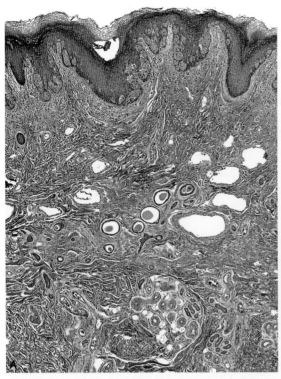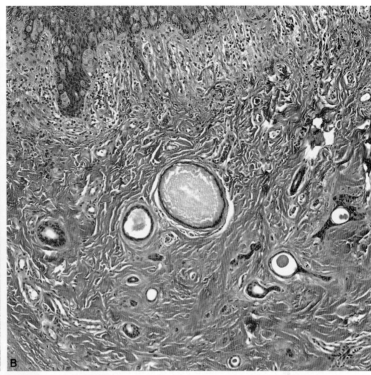

图 6.53　乳房外 Paget 病中汗管瘤样结构(A,B)

素外,还提出了解释临床色素沉着的其他机制,包括癌细胞间胞质内含有黑素的树突状黑素细胞增生,以及反应性浸润中出现噬黑素细胞(见图 6.41)[440,2048]。

6. 与其他确切病变相关

EMPD 罕见与黑素瘤[1597]、外阴上皮内瘤变(VIN)/鳞状细胞原位癌[986,1978]、浸润性鳞状细胞癌[289]、基底细胞癌[1113]、尖锐湿疣[645]和乳头状汗腺瘤共存[2484,2563]。已有 EMPD 合并单纯疱疹病毒感染的报道[2938]。

7. 跳跃式生长

病变边缘之外仍可见到肿瘤细胞。在大标本中,Paget 病的病变带之间可见未受累区,宽度可达 1cm[29]。

组织化学和免疫组化特征

Paget 细胞黏液卡红、醛复红、阿申蓝和淀粉酶消化的 PAS 染色阳性,但在任何给定的标本中,通常仅染出部分瘤细胞(见图 6.42)[57]。早在 1964 年,就注意到病变周边细胞含较少黏多糖[29]。后来推测这些细胞具有分泌周期[1005],并且随后的电镜研究显示可能存在两种类型的细胞,即分泌细胞和非分泌细胞(不含分泌颗粒)[2263]。

近几年,多种(50 多个)免疫组化标志物用于 EMPD 研究。不幸的是,部分研究产生了相互矛盾的结果,而另外一些研究(有时候来自相同作者以及使用同一样本的研究)发现涉及各种途径的完全不同的蛋白表达,提示在 EMPD 的发病机制中,这些互不相干的标志物发挥着"重要且关键"作用。还有其他研究试图阐明 EMPD 的组织发生与正常组织中的特定抗原表达相关。因此,尽管收集了相当多的信息,但适用于诊断和预后的却很少。原发 EMPD 的瘤细胞总表达 CK7,常表达 CEA 和 GCDFP-15,对实际工作有帮助(见图 6.42)[1446,1556,1923,2773]。

某些标志物的组合可用于原发性 EMPD 与各种来源的继发性 EMPD(胃肠道和泌尿生殖道)的鉴别诊断,将在下文鉴别诊断一节中讨论,同时也发现部分标志物与预后相关。

分子生物学

EMPD 的分子生物学研究较少。在比较基因组杂交研究中,发现 Xcent-q21 和 19 号染色体的扩增和 10q24-qter 的缺失是最经常发生的改变[1472]。其他学者对 12 个肿瘤研究对象为人类肿瘤中几个常发生丢失位点(即 3p、9p、9q、13q、16q、17p 和 17q)的杂合性缺失(LOH)情况,进行了研究,但没有发现 LOH。同一组学者虽然对外显子 5~8 进行了研究,但也没有检测出 TP53 基因突变[2624]。HER2/neu 基因扩增的研究结果也互相矛盾,其扩增率从 7%[233] 到 43% 不等[2636]。

关于 HPV,大多数研究未能在病变组织中检测出 HPV DNA[276,1842,2622,2721],尽管有学者在他们研究的 7 例病变中发现 2 例 HPV 阳性,其中一例为 HPV6,另一例与 HPV21 和 HPV24(FAP 6085-6319)密切相关。但这两例都缺乏可提示 HPV 感染的组织病理学特征[1268]。

生物学行为与预后

总体相关数据显示原发性 EMPD 预后良好,尤其是那些非复发病例,死亡率与一般匹配人群相比,无显著性差异。然而,此病具有潜在播散性,并且以复发而臭名昭著,复发率在 12%~58% 之间,平均为 33%~34%[689,2425]。一些研究认为复发率高与边缘阳性有关,然而其他研究发现,边缘状态与复发率并无相关性[2015]。对疾病的复发也提出了多中心起源学说,包括跳跃式生长和 AGMLG 改变。最近一项研究发现表皮棘层松解是疾病复发的危险因素[2425]。真皮浸润,淋巴管管受侵犯,也提示与复发相关[453]。尽管一些数据来源于原发和继发性EMPD的研究,但CEA水平升高、临床上出现结节和淋巴结转移是预测死亡风险的因素[1431]。

近年来,免疫组化特征对预后的潜在影响,得到广泛研究。乳腺中Her/neu阳性,常提示肿瘤更具侵袭性生物学行为,多个研究也集中探讨了EMPD中Her/neu的表达,但结果不确定,或相互矛盾,Her/neu的阳性率在20%～80%之间[1055,1937,2084,2636]。一项研究发现,HER2/neu阳性病例的比例在复发性病变中较高,表明其生物学行为更具侵袭性[2084]。上皮内肿瘤P53过表达和E-cadherin表达缺失与侵袭有关[453,654,655,3002]。

病变部位和治疗方式也影响生物学行为和预后[980,3007]。阴蒂受累的患者具有更高的死亡率[2015]。相同学者也证实局部广泛切除与高复发风险相关,尽管总体而言,采用此治疗方式的患者比那些更加彻底治疗者,生存期更长[2015]。关于治疗、生物学行为和预后方面的详细内容,可以在最近的综述论文中找到[1431]。

鉴别诊断

肛门生殖器区活检标本一旦确诊为Paget病,最重要的问题是确认其原发皮肤(狭义的EMPD或原发EMPD),还是从内脏发生的癌向上皮播散而来(继发性EMPD),胃肠道(远端结肠、直肠)或泌尿生殖道(膀胱、前列腺)是最常见的两种来源[1001,1664,1962,2298,2716]。此相关性的发生率从5%～30%不等[415]。治疗方法取决于内脏癌的起源部位,其组织病理类型根据部位不同而不同,如黏液癌、神经内分泌肿瘤、尿路上皮癌、前列腺腺癌等[910,1253,2101,2883,2910]。肿瘤起源于Bartholin腺则罕见[2647]。虽然这项研究的重担在于临床医生,但一些线索会提示病理医生,病变可能为皮肤外起源。如当腺体内出现"脏性坏死"时,则是结直肠起源的线索(尤其是肛周部位的病变)[851,1109],肿瘤细胞可同时表达CK20和CDX2[572,1954,2040]。CDX2对辅助诊断很有帮助,因为与肛门直肠癌相关的继发性EMPD病例CK7阳性,而CK20阴性,是相当罕见的[3003]。Uroplakin-Ⅲ可用于诊断继发于尿路上皮癌的EMPD[307]。前列腺特异性抗原(PSA)和前列腺特异性酸性磷酸酶(PSAP)同时阳性,强烈提示存在前列腺癌可能。然而需要警惕的是,研究发现50%以上的男性EMPD可检测出PSA表达,但是没有任何潜在前列腺癌的证据[1099]。在罕见的继发性EMPD病例时,Paget样细胞的免疫表型与下方的恶性肿瘤略有不同。尽管有些学者将其称为"双原发癌"[1331],但肿瘤内表型可塑性同样是以合理解释。

外阴Toker细胞,尤其当细胞过度增生及形成腺样结构时,类似EMPD,甚至在小的活检标本中难以鉴别。结合临床病史以及病变与EMPD不同即可做出准确诊断(Toker细胞的发现通常为伴随其他病变的偶然发现[2889])。在乳头中,Toker细胞和MPD细胞的免疫表型不同,免疫组化可用于两者的鉴别。但是,有两点需要牢记,第一,尚未对外阴Toker细胞的免疫表型进行充分研究,细胞表达CK7,但EMPD的肿瘤细胞也表达CK7[2889]。第二,EMPD恶性细胞的免疫表型与MPD不同,外阴Toker细胞可能具有不同于乳头的免疫表型。黏蛋白基因蛋白表达(MUC1、MUC2和MUC5AC)的初步研究表明,这些标志物可能具有辅助诊断价值[1400,2959]。但是,进一步研究发现这些标志物的特异性降低[1517]。此外,在EMPD病例中,黏蛋白基因的阳性率随是否存在(微)浸润而变化[2959]。

EMPD需要与VIN(包括VIN3,即原位鳞状细胞癌)鉴别,特别是VIN伴有肿瘤细胞Paget样扩散时(图6.54)。CK7对鉴别有帮助,但已有报道显示VIN病变也可表达CK7[111,2141,2887]。VIN伴有黏液分化是另一个潜在的诊断陷阱[787,1656]。EMPD表达Ber-EP4,但原位鳞状细胞癌的Paget样细胞不表达,故有助于诊断[2406]。为了鉴别肛门生殖器区或附近区域(例如下腹部、腹股沟区)具有Paget样扩散的原位鳞状细胞癌(或VIN3/PIN3),著者经常使用p16,因其可标记发育不良的鳞状上皮(图6.55)。

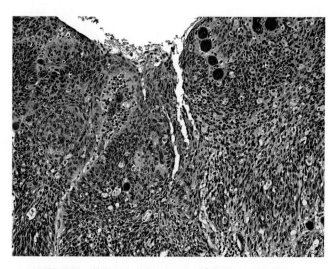

图6.54　外阴上皮内瘤变(VIN)3级伴有Paget样扩散

黑素瘤也是一个需要考虑的鉴别诊断,因为一方面,浅表扩散型黑素瘤的瘤细胞的Paget样生长模式与EMPD非常相似,另一方面,EMPD瘤细胞的实性生长方式与黑素瘤的细胞巢很相似。另一个陷阱是在色素性EMPD中,黑素细胞寄居在肿瘤细胞中。黑素瘤和EMPD共存的病变相当少见,但已有报道。然而,在这种情况下,免疫组化有助于鉴别,同样也有助于鉴别EMPD与皮肤淋巴瘤的亲表皮现象。

Paget样角化不良与Paget细胞相似,其典型特征为胞质清晰至苍白,细颗粒状,界限清楚,核固缩及核周空晕(图6.56)。Paget样角化不良认为是一种反应性病变,一小部分正常角质形成细胞可能因摩擦而诱导增殖,所以病变常发生在间擦部位、肛周、外阴和阴茎[2077,2706,2749]。Paget样角化不良细胞的PAS、黏液卡红、阿申蓝、EMA、CEA和低分子角蛋白染色阴性[803]。Paget样角化不良也可见于宫颈脱垂或宫颈平滑肌瘤患者[2748]。

HPV感染性病变也可模拟EMPD。具有清晰核周空晕和玫瑰花样核的空泡化细胞与EMPD细胞很相似,另一方面,EMPD也可以出现空泡化细胞。位于乳头状瘤病的顶端,伴角化不全以及HPV抗原阳性,可与EMPD鉴别。与疣状表皮发育不良(EV)相关的HPV诱导性病变,其细胞具有丰富的嗜碱性颗粒状胞质,与EMPD中含有黏液的癌细胞相似。然而,CK7及黏液染色阴性,很容易排除EMPD(图6.57)。

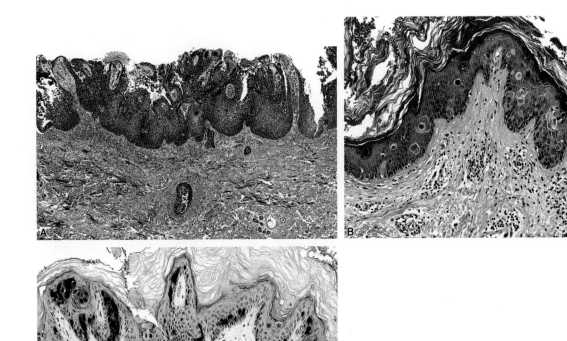

图 6.55　原位鳞状细胞癌(A)远处上皮内可见肿瘤细胞 Paget 样扩散(B),p16 染色显示肿瘤细胞阳性(C)

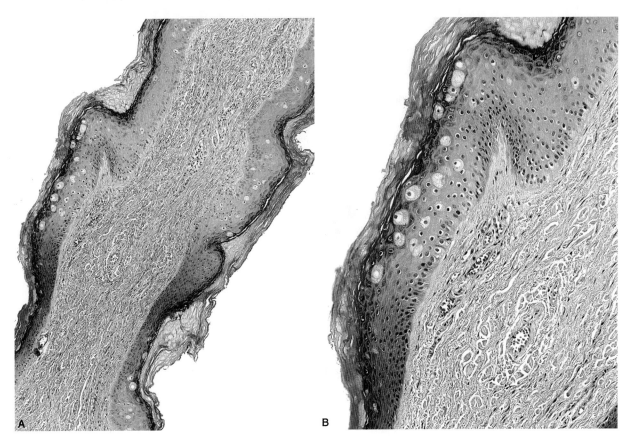

图 6.56　年轻男性的阴茎皮赘标本,可见 Paget 样角化不良细胞

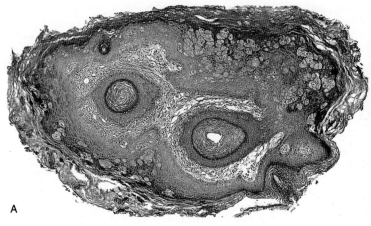
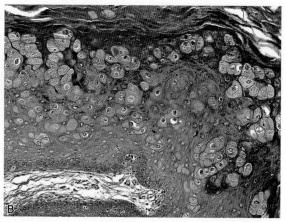

图 6.57 30 岁女性的臀部"疣状"病变标本。注意大量具有丰富嗜碱性胞质的细胞（A,B）。这些细胞 CK7 染色阴性,也无胞质内黏液。PCR 证实 HPV5 感染

EMPD 患者发生破溃/溃疡,病变长期不愈,可发展为乳头样病变,可能因继发感染,间质内可见大量浆细胞。这些病变与罕见的乳头状汗管囊腺瘤、甚或是原位乳头状汗管囊腺癌相似,但是,当活检标本充足时,鉴别诊断并不存在问题,解剖部位在最终诊断中起决定作用。值得注意的是,发生在头颈部的 Jadassohn 皮脂腺痣的乳头状汗管囊腺癌,肿瘤细胞则很少表现为 Paget 样扩散[1289]。

眶周皮脂腺癌的瘤细胞向表皮 Paget 样扩散,并不罕见;皮肤外病变也可以发生,但极为罕见[1884],更罕见的是皮脂腺肿瘤累及肛门生殖器区。其他原发性皮肤肿瘤中,包括 Merkel 细胞癌,可以见到肿瘤细胞表皮内 Paget 样扩散[972,1457],但是在肛门生殖器区很罕见[2018]。表皮被某些内脏癌转移而来的癌细胞完全或大部分替代时,与 EMPD 鉴别非常困难,此时转移的癌细胞局限在表皮内,并以 Paget 样方式扩散[32,292,2402]。

显微镜下,EMPD 还应与透明细胞丘疹病鉴别,因后者的组织病理学和免疫表型均与 EMPD 有所重叠。诊断线索需依赖临床资料,即年龄较轻和临床表现特点(见"透明细胞丘疹病"章节)。

一例 32 岁女性罹患"伴有 Paget 样细胞的皮肤错构瘤"的特殊病例,已有报道。特征性地表现为一簇带蒂的小结节,镜下可见上皮内细胞胞质丰富淡染,黏液卡红、PAS 以及胶体铁染色阳性[2062]。

其他需要与 EMPD 鉴别的疾病包括透明细胞脂溢性角化病[1879]和外阴或阴茎的黏液性化生(参见相应章节)[480,2664,2747]。

肛门生殖器乳腺样腺体的其他类型癌

各种类型原发性肛门生殖器皮肤癌已有报道,由于部分 AGMLG 来源性癌与同源乳腺癌之间具有显著的相似性,因此认为它们可能具有共同起源。其他一些病例发现癌旁毗邻的良性腺体与肿瘤之间有移行现象,从而令人信服地证明了起源于 AGMLG[5]。有趣的是,部分残留的 AGMLG 腺体形态非常复杂,并且常与乳腺终末导管-小叶单位和发育良好的小叶结构具有明显相似性[898],这个特征很少在 AGMLG 相关病变之外见到。不同学者采用不同的术语,可能与其病理学,或皮肤病学背景有关。一些肿瘤简单地命名为顶泌汗腺癌,其与乳腺同源性癌的明显相似性,并无任何特别的说明和描述[2223]。

由于发病罕见、治疗方式不同以及随访时间相对较短等原因,最初的报道很难对这些肿瘤的自然病程和预后得出确切的结论,更不用说对不同的病理组织学类型进行比较。作为一组疾病,起源于 AGMLG 的大部分原发性乳腺型癌(~60%)具有局部浸润性,可转移至区域淋巴结[5],导致死亡的远处转移很少见,但随访时间较短。根治性或半侧外阴切除是大多数病例的主要治疗手段[5]。

通过分析文献,结合著者个人经验,可分为以下类型:

- 乳腺型导管癌
- 乳腺型小叶癌
- 乳腺型癌伴混合性导管和小叶特征
- 乳腺型腺管小叶癌
- 黏液癌
- 腺样囊性癌样癌

乳腺型导管癌

此型癌仅有不到 25 例的文献报道。大阴唇是最常见的受累部位,但也可累及其他肛门生殖器区[5,139,593,762,1309,1503,2759]。临床常常表现为 3~4cm 的孤立性结节。大部分患者的年龄在 60 多岁,但诊断年龄在 46~82 岁之间。大多患者多产。AGMLG 的乳腺型导管癌与 EMPD 的相关性不确定[2081]。在相关病例中,有时候肿瘤表现为结节状病变,其背景为典型的扁平 EMPD 病变[1947]。

组织病理学上,大部分为浸润性导管癌,有时可见导管原位癌成分(DCIS),其特征为筛孔状、实性和粉刺样癌模式(图 6.58)[5,1309],高级别和低级别均有报道。免疫组化表型与同源性乳腺导管癌相似,包括表达雄激素受体和孕激素受体,使得与乳腺癌转移至外阴的罕见情况鉴别相当困难。识别原位癌成分是确定皮肤来源的最佳线索。少见情况下,外阴癌和乳腺癌(甚至双侧乳腺肿瘤)同时发生,提示可能存在遗传易感性[1100,898]。然而,据著者所知,并无相关遗传基因(如 *BRCA* 基因突变)的研究。起源于 AGMLG 的原发癌必须与其他累及外

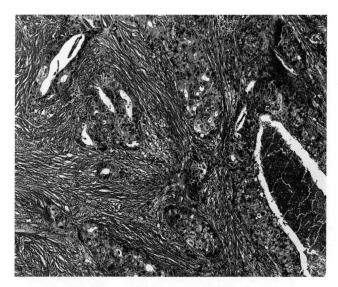

图 6.58 外阴乳腺型浸润性导管癌

阴皮肤的少见皮肤附属器癌相鉴别,包括汗腺癌和汗孔癌,但应除外起源于前庭大腺的罕见癌,因其具有严格的诊断标准[2873]。

乳腺型小叶癌

考虑到乳房中发育良好的小叶组织很少在正常的 AGMLG 中遇到,这在概念上是一个有趣的现象。曾有三篇文献报道了起源于肛门生殖器区的浸润性小叶癌[897,908,1881],但最新的文献对此诊断提出了质疑[1302]。其中一例诊断为混合性导管小叶癌可能更好[897],对此 E-cadherin 免疫染色有辅助诊断价值,因为乳腺小叶癌 E-cadherin 染色阴性。然而,E-cadherin 染色对鉴别 AGMLG 中的小叶或导管性质的作用,并无充分研究,也未确定外观类似于乳腺小叶癌(如果确实存在于外阴的话)的肿瘤是否具有相同的 E-cadherin 表达特征。

然而,从理论上讲,起源于 AGMLG 的小叶癌是可能存在的,但必须与转移性乳腺小叶癌相鉴别,但极为罕见[1705]。充分的临床研究是鉴别的必要条件,因为很难识别起源于 AGMLG 的小叶原位癌,而且事实上这种肿瘤是否存在,还有待证实。另一个需要考虑的鉴别诊断是眼睑转移至外阴的印戒细胞癌/组织细胞样癌:最近已有此病的单病例报道[2196]。

乳腺型癌伴混合性导管和小叶特征

在乳腺诊断具有混合性导管和小叶特征癌的标准包括准确的组织学表现,并且 E-cadherin 免疫染色也支持(导管癌阳性,小叶癌阴性)。采用此标准时,乳腺型混合性导管小叶癌罕见。除上述情况外[897],还有两例具有混合性导管和小叶特征的病例,但 E-cadherin 的免疫组化结果未作报道[1105,2251]。与乳腺一样,这些病例应该与腺管小叶癌鉴别,后者具有明显的组织病理学和免疫组化特征。

乳腺型腺管小叶癌

文献报道了两例 AGMLG 的腺管小叶癌[715,1254]。在乳腺病理学中,这个术语描述为浸润性导管癌的变异型,除了管状成分外,还存在与浸润性小叶癌相同的成分,两种成分都有

E-cadherin 阳性表达,具有与导管病变一致的表达特征。发生于肛门生殖器的此两例病例临床上表现为孤立性结节,并且显示相似的组织病理学特征,包括真皮内单一的圆形至卵圆形肿瘤细胞弥漫性增殖,以单细胞条索生长(类似于浸润性小叶癌),但也可形成圆形至细长的小管,衬覆单层上皮细胞,显示顶浆分泌(与浸润性导管癌相对应)(图 6.59)。其中一例可见显著的间质弹力纤维增生,沿导管周、血管周或弥漫性分布,类似于浸润性乳腺癌中发生的间质弹力纤维增生(图 6.60)。

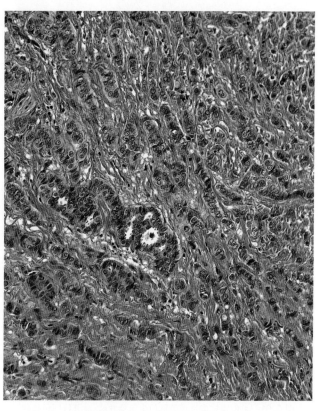

图 6.59 乳腺型腺管小叶癌,由类似于浸润性小叶癌的单个细胞条索和管状结构组成。病变发生在 64 岁女性的肛周

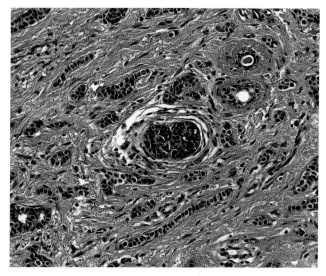

图 6.60 乳腺型腺管小叶癌显示间质弹力纤维增生。病变来自 45 岁女性的外阴

黏液癌

很少有黏液癌累及外阴且起源于 AGMLG 的报道[1253,2953]。

腺样囊性癌样癌

这是一种罕见的外阴癌，因镜下局部筛孔状结构，故与腺

样囊性癌（ACC）相似，但与腺样囊性癌不同之处在于存在细胞性间质、显著嗜酸性内膜的导管，以及某些出现明确皮脂腺分化（图6.61）。间质偶尔可呈 S-100 染色阳性。此肿瘤与定义不清的乳腺病变相同，不同于所有已知的乳腺癌，实际最接近于 ACC[2460]。

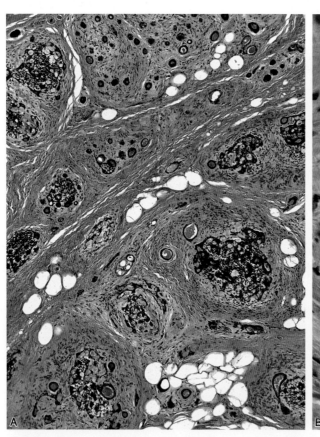
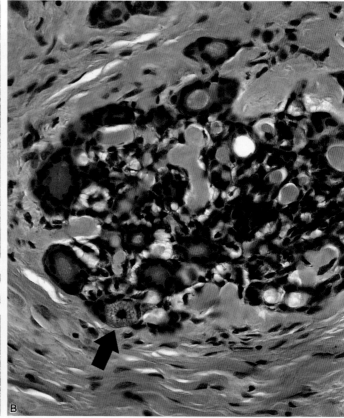

图 6.61 类似腺样囊性癌的肛门生殖器肿瘤，显著特征包括伴筛孔状结构的多结节状生长、周边细胞性间质和伴嗜酸性内膜的显著导管（A）。注意一个成熟的皮脂腺细胞（B,箭头）

（李素红 译，岳君秋 校，薛汝增 审）

大小前庭腺病变

前庭腺的解剖学和组织学

前庭大腺[Bartholin 腺（巴氏腺）]是成对腺体，与男性尿道球腺（Cowper 腺）同源。直径约 1cm，导管约长 2.5cm，开口于前庭、后外侧与处女膜毗连。形态学上，巴氏腺由腺泡构成，腺泡内衬分泌黏液的柱状细胞，外面围绕肌上皮细胞。巴氏腺导管从腺体起始，被覆移行样上皮，在远端的前庭表面，衬覆非角化鳞状上皮（图 6.62）。

前庭小腺，与男性尿道 Littre 腺类似，为单一的小腺体，直接开口于后前庭黏膜表面，且大量存在。前庭小腺与巴氏腺内衬分泌黏液的柱状上皮相同，靠近前庭表面的出口附近变成复层鳞状上皮。女性前庭小腺的腺体数量从 1 到 100 不等，大多数具有 2~10 个腺体，最大深度为 2.27mm[2126,2218]。

前庭大腺病变分类

前庭腺良性病变包括巴氏腺囊肿、巴氏腺结节性增生、巴氏腺腺瘤和巴氏腺腺肌瘤。恶性病变主要为癌，其中大部分为鳞状细胞癌和腺癌。在皮肤病理中累及前庭腺体的病变并不常见，但本书囊括这部分内容，因其可模仿皮肤附属器肿瘤。

巴氏腺囊肿和黏液囊肿

临床表现

巴氏腺囊肿主要由巴氏腺导管在前庭开口处阻塞导致腺

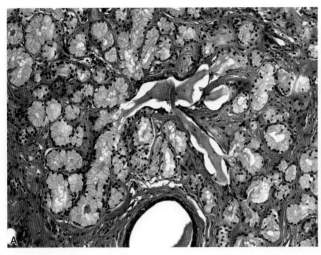
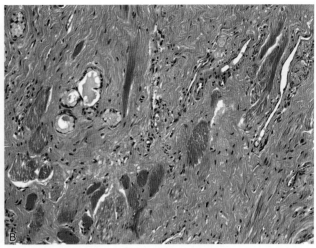

图 6.62 正常巴氏腺腺泡由分泌黏液的柱状细胞构成,细胞核位于分支导管周围(A)。正常的导管-小叶结构常被病理过程改变,在这种情况下,小腺泡分散出现,毗邻骨骼肌或外周神经,因此与肿瘤浸润过程相似(B)

体扩张引起。临床上表现为大小不一的质软囊性或结节性病变,可复发(图 6.63)。

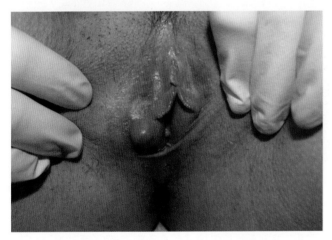

图 6.63 巴氏腺囊肿。外阴透明结节性囊性病变

组织病理学特征

镜下,囊肿衬覆鳞状上皮、移行上皮、纤毛上皮或黏液上皮,或几种上皮混合存在。少数情况下部分可见类似输卵管上皮或顶泌汗腺分泌区域(图 6.64)。先前以黏液腺(有时候可见化生-主要是鳞状化生)形式存在的巴氏腺组织,几乎总是在囊肿附近或附着于囊壁,需要连续切片才能确定。如果出现炎症,可导致囊壁局部或几乎全部完全破坏,间质可见大量巨噬细胞[1414]。

黏液囊肿,因前庭小腺导管闭塞导致,表现为小的囊肿,基底膜上衬覆柱状黏液细胞,也可见鳞状细胞。

鉴别诊断

巴氏腺囊肿和黏液囊肿与中肾管囊肿鉴别在于阿申蓝和 Mayer 黏液卡红染色,中肾管囊肿阴性表达。一些所谓的"外阴黏液和纤毛囊肿",实际上为巴氏腺囊肿[2218]。

结节性增生

结节性增生虽然罕见,但可能是巴氏腺中最常见的实性病变。

临床表现

结节性增生表现为无症状或轻微疼痛的 1~4cm 结节性病变。然而在切除时,临床上看似小的病灶,可能会很大。罕见患者有性交困难。结节性增生很少与外阴前庭炎相关[2108]。

组织病理学特征

小叶状结构伴分泌性腺泡增多,但正常导管腺泡关系尚存。局部可见腺泡弥漫性生长。腺泡细胞呈立方形或柱状,具有丰富、淡染、充满黏液的胞质,细胞核温和,位于底部(图 6.65)。腺细胞位于逐渐变小的梭形肌上皮细胞外层。导管扩张、导管上皮鳞状化生、腔内浓缩性分泌物、轻度淋巴细胞浸润轻以及导管破裂导致黏液溢出至间质,是其局灶且不一致的特征[1267,1365,2325]。

鉴别诊断

结节性增生需要与巴氏腺腺瘤鉴别。然而却非常困难,因文献中有很多互相矛盾的报道。早在 1968 年,类似病变或本来就是结节性增生的病变,被报道为巴氏腺腺瘤[759],并在 2003 年世界卫生组织乳腺与女性生殖器官分类中,将结节性增生描述为"腺瘤"[2641]。显微镜下,与起源于前庭小腺的腺瘤相似[131],部分学者将两个术语都进行使用,即结节性增生和前庭小腺腺瘤,认为它们是同义词[2108]。著者通过 HUMARA 测序分析发现,两例结节性增生中,其中一例呈单克隆增生、膨胀性生长、尺寸相对较大(达到 4cm)以及组织形态学复杂,提示结节性增生可能比单纯增生更加复杂[1267]。

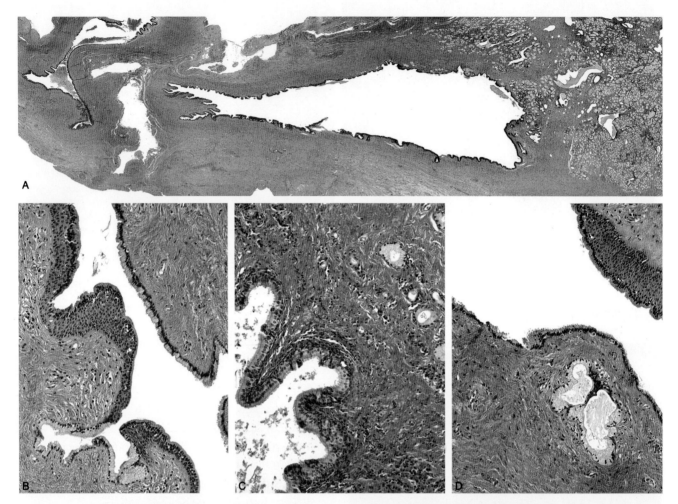

图 6.64 巴氏腺囊肿。毗邻巴氏腺体组织,腺体局部与囊壁相连(A)。巴氏腺肿壁常为柱状黏液细胞和鳞状细胞,常可交替出现(B),许多病例中局灶可见纤毛细胞(C)或甚至顶浆分泌细胞(D)

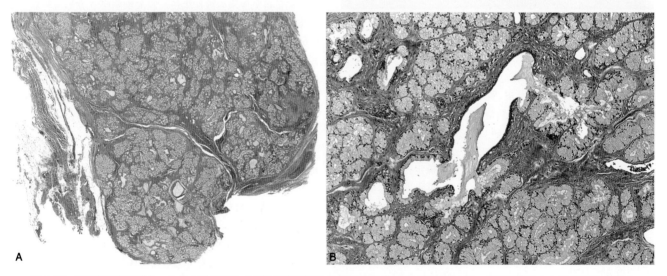

图 6.65 巴氏腺结节性增生。大的小叶状病变,分泌性腺泡明显增多,但正常导管-小叶关系尚存(A)。腺泡细胞呈立方形或柱状,胞质丰富、苍白、充满黏液,细胞核温,位于基底部(B)

巴氏腺腺瘤和腺肌瘤

根据 Koenig 和 Tavassoli 的定义,巴氏腺腺瘤呈紧密小叶状生长,双层小腺管样结构伴腔内胶状分泌物,病变附近可见巴氏腺腺体成分[1365]。巴氏腺腺肌瘤由腺管成分以及纤维肌性间质组成,间质 α-平滑肌肌动蛋白和结蛋白染色阳性。以上两种病变都相当罕见。

巴氏腺癌

原发性巴氏腺癌罕见,占<1%的妇科恶性肿瘤和约占 5% 的所有外阴癌。主要组织病理学类型是鳞状细胞癌和腺癌,发生率大致相等,两者几乎占巴氏腺癌的 80%~90%。其他罕见类型包括腺鳞癌、腺样囊性癌、小细胞神经内分泌癌、移行细胞癌、未分化癌、低级别上皮-肌上皮癌和淋巴上皮瘤样癌(图 6.66)[703,1162,1174,1414,1655,1929]。

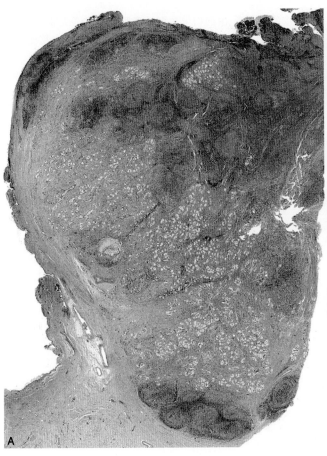
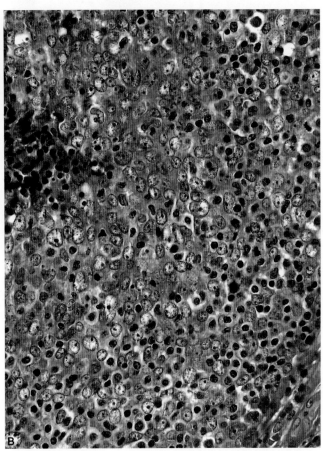

图 6.66　巴氏腺淋巴上皮瘤样癌。肿瘤整体不对称,由大小不一、部分融合的结节组成,浸润和包绕残留的巴氏腺腺体(A)。肿瘤由结节和合胞体样片状上皮样大细胞组成,胞核大而圆,有空泡状染色质和明显核仁,混杂淋巴样细胞

巴氏腺癌诊断应符合下列标准:
- 从正常至肿瘤的显著过渡区
- 累及巴氏腺,同时组织病理学起源上与巴氏腺一致
- 无其他部位原发性肿瘤的证据[411]

前庭大腺的其他病变

前庭大腺腺癌伴瘤细胞在上皮内 Paget 样扩散,常认为是 EMPD 的病因之一,但根据著者和其他学者的经验[2647],这是罕见的。相反,有时在 EMPD 中,前庭大腺腺体可能继发性被瘤细胞累及,通常会明显侵犯其他皮肤附属器,尤其是毛囊和汗腺导管。更为罕见的是,EMPD 肿瘤细胞累及前庭腺体时,完全取代导管黏液细胞,周围完整的肌上皮细胞层却完整保留,类似于原位癌。

长期的外阴炎可导致前庭大腺化生性改变,与坏死性涎腺增生中的涎腺改变一致。顶泌汗腺和肠上皮化生罕见(图 6.67)。前庭小腺常发生鳞状化生,形成前庭裂。在老年女性外阴手术大标本中,不难发现前庭大腺因萎缩(或伴随的病理过程),而导致正常导管-腺泡发生改变。这种情况下,局灶小腺体分散分布,与骨骼肌和外周神经相毗邻,类似肿瘤浸润过程(见图 6.62)。当腺体出现鳞状化生时,这种现象尤为明显。

前庭腺体可被各种肿瘤性或非肿瘤性疾病累及。在黑素瘤中,腺体可被瘤细胞浸润或吸收黑素,导致腺体增生。子宫内膜异位症累及巴氏腺已有报道[838]。

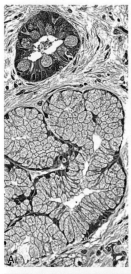
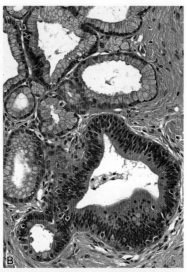
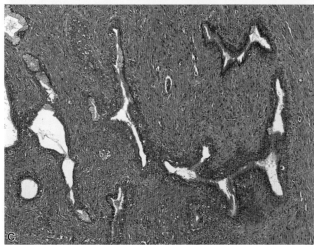
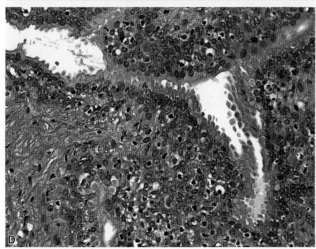

图 6.67   巴氏腺化生性改变。杯状细胞肠上皮化生（A,B）和顶泌汗腺化生（C,D）

（李素红 译，岳君秋 校，薛汝增 审）

外阴囊性病变

除常见的巴氏腺囊肿外，其他少见的囊性病变还包括 Nuck 管囊肿、尿道旁腺囊肿和中肾样囊肿。

Nuck 管囊肿（间皮囊肿）

Nuck 管囊肿是腹膜阴道突（Nuck 管）的囊性残留物，即腹膜间皮的多余囊，由圆韧带运穿过腹股沟管进入大阴唇时，被带下而形成。生后第一年此结构闭合失败，导致堵塞及囊性扩张（女性鞘膜积液）而形成，类似男性精索鞘膜积液[2368]。

临床表现

囊性病变通常位于腹股沟管，常表现为腹股沟无症状性、无痛性肿胀（可达到 7cm）。大阴唇或阴阜很少出现肿块，主要见于女孩和年轻女性。

组织病理学特征

囊壁衬覆间皮细胞，通过免疫组化可以证实（calretinin，D2-40）。创伤可引起囊肿破裂、纤维化和含铁血黄素沉积。

中肾样囊肿

临床表现

也称为 Wolffian 样导管囊肿，这种罕见的囊性病变可能来源于中肾，多累及外阴和阴道的外侧面，表现为薄壁、半透明囊肿，内含透明液体[1171]。

组织病理学特征

囊肿被覆立方至柱状的非纤毛上皮。

尿道旁腺腺囊肿

因 Skene 腺导管囊性扩张所致，为位于尿道口两侧成对的腺体，与男性前列腺同源。导管堵塞可导致继发感染。

临床表现

病变无症状，位于阴道口上外侧，直径 1~2cm，常见于新生儿[698,1336]。

组织病理学特征

囊肿内衬复层鳞状上皮，黏液细胞罕见。

（李素红 译，岳君秋 校，薛汝增 审）

外阴其他病变

外阴黏液化生

外阴黏液化生是生殖器部位黏液化生的一种变型,发生于女性外阴,在男性则称为阴茎黏液化生。文献仅见 3 例报道[480,2142,2664]。与阴茎黏液化生一样,外阴黏液化生常与炎症相关,强烈提示它是一种继发的化生现象。外阴黏液化生与乳腺外 Paget 病(EMPD)的鉴别非常重要。

临床表现

外阴黏液化生好发于 60 岁及以上女性。文献报道的病例中,其临床表现由潜在的疾病决定,包括 Zoon 外阴炎和硬化性苔藓[480,2142,2664]。病变可能广泛累及双侧小阴唇、阴蒂和部分阴道口。其中一个病例见色素沉着,系由大量含铁血黄素沉积导致[2664]。

组织病理学特征

外阴黏液化生镜下特点为复层鳞状上皮局灶性被柱状黏液细胞取代。有一位患者患有相当广泛的黏液化生病变,坚持每 2 年进行一次活检[2664]。本病也可见 Zoon 外阴炎(表皮变薄伴海绵水肿、菱形角质形成细胞以及表皮下致密浆细胞的苔藓样浸润,但无界面破坏)和硬化性苔藓的病理表现[480,2142,2664]。

免疫组化特征

黏液细胞中含有酸性黏液(阿新蓝染色阳性)和中性黏液(淀粉酶 PAS 染色阳性)。免疫组化染色 CK7、CEA、EMA 和 CAM5.2 阳性表达。有文献报道黏液细胞表达雌激素受体[2142,2664]。

鉴别诊断

外阴黏液化生中上皮细胞胞核保持正常极性,无异型性,含黏液的细胞局限于上皮内,且主要位于上皮上层。黏液细胞取代鳞状上皮而非浸润鳞状上皮,这一特点可以将黏液化生与 EMPD 区分开来。

外阴色素性顶泌汗腺错构瘤

这是一种罕见的组织起源不清、定义不明确的肿瘤,仅见 3 例报道[429,2568]。

临床表现

色素性顶泌汗腺错构瘤临床主要表现为年轻女性小阴唇的色素性丘疹,有些病例容易考虑到黑素瘤而引起临床关注。

组织病理学特征

病变由小管和小囊腔构成,内层为含有黑素的顶泌汗腺样上皮细胞,外层为肌上皮细胞。黑素颗粒不仅见于囊壁细胞,还可以出现在囊腔内。免疫标记 HMB-45 可显示管腔囊状结构表面的树突状黑素细胞。有人认为黑素的出现因树突状黑素细胞定植所致[429]。

外阴前列腺型组织

尿道旁 Skene 腺是女性下生殖道中唯一和男性前列腺相当的器官,认为是前列腺的同源器官,有时甚至称为"女性前列腺"[2993]。其病变形态与男性前列腺病变(增生,癌)非常相似,罕见,因其常累及皮下深部组织,所以通常不会在皮肤病理诊断工作中遇到。

临床表现

文献仅报道过一例 58 岁女性患者,浅表前列腺型组织累及外阴,表现为双侧大阴唇间歇性出现豌豆大小肿胀,偶尔排出脓样物质[1293]。

组织病理学特征

该患者左侧大阴唇肿块活检仅显示轻微的非特异性反应性改变;右侧肿块活检发现真皮浅层良性腺体呈小叶状簇集,局部与表皮基底层相延续并出现鳞状化生。这些小腺体内衬双层上皮,有些腔面细胞具有透明的嗜酸性胞质颗粒,类似于男性前列腺中 Paneth 细胞样改变。免疫组化显示除灶状实性细胞巢外,腺体都表达 PSA 和前列腺酸性磷酸酶(PrAP)(图 6.68)。特殊染色示 Paneth 细胞 PAS 阳性且抗淀粉酶消化[1293]。

前庭乳头状瘤病

前庭乳头状瘤病(又称为外阴多毛状乳头状瘤和假性湿疣),认为是一种正常的解剖学变异,无重要临床意义,发生在女性,相当于男性阴茎珍珠样丘疹病。据报道在健康年轻女性中,发生率约为 1% ~ 33%[2753,2856]。这种丘疹并非 HPV 引起,但可发生在既往有尖锐湿疣病史的患者。

临床表现

病变主要位于前庭部位,可能累及小阴唇。表现为不对称分布的柔软丘疹,直径多为 1 ~ 2mm,颜色同周围黏膜一样;也可表现为大的半球形或丝状病变,妊娠期尤其明显。与病毒疣不同,每个丘疹的基底部是分离的,而且 5% 冰醋酸外涂后不会变色。

组织病理学特征

疏松的纤维血管结缔组织表面被覆正常的外阴上皮,有时出现空泡化上皮细胞,空泡化挖空细胞。

子宫内膜异位(见第七章)及罕见的藏毛窦也可发生在外阴。

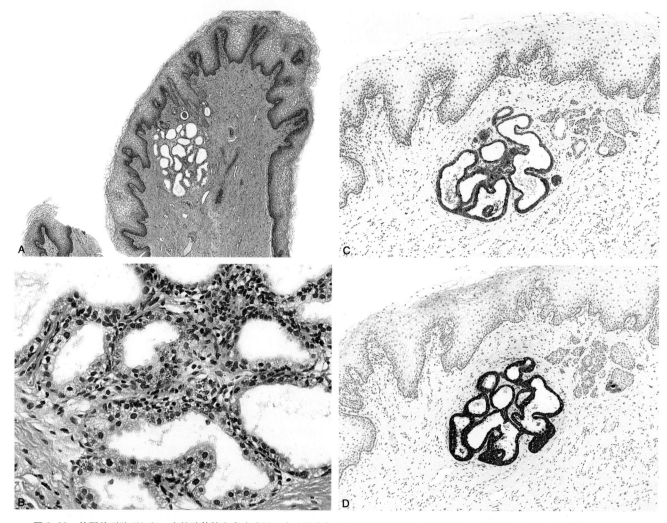

图 6.68   外阴前列腺型组织。良性腺体簇在真皮浅层呈小叶状分布，局部与表皮基底层相延续并显示鳞状化生（A）。注意管腔面细胞富含透明的嗜酸性胞质颗粒，类似男性前列腺 Paneth 细胞样改变（B）。除周边灶状实性细胞巢外，腺体均 PSA 和 PrAP 阳性表达（C 和 D）

（王满香 译，任发亮 校，薛汝增 审）

阴茎病变

中线囊肿

中线囊肿是一种发育异常，可能起源于异位尿道腺体或胚胎性泌尿生殖窦上皮，也可能是胚胎时期中缝闭合缺陷所致。文献上常用的同名词有阴茎黏液囊肿、生殖器会阴中线囊肿、尿道口周围囊肿，汗囊瘤，阴茎体顶泌汗腺囊腺瘤，这些最好避免使用[371]。

临床表现

患者通常无症状，有时表现为半透明结节或囊肿，内含清亮液体或丰富的浑浊黏液。中线囊肿常发生于阴茎腹侧龟头附近，也可见于肛门至尿道外口中线上的任何部位（图 6.69）。中线囊肿与尿道不相通。其他罕见临床表现包括色素沉着亚型、管状中线囊肿或肛周息肉样病变。多数囊

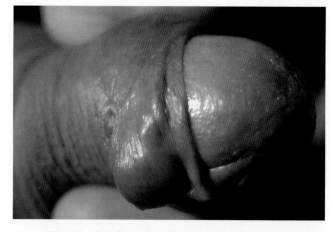

图 6.69   中线囊肿。阴茎腹侧龟头旁结节性囊性病变

肿大小约 1～3 cm，较大病变罕见，病变生长缓慢。病变可能出生即有，青少年期更明显。有文献描述该病可能在某些刺激因素下突然发作，通常是炎症刺激或机械性损伤，譬如性交后发生[2435]。

组织病理学特征

　　单房或多房性囊肿,囊壁内衬数层假复层柱状上皮,细胞质淡染或透明,形态类似尿道上皮,免疫表型亦相似(CK7$^+$/CK20$^-$)(图 6.70)[601]。偶尔也可出现纤毛细胞、黏液柱状/杯状细胞,有时很显著[2236]。鳞状上皮化生的区域相当常见,其他区域上皮逐渐变薄[13]。有时因为切面原因,出现黏液细胞与化生的鳞状细胞混合的实性细胞巢,要避免误诊为黏液表皮样癌(图 6.71)。有学者提出某些囊肿(所谓的"表皮样型"[854])可以完全由复层鳞状上皮构成,具有形成良好的颗粒层和层状角质团块,类似于漏斗部囊肿[2006]。在色素性病变的囊壁内衬上皮中,光镜和电镜下均可观察到黑素细胞的存在[2730]。罕见情况下,腔面上皮出现顶浆分泌样顶突结构,注意与顶泌汗腺汗囊瘤鉴别(图 6.72)。

阴茎黏液化生

　　阴茎黏液化生罕见,属于生殖器区域黏液化生的一种类型,发生于特定部位,对应于女性外阴黏液化生。尽管有人认为很可能是长期慢性炎症刺激导致的非特异性反应性化生[2272],但其组织起源依然不清楚。文献报道不足 10 例。与外阴黏液化生一样,本病的重要性在于其组织学特征类似 EMPD,注意鉴别[2747]。

临床表现

　　病变位于阴茎包皮和龟头。患者有时会有烧灼感,表现为龟头炎合并明显的界限清楚的红色斑块,直径达 1cm,表面光滑。中老年人多见,多数病例发生于 50~60 岁。

组织病理学特征

　　复层鳞状上皮变薄或正常厚度,浅层上皮被柱状或杯状黏液细胞取代(图 6.73)。此外,可见浆细胞性龟头炎(Zoon 龟头炎)或轻度非特异性龟头炎的特征[688]。

组织化学和免疫组化特征

　　组织化学染色显示黏液成分淀粉酶 PAS 染色和阿新蓝染色均阳性。免疫组化染色显示 CK7、CAM5.2、CEA 和 EMA 呈阳性表达。

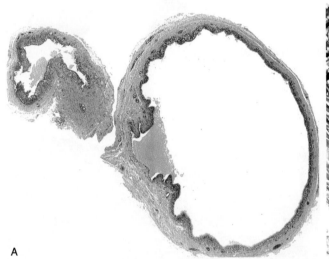
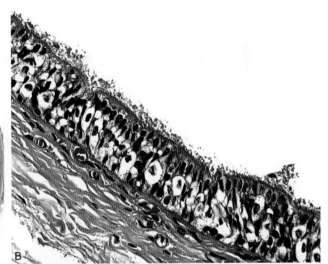

图 6.70　中线囊肿,囊壁内衬数层假复层柱状上皮,胞质淡染或透明(A,B)

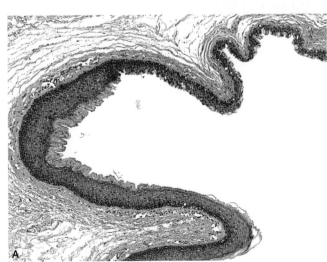
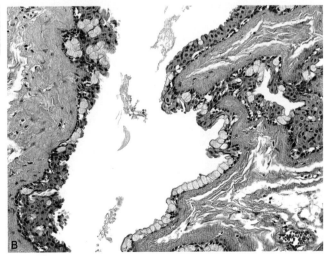

图 6.71　中线囊肿伴有显著的鳞状化生和明显的黏液细胞(A)。杯状细胞与化生的鳞状上皮混杂排列(B)

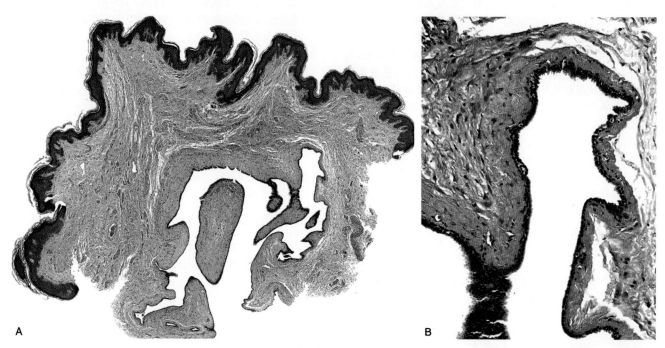

图 6.72 中线囊肿伴顶浆分泌(A,B)

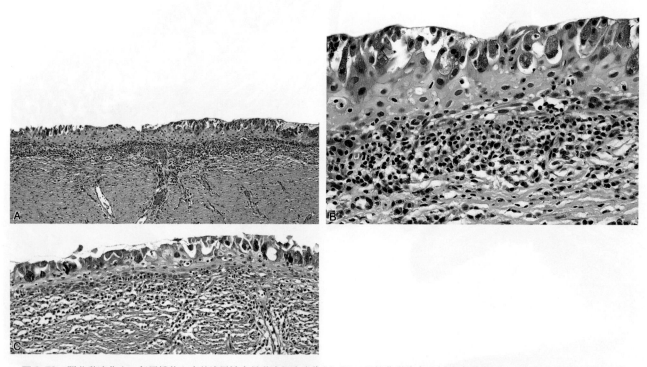

图 6.73 阴茎黏液化生。复层鳞状上皮的浅层被大量黏液细胞取代(A,B)。组织化学染色显示含有黏液(C)。注意上皮下固有层的炎症浸润。与乳房外 Paget 病不同,黏液细胞主要位于上皮浅层,不形成腺体,无真皮浸润,缺乏核异型及核分裂

阴茎珍珠样丘疹

阴茎珍珠样丘疹(又名多毛样乳头状瘤)在皮肤附属器肿瘤具有双重重要性:组织学上与纤维性丘疹(血管纤维瘤)有相似之处,而临床上类似 Tyson 腺(增生性)。既往文献中描述为 Tyson 腺的病变很可能是阴茎珍珠样丘疹[485]。临床上,除 Tyson 腺外,阴茎珍珠样丘疹还应与尖锐湿疣和光泽苔藓相鉴别。

临床表现

病变通常发生于青春期后,无症状,表现为表面光滑的粉红色小丘疹(1~4mm),在龟头冠状沟处呈单行或双行排列(图

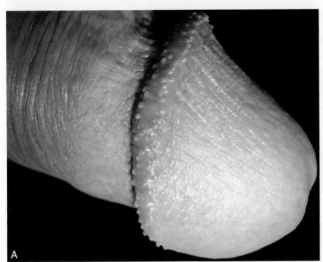

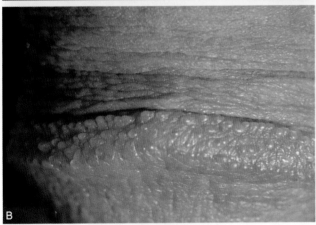

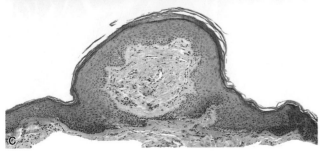

图6.74　阴茎珍珠样丘疹:临床表现(A,B)。组织学特征:纤维血管轴心表面被覆正常表皮(C)

6.74)。偶尔,病变也可累及阴茎体或龟头。发病率从 14% 到 48% 不等,而且似乎具有年龄依赖性:随着年龄的增长丘疹可能会消失,50 岁以上患者的病变比年轻患者(<25 岁)明显轻微[30]。据说黑人和未受割礼的男性发病率更高。

组织病理学特征

病变中心富含血管的纤维性组织表面被覆正常或增厚的表皮(见图 6.74)。结合发病部位及缺乏附属器结构,可明确诊断,并与面部纤维性丘疹相鉴别。

(王满香　译,任发亮　校,薛汝增　审)

肛门及肛周病变

肛门基底细胞样癌

肛门基底细胞样癌(泄殖腔源性)是一种罕见的肿瘤,与高危型 HPV 感染相关,尤其是 HPV16 和 HPV18,通过性接触传播[2791]。虽然目前女性发病率更高,但肛门癌与同性恋肛交行为密切相关,已获证实[547]。

临床表现

肿瘤主要位于齿状线附近,形成肿块或类似炎症反应的浅表病变,向上可延伸至直肠,向外可累及肛周组织。超过半数患者有肛门不适、出血或疼痛,而瘙痒性病变或无症状性病变比较少见[2246]。

组织病理学特征

肛门基底细胞样癌,曾经分为五种类型:角化型、非角化型、基底细胞样型、黏液囊肿型和假腺样囊性型,如今都认为是鳞状细胞癌的形态学变异异型[2249]。形态学特征与上呼吸道-消化道基底样鳞状细胞癌相同。肿瘤由小的基底样细胞排列成实性细胞巢,周边细胞呈栅栏样排列。

与上呼吸道-消化道基底样鳞状细胞癌镜下表现一样,肛门基底细胞样癌具有明显的异质性。肛门基底细胞样癌有一个罕见而特别的特征,即类似于皮肤圆柱瘤或螺旋圆柱瘤,基底样细胞巢呈七巧板拼图样排列,癌巢周围可见厚的基底膜样物质环绕,这种物质也可出现在肿瘤细胞聚集区内,且可能很明显(圆柱瘤样区),或肿瘤内也可混有淋巴细胞浸润(螺旋腺瘤样区)(图 6.75 和图 6.76)[433,1153,1176]。注意这种特征有助于正确诊断。著者提出 p16 染色可鉴别原发性皮肤附属器肿瘤(螺旋腺瘤、圆柱瘤)和肛门基底细胞样癌,因为后者是 HPV 感染导致,几乎所有病例 p16 染色均阳性表达。在 HPV 阳性病例,仔细取材常常可以找到鳞状上皮发育不良性改变和原位癌成分,浅表鳞状上皮还可见到空泡化细胞;这些区域 p16 染色均阳性。HPV 阴性病例罕见,一般找不到发育不良性改变或原位癌区域。

另一种罕见的类型是肛门基底细胞样癌伴透明细胞分化[2837]。还有一种亚型过去曾称为"黏液表皮样癌"。

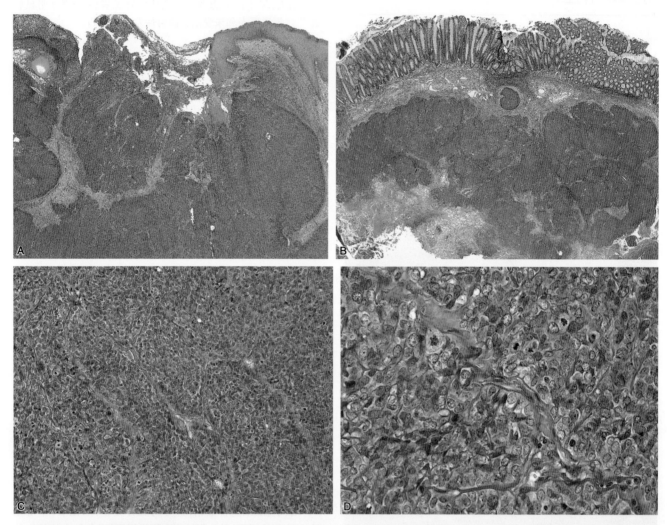

图 6.75　肛门基底细胞样癌累及皮肤（A）和延伸至直肠（B）。癌细胞呈结节状排列，癌巢周围包绕基底膜样物，呈现圆柱瘤样外观（C）。癌细胞中度多形，可见非典型核分裂象（D）

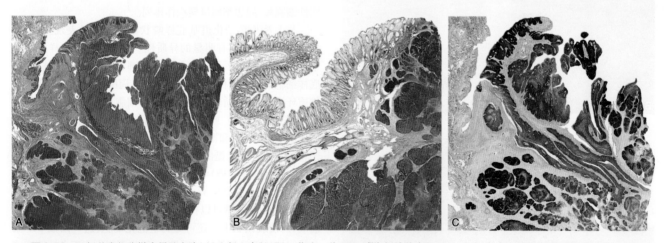

图 6.76　肛门基底细胞样癌累及皮肤（A）和侵入直肠（B）。作为一种 HPV 感染相关肿瘤（PCR 已经证实病变组织存在 HPV16 感染），肿瘤细胞免疫组化染色 p16 阳性（C）

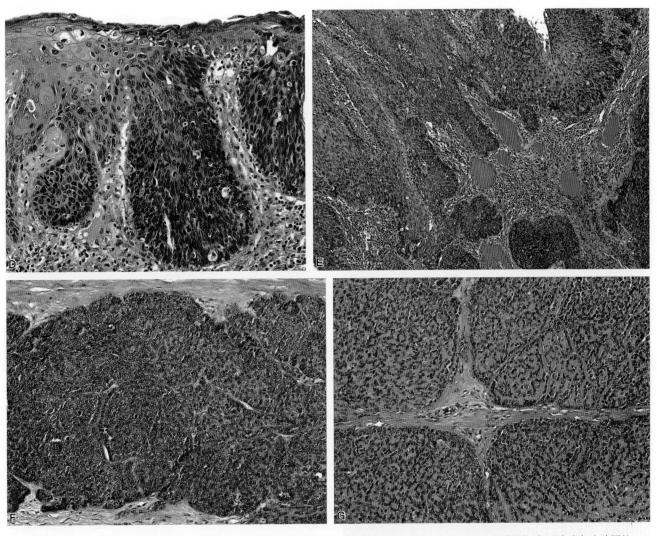

图6.76(续)　原位癌区域(D)和向浸润癌移行区(E)。肿瘤细胞结节呈拼图样排列,周围包绕明显的基底膜样物质,形态类似皮肤圆柱瘤(F,G)。肿瘤局部有淋巴细胞浸润,形成螺旋腺瘤样改变(图片未展示)

肛周其他病变

乳房外 Paget 病(EMPD)是肛周皮肤附属器肿瘤中最重要的一种病变。肛周 AGMLG 病变罕见,包括乳头状汗腺瘤和纤维上皮性肿瘤(叶状肿瘤和纤维腺瘤)(见相应章节)。

基底细胞癌罕见,常发生于老年人(65~70岁),无性别差异,表现为结节溃疡性或浸润性病变[824]。组织学特征与其他部位基底细胞癌相同。诊断肛周基底细胞癌要特别慎重,首先要排除肛周基底细胞样癌,尤其是当肿瘤侵犯肛管时。Ber-EP4 对于鉴别两者有帮助[75]。

罕见情况下,直肠腺癌可累及肛门及其周围皮肤。如果伴有显著黏液分化应与皮肤原发黏液癌鉴别,但后者在肛周区域罕见。另一种罕见的情况是直肠腺瘤脱垂(图6.77)。

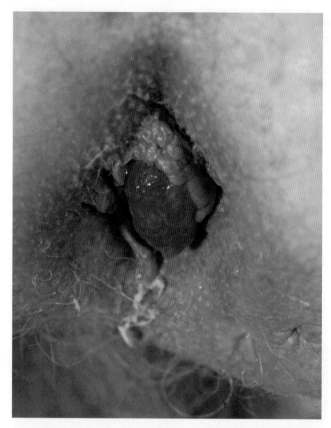

图 6.77 直肠腺瘤经肛门脱垂

（王满香 译，任发亮 校，薛汝增 审）

眼睑及泪阜病变

眼睑和泪阜的解剖学及组织学

　　眼睑由皮肤和结膜两部分组成，每个部分各有数层结构。皮肤由表皮、疏松排列的真皮和皮下层，后者含肌肉和极少许脂肪结缔组织。睑结膜由睑板致密结缔组织（内有睑板皮脂腺）和最内层含有杯状细胞的复层柱状上皮共同构成（图6.78）[753]。临床上，眼睑皮肤和结膜部分之间的连接处由位于睑板腺导管和睫毛之间的沟（灰色线）划分。

　　皮肤附属器的所有类型（毛囊、皮脂腺、顶泌汗腺、外泌汗腺）均可在眼睑内见到。与睫毛毛囊相关的皮脂腺，称为 Zeis 腺。Zeis 腺导管直接开口于毛囊，且无立毛肌。睑板皮脂腺较大，位于睑板内，上睑的更大。上睑含有 25~30 个睑板腺体，而下睑约有 20~25 个。睑板腺通过眼睑皮肤黏膜交界处前方的导管排出分泌物。眼睑的硬度主要由睑板决定，睑板后方被覆含黏液杯状细胞的结膜上皮层及薄的皮下固有层（图6.79）[753,2575]。

　　眼睑外泌汗腺和顶泌汗腺（Moll 腺）与其他处皮肤汗腺相同。外泌汗腺直接开口于皮肤表面，而顶泌汗腺开口于毛囊漏斗部。Moll 腺的形态与其他部位顶泌汗腺一样，但比腋窝顶泌

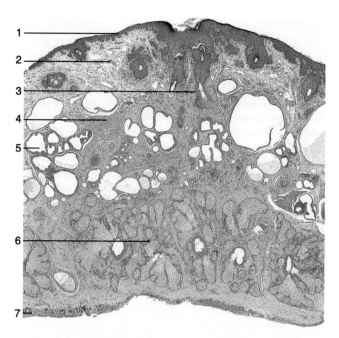

图 6.78　眼睑主要组织学标记。1，表皮；2，真皮；3，毛囊；4，肌肉组织；5，顶泌汗腺（Moll 腺）；6，睑板皮脂腺；7，结膜上皮

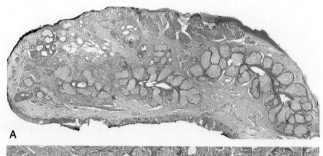

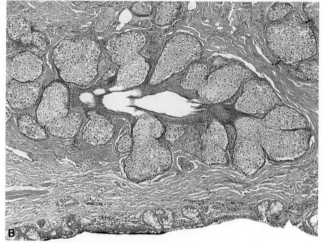

图 6.79　睑板上的睑板皮脂腺。结膜上皮呈复层排列，内含杯状细胞（A，B）

汗腺要小。

　　副泪腺包括 Wolfring 腺（或称 Ciaccio 腺）和 Krause 腺。前者位于上眼睑的睑板附近，在上睑板上缘由 2~5 个腺体组成，在上睑板下缘由 2 个腺体组成。Wolfring 腺体积比 Krause 腺大。Krause 腺位于穹窿结膜下方组织中，上穹窿部约有 4~42

个腺体,下穹窿部约0~8个腺体。显微镜下形态与泪腺相同,但比泪腺小(图6.80)[753,2575]。

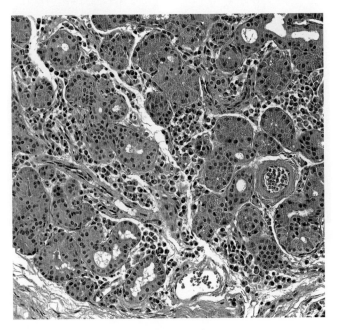

图6.80　副泪腺

肌肉成分包括骨骼肌纤维呈同心圆状排列的眼轮匝肌、上提睑肌上睑的横纹肌以及小束平滑肌纤维(Muller肌)。

泪阜是皮肤和结膜的移行区,位于眼内眦处,即上下睑泪点之间,为高5mm、宽3mm的肉质结节。显微镜下,泪阜呈结节状,表面被覆非角化性鳞状上皮,周边可见杯状细胞。皮下结缔组织中含有数量不等的皮肤附属器结构(皮脂腺、顶泌汗腺)、平滑肌纤维和脂肪组织。副泪腺(Popoff腺)也可出现[753]。

眼周皮脂腺癌

眼周皮脂腺癌常发生于眼睑,大部分(约80%)认为起源于睑板皮脂腺。与睫毛相关的Zeis腺和泪阜也可发生皮脂腺癌,约各占全部皮脂腺癌的10%,后者可能与其含有丰富的皮脂腺有关。罕见情况下,肿瘤可局限于睑缘上皮,睑板深部未见明显累及,有时亦见肿瘤发生于泪腺[1048,2453]。眼周皮脂腺癌可呈多中心起源。在某些病例中,可见肿瘤在上皮内呈"跳跃性"浸润。在一项104例病例研究中,作者认为有12例为多中心起源,同时起源于睑板腺和Zeis腺[2148]。高达18%的晚期皮脂腺癌认为是多中心起源[2453]。无论何种起源,眼周皮脂腺癌均可呈现局部浸润、区域性淋巴结转移和远处转移。由于临床外观上非常类似良性病变(睑板腺囊肿、眼睑炎、结膜炎、角膜结膜炎等),眼周皮脂腺癌的误诊率、发病率和死亡率相对较高。与眼外皮脂腺癌不同,眼周皮脂腺癌通常与Muir-Torre综合征不相关。该肿瘤的发病率具有地理和种族差异性,亚洲人好发。在美国,眼周皮脂腺癌约占眼睑恶性肿瘤的5%[2453],而在中国,此比例高达33%[1886]。印度的一篇文献回顾分析了

85例眼睑恶性肿瘤,其中皮脂腺癌占28%[8]。

临床表现

眼周皮脂腺癌主要发生于老年人,平均诊断年龄57~72岁[1886,2148,2452,2453]。也可见于年龄较大的儿童和年轻人,特别是既往因遗传性视网膜母细胞瘤而接受过放疗的患者,平均诊断年龄14岁[1352]。该肿瘤好发于女性,大多数学者发现女性患者约占70%[270,2453]。肿瘤最常见的表现是眼睑处无痛性、坚实、无蒂、圆形的皮下结节,固定于睑板,表面皮肤完整、活动度好(图6.81)。由于肿瘤富含脂质,当肿块逐渐增大并侵犯表皮时,皮肤表面呈现黄色外观。溃疡罕见。起源于Zeis腺的肿瘤表现为睑缘圆形结节,或罕见情况下呈带蒂结节,而且不附着于睑板。偶尔,外生性肿瘤看起来像皮角。其次常见的表现是单侧眼睑弥漫性增厚,即有时所说的"弥漫性假炎症模式"[2453]。由于没有明显的结节形成,临床医生往往误认为炎症而忽略了肿瘤。这种类型肿瘤侵犯穹窿结膜、球结膜甚至角膜上皮的可能性更大。皮脂腺癌最后可导致睫毛缺失(图6.82)[2453]。泪阜发生的肿瘤表现为内眦区不规则黄色肿块。表现为泪腺肿块则罕见[300]。

正如上述所提及,射线是重要的致癌因素。无论是因视网膜母细胞瘤还是良性病变如痤疮、皮肤血管瘤或湿疹而接受过放射治疗者,均有可能发生眼周皮脂腺癌[2453]。Rumelt等[2275]报道过一个特殊病例,患者曾因湿疹接受过全脸照射治疗,后来双侧上、下眼睑均发生了皮脂腺癌。

组织病理学特征

在充足标本中,通常很容易识别肿瘤起源于睑板腺还是Zeis腺,除非肿瘤发生了广泛浸润;另外,还可评估肿瘤是否多中心起源(图6.83和图6.84)。

肿瘤由中等大小到大的基底细胞样细胞构成,癌细胞呈不同程度的皮脂腺分化(图6.85)。部分细胞胞质内含单个或多发空泡,并挤压核膜形成切迹或扇贝状核。许多肿瘤细胞无明显皮脂腺分化,细胞形态一致或轻度多形,胞质稀少,核卵圆形,染色质细腻,有多个小而明显的核仁。根据分化细胞所占的比例,将皮脂腺癌分为高分化、中分化和低分化,然而在很多病例中,单个病灶内可能出现不同程度的分化。某些肿瘤显示间变特征,即显著的多形性、奇异多核细胞、大量异常核分裂象。少见情况下,这些低分化皮脂腺癌的病理改变,与生殖细胞肿瘤(经典的精原细胞瘤、胚胎性癌或绒毛膜癌)有相似之处,表现为肿瘤形成"方形结构"或成角的核、多核瘤细胞或因周边肿瘤细胞坏死形成所谓的"嵌花样"结构(见图6.85)[2725]。有时瘤细胞呈梭形细胞改变。

眼睑皮脂腺癌的几种特征性生长模式如小叶状、粉刺样和乳头状模式,常可混合出现。前两种模式混合尤为常见,即使是很小的肿瘤小叶也可出现中央坏死。

半数以上的肿瘤可呈Paget样扩散至表皮、结膜上皮或角膜上皮(见图6.86)。上皮内浸润的细胞可能有或无空泡状胞质[2033]。另一种上皮内扩散模式是肿瘤细胞取代上皮全层,类似皮肤原位鳞状细胞癌("Bowen样扩散")(见图6.86)。这两种播散模式可同时发生,呈多灶性、跳跃性扩散模式。上皮内扩散加上肿瘤细胞坏死可造成上皮显著破坏,形成所谓的"墓

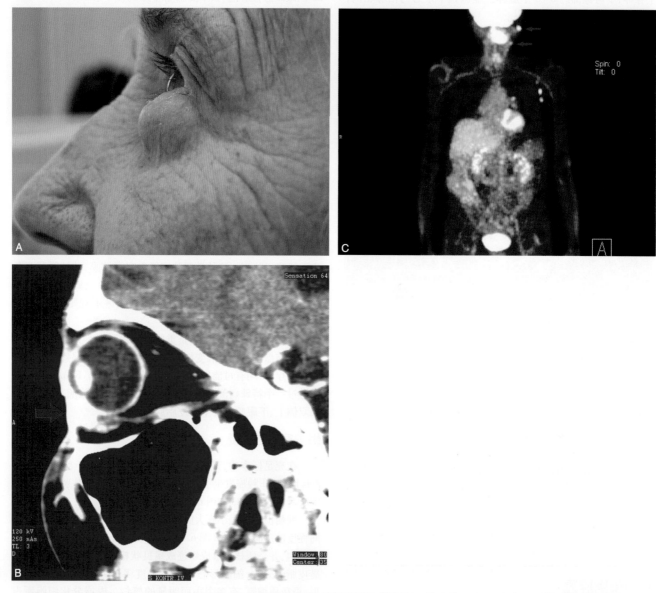

图 6.81   眼周皮脂腺癌。孤立皮下结节(A)。6 个月后肿瘤复发,侵犯眼眶(B,箭头处)。该患者 PET-CT 显示 18F-脱氧葡萄糖在眼睑、左下颌(箭头处:1 枚耳前淋巴结和 1 枚颌下淋巴结受累,后经病理证实)、左腋窝淋巴结、左肺门 2 枚淋巴结呈现异常浓聚,符合广泛转移(C)。后来,该患者还出现了颈前区软组织广泛转移,最后死亡

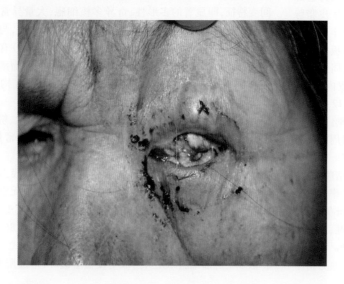

图 6.82   晚期眼周皮脂腺癌累及结膜和角膜。此种累及通常由肿瘤细胞 Paget 样播散所致。病变区睫毛缺失

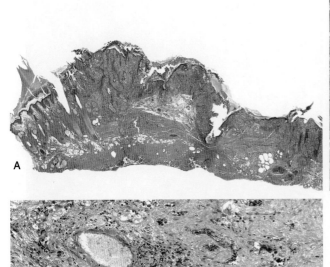

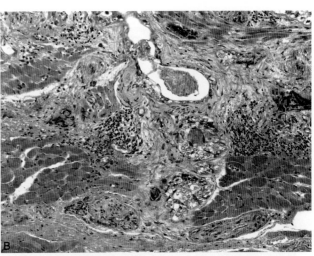

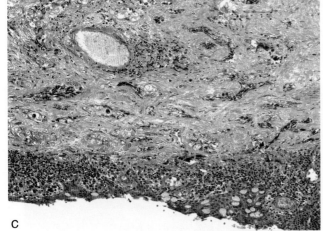

图 6.83 眼周皮脂腺癌累及 Zeis 腺伴结膜下浸润性生长。即使在小得肿瘤灶内,也可见粉刺样坏死(A～C)

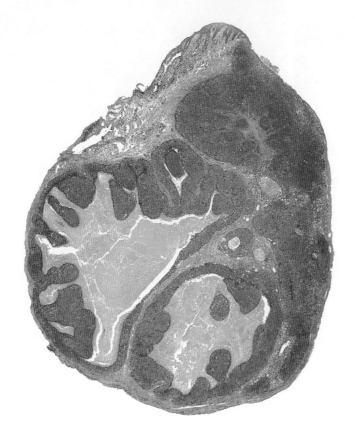

图 6.84 一例起源不明的眼周皮脂腺癌,肿块较大,伴有显著的坏死,并可见粉刺样坏死

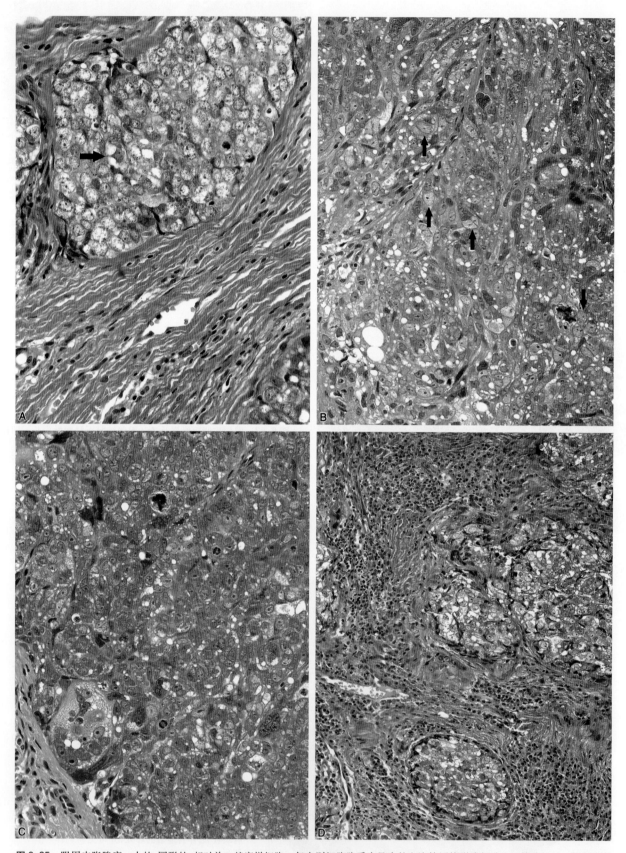

图 6.85　眼周皮脂腺癌。大的、圆形的、相对单一基底样细胞。仅个别细胞胞质内见小的空泡挤压核形成切迹（**A**,箭头处）。有些肿瘤形态类似生殖细胞肿瘤。注意某些细胞的"方形"核（**B**,箭头处）,这种形态类似于经典睾丸精原细胞瘤的病理所见。还应注意深染、成角的细胞或多核奇形细胞（**C**）,因周边肿瘤细胞坏死而形成的所谓的"嵌花样"结构（**D**）

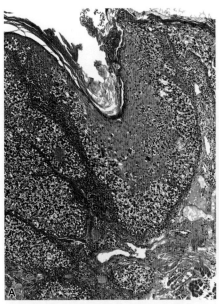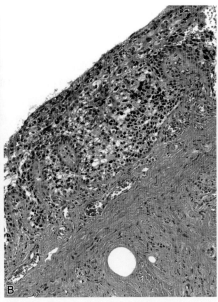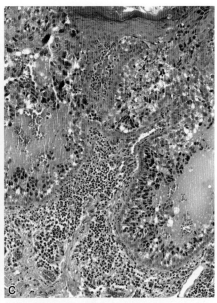

图 6.86 眼周皮脂腺癌上皮内扩散模式：Paget 样(A)、Bowen 样(B)，肿瘤细胞上皮内扩散伴坏死形成所谓的"墓碑样"结构，基底部数量不等的肿瘤细胞与上方坏死区分离(C)

碑样"特征，即上皮基底部侵入的肿瘤细胞与上方肿瘤坏死区域分离(见图 6.86)。肿瘤细胞可侵犯神经、淋巴管和横纹肌组织。在某些罕见病例中，可见癌细胞呈单个散在浸润周围组织，类似于乳腺浸润性小叶癌。

生物学行为和预后

眼周皮脂腺癌可侵犯邻近上皮、眼眶软组织、泪腺分泌系统和外泌系统，晚期病例可侵犯颅内或鼻腔，甚至取代整个眼眶(见图 6.81)。在之前的系列文献报道中，约 30% 的病例出现区域淋巴结转移[1314,2148,2453]。上眼睑皮脂腺癌往往转移至耳前及腮腺淋巴结，而下眼睑癌通常累及颌下和颈部淋巴结[270,1131,2148,2452]。晚期病例有时可发生远处转移，肺、肝、骨、脑转移最常见[324,1314,2453]。

随着临床医生和病理学家对该肿瘤认识的提高和诊疗技术的进步，近些年来，眼周皮脂腺癌的预后有所改善。死亡率从早期报道的 20%~30%[271,622,2148]下降到新近报道的 6%[2452]。预后不良因素包括：血管、淋巴管浸润和眼眶侵犯、上、下眼睑同时累及、肿瘤分化差、多中心起源、症状持续超过 6 个月、肿块最大径≥10mm、起源于睑板腺、高度浸润性生长方式和上皮内扩散(Paget 样或 Bowen 样浸润)[2453]。

鉴别诊断

从临床角度来看，当患者出现常规治疗无效的"反复发作"或"持续性"的霰粒肿、睑缘炎、结膜炎等症状时，应想到皮脂腺癌。

从病理组织学角度来讲，凡是累及眼睑的未分化上皮性肿瘤均应将皮脂腺癌纳入鉴别诊断。少数病例缺乏皮脂腺分化，正确诊断皮脂腺癌的唯一线索就是上皮内呈 Paget 样扩散的高级别"方形"上皮细胞。组织化学和免疫组化帮助不大，低分化癌 EMA 常阴性。冰冻切片才可用油红 O 染色显示脂质，福尔马林固定石蜡包埋组织一般不适用。在部分病例中，亲脂素(adipophilin)和脂滴包被蛋白(perilipin)这两个新的皮脂腺分

化免疫组化标志物，可成功显示皮脂腺来源细胞。

一个特别要注意的陷阱是，当皮脂腺癌全部由相对一致的基底细胞样细胞组成伴周边细胞栅栏样排列时，很容易误诊为基底细胞癌，后者是该部位最常见的恶性上皮性肿瘤[589]。有些基底细胞癌伴有中央坏死，与皮脂腺癌伴粉刺样坏死非常相似。基底细胞癌的诊断线索包括：细胞更小、肿瘤细胞巢与间质之间出现收缩间隙(虽然并不总是出现)和肿瘤周围间质黏液变。肿瘤细胞呈 Paget 样浸润强烈提示皮脂腺癌，基底细胞癌无此特征。

另一个潜在的陷阱是，活检标本取材表浅，仅显示上皮内肿瘤，呈 Paget 样病变或 Bowen 样病变[1478]。前者，即使没有胞质内空泡，也必须怀疑皮脂腺癌；而 Bowen 样病变与原位鳞状细胞癌很难鉴别。若高度怀疑皮脂腺癌，应要求临床医生再次取材，大部分病例可做出正确诊断。在一些罕见的结膜上皮皮脂腺癌病例中，无浸润性生长，无睑板腺和 Zeis 腺的癌变，这些就是所谓的"上皮内皮脂腺肿瘤"[1048,1068]。必须通过恰当的活检排除隐匿性浸润癌之后，方可做出浅表上皮内皮脂腺肿瘤的诊断。该病变的自然病程尚不清楚。有报道称有些病变可以长期维持原位癌而不进展为浸润癌[1608]。这些病例应与黑素瘤鉴别，后者表达 S-100、Melan A、酪氨酸酶和其他黑素细胞标志物。

印戒细胞/组织细胞样癌

这一组眼睑低分化附属器癌曾称为印戒细胞癌、组织细胞样癌、弥漫性癌或未分化外泌汗腺癌[1828,2616]。目前尚不清楚这些肿瘤到底是一种独立的肿瘤实体，还是属于附属器肿瘤的某种类型。自 Rosen 等 1975 年首次报道后[2259]，沿用此名称报道的病例不足 40 例[861,1387,1442,1828,2196,2278,2616,2907]。在已报道的眼睑顶泌汗腺癌中，虽然没有具体指出，但是在插图中依然可以辨认出组织细胞样特征和单细胞排列方式[2462]。

临床表现

印戒细胞/组织细胞样癌好发于老年男性。最近的一篇综述中显示其突出的男女发病比例为6∶1[1828]。80%以上的患者年龄超过60岁。这些患者有一个特别的共同特点，即受累眼睑变为单孔眼镜样外观，因肿瘤侵犯单侧眼睑造成眼周肿胀和炎症反应所致，当然这个并不完全特异。肿瘤形成结节的情况不常见。有些肿瘤在切除前长期缓慢生长，但有些肿瘤生长非常迅速[1828]。

组织病理学特征

肿瘤细胞成片或条索状排列，弥漫性浸润眼睑真皮和其他间质结构，并常常侵犯眼轮匝肌和神经。肿瘤细胞呈短的单行排列，类似于乳腺浸润性小叶癌。病变局部可见肿瘤细胞围绕血管或皮肤附属器形成同心圆样（靶样）结构。在肿瘤周边，癌细胞常呈单个散在分布。可见血管内浸润（图6.87）。

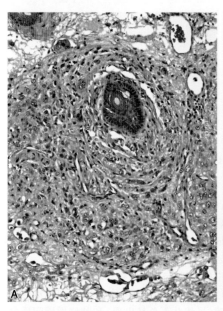 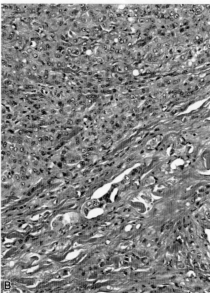 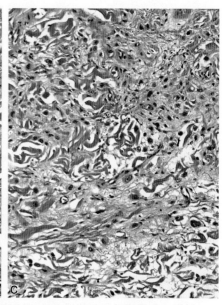

图6.87　眼睑印戒细胞/组织细胞样癌。肿瘤细胞排列成片状或短条索状，局部围绕毛囊呈同心圆样排列（A），血管内浸润（B）。肿瘤细胞类似组织细胞，细胞核深染呈圆形、卵圆形或泡状，核仁不明显或明显，有丰富的浅嗜酸性胞质。在肿瘤主体周边散在分布肿瘤细胞（C）

在所谓的组织细胞样亚型中，肿瘤细胞类似于组织细胞（因此得名组织细胞样癌），细胞核深染呈圆形、卵圆形或泡状，核仁不明显或呈显著的嗜酸性核仁，有丰富的浅嗜酸性胞质。在印戒细胞型中，癌细胞胞质内空泡将核挤至一侧（图6.88）。这两种类型可同时发生[1387]。印戒细胞胞质内黏液可以用特殊染色（PAS、阿新蓝、黏液卡红）证实。电镜下，印戒细胞内含囊泡，囊泡表面有微绒毛状突起。

免疫组化特征

肿瘤细胞表达广谱CK、EMA、CK7、CK8、CK18、CK19和人乳脂球蛋白，CEA、ER、PR、GCDFP15阳性表达率不等[1828,2616]。

生物学行为和预后

一些报道显示肿瘤呈惰性临床过程，但是多年后出现多次复发，伴区域淋巴结转移或深部浸润。眼眶浸润需要去除全眼眶内容物。区域淋巴结，包括颈部淋巴结、耳前淋巴结及颌下淋巴结转移均有报道[129]。远处转移仅见少数报道。转移部位包括腮腺、脊柱、肺及外阴[2196]。转移至对侧眼眶极为罕见[1354]。

鉴别诊断

最重要的是与乳腺浸润性小叶癌转移鉴别[2679]。这两种病变单从形态上无法区分，两者的组织学特征和免疫组化有明

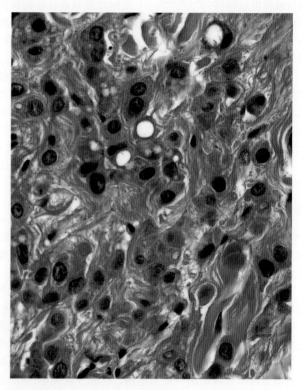

图6.88　眼睑印戒细胞/组织细胞样癌。印戒细胞胞质内含空泡

显的重叠,因此需进行全面的临床检查,乳腺原发癌累及眼睑除外。罕见情况下,乳腺浸润性小叶癌或弥漫性胃癌(主要由印戒细胞构成)可同时转移至双侧眼睑(所谓的面具样转移)[1622]。腋窝皮肤原发性顶泌汗腺癌伴印戒细胞特征也有报道[361,1408,1409]。另一个需要鉴别的病变是 AGMLG 癌,罕见,这种癌发生于肛门生殖器区,目前尚无转移至眼睑的报道[1254]。

印戒细胞偶尔是眼睑低分化皮脂腺癌的一个特征,肿瘤细胞内见单个大的脂质空泡将核推挤至细胞一侧形成印戒细胞。诊断皮脂腺癌的线索包括结节性生长模式、显著多形性以及肿瘤细胞常呈 Paget 样累及表皮。

（王满香　译,任发亮　校,薛汝增　审）

Moll 腺及相关病变

Moll 腺的解剖学及组织学

Moll 腺是一种特殊的顶泌汗腺,位于双侧眼睑睑缘处,上睑中央及下睑外侧稍多。尚不清楚其分泌物的性质和功能。与其他哺乳类动物(猪、牛、马、狗等)相比,人类的 Moll 腺相对较少[2581]。

组织学上,Moll 腺与其他顶泌汗腺一样,由近端呈螺旋腺样的分泌部和开口于毛囊漏斗部的导管组成(图 6.89)。腔面腺上皮呈扁平立方或高柱状,取决于它们是活跃还是静止状态。两者有形态和功能的不同[2581]。活跃状态时,细胞高柱状,胞质顶端突起,脱落至腺腔内(所谓的断头分泌)。静止期腺上皮扁平,无胞质顶突。腺上皮周围见一层肌上皮细胞环绕。如果活检标本是眼睑,可能会见到轻度扩张的管腔,伴腺上皮萎缩和不等量的顶浆分泌。有研究者对人类和动物 Moll 腺的分泌物和细胞骨架成分进行了一些免疫组化方面的研究,但其相关性仍不清楚[2581,2582,2584]。

Moll 腺病变的分类

几种少见的伴顶泌汗腺分化的眼睑病变认为是 Moll 腺起源。其中最常见的是顶泌汗腺汗囊瘤,详见本书相关章节。还有更罕见"Moll 腺腺瘤"和相应的同源恶性肿瘤"Moll 腺腺癌"。此外,有些黏液癌和其他伴顶泌汗腺分化的癌也认为是 Moll 腺起源。所有这些病变的组织学特征与其他部位的同名皮肤附属器肿瘤相同。在诊断前面加上"Moll 腺"只是用来提示起源部位。

Moll 腺腺瘤和腺癌

Moll 腺腺瘤具有良性结构和细胞学特征。其生长方式与

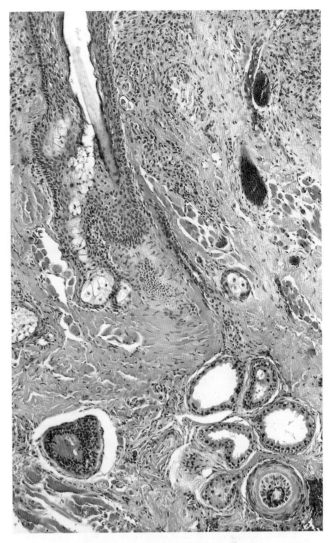

图 6.89　Moll 腺的分泌导管开口于毛囊

其他附属器肿瘤类似,比如管状顶泌汗腺瘤和乳头状汗管囊腺瘤,可呈实性、实性-囊性、筛孔状或管状-乳头状生长模式[161]。瘤旁可见残留 Moll 腺(图 6.90)。

文献中报道的 Moll 腺腺癌特征不一。有些以实性为主,有些主要呈管状或导管样生长,但都呈恶性生长方式。低级别腺癌和高级别腺癌的细胞学特征均有描述。在一些罕见病例中,有从良性病变到恶性演化的报道[161,2416]。

虽有一些病例报道眼睑顶泌汗腺腺癌可出现局部快速进展、复发并转移至区域淋巴结或发生远处转移[1887,2462,2665],但目前,其生物学行为和预后仍无定论。

嗜酸细胞瘤

嗜酸细胞瘤也称嗜酸细胞腺瘤,嗜酸性腺瘤,眼部皮肤嗜酸细胞肿瘤[813],是泪阜最常见的嗜酸细胞病变。约占泪阜病变的 3%,认为起源于副泪腺组织[243,1984]。睑缘嗜酸细胞瘤少见,也认为起源于副泪腺组织[243]。也有学者提出眼睑嗜酸细胞瘤起源于 Moll 腺[786]。嗜酸细胞瘤的命名源自其细胞学特

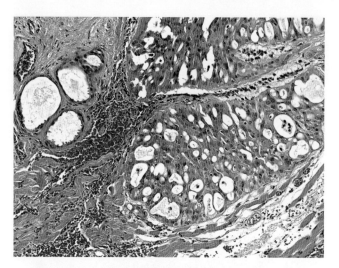

图 6.90　Moll 腺腺瘤:界限清楚的肿瘤旁边可见先前存在的 Moll 腺

征,细胞内因含大量线粒体而呈现丰富的嗜酸性颗粒状胞质。嗜酸细胞肿瘤也可发生于肾脏(肾嗜酸细胞瘤)、甲状腺(Hürthle 细胞腺瘤)及某些其他器官。

临床表现

　　嗜酸细胞瘤常多发生在泪阜,发生在睑缘的少见,表现为小的结节或结节性-囊性病变(通常 5~6mm,偶可达 25mm),呈黄褐色、红棕色至红蓝色。病变持续数月或数年,患者通常无症状。文献报道女性发病率高于男性,约 2:1~3:1,年龄范围从 45~89 岁不等,大部分肿瘤发生在 70~80 岁之间[478,1818,985]。

组织病理学特征

　　肿瘤呈实性、实性-囊性或以囊性为主,有时呈乳头状生长。边界清楚,由大的形态单一的多角形、圆形或柱状细胞紧密排列而成,胞质丰富,嗜酸性,常呈颗粒状。腺腔内含嗜碱性和嗜酸性分泌物。肿瘤内混杂有散在的黏液细胞是一常见特征,这种细胞类似正常结膜内的杯状细胞(图 6.91)。

免疫组化特征

　　肿瘤细胞对抗线粒体抗体呈现胞质强阳性,基底型上皮标志物 CK5/6 和 p63 弥漫阳性,肌上皮标志物阴性。CK7、CK8、CK18 和 CK19 的染色模式同正常泪腺导管的基底层细胞[786,1218]。

鉴别诊断

　　眼病理学中有一个术语"嗜酸细胞瘤样增生",指的是局灶性嗜酸细胞瘤样增生,形成小的囊性结节。一些权威人士认为嗜酸细胞瘤和嗜酸细胞瘤样增生为同一肿瘤实体,而另外一些学者则认为两者应分开,区分的标准就是嗜酸细胞瘤更大,是一种边界清晰的病变[753]。偶尔,在正常上皮中发现局灶性嗜酸细胞瘤样化生取代原有上皮,认为是一种年龄相关性改变,可见于多个器官。恶性嗜酸细胞瘤(嗜酸细胞癌)极为罕见,具有恶性肿瘤的细胞学和组织学特征[243,2027]。

　　就皮肤附属器肿瘤而言,汗腺瘤中出现嗜酸细胞瘤样细胞

并不罕见。罕见情况下,汗腺瘤可能以嗜酸细胞瘤样细胞为主体,但在已报道的 300 多个病例中,没有一例是完全由嗜酸细胞瘤样细胞构成并同时伴有嗜酸细胞瘤样的腺体分化。

晶状体迷芽瘤

　　晶状体迷芽瘤或 Zimmerman 肿瘤由 Zimmerman 1971 年首次报道,是一种罕见的先天性病变,主要累及下眼睑内侧[3004]。有人认为可能是晶状体原基迷芽瘤,因为在光镜和电镜下,它与先天性白内障的病理学特征高度相似。

临床表现

　　晶状体迷芽瘤是一种先天性疾病,通常在婴儿出生后 6 个月内出现,肿块 1~2cm,位于下眼睑鼻侧。患儿可无症状,或出现溢泪、散光、屈光不正及其他改变(图 6.92)[260]。在已报道的病例中,以男性发病为主[1307]。

组织病理学特征

　　病变主要由致密的胶原组织构成,其内见不规则立方上皮细胞巢,立方上皮(晶状体型)形成管状结构,部分管腔内含蛋白性物质包括晶状体晶状蛋白。多数上皮细胞巢外见大量 PAS 阳性的基底膜样物,分隔细胞与纤维间质,类似晶状体囊(图 6.93)。偶尔,细胞肿胀变性,胞质泡沫样,类似于白内障的 Wedl 细胞或"膀胱样"细胞[3004]。小灶营养不良性钙化或砂粒体也是该病变的一个特征。

免疫组化特征

　　肿瘤细胞 Vimentin 和 S-100 阳性。3 种主要的水溶性晶状体特异性蛋白质分别是 α、β 和 γ 晶体蛋白。肿瘤性晶状体样物质对这 3 种蛋白质呈现阳性免疫反应。角蛋白染色通常阴性[260,651,1204]。

眼周其他病变

　　几乎所有的皮肤附属器肿瘤都可以发生在眼睑。最近报道的 5 504 例眼睑肿瘤中,除基底细胞癌外,附属器肿瘤有 579 例[589]。最常见的是皮脂腺肿瘤和毛囊肿瘤,后者包括毛母质瘤、毛发上皮瘤(筛孔状毛母细胞瘤)和外毛根鞘瘤。罕见病变包括顶泌汗腺混合瘤和微囊性附属器癌[1025,1598]。附属器肿瘤大多发生于眼睑真皮内,位于睑板者极为罕见(见图 5.6)。有学者描述了一种罕见的实性-囊性病变,其囊性成分类似脂囊瘤,实性成分类似皮脂腺腺瘤,因此将其命名为"脂肪皮脂腺囊腺瘤"[1836]。

　　最近报道的病例提出睑板皮脂腺腺内角质囊肿[1133],部分病变特征与脂囊瘤或皮脂腺导管扩张有重叠。有文献报道了一例睑板内脂囊瘤伴影细胞[1803],但另一个解释是此病变的原发肿瘤可能为毛母质瘤,因肿瘤堵塞导管导致睑板腺导管扩

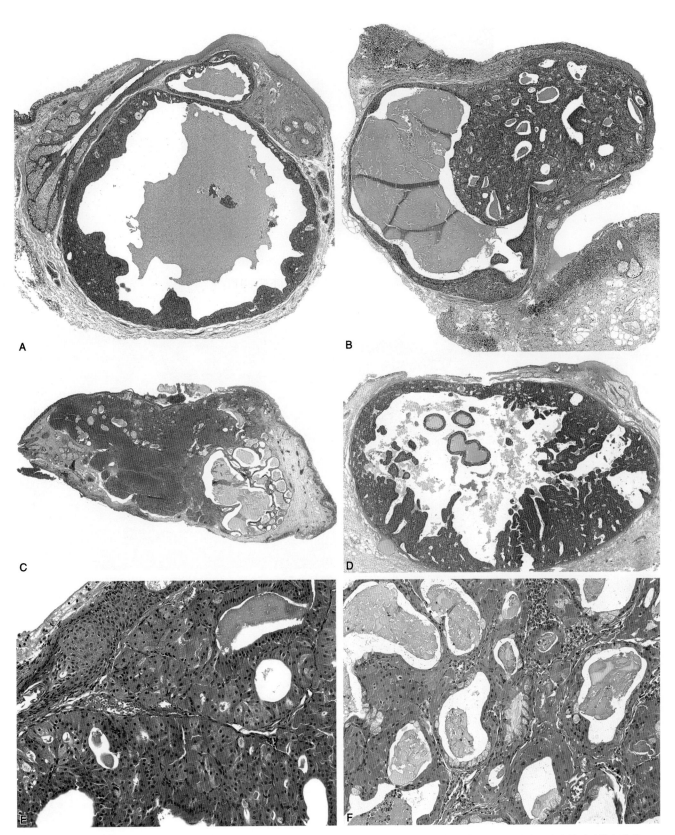

图 6.91 嗜酸细胞瘤。肿瘤主要累及泪阜,呈囊性为主(A)、实性-囊性(B,C)或乳头状(D)生长模式。瘤细胞主要由大的嗜酸性细胞构成,胞质丰富嗜酸性、颗粒状,并形成腺腔结构(E)。在某些病例,可见大的杯状黏液细胞混杂其中(F)

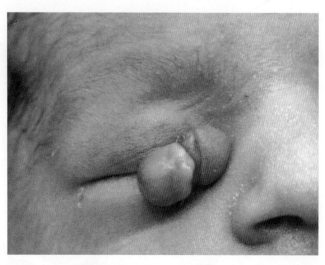

图 6.92　晶状体迷芽瘤。典型部位为下眼睑鼻侧

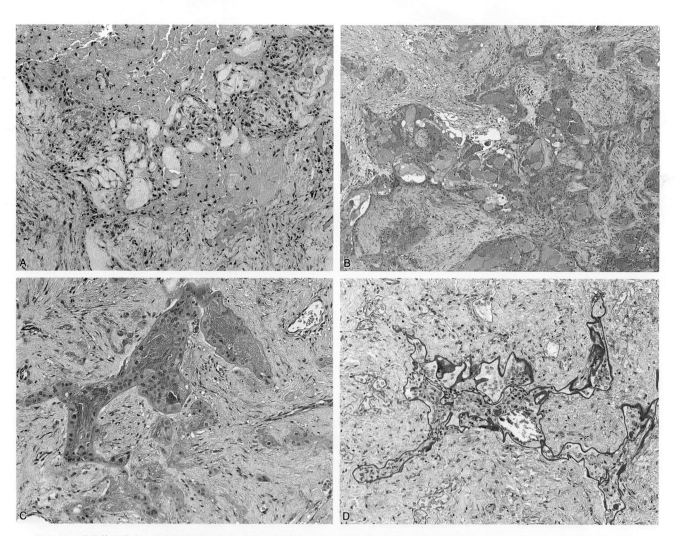

图 6.93　晶状体迷芽瘤。致密的胶原组织（A）内见不规则的立方上皮细胞巢，立方上皮形成管状结构，管腔内含蛋白性物质（B,C）。PAS 染色突出显示上皮细胞巢周围基底膜样物质（D）

张[1133]。一个非常有趣的现象，从理论上讲，虽然睑板腺与毛囊不相关，但是却能使毛发从睑缘双行睫的睑板腺开口处生长。第二行睫毛从睑板腺长出便属于此种情况，该疾病可以单独遗传（OMIM 126300），但更常见的是作为淋巴水肿-双行睫综合征（OMIM 153400）的一部分，后者与 FOXC2 基因突变相关。

当眼睑基底细胞癌具有多形性时，要特别注意与皮脂腺癌鉴别，换言之，诊断眼睑基底细胞癌必须先排除眼周皮脂腺癌。基底细胞癌的特征包括基底样细胞呈栅栏样排列，瘤细胞与间质间裂隙充满黏液，缺乏表皮内 Paget 样播散，缺乏皮脂腺分化，免疫组化表达 Ber-EP4（图 6.94）。

眼周皮肤附属器肿瘤的鉴别诊断包括本区域固有的一些病变。其中一种极为常见的病变是乳头瘤病，好发于年轻人，眼睑、泪阜、泪囊均可发生。乳头瘤病呈外生性、内生性（倒置）或内生-外翻混合性生长方式，根据细胞组成可分为鳞状上皮乳头瘤病、移行上皮乳头瘤病（由复层柱状上皮伴散在杯状细胞构成）和混合型 3 种类型[753]。移行上皮乳头瘤病伴非典型性并含有大量黏液细胞时不应误诊为黏液表皮样癌（尽管乳头状瘤偶尔也可发生恶性转化）（图 6.95）。眼睑多种病变均可出现黏液细胞，不应与癌性病变混淆（图 6.96）。

除本书前面描述过的晶状体迷芽瘤（Zimmerman 肿瘤）外，还有极为罕见牙源性迷芽瘤，包括不同发育阶段的牙齿结构

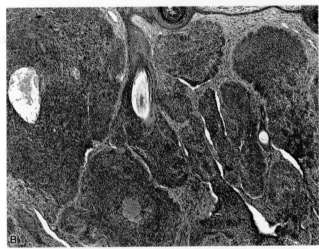

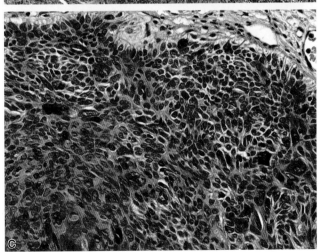

图 6.94　眼睑多形性基底细胞癌（BCC）。其特征为瘤细胞团和间质之间的裂隙；周边细胞呈栅栏样排列（A~C）

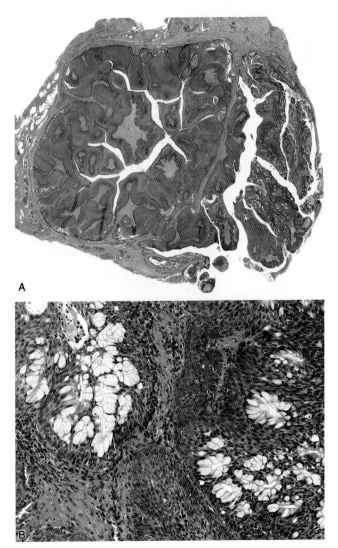

图 6.95　眼周乳头瘤病伴大量黏液细胞（A,B）

（成釉质细胞、牙釉质、成牙本质细胞、牙本质、牙囊等）。病变组织成分复杂，包括皮脂腺、残留的纤毛性牙源性上皮、黏液性和浆黏液性副涎腺。这类病变曾称为"畸胎瘤"，但现在认为是由类似胚胎性口腔（颊）上皮而非生殖细胞异位发展而来。肿瘤缺乏内胚层和神经外胚层来源的异源性畸胎瘤成分，进一步

支持此观点[1132]。

眼周某些炎症可伴随一些模仿附属器肿瘤的病理改变，比如结膜上皮顶泌汗腺化生和睑板腺导管轻度扩张（图6.97）。眼周注射外源性物质后可出现大量巨细胞肉芽肿性炎，这种炎症极少情况下会模仿腺癌（图6.98）。

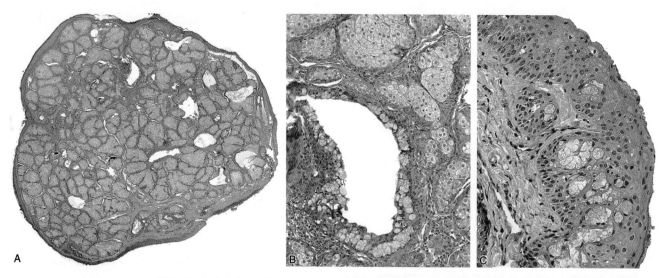

图6.96 泪阜皮脂腺显著增生（A），病灶内见大量黏液细胞（B），被覆上皮（C）

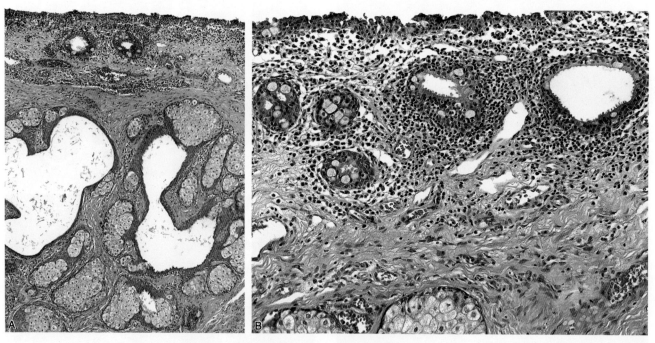

图6.97 睑板腺导管轻度扩张和结膜上皮顶泌汗腺化生（A，B）

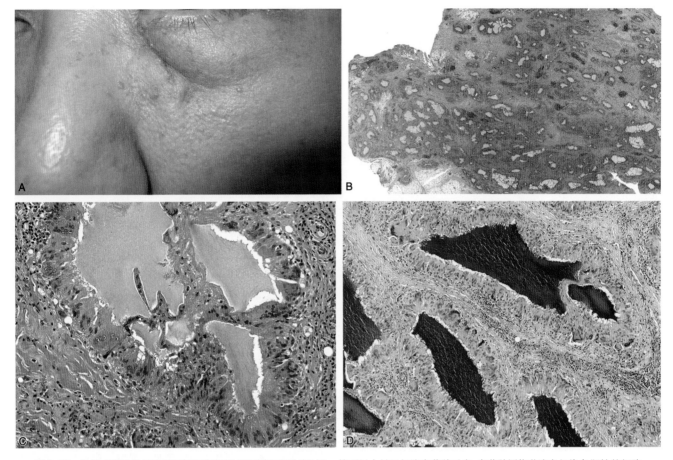

图 6.98　注射不明物质(很可能是透明质酸)后眶周出现肿胀(A)。镜下见大量巨细胞肉芽肿反应,肉芽肿围绕黏液卡红染色阳性的细胞外嗜碱性无定形物质,形成腺样外观(B~D)

(王满香　译,任发亮　校,薛汝增　审)

泪腺病变

　　泪腺肿瘤起源于主泪腺、泪囊以及位于泪阜和眼睑的副泪腺。虽然皮肤病理中不常碰到,但临床上发生于副泪腺的病变较常见,表现为结膜、泪阜、眼睑的肿瘤或缓慢进展的肿胀。泪腺窝出现大的实性病变常导致眼球突出、向下或向鼻侧移位。虽然泪腺肿瘤在常规皮肤病理中很少见,但是它们与某些皮肤附属器肿瘤非常相似甚至几乎相同。事实上,目前文献有关泪腺的病变常使用涎腺的术语和分类,反映了这两者高度的相关性。需要强调的是,如果不认识正常的泪腺组织,则很可能将意外切除的正常组织误认为是良性附属器肿瘤。

泪腺的解剖学及组织学

　　泪腺是成对器官,位于眼眶外上侧,毗邻上直肌和外直肌肌腱。正常情况下,泪腺是眼眶内唯一含有上皮的组织,所以,任何原发的眼眶上皮性肿瘤最可能的来源就是泪腺。大体上,泪腺呈卵圆形,大小约 2cm×1cm×0.5cm,浅棕色。正常成人泪腺重量约 6~10g。提上睑肌腱膜外侧缘将泪腺分为两叶:深部眶叶和浅部睑叶。泪腺通过十几条开口于结膜上穹窿的管道将分泌物输送到泪膜。泪腺引流结构收集眼泪排入鼻腔。引流结构包括泪点(开口于眼睑内侧)、泪小管(直径约 0.5cm 的管状结构,接受泪点引流的泪液)、泪囊(由泪小管远端融合而成,位于眼眶内侧壁,由骨质包裹)和鼻泪管(1cm 长的管道结构,引流泪囊中的眼泪至下鼻道)[753]。

　　显微镜下,泪腺分泌部由腺泡构成小叶,小叶内及小叶间见结缔组织分隔,有时可见脂肪化生,散在淋巴浆细胞浸润,偶可形成淋巴样聚集。腺泡由两层细胞构成,内层为立方细胞,胞质显著嗜酸性、颗粒状(含酶原),外层为肌上皮细胞(图 6.99)。腺泡分泌细胞表达 S-100、CK7、CK8、CK18、CK19,CEA、EMA,Ber-EP4 在腔面细胞膜阳性表达。肌上皮细胞 S-100、GFAP、calponin、α-SMA 阳性,CK5、CK13、CK14 呈不同程度表达。

　　导管系统包括小叶内导管和小叶间导管,后者汇入主导管开口于穹窿结膜。导管内层腔面细胞立方到低柱状,外层为基底细胞。导管腔面细胞的免疫表型与腺泡分泌细胞相似,但是不表达 Ber-EP4 而表达 CK4。导管外层基底细胞表达 CK5/6、CK7、CK8、CK13、CK14、CK18 和 CK19,不表达 calponin 和肌动蛋白。这种表达谱与涎腺相似[1351]。

　　副泪腺较小,位于泪阜(Popoff 腺)和眼睑(Wolfring 腺或

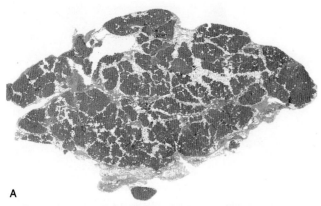

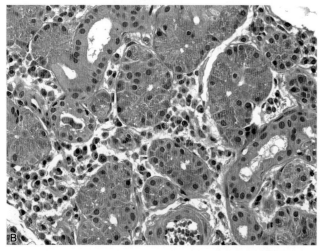

图 6.99   一个正常泪腺的全包埋切片：紧密排列的腺泡被结缔组织分隔成小叶状(A)。腺泡细胞胞质内含酶原颗粒(B)

Ciaccio 腺,位于上睑板上缘和上睑板下缘;位于穹窿部结膜下组织深部者称为 Krause 腺)[753,2575]。

泪腺肿瘤的分类

泪腺肿瘤包括上皮性和非上皮性两大类,后者约占 70% ~ 80%。上皮性肿瘤分为良性和恶性。从临床症状来看,良性上皮性肿瘤通常不痛,而恶性(或炎症)常可引起疼痛。

最常见的两种良性上皮性肿瘤是泪腺囊肿(也称为泪管积液、泪囊突出或导管上皮囊肿)和多形性腺瘤(良性混合瘤)。其他罕见病变包括嗜酸细胞瘤(嗜酸细胞腺瘤、嗜酸性颗粒细胞腺瘤)、囊腺瘤、Warthin 瘤(腺淋巴瘤)和肌上皮瘤[753,2454,2949]。

恶性上皮性肿瘤中最重要的是腺样囊性癌(ACC),其次是恶性多形性腺瘤,或叫恶性混合瘤。其他恶性肿瘤罕见,其描述和分类沿用涎腺肿瘤的术语,包括导管癌、腺泡细胞癌、黏液表皮样癌、嗜酸细胞癌、低级别多形性腺癌、肌上皮癌、淋巴上皮癌、上皮-肌上皮癌、囊腺癌、原发性皮脂腺癌和基底细胞腺癌[271,300,753,1357,1888,2449,2577,2923]。

泪腺良性上皮性肿瘤

"泪管积液"指泪腺睑叶的闭合性囊肿[753],常用于副泪腺囊肿,包括 Krause 腺、Wolfring 腺和 Popoff 腺。平均发病年龄 40 岁,女性稍多[331]。患者常表现为外眦区无痛性肿胀或囊性肿块(图 6.100)。翻开上眼睑可见小囊肿。病灶呈白色或蓝色,可透光。双侧囊肿极为罕见[2709]。Wolfring 腺囊肿位于上睑板上缘或上睑板下缘。Krause 腺囊肿位于结膜穹窿。有文献报道了一例发生于泪阜的泪管积液[2573]。

泪管积液的发病通常与导管周围或结膜的炎症或创伤相

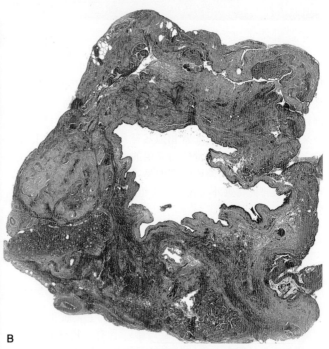

图 6.100   泪管积液。典型的临床表现为外眦区半透明囊性病变(A)。镜下可见一个大囊和两个泪腺小叶(B)

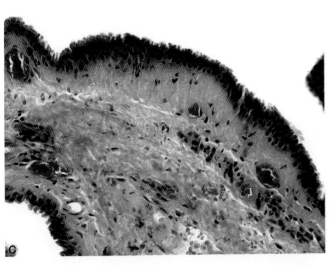

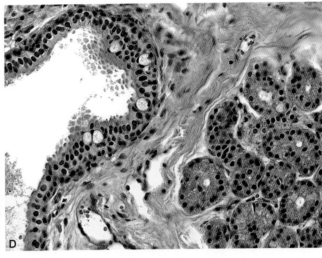

图6.100（续） 注意囊壁断头分泌现象（C）和轻度扩张的泪腺导管,导管中可见少数黏液杯状细胞（D）

关,炎症或创伤导致泪腺分泌过多、导管壁病变并继发梗阻及扩张,形成囊肿。沙眼认为是某些病例的诱因[2839]。罕见情况下,泪管积液可与泪腺多形性腺瘤或另一种泪腺肿瘤同时发生[458]。

镜下,泪腺囊肿无论起源如何,均由双层立方上皮细胞构成。偶见产黏液的杯状细胞。其共同特点是伴顶浆分泌,需与顶泌汗腺汗囊瘤鉴别,囊肿旁找到副泪腺组织及临床信息（发病部位）有助于区分两者[2573,2915]。有时可在相邻的泪腺导管中看到明显的顶浆分泌（见图6.100）。其他罕见特征包括囊肿旁泪腺导管增生和囊内出现PAS染色阳性的球状小体[2573]。结膜上皮囊肿也可呈现顶浆分泌,需与顶泌汗腺汗囊瘤和泪管积液鉴别。

多形性腺瘤（良性混合瘤）是泪腺最常见的肿瘤,约占全部原发肿瘤的50%[753]。平均诊断年龄45~55岁,儿童罕见。无性别差异。显微镜下特征与涎腺的同名肿瘤及皮肤的顶泌汗腺混合瘤相同。有学者将其分为三型:细胞为主型,间质为主型以及混合型。像皮肤混合瘤一样,泪腺多形性腺瘤中上皮、肌上皮及间质成分变化很大,不同的病理改变包括透明细胞、鳞状上皮化生、浆细胞样细胞、肌上皮细胞为主、局灶细胞异型、嗜酸细胞化生、骨化生、无化生性钙化、脂肪化生及晶体样包涵体。肿瘤常局限于假包膜内。早期的文献报道肿瘤复发率高达30%,现在因早期外科干预,包括大范围切除,其复发率已明显下降,甚至不再复发[753,2853]。

嗜酸细胞瘤（嗜酸细胞腺瘤,嗜酸性颗粒细胞腺瘤）由成片、大的上皮细胞组成,胞质因含大量线粒体而呈嗜酸性、颗粒状。肿瘤内可见导管及囊性扩张的腺腔[753]。发生于主泪腺的嗜酸细胞瘤通常无症状,而泪阜或眼睑副泪腺发生者则有明显的临床症状（见本书嗜酸细胞瘤部分）[753]。

龄是40岁,但发生在儿童和青少年的腺样囊性癌已被报道,这提示腺样囊性癌的双相年龄分布[683,797,2853]。组织病理学上,大多数腺样囊性癌是2~3种模式的结合型,这些模式包括实性腺样囊性癌、筛孔状腺样囊性癌或管状腺样囊性癌。比起筛孔状腺样囊性癌、管状腺样囊性癌,实性腺样囊性癌预示着更不良的预后,预后类似于发生在涎腺的同名肿瘤（图6.101）。神经周围浸润常见,如同腺样囊性癌累及其他解剖部位。肿瘤导致死亡一般和肿瘤直接侵入中颅窝或肺部转移有关。区域淋巴

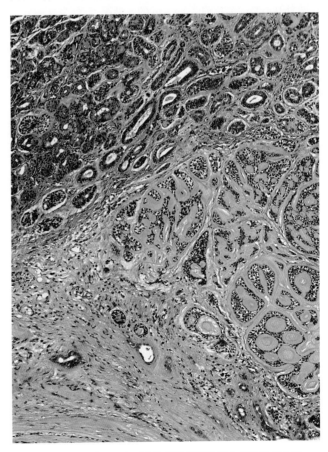

图6.101 图片左上方可以见到腺样囊性癌中的泪腺残余成分。腺样囊性癌是泪腺最常见的恶性上皮病变

泪腺恶性上皮肿瘤

腺样囊性癌（ACC）是泪腺最常见的恶性上皮肿瘤,大约占泪腺原发肿瘤的25%。尽管一般来说成人发生肿瘤的平均年

结转移不常见。文献报道了 2 例泪腺腺样囊性癌的未分化现象（高级别基因转化），这些未分化区域的表现符合高级别的腺癌[2853]。涎腺腺样囊性癌的未分化现象与不良结局相关，但现在仍然没有足够的资料来评估出现类似改变的泪腺腺样囊性癌的预后[2853]。

癌（不包括多形性腺瘤），或恶性混合瘤是泪腺第二常见的恶性肿瘤，由其前期良性病变-多形性腺瘤演变而来。多形性腺瘤的恶性转变与肿瘤的年限有关。本病最常见的癌性组成部分是低分化癌或腺癌，没有特异性，但也可见到黏膜上皮瘤样癌或其他种类。恶性变成分与已存在的多形性腺瘤的包膜的关系包括 3 种：恶性病变局限在多形性腺瘤内（非浸润性）、侵袭包膜外<1.5mm 的范围（微小浸润性）、侵袭包膜外>1.5mm 的周围组织（浸润性）。少见的由恶性上皮成分和间质成分组成的双相性癌肉瘤样肿瘤也有报道。

（王满香　译，任发亮　校，薛汝增　审）

外耳道病变-耵聍腺肿瘤及相关病变

耵聍腺的解剖学及组织学

外耳道是一个长约 2.5~3cm 的 S 型腔道，分为外侧软骨部和内侧骨部。软骨部表面被覆的皮肤含有毛囊、皮脂腺及耵聍腺。外耳道处无外泌汗腺。耵聍腺为变异的顶泌汗腺，位于外耳道外 2/3 处的软骨部，与皮脂腺一同产生黄褐色蜡样分泌物，即耵聍。耵聍分为干、湿两种类型，湿性型见于大部分白种人和非洲人，干性型主要见于东方人。耵聍在保护耳道免受物理伤害及微生物侵害方面具有重要意义。正常耳部的耵聍腺数量为 1 000~2 000 个[2583]。

显微镜下，耵聍腺与其他部位皮肤的顶泌汗腺几乎完全一致（图 6.102）。耵聍腺分泌部腺体由内层分泌细胞和外层肌上皮细胞组成。腺腔上皮有活性和非活性两种状态。活性状态下，分泌细胞高柱状，胞质顶端向腺腔内突出。核上区清晰可辨的棕黄色色素颗粒认为是脂褐素。这些颗粒 PSA、苏丹黑及 Ziehl-Neelsen 抗酸染色阳性。非活性状态下，腺上皮细胞呈扁平状。活性状态下的高柱状细胞常与非活性的扁平细胞混杂存在，甚至出现在同一腺腔内，这一现象在超微水平显示得尤为清楚。电镜下，活化的腺上皮细胞顶端可见大量微绒毛，而非活化的扁平细胞只有少许微绒毛。腺腔直径 70~429μm。导管穿过真皮层开口于毛囊或皮肤表面[2583]。

耵聍腺肿瘤分类

发生于耵聍腺的肿瘤极为罕见，以往将其总称为"耵聍腺瘤"，这一名词在当前的文献中已经基本废弃了。耵聍腺良性上皮性肿瘤包括耵聍腺腺瘤、耵聍腺多形性腺瘤（混合瘤）和耵聍腺乳头状

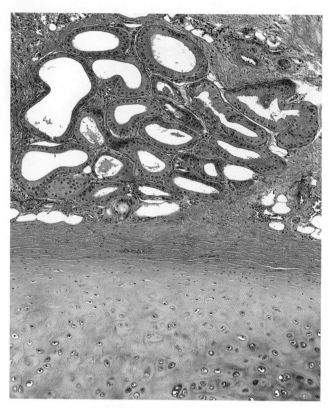

图 6.102　外耳道耵聍腺

汗管囊腺瘤；恶性上皮性肿瘤包括耵聍腺腺癌、耵聍腺腺样囊性癌和耵聍腺黏液表皮样癌[178,366,491,1568,2121,2663,2864]。

除耵聍腺外，外耳道上皮性病变据推测还包括异位残余的涎腺来源病变[2663]。

耵聍腺良性肿瘤

临床表现

耵聍腺腺瘤和耵聍腺多形性腺瘤男女发病比例相当，多见于 50~60 岁（平均年龄 54~56 岁，年龄范围 12~85 岁），常表现为外耳道外半部分无症状肿块，1/3 病例伴听力改变。罕见神经性改变（麻痹）及疼痛。症状持续时间数天到长达十年不等（平均 13 个月）。与耵聍腺腺瘤患者相比，耵聍腺多形性腺瘤患者术前病史相对较短。肿瘤大小 0.4~2cm 不等，平均 1.1cm。一般来说，病变切除即可治愈，但罕见情况下也可出现复发，可能因解剖位置受限而切除不完全，导致病变残余所致[2663]。

组织病理学特征

肿瘤境界清楚，但无真正的包膜。有时可见与表皮相连，此时可见表面溃疡。单个病灶内或不同病灶之间肿瘤细胞有多种不同的排列方式。腺样结构最常见，分化良好的腺体紧密排列和/或被纤维组织分割。腺体腔面为柱状或立方状腺上皮细胞，细胞含有大量嗜酸性颗粒状胞质并呈现显著的顶端突起、断头分泌；腺体周围围绕一层基底细胞/肌上皮细胞（图 6.103）。管

腔细胞表达 CK7,而基底细胞/肌上皮细胞表达 p63、CK5/6、S-100。许多管腔上皮细胞胞质内含有棕黄色色素颗粒。实性及乳头状生长方式不常见,假性浸润(假性侵袭)的特征亦不常见,

常与腺体间质纤维化及肿瘤细胞梭形变有关。耵聍腺腺瘤中偶见正常核分裂、轻至中度多形性,也可出现明显核仁,但无非典型核分裂、显著多形性、真正的浸润性生长及坏死[2663]。

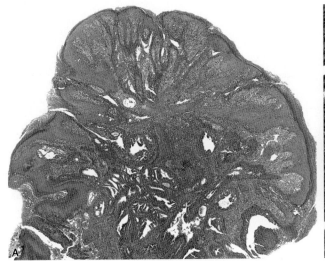
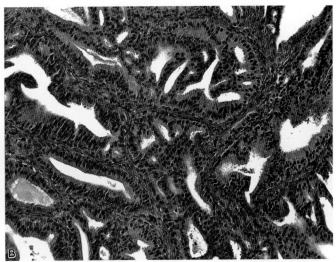

图6.103　耵聍腺腺瘤。该肿瘤由分化良好的腺体构成,腺体致密排列或由纤维组织分隔。腺体由形态温和的柱状上皮细胞构成,具有断头分泌,周围围绕一层基底细胞/肌上皮细胞(A,B)

耵聍腺多形性腺瘤与发生在皮肤的多形性腺瘤,即顶泌汗腺混合瘤几乎完全一致,其特征为含有大量肌上皮细胞、由耵聍腺细胞构成的导管结构及黏液软骨样间质[491,2663]。少数良性腺瘤样肿瘤具有向囊腔内突起的乳头,乳头表面衬覆看似良性的双层细胞,这种罕见病例以往称为耵聍腺乳头状汗管囊腺瘤[2663]。

耵聍腺恶性肿瘤

临床表现

耵聍腺腺癌罕见,一般无特异性临床症状或体征,良性耵聍腺肿瘤约为耵聍腺腺癌的 2~3 倍。相关主诉有受累侧耳部堵塞感、听力减退、神经性麻痹、耳痛或耳鸣;而表现为突出于外耳道肿物者极为罕见。临床诊断通常依据耳镜检查见肿物或息肉状病变,并根据 CT 检查评估病变范围。由于该肿瘤并无特异性临床症状,因此多数报道的耵聍腺腺癌病例均表现为累及周围组织的晚期肿瘤。外耳道软骨部缺少阻隔肿瘤浸润性生长的天然屏障,因此耵聍腺腺癌(及其他同类恶性肿瘤)可穿透软骨及外耳道前下壁软骨部的 Santorini 裂隙,进入腮腺及周围的淋巴管。骨性耳道受累时,其侵犯途径很可能是穿透鼓膜、中耳乳突线或乳突部的松质骨。一旦出现乳突及中耳受累,则可出现更具浸润性的扩散,肿瘤进入颅中窝或颅后窝的脑膜、耳咽管、大静脉,阻碍完整切除,预示着预后极差。未侵犯鼓膜及颞骨乳突部的早期病变预后较好[1325]。耵聍腺腺癌可转移至区域淋巴结,包括颈部淋巴结及腮腺内淋巴结[249]。耵聍腺腺样囊性癌更容易出现局部侵犯及远处转移(而不是淋巴结转移),尤其是肺及脑[497]。死亡率约 50%[2044,2246]。

组织病理学特征

组织形态上,耵聍腺腺癌可能很难与耵聍腺腺瘤区分。

浅表活检可导致误诊,因此广泛的局部切除活检才是理想的做法,但实际工作中由于耵聍腺肿瘤位于相对难以进入的颅骨部分,因此多数标本均为小的碎片状物。可确诊为癌的常见特征包括显著浸润性生长、神经周围侵犯、细胞多形性、显著核仁、核分裂增加包括非典型核分裂、肿瘤坏死、不规则腺体形成、真性浸润区域腺体周围无明确的肌上皮细胞(图6.104)。

外耳道腺样囊性癌和黏液表皮样癌与发生于皮肤、泪腺、涎腺者形态一致。当耵聍腺腺样囊性癌具有显著腺管状成分时,活检中难以与耵聍腺低级别腺癌,甚至腺瘤鉴别。

外耳道其他病变

就皮肤附属器肿瘤而言,散发性或 Brooke-Spiegler 综合征相关的圆柱瘤及螺旋腺瘤罕见情况下可发生于外耳道[1718,2904]。其他报道过的外耳道皮肤附属器肿瘤还有皮脂腺瘤[649]、皮脂腺癌[609,2273]、汗孔瘤[950]和外泌汗腺混合瘤[1296]。

还有几种发生于耳部深部(中耳及内耳)的病变,可扩展至外耳道,需与耵聍腺肿瘤鉴别。具体包括中耳的神经内分泌腺瘤(中耳腺瘤)、内淋巴囊瘤(Heffner 肿瘤)和副神经节瘤。Thompson 等在一篇重要综述[2663]中指出,既往报道的耵聍腺肿瘤实际上大部分为上述病变。此外,罕见情况下,腮腺肿瘤扩散至外耳道,也会误诊为耵聍腺病变。

中耳腺瘤(中耳神经内分泌腺瘤)很少突出至外耳道。从生物学行为来说,这是一种惰性肿瘤,一般仅在局部生长,无破坏性。该肿瘤由小而一致的立方状或圆柱状细胞紧密排列而成,有时呈背靠背的腺样结构(图 6.105)。可见实性或小梁状生长区域,部分肿瘤以实性区为主。免疫

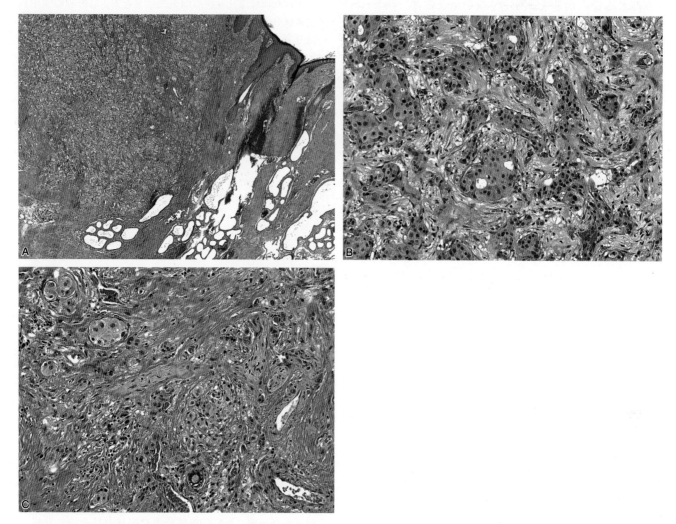

图 6.104 耵聍腺腺癌。肿瘤无包膜，边界呈不规则浸润性生长(A)。肿瘤由小的实性岛状、条索状、腺样结构构成，细胞中度异型，具有大量嗜酸性胞质，背景为硬化、纤维化间质。注意腺样成分周围无肌上皮细胞层(B,C)。本例同时具有非典型核分裂、小灶坏死区，图中未示。7 个月后肿瘤转移至同侧颈部及腮腺内淋巴结

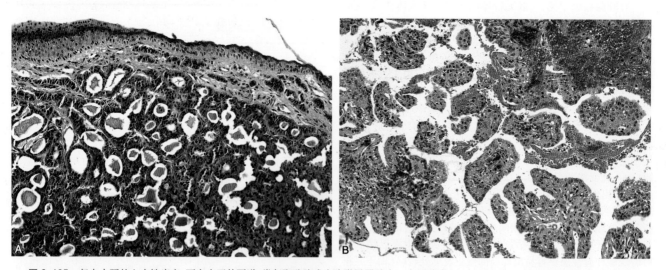

图 6.105 起自中耳的上皮性病变，可突出至外耳道，类似耵聍腺或皮肤附属器肿瘤。中耳腺瘤(A)。该例中，大量致密排列(背靠背)腺体构成的腺样成分远远超过实性区域。免疫组化证实有神经内分泌分化。这一独特肿瘤首先表现为外耳道肿物，考虑为胆脂瘤，但后续临床检查发现该肿瘤起自中耳。内淋巴囊瘤(B)。乳头状结构被覆单层立方状、柱状细胞，胞质嗜酸，细颗粒状

组化显示有神经内分泌分化,是其恒定的特征。文献报道过少数病例,包括突入外耳道的病例,局灶肿瘤细胞呈Paget样累及被覆上皮[1579,2690]。中耳腺瘤与中耳的类癌有关。实际上这两种肿瘤已逐渐合并,仅表现为不同程度的外分泌及神经内分泌分化,因此可认为等同于与其他部位的腺类癌或双向分化肿瘤[2249]。

内淋巴囊瘤(Heffner肿瘤、中耳侵袭性乳头状肿瘤、中耳/颞骨侵袭性乳头状肿瘤)是一种极为罕见的局部侵袭性、原发性低级别腺癌,起源尚有争议(起源于颞骨内淋巴囊的前庭内淋巴系统或中耳)[791,1000,2496]。该肿瘤可表现为散发病例,也可与von Hippel-Lindau病有关,后者是一种常染色体显性遗传病,特征是3号染色体短臂(3p26-p25)上的VHL基因异常。肿瘤扩散至外耳道者罕见。该肿瘤由复杂程度不一的乳头状结构构成,或疏松排列,或在致密的纤维性间质中呈浸润性生长。乳头衬覆单层矮柱状或立方状上皮,胞质嗜酸细颗粒状或透明,细胞膜界限清晰(图6.105)。另一个特征性结构为腺样结构伴分泌,类似甲状腺滤泡。

（王强　译,王满香　校,薛汝增　审）

唇部小涎腺病变

小涎腺主要位于唇部。部分涎腺肿瘤显著好发于小涎腺,尤其是唇部小涎腺,皮肤病理医师常遇到这类病变。管状腺瘤是上唇部最常见的涎腺肿瘤。多形性腺瘤是涎腺最常见的良性肿瘤,在上唇部的发生率仅次于管状腺瘤。许多涎腺肿瘤与皮肤附属器肿瘤的组织形态学具有相似性,如多形性腺瘤、肌上皮瘤、腺样囊性癌。有时区分该部位的涎腺肿瘤与皮肤同源肿瘤并不总是那么容易,只有当活检标本中肿瘤周围伴有小涎腺时,才可能确定其起源是唇部的涎腺而不是汗腺(图6.106)。

还有几种小涎腺肿瘤与皮肤原发的附属器肿瘤极为类似。膜型基底细胞腺瘤显微镜下特征与皮肤圆柱瘤几乎完全一致。尽管涎腺基底细胞腺瘤主要发生于腮腺,但5%~6%的病例可累及上唇内的小涎腺。涎腺乳头状腺瘤类似于皮肤乳头状汗管囊腺瘤,尽管80%以上的病例发生于腭部,但罕见情况下也可见于唇部[108]。Brooke-Spiegler综合征出现唇部小涎腺肿瘤罕见[97]。本章仅讨论皮肤病理实际工作中最常见的管状腺瘤与黏液囊肿,这两种病变很容易与皮肤附属器肿瘤混淆。

管状腺瘤

临床表现

最常见的临床表现为上唇部黏膜下缓慢生长的活动性单发无症状结节(直径一般为0.5~2cm)。有少数多发性管状腺瘤的病例报道,罕见情况下可延伸至周围皮肤[1607,2956]。

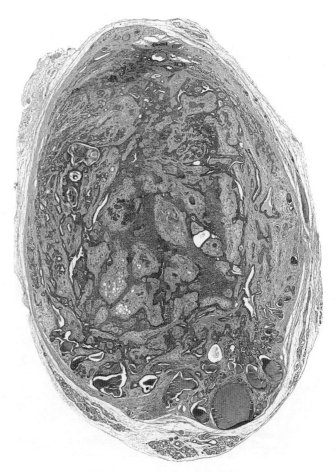

图6.106　小涎腺的多形性腺瘤。该病例发生于唇部,类似于皮肤顶泌汗腺混合瘤。肿瘤周边局部可见残留的小涎腺

组织病理学特征

肿瘤通常境界清楚,肿瘤细胞排列成分枝状及相互吻合的条索状、束状结构,细胞立方状至柱状,细胞核卵圆形,均匀一致,间质为细胞稀疏的黏液样间质,有时几乎不可见(图6.107)。形成上皮条索的细胞相互毗邻或分离形成微囊状,形成"串珠样外观"。微囊可显著扩张形成较大囊腔。柱状细胞间基底样细胞形成小的实性细胞簇,是一种罕见特征,可因管腔上皮切面所致。偶见局灶性间质硬化[2816]。

黏液囊肿

黏液囊肿是指涎腺的黏液蓄积,可因黏液外渗或黏液潴留(黏液潴留囊肿)而形成[878]。前者一般与创伤有关,尤其是咬唇,导致腺泡破裂;而黏液潴留则主要因导管部分梗阻,导致管腔内压力升高并扩张所致。另一种可能的病因是先天性或获得性导管壁薄弱导致导管扩张及黏液蓄积。

临床表现

半数以上的黏液外渗性囊肿累及下唇,表现为大小不等的蓝色或粉红色无症状结节,多出现于轻微创伤后数日(图

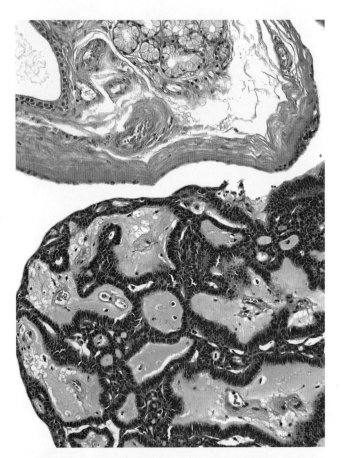

图6.107　小涎腺的管状腺瘤。立方状至柱状的基底样细胞排列成分枝状、相互吻合的束状及条索状，位于细胞稀疏的黏液样间质内

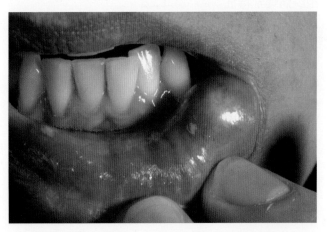

图6.108　黏液囊肿。下唇部圆顶状张力性囊性病变

6.108）。不常见的病变部位包括舌腹、口底（舌下囊肿）、硬腭及软腭、颊黏膜和舌系带。如不治疗，病变可持续数月，或经引流后体积减小，甚至自发消退。很多患者自诉有黏液呈周期性流出。该病无明显的性别趋势，可发生于任何年龄，儿童和青少年最多见。最近一项纳入173例黏液囊肿的研究中，60%为女性患者，50%发生于10~20岁，约80%发生于下唇[987]。

黏液潴留囊肿的分布范围更加广泛，可累及口内多个位置及小涎腺，好发于70~80岁。

组织病理学特征

外渗性黏液囊肿常形成黏液湖，周边围绕巨噬细胞。黏液外渗有时可诱发极为显著的炎症反应，形成实性外观（图6.109）。随着时间推移，肉芽组织在外渗黏液周围形成纤维性包裹。

黏液潴留囊肿周围有上皮衬覆。上皮细胞可为复层鳞状上皮、柱状上皮、立方上皮的任意组合，只要衬覆的上皮完好，则一般无炎症反应。

少数病例黏液湖内见单个游离的上皮细胞或吞噬黏液的巨噬细胞时，类似皮肤黏液癌。如果细胞呈印戒细胞样，则更容易造成恶性病变的印象。偶尔，周围残余小涎腺可见印戒细胞[2985]。这种形态温和的印戒细胞，可能是脱落至管腔的腺泡细胞（见图6.109）。这种良性印戒细胞簇也可见于其他情形，如伪膜性肠炎、结肠腺瘤、Peutz-Jeghers息肉和胆石症[1728,2353]。胶原小球病及乳头状滑膜化生样改变也偶有报道[435,1009]。

唇部其他病变

伴或不伴分泌物的小涎腺瘘可与于唇窝有关，特发于下唇的病变有时与罕见的Van der Woude综合征（Van der Woude syndrome，OMIM 119300）有关，后者是一种常染色体显性遗传疾病，其特征为两侧唇窝凹陷（下唇中线两侧唇红缘与黏膜间对称性凹陷）、唇裂、腭裂、恒牙缺失及其他畸形[196,1856]。大部分Van der Woude综合征病例均与染色体1q32-q41区的IRF6基因（干扰素调节因子6）有关，另一个基因定位于1p34。IRF6基因突变还见于翼状腘肉相关综合征（related popliteal pterygium syndrome，OMIM 119500），特征性表现包括颜面部畸形如下唇瘘、唇裂、腭裂和连颌畸形等，皮肤和生殖器畸形如下肢蹼、并趾/指、大阴唇发育不良、阴囊裂或阴囊缺失等[1641]。

下唇先天性凹陷也是Kabuki综合征（OMIM 147920）及1型口-面-指综合征（OFD1，OMIM 311200）的特点。Kabuki综合征的临床表现包括脸部畸形（患者脸部特征类似歌舞伎演员的妆容）、出生后生长发育迟缓、多种骨骼畸形、智力低下、特殊类型皮纹及多种器官受累[27]。OFD1是一种X-连锁显性遗传病，染色体Xp22上的CXORF5基因发生突变所致，因此对男性而言是致命的，临床特点为面部、口腔、牙齿畸形及多囊肾[724]。

罕见情况下，唇部也可发生皮肤牙源性窦道（牙齿起源的皮肤窦道）。唇红部位也曾有过基底细胞癌的报道[2477]。Fordyce点（异位皮脂腺）在其他章节叙述。

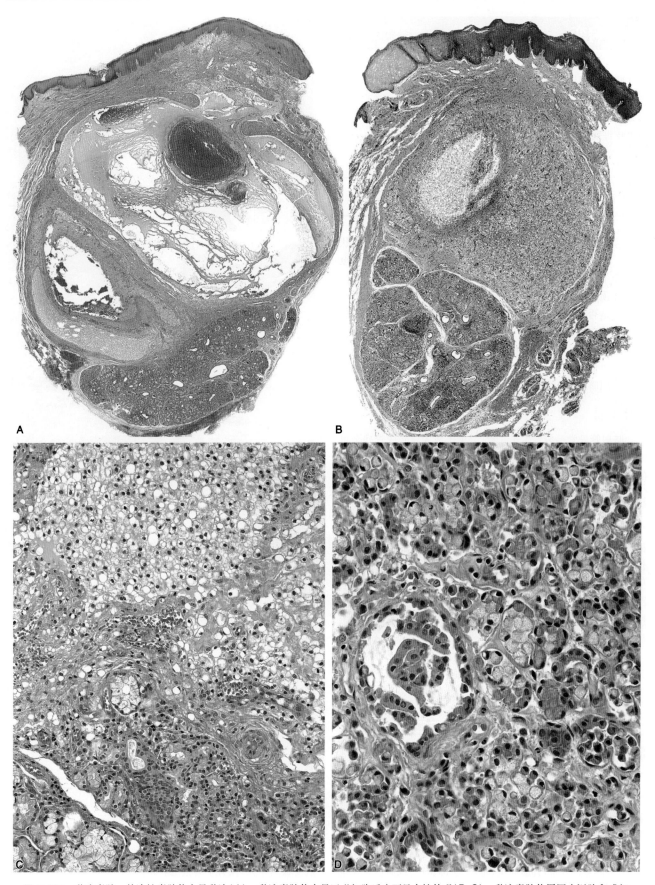

图 6.109 黏液囊肿。外渗性囊肿伴大量黏液(A)。黏液囊肿伴大量巨噬细胞反应而呈实性外观(B,C)。黏液囊肿伴周围小涎腺印戒细胞样改变,类似印戒细胞癌(D)

（王强 译,王满香 校,薛汝增 审）

脐部病变

脐部因其与胚胎发育相关的独特解剖结构,是多种良性上皮性病变及少数恶性病变的发生部位。日常皮肤病理工作中这类病变虽然不太常见,但由于某些病变可类似原发皮肤附属器上皮性病变,识别它们具有重要意义。

脐尿管异常

脐尿管是尿囊的胚胎残余,而尿囊来自卵黄囊的指状凸起。胚胎发育过程中,膀胱与尿囊相连续。胚胎发育至第 4、5 个月时,脐尿管逐渐变窄,形成一纤维肌性条索,位于膀胱顶端与脐部之间。如果脐尿管开放,不论其表面皮肤黏膜是否有孔洞,脐部都会有尿液外溢[2559]。脐尿管残余可能与多种病变有关,如肉芽肿性脐炎、脐部肉芽肿、脐部藏毛窦,约占近半数病例[2559]。总体而言,脐尿管异常的发生率很低:在一个包括 40 000 例外科住院病例的报道中,仅有 5 例脐尿管异常[261]。

临床表现

脐尿管异常一般发生于儿童,罕见于成人。脐尿管残余可能为偶然发现,有症状者则更多见,如脐部肿物、伴或不伴脐炎的渗出,罕见情况下可见于尿路感染。

组织病理学特征

脐尿管残余的管腔内衬正常移行上皮(图 6.110)。有时移行细胞间可见杯状细胞,或偶见十分显著的黏液(杯状细胞)化生。著者经常见到黏液从破裂的脐尿管溢出至周围胶原间质中,可能是病灶遭受外伤所致。细胞外黏液性间质外渗至周围,可类似于乳腺黏液囊肿样病变[926],甚至类似皮肤原发黏液性癌。但与这些病变不同的是,间质内的黏液湖没有肿瘤性上皮细胞(图 6.111)。

极罕见的情况下,脐尿管残余可发生肿瘤。脐尿管癌大部分(85%~90%)为腺癌。鳞状细胞癌及移行细胞癌较少见[687]。

卵黄管残余

胚胎在子宫内第一周时,中肠与卵黄囊之间具有广泛接触。随着胎儿生长及肠道伸长,这一接触逐渐收窄,并成为所谓的卵黄管。宫内第 5~8 周时,该结构逐渐闭塞并与肠管分离,最后与卵黄囊残余一起融入脐带。卵黄管完全或部分未闭合,可形成多种异常,如脐肠瘘、脐窦、脐部息肉,或通过未完全闭合的导管将 Meckel 憩室与脐部相连,并在脐部形成硬结。总体而言,2% 的人群存在卵黄管残余[1932]。极为罕见的情况下,可见卵黄管与脐尿管未闭并存[1388]。

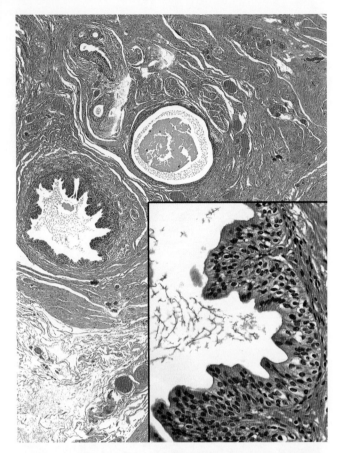

图 6.110　脐部脐尿管残余。脐尿管管腔内衬正常移行上皮(插图)

临床表现

卵黄管残余可因其他原因行腹部手术时偶然发现,或因其导致的并发症如出血、梗阻、炎症和感染而诊断。脐部息肉表现为与化脓性肉芽肿相似的息肉样肿物。

组织病理学特征

卵黄管残余可含多种组织,如胃[573,2962]、小肠、大肠黏膜甚至罕见的情况下可以有胰腺组织(图 6.112 和图6.113)[2558,2560,2670]。胰腺组织一般仅为胰腺的外分泌部分,无胰岛内分泌细胞。罕见情况下,脐部仅见异位性肝组织,而无卵黄管残余时常伴有的其他任何组织[2437]。卵黄管残余中异位性胰腺外分泌组织可被误诊为原发性皮肤附属器肿瘤或类癌。鉴别点在于胰腺腺泡细胞为鲜艳的嗜酸性颗粒状胞质,而皮肤原发肿瘤则无此特点。

脐部间皮性病变

脐部间皮性病变包括腺瘤样瘤及多房性间皮增生。这类病变极为罕见,仅有个案报道。

临床表现

脐部肿物,临床考虑为脐疝。

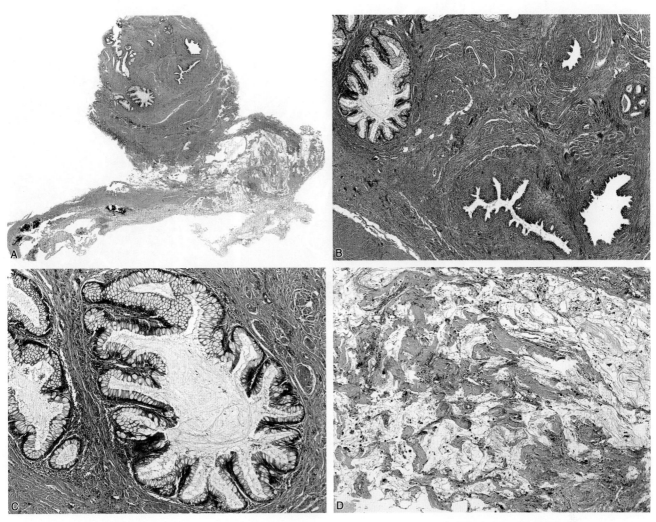

图 6.111 脐尿管残余伴显著黏液化生及大量黏液外溢至周围间质(A~C)。间质黏液中无上皮细胞(D)

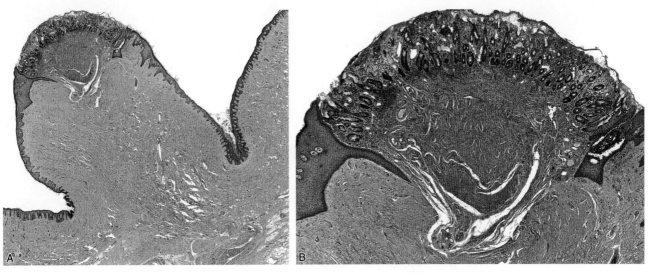

图 6.112 含有肠黏膜的脐部息肉(A,B)

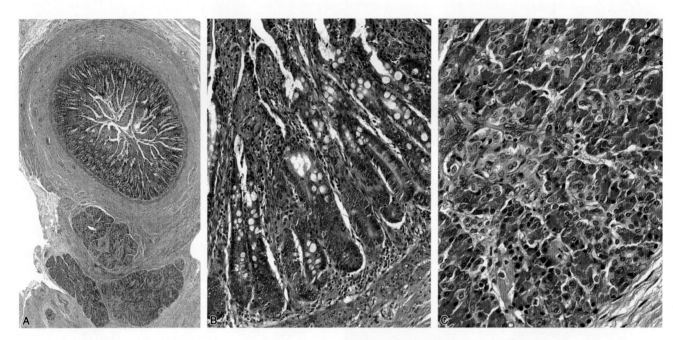

图 6.113　卵黄管残余(A)含有小肠黏膜(B)及胰腺外分泌组织(C)

组织病理学特征

　　腺瘤样瘤的发生与间皮再生有关[1022],其典型部位为性腺区。脐部腺瘤样瘤可表现为弥漫性生长,因此可与低级别恶性病变混淆(图 6.114)。典型且具有诊断意义的特征为腺样结构形成"螺旋样相互桥连的条索"。这种结构因两个相邻细胞胞质稀少的一侧相互分离而形成[1022]。另一个典型的特征是某些腺样结构中出现由酸性黏液形成蓝染致密小滴(见图 6.114)。腺样结构细胞的刷状缘 D2-40 阳性,胞质则表达

CK5/6 及 calretinin[1740]。

　　文献中多房性间皮增生有时指腹膜的多囊性间皮瘤[1054]或良性囊性间皮瘤[2855],是一种累及腹膜表面的囊性病变,一般为女性。罕见情况下,病变可达脐部皮下,类似皮肤附属器原发的囊性病变。病变主要由大小不一的囊性腔隙构成,腔隙内衬扁平或嗜酸性立方状间皮细胞,细胞常可见刷状缘。纤维间隔中有嗜酸性肌样细胞(图 6.115)。间皮细胞相关免疫组化指标同腺瘤样瘤。

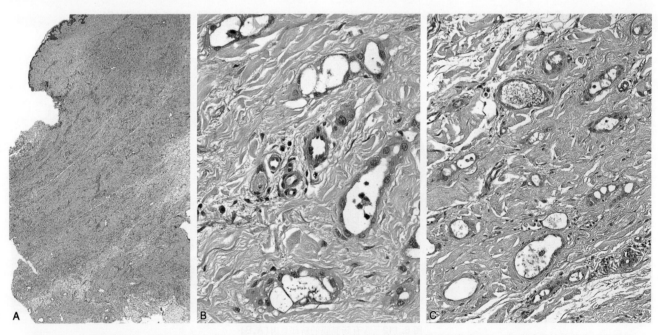

图 6.114　脐部腺瘤样瘤。低倍下表现为境界欠清的肿瘤(A)。腺样结构形成螺旋样相互桥连的条索(B)。部分腺样结构腔内可见酸性黏液形成的蓝色致密小滴(C)

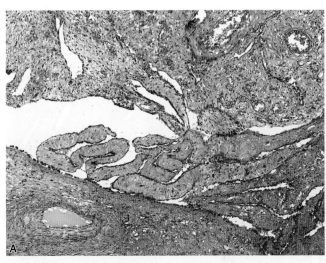

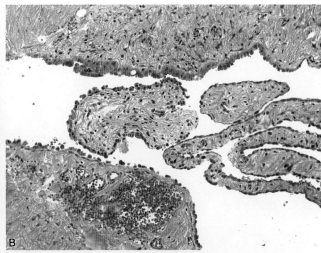

图 6.115　脐部多房性间皮增生。该病变由内衬扁平或嗜酸性立方状间皮细胞的囊腔构成,纤维性间隔中有嗜酸性肌样细胞(A,B)

脐部其他病变

脐部皮肤附属器囊肿相对常见。某单一机构评估了总计 130 例脐部各种病变,其中 40 例为“表皮样”囊肿[1388]。

脐部转移性上皮性肿瘤及子宫内膜异位详见第七章。也有乳腺组织异位至脐部形成肿块的报道[2055]。

（王强　译,王满香　校,薛汝增　审）

腋窝病变

腋窝乳腺组织及相关病变

皮肤病理工作中,源于异位乳腺组织或腋尾部乳腺组织的腋窝皮肤及皮下病变,极为罕见。文献报告过几种腋窝乳腺组织发生的肿瘤,其病理特征与乳腺原位发生的同种肿瘤相同(图 6.116 和图 6.117)[591,1983,2459]。在“原发性腋窝异位乳腺癌”中,最常见的是浸润性导管癌[2793]。

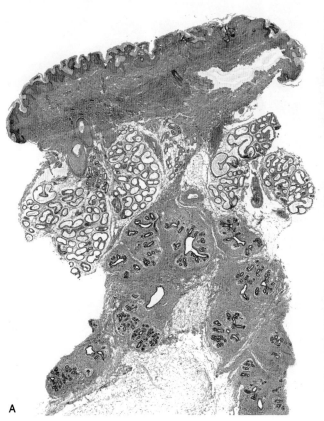

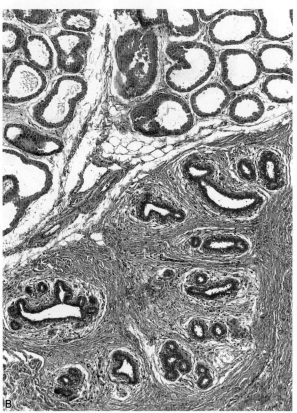

图 6.116　腋窝异位乳腺组织(A,B)

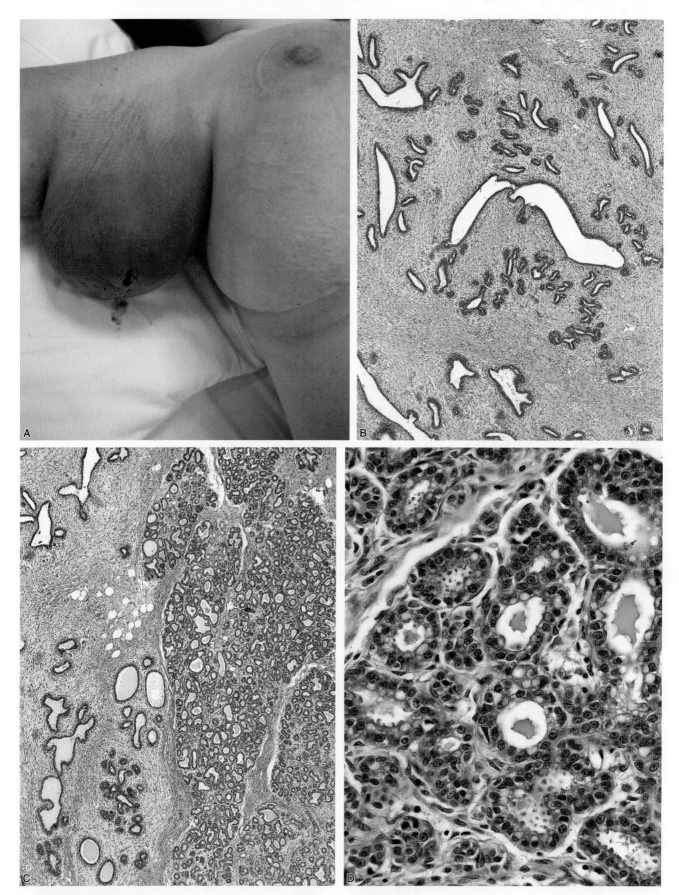

图 6.117　发生于腋窝异位乳腺组织生长迅速的罕见大肿瘤(A),组织学表现为局部间质富于细胞的纤维上皮性肿瘤(B,C),局部呈早期泌乳改变(D)

淋巴结内上皮性包涵物

　　腋窝淋巴结内出现乳腺组织极为罕见,一般在乳腺癌患者前哨淋巴结活检标本中偶然发现[738]。不过,也有极少数患者表现为腋窝皮下病变而无乳腺肿瘤的证据[1448]。腋窝前哨淋巴结内乳腺组织异位的确切发生率尚不清楚,但比较罕见。例如,一项3 500余例腋窝前哨淋巴结活检的研究中,经仔细评估仅7例查见乳腺组织异位[1583]。异位的乳腺组织一般位于包膜内或紧贴包膜下。这一现象也可认为是乳腺异位的形式之一,多归类为"淋巴结包涵物"这一宽泛的名称下,后者也包括上颈部淋巴结中出现涎腺组织、中颈部淋巴结中出现甲状腺组织、淋巴结内痣细胞、淋巴结内输卵管子宫内膜异位等。淋巴结内乳腺组织最常表现为单纯小管状结构,管腔被覆立方状或鞋钉样细胞,有时具有顶泌汗腺样分泌。肌上皮标志物染色可显示周围肌上皮细胞,这是与转移性癌鉴别的确切标准(图6.118)。鳞状上皮包涵物无肌上皮细胞,部分可能为化生所致[1448,2198]。也有报道病变呈增生性改变,类似乳腺硬化性腺病及上皮旺炽性增生[1583]。乳头状顶泌汗腺囊肿及角质囊肿混杂者也有报道[641]。

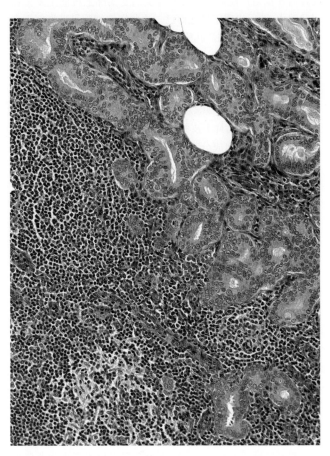

图6.118　腋窝淋巴结中良性外观的导管结构:这种结构或是转移物(更常见,多来自乳腺癌),或是较罕见的良性淋巴结包涵物

（王强　译,王满香　校,薛汝增　审）

颈部病变

鳃囊或鳃裂病变

　　鳃囊或咽囊及鳃裂是四对胚胎性结构,出现在妊娠第2~6周,此时也是颈部形成具有环周嵴(鳃弓)的中空管状结构的时间,而鳃弓将发育形成头颈部的肌肉、骨骼及脉管成分。鳃弓之间的区域为鳃裂(位于胚胎外侧或外胚层)和鳃囊(位于胚胎内侧或内胚层)。第一对鳃囊形成咽鼓管及中耳。第二对鳃囊发育成为中耳及腭扁桃体。第三对鳃囊形成下极甲状旁腺和胸腺。第四对鳃囊形成上极甲状旁腺及后鳃体,后鳃体形成甲状腺的C细胞。鳃裂或鳃囊及鳃裂退化失败,可导致鳃囊或鳃裂病变。这类病变的名称包含多个同名词,如鳃裂囊肿、鳃裂样囊肿、后腮体囊肿以及鳃裂源性囊肿等。

　　除上述非肿瘤性病变外,还有一种真性肿瘤,即异位错构瘤性胸腺瘤,极可能也属于鳃囊异常。尽管最初这个诊断名称(异位错构瘤性胸腺瘤)中含有胸腺瘤,但由于该病经典发病部位为颈部,且始终找不到胸腺残余,所以不支持其为胸腺起源。最近有人建议将该肿瘤重新命名为"鳃原基混合瘤"[727]。需要指出的是颈部皮下的异常胸腺病变,也属鳃囊病变[2886],但因其形态特殊,因此在另外章节阐述。

临床表现

　　鳃囊病变大多位于颈前外侧区,其具体位置与相应鳃囊有关。第一对鳃囊病变多位于耳前区或下颌骨下半部分,甚至可与耳道相连。第二对鳃囊病变最常见,只发生于胸锁乳突肌前;而第三对、第四对鳃囊病变一般见于下颈部胸骨上区或锁骨上区。鳃囊病变多见于幼童,或为先天性异常,临床表现为瘘管、窦道或囊肿。有的表现为颈部肿块或复发性肿胀。罕见情况下可有喘鸣音。

　　相反,异位错构瘤性胸腺瘤是发生于成人的肿瘤,发病高峰年龄为40~50岁年龄段。这是一种良性肿瘤,男性明显多见,有时肿块较大,几乎总是位于下颈部、胸锁区、胸骨前区的表浅软组织内[1418,1733,2247]。其他部位的异位错构瘤性胸腺瘤仅有个例报道[1247]。

组织病理学特征

　　鳃囊或鳃裂病变一般由分化良好的鳞状上皮构成,另外也可有纤毛-柱状上皮、杯状细胞、黏液细胞或浆-黏液细胞、涎腺组织、甚至皮脂腺或软骨。鳃囊病变的形态学变异可极为宽泛[2718],具体取决于不同组织所占的比例。如果以涎腺组织为主,则可类似于单纯异位性涎腺[2420]。如果囊壁仅由分化良好的鳞状上皮构成,周围为大量淋巴组织,则可类似于淋巴结转移性高分化鳞状细胞癌(图6.119)。一个有用的诊断线索是病变周围有小簇状浆-黏液腺聚集,但这一特征比较罕见(图6.120)。有时最突出的表现是大片透明软骨,可以仅为软骨,但更常见的则是与前述各种组织混杂存在。鳃裂囊肿旁可见少量正常甲状腺组织,有时鳃裂囊肿的主体也可位于甲状腺内[1546,2283],鳞状细胞构成的囊性结构可从甲状腺延伸至皮下

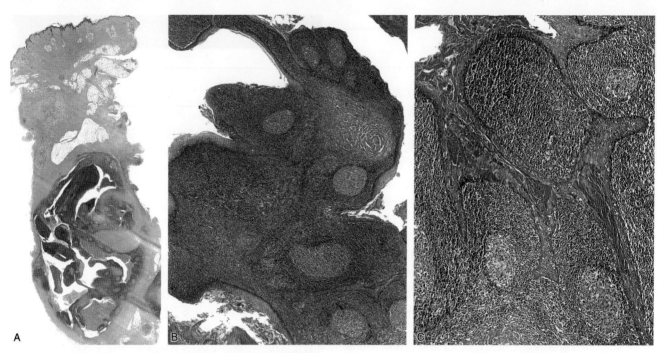

图6.119　鳃裂囊肿由分化良好的鳞状上皮构成,周围为大量淋巴组织,类似淋巴结转移性高分化鳞状细胞癌(A~C)

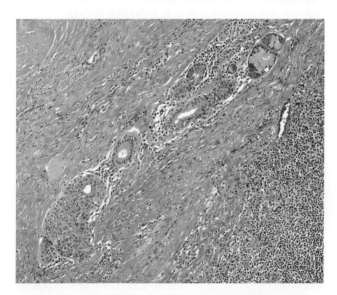

图6.120　病变周围存在浆-黏液性腺体,是鳃裂囊肿的一个诊断线索

组织。转移性鳞状细胞癌囊性变者,尤其是源自扁桃体或悬雍垂者,有时可类似鳃裂囊肿原发的鳞状细胞癌(详见"皮肤继发性内脏肿瘤"章节)。应铭记在心的是:鳃裂囊肿发生的鳞状细胞癌极为罕见(如果这一病变的确存在的话)。

著者曾遇到过一些有意思的鳃囊病变,表现为由鳃裂囊肿构成的颈部囊性病变,有时与源自后鳃体的甲状腺样实性细胞巢有关[1739]。这些病变几乎总是伴有数量不等的淋巴组织,其内可能完全没有甲状腺组织,或在连续切片中含有显微镜下可见的小灶甲状腺组织。病变由非角化性鳞状细胞巢组成,伴不同程度的囊性变,囊内为黏液卡红染色阳性的分泌物。鳞状上皮岛显示亲淋巴细胞性,淋巴组织似乎对鳞状上皮岛具有局部破坏作用(图6.121)。病变位于颈侧且在实性细胞巢之间存在少量残余的甲状腺组织(常常仅在对所有送检标本进行连续

切片后才找到),使得我们推测这类病变实际上可能是发生在甲状腺内、随后出现了退化而已。这些实性细胞巢可类似于多种皮肤附属器肿瘤如汗孔瘤、汗孔癌甚至转移性癌。

异位错构瘤性胸腺瘤(鳃原基混合瘤,Branchial Anlage Mixed Tumor)

异位错构瘤性胸腺瘤总是由下列3种主要组织构成:
- 腺瘤样至汗管瘤样上皮结构
- 间质样梭形细胞成分,免疫组化及超微结构均显示上皮分化特征。这种梭形细胞成分中常见成熟淋巴细胞散在分布
- 脂肪瘤样成分(图6.122)

此外,绝大部分(但并非全部)异位错构瘤性胸腺瘤含有由纤维组织包绕的窦样导管结构[1727]。不同病例中具体某种组织类型的比例变化颇大。根据主要成分的不同,异位错构瘤性胸腺瘤可类似于许多其他肿瘤。如果以梭形细胞及脂肪瘤样组织为主,则很容易与隆突性皮肤纤维肉瘤混淆(见图6.122)。如果腺瘤样成分及梭形细胞为主,则很可能误诊为双相型滑膜肉瘤,而以腺瘤样-汗管瘤样成分居多时则可类似多种皮肤附属器肿瘤。文献曾报道过一例认为有皮肤附属器分化的异位错构瘤性胸腺瘤,包括皮脂腺、外泌汗腺及顶泌汗腺分化[2850]。部分病例中,梭形细胞成分可见肌样分化,也可形成内侧为分泌细胞、外侧为肌上皮的腺体结构。这种情况可类似于某些皮肤附属器肿瘤,如顶泌汗腺混合瘤、肌上皮瘤。与皮肤肌上皮瘤相反,异位错构瘤性胸腺瘤S-100总是阴性。

其他病例中,异位性错构瘤性胸腺瘤中的腺体成分有时表现为明显的颗粒细胞改变[414],罕见情况下可出现细胞非典型性,甚至达原位癌程度(见图6.122)[1723,1726,1727]。这些伴有颗粒细胞改变的腺体结构,也可类似于皮肤顶泌汗腺肿瘤。广泛取材并识别出异位错构瘤性胸腺瘤中的3种典型成分,是鉴别该肿瘤与皮肤附属器肿瘤的关键。

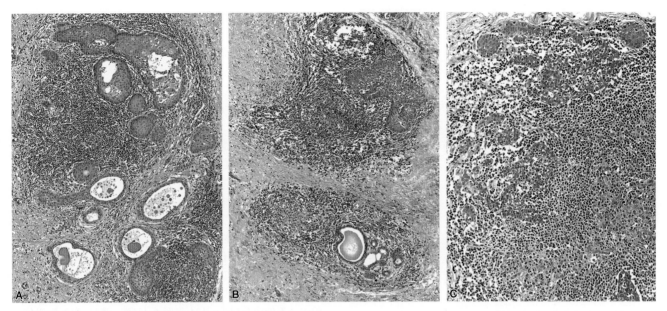

图 6.121　上皮岛由未角化鳞状上皮构成,周围为淋巴细胞。部分鳞状细胞巢由于变性而形成假腺腔样结构(A,B)。鳞状上皮岛具有亲淋巴细胞性,部分区域貌似淋巴组织对鳞状上皮岛破坏(C)

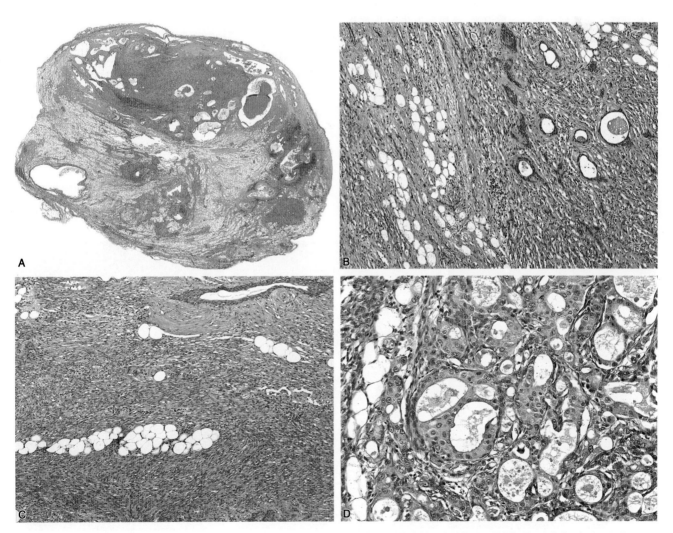

图 6.122　异位错构瘤性胸腺瘤(EHT)一般由 3 种主要成分构成,包括腺瘤样至汗管瘤样上皮结构、间质样梭形细胞成分(本质上也是上皮成分)和脂肪瘤样成分。注意与顶泌汗腺混合瘤的相似之处(A,B)。一例以梭形细胞及脂肪瘤样组织为主的 EHT 病例,类似隆突性皮肤纤维肉瘤或双相型滑膜肉瘤(C)。EHT 的腺体成分伴颗粒细胞样变,细胞具有非典型性甚至达原位癌程度(D)

皮下异位胸腺病变

胚胎期胸腺原基穿过颈部到达纵隔内，经胸腺咽管达前纵隔。在迁徙过程中，小的胸腺碎片可脱离发育中的器官，并在出生后变得明显。据报道，在尸检中，高达 20% 的成人及 30% 的儿童发现颈部胸腺组织残余[1308]。颈部皮下胸腺病变可分为以下几类：

- 异位胸腺
- 胸腺残余
- 胸腺囊肿
- 胸腺源性肿瘤

这些病变不仅可类似皮肤附属器肿瘤，也可类似其他上皮性肿瘤，包括恶性上皮性肿瘤，因此稍有疏忽就有可能落入严重的潜在诊断陷阱。

临床表现

异位胸腺病变无特异性临床表现，可见于下颌角至胸骨柄连线上的任何位置。一般说来，该病变发生于儿童及年轻人。有时病变形成明显的结节或肿块，有时可能是一种偶然发现，见于因不相关的原因如甲状腺乳头状癌或继发性甲状旁腺功能亢而进行手术的标本中[2607]。异位胸腺（罕见双侧）可见于三分之一以上的鳃-眼-面综合征（OMIM 113620）患者，这是一种由 TFAP2A 基因突变导致的罕见的常染色体显性遗传病，表现为颅面部畸形。该综合征的主要特征包括颈部或耳上（"鳃部"）皮肤缺损、眼部异常（眼部组织缺损、小眼畸形或无眼畸形、斜视、白内障、上睑下垂）、颅面部异常（头部过长、唇裂、腭裂、耳郭畸形、鼻尖增厚、眼部上斜）。其他特征包括鼻泪管阻塞、肾脏异常（发育异常、多囊肾或肾脏缺失、膀胱输尿管反流）、外胚层发育异常（小牙、指甲发育异常、毛发稀疏、头发早白）、传导性/混合性/神经性听力减退及其他[625,1034,1753]。

组织病理学特征

异位胸腺

颈部皮下异位胸腺可以表现为类似正常的、发育良好的胸腺，也可有不同程度的退化。胸腺小体与转移性鳞状细胞癌的角珠有一定的相似之处，对于经验不足的病理医师来说，这一形态可类似淋巴结中转移性鳞状细胞癌。少见情况下，这些异位胸腺可伴有异位甲状旁腺。病变呈小叶状排列、上皮细胞角蛋白阳性、胸腺小体周围肌样细胞 desmin 阳性，根据这些典型特征可以确诊为异位胸腺（图 6.123）。当异位胸腺含有退化区时，由于淋巴组织的存在，可能类似于皮肤淋巴腺瘤或螺旋腺瘤；如果没有淋巴组织，有时可类似于其他附属器肿瘤，如汗腺瘤的囊性成分（图 6.124 和图 6.125）。偶尔，胸腺组织伴有多种复杂的胸腺源性囊性结构，坏死区则可出现大量胆固醇结晶（图 6.126）。

胸腺残余

颈部异位胸腺退化晚期残余胸腺内无淋巴细胞。胸腺残余表现为皮下脂肪组织中见典型的拉长的上皮细胞梁索[2632]。乏淋巴细胞的胸腺残余可出现各种形状的花环样结构，可类似某种罕见的皮肤附属器肿瘤或增生的附属器结构。退变上皮偶见轻度非典型性（图 6.127）。

胸腺囊肿

胸腺囊肿呈单房性、偶见多房性。颈部多房性胸腺囊肿与纵隔胸腺多房性囊肿形态学一致[1721,2607]。与纵隔胸腺囊肿一

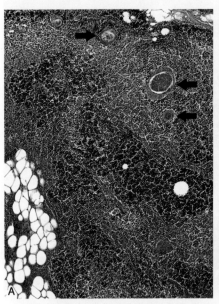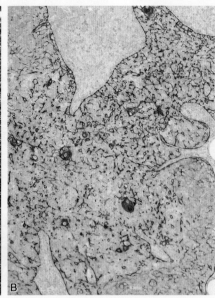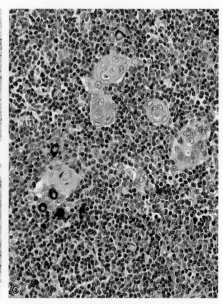

图 6.123 异位胸腺。异位胸腺内的胸腺小体（箭头处）可与转移性鳞状细胞癌的角珠有一定相似之处，类似淋巴结内转移性鳞状细胞癌（A）。异位胸腺中上皮细胞角蛋白阳性（B）。胸腺小体周围肌样细胞 desmin 阳性（C）

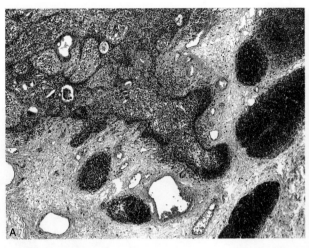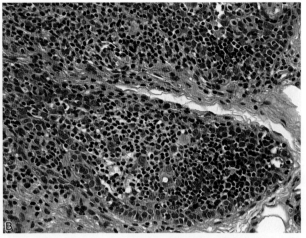

图 6.124 异位胸腺中含有早期退变区时,因上皮内存在淋巴组织,可类似皮肤淋巴腺瘤(釉质样毛母细胞瘤)或螺旋腺瘤(A,B)

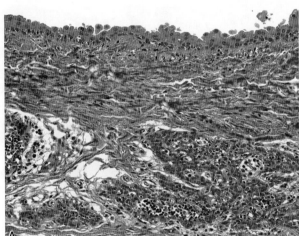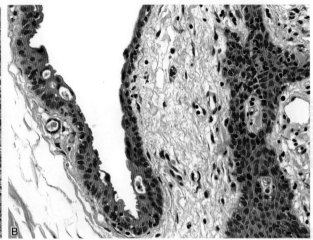

图 6.125 异位胸腺的囊实性区无淋巴组织,类似于皮肤附属器肿瘤,如螺旋腺瘤(A,B)

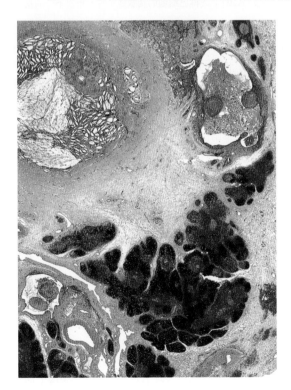

图 6.126 小叶状排列方式可区分异位胸腺组织与淋巴结。异位胸腺组织中常伴胆固醇裂隙

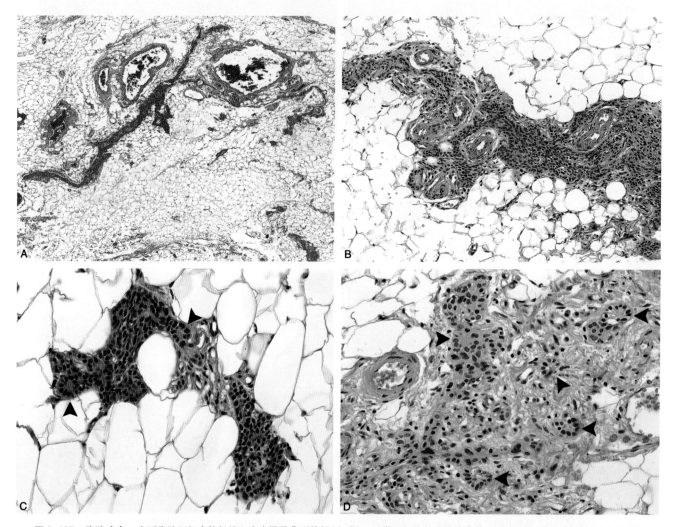

图 6.127   胸腺残余。皮下脂肪组织中拉长的上皮小梁是典型特征(A,B)。乏淋巴细胞的胸腺残余伴有形态不一的花环样结构(C,D,箭头处)。退变上皮偶见轻度非典型性(D)

样,颈部胸腺囊肿可出现多种继发性改变,如假上皮瘤样增生、炎症伴胆固醇裂隙[2329]、囊性结构间隔内出现致密的假肉瘤样梭形细胞增生(图 6.128)。

胸腺源性肿瘤

异位胸腺瘤罕见,可发生于颈部皮下,表现出与纵隔胸腺瘤相同的多种形态学特征[414]。由于常混有淋巴细胞,这些病变可与多种其他病变相似,如汗孔瘤/汗孔癌、桥本甲状腺炎、淋巴组织增生性疾病或转移性肿瘤,尤其是在冰冻切片中更易混淆[1833]。

极罕见的情况下,甲状腺可发生所谓的伴胸腺样分化的梭形上皮肿瘤(SETTLE)及伴胸腺样分化的癌(CASTLE),推测可能是胸腺起源;这些肿瘤也可发生于甲状腺外颈部皮下组织,或从原发部位甲状腺延伸至相邻皮下软组织,类似真皮原发肿瘤,尤其是在部分切除的小标本中[186,414]。

SETTLE 具有腺样或鳞状细胞及梭形细胞成分。所有成分均为上皮性,细胞角蛋白阳性。腺样成分可能分化差或不明显,甚至缺失;也可能呈相反的情形,腺体由分化良好的黏液上皮、呼吸型上皮构成(图 6.129),类似于伴梭形细胞肉瘤样成分的皮肤附属器腺癌。该肿瘤核分裂活性一般较低;无异型性

和坏死。不过,它确实有恶性潜能,具有血行播散趋势,有时很长时间后才出现。与滑膜肉瘤相反,SETTLE 无 t(X;18)异位。了解该肿瘤的发生部位(位于甲状腺内或邻近甲状腺)及对其典型形态的认识,通常可作出明确诊断[414,752]。

CATTLE 不仅形态类似胸腺癌,尤其是其中的非典型鳞状细胞成分,与淋巴上皮瘤样胸腺癌和鳞状细胞癌样胸腺癌极为相似;还具有胸腺瘤的特征,包括大量纤维分隔的分叶状结构、胸腺小体、大量淋巴组织伴淋巴滤泡形成、血管周围间隙。该肿瘤一般呈惰性经过[186]。

甲状舌管囊肿

甲状舌管是胚胎早期甲状腺自舌根下降至颈部最终位置时行经的结构[60],退化不全导致甲状舌管囊肿。

临床表现

该病变表现为舌骨附近颈部中线上的肿块或囊肿,相对而

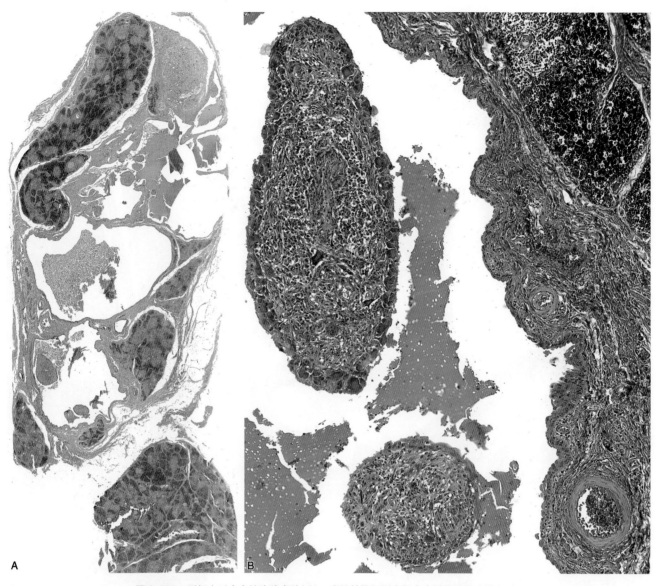

图 6.128　颈部皮下多房性胸腺囊肿（A）。囊性结构间隔内假肉瘤样梭形细胞增生（B）

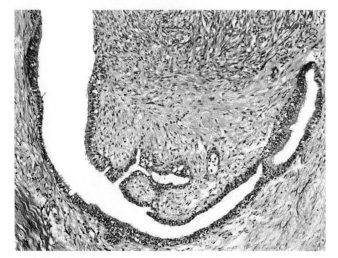

图 6.129　伴胸腺样分化的梭形上皮肿瘤（SETTLE），具有形态良好的黏液腺性结构，可见呼吸道纤毛上皮及梭形细胞成分

言气管左侧更多见[37,2428]。如果出现感染，囊肿可增大，若囊肿很大，可影响吞咽或呼吸。

组织病理学特征

甲状舌管囊肿被覆纤毛柱状上皮、成熟或不成熟鳞状上皮。少数病例中可见甲状腺滤泡结构。常见显著的急、慢性炎症改变及胆固醇结晶。罕见情况下，可发生甲状腺乳头状癌[2947]。

支气管源性囊肿

支气管源性囊肿是一种原始前肠来的良性囊性先天发育异常，起源于原始肺[763]。因此，尽管名称上有些相似之处，支气管源性囊肿与鳃裂囊肿明显不同，后者本质上是一种鳃囊异常[1512,3010,3011]。

临床表现

支气管源性囊肿多见于肺内或后纵隔,少数情况下也可见于皮肤。大多数皮肤支气管源性囊肿出生时就存在,或婴儿早期即可确诊。常表现为无症状的孤立结节或囊肿,罕见情况下表现为瘘管。男性发生率为女性的四倍。胸骨上切迹及胸骨前区是皮肤最常见的发病部位,共占约50%。颈部、肩胛骨、胸部、锁骨上区均可发生,但较少见。

组织病理学特征

皮肤支气管源性囊肿可形成单房或单叶状囊肿,内衬柱状或纤毛立方状上皮,上皮下伴有肌束,偶见软骨,囊壁内或囊壁周围可见浆-黏液腺腺体及杯状细胞。有极个别文献报道存在胃黏膜[2795]。如果标本为碎片状的活检组织,那么软骨及上皮组织的存在可能导致误诊为良性混合瘤。实际上,纤毛上皮伴有软骨,是皮肤支气管源性囊肿独特的诊断要点(图6.130和图6.131)。

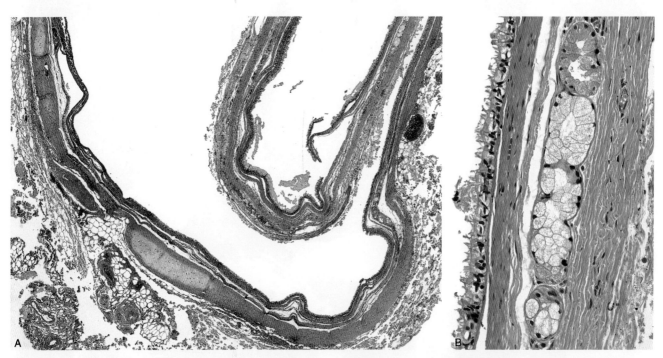

图6.130　支气管源性囊肿内衬纤毛上皮,周围可见软骨及浆黏液性腺体(A,B)

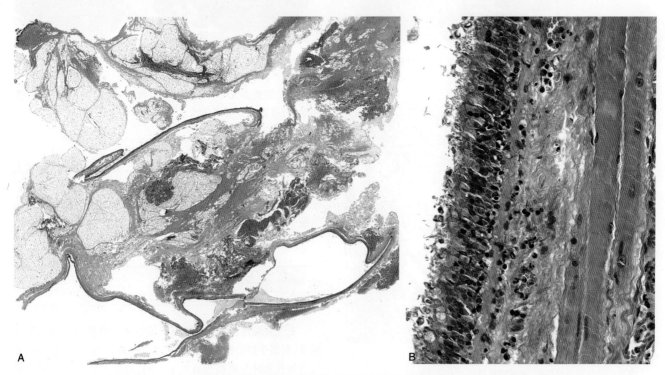

图6.131　一例2岁男童侧颈部的支气管源性囊肿,内衬上皮中可见杯状细胞,周围可见骨骼肌(A,B)

在某些器官中,支气管源性囊肿可能与转移性成熟性畸胎瘤相混淆[2234]。然而,与畸胎瘤不同的是,支气管源性囊肿几乎全部是囊性病变而无实性区域;其特征为向气管支气管树成分的分化更加充分、完全,含有浆-黏液性腺体,极罕见的情况下可含有胃型上皮,但不会有肠型上皮[2104,2234]。

免疫组化特征

所有支气管源性囊肿均表达 CK7,也可表达 TTF1,但不表达 CDX2[2234]。

（王强　译,王满香　校,薛汝增　审）

耳周病变

副耳

显微镜下,副耳含有更多的毳毛毛囊,因此可类似于所谓的毛囊痣,后者是一种有争议的肿瘤实体,由已故的 Ackerman 教授提出,对应于毛囊瘤的外周成分(见“毛囊瘤”章节)[150]。

临床表现

副耳最常表现为耳屏上或耳屏附近孤立性、质软至质硬的肤色小结节,一般出生时即可发现(图 6.132)。其他少见部位包括颊部、颈外侧部、眉间及胸骨上区。双侧性、多发性以及家

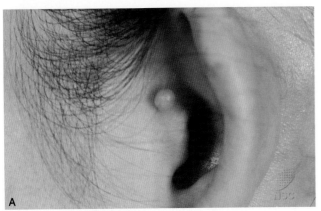

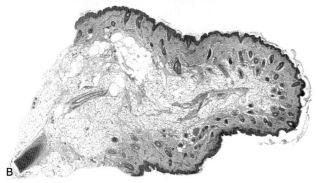

图 6.132　副耳临床表现(A)。真皮内毳毛毛囊数量增加,伴大量脂肪组织及软骨片(B)

族性耳屏附件罕有报道,见于一些第一、第二鳃弓发育异常的病例,如下颌骨颜面发育不全(Treacher-Collins 综合征)、眼-耳-脊椎综合征(Goldenhar 综合征)、4P 综合征(Wolf-Hirschhorn 综合征)、Townen-Brocks 综合征等[513,2648]。其中,Goldenhar 综合征可能是唯一一种总是出现副耳的病变,该综合征表现为副耳伴眼球样囊肿、脊椎缺损。

组织病理学特征

副耳表现为真皮层内毳毛毛囊数量增加,伴大量脂肪组织,有时脂肪组织甚至占据标本大部分。充分取材,一般可见软骨片(见图 6.132)。罕见情况下可见少量骨骼肌[2339]。

耳前窦道

耳前窦道或耳前凹是一种相对常见的病变,可散发、也可遗传。据估计,其发生率在西方国家可达 1%,在亚洲部分地区(中国台湾)可达 2.5%,而非洲部分地区则可达 10%[631]。

临床表现

耳前窦道呈凹陷小沟状,一般位于耳轮上升部或周围,也可见于耳轮上后缘及耳屏。大约 25% ~ 50% 的病例为双侧发病,双侧发生者更可能与两种相关综合征有关,即鳃-耳-肾综合征(branchiootorenal syndrome;BOR 综合征;OMIM 113650)及鳃-耳综合征(branchiootic syndrome;BOS 综合征;OMIM 602588)。前者的特征为外耳、中耳及内耳畸形伴传导性、感音性或混合性听力受损,鳃瘘管及囊肿,面部畸形及肾脏畸形,肾脏畸形可表现为轻度肾脏发育不全至双侧肾脏发育不全,后期可进展为终末期肾病。BOS 综合征与 BOR 综合征特点相同,但无肾脏畸形。现已知几个基因位点与鳃-耳-肾疾病谱系相关。BOR 是一种由 EYA1 基因突变导致的常染色体显性遗传疾病,该基因位于 8q13.3,是一种果蝇眼部缺失(Eya)基因的人类同源基因。BOS 也可由 EYA1 基因等位缺陷所致,但 BOS 的第二个基因位点位于 1q31,BOR/BOS 的第三个基因位点定位于 14q21.3-q24.3,这一区域内含有 SIX1、SIX4、SIX6 基因簇,已知的相关产物可在 EYA 基因的发育过程中发挥作用[1989]。

文献报道了一例双侧耳前窦道、面部多发性脂囊瘤及外毛根鞘囊肿的病例[2330]。还有一个家中四代均有多发性脂囊瘤及双侧耳前窦道的病例报道[165]。

组织病理学特征

窦道内衬复层鳞状上皮,也可含有皮脂腺。如果斜切,则可能表现为一个囊性病变。周围真皮中可见炎性细胞浸润,有时可见软骨(图 6.133)。

耳郭假性囊肿

耳郭假性囊肿不常见,其特点是耳部软骨间隙内浆液蓄

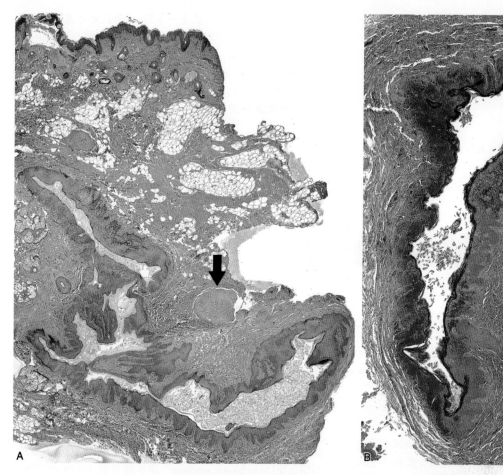

图 6.133 表现为囊性病变的耳前窦道,内衬复层鳞状上皮。局灶可见软骨组织(A,B,箭头处)

积,与轻微创伤有关。

临床表现

病变表现为耳郭外侧或前表面无痛性、波动性肿胀,一般位于耳舟或三角窝。病变一般数周内形成。患者主要为男性,可发生于任何年龄。大部分病例为单侧发生,但双侧者也有报道[1373,2024]。

组织病理学特征

软骨内腔隙无内衬上皮。软骨变薄,或囊腔内侧软骨透明变性。假囊肿的表皮一般正常。真皮内血管周围常见淋巴细胞浸润。后期可发生软骨内纤维化及肉芽组织形成。

(王强 译,王满香 校,薛汝增 审)

腰骶部病变

Luschka 尾骨血管球

尾骨血管球或尾骨体由 Luschka 于 1860 年描述,位于尾骨腹侧尖端骶正中动脉与静脉分支之间的脂肪组织内。手指部

血管球更为常见,其功能为参与温度调节,但是尾骨血管球的功能尚不清楚。

临床表现

尾骨血管球一般为偶然发现,见于因各种原因行骶尾部软组织切除的标本中,如藏毛囊肿及藏毛窦、黏液乳头状室管膜瘤等[2139]。

组织病理学特征

尾骨血管球是一种境界清楚、富于神经的结构,主要由上皮样肌样细胞围绕小动脉构成。大小约 1~5mm,因此可能是人体内最大的血管球体。也可呈多结节状,或由多个卫星小结节包绕一个主结节,甚至多发结节(图 6.134)。免疫组化上,血管球细胞表达肌特异性肌动蛋白(MSA)及 α-平滑肌肌动蛋白(SMA)、vimentin、Ⅳ型胶原蛋白,不表达上皮性标记、内皮标记及神经内分泌标记,如嗜铬粒蛋白(CgA)、突触素(Syn)。

这是一种正常解剖结构,为分叶状假腺样血管结构,不注意的话可能误诊为肿瘤。尽管极为罕见,它也可以发生"真正的"尾骨血管球瘤,病理形态同常见部位发生的血管球瘤。就皮肤附属器肿瘤而言,血管球瘤可被误诊为汗腺瘤及肌上皮瘤[251]。

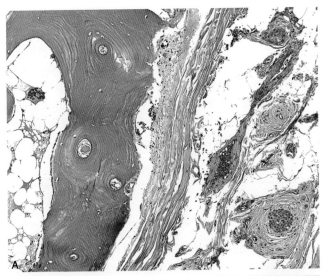

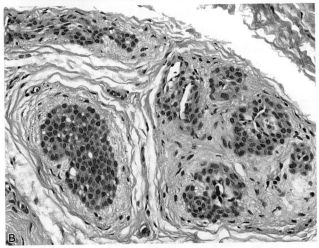

图 6.134 尾骨血管球。骶尾部脂肪组织内的圆形小结节（A）。多结节状，单个结节由小动脉周围围绕上皮样肌样细胞构成（B）

异位肾源性残余

临床表现

肾源性残余在多个器官内均有描述，如心脏、胸部、肾上腺、结肠、腹股沟管[1052]。发生于皮下时，常见于腰骶部，为带蒂息肉样质软肿块，与椎管闭合不全有关[523,1052]。

组织病理学特征

不成熟肾源性组织在细胞学上与肾脏后肾腺瘤中的上皮一样[1021]，无核分裂及异型性。可自真皮延伸至皮下脂肪或深部软组织。肾源性残余形成明显的肾小管和充满红细胞的肾小球，且或多或少呈现小叶状排列（图 6.135）。根据肾源性残余的形态学特点如独特的胚基性成分、上皮性成分、间质性成分，加上腰骶部这一典型部位，可以直接做出明确的诊断。所有这类患者均应进行椎管闭合不全的相关临床检查。

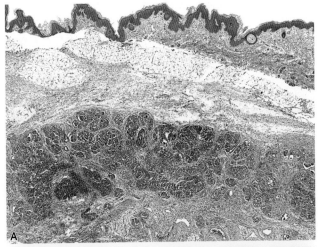

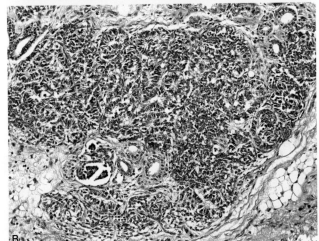

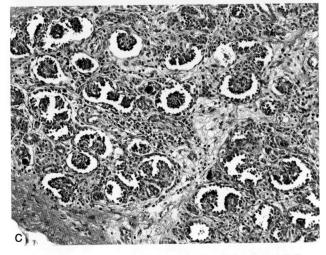

图 6.135 皮肤异位肾源性残余组织，其成分类似肾脏后肾腺瘤，形成肾小管、肾小球结构，并呈模糊的小叶状排列，其内充满红细胞（A～C）。该患者不伴椎管闭合不全

室管膜瘤

骶尾部上方皮下组织的室管膜瘤通常是马尾部肿瘤经过骶孔形成的骶前肿物[87]。另一组室管膜瘤为椎管外（软组织）

病变,原发于骶尾部背侧,或位于骶骨前方及直肠后方深部软组织内。推测该肿瘤起自正常神经管残余(神经管尾端遗迹)或胚胎发育异常所致的异常残余,因为这类患者多数具有脊柱裂之类的异常。

临床表现

大部分患者为儿童或年轻人,表现为病史较长的肿块,临床常诊断为藏毛窦、畸胎瘤或皮肤附属器肿瘤。与通常仅表现为不受控制的局部生长的低级别椎管内室管膜瘤不同,椎管外室管膜瘤具有更高的转移潜能(高达 20%)[1007,2523]。转移一般为晚期事件,常在原发肿瘤切除术后十年或更长时间,转移至肺或腹股沟淋巴结。

组织病理学特征

几乎所有的皮下室管膜瘤均为黏液乳头状型。细胞小,圆形或立方状,无异型性,在黏液样背景中呈乳头状排列(图6.136)。肿瘤大部分区域可见血管壁增厚、玻璃样变,甚至极少数病例中,乳头状结构玻璃样变,呈现出透明变囊肿样表现[1007]。实际上,这类肿瘤可能与某些皮肤附属器良恶性肿瘤

相混淆,如结节性汗腺瘤、低级别皮肤附属器腺癌,当黏液样背景显著时则可与皮肤黏液癌混淆(见图 6.136)。不过,与皮肤黏液癌不同的是,黏液样物质黏液卡红染色仅弱阳性或阴性。黏液乳头状室管膜瘤的最佳诊断线索是乳头状排列的结构具有黏液样至玻璃样变的轴心,轴心周围见纤细的胶原纤维形成清楚的界限,将纤维轴心与乳头的其他部分分隔开来(见图6.136)。室管膜瘤表达 GFAP、S-100,一般不表达细胞角蛋白,这一点与上皮性肿瘤及脊索瘤不同。

骶尾部藏毛窦

骶尾部藏毛性病变是一种常见病变(pilonidal,拉丁语 *pilus* 指毛发,*nidus* 指巢),为骶尾部含有毛发的窦道。关于其组织发生尚有争议,但一般认为藏毛窦是患者自身毛发直接或经扩张的毛囊漏斗刺入皮肤所致。这与所谓的理发师藏毛窦完全不同[2375],后者为来自他人、或其他动物的毛发刺入皮肤所致(如动物美容师、剪羊毛工人等)[2001]。

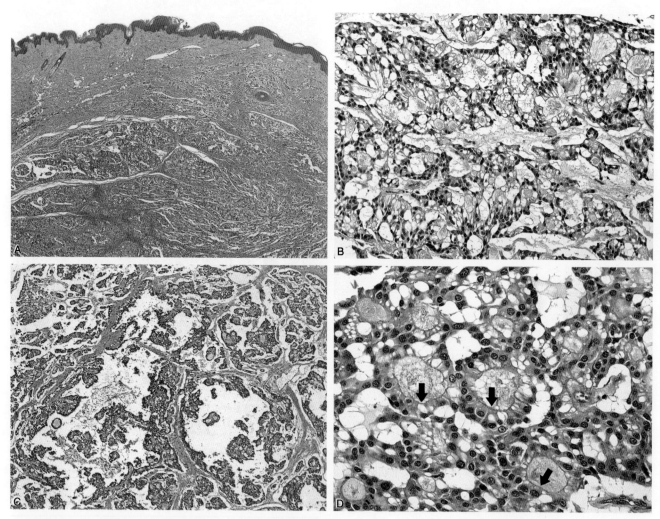

图6.136 皮下黏液乳头状室管膜瘤(A,B)。显著黏液样变,与黏液癌类似(C)。诊断线索为具有黏液样至玻璃样变轴心的乳头状结构,轴心周边一圈胶原纤维将其与乳头其他部分分隔开来(D,箭头)

临床表现

临床表现不一,可仅表现为臀裂间无症状的小凹或小沟,或令人痛苦的排液病变等。男女均可受累,但有症状者似乎多见于男性,大多发生于 20 岁和 30 岁年龄段;儿童则以女性为主。约 10%~15% 的病例具有一级亲属患病的家族史,这种情况已被证实发病更早且复发率升高[612]。

组织病理学特征

藏毛窦的表浅部分内衬复层鳞状上皮,有时取材可能并未取到;深部可见多根毛发,被慢性肉芽组织及纤维组织包裹。有时这一区域表现为假囊状结构。常见上皮碎屑,混杂有中性粒细胞、淋巴细胞、浆细胞,有时可见含铁血黄素及异物巨细胞(图 6.137 和图 6.138)。

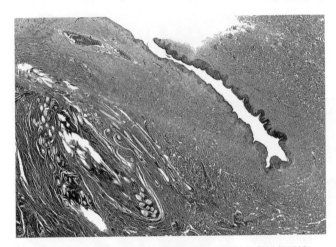

图 6.137 骶尾部藏毛窦。该藏毛窦的表浅部分内衬复层鳞状上皮,深部见纤维组织包绕的多根毛发

极为罕见的情况下,藏毛窦可发生恶性肿瘤,如鳞状细胞癌及更罕见的基底细胞癌[559,1610,1702]。有人提出发病可能与免疫抑制及 HPV 感染有关[1586]。文献上有合并其他病变的极罕见报道,如尖锐湿疣[275]、尾肠囊肿[2340]、细胞性蓝痣[2751]。

骶尾部畸胎瘤

畸胎瘤是一种生殖细胞肿瘤。新生儿及婴幼儿骶尾部生殖细胞肿瘤几乎均为原发性。骶尾部是畸胎瘤最常见的部位,70%~80% 的畸胎瘤发生于该处。发病率为每 40 000 例活产婴儿中有 1 例,但由于宫内死亡、死产或终止妊娠等情况占有相对较高的数量,因此发病率可能被低估,胎儿患病率更高[145]。

临床表现

该病可发生于骶尾部或腹膜后,或两处均有,大部分病例发生于女性(75%~90%)。从临床病理角度来看,骶尾部畸胎

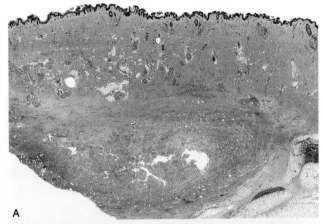

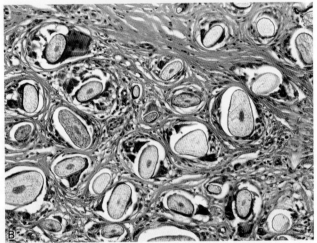

图 6.138 骶尾部藏毛窦。浅表部分缺失,深部为具有诊断意义的假囊,内含毛干,周围伴肉芽肿成分及纤维化(A,B)

瘤可分为两组。一组发生于骶尾部远端,婴儿出生时临床即可见明显的息肉样皮肤或皮下肿块(直径可达 25cm)伴溃疡,几乎全部为成熟性畸胎瘤。另一组则更靠近直肠后或邻近腹膜区,在出生后一段时间内长至骶尾部,从而形成临床可见的肿块。这一组畸胎瘤大部分为恶性,而且累及腹腔,导致肠道及膀胱功能障碍。

成人畸胎瘤是个例外,大部分为良性成熟性畸胎瘤,可能是出生时没有诊断出来[2246]。

组织病理学特征

成熟性畸胎瘤几乎全部由成熟组织构成,包括皮肤及皮肤附属器,因此鉴别诊断需要包括皮肤附属器肿瘤(图 6.139)。未成熟成分限于神经外胚层,但会有自发分化趋势。值得注意的是,早期切除的成熟性畸胎瘤可在成人期复发,复发肿瘤可为成熟性畸胎瘤或恶性生殖细胞肿瘤,甚至是体细胞型恶性肿瘤(如腺癌)[2246]。文献中报道过一例骶尾部成熟性畸胎瘤伴肠型黏液上皮肿瘤[1668]。所谓"骶骨后真皮肠窦"很可能是一种成熟性畸胎瘤[146]。

恶性畸胎瘤通常表现为卵黄囊瘤,可单独发生,也可伴有其他生殖细胞肿瘤成分。有时可见未成熟肝脏组织、肾母细胞瘤(Wilms 瘤)样成分[2246]。

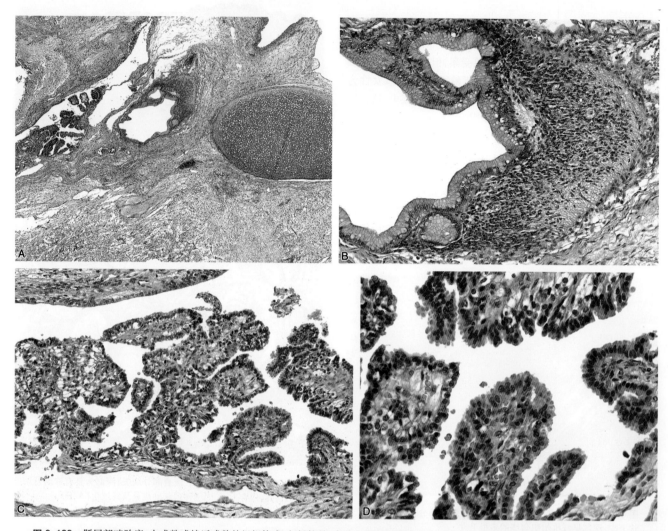

图 6.139 骶尾部畸胎瘤,由成熟或接近成熟的组织构成,包括软骨、多种上皮及间质成分(A,B)。乳头状结构可能是向脉络丛分化,且具有类似顶浆分泌的顶端胞质断裂(C,D)

（王强 译,王满香 校,薛汝增 审）

第七章 与皮肤附属器易混淆的其他病变，模拟皮肤附属器分化的疾病，以及诊断附属器肿瘤时需要谨记的其他重要疾病

表皮病变

透明细胞棘皮瘤

透明细胞棘皮瘤又称 Degos 棘皮瘤、苍白细胞棘皮瘤，是一种良性表皮增生，特征为出现苍白色至透明富含糖原的细胞[577]。有人认为本病是一种肿瘤，也有人认为可能是一种炎症性疾病（可能与银屑病相关）[309,734]。

临床表现

本病常表现为小（5~10mm）而缓慢生长、边界清楚、孤立、半球形或扁平丘疹、结节或斑块，红色或粉红色，伴点状血管，偶有角化性鳞屑覆盖。好发部位为下肢，中老年人易受累。临床亚型包括多发性、色素性、巨大型、不典型、息肉样病变，以及上肢、头颈部、躯干、臀部和肛周等非好发部位。偶尔发生在年轻人[309,337,1437,2945]。

组织病理学特征

透明细胞棘皮瘤为边界清楚的表皮增生，细胞胞质苍白至透明，与周围表皮有截然的界限，基底层细胞完整、染色正常。透明细胞含有大量糖原，PAS 染色阳性。病变具有银屑病样特征，出现皮突延长并偶有融合，角化不全，均匀分散或聚集分布的中性粒细胞，颗粒层消失。在有些病例，包绕外泌汗腺导管是一个特点（图 7.1）。真皮乳头有扩张的毛细血管和散在的混合性炎细胞浸润。色素型可见噬黑素细胞和树突状黑素细胞数量增加[1444]。

鉴别诊断

就皮肤附属器肿瘤而言，透明细胞棘皮瘤有时会被列为汗孔瘤的鉴别诊断[2021]。表皮透明细胞改变有时会模拟透明细胞棘皮瘤，这种情况偶见于皮肤纤维瘤诱导的附属器分化[2467]。有学者推测本病与毛囊肿瘤有相关性，尤其是推测其为外毛根鞘起源[974]，但因与毛囊的距离较远，所以可能性不大。

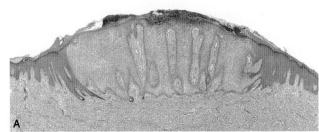

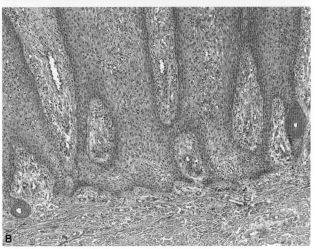

图 7.1 透明细胞棘皮瘤。边界清楚的病变，表现为银屑病样增生，由透明细胞组成（A）。注意病变内的中性粒细胞和包绕的汗腺导管

透明细胞丘疹病

透明细胞丘疹病是一种罕见的疾病，主要累及亚洲人[204,822,1334,1407,1411,1412,1467,1798,2708]。本病首先由 Kuo 等于 1987 年报道。本病的组织学起源和发病机制不清。最初有人推测透明细胞丘疹病与 Toker 细胞相关[1411]。然而随后有报道 6 对双胞胎病例以及有些病例有家族史，提示透明细胞丘疹病有遗传易感性[2708]。

临床表现

好发于儿童早期,大于 80% 的病例在 2 岁前出现。先天性病变少见,有 1 例成人发病的报道。表现为多发的(10~20个病变,范围从 2 个到大于 100 个不等)色素减退或色素脱失斑,或几乎不可触及的丘疹,大小为 1~10mm(图 7.2),病变有时呈线性排列,通常描述为所谓的"乳线"。最常受累的部位是耻骨区和下腹部。躯干前侧、腋窝和腹股沟较少累及。男女无差异。自然病程为良性。大多数患者中,病变的数目随着时间延长会逐渐减少,在一些患者甚至会完全消失[2708]。

组织病理学特征

表皮内有卵圆形或圆形细胞,有丰富明显的细胞质,单个或群集分布。主要在基底层角质形成细胞间,但在一些病例分布在基底层以上(见图 7.2)。细胞比周边的角质形成细胞大。细胞核苍白,有时折叠、皱缩。轻度的角化过度,棘层肥厚和基底层色素减少是常见的特征[2708]。

组化和免疫组化特征

透明细胞在不同黏液染色方法下显示不同程度的阳性结果,包括 PAS、黏液卡红、阿辛蓝和胶体铁染色。透明细胞的角蛋白、CEA、GCFDP-15、CAM5.2 和 CK7 染色常阳性,因此与乳房外 Paget 病(EMPD)的免疫特征有重叠。有助于与黑素细胞病变鉴别的 S100 蛋白染色阴性。Masson-Fontana 染色显示表皮基底细胞层色素减少至消失[2708]。

鉴别诊断

从病理角度来看,病变模拟 EMPD。本病的诊断及与EMPD 鉴别的线索依赖于临床资料,即年龄、部位、多样性和病变的临床外观。然而,需要注意的是 EMPD 的罕见病例也可表现为色素减退性病变[431]。另一个需要鉴别诊断的是 Paget 样角化不良的透明细胞,主要分布在棘层,并且黏液染色阴性。临床鉴别诊断包括特发性点滴状色素减少症、皮肤松弛症、炎症后色素减退、白癜风、结节性硬化症的色素减退斑、TSC2/PKD1 相邻基因综合征和进行性斑状色素减退症。

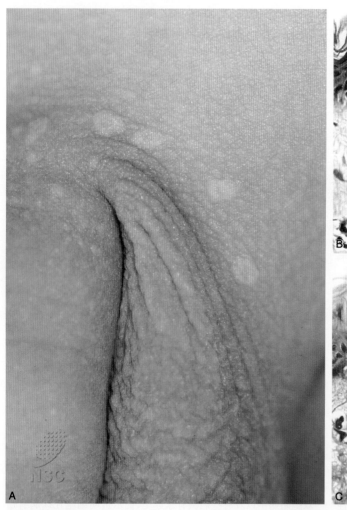
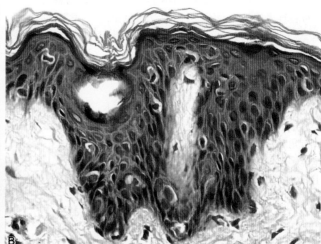
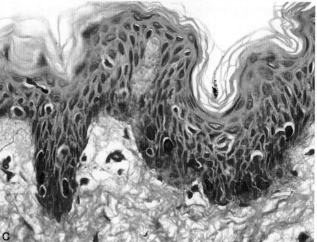

图 7.2　透明细胞丘疹病。一名男孩耻骨区域多发性色素减退斑(A)。表皮内散在的大细胞伴有皱缩的细胞核和透明的胞质(B)。PAS染色(C)

脂溢性角化病

脂溢性角化病与附属器肿瘤的主要关系如下:

- 皮脂腺分化。脂溢性角化病中少见,需要与伴皮脂腺分化的网状棘皮瘤、伴皮脂腺分化的汗孔瘤和皮脂腺瘤相鉴别(图7.3)。著者也诊断过一例伴皮脂腺分化的脂溢性角化病,有多形性、非典型核分裂象、皮脂腺细胞呈Paget样扩散,类似浅表皮脂腺癌(图7.4)。

- 脂溢性角化病有时可能与单纯性汗腺棘皮瘤(汗孔瘤的一种亚型)难鉴别。也有报道脂溢性角化病是汗孔癌的前期病变[1062,1154,1574],有学者猜测脂溢性角化病可能代表着残余尚未转变的单纯性汗腺棘皮瘤。

- 罕见的情况下,可见基底细胞癌与脂溢性角化病相连[300]。实际上,有一些浅表的基底细胞癌来源于脂溢性角化病(图7.5和图7.6)[25]。同样,也可见漏斗部充满板层状排列的角质形成细胞与Pinkus纤维上皮瘤相连,推测Pinkus纤维上皮瘤可能来源于脂溢性角化病[22]。

- 表皮棘皮瘤与脂溢性角化病一样,有时可在皮脂腺痣中见到。

- 透明细胞分化是脂溢性角化病的罕见特征,可能会误诊为浅表播散性黑素瘤,另外还需要与鳞癌的Paget样扩散相鉴别(图7.7)[1879]。"釉质样脂溢性角化病"这一名词是指有明显的细胞内黏液的病变。

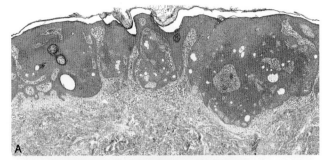

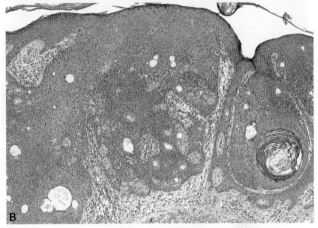

图7.3　伴皮脂腺分化的脂溢性角化病(A,B)

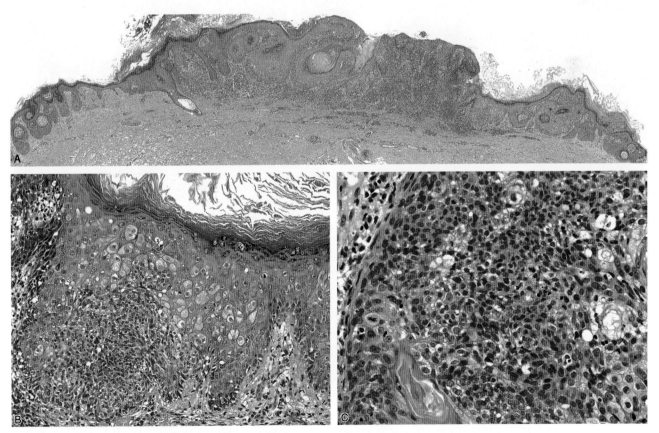

图7.4　在脂溢性角化病病变的中央区域出现皮脂腺分化,肿瘤细胞的非典型性和Paget样表皮内扩散明显(A~C)

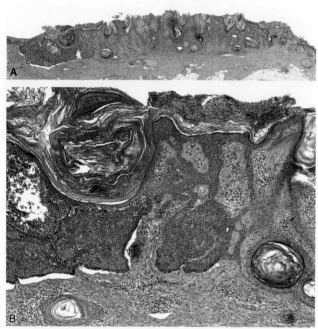

图 7.5　浅表基底细胞癌与脂溢性角化病相连

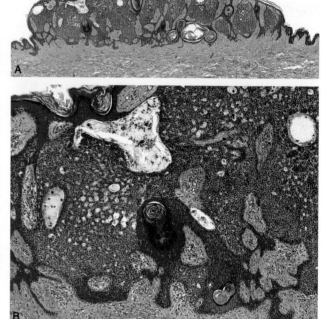

图 7.6　发生在脂溢性角化病的早期基底细胞癌

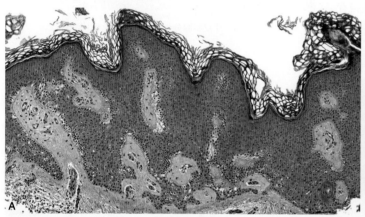
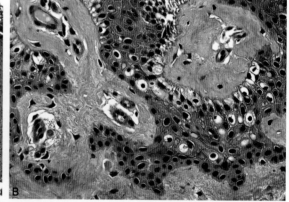

图 7.7　脂溢性角化病的透明细胞(A,B)

鳞状细胞癌

　　原位和浸润性鳞状细胞癌(SCC)的以下组织病理改变在不同程度上模拟皮肤附属器肿瘤。

■ 原位 SCC(Paget 样鲍温病)的癌细胞 Paget 样扩散需要与各种附属器肿瘤(主要是 EMPD 和眼周的皮脂腺癌)中的肿瘤细胞 Paget 样扩散相鉴别(图 7.8)。EMPD 和外阴上皮内瘤变(VIN)同时发生的外阴病变则是一个特别的陷阱。

■ 透明细胞分化和毛囊中心性。这样的肿瘤常称为外毛根鞘癌,但是 Dalton 和 Lebiot 认为不存在这样一种独立的疾病,这一现象被它的支持者过度诊断(见"外毛根鞘癌"章节)[548]。关于毛囊中心性,在很多 SCC 中发现沿着之前存在的毛囊轴线生长,包括经典的分化和透明细胞分化。对

于后者,特别是当周围有栅栏状的小细胞时,外毛根鞘癌的可能性增加。除了浸润性肿瘤,很少在原位癌中见到透明细胞(图 7.9 和图 7.10)[1410]。在极少数 SCC 病例中可见到毛囊中心性相关的一种少见模式,发育不良的上皮改变主要或仅限于毛囊,其上方的表皮不受累(图 7.11)。这种情况在新发的 SCC 或既往切除过的原位 SCC 中可见。类似的病变被定义为毛囊性 SCC[598]。

■ 顶泌汗腺(外泌汗腺)和皮脂腺的"癌化"[105]。外泌汗腺以及少数情况下顶泌汗腺导管在浸润性 SCC 附近或被肿瘤包围,常表现为导管细胞的增生和轻度异型,有时称为导管非典型增生[2319]。著者已经在原位 SCC 附近的皮脂腺中观察到类似的现象,其中有非典型皮脂腺细胞。有趣的是,在一些病例中,皮脂腺中非典型肿瘤细胞比相邻的 SCC 有更高的核分级。这种现象非常少见,一种可能的解释是它代表了一种局部效应(图 7.12)。

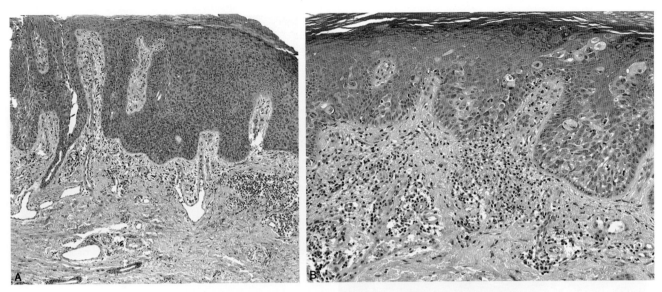

图 7.8 原位鳞状细胞癌的一个区域有明显的 Paget 样表皮内癌细胞(A,B)

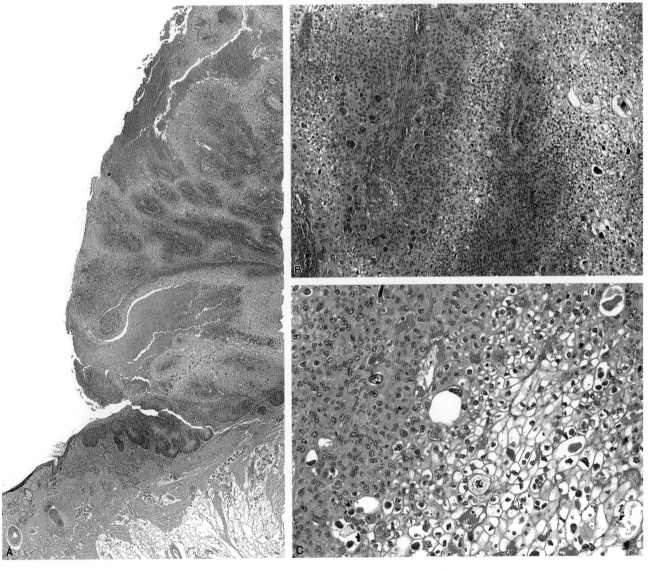

图 7.9 浸润性鳞状细胞癌有明显的透明细胞分化(A~C)

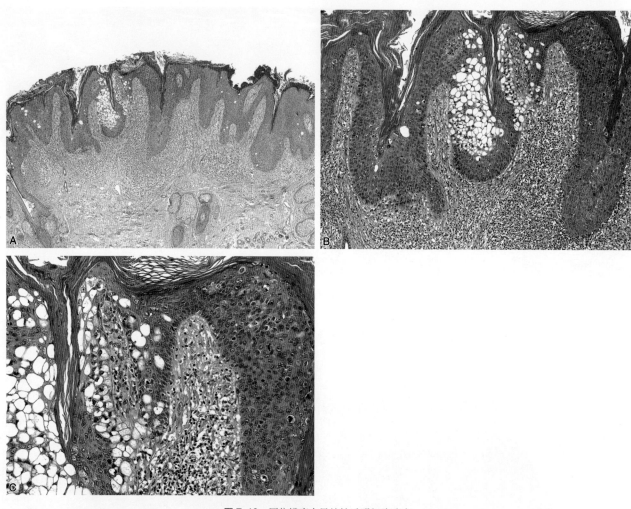

图 7.10 原位鳞癌中局灶性透明细胞改变

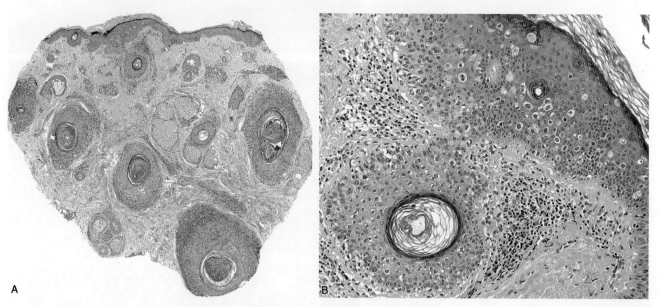

图 7.11 在这份标本中,原位鳞状细胞癌几乎累及每个毛囊,有小的局灶性表皮内 Paget 样扩散(A~E)

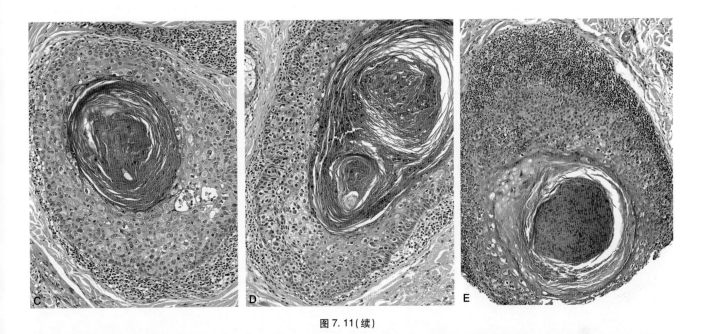

图 7.11(续)

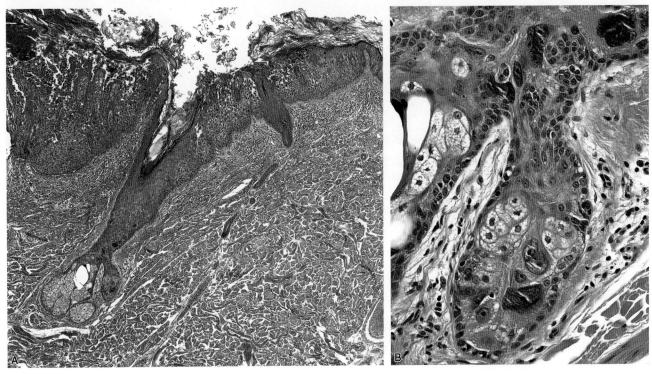

图 7.12 原位鳞状细胞癌伴邻近皮脂腺中出现高度多形性的细胞(A,B)

- 腺鳞癌是 SCC 的一种少见亚型,同时具有腺体和鳞状分化。由于存在腺体分化的区域,这种 SCC 亚型应归为附属器肿瘤。一些学者把腺鳞癌等同于黏液表皮样癌,后者是一种待确认的原发皮肤肿瘤(见相应章节)[393]。
- 棘层松解性 SCC 有腺样间隙形成,因此可模拟一些附属器肿瘤。
- 结缔组织增生性 SCC 是一种少见的 SCC 亚型,特征为梭形鳞状细胞呈条索或小梁状浸润性生长伴致密的间质增生,间质占肿瘤体积的 30% 以上[299]。该亚型的 SCC 可模拟一些附属器肿瘤,包括硬化性 BCC、结缔组织增生性毛发上皮瘤和微囊性附属器癌,但上覆异型鳞状细胞、角质物和单个细胞角化以及缺乏导管分化是鉴别特征。
- 印戒样细胞 SCC 需要与有印戒细胞的附属器肿瘤鉴别[527,1669]。著者遇到的一些病例中,印戒改变是一个局灶

性的特征,它出现在低分化且缺乏角化的浸润性部位。在这些病例中,找到明确的原位癌能够作为提示,从而做出正确诊断。我们还观察到一个病例,除了单个胞质内空泡挤压细胞核而产生的印戒样细胞,还有含多个胞质空泡从而出现皮脂腺细胞样的表现(图 7.13)。

- 皮肤淋巴上皮瘤样癌(LELC)是一种少见、组织来源不明的皮肤肿瘤。可能是一种少见的分化差的 SCC 亚型,由大小和形状不一的结节,以及表现为泡状染色质和明显核仁,大的、非典型、合胞体样上皮细胞构成,被淋巴细胞和浆细胞包绕[1269]。另一种观点认为,在皮肤中,这种肿瘤可能仅是一种形态学模式,而不是独立的临床病理疾病[2877]。一些学者把 LELC 和附属器肿瘤联系起来[1524,2184]。在皮肤附属器肿瘤的背景下,著者在毛母细胞瘤的恶性转化性病变中以及乳头状汗管囊腺瘤恶变的病变中观察到了 LELC 样特征[1289]。

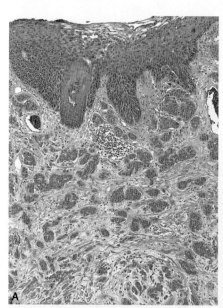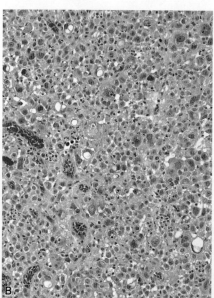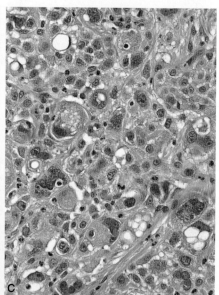

图 7.13 有印戒样细胞的鳞状细胞癌。这个区域相当于具有原位和浸润性鳞状细胞癌的区域(A)。在这个肿瘤的其他侵袭区域,可见大量印戒样细胞。重要的是不要将印戒细胞和胞质空泡相混淆,以免误诊为汗孔癌(B)。一些细胞胞质内含有多个空泡(C)

疣状角化不良瘤

疣状角化不良瘤首先由 Helwig 描述,是一种界限清楚的内生性毛囊漏斗中心性病变,病理出现棘层松解性角化不良[873]。在文献中使用的同义词包括孤立性毛囊角化不良瘤、孤立性角化不良瘤和毛囊角化不良瘤。最后一个名词体现了疣状角化不良瘤是一种独特的毛囊附属器肿瘤[1193]。尽管与病毒疣有相似之处,但病变中无 HPV 感染。

临床表现

疣状角化不良瘤常表现为孤立的、肉色至棕色角化性丘疹或小结节,好发于头部和颈部。躯干和四肢较少受累。无性别差异,诊断时的平均年龄为 60~61 岁[1193,2635]。有报道,在口腔或生殖器黏膜发生似于角化不良瘤的病变,但它们可能是不同

的疾病[830,866,954,1709]。

组织病理学特征

基本特征是局灶性棘层松解性角化不良。在大部分病例中可以看到与毛囊漏斗部的关联(图 7.14)。偶尔两个或更多相邻的漏斗受累。3 种生长结构模式包括杯状型、囊肿型和结节型,但是这些模式的重叠和表现取决于病变的部位、大小和截面。

形态学亚型包括空泡化细胞改变、核分裂象增多(少见)、表皮突增生和明显的漏斗部囊性结构[1193]。

鉴别诊断

在皮肤附属器肿瘤方面,囊性疣状角化不良瘤可模拟附属器囊肿和乳头状汗管囊腺瘤。模拟后者的情况还可见于明显的棘层松解的乳头状突起突入到囊腔内,局部囊壁由漏斗部上皮覆盖的病变中(图 7.15)。在横切标本中,极少数病例出现表皮突增生,表现为实性细胞聚集(图 7.16)。

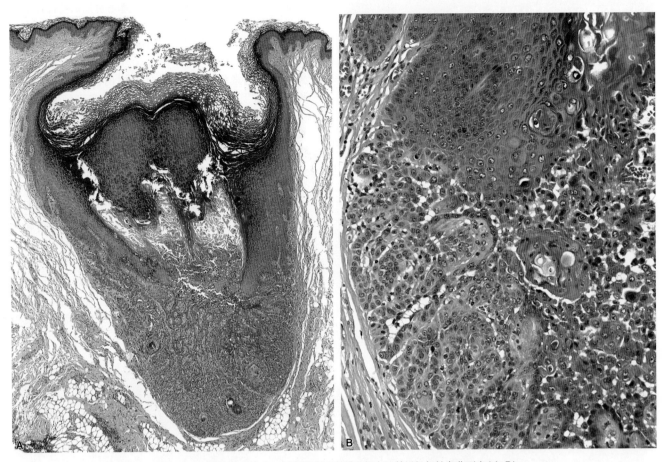

图7.14　疣状角化不良瘤。显著膨大毛囊漏斗部内的棘层松解性角化不良(A,B)

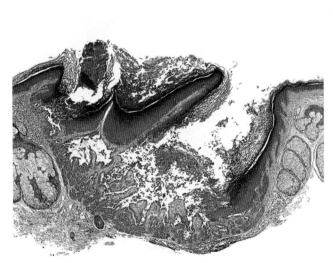

图7.15　疣状角化不良瘤有显著的棘层松解导致明显的乳头状突起突入囊腔,类似于乳头状汗管囊腺瘤

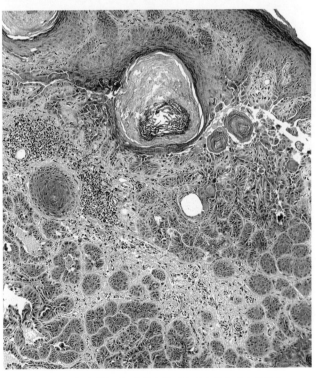

图7.16　标本横切时,疣状角化不良瘤表现为表皮突增生

（白娟　乔建军　译,孙琦　校,薛汝增　审）

黑素细胞疾病和相关疾病

黑素瘤和痣

以下黑素瘤和痣中的不同程度改变与皮肤附属器肿瘤有相似之处：

- 表皮内黑素细胞 Paget 样扩散（特别是无色素的）需要与乳房 Paget 病和 EMPD 鉴别（图 7.17）。
- 气球状细胞黑素瘤和气球状细胞痣由大的透明细胞组成，有时有空泡胞质，不要与皮脂腺癌或透明细胞纤维丘疹相混淆（见图 7.17）。
- 在一些黑素细胞病变中见到以多空泡胞质和扇贝状核为特征的皮脂腺细胞样的黑素细胞，包括黑素瘤、普通痣和蓝痣（见图 7.17）。这可能与气球样变相关，常表现为可辨认的黑素瘤或色素痣背景上局灶性散在的特征[1172,2777]。
- 肿瘤呈器官样排列，类似类癌中小梁状、菊形团和假菊形团

样结构[1039,1178,2056]，可以是一部分皮脂腺肿瘤的特征性组织排列模式（见图 7.17）[1249,1632]。尽管这些黑素细样病变可能缺乏黑素，但它们具有黑素细胞的免疫表型，可以明确诊断。

- 黑素瘤和色素痣（包括 Spitz 痣）中的假腺样和管状结构[338,2171,2534]。这些改变少见，常由肿瘤黑素细胞坏死产生。透明细胞、印戒细胞和嗜酸细胞样特征增加了这种模式与上皮肿瘤的相似性（见图 7.17）[1180]。
- 黑素瘤中的真性上皮分化。尽管正常皮肤中黑素细胞表达角蛋白是有争议的，但黑素瘤中异常的角蛋白表达已被报道，而且似乎比显微镜下显示确定的上皮分化特征更常见[202,1743]。黑素瘤出现真正的显微镜下可辨认的不同上皮分化的腺管状结构是极少见的[2861]。真性上皮分化应和大部分黑素瘤中附属器的反应性增生相鉴别，或许与它密切相关。已有文献报道伴有明显汗腺导管增生[939]。显著的间质中黏液状改变可导致外观模拟包括黏液癌在内的附属器癌[1038,1632,2724]。然而，这些少见改变周围常有清晰可辨的普通黑素瘤成分。在黑素细胞痣中也可见到明显的黏液样改变[1695,1722,1724]。

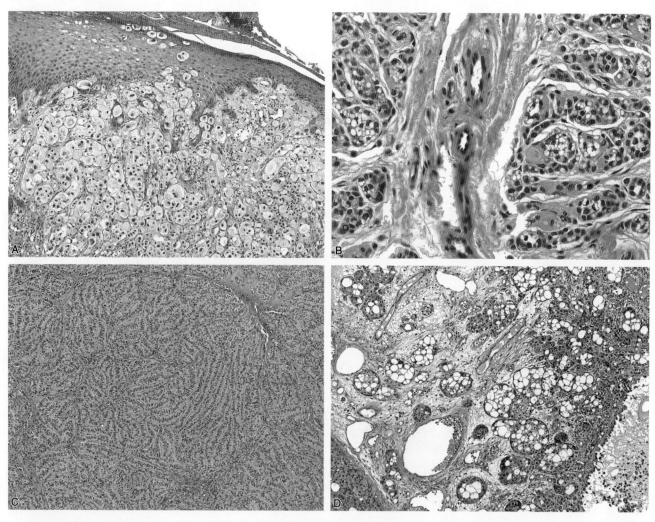

图 7.17　表皮内黑素细胞 Paget 样扩散的黑素瘤需要与 Paget 病鉴别（A）。黑素瘤由气球样细胞组成，这样的病变可模拟皮脂腺癌（A）。皮脂腺样黑素细胞以多空泡胞质和贝壳状核为特征（B）。黑素瘤中细胞在小梁、菊形团和假菊形团中呈类癌样排列。当无色素出现时，需要与癌样肿瘤包括皮脂腺瘤和皮脂腺癌鉴别（C）。黑素瘤中的假腺管和管状模式（D）

鳞状黑素细胞肿瘤和基底黑素细胞肿瘤

近年来记录了一些病例显示了所谓的鳞状黑素细胞肿瘤和基底黑素细胞肿瘤。这种肿瘤是真性双向分化（上皮和黑素细胞）的联合病变，这与常见的肿瘤碰撞现象有所不同，后者认为是两种不同起源肿瘤的毗邻，黑素细胞定植，指上皮肿瘤由非肿瘤性树突状黑素细胞定植和抗原转移（抗原从一个到另一个细胞的人为转移）[421,673,2098,2207,2226,2252]。

尽管在一些病例中可接受双向分化的观点，但还有其他的可能就是碰撞瘤或黑素细胞植入。

（白娟　乔建军　译，孙琦　校，薛汝增　审）

软组织疾病

血管球瘤

血管球瘤来源于血管球体细胞，是一种小的、卵圆形至球形的血管腔隙，也称 *Sucquet-Hoyer* 吻合，后者由圆形、均匀分布、特异的上皮样球细胞包绕，这些细胞具有变异的平滑肌细胞超微结构和免疫组化特征。

血管球体具有括约肌的功能，还参与温度调节。血管球体主要分布于手足，主要位于指垫的真皮深层和甲床，在耳、鼻和消化道黏膜（功能与吸收相关的部位）、甲状腺、勃起组织以及许多其他部位包括尾骨区域也有分布。

临床表现

血管球瘤最常见于肢体末端，特别是甲下，表现为小的（<1cm）、红蓝色结节，当暴露于冷或轻微的触觉刺激时，可出现疼痛。

组织病理学特征

根据球细胞、血管结构和平滑肌的相对明显程度，血管球瘤被分为实体血管球瘤（最常见的亚型）、球血管瘤和球血管肌瘤。肿瘤性血管球细胞是小而均匀的圆形细胞，中央有圆形细胞核和嗜双色性或轻度嗜酸性的胞质。还有非典型和恶性的类型[749]。

本病模拟的皮肤附属器肿瘤主要包括汗腺瘤和肌上皮瘤，这种情况见于有明显的嗜酸细胞样变、上皮样变或肌样间质改变的病例（图 7.18）。肿瘤细胞与血管壁的关系是一条诊断线

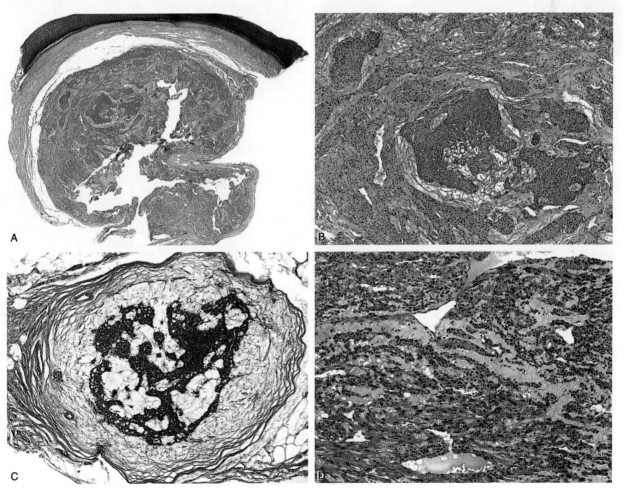

图 7.18　血管球瘤与汗腺腺瘤和肌上皮瘤类似，肿瘤细胞明显的嗜酸细胞样变、上皮样变或丰富的肌样间质（A~C）。上皮样血管球瘤细胞转变为梭形分化良好的平滑肌细胞通常形成不完整的血管壁，这是 HE 切片中最好的诊断线索（D）

索,至少局灶性的上皮样血管球瘤细胞转变为梭形分化良好的平滑肌细胞,常形成不完整的血管壁(见图7.18)。上皮标记和S-100蛋白阴性,平滑肌肌动蛋白阳性是其免疫组化特点[985]。血管球瘤通常不表达结蛋白,但著者也遇到过例外的病例。

骨化性纤维黏液样肿瘤

骨化性纤维黏液样肿瘤是一种分化尚不确定的软组织肿瘤,在皮肤病理工作中偶尔能见到。皮肤附属器肿瘤中,骨化性纤维黏液样肿瘤是肌上皮瘤的重要鉴别诊断。

临床表现

位置浅表者表现为皮下肿块或可能类似于囊肿[2424,2518]。

在大约一半的患者肿瘤累及下肢,在另一半的患者中,病变累及上肢、躯干、头部和颈部[1745]。其他部位很少受累[669,1745]。

组织病理学特征

肿瘤位于纤维黏液间质中,由相对单一形态的圆形或椭圆形细胞排列成条索或小梁模式。实性生长区域也常见。在病变外周常见化生的骨壳(80%~90%),也可见于包膜内。骨化性纤维黏液样肿瘤与肌上皮瘤形态学上可以高度相似;甚至免疫组化也高度相似,免疫组化可表达S-100(约95%),细胞角蛋白(10%~15%)、神经角质纤维酸性蛋白(5%~10%)。与肌上皮瘤相反,骨化性纤维黏液样肿瘤形成有厚间隔的特征性的小叶,出现化生性成骨,表现为细胞呈细条索状排列,肌上皮瘤则无这些特征[751,1745,2983]。少见情况下,原有的或伴有化生的皮肤附属器结构被包裹入肿瘤内部,使其类似顶泌汗腺混合瘤(图7.19)。

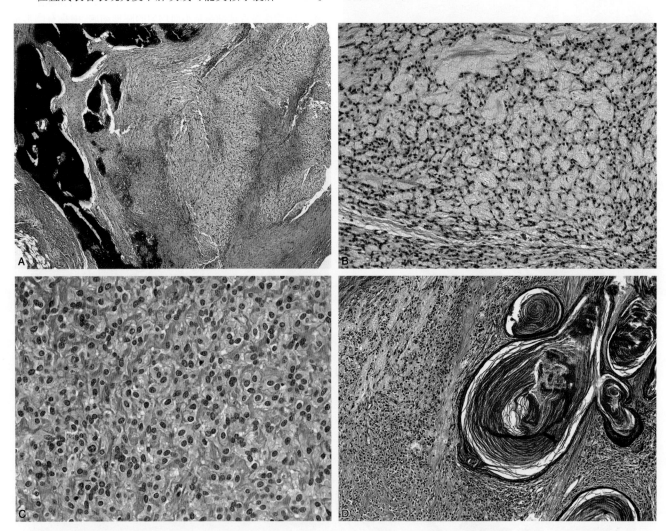

图7.19 骨化性纤维黏液样肿瘤。可见特征性小叶和外周分布的化生骨。当肿瘤位于骨突起时,勿把骨的针状体与骨破坏相混淆(A)。肿瘤细胞的骨小梁模式位于纤维黏液样间质中(B)。实质区域类似于肌上皮瘤(C)。原有的皮肤附属器发生化生和被包裹入骨化性纤维黏液样肿瘤,鉴别诊断应包括顶泌汗腺混合瘤(D)

滑膜肉瘤

临床表现

滑膜肉瘤常发生在下肢关节周围,常与滑膜、腱鞘和关节囊紧密相连。滑膜肉瘤可累及皮下组织,有时患者最初的表现就是皮下肿块。儿童和年轻人最常受累。

组织病理学特征

滑膜肉瘤分为以下类型:
- 单相型(纤维或上皮)
- 双相型
- 低分化型

通常情况下,皮肤附属器肿瘤容易与滑膜肉瘤鉴别,但也有少数例外。极少数双相型滑膜肉瘤可形成良好的腺体成分,有明显的分泌现象,模拟恶性顶泌汗腺混合瘤或顶泌汗腺癌(图 7.20),非常少见的单相上皮型滑膜肉瘤与原发皮肤上皮肿瘤几乎无法区分。在这两种情况下,可依靠的最佳特征是恶性梭形细胞成分,其免疫组化 EMA 阳性。甚至当标本取样完整时,单相上皮型滑膜肉瘤中至少可见到小的局灶性低级别梭形细胞纤维成分的区域(见图 7.20)。少数滑膜肉瘤患者可出现透明细胞改变,模拟毛鞘分化或透明细胞汗腺瘤的成分(见图 7.20)。更困难的是早期微小滑膜肉瘤小于 1cm[1738]。甚至这些相当小的肿瘤常包含结构良好的上皮成分,很难认为其是恶性肿瘤。对于有疑问的病例,建议进行分子生物学检测,能检测出特异的 t(X;18)(p11;q11)易位。这种易位导致 18q11 的 *SYT* 基因和 Xp11 的 *SSX* 家族基因之一, *SSX1* 或 *SSX2* 融合。几乎所有的双相型滑膜肉瘤均携带 *SYT-SSX1* 融合,而绝大多数单相纤维型滑膜肉瘤出现 *SYT-SSX2* 融合。

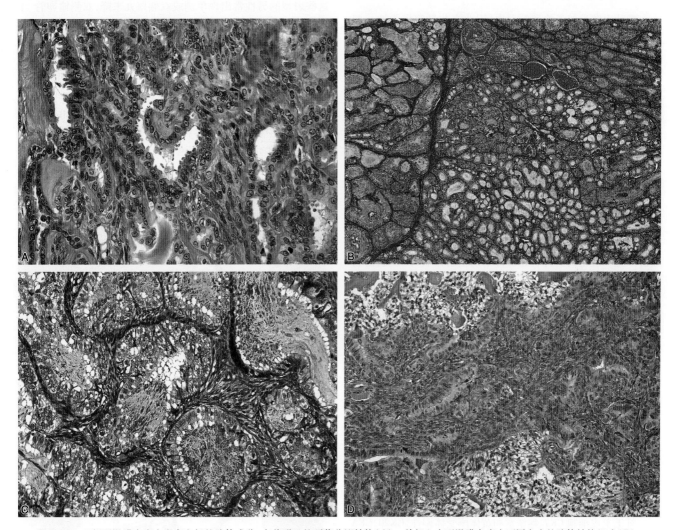

图 7.20　双相型滑膜肉瘤有发育良好的腺体成分,有着明显的顶浆分泌结构(A)。单相上皮型滑膜肉瘤由不同大小的腺体结构组成(B)。当肿瘤取材充分时,可见到少量梭形间质细胞(C)这例双相型滑膜肉瘤中有局灶透明细胞改变,模拟透明细胞汗腺瘤或毛根鞘分化(D)。上述病例的诊断均通过检测 t(X;18)(p11;q11)证实

（白娟　乔建军　译,孙琦　校,薛汝增　审）

囊性病变

皮肤纤毛囊肿

1890 年 Hess 首先描述本病,之后在 1978 年被 Farmer 和 Helwig 命名为目前的名称皮肤纤毛囊肿[693]。

临床表现

皮肤纤毛囊肿是一种罕见的良性病变,常累及 10~30 年龄段年轻女性患者下肢的真皮或皮下组织。其他部位少见(然而,见后)[755,2469,2745]。囊肿在青春期后生长是一个典型特征,认为是受激素影响,与产生导致囊性扩张的浆液相关。

组织病理学特征

囊肿内壁类似于输卵管上皮,因此有苗勒管异位这一假说,来解释其发病机制[64,255]。根据这个理论,苗勒管残余体的异位、隔离和迁移出现在胚胎发育早期。发育 6 周后,女性胚胎的副中肾管(即苗勒管)在中线融合形成输卵管、子宫、子宫颈和上阴道;而在男性胚胎,由于胎儿睾丸支持细胞产生苗勒管抑制因子活性,副中肾管消失(在 XY 胚胎中,在妊娠第 7 周末睾丸分化)。已经表明形成输卵管的细胞可能分离,并整合到侧中胚层,将苗勒管残余体置入到下肢的真皮深层或皮下组织,使得近端副中肾管发育成纵向内陷并形成下肢芽管。然而,在腹壁、臀部或下背部也存在残余体的局部迁移,这就是纤毛囊肿发生在这些少见位置的原因[255,755,2745]。这些细胞直至青春期激素刺激之前一直处于静息状态,青春期后雌激素刺激导致异位的苗勒管上皮产生浆液,从而形成囊肿。这一理论的支持者建议将本病重新命名为“皮肤苗勒管囊肿”[255]。

另一个假说“外泌汗腺纤毛化生”是根据胎儿外泌汗腺导管出现纤毛上皮和一些外泌汗腺病变可出现纤毛而提出的,但缺乏有力的证据。而且,皮肤纤毛囊肿发生的优势解剖位置与汗腺在皮肤中广泛分布相矛盾,另外微管的排列在超微结构上也存在差异[255,2621]。

皮肤纤毛囊肿内衬以立方或柱状纤毛上皮,局部有假复层,有时有局灶性鳞状化生(图 7.21)。囊腔内常可见微乳头突起。一个少见的特征是细胞顶部出现断头,很像顶浆分泌,插入的暗细胞类似输卵管上皮的“钉状”细胞[64,255,1471]。

免疫组化特征

纤毛上皮细胞 CK7、雌激素和黄体酮受体阳性,CK20、CEA 和 GCDFP-15 阴性。上皮化生区域 p63 染色阳性,而纤毛细胞 p63 阴性[255]。

鉴别诊断

男性皮肤纤毛囊肿的报道不超过 10 例,初看是对苗勒管

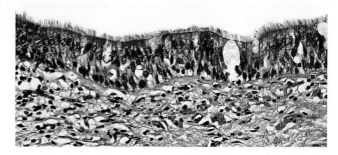

图 7.21　皮肤纤毛囊肿。注意在细胞腔侧有显著的纤毛

异位学说的反驳[119,2035,2470,2700]。然而,这些报道中的一些病变事实上可能是不同的疾病包括持续性苗勒管综合征(又称为腹股沟子宫疝),是男性假两性畸形的一种类型,是由于缺乏抗苗勒管激素活性或其受体异常造成。此综合征患者有正常的男性 46,XY 核型和正常的男性外生殖器,但是体内有苗勒管结构。这些表型的男性常出现单侧或双侧睾丸未降,双侧输卵管、子宫,上阴道与前列腺囊相连。持续性米勒管综合征的诊断依据是腹股沟疝修补术或睾丸固定术中发现苗勒管组织,因此称为腹股沟子宫疝。持续性米勒管综合征可以解释表型正常男性发生的“皮肤纤毛囊肿”[255]。一位男性面颊的“皮肤纤毛囊肿”有肌上皮细胞层和顶泌汗腺分泌,可能是汗囊瘤[1945]。纤毛上皮细胞不仅仅出现在皮肤纤毛囊肿。巴氏腺(Bartholin)汗腺囊肿、中线囊肿以及多种其他疾病,包括畸胎瘤以及胸腺或腮囊分化的相关疾病局部也可出现此类细胞。

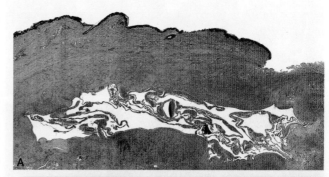

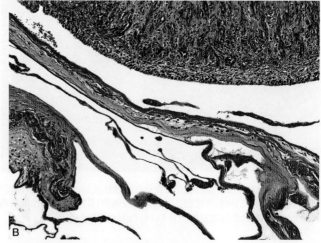

图 7.22　化生性滑膜囊肿表现为真皮内囊肿性病变,内衬的组织类似于增生性滑膜,周围有炎症和纤维化

化生性滑膜囊肿

临床表现

皮肤化生性滑膜囊肿少见,常表现为在既往受伤区域或瘢痕上的红斑,有时为疼痛性皮下结节[856]。偶尔排出血性液体。少见的亚型包括多发病变、与 Ehlers-Danlos 综合征相关和发生在皮脂腺痣中[894,1897,2488]。

组织病理学特征

真皮层内多房囊肿内衬的组织类似于增生的滑膜(图7.22)。腔内覆有包含组织细胞的一层绒毛突起。周边纤维组织中所见的改变非特异性,包括肉芽肿、含铁血黄素沉积以及淋巴细胞浸润[856,894]。很少见到通过窦道与表皮相通。

(白娟 乔建军 译,孙琦 校,薛汝增 审)

异位组织

医源性(异位的)甲状旁腺组织

在皮肤病理标本中出现甲状旁腺组织罕见[1992]。因终末期肾病导致的第三期甲状旁腺功能亢进患者,为了维持激素的功能,行甲状旁腺全切术加自体甲状旁腺组织(一个或部分甲状旁腺)移植治疗,在其前臂的肱桡肌内可以见到甲状旁腺组织。移植的组织可发生增生性改变,临床表现为自体移植组织的增大(继发性甲状旁腺瘤)。若无复发性甲状旁腺功能亢进病史或详细的临床资料,显微镜下可能会误诊为汗腺瘤、汗腺癌或其他肿瘤。在甲状旁腺手术及其随后的增生过程中,组织

遗传学上类似但更为罕见的情况是增生的甲状旁腺组织(有时是肿瘤性、腺瘤性)的偶然种植或溢出。另一种罕见情况是,散布于颈部软组织和甲状旁腺纤维包膜外纵隔中的残留胚胎甲状旁腺组织(个体发育中遗留的聚集甲状旁腺细胞)发生增生,导致原发性甲状旁腺瘤[251]。

临床表现

增生性甲状旁腺移植组织表现为先前移植手术部位(通常为臂部)的皮下肿块,有时可达 3cm 大小。

原发性甲状旁腺瘤患者表现为甲状旁腺纤维包膜周围的颈部或纵隔软组织中数目众多,小的增生性和功能亢进性甲状旁腺组织[251]。

组织病理学特征

界限清楚的有纤维间隔的上皮细胞结节,由紧密排列边界清晰的单一形态多角形细胞构成,圆形核位于中央,染色质均匀分散,胞质中有中等量的淡染颗粒(主细胞)。这些细胞可以形成中央有管腔的腺体样结构,有些细胞中可含有类似甲状腺中的胶体样物质。也可见聚集或片状分布的嗜酸性细胞,其胞质中含有大量嗜酸性颗粒,也可有胞质透明细胞[1992]。相邻或周围的骨骼肌组织是诊断移植甲状旁腺组织的一个线索(图7.23)。一个潜在的陷阱是将这一特征误诊为骨骼肌肉浸润或恶性肿瘤,特别是病变表现出显著的核分裂和核深染时,而在内分泌器官良性病变中相对常见。除此之外,在甲状旁腺增生或甲状旁腺腺瘤的患者,显微镜下可见到位置正常的(原位)甲状旁腺。必须牢记的是,如果没有周围残留的腺体组织,组织学上很难区分甲状旁腺瘤和甲状旁腺组织增生,显微镜下发现周围有残留的正常腺体组织,提示病变诊断上倾向于腺瘤而不是增生[2246]。

著者观察到一原发性甲状旁腺功能亢进症病例,因其水样细胞增生的特点,在整个病变中可见胞质透明的细胞(图7.24)。奇怪的是,近年来,正常部位(原位)甲状旁腺中水样细胞增生罕见[2246]。

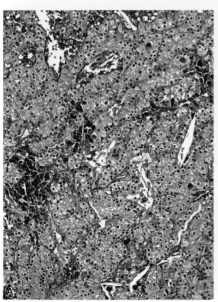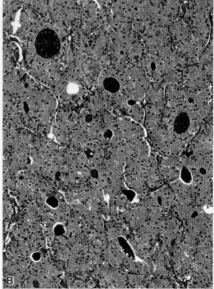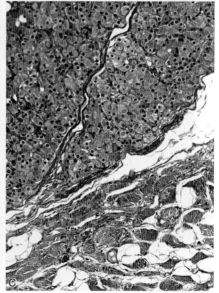

图7.23 自体移植的甲状旁腺组织增生。病变主要由具有主细胞和嗜酸性细胞形态的细胞构成(A~C)。注意充满胶样物质管腔的腺体结构(B)和骨骼肌(C)

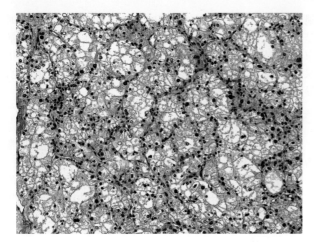

图 7.24　一例原发性甲状旁腺功能亢进患者,颈部甲状旁腺组织中水样细胞增生

子宫内膜异位症

子宫内膜异位症是指子宫内膜组织出现在子宫内膜和肌层之外的部位。

临床表现

皮肤子宫内膜异位症可以分为较常见的瘢痕相关性子宫内膜异位症和罕见的自发性子宫内膜异位症。瘢痕相关性子宫内膜异位症最常发生于剖宫产术后或会阴侧切术后的瘢痕处,常累及外阴。自发性子宫内膜异位症,主要发生于脐部(图7.25)。子宫内膜异位症通常发生于年轻女性,平均年龄约为35 岁。术后瘢痕相关性子宫内膜异位症一般在术后 5~6 年左右发生[2561]。

组织病理学特征

子宫内膜异位症的诊断特征是同时存在子宫内膜腺体和常伴有含铁血黄素沉积及数量不等慢性炎性细胞的间质。镜下表现多样,包括米勒管上皮增生和多种类型的化生改变(管状、嗜酸性、鞋钉样、黏液性、乳头状合胞上皮化生)。有时可以在有限的活检标本中模拟皮肤附属器肿瘤(见图 7.25)。此外,原有的皮肤附属器可出现一些非肿瘤性的改变,包括增生、透明细胞改变和汗腺周围间质明显的黏液样改变[1270]。

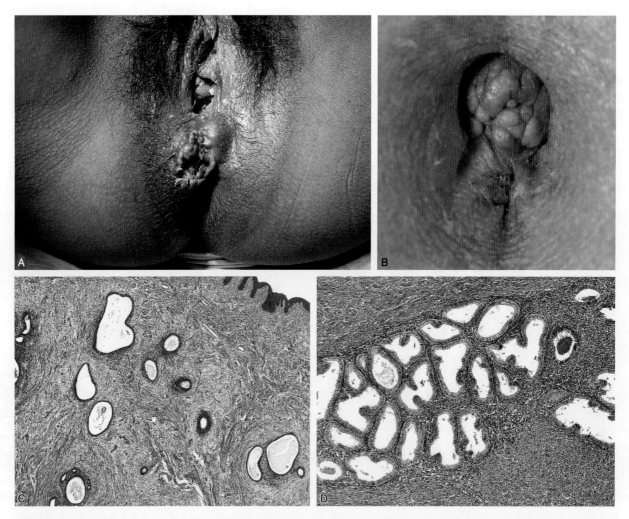

图 7.25　先前会阴切开术后外阴瘢痕内发生的皮肤子宫内膜异位症(A)和自发的脐部子宫内膜异位症(B)。子宫内膜腺体和间质明显(C)。表现为复杂腺瘤样增生,无异型性。注意轮廓复杂的拥挤腺体结构,少量的间质突入"背靠背"排列的管腔中(D)

内脏肿瘤累及皮肤

内脏恶性肿瘤可以通过转移或直接扩展而累及皮肤。一般来说,大多数内脏来源的上皮性和非上皮性肿瘤,累及皮肤时,组织学特点不一定像皮肤附属器肿瘤。然而,有几个具有重要临床意义的陷阱值得注意。当遇到疑似转移性肿瘤时,病理学家应把那些有助于正确诊断的临床方面信息考虑在内。有必要对临床、组织病理及免疫组化进行相互联系。因此,对于肿瘤原发部位做出分类描述前,彻底进行临床检查是必要的。如果没有做到这一点,病变的真正来源,即原发性内脏肿瘤,可能会被忽视。皮肤转移可能是恶性肿瘤的首发表现[2286]。在皮肤转移为首发表现的疾病中,潜在的恶性肿瘤诊断为肺癌、肾癌和卵巢肿瘤漏诊率分别约为 60%、55% 和 40%[308,1800]。

临床表现

即使是基本的临床信息,如年龄、性别和部位,对诊断及确定转移的可能来源可提供帮助。转移灶本身的临床表现,对于判断其来源可能缺乏特异性,但至少有助于区分包括附属器肿瘤的原发性皮肤肿瘤。在许多病例中,皮肤转移癌通常在内脏原发性恶性肿瘤确诊后才明确,因此患者的病史至关重要,但情况并非总是如此。

年龄

成年至老年患者中,许多转移性肿瘤可类似皮肤附属器肿瘤,可反映出相应恶性肿瘤的年龄分布[721]。值得注意的是,绒毛膜上皮癌、口咽鳞状细胞癌和甲状腺乳头状癌常见于年轻人。

性别

皮肤转移性肿瘤发生率大致与男女性中原发恶性肿瘤的类型有关。除黑素瘤、淋巴瘤和肉瘤外,女性中发生皮肤转移的原发恶性肿瘤的部位分别为:乳腺(70%)、结肠(10%)、卵巢(5%)、肺(5%)、子宫颈、胰腺、口咽(SCC)、甲状腺、涎腺和膀胱分别为 1% ~ 2%[2539]。男性中,最常见的来源是肺(约25%),其次为结肠(约 20%)、口咽(SCC,约 10%)、肾(约5%)、胃(约 5%),来源于食管、胰腺、膀胱、甲状腺、前列腺、肝脏、乳腺、涎腺和其他部位分别少于 5%[2539]。

部位

皮肤转移累及的解剖部位与内脏恶性肿瘤的起源有一定的关系。对于直接生长后累及皮肤的恶性肿瘤尤其如此。起源于涎腺的恶性肿瘤,特别是腮腺,常侵犯皮肤或出现区域淋巴结转移。因此,对于发生于耳周区域和腮腺部位的皮肤肿瘤,镜下肿瘤表现无论多么类似皮肤附属器肿瘤,临床上必须排除涎腺原发性肿瘤(图 7.26)。

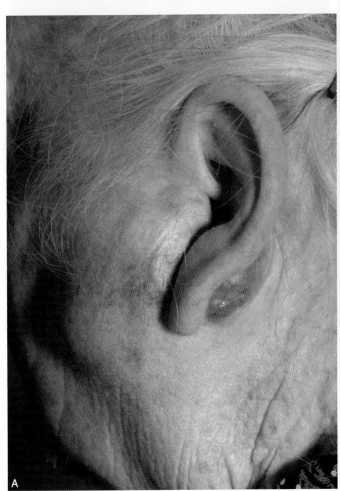
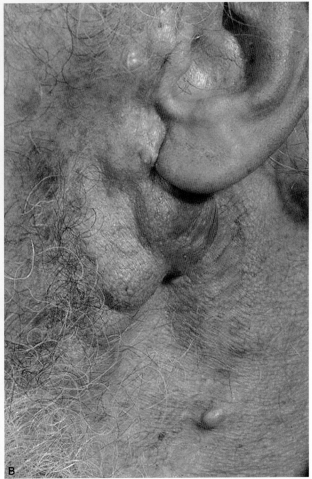

图 7.26　腮腺或耳周围区域的皮肤肿瘤,组织学上类似于皮肤附属器肿瘤甚至相同,是腮腺起源的线索(A,B)

对于乳腺病变(包括那些局限于乳头乳晕部位),特别是女性,病理专家应警惕乳腺癌直接蔓延或转移而导致继发性皮肤受累的可能(图7.27)。男性患者也可能发生乳腺癌并同样可能累及皮肤(图7.28)。

结直肠癌的转移最常见于腹部和会阴区。一般来说,结直肠癌皮肤转移通常在原发灶确诊后发生。这与肺肿瘤形成鲜明对比,肺肿瘤转移至腹部通常是疾病的首发表现。因为结直肠癌发生皮肤转移的同时,也发生卵巢转移,这一有趣的现象使这些患者的临床特征具有误导性。腺癌的卵巢转移,尤其是结直肠癌,可刺激卵巢间质细胞增殖,而这些内分泌细胞常引起雄激素作用的临床表现,包括男性化,或雌激素的临床表现[2394]。因此,临床表现可误导为原发灶是卵巢起源,而不是结直肠起源。

脐内转移性上皮肿瘤有时称为 Mary Joseph 结节,男女患者发生率大致相同(图7.29和图7.30)[2100]。胃和大肠恶性肿瘤转移是男性的主要病因,而女性最常见的部位是卵巢恶性肿瘤,其次是胃肠道恶性肿瘤。其他原发部位包括胰腺、子宫内膜、乳腺、小肠、前列腺、子宫颈、胆囊和肺[2100]。脐部转移可能是肿瘤的最初表现。在一项40例转移到脐部的恶性肿瘤研究中,18例患者表现为脐肿块[2560]。在另一项85例转移性病变研究中,12例脐结节为疾病的初发表现,半数以上的患者一年诊断出内脏恶性肿瘤[2100]。

前列腺癌,当转移到膈上淋巴结时,几乎总是累及锁骨上及颈部左侧淋巴结(图7.31)。这种偏侧化的原因是由淋巴系统的解剖造成[1161]。转移灶可表现为皮下结节。偶尔,肿瘤完全侵犯整个淋巴结,肉眼及显微镜下无法辨认淋巴组织,从而造成原发性皮肤病变的印象。

颈侧部是甲状腺乳头状癌和口咽部鳞状细胞癌转移的好

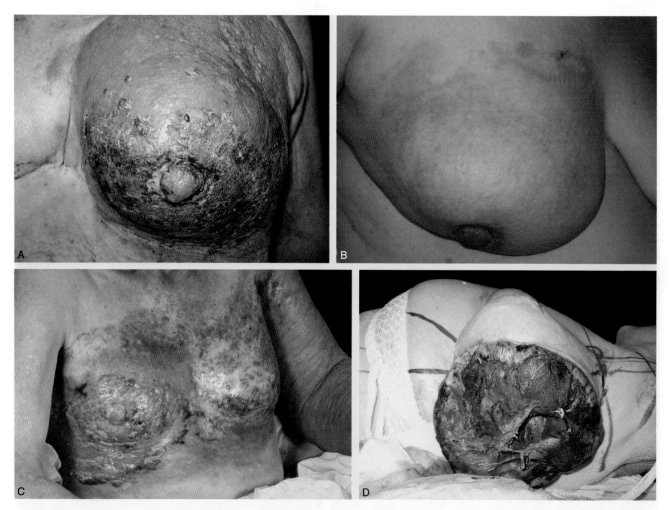

图7.27 起源于乳腺的肿瘤常累及胸壁和腋窝,病变广泛和溃疡形成(A)。转移性"炎症性"乳腺癌特征性的表现是红色斑疹或斑块,有活动蔓延性边界,类似丹毒(B)。转移性乳腺癌硬化区域(C)和显著的坏死(D)

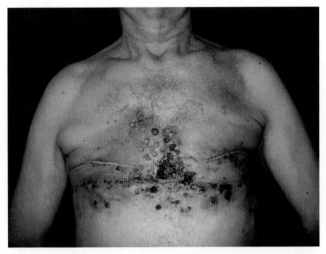

图7.28 类似女性,男性乳腺癌常累及胸壁皮肤

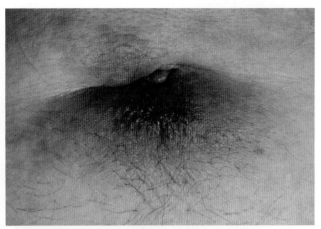

图7.29 脐部胃癌转移,表现为扁平红色病变

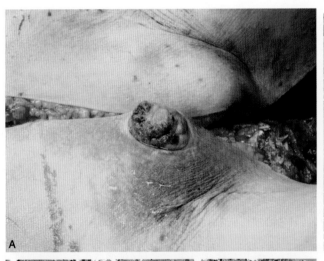

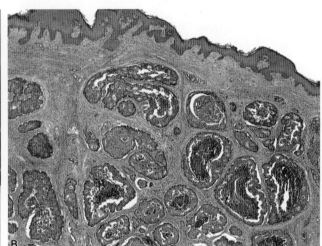

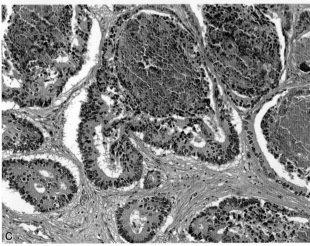

图7.30 结肠癌转移至脐,尸检表现为大的隆起肿块(A),原发肿瘤和转移性肿瘤中,腺癌的腺体结构中"脏性坏死",是典型结直肠癌起源特征(B,C)

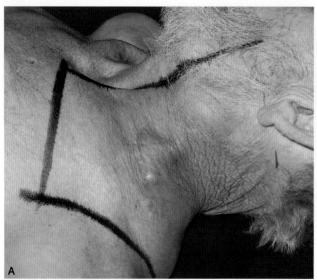

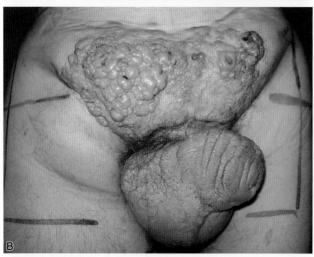

图 7.31　男性左侧颈淋巴结受累是前列腺癌转移的线索(A)。表现为多发性融合结节的转移性前列腺癌(B)

发部位,容易和皮肤附属器癌混淆,在年轻患者中,应特别怀疑是前者(图 7.32)。

临床形态

虽然前列腺癌转移至头皮,临床上可类似"头巾瘤"或多发性外毛根鞘囊肿,但转移性肿瘤通常不具有原发性皮肤附属器肿瘤的特征,表现为多样性的病变。除了头皮,转移性前列腺癌在身体的其他部位易形成聚合性结节(见图 7.31)[2823]。

转移性肿瘤结节可表现为无特异性的单个结节、溃疡性结节、随意排列或带状排列的多发性丘疹和结节(图 7.33)。在后一种情况下,这种病变出现在乳房上,强烈提示原发于乳房(见图 7.28)。偶尔,小丘疹性病变呈青紫色并且有类似局限性淋巴管瘤的小囊泡,这可能是转移性乳腺癌和前列腺癌。

转移性乳腺癌一个相当独特的临床表现是"炎症"性转移癌,表现为胸壁或乳房上一个红色的斑片或斑块,伴活动性进展边缘,类似丹毒(见图 7.27)。在这种情况下,"炎症"这个术语仅仅代表临床特点;病理检查,转移灶无炎性细胞浸润,炎症的临床表现是毛细血管充血的结果。类似炎症的红色硬化病

变在转移到脐部的病变中也可见到,尽管可表现为隆起的病变,但转移至这个部位的更常见表现为脐部溃疡性肿物(见图 7.29 和图 7.30)。

一些转移性癌形成硬皮病样病变。所谓铠甲样癌是一种转移性癌,临床特征为弥漫性硬皮病样皮肤硬结,类似胸甲骑兵的金属铠甲。最常见的硬皮病样表现是转移性乳腺癌,但肺、胃肠道和其他转移性癌也可出现[706,1522]。

在许多转移性乳腺癌患者中,可同时表现为硬化性区域、"炎症"病变、结节或溃疡性肿瘤,使得学术上对其有相当大的兴趣。罕见乳腺癌转移患者表现为显著的组织坏死(见图 7.27)。

肿瘤性脱发表现为明显的无毛斑块,通常发生在头皮,可形成瘢痕,临床上可类似原发性脱发,可能是乳腺癌的首发表现。

先前存在的外科瘢痕局部转移是另一种表现形式,通常发生在术后一年内。可能是由于肿瘤组织在手术过程中植入或预示疾病的复发。在不相关的外科或外伤性瘢痕部位很少发生瘢痕转移。辐射瘢痕也可能累及。

免疫组化特征

多种抗体可区分包括附属器肿瘤的原发性皮肤肿瘤和转移性内脏上皮恶性肿瘤,如 D2-40、p63、CK5/6、CK7、PAX8、肾细胞癌标志物(RCC-Ma)和其他[781,1213,1504,2038,2085]。这些标记在大的系列研究中已证明具有一定的特异性;然而,当面对某一特定病例时,这些标记的特异性有限,使其应用相当有限[720]。例如,转移性乳腺癌和原发性皮肤附属器肿瘤鉴别困难,原因之一是乳腺是一种变异的顶泌汗腺。根据著者的经验,在皮肤附属器肿瘤及其类似的转移肿瘤两者之间的鉴别诊断中,免疫组化应用限制在以下两种情况。

■ 具体针对某一特定类型的内脏肿瘤组织免疫反应阳性,而不存在于皮肤附属器肿瘤中,如 Hep Par1。

■ 在伴腺样或导管分化的肿瘤中(如黏液癌),识别完整的或残存的外周基底/肌上皮细胞层(钙调节蛋白、平滑肌肌动蛋白、肌特异性肌动蛋白和 p63 等)。在大多数情况下,肿瘤是一种皮肤原发性,基本上相当于原位成分的鉴定。此规则罕见例外情况,以后讨论。

组织病理学特征

转移性肝细胞癌

转移性肝细胞癌可模拟实性生长的恶性附属器肿瘤,尤其是汗孔癌和汗腺癌。HE 染色切片中,肝细胞癌通常表现为显著的胞质嗜伊红性(图 7.34)。免疫组化会有帮助,可用多种商业化的针对人肝细胞的抗体,如 Hep Par1。另一个最近推出的针对肝细胞来源的良性和恶性肿瘤的免疫组化标记是 Arginase-1[2941]。这些抗体对肝细胞肿瘤有一定的特异性和敏感性。此外,据作者的描述,白蛋白原位杂交对肝细胞癌是敏感而特异性的[2916]。应该指出的是,肝细胞癌偶尔的腺癌分化不排除其诊断,因为这种肿瘤可很少地表现出胆管癌分化[2668]。著者见过一例肝细胞癌/胆管癌的混合性癌转移到手指部皮肤,在胆管细胞成分中含有棕色胆色素(见图 7.34)。此例中胆管细胞分化免疫组化 Hep Par 1 阴性[39]。

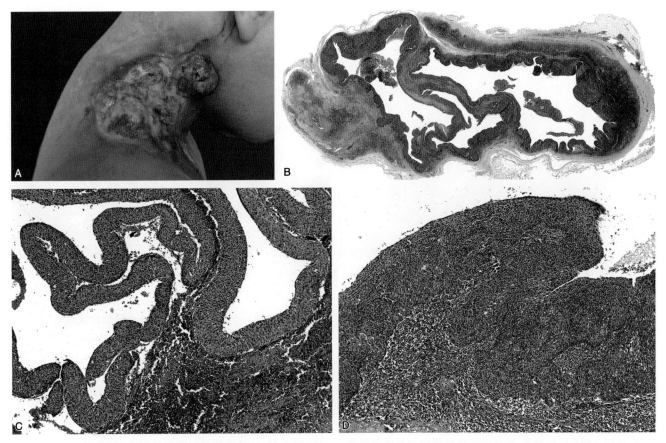

图7.32　年轻患者中,颈侧是口咽部鳞状细胞癌常见的转移部位,特别是扁桃体(A)。转移性扁桃体囊性鳞状细胞癌可模拟原发性皮肤囊性汗孔样肿瘤(B,C)。注:显著的淋巴细胞浸润时,肿瘤也易误诊为"发生于鳃裂囊肿的鳞状细胞癌"(D)

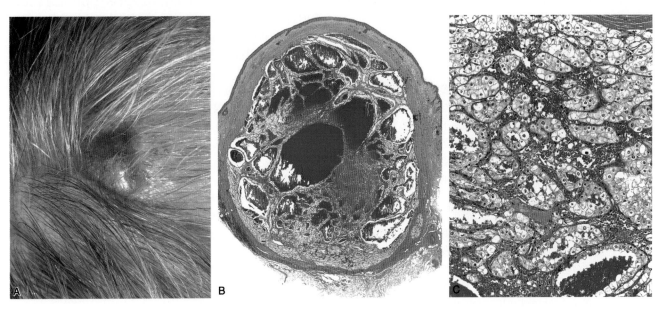

图7.33　表现为头皮一个孤立性红色结节的转移性肾细胞癌(A)。典型的转移性肾透明细胞癌含有丰富的血管,可形成"血湖"样表现(B)。注意混杂有颗粒状胞质的细胞(C)

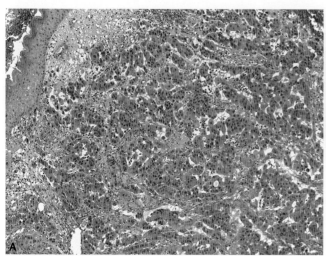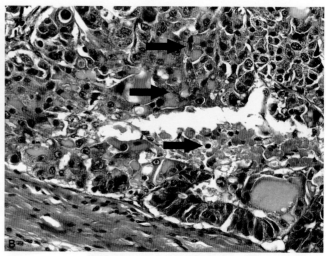

图7.34　大多数转移性单纯性肝细胞癌显著的胞质嗜伊红性(A)。混合型肝细胞癌伴胆管细胞癌。棕色胆汁色素小滴可以看出腺癌样分化(B)

转移性前列腺癌

据著者经验,转移性前列腺癌常与良恶性皮肤附属器肿瘤相混淆。由于其典型的胞质颗粒与筛孔状排列,常模拟顶泌汗腺肿瘤,尤其是低分化的顶泌汗腺癌。一个特殊的误导性特征是很少出现的前列腺癌细胞管腔面的分泌小泡,类似顶泌汗腺的顶浆分泌。转移性前列腺癌的一种表现是由嗜碱性核的小腺体,呈假玫瑰花结样排列,并且常常嗜铬蛋白和突触素等神经内分泌标记免疫组化阳性[2268]。迷惑性的良性外观,常见的筛孔状到微筛孔状排列[448],尤其是包括前列腺特异性抗原、前列腺特异性酸性磷酸酶和NKX3.1[913]的前列腺标记免疫组化阳性,容易鉴别诊断(图7.35)。

转移性黏液性癌

乳腺黏液性肿瘤

通过形态和免疫组化方法,不能完全鉴别原发性皮肤黏液性癌和乳腺黏液性癌累及皮肤。当病灶位于乳房时,残余肌上皮细胞层的存在并不能表明肿瘤是原发于皮肤的。因为有可能发生于乳腺导管,需排除乳腺导管原位肿瘤。在这种情况下,最好的线索是黏液癌的位置。女性患者胸壁和腋窝的肿瘤强烈提示是乳腺起源(乳腺原发性黏液性腺癌在男性患者中是极为罕见的)[1253]。

肠黏液性肿瘤

肠黏液腺癌的皮肤转移通常有阑尾腺癌、结肠腺癌或直肠腺癌的病史。这些腺癌的上皮细胞通常表现为大肠上皮细胞的细胞学特征,包括杯状细胞。结直肠起源的一个典型线索是"脏性坏死"的存在,绝大多数转移性黏液腺癌与非黏液性结直肠癌中可见到。这种"脏性坏死"可表现为腺体结构附近散在中性粒细胞聚集及仅少量的上皮细胞固缩坏死,也可表现为整个腺上皮细胞巢坏死(见图7.30)。

转移性非黏液性乳腺癌

乳腺癌,主要是导管或小叶型,是女性中最常见的皮肤转移性恶性肿瘤。小叶型乳腺癌通常不会模拟皮肤附属器肿瘤,但可转移至眼睑并高度类似于通常发生在此部位的皮肤印戒细胞/组织细胞样癌[1622]。与小叶型乳腺癌相反,乳腺导管癌可以模拟原发性皮肤附属器肿瘤,尽管很少。这种乳腺癌转移常见的部位是腋淋巴结。转移性乳腺癌有时比原发性肿瘤的症状早几个月甚至几年[984]。偶尔,这些肿瘤分化程度很高,类似于低分化的皮肤附属器肿瘤。免疫组化的价值是有限的,包括p63染色,转移性乳腺导管癌可阳性(图7.36)。最有用的方法是病灶完整的取样:与转移性病变相比,原发性皮肤附属器癌除了恶性肿瘤部分外,还常常发现良性肿瘤部分。为了达到这一目的,更深层次检查或对其他额外取材的研究通常是必要的。不幸的是,因为时间有限,送到实验室的经常是小的活检标本,使得区分原发性附属器肿瘤和转移性肿瘤并不是不可能,但往往很困难。

著者曾遇到一个罕见且具有挑战性的陷阱。腋部是异位乳腺组织的部位,可出现类似正常位置(原位)的乳腺组织,发生原发性乳腺肿瘤,生长后累及皮肤。在这种情况下,正常部位(原位)乳腺组织肯定无原发瘤的征象。另一个值得注意的是,原发性乳腺癌可转移到对侧乳房的皮肤。

Zelger等描述了一个独特的病例,呈现相反的情况,原发性皮肤肿瘤表现类似于转移性乳腺癌。有学者报告一例男性患者腋窝原发性组织细胞样"实体"细胞癌,类似于转移性小叶型乳腺癌[3000]。肿瘤免疫组化染色乳腺癌不常见的标记CK20阳性和钙结合蛋白阴性(见于顶泌汗腺腺癌)。钙结合蛋白阴性实际上排除了小叶型乳腺癌的可能性。

颈侧皮下组织扁桃体和口咽部转移性鳞状细胞癌

口咽部,特别是扁桃体部位鳞状细胞癌,转移到颈侧皮下组织,是一特殊的病理陷阱,因为这些转移性肿瘤的原发肿瘤往往是隐秘的,有时甚至是转移性肿瘤出现很多年后才发现原发肿瘤。这些肿瘤低分化时,可模仿某些附属器肿瘤,特别是囊性汗孔样汗腺瘤或结节囊性汗腺瘤。

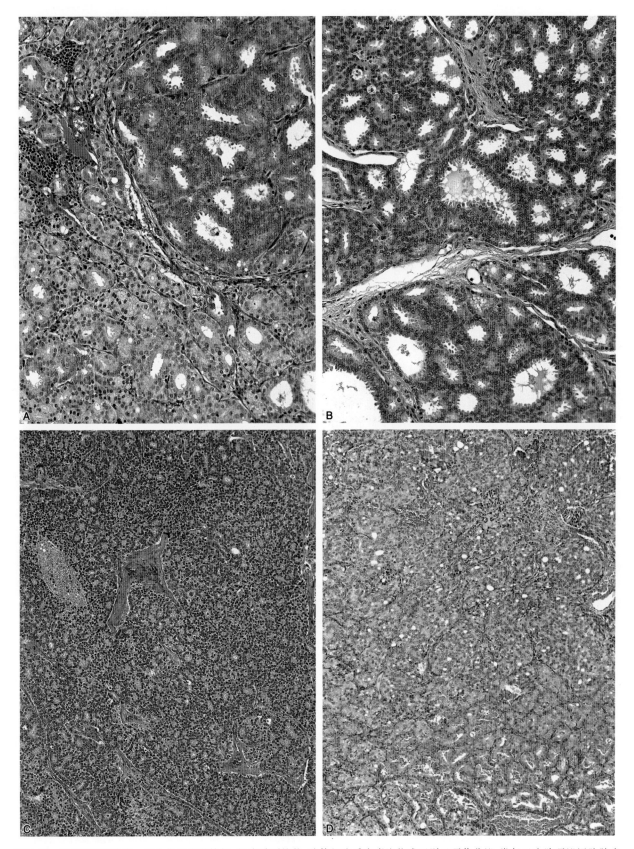

图 7.35　转移性前列腺癌。低分化细胞学特征,细胞质颗粒状,腺体细胞质内囊泡状难区别于顶浆分泌,类似于皮肤顶泌汗腺肿瘤(A,B)。转移性前列腺癌由嗜碱性核的小腺体排列成假玫瑰花结样外观。这些肿瘤通常神经内分泌标志物免疫组化阳性(C)。转移性前列腺癌微筛孔状排列(D)

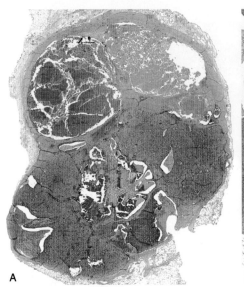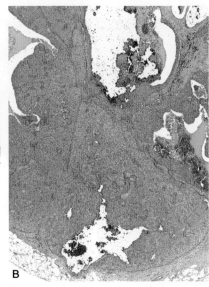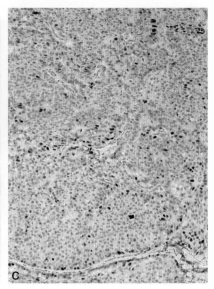

图 7.36　腋窝皮肤转移性乳腺导管癌,部分肿瘤细胞 p63 阳性(A~C)

这些病变因为显著的淋巴细胞浸润和上皮亲淋巴性,常被误诊为"鳃裂囊肿起源的鳞状细胞癌"(见图 7.32)。应该指出的是,鳞状细胞癌永远不可能发生在鳃裂(鳃)囊肿中,即使不是所有的,但大多数老的文献报道是一种误诊。低倍镜下,病变为囊性和多结节性。通常伴有淋巴细胞浸润,低倍镜下高度恶性的细胞学特点可能不是很明显。在这些病例中最常见的原发部位主要是舌扁桃体隐窝上皮[2262]。这些肿瘤多为免疫组化 p16 阳性,其中许多是由高危型 HPV 引起的[1663]。正确地诊断这些转移肿瘤是很重要的,因为它们在正确的治疗后预后良好[1507]。

转移性类癌(神经内分泌癌)

转移性类癌(神经内分泌癌)可起源于各种器官。从临床实践来看,大多数直肠和盲肠的神经内分泌肿瘤只有有限的转移潜力,睾丸、肾原发性类癌更是凤毛麟角,皮肤科医师几乎没有遇到来自这些部位的转移性类癌。最常见发生转移的类癌部位是小肠(图 7.37)和肺(图 7.38)。来自这两个部位的转移性类癌可能比上呼吸道、卵巢、胰腺和胆管等其他部位的转移性类癌要多。

类癌实体小岛生长模式可模拟附属器汗孔肿瘤[2123]。骨小梁样排列是神经内分泌癌的另一种常见模式(见图 7.37)。这些转移性肿瘤可模仿罕见的皮肤原发性神经内分泌癌。至 2010 年只有 9 例原发性皮肤类癌的报道[262]。实际上,由于这些原发性皮肤肿瘤极为罕见,所有累及皮肤的类癌都应被视为转移性肿瘤,需要通过临床检查来确定其来源。在组织病理学上,大多数转移性类癌显示嗜酸性胞质颗粒和丰富的血管,这也是许多其他神经内分泌肿瘤的典型特征(见图 7.37 和图 7.38)[808,2779]。嗜铬粒蛋白和突触素免疫组化染色可证实神经内分泌分化。应该指出的是,突触素(特别是多克隆抗体)对于多种嗜铬粒蛋白阴性的内脏神经内分泌癌是更敏感的标记。从形态学上实际难以区分肺、胃肠道和胰腺来源转移性类癌,免疫组化可能有助于区分肺部与其他器官来源的类癌。肺转移性类癌除了显示 CK7/CK20 免疫表型,免疫组化特异性表达

TTF1 阳性[354]。

还有另一个重要的诊断陷阱,大多数肿瘤细胞与类癌样细胞排列相似的原发性皮肤肿瘤,即细胞排列成彩带状、玫瑰花结状和假玫瑰花结状,是原发性皮脂腺肿瘤(参见皮脂腺分化病变的诊断共同特征部分)。这些肿瘤突触素和嗜铬粒蛋白免疫组化染色总是阴性[1249]。

类似毛母质瘤影细胞分化的多种器官转移性腺癌

Lalich 等最近报道了一例卵巢子宫内膜癌,伴有不寻常的角化细胞分化,镜下难以区别于毛母质肿瘤的影细胞[1430]。这种影细胞分化在原发性子宫内膜、卵巢、结肠、胆囊、睾丸和膀胱肿瘤中也有描述[2980,2981,2984,2986,2988,2989]。这种肿瘤转移至皮肤的概率还未知,但可能被低估,因为皮肤病理学对这一现象的认识还不足。这些肿瘤因为"非影细胞"成分可以诊断为转移性肿瘤,主要是腺癌。然而,当只有很少的上皮"非影细胞"部分时,几乎和毛母质癌难以区分[1430](图 7.39)。

转移性卵巢腺癌

一般来说,卵巢腺癌通常并不像皮肤附属器肿瘤,但有一个值得注意的例外,即浆液性交界性肿瘤,特别是微乳头型。更常见的恶性行为和不同的遗传图谱可鉴别该肿瘤与其他类型的浆液性交界性肿瘤,称之为卵巢乳头状浆液性癌[2486,2548]。这类肿瘤占卵巢浆液性肿瘤的 5%~10%,但根据著者的经验,这种肿瘤有多例皮肤转移。这种转移性肿瘤可能很容易与乳头状汗管囊腺瘤相混淆(图 7.40)。肿瘤通常有囊内乳头状结构,乳头常有水母状外观,乳头内常含有泡沫细胞。主要的上皮细胞类型深嗜碱性,无异型性和类似输卵管上皮细胞。除了这些嗜碱性细胞,位于乳突顶部有另一种细胞,胞质嗜酸性,常呈鞋钉样,可能类似于伴顶泌汗腺分化的原发性皮肤肿瘤。当肿瘤标本取材较好时,大多数病例可显示砂粒体。很少的情况下,这些转移性肿瘤在真皮内甚至可导致显著的灶性成纤维细胞性结缔组织增生,类似腹膜浆液性交界性肿瘤的"结缔组织植入"(见图 7.40)[197]。

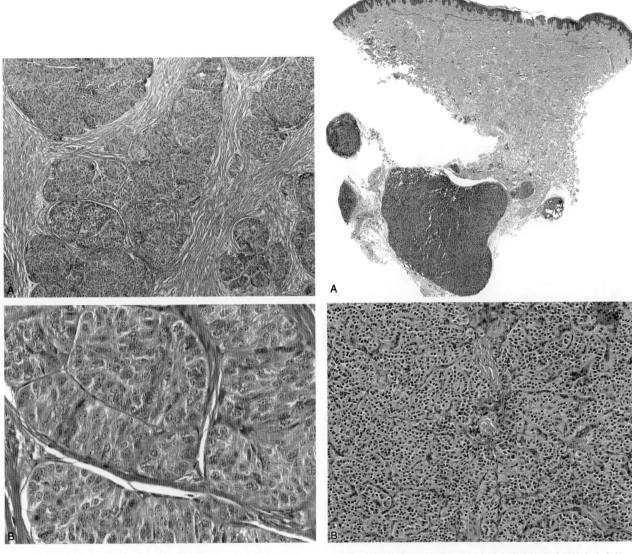

图 7.37　小肠转移性类癌。小梁和结节状排列(A)和嗜酸性胞质颗粒(B)是这些病变最常见的形态学特征

图 7.38　肺转移性类癌。这例中细胞嗜酸性胞质颗粒和丰富的血管,是多种神经内分泌肿瘤的典型症状(A,B)

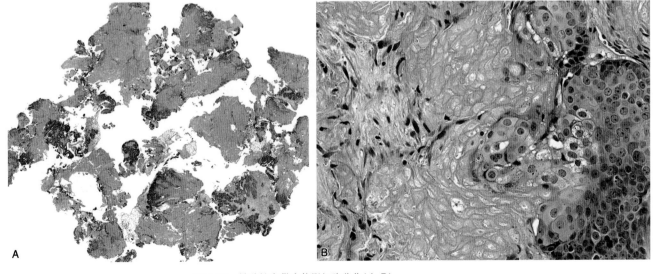

图 7.39　转移性卵巢癌伴影细胞分化(A,B)

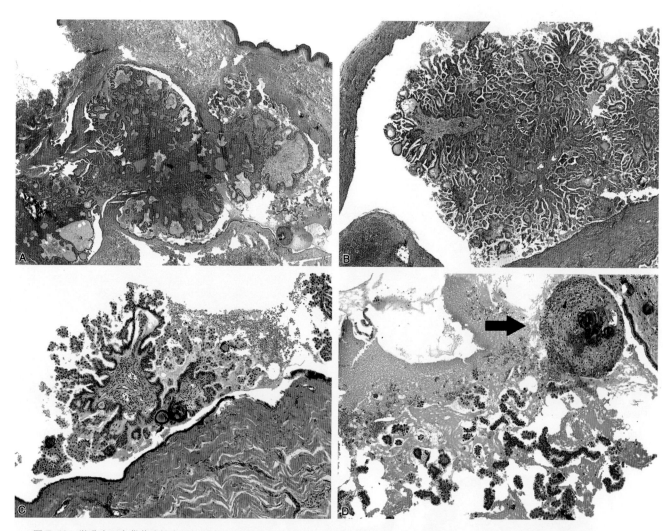

图 7.40 微乳头型卵巢浆液性交界性肿瘤的皮肤转移。低倍镜下,可类似乳头状汗管囊腺瘤(A)。转移性肿瘤纤维间质表面微乳头常让人想起"水母头"(B)。常见和重要的转移性浆液性交界性肿瘤标志是嗜酸性细胞,乳头尖端的鞋钉样外观和砂粒体(C)。一种罕见的特征性表现是灶性成纤维细胞结缔组织增生,和类似腹膜表面中具有相同细胞成分的"结缔组织植入",并包含有砂粒体(D,箭头)

长的细小微乳头形成水母头的外观,砂粒体,乳头中心泡沫细胞,偶尔的纤维结缔组织增生和缺乏一层肌上皮细胞,可以区分转移性肿瘤和所有类似的皮肤附属器肿瘤。

甲状腺乳头状癌颈侧皮下组织囊性转移

众所周知隐匿性甲状腺乳头状癌易形成颈侧转移,临床上可能不明显,尤其是在年轻的成年患者。高达75%的颈部转移显示囊性变[370]。细胞学上,病变分化好、无异型性和核分裂活性。当囊性改变极为严重,残留的淋巴间质很明显时[74],这些病变可类似各种良性原发性皮肤附属器囊性病

变。正确的诊断有赖于对典型甲状腺乳头状癌的细胞学和结构特征的认识。细胞核清晰,沟槽,重叠,往往有核内陷。扩张的囊腔内,至少部分区域可见深红色嗜酸性胶体物质,其内周边见“虫蚀”样改变(图7.41)。连续切片仔细检查可发现罕见的众多砂粒体。

另一个错误诊断是考虑这些病变为异位正常甲状腺组织。即使这样的异位组织确实存在,但所有此类病变超过99%是分化良好的甲状腺乳头状癌转移。免疫组化,有多个单克隆和多克隆抗甲状腺球蛋白抗体,可以用来证明这些病变是甲状腺起源。

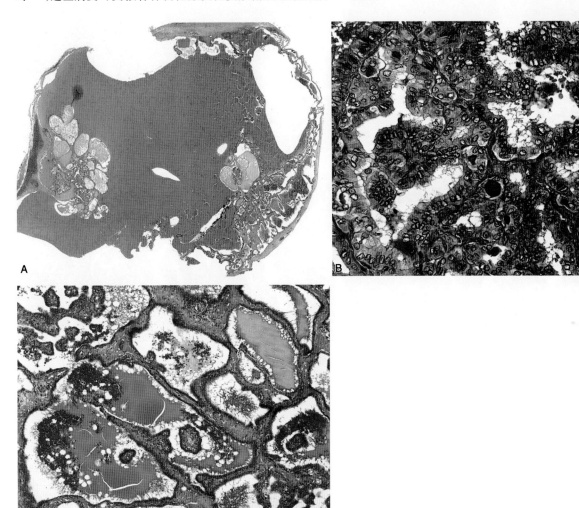

图7.41　甲状腺乳头状癌颈侧的囊性转移。当囊性改变极为严重,残留的淋巴间质不易见到时,这些病变可模拟各种良性原发性皮肤附属器囊性病变(A)。乳头状癌典型的细胞学特征:细胞核沟槽,重叠和常见清晰的核内陷(B)。扩张的囊腔内伴有外周“虫蚀”样的深红色嗜酸性胶体物质(C)

转移性肾细胞癌

透明细胞肾癌

透明细胞肾癌可高度类似原发性皮肤肿瘤。因其只有轻微的多形性(Fuhrman分级1级),可模拟那些具有较多透明细胞成分的结节性汗腺瘤。典型的肾透明细胞癌含有较多血管,在某些情况下,可以形成“血湖”外观(见图7.33)。这种肿瘤,特别是在高分化的肿瘤(Fuhrman分级2~4级),

细胞学特征上可能常混杂有颗粒状胞质的细胞(见图7.33)。

另一罕见的,非特异性,但具有特征性的细胞内外可见嗜酸性的玻璃样小球,直径1~30μm,通常PAS染色阳性。这些玻璃样小球常见于伴有颗粒细胞成分的透明细胞肾癌,并且在转移性病灶中也可见到(图7.42)[1019]。偶尔,肾透明细胞癌可转化为肉瘤样癌,可为梭形细胞性(见图7.42)或多形性。这些高分化病变可以模拟平滑肌肉瘤,甚至血管肿瘤。免疫组

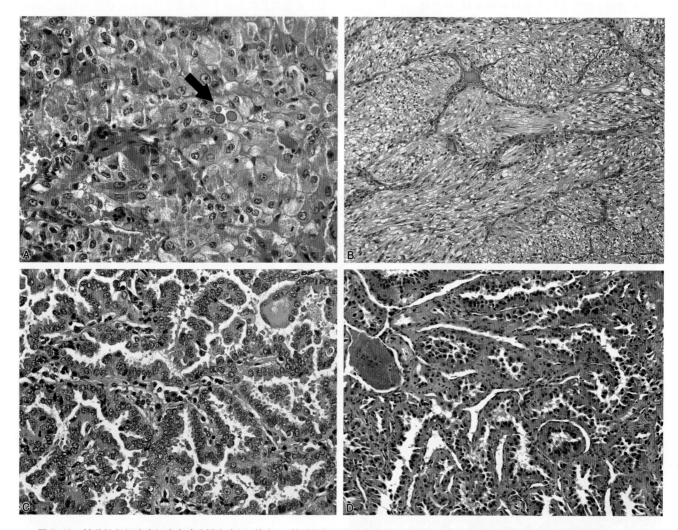

图 7.42　转移性肾细胞癌细胞内玻璃样小球(A,箭头)。转移性肾细胞癌肉瘤样改变(B)。转移性乳头状肾细胞癌显示模拟顶泌汗腺皮肤附属器肿瘤(C)。转移性嗜酸细胞型乳头状肾细胞癌(D)

化,在大多数转移性透明细胞肾癌病例中,阳性表达 von Hipp-el-Lindau(VHL)基因产物。这种免疫组化染色具有较高的敏感性(95%)和相当的特异性。在 213 例各种脏器癌肿中,除透明细胞肾细胞癌外,大多数子宫透明细胞癌(17/19)和卵巢透明细胞癌(17/19)和一些肝细胞癌(3/13)是唯一阳性反应的肿瘤[1521]。已发表的文献[2499]中显示其他免疫组化染色对于转移性肾细胞癌特异性差。

基因学上,大部分 VHL 病患者和 50% 的散发性肾透明细胞癌患者显示有体细胞 VHL 基因的突变。此外,在少数散发性肿瘤中可观察到 DNA 甲基化。在 70% 散发病例中,通过等位基因缺失、突变或表观遗传沉默可能导致体细胞 VHL 基因的失活[1012]。

乳头状肾细胞癌

转移性乳头状肾细胞癌是另一种可模拟不同原发性皮肤肿瘤的肿瘤,尤其是那些具有乳头状结构的肿瘤,包括肢端乳头状癌、某些顶泌汗腺癌、乳头状汗管囊腺癌和乳头状汗管囊腺癌。除了乳头状结构,转移性乳头状肾细胞癌可能产生类似皮肤附属器顶泌汗腺肿瘤的分泌物(见图

7.42)。

转移性肾细胞癌最难辨认的是乳头状肾细胞癌的嗜酸细胞型,因为这些肿瘤中多形性通常是最小的(见图 7.42)[1023]。根据著者的经验,免疫组化的帮助不大;然而,在所有乳头状肾细胞癌中,不论组织学类型如何,均可发现 7 号染色体三体或四体、17 号染色体三体和 Y 染色体丢失[148]。

转移性泌尿道移行细胞癌

膀胱、尿道和肾盂移行上皮(泌尿道上皮)细胞癌的转移与肾癌比较少见。在大多数情况下,肿瘤通过淋巴管扩散在局部皮肤发生转移[728,1541]。当肿瘤只由移行上皮构成,它们可能类似于汗孔癌或汗腺癌(图 7.43)。当转移灶呈"巢状模式"排列时[3012],更加类似于汗孔癌(图 7.44)。少数几例皮肤转移是外科手术中医源性植入导致[1788]。应该强调的是,在转移性高分化尿道移行上皮细胞癌中可伴有高分化腺癌和神经内分泌小细胞分化。著者经验认为原发性和转移性尿道上皮癌的免疫组化染色具有相当多的变异,这些肿瘤没有特异性的免疫组化标记。

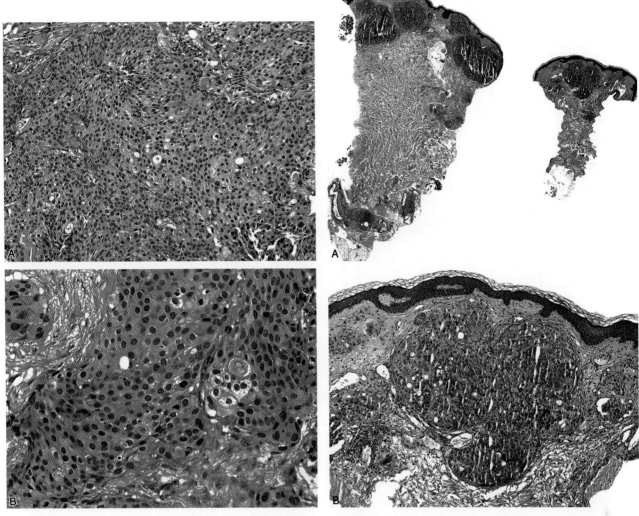

图 7.43　转移性移行(尿道上皮)细胞癌常有嗜酸性胞质,因此类似汗孔癌(A,B)

图 7.44　转移性移行(尿道上皮)细胞癌巢状模式生长(A,B)

脊索瘤

　　脊索瘤是起源于残余脊索的骨肿瘤,它是一种周围有椎骨发育的胚胎杆状结构。在发育过程中,脊索消失的部位被发育的椎体吞没,但残留在椎体内的脊索可罕见地发生脊索瘤。虽然脊索从头骨延伸到尾骨,脊索瘤最常见的部位是骶尾部及颅底。男性比女性更常见。肿瘤主要发生于 50~70 岁之间,但有时脊索瘤可发生于儿童和年轻患者,这些病例中肿瘤常显示显著的非典型性和浸润性,尤其是发生于骶尾部的肿瘤[2209]。累及皮肤可能是肿瘤的首发症状。初次治疗后 10 年甚至更久后可以复发。大多数骶尾部脊索瘤常发生皮肤累及。在 Su 等的一项研究,207 例脊索瘤患者中 19 例肿瘤转移到皮肤,19 例中的 13 例累及臀/骶部,来源为骶尾部脊索瘤[2599]。实际上,所有这些肿瘤患者都有明显的直肠肿块[1030]。此外,骶尾部脊索瘤可导致渐进的会阴疼痛和麻木。取决于肿瘤的浸润程度,浸润性肿瘤可能导致便秘,直肠出血,尿频尿急,尿失禁和感觉异常。

　　组织病理学,脊索瘤是由空泡化肿瘤细胞巢、团块或不规则条索构成,肿瘤细胞核深染,胞质内空泡并将细胞核推到细胞内周边。多泡胞质的空泡细胞是肿瘤的标志,但在有些情况下,细胞质没有空泡,表现为嗜酸性颗粒状。间质通常有黏液样改变。当这一特征过度突出时,肿瘤通常会表现为黏液细胞外间质中的上皮团块,尤其是在低倍视野下,酷似皮肤黏液癌。脊索瘤部分区域可能显示高分化肉瘤样的梭形细胞去分化。少数脊索瘤,大多在蝶枕的位置,可以显示软骨样分化(图 7.45)[999]。组织学上软骨样脊索瘤与皮肤混合瘤可有显著的相似性。相反,一些外泌汗腺皮肤混合瘤可显示局灶性胞质空泡变性,类似脊索瘤的空泡细胞。

　　免疫组化,脊索瘤细胞阳性表达细胞角蛋白、S-100 蛋白、上皮膜抗原、波形蛋白和癌胚抗原。近年来,发现脊索瘤免疫组化 brachyury 阳性,是一个特异性的和相当敏感的标记[1134]。在细胞胞质没有空泡的病例或罕见的 S-100 蛋白阴性病例,可能会发生潜在的误诊[792]。因为,脊索瘤可能模仿有关的皮肤附属器肿瘤,如皮脂腺瘤、混合瘤、结节性汗腺瘤、汗腺癌或肌上皮瘤[792]。与所有皮肤附属器肿瘤相比,脊索瘤从不显示真正的腺体分化。正确的诊断在于认识空泡细胞的典型形态和骨骼扫描证明肿瘤的来源。脊索瘤的特征性的影像学发现是骨破坏、骨内软组织肿块膨胀生长和钙化。

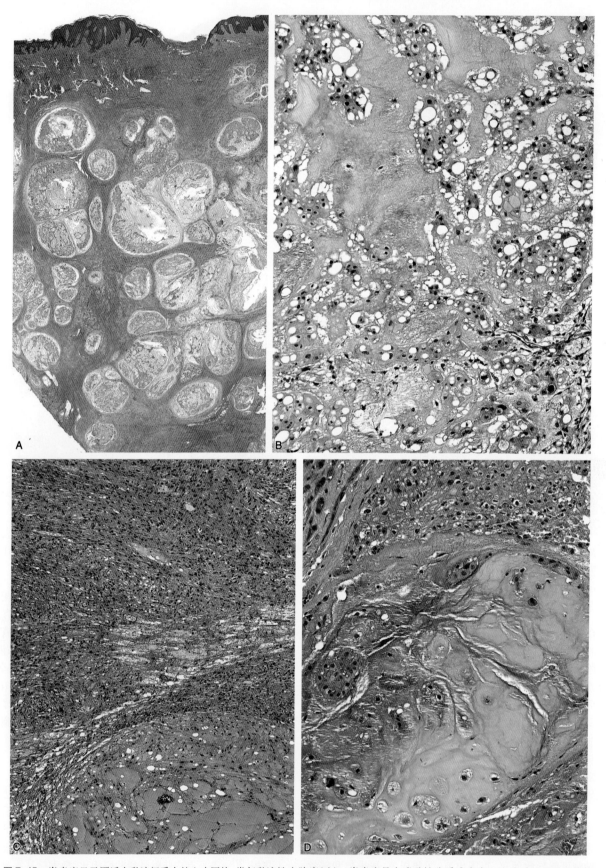

图7.45　脊索瘤显示漂浮在黏液间质中的上皮团块,类似黏液性皮肤癌(A)。脊索瘤是由嗜酸性胞质或含有空泡胞质的透明细胞构成,细胞核居中(B)。部分区域显示高分化肉瘤样的梭形细胞去分化(C)。蝶枕区的脊索瘤显示软骨分化(D)

（陈思远　译,张韡　校,薛汝增　审）

其他病变

Chievitz 口旁器官

Chievitz 口旁器官是位于下颌升支内侧面颞颊筋膜部的正常解剖结构。它是外科病理学中一个最危险的陷阱。这是一个神秘的结构,1885 年最初由荷兰解剖学家对涎腺发育的研究中描述[442]。尽管有多种关于这个器官的胚胎来源和功能的理论[1706],但这一器官的确切性质尚不清楚。

临床表现

如果仔细检查下颌角附近颊间隙组织,Chievitz 口旁器官十分常见[1558]。在一项研究中,25 例没有口腔黏膜癌或其他病变的成年人连续尸检中发现 14 例 Chievitz 口旁器官[2705]。

组织病理学特征

它是由小的鳞状上皮细胞巢构成,但偶尔可见内衬立方上皮细胞的管腔[2705]。通常是偶然的组织病理学检查发现,但是罕见地,在临床上可表现为能触及的病灶[1093]。主要的外科病理学意义在于位于外周神经附近的鳞状上皮细胞巢(图 7.46)可被经验不足的病理学家误诊为鳞状细胞癌蔓延累及神经。这一错误对口腔原发性鳞状细胞癌患者的手术治疗尤其重要。

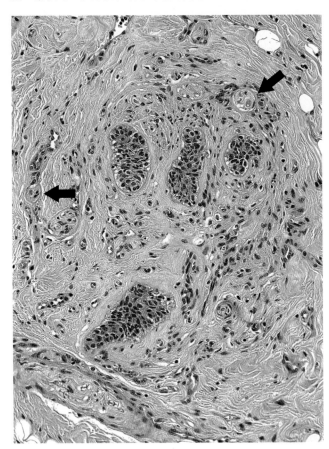

图 7.46 Chievitz 口旁器官由小的普通鳞状细胞巢构成,其中一些与外周神经并列分布(箭头)

鉴别诊断

在皮肤病理实际工作中,若参照皮肤附属器肿瘤,Chievitzs 器官可能被误认为是上方皮肤肿瘤的嗜神经侵袭,特别是汗孔癌和基底细胞癌,这可能会导致不必要而激进的手术治疗。核分裂的缺乏,尤其是认识此组织器官的存在,是避免这种错误的最好方法。

包括畸胎瘤在内的皮肤原发性生殖细胞肿瘤

发生在皮肤的生殖细胞肿瘤主要是畸胎瘤,通常表现为皮下皮样囊肿的形成。

临床表现

皮样囊肿几乎总是表现为发生在头颈部皮下组织的囊性肿物,男女性发病率为 4∶1,通常在 20 岁前诊断。一项研究中,平均年龄为 19 岁[310]。

组织病理学特征

皮样囊肿的特点是囊腔衬以鳞状上皮,众多的毛囊和皮脂腺位于囊肿旁[1813,2704](图 7.47)。在一半以上的病变中可见其

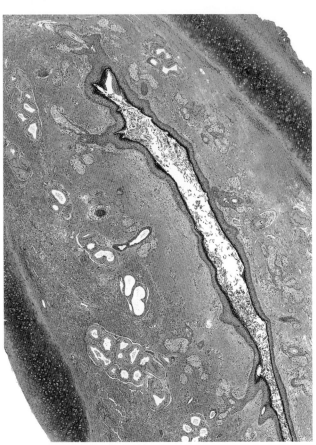

图 7.47 皮样囊肿(囊性成熟畸胎瘤)。囊腔内衬鳞状上皮,有许多皮肤附属器结构(毛囊、皮脂腺和顶泌汗腺),囊腔嵌入在含有成熟软骨的纤维间质中。此病变发生在一个 6 岁男孩的颈部

他皮肤附属器结构,包括顶泌汗腺或外泌汗腺。有时会见到中胚层组织,如软骨、平滑肌,或周围神经组织。在腹膜后、纵隔和性腺畸胎瘤常见皮肤外组织结构,如甲状腺组织、中枢神经系统和胃肠道组织结构,这在皮肤病变中很少见到[2704]。

　　皮肤原发性混合性生殖细胞肿瘤,含未成熟的肿瘤组织,包括胚胎癌,有极为罕见的描述[1644,2122]。这些肿瘤发病年龄范围广泛,包括成人[1406]。与皮下皮样囊肿相反,这些肿瘤可位于头颈部以外区域[446]。这种包括恶性生殖细胞成分的原发性皮肤病变,必须区别于转移性的性腺原发性肿瘤。应该牢记的是,睾丸原发性恶性生殖细胞肿瘤可能消退,只留下小的纤维钙化瘢痕组织和管内残留生殖细胞肿瘤组织,在瘢痕附近临床表现不明显。然而,这些消退的睾丸原发性恶性生殖细胞肿瘤,仍保留有完全的转移能力[149]。

　　骶尾区的畸胎瘤在本专著的其他部分讨论。

(陈思远 译,张韡 校,薛汝增 审)

第八章 ▶ 发生于其他器官的皮肤附属器肿瘤和相关病变

涎腺

许多涎腺肿瘤的组织学形态与皮肤附属器肿瘤相似。一部分涎腺肿瘤认为是某些皮肤附属器肿瘤的原型，如肌上皮瘤、多形性腺瘤（类似于皮肤混合瘤）、腺样囊性癌、膜状亚型的基底细胞腺瘤（类似于皮肤圆柱瘤）等。因此病理医师在邻近涎腺部位做出皮肤附属器肿瘤的诊断时，需要注意与涎腺肿瘤鉴别。依照著者及其他学者的经验[2317]，位于面颊腮腺区或耳前区的"皮肤附属器肿瘤"大多数是起源于涎腺的肿瘤。相反，涎腺原发肿瘤较少显示皮肤附属器肿瘤的分化特点。有报道，一例恶性腮腺肿瘤中的良性成分与皮肤螺旋腺瘤相同[1276]。除圆柱瘤样区域外著者还观察到一些膜状亚型基底细胞腺瘤，某些局灶部位呈皮肤螺旋腺瘤样改变。这些肿瘤可能更接近于皮肤螺旋圆柱瘤（图 8.1）。

皮脂腺成分可见于正常涎腺或各种涎腺病理性改变中[1527,1528,1609]。1931 年 Hamperl[929]首次报道了涎腺内存在皮脂腺单位。在所有涎腺中，腮腺中皮脂腺分布最多。Auclair

等[127]报道正常腮腺中皮脂腺成分的检出率为 10.5%~42%。皮脂腺分化常见于涎腺小叶间导管的导管旁，可表现为单个、孤立的皮脂腺样细胞散布于浆液性或黏液性的涎腺腺泡中或形成完整的皮脂腺结构[127]。皮脂腺成分在腮腺中的高出现率可能与其胚胎起源有关。上颌突与下颌突融合形成胚胎颊部过程中融合线向外生长形成涎腺。腮腺导管通常认为起源于外胚层。皮脂腺在导管旁的分布模式也支持腮腺导管在发育上与融合线相关并起源于外胚层的理论[1609]。

某些涎腺肿瘤可出现皮脂腺分化。皮脂腺腺瘤、皮脂腺淋巴腺瘤、皮脂腺淋巴腺癌和皮脂腺癌偶见，主要发生于腮腺[833,835,836]（图 8.2）。上皮-肌上皮癌[2399,2461]、嗜酸细胞脂肪腺瘤[1355]、嗜酸细胞肌上皮瘤[2495]（图 8.3）、多形性腺瘤癌变[484]、腺淋巴瘤（Warthin 瘤）[834]、肌上皮涎腺炎[1091]、腺样囊性癌[526]、多形性腺瘤[2364]和涎腺嗜酸细胞瘤[1303]（图 8.4）中均可见到皮脂腺分化。

尽管涎腺肿瘤中出现类似顶泌汗腺顶浆分泌的现象罕见，但已有相关报道。Michal 等[1735]在腮腺黏液性囊腺瘤继发的微乳头状腺癌中观察到顶浆分泌现象。同时在上皮-肌上皮癌[2400]、硬化性多囊性腺病[837]、低级别导管腺癌[2849]以及基底细胞腺瘤（图 8.5）中均可出现顶泌汗腺分化。

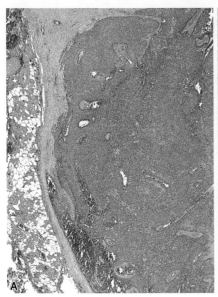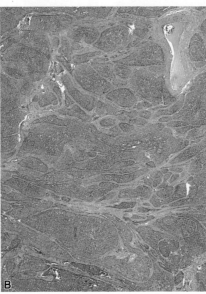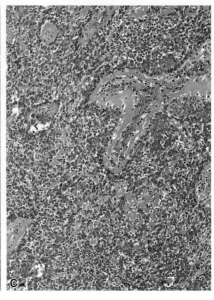

图 8.1 一例腮腺肿瘤（A 图最左侧可见残存的涎腺组织）显示类似皮肤圆柱瘤的拼图样生长模式（B），某些区域基底样细胞混合散在的淋巴细胞，类似于皮肤螺旋腺瘤（C 图）。本例基底细胞腺瘤与皮肤螺旋圆柱瘤组织学相似

489

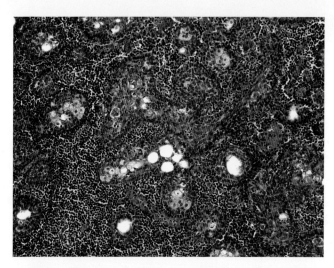

图 8.2　腮腺皮脂腺淋巴腺瘤:实性上皮巢内可见成熟的皮脂
腺细胞,瘤巢周围伴有密集的淋巴细胞间质

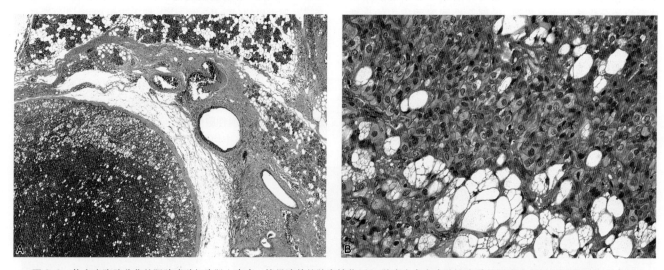

图 8.3　伴有皮脂腺分化的腮腺嗜酸细胞肌上皮瘤。境界清楚的肿瘤结节(A),肿瘤由富含嗜酸性胞质的圆形或卵圆形细胞组成,并混合
以较多皮脂腺成分(B)

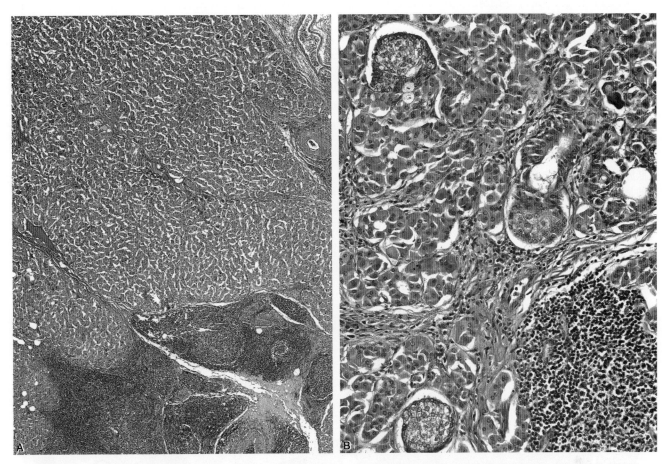

图8.4 伴有皮脂腺分化的腮腺嗜酸细胞瘤。低倍镜下本例肿瘤类似微乳头状癌(A)。肿瘤细胞具有丰富的嗜酸性颗粒状胞质,其间混有聚集的皮脂腺细胞和皮脂腺外泌汗腺成分(B)

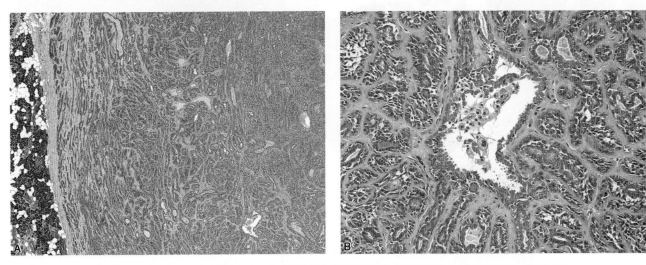

图8.5 腮腺膜状亚型基底细胞腺瘤。注意其类似皮肤圆柱瘤(A),部分管状结构伴有顶浆分泌现象(B图)

著者尚未观察到发生在腮腺的皮肤型肿瘤中出现向毛囊分化的情况。但是,在一组小型病例回顾中发现腭部多形性腺瘤中存在毛囊分化[2364],包括毛囊漏斗部囊状结构、毛透明角质颗粒、毛胚/毛乳头样结构、影细胞以及类似向毛囊球部外毛根鞘分化的成分。值得注意的是,该文献中 37 例累及腮腺的多形性腺瘤均未显示毛囊分化特征[2364]。

尽管 Seifert 等[2404]将一例罕见的"毛囊迷芽瘤"与皮肤毛发腺瘤联系在一起,但著者认为两者之间有很大的不同。位于涎腺的多发性囊肿,其囊壁为复层鳞状上皮并伴有小的实性鳞状细胞岛,目前称为"角囊瘤"[1853]。

罕见情况下,Brooke-Spiegler 综合征可以累及涎腺。这些患者中最常见的涎腺肿瘤是膜状亚型基底细胞腺瘤或基底细胞腺癌[97,1377,2066,2166,2225]。除种系突变外,患者的涎腺肿瘤还与皮肤肿瘤显示相同的包括杂合性缺失在内的体细胞突变。有趣的是,81%的散发性涎腺基底细胞腺瘤 16q12-13 区域(CYLD 基因所在区)至少存在一个杂合性缺失位点[451]。

乳房

许多皮肤附属器肿瘤被报道发生于乳腺区,如圆柱瘤、汗孔瘤、螺旋腺瘤、乳头状汗管囊腺瘤等。其中大多数病变起源于乳腺表面的皮肤组织或乳头,但少数肿瘤是真正的原发性乳腺肿瘤。这些肿瘤不与表皮相连,完全被乳腺组织包绕,甚至偶尔还能看见肿瘤与乳腺导管移行。文献报道的这组模仿真正乳腺肿瘤的病变包括汗腺瘤、圆柱瘤、螺旋圆柱瘤及皮脂腺癌等。

乳房原发汗腺瘤罕见,其形态学与相对应的皮肤汗腺瘤相同。肿瘤呈实性囊性结构,并由多种类型的细胞,包括透明细胞、嗜酸性细胞、上皮样细胞及中间成分构成(图 8.6)。导管分化表现为肿瘤细胞胞质内空泡[616,735,1271]。与肿瘤相邻的乳腺组织通常无异常,但有一例报道肿瘤周围乳腺出现柱状细胞改变[1271],同时肿瘤被证实具有 t(11;19)染色体易位,该分子学异常改变亦见于皮肤原发汗腺瘤[1271]。

乳房原发圆柱瘤罕见,仅有不足 10 例报道[49,848,1916]。除 1 例外,其余均表现为孤立的小结节,直径 0.8cm~1.4cm。该病可单独发生,亦可与乳腺浸润性导管癌或小叶癌同时发生[49,848,1916]。其中 1 例患有 Brooke-Spiegler 综合征,除乳腺肿瘤外,还伴有多发性皮肤肿瘤[1916]。所有乳腺圆柱瘤的组织学改变均与皮肤圆柱瘤相同,包括灶性导管分化和透明细胞变(图 8.7)。部分病例肿瘤凸向导管腔或与乳腺导管关系密切,可见肿瘤与乳腺导管移行,提示肿瘤可能起源于乳腺导管[1916]。

大约有 10 例原发于乳房的皮脂腺癌报道。肿瘤呈浸润性生长,由深染的基底样细胞和散在成熟皮脂腺细胞构成。有报道,部分肿瘤显示高级别恶性肿瘤的组织学特征,如细胞多形性、病理性核分裂和粉刺样坏死。同时肿瘤细胞不同程度表达雄激素、雌激素和孕激素受体。部分病例在随访过程中出现了恶性临床经过,包括淋巴结受累和远处转移[1840]。

有学者在一组形态学特殊但目前尚难以归类的乳腺肿瘤中观察到了皮脂腺分化现象。该组肿瘤在某些区域类似腺样囊性癌,并形成丰富的具有嗜酸性护膜的管腔结构(图 8.8)。

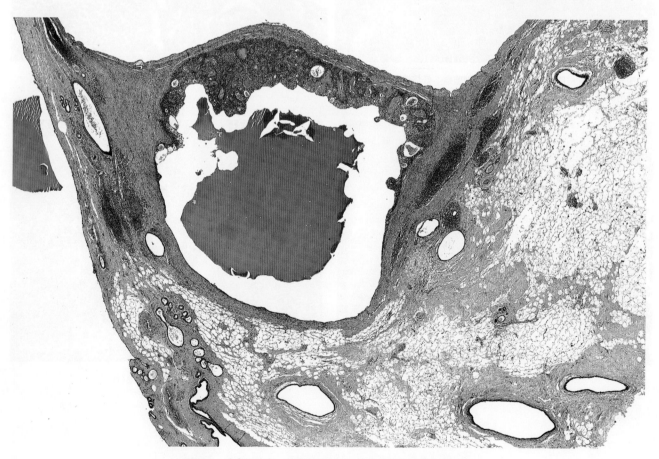

图 8.6 乳房汗腺瘤。乳腺实质内可见境界清楚的结节囊性肿瘤

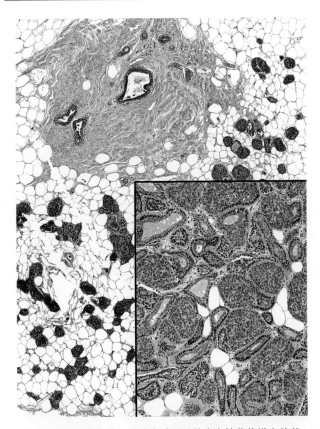

图 8.7 乳房圆柱瘤。乳腺实质可见肿瘤由结节状增生的基底样细胞组成并伴有导管分化，瘤团呈拼图状排列，周围绕以基底膜样物质（插图）。该患者患有 Brooke-Spiegler 综合征，除乳腺圆柱瘤外还有全身多发性皮肤肿瘤

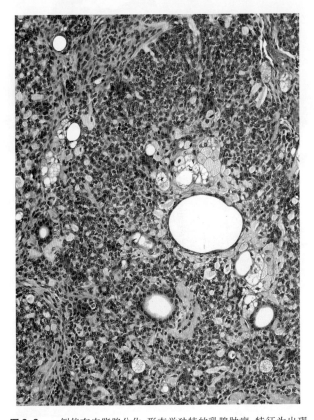

图 8.8 一例伴有皮脂腺分化、形态学独特的乳腺肿瘤，特征为出现具有嗜酸性护膜的导管结构。这些难以归类的乳腺肿瘤常常出现类似腺样囊性癌的区域

肾脏

肾脏嗜酸细胞瘤在少见情况下，局部可出现类似皮肤圆柱

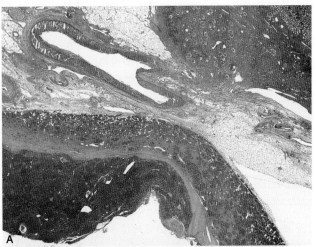

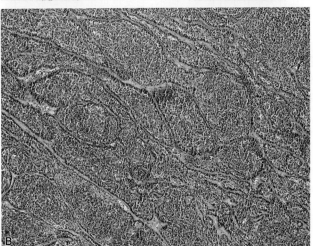

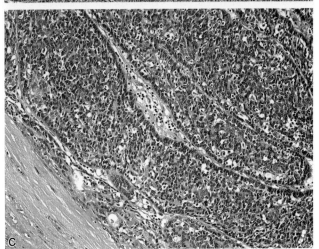

图 8.9 肾脏螺旋圆柱瘤，本例肾肿瘤（A 图右上角可见残余的肾组织）由小的基底样细胞组成，呈拼图样排列，瘤团周围有基底膜样物质（类似圆柱瘤的区域），瘤团内见散在浸润的淋巴细胞（类似螺旋腺瘤的区域）。（A~C 图均由 Phillip Strobel 医生惠赠，维尔茨堡，德国）

瘤或螺旋腺瘤的区域,表现为呈几何图形样排列小结节[1020,1381]。这些嗜酸细胞瘤通常由容易识别的小细胞构成。相反,一种与皮肤螺旋圆柱瘤表现相同,但缺乏肾肿瘤组织学特征的独特肾脏肿瘤亦有报道。该肿瘤发生于由类似肾小管上皮细胞的单层立方上皮细胞形成的囊肿内。4.5cm×3cm的实性成分由小基底样细胞构成的结节呈拼图状排列,结节周围绕以由Ⅳ型胶原构成的基底膜样物质,也可见伴有淋巴细胞浸润的杂乱排列的肿瘤结节(图8.9)。肿瘤局部见鳞状上皮分化,免疫组化也发现存在导管结构和肌上皮分化。比较基因组杂交技术证实肿瘤16号染色体存在长臂缺失和遗传物质获得,提示存在16号等臂染色体。该患者没有出现与Brooke-Spiegler综合征相关的临床特征。

口腔和舌

临床上,发生于口腔的皮脂腺异位常表现为小的丘疹,本书在有关章节亦有提及。偶尔,毛发也可出现于口腔之中。最常见的原因并非皮肤附属器异位,而是继发于口腔颌面部整形手术。口腔局部移植了有毛发的皮肤或游离皮瓣后,局部毛囊持续存活、生长。皮脂腺和毛囊成分亦可出现于迷芽瘤或畸胎瘤中,但相关病例较少见且相关诊断术语尚未统一[180,2524]。

尽管正常情况下口腔内不会出现毛囊结构,但已有少数发生于口腔的基底细胞癌(向毛胚细胞分化为主的肿瘤)的报道。报道的病例一部分为散发,另一部分患者患有Gorlin-Goltz综合征(痣样基底细胞癌综合征)[1379,2465]。

已有发生于舌部的类似微囊性附属器癌的罕见肿瘤报道[2051,2355]。部分学者认为该肿瘤可能起源于舌后部轮廓乳头下方的浆液性腺体(Ebner腺)[2355]。组织学上,肿瘤浸润深部横纹肌组织,并伴有神经周围及神经内浸润。肿瘤细胞核形态相对一致或有轻度多形性,肿瘤细胞排列呈具有双层上皮的导管状或小囊状。

胃肠道

发生于食管的皮脂腺异位已被广泛认识,该病通常无相应临床症状,亦可伴发于炎症或肿瘤。常表现为多发病灶,有时甚至数量超过100个,表现为1~2mm大小的轻度隆起的淡黄色卵圆形病变。组织学上,异位的皮脂腺位于食管黏膜固有层,但也有食管上皮基底细胞呈球状巢样增生伴有皮脂腺分化的报道[222,1862,2979]。皮脂腺成分也可形成类似毛囊漏斗部结构[1862]。亦有皮脂腺化生发生于胃食管交界部贲门黏膜的报道[1419]。

少数发生于肛门和/或直肠的肿瘤,组织学上类似皮肤圆柱瘤或螺旋圆柱瘤,认为是基底细胞样鳞状细胞(泄殖腔

源性)癌的特殊亚型。该肿瘤类似圆柱瘤,由基底样细胞组成的瘤团呈拼图样排列,瘤团周围包绕嗜酸性基底膜样物质[433,1153]。亦可出现提示螺旋腺瘤特征的瘤团内淋巴细胞浸润,故形态学类似螺旋圆柱瘤[1176]。这些肿瘤局部可出现典型基底细胞样癌的特征,并可伴有肛门鳞状上皮异型和挖空细胞[1176],因此该肿瘤可能与人乳头瘤病毒感染密切相关。Kacerovska等在一例累及肛门直肠的螺旋圆柱瘤样基底细胞样癌中检测了CYLD基因,但未发现异常改变[1176]。但在诊断泄殖腔源性癌之前须排除形态学相似的转移性肿瘤,如皮肤螺旋腺瘤、圆柱瘤或螺旋圆柱瘤。尽管肺是这些肿瘤转移的好发部位,但胃肠道转移已有报道[376]。

鬼影细胞或影细胞(角化的淡染、嗜酸性细胞,伴有清晰的边界和着色不良的细胞核/核影)出现在皮肤附属器肿瘤中提示毛母质分化,绝大多数情况下见于毛母质瘤。但是,偶尔发生于结直肠和子宫内膜的腺癌局部发生坏死,可形成类似的鬼影细胞或影细胞(图8.10)[2980]。相同形态的影细胞亦可见于这些肿瘤的淋巴结转移病灶中[1863]。甚至在特殊情况下毛母细胞瘤可发生于肛门黏膜下方深部(PH McKee教授个人经验)。

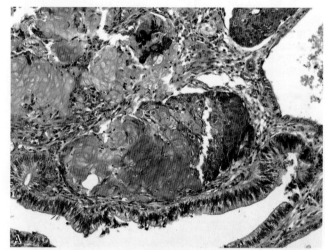

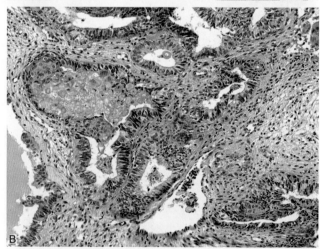

图8.10 影细胞出现在结直肠腺癌(A)和子宫内膜腺癌(B)中,罕见

呼吸道

偶有报道皮脂腺癌发生于呼吸道,如下咽部[1620]、喉部[121,140]和支气管[273],可为孤立性或多发性。但目前尚不清楚这些肿瘤是真正的皮脂腺肿瘤还是伴有显著皮脂腺分化的鳞状细胞癌。既往被报道的"气管/支气管圆柱瘤"本质上为原发于呼吸道的腺样囊性癌[2785]。

既往报道的发生于肺的类似皮肤圆柱瘤或螺旋腺瘤的肿瘤,实际上为先前存在的良性皮肤附属器肿瘤恶性变后继发的肺内转移灶[456,1654]。但文献中尚有一例原发于肺部,具有皮肤圆柱瘤特征的肿瘤。该病例由 Vernon 等[2786]报道,患者被确诊为 Brooke-Spiegler 综合征,伴有典型的多发性皮肤圆柱瘤和毛发上皮瘤,以及肺内孤立性的圆柱瘤。同时该患者的家族史中,有家族成员因心脏疾病而早逝[2786]。

所谓的毛息肉可发生于上呼吸道,如鼻腔、口咽部和鼻咽部。临床上该病变形成宽基底或带蒂的隆起性肿物,可导致间歇性的气道阻塞。病变通常出生时即有,在 1 岁内被发现。组织学上,毛息肉由皮肤及附属器结构(主要为密集的毛囊)组成,混杂有增生的脂肪组织,软骨亦常见(图 8.11),偶尔可见肌肉、神经、淋巴结、小涎腺和骨组织。虽然罕见,但是毛息肉

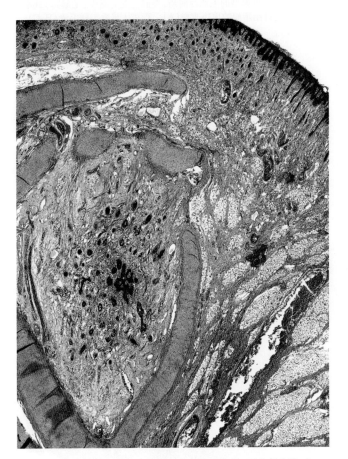

图 8.11　鼻咽部毛息肉。病变表面被覆皮肤,下方见密集成群增生、拥挤排列的毛囊,并可见成熟的软骨和脂肪组织

与多种先天性发育畸形存在临床相关性,如唇腭裂、悬雍垂缺失、耳郭畸形、半侧颜面肥大症、舌系带短缩、颈动脉闭锁等。由于毛息肉的组织学类似耳郭,故推测其可能是起源于鳃器发育异常的副耳郭结构[766,2423]。

女性生殖系统

女性下生殖道(阴道和宫颈)偶见异位的皮肤附属器结构,如皮脂腺和毛囊[269,439,620,647,730,900,1104,2221,2245,2266,2474,2834],甚至是整个毛囊皮脂腺单位(包括皮脂腺及其腺导管)及蔓套结构[200,1279]。Yamazawa 等[2940]认为异位的皮脂腺是宫颈原发皮脂腺癌的组织学基础。Grove[891]描述了宫颈鳞状细胞癌局部可出现皮脂腺分化和类似毛囊结构。Rizzardi 等[2217]报道在伴有鳞状及皮脂腺分化的宫颈癌中,肿瘤性皮脂腺细胞在上皮内呈 Paget 样播散。此外,还有一例发生于阴道伴有皮脂腺分化的管状鳞状上皮性息肉的报道[423]。另有一例伴有汗管纤维腺瘤样上皮增生的宫颈息肉的报道[663]。

畸胎瘤的肿瘤成分可源于单一胚层或全部的 3 个胚层(外胚层、内胚层和中胚层)。皮肤附属器常常出现在成熟性卵巢畸胎瘤中。结构正常或增生的毛囊、皮脂腺、外泌汗腺和顶泌汗腺。相反,囊性畸胎瘤发生"体细胞型"肿瘤罕见。卵巢囊性畸胎瘤最常继发的恶性肿瘤包括鳞状细胞癌,其次是类癌和腺癌。回顾文献有约 10 例畸胎瘤伴发皮脂腺肿瘤,包括皮脂腺癌、皮脂腺腺瘤、伴有皮脂腺分化的基底细胞癌[461,1200,2593,2775]和少数乳房外 Paget 病的报道[1805,2146,2457]。乳房外 Paget 病包括仅累及上皮内的肿瘤[1805],浸润性癌、未分化癌和腺癌[2146]。此外还有一例可疑的顶泌汗腺腺癌[1824],以及一例微囊性附属器癌和鳞状细胞癌混合存在病例报道[2957]。顶泌汗腺化生亦可偶然见于卵巢囊肿[61]。

男性生殖系统

和女性生殖系统一样,皮肤附属器分化亦见于睾丸畸胎瘤。最常见的组织学特征是出现影细胞[2726,2989],故在部分文献中称为"睾丸毛母质瘤"[1755]。

著者观察了许多伴有毛囊分化的睾丸畸胎瘤,常表现为形成毛囊漏斗部结构或毛胚芽样结构,有时伴有典型的毛源性间质,甚至更复杂的类似毛发毛囊瘤/毛囊痣的情况(图 8.12)。在部分病例中还可以见到皮脂腺分化细胞。

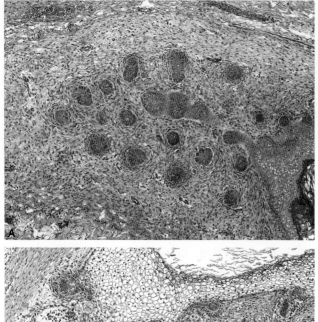

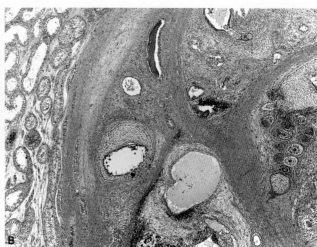

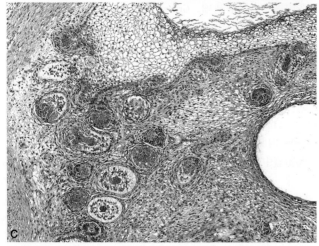

图8.12 睾丸畸胎瘤显示毛囊分化。由基底样细胞构成的小岛状瘤团周边可见典型的毛源性间质,类似毛发毛囊瘤(毛囊痣)或小结节型毛母细胞瘤的周边改变(A)。形成大量毳毛样毛囊(B,C)

胸腺

Wolff 等[2905]报道了 3 例胸腺组织中出现皮脂腺的病例,相关的临床表现包括重症肌无力和胸腺瘤。著者推测皮脂腺的出现可能与外胚层通过鳃裂或颈窦参与胸腺发育有关[2905]。

骨盆

文献报道了一例直肠后隙皮样囊肿(仅伴有外胚层分化的单胚层畸胎瘤)伴发乳房外 Paget 病的病例[2667],肿瘤细胞呈孤立性及腺样结构分布于上皮内。局部肿瘤细胞胞质内可见黑素颗粒(图 8.13)。

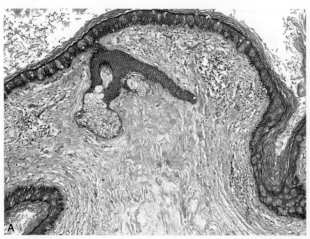

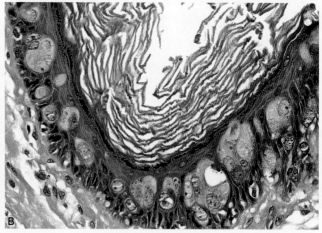

图8.13 发生于直肠后隙皮样囊肿的乳房外 Paget 病(A)。注意肿瘤细胞胞质内的黑素(B)

牙源性肿瘤

　　牙齿和毛囊的胚胎发育过程十分相似,因此部分伴有毛囊分化的皮肤附属器肿瘤和牙源性肿瘤的组织学形态有重叠。成釉细胞瘤组织学类似于皮肤基底细胞癌和毛母细胞瘤,尤其这两种皮肤肿瘤的特殊组织学亚型(成釉样基底细胞癌和成釉样毛母细胞瘤/淋巴腺瘤)。这些肿瘤团块中央为淡染的星状细胞,周边呈栅栏状排列的基底样细胞,与滤泡型成釉细胞瘤极为相似。此外,影细胞偶尔可见于成釉细胞瘤中。影细胞也是牙源性影细胞瘤的成分之一。成釉细胞纤维瘤是一种良性的双相性牙源性肿瘤,由成釉性上皮和细胞性间质成分构成,从概念上看类似于皮肤毛母细胞瘤。而成釉细胞纤维肉瘤可能近似毛母细胞癌肉瘤或毛母细胞肉瘤[1246,1275,2261]。有趣的是,最近被报道的一种牙源性肿瘤,即硬化性牙源性癌,具有和微囊性附属器癌非常相似的组织学改变[1378]。

　　文献报道了类似皮肤管状腺瘤的下颌骨病变,该骨源性肿瘤内可见明显的上皮和肌上皮成分[184,656]。该肿瘤可能源于骨内异位的涎腺组织包涵体,或起源于外胚层来源的牙源性上皮。目前报道的两例肿瘤术后均出现了复发[184,656]。

中枢神经系统

　　发生于中枢神经系统的颅咽管瘤,是一种类似于毛源性肿瘤(如毛母细胞瘤、基底细胞癌)的上皮性肿瘤。该肿瘤最常见于蝶鞍上部。颅咽管瘤也与牙源性肿瘤(成釉细胞瘤)存在相似之处。部分学者推测颅咽管瘤起源于 Rathke 囊内胚胎残余的釉质形成结构(针对釉质型颅咽管瘤)[2246]。罕见情况下,颅咽管瘤内可见到影细胞(图 8.14),并且部分包含此组织学特征的肿瘤伴有 *CTNNB1* 基因(β-catenin 基因)突变,该基因认为与皮肤附属器肿瘤的发生有关,包括一些伴有母质分化的肿瘤[1280]。

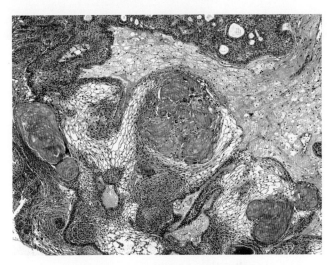

图 8.14　颅咽管瘤伴有影细胞分化

　　有一组发生于蝶鞍部的肿瘤形态上类似皮肤附属器肿瘤,实际上将它们与涎腺肿瘤比较可能更加贴切,因为这些肿瘤认为起源于残余的涎腺组织[2764]。这组肿瘤的生长模式包括:多形性腺瘤(混合瘤)、腺样囊性癌和嗜酸细胞瘤[445,828,933]。著者曾报道过一例发生于蝶鞍部的复发性肿瘤,其形态学呈典型的腺肌上皮瘤表现(图 8.15)[2282]。

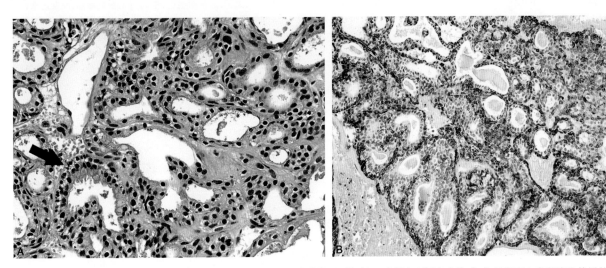

图 8.15　蝶鞍部腺肌上皮瘤。注意管状上皮成分中的顶泌汗腺分化(A,箭头)。小管由双层上皮构成,包括腔面上皮细胞和外层的肌上皮细胞,后者 α 平滑肌肌动蛋白染色阳性(B)

（孙琦　王益华 译,胡红华 校,伍洲炜 审）

伴皮肤附属器肿瘤及相关病变的遗传性综合征

本章节对伴有皮肤附属器肿瘤及相关病变的遗传综合征的临床病理和遗传学进行了详细描述。其中一些病变发生于特定背景下,不论是皮肤表现还是皮外表现几乎都具有特定综合征特征。如能早期识别这些综合征,对患者健康甚或生命至关重要。因此,本章节也描述了皮肤外病变,以帮助病理医生诊断遗传性综合征。表 9.1 对主要的综合征进行了总结,其中大多数是已经认识清楚的,具有特征性遗传致病基因。而某些综合征,尚缺乏明确定义,需要更深入的研究归类,并阐明其发病机制。

表 9.1

伴皮肤附属器病变的主要遗传性综合征

疾病	OMIM 编号	遗传	染色体位点	基因	皮肤黏膜病变	主要内脏病变
Bazex-Dupré-Christol 综合征	301845	XD	Xq24-27		先天性稀毛症,毛囊萎缩性皮病,粟丘疹,少汗症基底细胞癌	无
Birt-Hogg-Dubé 综合征	135150	AD	17p11	BHD(FLCN)	纤维毛囊瘤,毛盘瘤	肾肿瘤,肺囊肿
Brooke-Spiegler 综合征及多发性家族性毛发上皮瘤	605041 601606	AD	16q12-13 16q2-13 (9p21)[a]	CYLD CYLD	螺旋腺瘤,圆柱瘤,螺旋圆柱瘤,毛发上皮瘤[b]以及来源于上述肿瘤的恶性肿瘤(罕见)	涎腺肿瘤,主要是膜型基底细胞腺瘤(罕见)
Carney 综合征	160980	AD	17q22-24 2p16	PRKAR1A (CNC1) CNC2	黏液瘤,黑子,黑素细胞痣,牛奶咖啡斑	心脏黏液瘤,原发色素性结节状肾上腺皮质病,伴砂粒体的黑素性神经鞘瘤,大细胞钙化性 Sertoli 细胞肿瘤,甲状腺病变,垂体病变
Clouston 综合征	129500	AD	13q12	GJB6	脱发,甲营养不良,掌跖角化症(ESFA 样病变),鳞状细胞癌	无
Cowden 综合征	158350	AD	10q23	PTEN	毛鞘瘤,硬化性纤维瘤,口腔丘疹,肢端疣状角化	乳腺、甲状腺和子宫内膜癌,Lhermitte-Duclos 病
Gardner 综合征和家族性腺瘤性息肉病	175100	AD	5q21-22	APC	漏斗部囊肿,软组织纤维瘤,软组织纤维瘤病	易癌变的多发性结直肠腺瘤,腹内纤维瘤病,小脑髓母细胞瘤,先天性视网膜色素上皮增生,骨瘤,牙瘤和牙齿病变,甲状腺筛孔状-桑椹亚型乳头状癌
Gorlin-Goltz 综合征(痣样基底细胞癌综合征)	109400	AD	9q22-31	PTCH	多发性基底细胞癌,掌跖凹点,皮肤囊肿	骨骼异常,钙化性脑镰,牙源性角囊肿,卵巢纤维瘤
Muir-Torre 综合征及 Lynch 综合征	158320 120435	AD	2p22-21 3p23-21 2q16-15 2q31-33	MSH2 MLH1 MSH6 PMS2	皮脂腺肿瘤,角化棘皮瘤(罕见)	胃肠道及泌尿生殖道癌

伴皮肤附属器病变的主要遗传性综合征（续表）

疾病	OMIM编号	遗传	染色体位点	基因	皮肤黏膜病变	主要内脏病变
Schöpf-Schulz-Passarge 综合征	224750	AR	2q35	WNT10A	多发性眼睑汗囊瘤，甲营养不良稀毛症，掌跖角化病（ESFA 样病变）	牙发育不全
结节性硬化和 TSC2/PKD1 邻近基因综合征	191100 613254	AD	9q34 16p13.3 16p13.3	TSC1 TSC2 PKD1ᶜ	血管纤维瘤，甲纤维瘤，色素减退斑，鲨鱼皮革斑，口腔纤维瘤，牙龈增生	癫痫，智力缺陷，皮质结节，肾肿瘤，肺淋巴管肌瘤病，心脏横纹肌瘤，视网膜病变，重度多囊肾（TSC2/PKD1 中）

ᵃ 尽管有篇文章认为 MFT 的致病基因位于染色体 9p21[948]，之后的研究证实 MFT 患者存在 CYLD 突变。

ᵇMFT 是 Brooke-spiegler 综合征的表型之一。后者可以合并发生多发性螺旋腺瘤、圆柱瘤、螺旋圆柱瘤和毛发上皮瘤。而 MFT 仅发生毛发上皮瘤。

ᶜTSC2/PKD1 邻近基因综合征，是由 TSC2 和 PKD1 这两个邻近的基因位点同时改变引起的。

OMIM，在线人类孟德尔遗传数据库（www.ncbi.nlm.nih.gov/omim）；MFT，多发性家族性毛发上皮瘤；XD，X 染色体显性遗传；AD，常染色体显性遗传；AR，常染色体隐性遗传；ESFA，外泌汗腺汗管纤维腺瘤。

一般来说：

■ 综合征相关的皮肤附属器病变通常是多发性。

■ 综合征相关的皮肤附属器病变，其组织学表现通常与其相应的散发病例类似或相同，但有些病变存在一些线索可提示为综合征相关。

■ 大多数皮肤病变为良性附属器肿瘤，但也可以发生恶性肿瘤，例如在 Brooke-Spiegler 综合征（BSS）中。

■ 大多数综合征中皮肤病变伴内脏受累，可以是多系统性，也可仅为轻微病变，少见情况下也可危及生命，例如 Carney 综合征。只有少数几个综合征中病变仅累及皮肤。

■ 大部分伴皮肤附属器病变的综合征为常染色体显性遗传。

■ 大部分综合征为单基因病，少数几个综合征（结节性硬化症、Carney 综合征和 Muir-Torre 综合征）已发现不止一个致病基因位点。

■ 综合征通常伴有肿瘤抑制基因改变。按照 Knudson 假说，肿瘤抑制基因的失活及肿瘤形成需要双次打击[1361]。皮肤病变中，第一次打击为种系突变，而第二次打击为病变的体细胞突变。后者的研究较少，可以是杂合性缺失（LOH）或导致核苷酸序列改变的突变。

■ 大多数综合征未显示有皮肤受累的严重程度或恶性转化的可能性等基因型-临床表型相关性。

Bazex-Dupré-Christol 综合征

　　Bazex-Dupré-Christol 综合征（BDCS；OMIM301845），是一种 X 染色体显性遗传性疾病，以先天性稀毛症、毛囊萎缩性皮病、粟丘疹、基底细胞癌（BCC）和少汗症为特征。自 1964 年首次描述以来[189]，已报道 20 多个家系共 140 多个患者，大多数病例来自欧洲，特别是法国和比利时[842,2689]。少数散发病例也有报道[831]。

　　BDCS 在同一患病家系和不同家系之间存在明显的差异。该病通常在婴儿期或儿童早期得到确诊。皮肤似乎是唯一受累的器官，皮肤外表现罕见报道，包括蜘蛛样指伴关节松弛、骨软骨炎、耳聋和淋巴细胞母细胞性白血病，但这些合并也可能仅仅是巧合。通常女性患者受累的严重程度比男性患者轻，仅限于头皮毛发累及。

临床表现

　　毛囊萎缩性皮病见于约 85% 的患者，累及手足背、面部及肘膝伸侧（图 9.1）。可出生时即有或出生后发病。表现为皮肤漏斗形凹陷。毛囊可正常、萎缩、增宽及角栓形成[842,2089]。

　　稀毛症见于约 85% 的病例，通常弥漫性累及全身各处，但也可仅累及头发或眉毛（见图 9.1）[842]。常发生于婴儿，随年龄增长症状有所缓解。文献报道的几个家族性病例中，男孩的稀毛症普遍比较严重，而女孩的毛发稀少表现为正常和异常毛发混杂[842]。

　　粟丘疹见于约 75% 的患者，主要累及面部，但也可累及四肢、躯干及臀部（见图 9.1）。粟丘疹可出生时即有，也可在婴儿或儿童期出现[842,2689]。

　　基底细胞癌见于不到一半的病例，常发生于十几岁或二十几岁，但发病年龄可为 9~50 岁。基底细胞癌好发于面部。

　　少汗症见于一半以上病例，可仅累及面部或为全身性[1321,2089]。

　　部分患者存在鼻异常，包括鼻变长、因鼻翼发育不良导致鼻变细窄及鼻小柱突出[1321]。其他少见报道的皮肤病变包括肛周色素沉着、藏毛窦、鼻唇和腋窝的色素性斑疹及丘疹[396]。

组织病理学特征

　　毛囊萎缩性皮病表现为表皮凹陷。真皮疏松间质中可见簇状基底样细胞（图 9.2）。

　　据报道，与稀毛症相关的毛干异常包括类似扭曲发样的毛发扭转、结节性脆发、毛发分叉和毛发断裂[159,842,2689]。Kidd 等[1321]在电镜下发现毛小皮毛鳞片完全缺乏。

　　粟丘疹表现为小的漏斗状囊性结构，常伴随相邻皮肤小的基底样细胞增生（见图 9.2）。

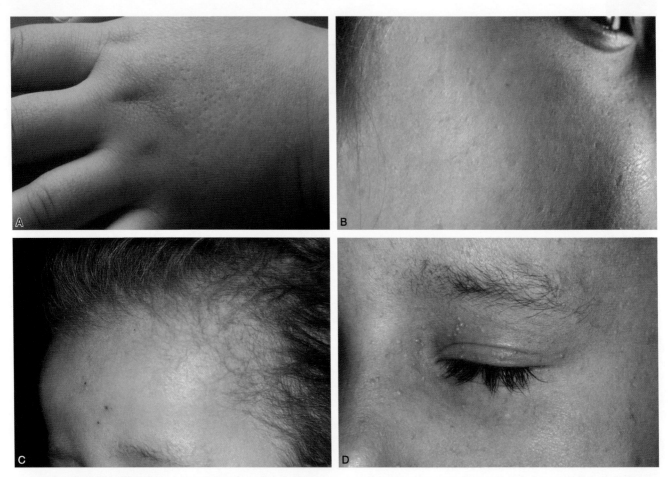

图 9.1 Bazex-Dupré-Christol 综合征的主要临床表现包括毛囊萎缩性皮病（皮肤独立的漏斗形凹陷）（A,B）、稀毛症（C）和粟丘疹（白色小丘疹）（D）

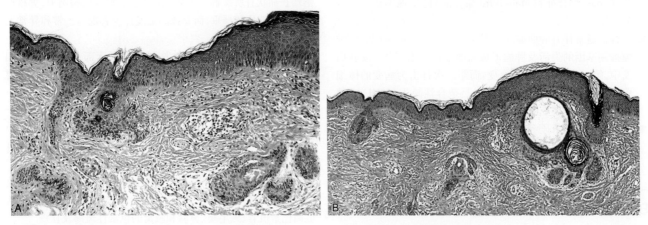

图 9.2 毛囊萎缩性皮病在组织学上表现为表皮凹陷。同时，注意疏松间质中小簇状基底样细胞（A）。皮肤粟丘疹活检，显示一个小的漏斗状囊性结构，邻近真皮内见小的基底样细胞增生（B）

　　Bazex-Dupré-Christol 综合征（BDCS）患者发生基底细胞癌的组织学亚型包括小结节型和浅表型。部分病例报道不符合目前基底样细胞增生的分类。还有个别病例，将基底样细胞增生判读为毛发上皮瘤[396,493,2089,2970]。经过判断文献中的插图和复习其他作者惠赠的病例，著者认为此类病变（基底样细胞增生）并不是毛发上皮瘤，而可能是所谓的基底细胞样毛囊错构瘤（BFH）或漏斗部囊性基底细胞癌。组织病理学显示汗腺减少或缺乏，报道认为是少汗症的原因[1321,2089]。

分子生物学特征

　　1995 年发现 BDCS 致病位点位于染色体 Xq24-q27.1。有学者提出，*UBE2A* 基因是其候选基因，其位于染色体 Xq24-q25 的酵母同源物参与紫外线诱导损伤后的 DNA 修复[2744]。

Birt-Hogg-Dubé 综合征

Burnier 和 Rejsek 于 1925 年报道了一名患者,病变多发,称其为"毛周纤维瘤"[25,2383,2972]。1975 年和 1976 年,Hornstein 等[1060] 提出一种以多发性毛周纤维瘤和结肠息肉为特点的常染色体显性遗传综合征。1977 年,Birt-Hogg-Dubé 综合征(BHDS;OMIM 135150)用以描述遗传性多发性纤维毛囊瘤、毛盘瘤和软垂疣[247]。随后的研究一致发现其存在皮肤外病变,目前将 BHDS 定义为一种常染色体显性遗传性疾病,特点为皮肤肿瘤(纤维毛囊瘤和毛盘瘤)、肾脏肿瘤和肺囊肿,后者常引起自发性气胸。罕见情况下,BHDS 患者可发生结肠腺瘤,但目前不应将结肠腺瘤作为诊断 BHDS 的特征性表现。现在,毛周纤维瘤和纤维性丘疹是同义词,而所谓的 Hornstein-Knikenberg 综合征中的毛周纤维瘤,被归类为"蔓套瘤"(纤维毛囊瘤和毛盘瘤)[25,2383]。同样,软垂疣,起初认为是 BHDS 的特征之一,显示蔓套分化的形态学特点[570]。2001 年发现 *BHD*(*FLCN*)基因是 BHDS 的致病基因[1316,2365]。全世界共报道了约 200 个 *BHD* 家系有 *BHD* 致病性突变[1701]。

病变主要家族性发生,家族中患者数 1~12 个不等,散发病例少见[2686]。不同患病家系之间以及一个家系不同患病成员之间,病变表型均存在差异。最近有项研究调查了 50 个 BHDS 家系,仅有 1/4 家系患者具备 3 个经典特征(有诊断意义的皮肤病变、肾脏肿瘤和肺病变)[2686]。另 1/4 家系病例,有皮肤病变和自发性气胸病史,但没有肾脏肿瘤。还有 1/4 病例仅有皮肤表现。约 20% 家系有皮肤表现和肾脏肿瘤的病史,但没有自发性气胸的病史。家系成员患者仅表现为肺病变者,但没有皮肤或肾脏病变者-所谓的肺表型,罕见[909,2686]。最近的报道显示,BHDS 无明显性别倾向,中位发病年龄 54 岁(年龄范围:12~77 岁)[2686]。目前诊断标准小结见表 9.2[1701]。

BHDS 的诊断标准[1701]

主要标准
至少 5 个纤维毛囊瘤或毛盘瘤
至少 1 个经组织学证实
成人患者有致病性 *BHD* 基因种系突变

次要标准
多发性肺囊肿:双侧肺基底段囊肿,无其他明显原因,有或无原发自发性气胸
肾癌:早发性(<50 岁)或多灶性或双侧肾癌,或嫌色细胞和嗜酸细胞混合性肾癌
一级亲属患有 BHDS

备注:BHD 患者应满足 1 条主要诊断标准或 2 条次要诊断标准。
BHDS,Birt-Hogg-Dubé 综合征。

临床表现

皮肤病变

超过 90% 的 BHDS 患者表现为多发性,1~5mm 大小、白色或皮色、分散或灶性群集的丘疹,分布于面部、颈部和/或躯干上部。部分患者的病变非常隐匿(图 9.3 和图 9.4)。大的融合性病变罕见[1366]。病变常见于 20~40 岁,表现为纤维毛囊瘤/毛盘瘤。

肺部病变

80%~90% 患者 CT 检查可发现肺囊肿[1496,2685,2686]。囊肿常为双侧性,位于肺基底段胸膜下区。病变大小从几个毫米到十五厘米,呈充满空气的囊及大疱,边缘囊壁光滑而薄(见图 9.4)[1366]。囊肿周围肺实质一般无异常。BHDS 患者的肺囊肿可发生自发性气胸,其自发性气胸的风险比普通人群高 32 倍[2994]。约一半患者或家庭成员有自发性气胸病史,40 岁以前气胸发生率最高,但有报道自发性气胸可以早到 7 岁发生。近40% 患者会经历多次气胸(可达 7 次),但在这些患者中并未观察到死亡率增加或肺病变渐进性恶化的情况[2686]。右肺气胸发生率高。双侧气胸不是 BHDS 的特征。有气胸家族史的 BHDS 患者发生气胸的风险比没有家族史的患者相对明显增加。吸烟未被确定为危险因素[2686]。

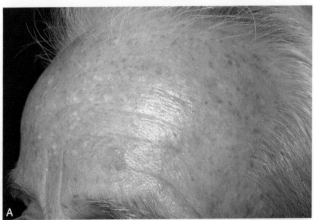

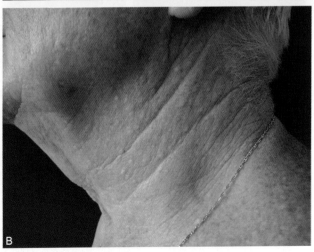

图 9.3 一名 Birt-Hogg-Dubé 综合征患者的多发性纤维毛囊瘤。前额(A)和颈部(B)见肉色及白色分散的丘疹

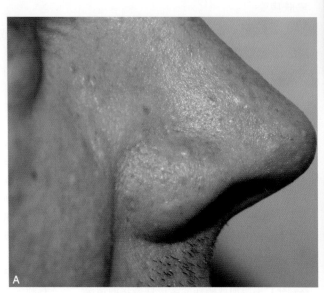

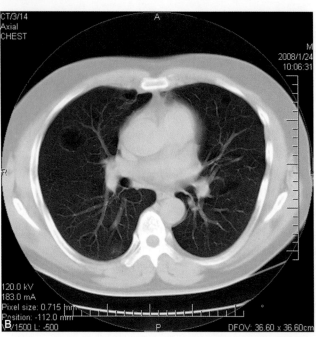

图 9.4　一名 Birt-Hogg-Dubé 综合征患者的皮肤病变（A）和肺囊肿（B）。该患者 3 年内发生 2 次自发性气胸

肾肿瘤

　　已发现 BHDS 患者发生肾肿瘤的风险比普通人群高 7 倍。约 1/3 患者有肾肿瘤[2686,2994]。有肾肿瘤家族史的患者，发生肾肿瘤的风险比没有家族史的患者增加[2686]。一些研究显示肾肿瘤的患者中男性较多。2/3 患者肾肿瘤为双侧、多发，可同时或先后发生（图 9.5）[2026,2262]。Pavlovich 等[2026] 报道患者每侧肾脏平均 7 个肿瘤（中位数：5 个，范围：1~22）。单侧孤立性小肿瘤少见。

其他特征

　　已有报道 BHDS 患者发生许多其他器官异常，但这可能是巧合。这些异常包括先天性髋关节脱位、Eagle 综合征（茎突过长或茎舌韧带钙化）、脊椎侧弯、纤维肌痛症、纵隔脂肪瘤病、软组织脂肪瘤、血管脂肪瘤、皮肤黑素瘤、颈动脉发育不全、大血管动脉瘤、肾集合管重复、肾囊肿、甲状腺肿瘤、甲状旁腺腺瘤、乳腺肿瘤和脉络膜视网膜瘢痕[463,839,1997,2686,2789,2858]。部分家族病例（所谓 Hornstein-Knickenberg 综合征）伴随结直肠肿瘤（腺

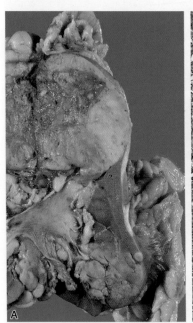

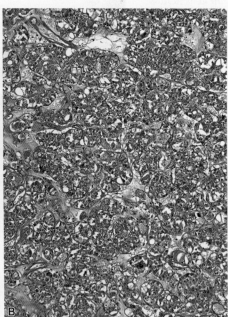

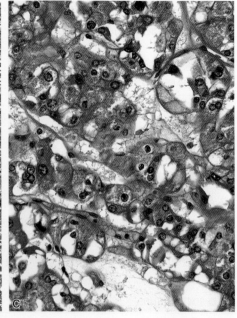

图 9.5　Birt-Hogg-Dubé 综合征。多发性肾肿瘤，表现为杂合性肿瘤（A）。图中肿瘤低倍镜下类似肾嗜酸细胞瘤，可见大的嗜酸性细胞呈多结节性生长模式，瘤团周边绕以基底膜样物质（B）。高倍镜下，肿瘤形态类似嫌色细胞癌，细胞大，局灶示核周空晕。但大多数细胞缺乏典型葡萄干样核（C）。该女性患者有肺囊肿，但没有皮肤病变。*BHD* 基因 5 号外显子发现 p. H111_L117delinsL /c. 332_349del /种系突变

瘤和腺癌)[2239,2684],但一项大样本临床研究调查了 49 个家系共 152 个患者,未显示伴随结直肠肿瘤。约 5% 患者有涎腺肿瘤,所有报道的病例几乎都为腮腺受累,组织学为嗜酸细胞瘤[1532,2366]。有报道患者发生口腔病变,表现为口腔内小而隆起的丘疹,累及唇黏膜面、颊黏膜及牙龈[1848]。

组织病理学特征

皮肤病变

大多数 BHDS 病例报道皮肤病变表现为纤维毛囊瘤[1496]。毛盘瘤也有报道,但纤维毛囊瘤与毛盘瘤形态学上呈连续谱系,两者的区分是人为的,病例描述为纤维毛囊瘤还是毛盘瘤,与观察到的不同组织学切面形态有关[2383]。单个病变在组织学上的表现无法鉴别为散发或综合征相关,但如果见到数个相邻的多发性病变往往提示为 BHDS(图 9.6)[489]。BHDS 患者病变组织

学表现为血管纤维瘤(纤维性丘疹)者(图 9.7)[2346]较为罕见。

BHDS 中其他少见皮肤病变包括基底细胞癌(图 9.8)、结缔组织痣、皮脂腺增生、鳞状细胞癌、黑素瘤、纤维上皮性息肉、平滑肌瘤和平滑肌肉瘤,但这些病变可能是巧合。

肺部病变

组织学可见胸膜下薄壁大疱、肺实质内含气囊肿和胸膜内囊泡。囊泡近期破裂的有关特征包括胸膜轻度嗜酸粒细胞浸润、胸膜内和胸膜下散在噬含铁血黄素细胞、胸膜内稀疏多核巨细胞、胸膜及下方的肺实质灶性纤维化。大疱和囊肿附近肺实质无明显异常或呈肺气肿改变(肺泡间隔自由漂浮)[350,876]。

肾肿瘤

BHDS 患者肾脏肿瘤的组织学形态多样,有时组织学特征有重叠[2026,2994]。超过 1/2 的病例最常见的组织学表现为杂合

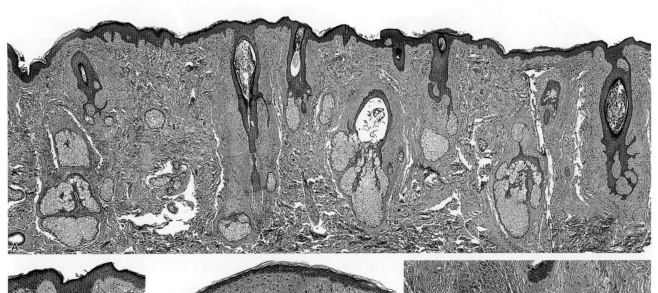

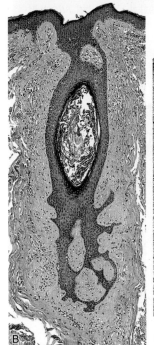
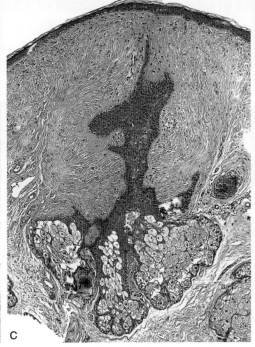
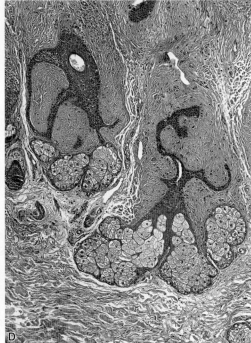

图 9.6　组织学标本中见多发性纤维毛囊瘤,是诊断 BHD 综合征的线索(A~D)

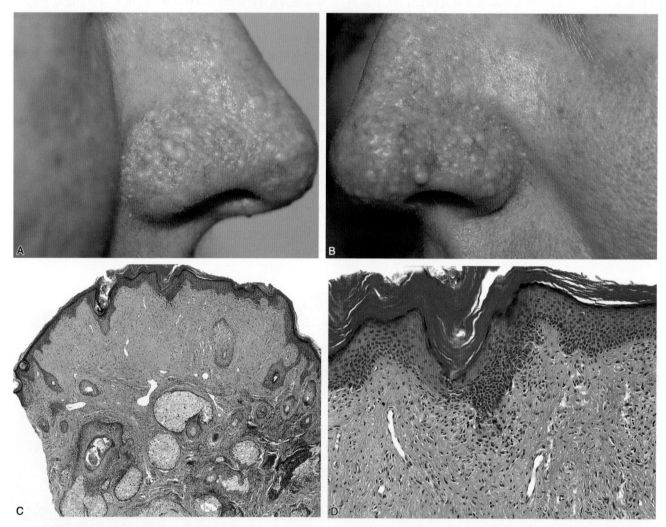

图 9.7 BHDS 患者 3 处活检图片,显示病变符合纤维性丘疹(血管纤维瘤)(A~D)。该患者是图 9.4 患者的妹妹。两人均有 *BHD* 基因 c.1733 插入到外显子 11 上突变热点 C8 的种系突变

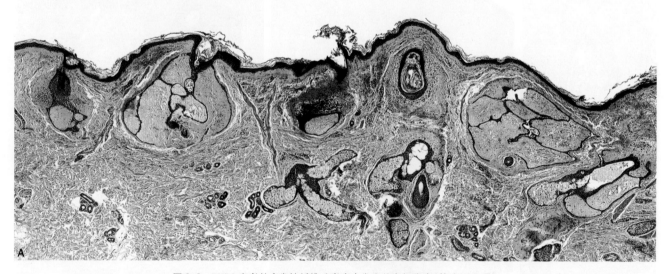

图 9.8 BHDS 患者的多发性纤维毛囊瘤中发生基底细胞癌(箭头)(A,B)

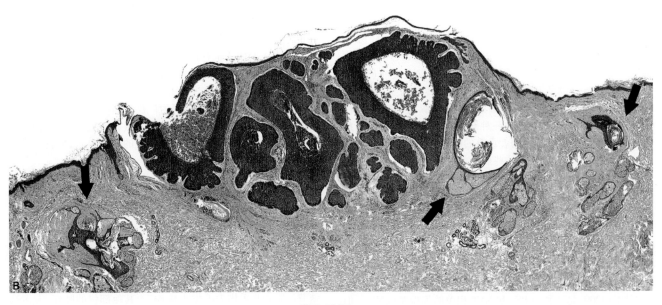

图 9.8（续）

性肾肿瘤,包含嗜酸细胞瘤和嫌色细胞癌两种成分,两种成分独立存在或相互混杂。嗜酸细胞瘤样区域由大细胞组成,细胞边界不清,胞质呈纤细的嗜酸性颗粒状,核大、染色质均一嗜碱性。与经典的肾嗜酸细胞瘤相比较,BHDS 相关性肿瘤中,这些嗜酸细胞瘤样区域缺乏特征性的疏松结缔组织背景、中央瘢痕和肾样生长模式。嫌色细胞肾细胞癌区域,显示特征性植物细胞样排列,细胞边界清晰,胞质蓬松嗜酸性,细胞核固缩,核周见空晕。嗜酸细胞瘤样区域中细胞的生长模式经常类似嫌色细胞肾细胞癌,形态交叉重叠(见图 9.5)[2026]。

嫌色细胞肾细胞癌,是第二种最常见的肾肿瘤,约占 1/3[2026]。其他类型的肾肿瘤包括,透明细胞肾细胞癌、嗜酸细胞瘤、乳头状肾细胞癌和嗜酸性乳头状肾细胞癌[807,1841,2026]。可同时存在 1 种以上肾肿瘤组织学类型。上述所有肿瘤,大小从几个毫米到十四十五厘米不等。其中,嗜酸细胞瘤直径平均 2~7cm,透明细胞肾细胞癌直径最大。透明细胞肾细胞癌的核级不同(Fuhrman 分级 2~4 级)[2026]。有几例报道,BHDS 患者有转移性肾肿瘤,主要是透明细胞肾细胞癌。少见情况下,透明细胞肾细胞癌可以有嗜酸细胞区域[2026]。

超过 50% 的肾肿瘤中,邻近的肾实质内可见嗜酸细胞聚集成边界不清、大小不等的增生灶,这些细胞具有嗜酸性颗粒状胞质、边界清楚、核大、染色质点彩状。偶可见灶性胞质透明变,但无明显核周空晕。研究已发现镜下嗜酸细胞增生病灶和较大的多发性肿瘤之间有临床相关性,几乎所有多发性肿瘤肾脏的肾实质内都有嗜酸细胞增生[2026]。

分子生物学

BHDS 的致病基因是 BHD 基因,又称 FLCN 基因,是一种肿瘤抑制基因。2001 年,BHD 基因定位于 17p11.2[1316]。BHD 由 14 个外显子组成,转录起始位点在第 4 个外显子上。BHD 编码一种含 579 个氨基酸的蛋白质-folliculin,该蛋白在不同物种之间高度保守,通过 AMPK 和 mTOR(西罗莫司靶蛋白)通路参与能量和/或营养物质感应[137,427]。约 85% 有临床表现的 BHDS 患者存在 BHD 种系突变[1316,2686]。尽管报道显示所有的

转录外显子(4~14)都可发生种系突变,但约 1/2 病例的突变发生在外显子 11 的突变热点区域,该突变热点含一种易高频突变的多胞嘧啶重复(C8),极易发生种系缺失和重复[1317]。近期互联网上有两组关于 BHD 种系突变的数据资料[1519,2847]。最常见的突变为 c.1285dupC(又称 c.1733insC)。DNA 水平上,大多数突变为缺失突变,有时涉及 10 个或更多碱基的缺失和单个碱基替代。重复和缺失/插入不常见。大多数 BHD 突变会导致蛋白质截断和功能丧失。最常见的突变是移码突变,会导致提前出现终止密码子。剪接位点突变、无义突变和错义突变不常见[1519,2686,2847]。

基因表型与临床表型间的联系

Toro 等发现在特定的 BHD 种系突变或不同的突变类型(内含子或外显子;移码突变、无义突变、错义突变、c.1733insC 或 c.1733delC 突变个体)和临床表型(纤维毛囊瘤、毛盘瘤/血管纤维瘤、肾肿瘤、自发性气胸或肺囊肿)之间并不存在相关性[2686]。然而,体细胞突变的研究结果显示,除体细胞 BHD 序列突变或 BHD 位点杂合性缺失(LOH)外[2796],其他基因的体细胞突变与肿瘤形态之间有一定相关性,甚至与同一患者的不同肿瘤也有相关性。有研究发现透明细胞肾细胞癌存在 VHL 基因体细胞突变或 VHL 基因启动子甲基化。VHL 基因突变常见于伴有透明细胞肾细胞癌的 VHL 综合征[2026]。除了 BHD 启动子甲基化,嗜酸性乳头状癌存在 MET 基因突变,后者是乳头状肾细胞癌特征性的突变基因[807]。迄今为止,关于皮肤肿瘤发生中的二次打击尚缺乏研究。Van Steensel 等的三项研究中,纤维毛囊瘤未显示杂合性缺失,提示 BHD 双等位基因失活不是皮肤肿瘤发生的必要条件[2771]。

Brooke-Spiegler 综合征和多发性家族性毛发上皮瘤

Brooke-Spiegler 综合征(Brooke-Spiegler syndrome, OMIM

605041）是一种常染色体显性遗传性疾病,特征是发生多发性皮肤附属器肿瘤,其中最常见的包括螺旋腺瘤、圆柱瘤、螺旋圆柱瘤和毛发上皮瘤（筛孔状毛母细胞瘤）[244,345,470,583,1252,1461,1485]。多发性家族性毛发上皮瘤（MFT,OMIM 601606）,也是一种常染色体显性遗传综合征,特征是出现大量毛发上皮瘤,但不伴圆柱瘤、螺旋腺瘤和螺旋圆柱瘤。一般认为MFT是BSS的一种亚型,因为两者在临床、病理和基因水平上有重叠。两者重叠的临床表现包括BSS患者出现多发性的毛发上皮瘤,这些病变常常融合,且多集中于鼻唇沟,而这也是MFT中肿瘤的典型分布方式。另外,有详细的家系病例报道显示一些家系成员具有BSS的典型表现,而其他成员则表现为MFT[470,2117,2151]。进一步的研究发现,一部分MFT患者和BSS患者具有相同的基因改变,即CYLD基因突变,后者为一种位于染色体16q12-q13的肿瘤抑制基因[285,1513,1559,2287,2963,3009]。皮肤良性肿瘤发生恶性变的情况比较罕见[97,107,1283,2080]。传统上认为,所谓的家族性圆柱瘤病（OMIM 13200）是一种与BSS和MFT相关的等位基因病变,但由于仅表现为圆柱瘤的病例极罕见,该名称几乎不被使用。此外,偶有患者仅表现为螺旋腺瘤或螺旋圆柱瘤。很显然,对一名BSS或MFT患者的所有病灶进行组织病理学检查以证实其表型,从实用、美观和伦理角度讲都是不可能的。

除皮肤外,类似形态的肿瘤偶可发生于涎腺。皮肤和涎腺均有肿瘤的情况,过去称为"皮肤-涎腺肿瘤体质"[97,1197,1377,1916,2066,2225,2392]。乳腺发生上述肿瘤极为罕见[1916]。

Ancell[84]于1842年首次描述了一名BSS患者的临床特征。Brooke于1892年[303],Spiegler于1899年[2544]分别对肿瘤的组织学表现进行了描述,并详尽回顾了圆柱瘤病例。

临床表现

皮肤病变

BSS患者表现为皮肤多发性肿瘤,主要位于头颈部,特别是头皮、面部和耳周区域（图9.9和图9.10）。多发性融合病变累及头皮时,称为"头巾瘤"。偶有沿Blaschko线的线状/带状分布肿瘤的报道[281,912,1095,2441,2715]。大多数结节大小为0.5~3cm,但更大的病变也有报道。肿瘤多数于青春期出现,许多患者的皮肤肿瘤数目随年龄增长而增加。然而,病变在数目、大小和分布的严重程度上表现不一:一些患者仅见10~30个散在小肿瘤,而另一些患者则表现为广泛分布的数百个病灶,累及大面积皮肤,病灶常融合致皮肤容貌毁损。迄今为止,肿瘤数目较多者应该是Zarbo等[2991]报道过的一个患者,皮肤肿瘤数目超过1 400个。

单个结节颜色为红色至蓝色,表面光滑,有时伴血管扩张。偶尔,病变带蒂或因创伤导致表面破溃,或表面皮肤正常的深在性皮下结节。病变通常终生缓慢生长。约5%~10%的患者肿瘤发生恶性变,当病变快速增大伴溃疡、出血,应怀疑恶性变（图9.11）。

除了头皮病变,具有典型BSS表型的患者常有分布于双侧鼻唇沟部位的小的（0.2~1cm）分散和/或融合性的皮色丘疹及结节。后者几乎均为毛发上皮瘤,而其他部位的肿瘤,大多数为螺旋腺瘤、圆柱瘤或螺旋圆柱瘤（图9.12）。

MFT表型的患者,呈毛发上皮瘤组织学表现的结节性病变几乎都局限于面部,特别是鼻唇沟部位。一些患者的面部肿瘤呈X形分布,即鼻唇沟和眼眉内侧融合性的病变呈连续性分布（图9.13）[2574]。一些小结节表面偶可见粟丘疹。病变罕见单侧分布。病变发生在头颈以外部位者罕见[626,2906]。

如同典型的BSS一样,MFT表型的严重程度不一,肿瘤数目可从几十个到数百个融合性病变,导致毁容[1529]。病变严重时融合,超出鼻唇沟部位,几乎累及整个面部,造成毁容（图9.14）。眼睑偶可受累,眶周受累严重时可影响视力[253]。病变部分或几乎完全阻塞外耳道可导致听力丧失[132,2776]。已有双侧外耳道受累的报道[234]。毛发上皮瘤快速增大可能预示恶性转化,通常恶性转化为基底细胞癌（图9.15）。同圆柱瘤、螺旋腺瘤和螺旋圆柱瘤一样,MFT中的毛发上皮瘤在儿童早期（有时发病年龄早达5岁）或青春期发病,病变大小、数量逐渐增加（图9.16）。

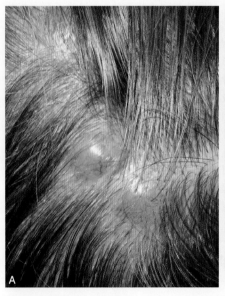
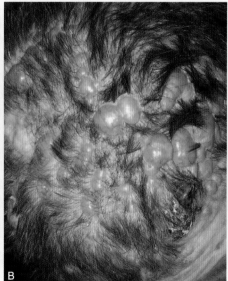
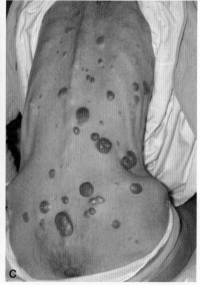

图9.9　Brooke-Spiegler综合征,以多发性皮肤肿瘤为特征。图中显示3名患者的病变严重程度明显不同,仅头皮几个病灶（A）、大量融合的"头巾瘤"（B）和病变累及躯干,广泛分布。该患者病变超过100个,其中1个发生恶性变（C）

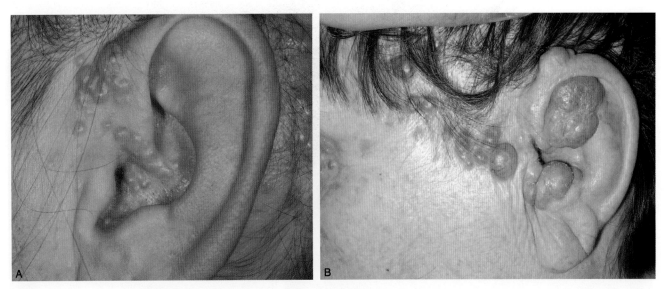

图 9.10　Brooke-Spiegler 综合征。耳周区群集性病变(A,B)。病变广泛时可影响听力

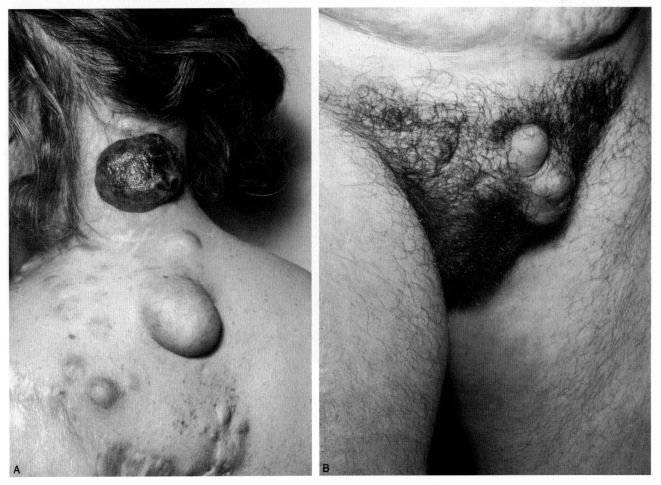

图 9.11　Brooke-Spiegler 综合征。患者病性严重,肿瘤多发性(>50 个),累及外阴。颈部大的溃疡性病变为恶性变的螺旋腺瘤(A,B)。患者死于肺、肝、甲状腺和脊椎多处转移

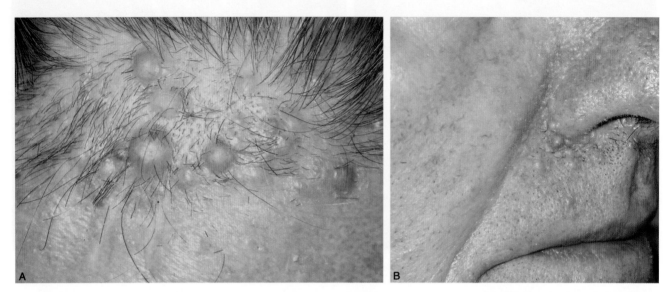

图 9.12　Brooke-Spiegler 综合征。头皮典型病变混合多种肿瘤(A)，大多数混合有螺旋腺瘤、螺旋圆柱瘤和圆柱瘤；鼻唇多发性丘疹表现为毛发上皮瘤(B)

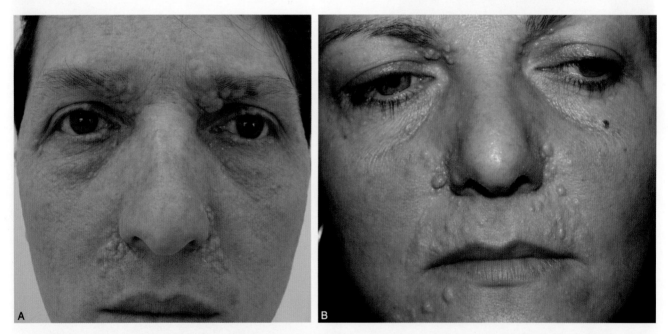

图 9.13　多发性家族性毛发上皮瘤。病变几乎局限于面部，好发于鼻唇沟。可见病变呈 X 样分布，鼻唇沟及眼眉内侧融合性的病变呈连续性分布(A,B)

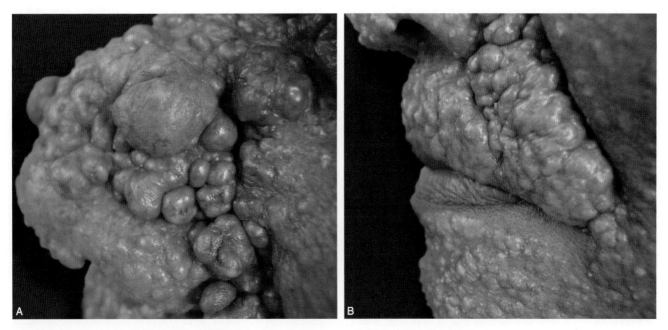

图 9.14　多发性家族性毛发上皮瘤患者病变严重(A,B)

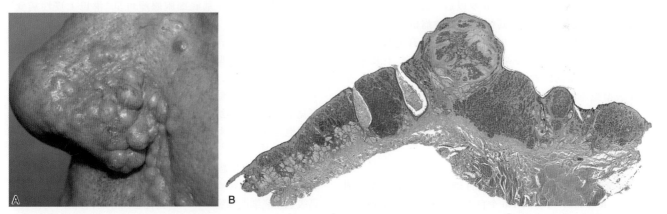

图 9.15　多发性家族性毛发上皮瘤患者,部分病灶近期生长加快(A)。可见多发性毛发上皮瘤(筛孔状毛母细胞瘤)。中央大的外生性病变似网状毛母细胞瘤,但连续切片显示有区域更像基底细胞癌(B)。在其他部位发现毛发上皮瘤过渡为小结节型基底细胞癌(详见 Kazakov 等[1282]文章)

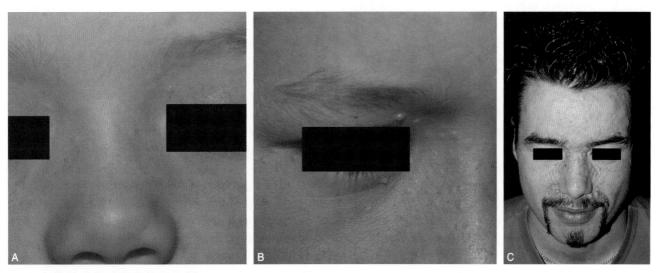

图 9.16　多发性家族性毛发上皮瘤疾病进展。3 张照片分别摄于患者 5 岁(只见到几个分散的小丘疹)(A)、9 岁(B)和 24 岁(C)

BSS/MFT 中报道过的其他异常可能是巧合,包括楔形牙[375]、毛鞘瘤[2363]、汗管瘤[2722]、多发性脂囊瘤[819]、脱发[569]和甲营养不良[528]。

涎腺病变

BSS 累及涎腺的发生率目前未知,但应该罕见。有认为 1/3 的 BSS 患者同时发生涎腺肿瘤和皮肤肿瘤[2967],著者认为是高估了 BSS 中涎腺病变的发生率。受累涎腺主要是腮腺。下颌下腺很少累及,小涎腺亦很少受累[1756]。文献描述过一个发生于鼻内的病例,推测病变源自鼻内小涎腺[2991]。病变呈多灶性同时累及腮腺和其他涎腺十分少见。

伴有腮腺肿瘤的患者常表现为腮腺无痛性肿胀,或呈坚硬、可自由推动的肿块,大小通常 0.5～5cm。有报道 BSS 患者伴发的最大腮腺肿瘤达 14cm[2066]。出现面神经麻痹、面部肌肉无力/麻木,视觉改变罕见[2363]。有时 CT 显示受累腺体内病变呈多灶性。临床上多灶性表现为数个独立的结节。可出现双侧腮腺受累,常先后发生,但也有双侧同时发病的报道[2991]。BSS 患者似乎随年龄增长容易发生数个涎腺肿瘤,就像持续发生新的皮肤肿瘤一样。报道的大多数病例中,涎腺受累多发生于 40 岁以后。部分 BSS 家系成员发生涎腺肿瘤,并不表明其他有皮肤肿瘤的家系成员最终会发生同样的涎腺肿瘤,尽管这一问题没有进行深入研究。然而,值得注意的是,对于呈典型 BSS 表现、有皮肤圆柱瘤和螺旋腺瘤的患者,其涎腺受累迄今已有专门报道,但 MFT 表型患者的涎腺表现正常。

组织病理学特征

皮肤病变

尽管传统认为圆柱瘤是最常见的 BSS 伴发的肿瘤,但著者对 85 名 BSS/MFT 患者的 446 个良性肿瘤进行组织学检查发现,圆柱瘤是最少见的肿瘤,而最常见的肿瘤是螺旋腺瘤,其次是螺旋圆柱瘤[1284]。毛发上皮瘤数目远远超过螺旋腺瘤,但上述群组研究里包括了 MFT 表型的患者。如果去除 MFT 组的肿瘤,毛发上皮瘤和圆柱瘤的发生率大致相当,但必须考虑到因选择性去除病变而可能造成固有偏移。

组织病理学上,散发性肿瘤和 BSS/MFT 相关的肿瘤表现相同。然而,一些特征可以提示综合征可能或至少引起警惕。这些特征和综合征相关,常能同时见到,包括如下:

- 肿瘤呈多灶性
- 一个活检标本中见几种不同类型肿瘤
- 病变组织学上具有杂合性特征,即使仅为灶性(图 9.17～图 9.22)

如果活检标本够大,可清楚看见几个独立存在的肿瘤[1252,2722]。一些病变可呈小卫星灶样,远离主要病变,而在其他标本中,病变密集分布难以彼此分开。典型 BSS 中可以见到小灶性毛囊分化,而仔细观察 MFT 表型患者切除的毛发上皮瘤标本,会发现某些区域具有早期螺旋腺瘤、圆柱瘤或螺旋圆柱瘤的特点。因此,BSS/MFT 是很好的模型,说明螺旋腺瘤、圆柱瘤和螺旋圆柱瘤形态学上的谱系关系,三者都沿毛囊皮脂腺顶泌汗腺单位方向分化。至于 MFT,除了毛发上皮瘤(筛孔状毛母细胞瘤)外,偶有发生小结节和大结节型毛母细胞瘤的病例报道。小灶性区域可类似淋巴腺瘤(成釉细胞样毛母细胞瘤),显示透明细胞分化,肿瘤内混合淋巴细胞浸润,这种情况并不少见。一些患者可见大量漏斗囊性结构,临床呈粟丘疹样外观(因此过去称为"Brooke 腺样囊性上皮瘤")(见图 9.17～图 9.22)。

先前存在的良性肿瘤发生恶性变少见。螺旋腺瘤、圆柱瘤和螺旋圆柱瘤基础上发生恶性变,类似某些涎腺肿瘤(基底细胞腺癌),在本书有关章节有详细讨论[1283]。MFT 患者的毛发上皮瘤很少转变为基底细胞癌,包括小结节和大结节亚型[470,949,1152,1281,1766,2004,2064,2930,3006]。

涎腺病变

最常见的肿瘤是膜型基底细胞腺瘤,组织病理表现同皮肤圆柱瘤。肿瘤特征为结节状的基底样细胞团块周边由均质增厚的基底膜样物围绕,并呈马赛克(拼图样)模式排列。少数病例中见鳞状化生/分化和肿瘤内骨化[814]。罕见报道肿瘤内淋巴细胞浸润[2967],或用"淋巴上皮性病变"来描述[451],因此,这类病变从概念上讲可能类似于皮肤螺旋腺瘤和螺旋圆柱瘤。实际上,有报道涎腺基底细胞腺瘤可呈"淋巴上皮性病变"形态[1276,1303]。

病变呈多灶性,临床上显而易见,组织病理也常能识别出。除了发育良好的膜型基底细胞腺瘤,有几篇文献还报道过 BSS 患者发生独特病变,认为它们代表腺瘤前期病变或早期改变。病变由增生的闰管储备细胞组成,伴或不伴腔内扩展,进展期可见小叶状增生的细胞芽巢,有明显的均质物质形成,近闰管或腺泡处见微腺体灶,镜下形态与肉眼可见的腺瘤区分不开(图 9.23)[47,723,994,1011,2166]。

BSS 患者发生恶性涎腺肿瘤罕见,部分病例是之前存在的膜型基底细胞腺瘤恶性变而来。这样的病变最好归类为低或高级别基底细胞腺癌[652,1087]。其他恶性肿瘤,包括间变性表皮样癌[2166]和局部类似腺样囊性癌的基底细胞样病变[97],也有相关文献报道。

其他器官

文献报道过一名 BSS 患者乳腺发生圆柱瘤[1916]。还有一例肺圆柱瘤的报道[2786]。

分子生物学

BSS/MFT 患者 CYLD 基因存在多种突变,CYLD 基因是位于染色体 16q 的一种肿瘤抑制基因。对 3 个美国家系病例进行分析后推测 MFT 基因位于 9q21[948],但这一发现未被证实。

CYLD 基因包含 20 个外显子(最小的外显子只有 9 个碱基对),其中前 3 个外显子不编码蛋白质,CYLD 基因全长约 56kb。外显子 3(5'端非编码区)和只有 9 个碱基对的外显子 7(编码蛋白质)显示选择性剪切。CYLD 编码一种去泛素化酶,后者通过从几个特定的底物移除赖氨酸 63 位介导的多泛素链,负性调节 NF-κB 和 c-Jun 氨基末端激酶通路。CYLD 蛋白包含两种基本结构域:①3 个细胞骨架相关蛋白-甘氨酸(CAP-Gly)保守重复结构域,它见于协调细胞器附着于微管的蛋白质中;②1 个泛素羧基端水解酶内的 B-box 锌指(UCH 或 USP,泛素特

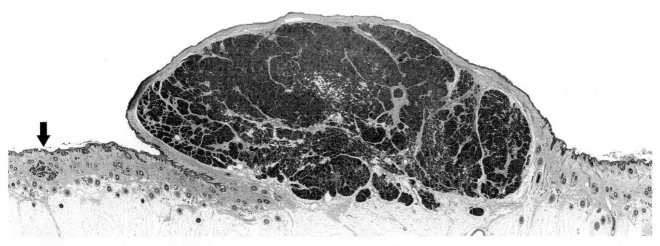

图 9.17　Brooke-Spiegler 综合征。可见一个大的螺旋圆柱瘤和一个明显独立的小的圆柱瘤（箭头）

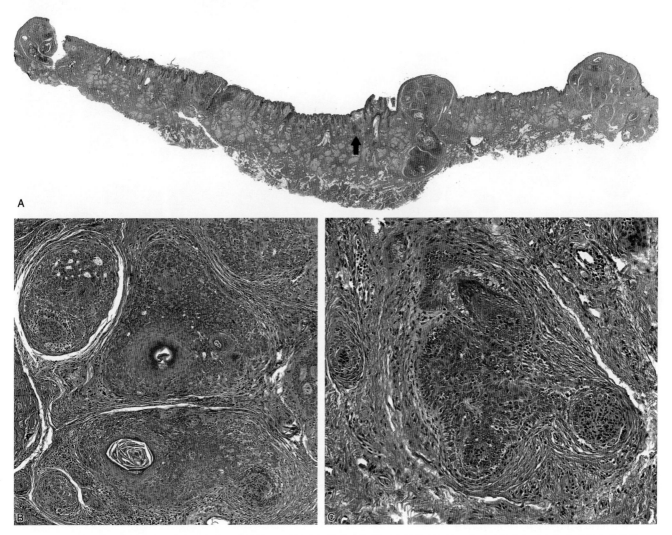

图 9.18　多发性家族性毛发上皮瘤。病变呈多灶性，几乎没有相关临床资料时也能诊断（A）。C 显示发育相对良好的毛发上皮瘤灶（A，B）之间存在的小病灶（箭头）可能代表肿瘤早期

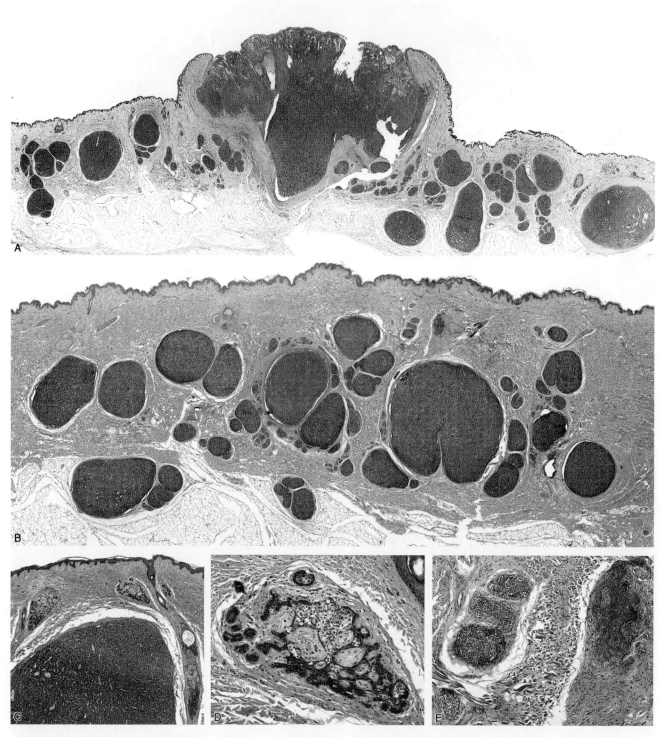

图 9.19 一名 Brooke-Spiegler 综合征患者,图片显示多发性螺旋腺瘤(A,B),注意可见毛囊分化区域(C~E)。尽管散发性肿瘤也可以见毛囊分化,但多灶性病变往往提示为综合征

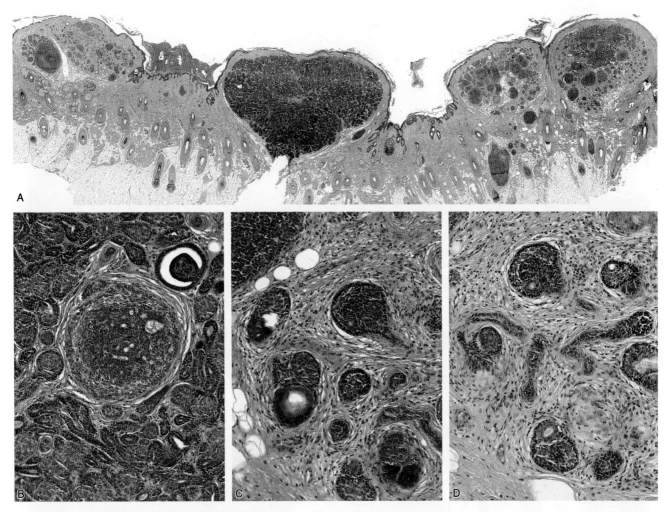

图9.20　切片来自图9.12患者头皮,显示多个肿瘤,包括1个小螺旋腺瘤、3个螺旋圆柱瘤、1个圆柱瘤、多个小的毛发上皮瘤、1个小淋巴腺瘤(A,详见 Kazakov 等文章[1252])。最右侧肿瘤(螺旋圆柱瘤)高倍显示,除了圆柱瘤样、螺旋腺瘤样区域外,肿瘤内混合基底样细胞巢(毛胚细胞)及特化的毛源性间质(B~D)

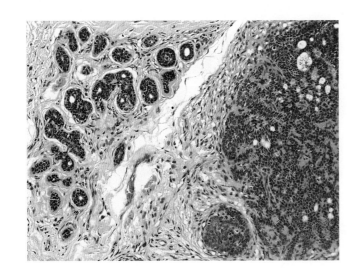

图9.21　一名多发性家族性毛发上皮瘤患者活检图片。可见小灶性导管样结构和实性结节,初看似原有正常的外泌汗腺或顶泌汗腺导管,但仔细辨别后发现细胞巢由明显的均质基底膜样物围绕,呈圆柱瘤样形态

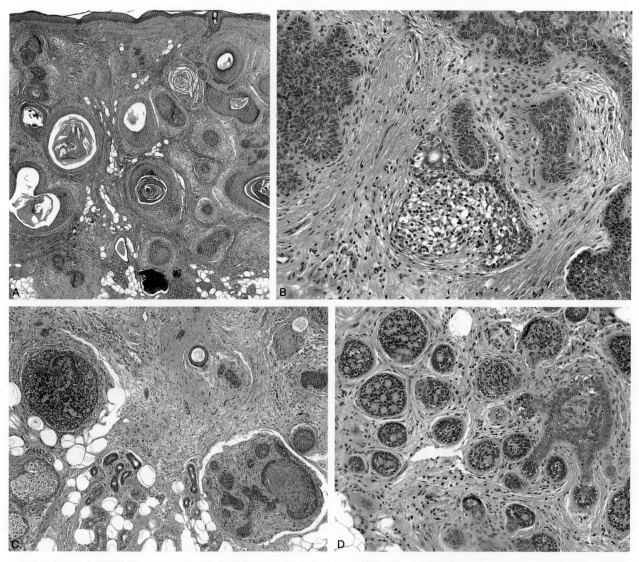

图9.22   多发性家族性毛发上皮瘤。明显漏斗囊性结构(A)和淋巴腺瘤样区域(B)。连续切片显示小螺旋腺瘤样(C)和圆柱瘤样(D)区域

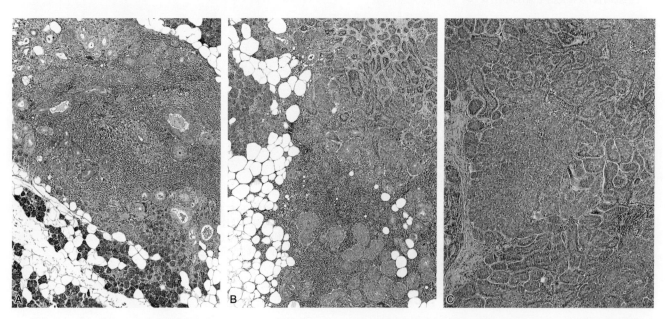

图9.23   一名 Brooke-Spiegler 综合征患者涎腺病变。见闰管增生(A),一些导管结构混合实性细胞小瘤团,实性集团又逐渐过渡为拼图状膜型基底细胞腺瘤成分(B)。肿瘤的主体部分也显示实性结节,其中散布淋巴细胞,因此类似皮肤螺旋圆柱瘤(C)

异蛋白酶)结构域。此外,CYLD 还包含 2 个富含脯氨酸的重复保守区域,可能调节与 SRC 家族同源结构域 3(SH3)之间的相互作用。近期对动物模型的研究显示 CYLD 蛋白在免疫、脂质代谢、精子发生、破骨细胞形成、抗微生物防御和炎症方面发挥作用。

到撰写本书时,文献报道了 100 多个家系中发现的 85 个独特的 CYLD 种系突变。在美国、英国、俄罗斯、捷克共和国、中国、爱尔兰、西班牙、德国、奥地利、澳大利亚、荷兰、瑞士、阿尔及利亚、土耳其、意大利和日本的 BSS 患者中都检测到突变。85 个突变中,约 50% 为移码突变,约 25% 为无义突变,约 15% 为错义突变,约 10% 为剪接突变。推测绝大多数突变(>85%)会产生截断蛋白。文献报道过 USP 结构域(氨基酸)内发生少见的错义突变。CYLD 突变几乎只发生在基因羧基端的 2/3(外显子 9-20)中,尽管外显子 4-8 编码蛋白质。外显子 4-8 缺乏突变报道,可能的解释是可以避免更多的氨基端截断引起的负显性效果[244],虽然最近文献陆续报道外显子 5 有突变[1868]。至于外显子 9-20,没有突变热点但最常见的突变点是外显子 17(20%),外显子 10 和 16 次之(各 10%)。报道最常见的 CYLD 种系突变是 c.1112C>A、c.2272C>T 和 c.2806C>T。

采用聚合酶链反应(PCR)技术分析 CYLD 基因外显子序列和外显子-内含子交接序列,约 80% ~ 85% 典型 BSS 表型患者和约 40% ~ 50% MFT 表型患者中可检测到上述种系突变类型[1304,1290,2479]。缺乏 CYLD 突变的病例,认为是由于内含子序列或启动子区域内发生突变致 CYLD 大片段缺失引起的[1282]。这些机制正被深入研究,最近已经有报道,一名患者 CYLD 基因内含子突变引起内含子外显子化[1281],另一名患者发现 CYLD 基因有长达 5 362 个碱基的缺失[2754]。后一个病例,采用 PCR 技术和长片段 PCR 扩增技术方法分析。

CYLD 体细胞突变研究不够深入。著者认为,BSS 相关的肿瘤体细胞突变多种多样,包括序列突变和 LOH,后者的发生率是前者的 2 倍。

基因表型与临床表型间的联系

在病变的严重程度、恶性转化的可能性和皮肤外病变的发生方面似乎没有基因型-表型相关性。有人提出,MFT 和含错义突变的轻微表型之间可能有相关性,但著者没有相关经验。几个研究小组发现,具有相同 CYLD 种系突变的患病家系之间和家系内部,其表型存在差异[285,1961,2479]。

至于体细胞突变,Sima 等[2479]发现,即使在同一患者、组织病理学表现相同时,多种肿瘤间的体细胞突变事件、LOH 或序列突变也存在差异。著者随后研究了 BSS/MFT 患者切除的 90 个肿瘤后发现,在螺旋腺瘤比圆柱瘤和螺旋圆柱瘤中 LOH 比序列突变更为常见。

Carney 综合征

Carney 综合征(OMIM 160980),是一种常染色体显性遗传疾病,特点是累及不同解剖部位的多发性黏液瘤、黏膜皮肤色素病变及累及多种器官且常引起内分泌异常的多种非内分泌和内分泌肿瘤。由 Carney 等于 1985 年对该病变特征进行详细描述,明确为一种独特综合征[377]。在此之前的病例报道为

NAME 综合征(痣、心房黏液瘤、黏液性神经纤维瘤和雀斑)[123]或 LAMB 综合征(雀斑样痣、心房黏液瘤和蓝痣)[2206]。Carney 综合征是一组临床和遗传表现异质性的疾病,致病基因位点至少有 2 个,包括位于染色体 17q22-24 的 PRKAR1 基因(又称 CNC1 基因)和位于染色体 2p16 的 CNC2 基因[391,2588]。

该病表现多样,外显率高(近 100%)。诊断时平均年龄为 20 岁。Carney 综合征通常是在发现心房黏液瘤或 Cushing 病的基础上得以诊断。大多数病例具有家族性,但仅少数家族成员发病。罕见散发病例。男女发病率相当,但某些特殊表现有性别差异(见后文)。最常受累器官是皮肤、心脏、睾丸、脑垂体、甲状腺和肾上腺[582,1461,2592]。目前采用的诊断标准总结见表 9.3[2592]。

表 9.3

Carney 综合征的诊断标准[2592]

1. 具有典型分布的斑点性皮肤色素沉着(嘴唇、结膜、内外眦、阴道和阴茎黏膜)
2. 黏液瘤(皮肤和黏膜)[a]
3. 心脏黏液瘤[a]
4. 乳腺黏液瘤病[a]或抑脂 MRI 检查提示乳腺黏液瘤病
5. PPNAD[a]或 6 天法 Liddle 试验尿糖皮质类固醇对使用地塞米松阳性反应异常
6. 因垂体腺瘤产生生长激素致肢端肥大
7. LCCSCT[a]或超声检查睾丸发现特征性钙化
8. 甲状腺癌[a]或年轻患者甲状腺超声检查发现多发、低回声结节
9. 砂粒体黑素性神经鞘瘤[a]
10. 蓝痣、上皮样蓝痣(多发性)[a]
11. 乳腺导管腺瘤(多发性)[a]
12. 骨软骨黏液瘤[a]

辅助诊断标准
1. 一级亲属受累
2. PRKAR1A 基因失活性突变

[a] 有组织病理学证实。

临床表现

黏膜皮肤病变

超过 75% 的 Carney 综合征病例有皮肤表现,包括:
- 黏液瘤
- 雀斑样痣/雀斑
- 牛奶咖啡斑(café au lait spots)
- 蓝痣和上皮样蓝痣[379,380]

要诊断 Carney 综合征,患者必须具备表列出的两条表现或一条表现加一条辅助诊断表现。

MRI,磁共振成像;PPNAD,原发色素性结节状肾上腺皮质病;LCCSCT,大细胞钙化性 Sertoli 细胞瘤。

患者病变数目及其表现变化不一。黏液瘤可累及身体任何部位,但病变累及眼角、眼睑、外耳道和乳头几乎是 Carney 综合征的特异性表现。黏液瘤通常多灶性,外观呈小、粉红、蓝色或肉色的广基丘疹,表面光滑,0.2~5cm 大小,大多数 1cm 左右(图 9.24)。更大的皮肤病变有时呈息肉样,如源自外耳道的病变,大小通常 0.3~2cm[378,725]。Carney 综合征患者,黏液瘤

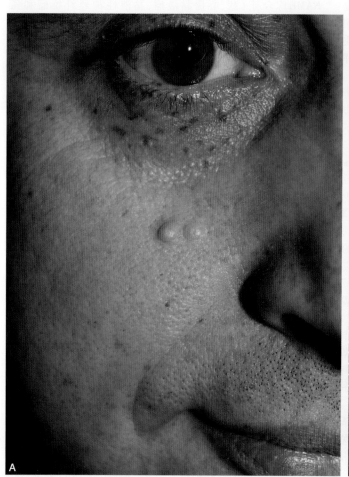
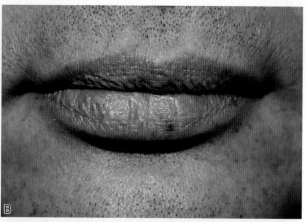
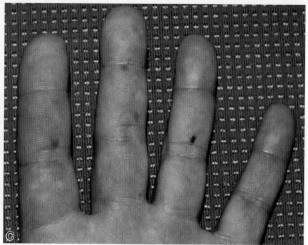

图 9.24　一名 Carney 综合征患者,面颊 2 个黏液瘤,眶周区、唇、手指掌面多发雀斑样痣(A~C)

除了发生在皮肤,还可累及软组织和乳腺。著者研究过一名 Carney 综合征患者,除了黏液瘤,还发现纤维丘疹和类似毛囊瘤和毛盘瘤的病变。

雀斑样痣,外观呈棕色小斑疹,倾向累及眶周区、唇红缘、生殖道黏膜、手指和手掌(见图 9.24)。罕见情况下,呈墨水点外观[1637]。雀斑样痣可随时间消退,牛奶咖啡斑也是如此,Carney 综合征患者的牛奶咖啡斑通常较小[2592]。面部多发性雀斑样痣不是 Carney 综合征的特异性表现,可发生所谓家族性雀斑样痣和其他综合征中(如 P-J 综合征)[183]。

蓝痣和上皮样蓝痣外观呈蓝色富含色素小结节,无好发部位。口腔或生殖道黏膜可受累。

心脏病变

心脏黏液瘤是最重要的病变,有 1/3 的患者发生,发病率很高,死亡率 25%~50%[502]。临床表现包括突发昏厥、心功能不全甚至因血流梗阻和心律失常引起心衰,因栓塞而卒中,以及炎症引起的各种体征和细胞因子分泌引起的自身免疫表现。除了脑,栓塞可以发生在其他部位,包括表浅软组织和皮肤。

心脏黏液瘤可发生在任何房室,单个或多发(约 55% 的病例)(肿瘤通常 2~3 个,但有报道可达 10 个之多)。可复发,因此需要多次手术切除。有一项大宗病例报道显示黏液瘤首次诊断平均年龄为 50 岁,但发病年龄可以 3~67 岁[221]。超声心

动图检查,黏液瘤通常有蒂,有不规则非均质小透亮区,特点是通过蒂附在房间隔上(图 9.25)。

大体检查,心脏黏液瘤有两种类型:实性型-光滑、分叶状;乳头型-脆、不规则、表面常有机化血栓。后者更容易引起栓塞。黏液瘤切面具异质性,有囊性区、坏死、出血和砂砾钙化区(图 9.26)。

乳腺病变

黏液性纤维腺瘤可单发或多发、双侧,大小从几毫米到 3 厘米。大体检查,病变边界清晰,切面呈胶样。乳腺另一种病变是导管腺瘤,可多灶性发生。

肾上腺病变

原发色素性结节状肾上腺皮质病(PPNAD),是一种独特的肾上腺病变,见于大多数病例中,引起促肾上腺皮质激素非依赖性 Cushing 综合征,二十几岁或三十几岁时临床表现常常明显,患者因严重骨质疏松致身体虚弱而不是肥胖、身材矮小和肌肉萎缩[2590]。女性比男性更易受累。到 40 岁,*PRKAR1A* 基因突变的女性携带患者中有超过 70% 表现为 PPNAD。年轻患者(≤8 岁)有一个特殊亚型,仅表现为 PPNAD(见后文)。尽管临床上 Carney 综合征患者只能检测出 30%~60%,但所有尸检过的 Carney 综合征患者中都能发现 PPNAD[2592]。PPNAD

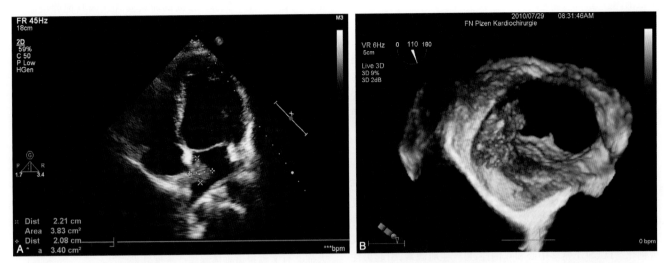

图9.25　一名Carney综合征患者,常规(A)和实时三维超声心动图(B)检查发现心脏黏液瘤复发。图9.30和图9.31显示的是这名患者的皮肤病变

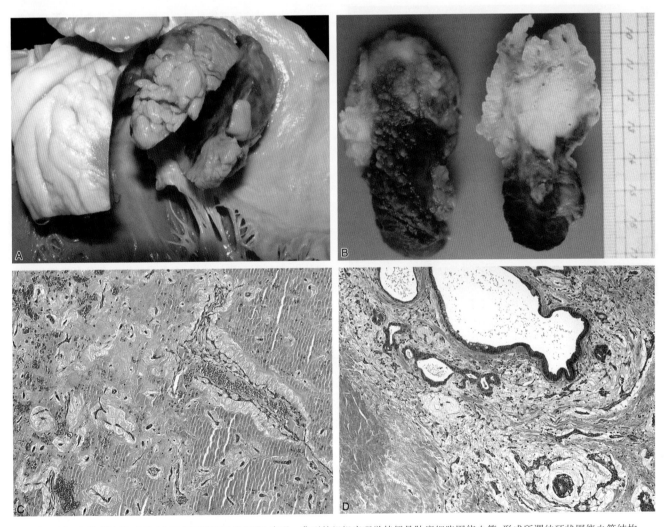

图9.26　心脏黏液瘤:大体(A和B)和镜下(C和D)表现。典型的组织病理学特征是肿瘤细胞围绕血管,形成所谓的环状围绕血管结构(C)。腺样分化(D)在Carney综合征相关性心脏黏液瘤中罕见

通常为双侧,大体外观呈多发黑色(偶可棕褐色或黄色)结节,病变大小和在肾上腺内的分布方面差异大,肾上腺重量常在正常范围内。

砂粒体黑素性神经鞘瘤

砂粒体黑素性神经鞘瘤(PMS)常呈多中心性,累及胃肠道(食管、胃)和椎旁交感神经链[381]。肿瘤通常为良性,但10%可转移,主要转移到肺。累及骨时可引起骨破坏。PMS最大径0.5~25cm,大多数肿瘤5cm或更大。病变常有包膜,切面黑色到蓝色或棕色到灰白,色素常不均匀分布。

睾丸病变

睾丸病变见于约40%的患者,包括多灶性钙化和大细胞钙化性Sertoli细胞瘤(LCCSCT)(图9.27)。罕见情况下患者发生Leydig细胞瘤和肾上腺皮质残余肿瘤。病变合并上述两种或更多种肿瘤少见。病变呈可触及的睾丸肿块或超声检查发现钙化。LCCSCT常多中心和双侧性,可产生雌激素,引起男性乳房发育症、性早熟或生育障碍[2109,2592,2830]。

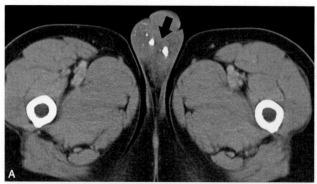

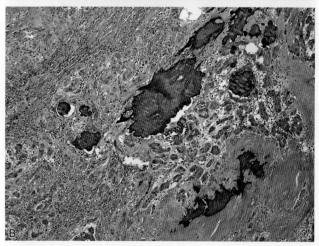

图9.27　一名Carney综合征患者睾丸钙化(A,箭头)。未发现该名患者睾丸有肿瘤,但睾丸多灶性钙化常提示潜在大细胞钙化性Sertoli细胞瘤(B)

卵巢病变

Carney综合征患者有发生卵巢肿瘤的报道,但卵巢肿瘤是构成综合征的一部分还是偶然现象尚不清楚。最近有项调查,对18名女性Carney患者在3~6年时间内发生卵巢肿瘤的情况进行了前瞻性研究,对记录在册的309名Carney综合征患者(178名女性)回顾性调查卵巢病变情况[2591]。18名女性患者中,12人至少有一个超声诊断的卵巢囊肿或因其他肿块而需要手术处理。对178名女性患者的回顾性研究中,4人因卵巢肿瘤行外科手术。另外,12名Carney综合征患者中有7人死于其他病因,尸检发现卵巢病变[2591]。

甲状腺病变

达75%的Carney综合征患者有多发性甲状腺结节,主要是无功能性的,患者甲状腺功能正常,甲状腺超声筛查时发现结节。仅约10%的甲状腺受累患者,甲状腺病变有明显的临床意义[2589]。甲状腺癌的风险低。

脑垂体病变

累及脑垂体是Carney综合征的特点,但仅一小部分(10%~12%)会因垂体腺瘤产生的生长激素引起临床上明显的肢端肥大症。有文献报道垂体腺瘤产生催乳素[2592]。

骨病变

骨软骨黏液瘤可能是综合征的一种组成成分。肿瘤是先天的或见于新生儿或婴儿期。它表现为无痛肿块,容易累及长骨远端骨干、鼻骨和鼻窦[383]。

组织病理学特征

皮肤和软组织黏液瘤

皮肤黏液瘤外观边界相对清楚但没有包膜,病变内细胞成分少,由散在的多角形、星状、肥胖和/或梭形细胞组成,丰富黏液间质背景中含轻度扩张或裂隙状小血管。部分病例肿瘤细胞含核内假性包涵体(图9.28)。皮肤病变中表面被覆表皮不明显或上皮细胞细小芽蕾状和相互交联呈条索状,外围细胞栅栏状排列(图9.29)。部分病例见黏液区以毛囊为中心分布。黏液瘤区域内上皮可以有增生,结构复杂,显示毛囊和/或皮脂腺分化,包括漏斗囊性结构、毛囊瘤样病变和蔓套样增生(图9.30)[378,1179]。著者观察过一名Carney综合征患者,除了皮肤典型的黏液瘤,表浅软组织亦见一个黏液瘤,组织学类似心脏黏液瘤,由此引出一个问题:这是否代表来自患者心脏黏液瘤的栓子("转移")(图9.31)。著者见过另外一例患者,之前的皮肤活检发现病变类似心脏黏液瘤后,确诊心脏散发性黏液瘤,所以根据著者经验,上述假设完全是有可能的。

软组织黏液瘤与皮肤的黏液瘤表现相同,但常缺乏上皮成分。其他肿瘤可以发现黏液变("黏液瘤病"),比如神经纤维瘤(黏液性神经纤维瘤)。

雀斑样痣特征是表皮基底层黑素细胞增生,伴皮突延长,此与雀斑不同,雀斑中黑素细胞数目正常,仅为黑素增加[2590]。还可以发生普通交界痣或混合痣。

蓝痣表现为真皮内分布含色素的树突状黑素细胞和含有粗大黑素颗粒的噬色素细胞,常在皮肤附属器周围聚集。

组织病理学,上皮样蓝痣显示真皮内富含色素的多角形和/或树突状黑素细胞致密增生,由胶原束分割呈"棋盘格模式"(图9.32)[382]。

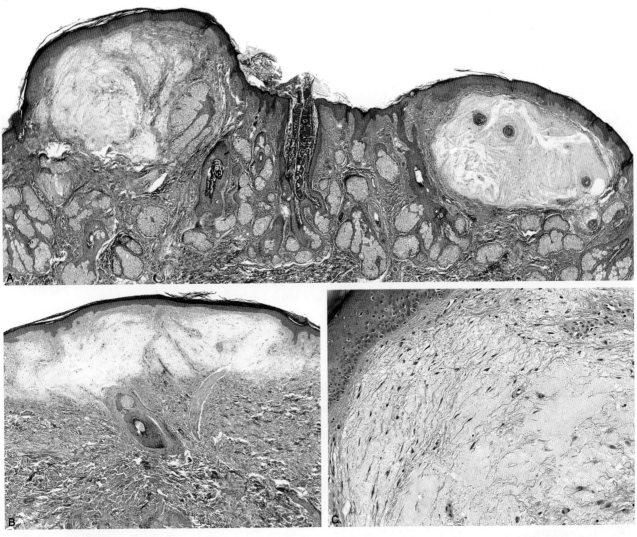

图 9.28　一名 Carney 综合征患者的皮肤黏液瘤。肿瘤相对边界清楚但没有包膜,由散在的星状和梭形细胞组成,背景大量黏液间质中含轻度扩张或裂隙样小血管(A~C)

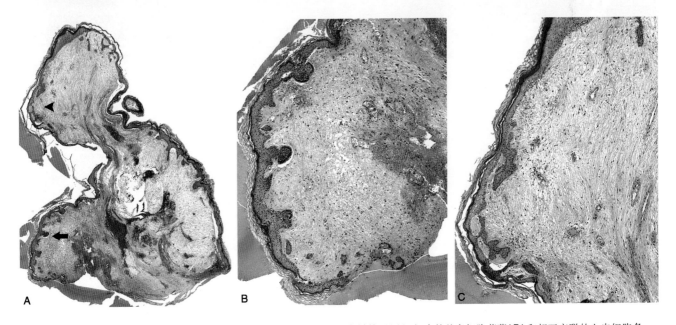

图 9.29　从一名 Carney 综合征患者切除的外耳道皮肤黏液瘤,显示息肉样外观(A)、细小的基底细胞芽蕾(B)和相互交联的上皮细胞条索(C),一系列临床病理表现可以诊断 Carney 综合征

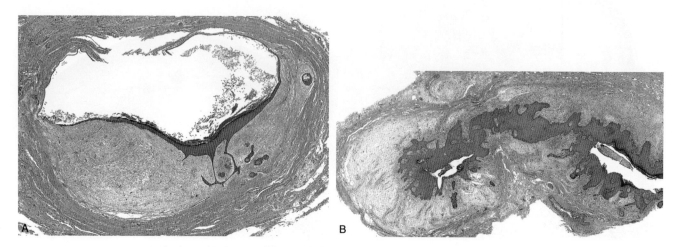

图9.30　一名 Carney 综合征患者见 2 个黏液瘤,显示明显的上皮囊性结构(A)和毛囊瘤样成分(B)

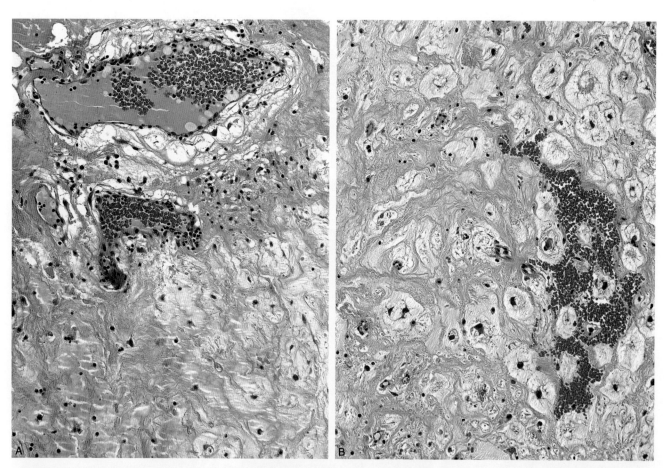

图9.31　一名 Carney 综合征患者腋窝见黏液瘤,非常类似心脏黏液瘤,有明显环状围绕血管周围分布的特点(A,B),提示该病变可能代表来自患者心脏黏液瘤的栓子("转移")

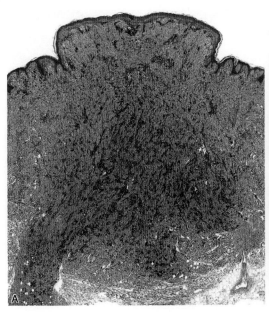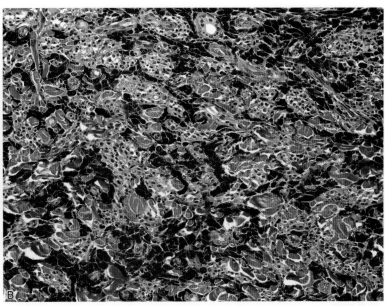

图 9.32　上皮样蓝痣。病变由富含色素的多角形上皮样黑素细胞组成，由胶原束分割呈"棋盘格模式"（A~B）

心脏黏液瘤

肿瘤由星状小细胞组成，胞质嗜酸性，细胞界限不清，核卵圆形，在丰富疏松富于酸性黏多糖的间质中单个或条索状分布。典型特征是围绕血管呈环状排列。罕见情况下，心脏黏液瘤含异质性成分，包括明显的柱状上皮伴腺管形成、胸腺残余和髓外造血灶，但在 Carney 综合征病例中非常少见（见图 9.26）[1129,2115]。心脏黏液瘤的主要鉴别诊断是机化血栓。血栓有时可黏附在黏液瘤上，两者更加容易混淆。

乳腺病变

黏液性纤维腺瘤显示典型的纤维腺瘤生长方式，伴部分区域细胞稀少富于黏液间质（图 9.33）。Carney 综合征中发生的乳腺黏液性病变应与乳腺结节性黏蛋白病鉴别。后者总是位于乳头间质（目前为止 Carney 综合征没有描述过这一特征），由细胞稀少富于黏液均质化的结节组成[1729]。

原发色素性结节状肾上腺皮质病

PPNAD 表现为边界清楚的结节，由大细胞组成，核轻度多形性，核仁明显，胞质丰富深嗜酸性或胞质空泡状含棕色纤细颗粒状色素（图 9.34）。超微结构上，细胞内含脂褐素样小体，可以解释其色素改变[1536]。

睾丸病变

LCCSCT 由细胞团片、短条索或实性管状结构组成，胞质大量嗜酸性，由丰富纤维间质分割，其中可见大的同心圆形和板层形钙化灶（见图 9.27）。透明细胞分化和蜕膜样变偶见。肿瘤细胞 S100 蛋白、inhibin 和 vimentin 阳性[1024]。大多数 LCCSCT 组织学和临床上是良性肿瘤[1144]，但文献记录过一例与 Carney 综合征相关的组织学表现为恶性 LCCSCT[1389]。由于经常发生钙化，因此 LCCSC 必须与管内大细胞透明样

Sertoli 细胞瘤鉴别。后者不伴 Carney 综合征，但伴随 Peutz-Jeghers 综合征。镜下为良性病变，几乎总是位于管内，基底膜增厚。受累的曲细精管缺乏生殖细胞，有时完全充满透明变物质[2727]。

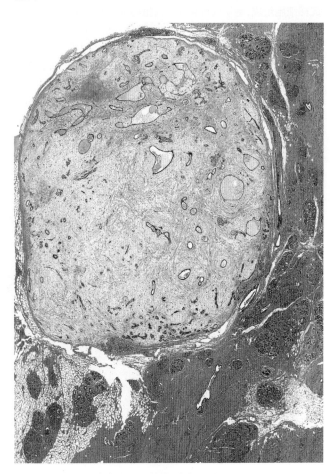

图 9.33　乳腺黏液性纤维腺瘤

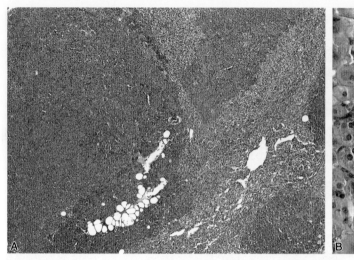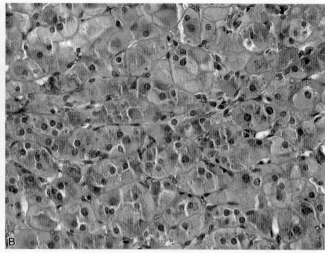

图9.34　原发色素性结节状肾上腺皮质病。结节边界清楚,由大细胞组成,胞质含棕色色素(A,B)

卵巢病变

文献报道过 Carney 综合征女性患者卵巢发生浆液性囊腺瘤、良性皮样囊肿(畸胎瘤)、子宫内膜样腺癌和黏液腺癌[2591]。

砂粒体黑素性神经鞘瘤(PMS)

PMS 以实性或束状生长方式为特征,由梭形细胞和/或上皮样细胞组成,胞质内可见纤细或粗糙的黑素颗粒。典型的特点是存在数量不一的板层状钙化砂粒体,可以少数几个到数目众多(图9.35)。细胞漩涡和栅栏状排列不多见[381]。可能需要脱色素去除黑素后显示色素细胞的细胞学特点。富含黑素的噬色素细胞和淋巴细胞常见。罕见情况下,一些肿瘤仅含灶性的色素细胞。部分肿瘤显示黏液变或间质纤维化。超过一半病例见脂肪瘤样化生。许多肿瘤中血管壁薄(不像普通型神经鞘瘤),伴灶性出血。核大空泡状,显著嗜酸性大核仁,核分裂象增加(包括异常核分裂象)以及大片坏死,应怀疑为恶性,尤其是复发的肿瘤。然而,尽管这些特征可以不同的组合方式见于发生转移的肿瘤中,只有单独一种特征时并不能诊断为恶

性,例如,大核仁可见于未发生转移的肿瘤中。梭形细胞和上皮样细胞免疫组化染色 vimentin、S100 蛋白和 HMB45 阳性,GFAP 阴性。超微结构上,细胞突起细长,基底膜连续,见黑素体和细胞间长间距胶原纤维(卢氏小体)。

甲状腺病变

形态学上,病变主要包括滤泡腺瘤,但罕见情况下发生乳头状癌或滤泡癌[2589,2592]。

分子生物学

Carney 综合征是一种遗传异质性疾病,至少有两个已知致病基因,即位于染色体 17q22-24 的 CNC1 基因和位于染色体 2p16 的 CNC2 基因[391,2588]。对 CNC2 基因的认识尚不清楚,但 CNC1 即 PRKAR1A 基因,是一种肿瘤抑制基因,编码 c-AMP 依赖性蛋白激酶 A 的调节亚基 1A,后者是许多内分泌信号通路中的一种重要效应分子。CNC1 基因由 11 个外显子组成,涵盖 21kb 的基因组区域,编码区长 1 143bp(从外显子 2 或外显子 3 开始,取决于所用的命名方法)。发现约 70% Carney 综合征患

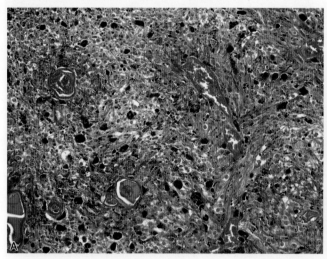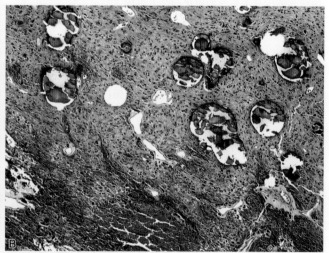

图9.35　两例砂粒体黑素性神经鞘瘤。梭形和/或上皮样细胞,胞质含数量不一的黑素,混合钙盐沉积,部分钙盐沉积呈砂粒体外观(A,B)

者有 *PRKAR1A* 失活突变[221,1346]。迄今为止，已发现 80 多种突变，大多数为单个碱基对替换、小片段缺失、插入或合并重组。Horvath 等发现了基因大片段缺失，达 4 165 个碱基对长度[1061]。大量 *PRKAR1A* 突变导致因无义突变介导的 mRNA 衰变造成突变蛋白缺失（突变不表达）。突变可累及 *PRKAR1A* 基因的任何部位，但一项研究显示，大多数突变发生在外显子 2、3、5、7 和 8。有两个突变独立发生于几个不同种族背景下不相关的家系中，提示可能代表 *PRKAR1A* 基因的突变热点：内含子 7 的 c.709-7del6 和外显子 5（或外显子 4B）的 c.491-492delTG[221]。

基因表型与临床表型间的联系

一直没有证据支持基因型-表型相关性。然而，近期有学者对 80 种不同表型的 353 名 Carney 综合征患者进行研究，显示至少可以把确诊的 Carney 综合征患者划分为 3 组[221]。第一组患者（70%）为 *PRKA1A* 基因突变携带者，第二组患者（25%）为无 *PRKA1A* 基因突变者，最后一组（第三组）为仅有原发色素性结节状肾上腺皮质病表型的患者。第一组患者（*PRKA1A* 基因突变携带者）主要是家族性病例，往往年纪较轻时临床病变表现明显（更多更明显的黏液瘤、神经鞘瘤、甲状腺和性腺肿瘤）。第一组中，热点突变 c.709-7del6 主要伴随 PPNAD，而其他热点突变 c.491-492delTG 更常见于心脏黏液瘤、皮肤雀斑样痣和甲状腺肿瘤中。第一组患者 Carney 综合征的外显率几乎是 100%。第二组患者符合 Carney 综合征诊断标准，但没有 *PRKA1A* 异常或染色体 17q22-24 基因组位点突变。第二组中的大多数患者表现为散发病例，部分家族性病例伴 CNC2 位点异常。这些 CNC2 异常患者出现临床表现较晚，但发生黏液瘤、甲状腺肿瘤、LCCSCT 和 PMS 的可能性较小[221]。第三组患者仅显示 PPNAD，表型轻微（因为 PPNAD 几乎全部表现为 Cushing 综合征），如果伴有皮肤病变，其表现很少有特异性。其中部分病例，发现 PRKA1A 基因的内含子 6〔外显子 7 IVS del(-7→-2)〕种系突变[890,1637]。其他患者，尤其是仅有肾上腺皮质激素不依赖的微小结节性肾上腺皮质疾病的儿童，均未发现这两个基因存在异常[221]。

（李国霞 译，车拴龙 校，伍洲炜 审）

Clouston 综合征

Clouston 综合征（OMIM 129500）是一种常染色体显性遗传病，伴有出汗性外胚叶发育不良的各种表现，以脱发、进行性掌跖角化过度、甲营养不良为特征。少数患者出现主要累及四肢的增生性病变，组织学类似外泌汗腺汗管纤维腺瘤（ESFA）。该综合征由 Clouston 于 1929 年在一法裔加拿大患者中描述；许多受累的患者的祖先可追踪到同一个人。此后这种疾病在不同种族背景的人中均有报道[1320]。

临床表现

脱发可呈片状并可累及眉毛和睫毛（图 9.36）。在某些病例中，儿童期开始逐渐脱发，导致全秃。指甲萎缩表现为乳白色，婴儿期指甲逐渐增厚并于成人期呈畸形肥厚。指甲可完全缺失（见图 9.36）。掌跖角化病可逐渐加重[373,2099]。

类似 ESFA 的病变表现为红色丘疹，融合形成疣状鹅卵石样斑块伴有斑块间角化过度的沟壑（见图 9.36）。病变可出血且气味难闻。四肢远端容易受累且病变可非常广泛以至累及整个小腿，有时呈增殖性改变。生殖器部位也可受累。据报道，患者发生这些病变的年龄从 27 岁到 61 岁不等[373,2099,2742,2884]。

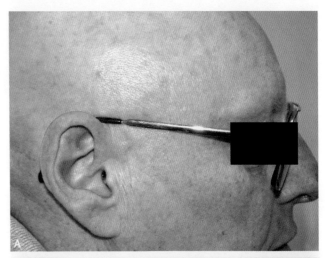

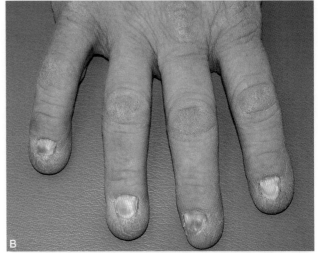

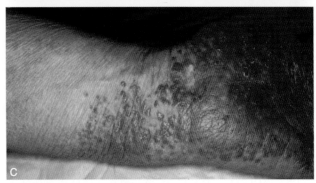

图 9.36 Clouston 综合征。脱发累及整个头皮和眉毛（A）。甲萎缩（B）。融合性的红色丘疹（C）

组织病理学特征

ESFA 样的病变是由小的形态单一的上皮细胞构成吻合的、宽的条索，局部可见小的导管结构。上皮条索间为纤维血管间质（图 9.37）。

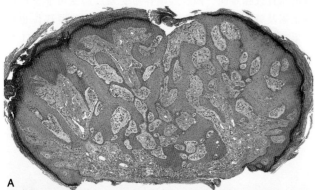

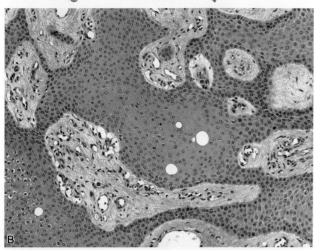

图 9.37 Clouston 综合征患者的外泌汗腺汗管纤维腺瘤样病变。小的形态单一的上皮细胞构成吻合的、宽的条索，之间可见纤维血管性间质（A）。上皮条索中可见导管结构（B）

分子生物学特征

本病由 *CJB6* 基因（连接蛋白 30）突变引起的，该基因参与缝隙连接的形成，后者对于角质形成细胞的生长和分化至关重要[1319]。基因位于 13 号染色体的长臂，只有一个编码外显子[213]。

Cowden 综合征

这一病变由 Lloyd 和 Dennis 于 1963 年描述并以受累患者 Rachel Cowden 命名，该患者年轻时死于乳腺癌。Cowden 综合征（OMIM 158350）是常染色体显性遗传病，倾向在多个器官发生良性和恶性肿瘤（或错构瘤），尤其好发于皮肤、乳腺和甲状腺。它由位于染色体 10q23 的肿瘤抑制基因 *PTEN* 种系突变引起[1514]。在认识到 *PTEN* 后，Cowden 综合征的发病率估计为 1/200 000[1875]，但是可能被低估，因为这种病变的外显率与年龄有关并且表现不恒定，从而难于识别。

Bannayan-Riley-Ruvalcaba 综合征（OMIM 153480），为一种以先天性大头、多发性脂肪瘤病和累及皮肤及内脏的血管瘤病、肠道错构瘤性息肉病和阴茎色素性病变为特征的儿科疾病，由于有重叠的临床表型和 PTEN 突变谱系而认为是 Cowden 综合征的等位基因疾病[690,1612]。

Cowden 综合征通常出现在十几岁或二十几岁，超过 90% 的患者在 20 岁时出现一种临床表型，99% 的患者在 30 岁时至少出现皮肤黏膜病变[1874,2803]。表 9.4 列出了诊断标准[664]。

表 9.4

国际 Cowden 协会临床诊断操作标准[664]

特异性标准
成人 Lhermitte-Duclos 病（小脑发育不良性神经节细胞瘤）
皮肤黏膜病变
　外毛根鞘瘤（面部）
　肢端角化病
　乳头瘤病样病变
　黏膜病变

主要标准
乳腺癌
上皮性甲状腺癌（非髓样癌），尤其是滤泡性甲状腺癌
大头（枕额径大于等于 97% 的正常范围）
子宫内膜癌

次要标准
其他甲状腺病变（如腺瘤、结节性甲状腺肿）
智力缺陷（IQ ≤ 75）
错构瘤性肠息肉
乳腺纤维囊性病变
脂肪瘤
纤维瘤
泌尿生殖系统肿瘤（特别是肾细胞癌）
泌尿生殖系统畸形
子宫肌瘤

如果患者满足下列标准中的任何一个即可做出 Cowden 综合征的诊断
　仅有特殊的皮肤黏膜病变时如果有 6 个或以上面部丘疹，其中至少 3 个须为外毛根鞘瘤
　或面部皮肤丘疹和口腔黏膜乳头瘤病
　或口腔黏膜乳头状瘤病和肢端角化病
　或 6 个或更多的掌跖角化
　或 2 个或更多主要标准
　或 1 个主要标准和至少 3 个次要标准
　或至少 4 个次要标准

在一个家族中，当一个人满足上述的 Cowden 综合征的诊断标准时，其他亲属满足下列的任何一条标准时可诊断为 Cowden 综合征
　特异性标准
　或任何一个主要标准伴或不伴次要标准
　或两个次要标准
　或 Bannayan-Riley-Ruvalcaba 综合征病史

临床表现

皮肤黏膜病变

皮肤和黏膜病变是 Cowden 综合征最重要的标志，几乎每

一个患者身上均会出现,且常早于内脏病变出现[1031]。85%～90%患者出现面部外毛根鞘瘤,主要位于口周,有时累及鼻孔。除了外毛根鞘分化外,此病变中可见其他组织病理学模式(见后)。头颈部区域以外的外毛根鞘瘤偶有报道[659]。

在超过80%病例中存在口腔黏膜受累,病变融合产生特征性的鹅卵石样模式。病变有时非常明显并呈乳头瘤样(口腔乳头瘤病),偶可延伸至口咽、喉部、舌和鼻黏膜。"阴囊"舌是另一常见表现(图9.38和图9.39)。

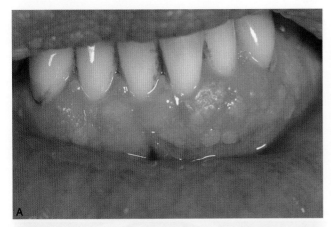
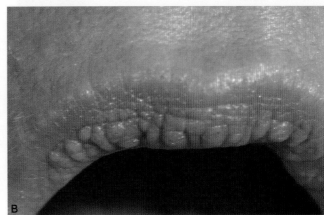
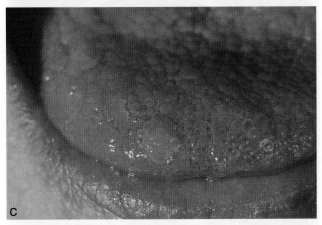

图9.38　Cowden综合征。牙龈多发性疣状病变(A)。上唇多个融合的丘疹(B)和舌部鹅卵石样病变(C)

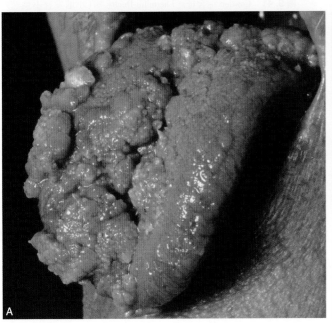
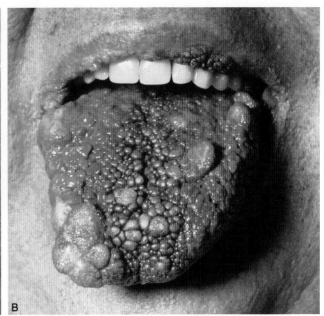

图9.39　Cowden综合征中明显的口腔受累(A,B)

不到 1/3 患者四肢伸侧出现肢端疣状角化过度或掌跖半透明状角化病(图 9.40)。

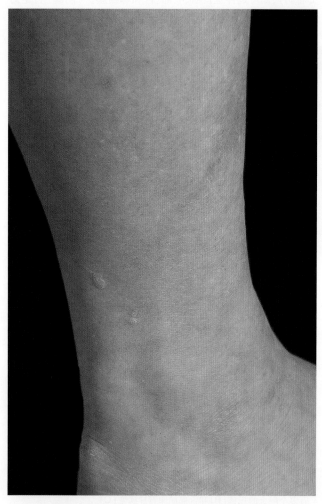

图 9.40 Cowden 综合征中肢端角化过渡性丘疹

Cowden 综合征患者报道的其他皮肤病变包括脂肪瘤、血管脂肪瘤、多发性皮肤硬化性纤维瘤、鳞状细胞癌、黑素瘤、基底细胞癌、Merkel 细胞癌、血管瘤、黄瘤、白癜风、神经瘤、顶泌汗腺汗囊瘤、牛奶咖啡斑、口周及肢端雀斑样痣及黑棘皮病[741,1031]。虽然有以此少见病变为主的家系报道,但一些可能是偶发现象。

皮肤外病变
乳腺病变

虽然一些学者指出乳腺癌真正终生风险和乳腺癌诊断的平均年龄不能准确地从现有数据中确定[2063],但其他作者则指出患 Cowden 综合征的女性发生乳腺癌的终生风险为 25% ~ 50%,乳腺癌诊断的平均年龄是 38 到 46 岁,比散发性疾病大约早 10 年[664]。发生良性乳腺疾病的终生风险也很高(>65%)[664]。大约 30% 到 40% 的患者有双侧乳腺癌[314,2550]。男性乳腺癌也可发生但极为罕见[664,2063]。

甲状腺病变

65% ~ 75% 的患者可有甲状腺疾病。多结节性甲状腺肿、腺瘤样结节及滤泡性腺瘤是最常见的良性甲状腺病变。发生滤泡性癌和乳头状癌的终生风险较正常人高 3% 到 10%[664]。甲状腺癌是 Cowden 综合征患者继乳腺癌后第二常见的恶性肿瘤。诊断时的平均年龄尚不明确,但是已有儿童发病的报道[2063]。

妇科病变

在这些患者中,发生子宫内膜癌的终生风险估计为 5% ~ 10%,而一般人群中的女性为 2.5%[664]。

中枢神经系统病变

小脑发育不良性神经节细胞瘤通常是在十几岁或二十几岁时诊断。以脑脊液阻塞、颅内高压或小脑功能障碍为特征。磁共振检查显示,病变通常为单侧并常常产生 T2 加权像,由于小叶增厚产生独特的条纹状外观。其基本呈一种缓慢生长的良性过程(图 9.41)。

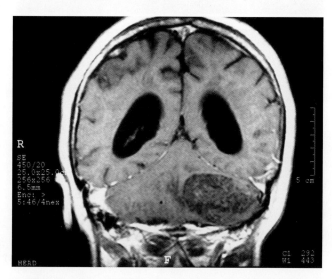

图 9.41 Cowden 综合征。Lhermitte-Duclos 病(小脑发育不良性神经节细胞瘤)。静脉注射对比剂后的冠状位 T1 加权磁共振图像:左侧小脑半球的低信号病变显示没有增强;第四脑室由于肿块的作用而向右移位

胃肠道病变

报道的错构瘤性息肉发生率从 25% ~ 60% 不等。息肉通常很小(3~10mm),常常表现为无症状的黏膜皮赘。最常见的部位是胃,其次是结肠、食管和十二指肠。食管病变呈白色扁平的隆起。在 Cowden 综合征中恶性肿瘤发生率通常不增加[664]。

组织病理学特征

皮肤黏膜病变

除了外毛根鞘瘤,报道的 Cowden 综合征患者面部丘疹活检可为非特异性疣状棘皮瘤,解读为毛周纤维瘤的病变(目前命名为纤维毛囊瘤)、纤维性丘疹,或介于外毛根鞘瘤、倒置性毛囊角化病和毛囊漏斗部肿瘤之间的病变[315,2550,2551,2553]。某些病变可能是由人乳头瘤病毒引起的。

口腔病变由无细胞的胶原纤维构成,有时呈涡纹状排列[2553]。这些病变有时称为硬化性纤维瘤[2178]。表面被覆上皮可明显增生并有数量不等的炎症细胞浸润(图9.42)。

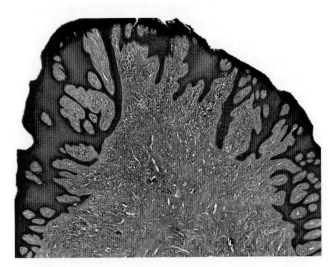

图9.42　Cowden综合征患者的口腔纤维瘤(与图9.41中描述的为同一患者)

肢端疣状角化过度表现为疣状改变,伴有致密的正角化,颗粒层增生及棘层肥厚;某些病例有明显的外毛根鞘分化。

乳腺病变

最常见的肿瘤是导管癌,但没有提示与综合征相关的独特病理特点;但有些病例有灶性致密的均质化和/或纤维化[2373,2374]。良性乳腺疾病常见。

甲状腺病变

滤泡癌和乳头状癌都可见,没有提示与综合征有关的特点。髓样癌不认为是该综合征的一部分[664]。

中枢神经系统病变

发育不良性小脑神经节细胞瘤以内颗粒层的小神经元逐渐被小神经节细胞大小的大神经元取代为主要特点,通过从周边到中心检查可发现病变。分子层和白质的空泡变可解释磁共振图像中所见的亮纹。

胃肠道病变

错构瘤性息肉类型包括脂肪瘤性和神经节性神经瘤样病变。食管病变中已发现有糖原棘皮症的报道[664]。

分子生物学特征

PTEN(亦称 MMAC1 或 TEP1),位于 10q23.3,含有 9 个外显子,横跨 120~150kb[1874]。它编码一个 1.2kb 的转录子和 403 个氨基酸脂质双重特异性磷酸酶(可使蛋白质和脂质底物去磷酸化)[1511,2803]。一个典型的磷酸酶核心结构域由外显子 5 编码,这是最大的外显子,构成 20% 的编码区[1509]。*PTEN* 是主要的 3-磷酸酶,作用于磷酸肌醇-3-激酶(PI3K)/Akt 凋亡通路[1576]。*PTEN* 过表达主要导致磷酸酶依赖性细胞周期 G$_1$ 期的阻滞和/或凋亡,取决于细胞的类型。符合严格定义的 Cow-den 综合征患者种系突变的检出率是 80%~85%。与其他大多数抑癌基因一样,*PTEN* 中发现的突变分布在所有 9 个外显子中。失功能突变,包括错义突变、无义突变、移码突变和剪接位点突变已有报道[1613,1614]。约 30%~40% 的 *PTEN* 种系突变发生在外显子 5。第二个突变"热点"位于外显子 7 和 8[1613-1615]。

对于突变阴性的患者,目前正在广泛研究其他机制,如启动子的改变和 *PTEN* 基因大片段缺失和重排。一项研究发现一些 Cowden 综合征患者具有 *SDHB* 或 *SDHD* 基因种系突变,这是家族性嗜铬细胞瘤-副神经节瘤综合征的易感基因[1889]。这两个基因的突变也在 Cowden 样综合征的患者中发现,其表现出 Cowden 综合征的特点但是不符合协会的诊断标准[1889]。

PTEN 基因的第二个等位基因失活由 LOH 引起,与病变和器官种类无关。*PTEN* 位点的 LOH 已在乳腺纤维腺瘤、肺和胃的错构瘤、幼年性结肠息肉、结肠腺瘤、皮肤纤维瘤等中发现[436,2697]。*PTEN* 位点的 LOH 也被发现与皮肤和皮肤外病变的突变体等位基因缺失有关,包括肿瘤、增生性病变甚至是肿瘤周围的正常组织[1562,2697]。

基因表型与临床表型间的联系

磷酸酶核心结构域错义突变似乎与严重的 Cowden 综合征(5 个或以上脏器受累)有关[1614]。

大约 60% 到 65% 的 Bannayan-Riley-Ruvalcaba 综合征家系和散发病例具有 *PTEN* 种系突变。突变谱与 Cowden 综合征特征性的突变谱相似[1612,1615]。

除了 Cowden 和 Bannayan-Riley-Ruvalcaba 综合征,*PTEN* 的种系突变在其他几个病变中也被发现,并且术语 PTEN 错构瘤性肿瘤综合征被用于 Proteus 综合征(已发现 20% 有 *PTEN* 突变)和 Proteus 样综合征(50% 有 PTEN 突变)。Proteus 综合征(OMIM 176920)以非对称性和不均衡性增生、脑回状结缔组织痣、表皮痣和骨质增生为特征,其中有许多出生时即有且出生后持续存在或进一步加重。具有明显 Proteus 综合征临床特征,但不符合诊断标准的称为 Proteus 样综合征。但是,有些学者质疑患者临床表型评价的精确性[241]并认为 Proteus 综合征存在误诊[481];因此,Proteus 综合征与 *PTEN* 突变相关性的问题有待进一步明确。伴有潜在的 *PTEN* 种系突变的 Proteus 样综合征认为与 Proteus 综合征完全不同,且被归为 2 型节段性 Cowden 病。它由具有 *PTEN* 种系突变的胚胎发生 LOH 所致[945]。

PTEN 基因突变已在其他一些病变中发现并显示与 Cowden 综合征临床表现有部分重叠,但是这种关系还没有得到确认。例如,婴儿幼年性息肉病以严重腹泻、蛋白质丢失性肠病为特征,这一罕见的病变中,已发现 BMPR1A 基因和 PTEN 的种系缺失[584]。目前提出的"SOLAMEN 综合征"(节段性过度增生、脂肪瘤病、动静脉畸形和表皮痣)认为与 *PTEN* 缺合子性嵌合体有关[399]。

Gardner 综合征和家族性腺瘤性息肉病

家族性腺瘤性息肉病(familial adenomatous polyposis,FAP;

OMIM 175100)是一种常染色体显性遗传病,以肠道发生多发性腺瘤(息肉)为特征,腺瘤性息肉病(*APC*)基因种系突变致使腺瘤有明显发展为腺癌的倾向。Gardner 综合征认为是 FAP 的一种表型,除了肠道受累外,有典型的肠道外表现,例如多发性皮肤毛囊漏斗部囊肿、骨瘤、先天性视网膜色素上皮增生(CHRPE)和韧带样瘤(有时也称为侵袭性纤维瘤病)[921]。事实上,大多数 FAP 患者仔细检查至少可以发现轻微的 Gardner 综合征的表现。在北欧活产婴儿中 FAP 的出生患病率估计在 1∶13 000~1∶18 000 之间[252,257]。

FAP 是一种多系统的疾病伴有 100% 的外显率。据估计约 75% 的病例是家族性的,25% 是散发性的。在最近的一次家族性病例研究中,新病例中诊断的中位年龄为 17 岁和 32 岁[678]。FAP 通常依据存在 100 个或更多的好发于左半结肠(80%)的结直肠腺瘤或检测到 APC 基因的有害突变而确诊[257]。如果未行治疗,几乎 100% 的患者于 35~40 岁时,结直肠腺瘤将最终发展为腺癌[252]。

FAP 中韧带样瘤(纤维瘤病)的总患病率是 15%,相对风险约为普通人群的 850 倍[1564,2597]。大约一半的肿瘤发生在腹部,通常累及小肠肠系膜,另一半发生在腹壁。通过对 X 染色体失活模式分析对 FAP 相关的韧带样瘤评估发现为克隆性,说明是真正肿瘤[1741]。虽然转移性结直肠癌(CRC)是 FAP 患者死亡的主要原因(60%),韧带样瘤的并发症也很值得注意,可导致大量患者死亡(11%)。

轻型 FAP 是一种独特的 FAP 表型,特征是腺瘤数目少于 100 个(平均 25 个)[1360]、结直肠癌发病年龄延迟(比经典的 FAP 患者晚 10~20 年)和缺少肠外特征性表现[347]。还存在另外一种 FAP 亚型,称为"遗传性韧带样瘤病",以发生在不同于 FAP 相关韧带样瘤常见部位的多发性遗传性韧带样瘤为特征(椎旁肌、乳腺、枕部、手臂和下肢)并且很少或无 FAP 的结肠特征性表现[636]。

临床表现

皮肤及浅层软组织病变

Gardner 综合征主要皮肤病变为多发性漏斗部(表皮样)囊肿,累及一半以上的患者。这些囊肿出现较早,偶可出生时即有,倾向于多发,发生于面部、头皮和四肢。躯干很少受累。一项研究中发现每个患者囊肿的数目从 1~20 个不等,平均为 4 个[1488]。

有报道称 FAP/Gardner 综合征患者中可出现多发性毛母质瘤,但是后者也可发生在其他综合征中[2118]。据报道发生于 FAP/Gardner 综合征患者的其他皮肤肿瘤包括脂肪瘤、平滑肌瘤、神经纤维瘤、色素性皮肤病变、脂肪瘤样痣和基底细胞癌,但这些不是综合征相关性病变。

Gardner 综合征患者表现为皮下和软组织纤维瘤,男女受累的比例大致相等。这些病变的术语是不一致的。常称为"Gardner 相关性纤维瘤"[2846]或是"Gardner 纤维瘤"[479],表明与综合征有关的独特病理特征。事实上,以著者的经验,FAP/Gardner 综合征与各种类型的纤维瘤有关,大多数归为两个不同的临床病理类型。一种 Gardner 综合征相关的纤维瘤在组织学上与散发性项部纤维瘤相同,但是通常发生于项部以外,累及年轻人,并往往是多发的。另一种类型的纤维瘤与项部纤维瘤不同,并往往发生在儿童背部的椎旁区或是先天性发生[1730,1734,1737]。此外,偶有纤维瘤可发生在口腔黏膜。

软组织纤维瘤病往往累及腹壁。躯干或四肢受累罕见。大多数病变为单发(60%),但是有每个患者中多达 10 个病变的报道[469,2362]。

皮肤外病变

胃肠道病变

FAP 患者表现为上消化道和下消化道病变。青春期时发生上百个(有时数千个)结直肠腺瘤(图 9.43)。病变大小不一,从隐约可见的结节到大于 1cm 的带蒂的病变。腺瘤通常沿整个大肠均匀分布。大约三分之一的病例中,近端结肠病变的密度增加。如果不进行预防性结肠切除术,几乎所有患者 35 岁到 40 岁时都会发展为结直肠腺瘤[823]。行预防性结肠切除术后(除造成损伤外)的一个典型的并发症是发生韧带样瘤,大部分(80%)发生于结肠切除术后的平均 4~5 年之间(图 9.44)[796]。腹腔内韧带样瘤的并发症包括肠梗阻或肠穿孔、输尿管梗阻、肠出血和肠外瘘。韧带样瘤的独立危险因素包括女性患者、存在韧带样瘤的家族史、骨瘤和非密码子 1399 的 *APC* 基因种系突变[219,2597]。由于出血风险高、短肠综合征及高复发率(45%),腹腔内韧带样瘤的治疗十分困难[796]。

在年龄 70 岁的 FAP 患者中近 90% 存在上消化道肿瘤(胃和十二指肠腺瘤),诊断的中位年龄为 38 岁[333]。大约有三分之二的十二指肠腺瘤发生在乳头或壶腹周围区域[223]。晚期十二指肠腺瘤可增加患小肠癌的风险,诊断的平均年龄约为 50 岁,是 FAP 患者的第三大死亡原因(8%)[115]。

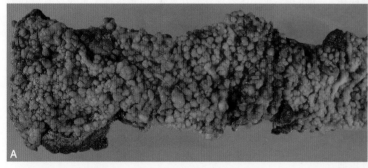
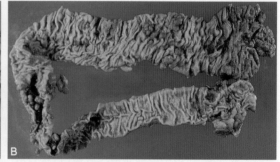

图 9.43 一例家族性腺瘤性息肉病中无数的紧密排列的肠息肉(鹅卵石样外观)(A)。轻型家族性腺瘤性息肉病中以较少的肠息肉为特征(B)

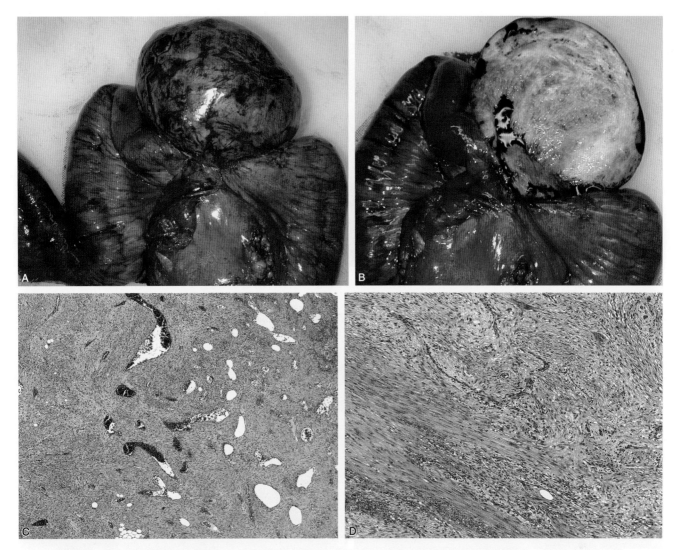

图 9.44　腹腔内纤维瘤病(韧带样瘤)。大体(A,B)及镜下表现(C,D)。注意 D 中增生的温和梭形细胞及一定程度弯曲的血管

FAP 患者胃部的胃底腺息肉的患病风险也有增加,估计发病率为 26% ~61% ,而一般人群的发病率为 0.8% ~1.9%[796]。与散发性病变相比,FAP 相关的胃底腺息肉数量更多,倾向发生于更年轻的患者,男女发病率相似,并且镜下显示胃小凹结构异常(25%)[1934,2925]。

关于轻型 FAP,一些研究发现腺瘤更易发生于近端结肠[347],而其他研究显示大多数患者结直肠病变在整个结肠中的分布并无差异[1360]。轻型 FAP 中发生转移性结直肠癌(CRC)的风险可能比经典型 FAP 低。在一项 196 例轻型 FAP 患者的研究中,只有 60 例(31%)发展为 CRC[1360]。在 80 岁时发生 CRC 的累积风险经计算为 69%[347]。

眼部病变

绝大多数(70% ~80%)FAP 患者出现特征性的色素性眼底病变称为 CHRPE。CHRPE 通过双镜头检眼镜检查发现(图9.45)。CHRPE 特异性和敏感性最强的诊断标准包括发现四个小的色素性病变,或两个病变中的一个较大(>25% 视盘面积)[2672]。出现多发的双侧病变基本可诊断 FAP[1829]。CHRPE 通常在出生时即有,先于肠道病变的发生,并且无临床症状。

大多数病例没有恶性潜能,然而有几例明显起源于 CHRPE 的视网膜色素上皮低级别腺癌的报道[2450,2451,2455]。CHRPE 的出现似乎与 FAP 家族中先证者的病情严重程度有关(肠道肿瘤发生较早,伴有上消化道受累的倾向)。由于与 APC 基因中特异性突变部分具有相关性,CHRPE 病变也有助于预测突变位点(见后)。

口腔和颌面部病变

FAP 的患者骨瘤、牙瘤和口腔病变常见(图 9.46)。骨瘤的发生率是正常人的 4~20 倍(4% ~16%)。骨瘤在上下颌部均可发生。许多 FAP 患者通常在青春期左右出现多发性骨瘤。大多数病变无临床症状或有时因导致下颌严重水肿而就诊。骨瘤累及升支或冠状突偶可引起张口困难,然而病变累及上颌骨可致颚部狭窄及发音缺陷。在一些患者中,骨瘤切除后可复发,但术后切线发生韧带样瘤的风险较 FAP 患者腹部手术低得多[2879]。

报道的牙瘤发生率从 9% ~83% 不等。牙瘤从 X 线片上看呈不透明、不规则的结构,有时多发,累及下颌骨和上颌骨的概率相似并常位于切牙前磨牙区[2879]。

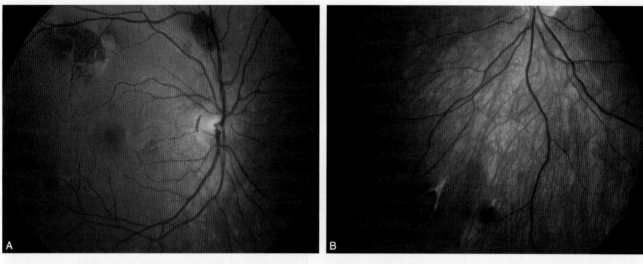

图 9.45   一个家族中视网膜色素上皮先天性增生的两个患者(哥哥 A,和妹妹 B),均患有家族性腺瘤性息肉病

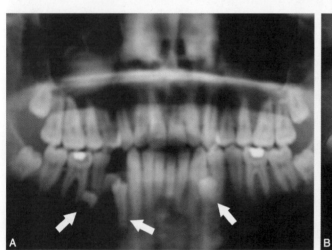
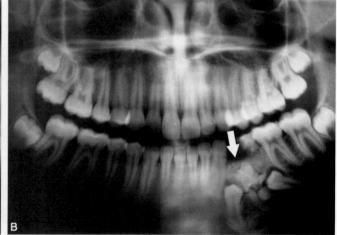

图 9.46   家族性腺瘤性息肉病患者中的多生牙(A,箭头)和牙瘤(B,箭头)

FAP 患者多生牙的发生率(11%~27%)明显高于一般正常人群(0~4%)。多生牙往往很小,钉状并主要存在于牙槽骨内牙齿之间或附着于阻生牙的滤泡上。多生性未萌出牙的常见部位在前区和犬齿周围。FAP 患者患阻生性恒牙(第三磨牙除外)的发病率在 4%~38% 之间,大约是一般人群发病率的 10 倍[2879]。

甲状腺病变

FAP 患者甲状腺肿瘤的估计发病率是 1%~2%,诊断的平均年龄为 25~30 岁,女性好发[332,2039,2703]。在对 3 727 例病例的回顾中,男女发病比例为 44:1[332]。出现筛孔状-桑椹状型乳头状癌几乎可以确诊 FAP,通常是双侧、多灶性,且常常多中心性。

中枢神经系统病变

最常见的中枢神经系统(CNS)肿瘤是小脑髓母细胞瘤,好发于 20 岁以下的女性[124]。FAP 患者发生髓母细胞瘤的相对风险估计是一般人群的 92 倍[927]。对伴有髓母细胞瘤的 FAP 病例的回顾性研究发现,伴结直肠表现的患者在 17 岁后发生脑部肿瘤,而不伴结直肠表型的家族成员在 10 岁以内出现脑肿瘤[2768]。由于有家族聚集性的证据,FAP 家族中有一个成员受 CNS 肿瘤累及时,推荐对 FAP 家族所有成员进行神经系统评估。

肝脏、胰腺和胆管病变

肝母细胞瘤,一种快速进展性胚胎性肝肿瘤,在儿科 FAP 病例中的发病率为 1/235,在一般人群中为 1/100 000[1073]。通常累及 2 岁半以下的儿童,男性发病率为女性的 2 倍[957]。

FAP/Gardner 综合征的患者可发生壶腹周围腺瘤(绒毛状和绒毛状管状腺瘤),可进展为壶腹周围腺癌。在尸检中,壶腹腺瘤的患病率估计为 0.04%~0.12%[257,346,2472]。

与 FAP/Gardner 综合征有关的胰腺肿瘤报道很少,但包括胰腺外分泌和内分泌肿瘤。

与一般人群相比,FAP 患者发生胰腺腺癌的相对风险为 4.46[796]。

其他病变

膀胱肿瘤,包括移行细胞癌,以及肾上腺病变,包括腺瘤和肾上腺癌偶有报道。一例发生在 Gardner 综合征患者的类似皮肤毛母质瘤的骨肿瘤已有报道,肿瘤完全位于左侧胫骨近端的骨干内(图9.47)[1107]。

组织病理学特征

皮肤和浅层软组织病变

Gardner 综合征患者的皮肤毛囊漏斗部囊肿无法与其相应的散发性病变区分。然而,Cooper 和 Fechner 研究认为,约50%的囊肿存在毛母质瘤样的区域,囊腔内有散在成团的影细胞或影细胞呈柱状突入囊腔[503]。因此,漏斗部囊肿出现母质分化

可以作为诊断的一个线索(图9.48)[503,2276]。伴有漏斗部分化、母质分化、生发细胞分化和皮脂腺分化的复杂的杂合囊肿已有报道[1866]。

一种纤维瘤类似于项部纤维瘤的纤维瘤,由成片致密的胶原化、界限不清的细胞呈模糊的分叶状排列,包含不明显的温和梭形细胞核,并灶性包绕脂肪、外周神经或附属器结构,稀疏的肥大细胞散布于病变中(图9.49)。某些病例中丰富的神经纤维被致密的胶原所包绕,可类似创伤性神经瘤,而脂肪岛内的花环样细胞则呈现多形性脂肪瘤样外观[1730]。

另一种发生在小孩脊柱旁的纤维瘤亚型缺少项部纤维瘤中典型的分叶结构,且没有脂肪组织或外周神经支的成分。它由杂乱排列的胶原纤维构成(见图9.49)。一例与此型纤维瘤有关的隆突性皮肤纤维肉瘤已有报道[606]。

伴有巨细胞的其他亚型也有报道[1730]。

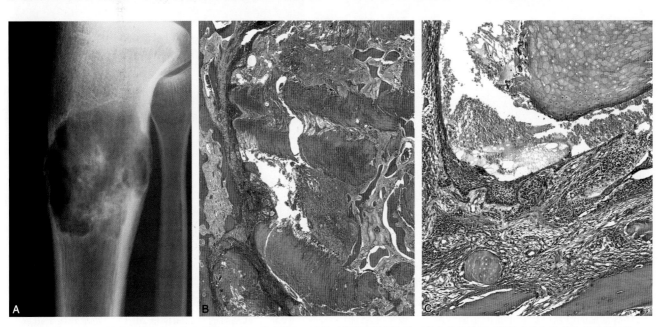

图9.47　Gardner 综合征患者骨内的毛母质瘤(A)。注意类似于皮肤毛母质瘤的影细胞区域和非常类似于胫骨成釉细胞瘤的基底样细胞成分(B,C)

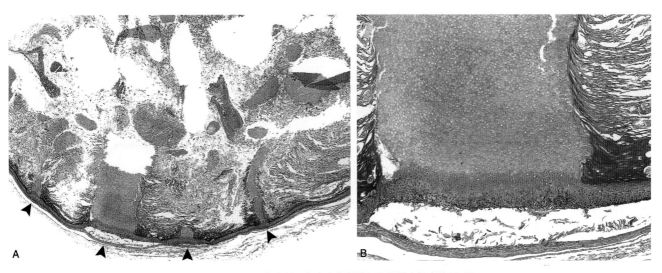

图9.48　Gardner 综合征。伴有多灶性影细胞的漏斗部囊肿(A,B)

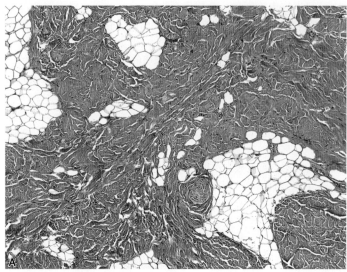 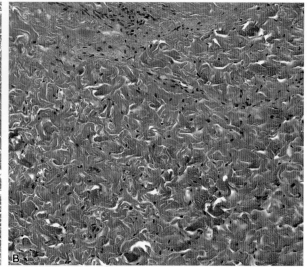

图 9.49　Gardner 综合征中两种最常见的软组织纤维瘤。一种病变与项部纤维瘤相同,呈分叶状,包绕脂肪组织及外周神经。这种病变通常多发并见于年轻人颈部以外区域(A)。另一种纤维瘤无分叶及包绕脂肪组织的特点。这种纤维瘤通常发生在小孩脊柱旁的区域。本例是先天性的(B)

胃肠道病变

一般来说,综合征相关的肿瘤没有特异性的镜下特点能够提示这种联系。大多数结直肠腺瘤开始为单一的不典型增生的隐窝(所谓的单隐窝性腺瘤)。肉眼观正常的黏膜内见多个非典型增生隐窝,需考虑综合征的可能。管状结直肠腺瘤多见,而绒毛状和管状绒毛状的模式少见。

甲状腺病变

甲状腺乳头状癌的筛孔状-桑椹状亚型显示复杂的筛孔状、滤泡状、乳头状、小梁状和实性生长模式的混合,伴有明显的桑椹状鳞状区域(图 9.50)。肿瘤细胞为立方细胞或呈柱状,伴有常见的假复层核和丰富的嗜酸性胞质。核常深染,但是乳头状癌典型的细胞学特征如核沟、淡染或透明的核及核内胞质包涵体通常可见到。在乳头状区域,乳头衬覆柱状细胞。

一个突出的特点是由细胞构成的条状和拱形组成的筛孔状结构,缺少纤维血管性间质。滤泡区通常无胶质。也可见到局灶呈小梁状排列的区域,使人联想到玻璃样变小梁状腺瘤[362]。肿瘤呈包裹性,但通常有包膜和/或血管侵犯。

中枢神经系统病变

镜下,FAP 相关性髓母细胞瘤与散发性的病变相比没有本质差别。虽然罕见,间变性星形细胞瘤、室管膜瘤、颅咽管瘤和泌乳素瘤可发生于 FAP。

分子生物学特征

APC 是一种肿瘤抑制基因,定位于染色体 5q21-q22。它有一个 8 538 个碱基对的开放阅读框,由 15 个转录外显子组成并编码一种 312kDa 的,2 843 个氨基酸的蛋白质,作为蛋白质复合体的一部分,由 Wnt 信号通路调控。突变检出率约为

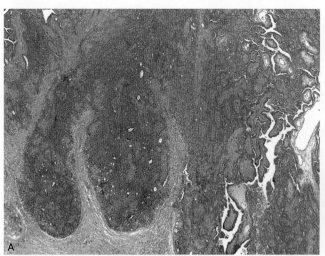 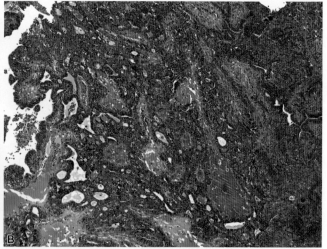

图 9.50　甲状腺乳头状癌的筛孔状-桑椹状亚型显示筛孔状、滤泡状、乳头状、小梁状和实性生长模式,是家族性腺瘤性息肉病的典型表现(A,B)

80%[678]。迄今为止已经报道了 700 多种不同致病性 APC 突变。大多数种系突变导致 APC 蛋白截断，这是由于提前引入终止密码子，或是通过框移突变（70%），无义突变（30%），或大片段缺失（2%）造成[217]。大多数种系突变集中在第 15 外显子 5 端（突变簇区）[1854]。

蛋白质截断检测过去被用来作为 APC 种系突变的一线筛选工具，但是存在 20% 到 30% 的假阴性结果，现在已经被 DNA 测序的其他技术所取代。等位基因突变分析和多重连接探针扩增（MLPA）已成功地提高了 APC 基因突变的检出率。多发性结直肠腺瘤患者如没有发现 APC 基因突变，需考虑的鉴别诊断包括所谓的 MYH 相关性息肉病，一种由位于 1 号染色体的 MYH 基因（MUTYH 基因）突变导致的常染色体隐性遗传病[1525]。有趣的是，在这一病变中也有多发性毛母质瘤的报道[138]。

已经发现了几个可能涉及 FAP 临床异质性及影响疾病严重程度的调节基因。这些包括一个位于染色体 1p35-36 上的可能的修饰性基因和位于染色体 8p22 上 N-乙酰基转移酶位点 NAT1 和 NAT2 的变异，但这个问题需要进一步的研究[608,2681]。

基因表型与临床表型间的联系

有几个基因表型与临床表型相一致。密码子 1309 突变与更严重的临床表型有关，这个位点突变的患者比其他位点突变患者出现肠道症状早 10 年以上（平均，20 年）[772]，与 FAP 相应的对照组比较，在结肠切除术时结肠息肉明显增多（每个患者约 4 000 个）[1924]，发生 CRC 年龄较小（平均约 35 岁）[220]，并在第一次结肠切除术后有较高的远期手术的风险[1898]。

密码子 976 到 1067 之间的突变与十二指肠腺瘤发生风险增加 3~4 倍有关。密码子 1309 远端的突变与韧带样瘤发生风险增加 6 倍有关[220]，并且这些突变大部分位于密码子 1445 和 1580 之间[772,809]。发生在密码子 543 和 1309 之间的突变与发生 CHRPE 的高风险有关[220]。甲状腺乳头状癌患者常发生密码子 140 和 1309 之间的突变，且大部分改变集中在 CHRPE 相关区域的 15 号外显子[409]。密码子 1444 更远端的突变使骨瘤发生的风险增加两倍[220,558]。轻型 FAP 由 APC 基因极近端或极远端部分的突变所致，特别是基因 3′ 端的截断性框移突变[298,771,1433,2525,2755]，第 3、4、5 外显子的无义/框移突变，第 9 外显子突变很少[2525,2546]。

Gorlin-Goltz 综合征（痣样基底细胞癌综合征）

痣样基底细胞癌综合征（nevoid basal cell carcinoma syndrome，NBCCS；OMIM 109400），也称为 Gorlin-Goltz 综合征（GGS），是一种常染色体显性遗传病，突变基因与果蝇修补基因同源。在果蝇中，这种修补基因（也称为体节极性基因）对发育、生长调节及分节很重要。NBCCS 以骨骼异常、多发性基底细胞癌、掌跖小凹、大脑镰营养不良性钙化和颌部多发牙源性角囊瘤（KOT）为特征。另外，各种各样的肿瘤和发育异常都可发生。不同地域 GGS 患病率变化很大，从 1/57 000 到 1/256 000 不等[679,2107]。这种疾病在古埃及就有可能已经存在，因为报道了公元前 1 000 年左右的木乃伊中有一系列与该综合征相符的表现[2333]。

GGS 是常染色体显性遗传，男女发病的概率相同。可累及多个器官。表 9.5 总结了诊断标准，包括主要特征和次要特征[1337]，然而有些临床特征，包括主要特征在内，均与年龄有关，因此在患者年幼时可能很难做出诊断，只有在十几岁或二十几岁时，当临床表现充分时才能诊断。在一些患者，特别是散发病例中，可能从未明确诊断。在最近的一项研究中，诊断的中位年龄在家族性病例为 12 岁，而新发病例则为 23 岁[678]。NBCCS 患者往往身高较高（平均身高男性为 183cm，女性为 174cm），而且 15% 是非常高的[868]。头大（成人>60cm）。50% 有相对的巨头畸形（枕额围大于第 97 百分位数）。1/3 的病例有轻微的下颌前突，称为"撅着下嘴唇"[1461]。

<table>
<tr><td>表 9.5</td></tr>
</table>

Gorlin-Goltz 综合征（痣样基底细胞癌综合征）诊断标准[1337]

主要标准
20 岁以前出现两个或以上 BCC
牙源性角化囊性瘤
3 个或以上的手掌或足底小凹
双侧大脑镰钙化
分叉肋、肋骨融合或明显张开
一级亲属患有 NBCCS

次要标准
大头（OFC>97%）
先天性畸形（唇裂或腭裂，前额突出，脸部粗糙，眼距过宽）
其他骨骼畸形（高位肩胛，明显的漏斗胸畸形，并指畸形）
影像学异常（蝶鞍桥连，脊柱畸形，手足畸形，手足火焰状环形透明区）
卵巢纤维瘤
髓母细胞瘤

注：建议当有 2 个主要标准或 1 个主要标准加 2 个次要标准时可诊断 Gorlin-Goltz 综合征。
BCC，基底细胞癌；NBCCS，痣样基底细胞癌综合征；OFC，枕额围。

临床表现

皮肤病变

GGS 的皮肤特征：

- 多发性 BCC
- 掌跖小凹
- 粟丘疹
- 毛囊漏斗部囊肿

大约 0.4% 的 BCC 病例与 GGS 有关，2% 的 45 岁以下 BCC 患者与 NBCCS 有关。没有性别差异。超过 90% 的 GGS 患者发生 BCC。发病年龄中位数大约为 25 岁，但肿瘤最早可能出现在 2 岁，最晚在 65 岁[1159]。大多数病例中基底细胞癌为多发，数量从数个到数百个，肿瘤临床表现多样，包括溃疡性斑块和肿瘤，色素性结节和小丘疹（图 9.51）。有时，BCC 呈息肉样病变，偶可簇集发生[2822]。

BCC 最常发生在面部和项部。其他经常受累的部位是背部和胸部。腰部以下很少发生。其他少见部位，包括嘴唇、口腔黏膜或肛门生殖器部位[2465]。甚至手掌亦可受累，BCC 与手

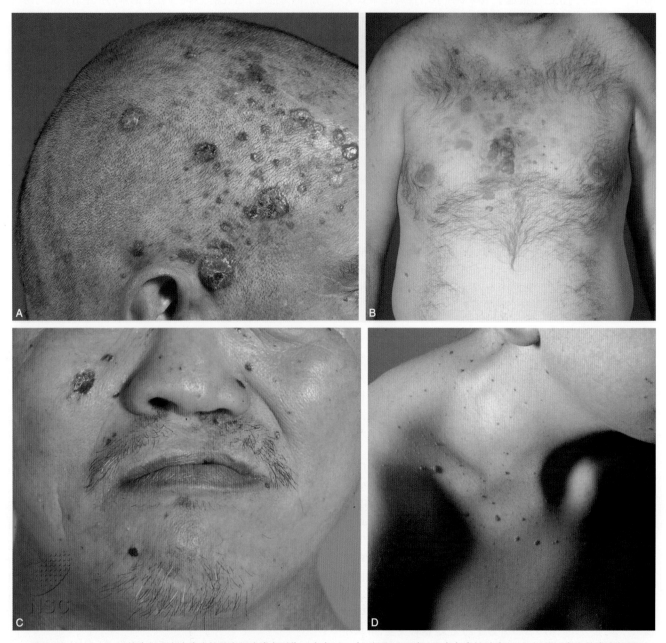

图 9.51　Gorlin-Goltz 综合征患者中多发性基底细胞癌主要位于头皮(A),躯干(B)和面部(注意色素性肿瘤,经组织学证实由肿瘤内的黑素所致)(C)。一个年轻女孩中基底细胞癌的痣样外观(D)

掌处小凹相连。

一些 BCC 发生在髓母细胞瘤进行放疗的区域。据报道,在放疗后 6 个月至 3 年呈多发性群集性病变[1972]。在一些患者,BCC 可长时间较小,仅随时间进展增大及溃烂,主要发生在青春期至 35 岁时之间。综合征性基底细胞癌表现与散发性基底细胞癌相似,很少转移。有一些个案报道称 GGS 患者中 BCC 可自行消退[1671]。

手掌和足底小凹(后者略少见)是 GGS 敏感性和特异性最高的表现。65%~80% 的患者表现为小的(直径约 1~2mm)、非对称、多发性病变(图 9.52)[2431]。如果在检查前患者将手置于温水中几分钟将更容易观察,并且使用放大镜沿与光源相切的方向也很容易看到。随着年龄的增长,大多数患者都会出现小凹,而儿童可能不出现。

30% 的 GGS 患者可出现粟丘疹[2527]。数量可能很多,通常位于眶周或前额。

皮肤漏斗部囊肿可多发,且约有一半患者发生于肢端[1492,1893]。掌跖部罕见[1935]。

其他皮肤表现也有报道,但不作为综合征的组成部分。有报道皮肤出现分散的斑片,其上出现长的色素性毛发[2891]。这些多毛的斑片可多发,下方的皮肤正常。

牙源性病变

KOT,过去称为牙源性角化囊肿,考虑到其局部破坏性行为,相对高的复发率(目前约为 25%,过去约为 60%),并且与其他牙源性囊肿相比,处于核分裂/细胞周期的细胞数量较多,这些牙源性病变已被重新归为肿瘤。虽然是良性,但 KOT 可

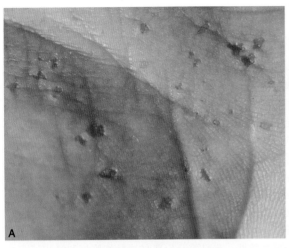
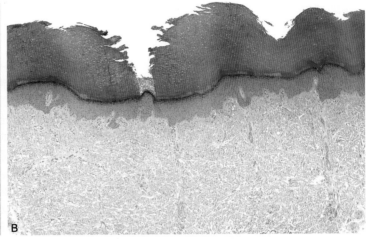

图 9.52　Gorlin-Goltz 综合征。手掌小凹:临床表现(A)和组织病理学表现(B)。注意病灶区角质层减少

呈局部侵袭性生长,延伸到邻近的结构和骨,包括上颌窦和下颌骨冠状突。65% 到 100% 的 GGS 患者中 KOT 呈多发性。NBCCS 中的 KOT 平均为 5 个,但报道的范围从 1 个到 30 个不等[868]。肿瘤可早在 5 岁内发生,但通常出现较晚,发病高峰在十几岁和二十几岁[680]。下颌骨比上颌骨更易受累(3 倍)。病变可无症状或引起轻度疼痛(约 25%)、肿胀(40% ~ 50%)、下颌不对称、牙齿移位、牙齿松动,或相邻的恒牙不能萌出。几乎从不引起颌骨骨折。有些患者称在病变破裂后有特别的味道[868]。与该综合征相关的线索包括年轻患者、上颌部位、女性,而散发性 KOT 常发生于老年男性,下颌骨/支的后方为好发部位。

骨骼异常和影像学改变

有大量的其他骨骼异常与该综合征有关。颅骨的变化包括桥状蝶鞍(约 70%)、大脑镰钙化(约 65%)(图 9.53)及小脑幕钙化(约 20%)、异常的窦通气(约 20%)、岩床韧带钙化(约 15%)及脉络膜异位钙化(<5%)。作为主要标准之一的大脑镰钙化,其发生随着年龄的增长而变化,在 40 岁以后更容易见到[1338]。

在颈部可见双棘突(约 75%)及项韧带钙化(约 20%)[1338]。胸部和肋骨异常包括两裂(约 25%)、分叉(约 10% ~ 15%)、融合(约 5%)、缺失(约 5%)(见图 9.53)、颈状(约 5%)及肋骨发育不全(约 5%)、锁骨两端增宽(约 10%)和肩胛骨畸形包括先天性肩胛骨高位症(Sprengel 畸形)(约 10%)[1338]。

脊柱的改变包括双棘突(约 95%)、脊柱侧凸(约 30%)、半椎体(约 15%)、椎体融合(约 10%)、脊柱后方融合(约 5%)、椎体变长(约 15%)、隐性脊柱裂(约 20%)、L5 椎体融合(约 10%)、脊椎前移(约 10%)、椎关节强直(<5%)[1338]。

手足改变包括火焰状环形透明区(小的囊性骨病变)(手部约 30%；足部约 20%),造型缺陷(手部约 5%；足部约 15%),粗隆异常(手部约 10%；足部约 5%)第五掌骨短小(约 5%),多指(<5%)[1338]。

中枢神经系统病变

约 3% 到 4% 的 NBCCS 患者发生髓母细胞瘤,这可能是该

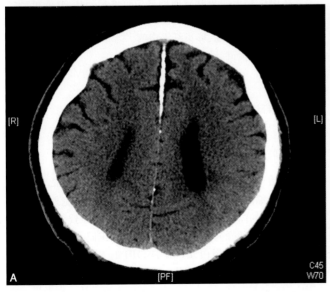
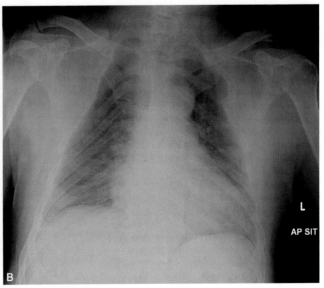

图 9.53　Gorlin-Goltz 综合征。大脑镰钙化(A)及双侧肋骨畸形和右前第二、三肋和左前第三肋缺如(B)。与图 9.51C 为同一患者

综合征最初的临床表现[679,1337]。在许多 GGS 综合征的患者中，髓母细胞瘤具有所谓的结节性/促纤维增生性类型的病理特征，2 岁以下具有这种亚型的表现几乎可作为 NBCCS 的诊断特征[83]。GGS 中的髓母细胞瘤通常（约 70%）累及侧小脑半球，而经典的散发性髓母细胞瘤很少发生在侧部。

NBCCS 患者也有很高的发生脑膜瘤的可能性，尤其是多发性肿瘤。其他肿瘤罕见；一些报道发生在放疗后。这些包括星形细胞瘤、颅咽管瘤和少突胶质细胞瘤。据报道有脑囊肿的发生，包括第三室的胶样囊肿、蛛网膜囊肿、脑实质内囊肿及透明隔囊肿[868]。少数患者出现癫痫发作，但似乎与脑肿瘤无关。

眼部病变

25% 的 GGS 患者有各种眼部异常，包括先天性白内障、小眼畸形、眼眶囊肿、虹膜脉络膜和视神经缺损、斜视、眼球震颤。40% 的患者睑结膜上有小的、一过性粟丘疹[680,867,1604]。

妇科病变

在女性生殖道与 GGS 相关的最常见肿瘤是卵巢纤维瘤，转诊给妇科医生的 GGS 患者约 75% 发现此瘤。出现症状的平均年龄为 30～31 岁[1337]，但是有 3 岁患者患病的报道。NBCCS 相关的卵巢纤维瘤经常是双侧的，多结节性或多灶性（一个卵巢中可多达 10 个）。病变常常钙化，有时范围很广。通常可能很难察觉病变，直到临床表现明显，即当病变增大、钙化或蒂扭转时[680,1337,2431]。罕见情况下，肿瘤可致男性化[1115]或分泌肾素[760,2961]。

心脏病变

约 3% 伴有此综合征的患者发生心脏纤维瘤，发病年龄范围广，从出生到 60 岁均可出现。大体上，心脏纤维瘤是孤立的、边界清楚的、无包膜、坚实的灰白色肿物，平均直径 3～4cm，最常见于左心室前壁。病变通常无症状。如果肿瘤突入室内，可致血流动力学阻碍；室间隔受累可发生室性心律失常[680,1043]。

其他病变

单发或多发性乳糜性或肠系膜淋巴管囊肿已有报道。在许多病例中，病变无症状，腹腔镜手术时发现薄壁囊肿，直径 2～14cm，内含乳糜性和常常出血性浑浊液体。其他一些病变已在 NBCCS 患者中报道，但是许多是偶然出现。

组织病理学特征

皮肤病变

GGS 中的 BCC 与相应的散发性病变一致，所有的 BCC 亚型均可发生。一些患者主要发生漏斗部囊性基底细胞癌[2812]。伴有肉瘤样成分的基底细胞癌（肉瘤样癌）也有报道[228]。

手掌和足底的小凹与角质层小的、边界清楚的缺失区域相对应（见图 9.52）。表皮突可能不规则。某些病例可见基底样细胞增生，与小的表浅型 BCC 非常类似[1988]。已有起源于这些小凹的真正 BCC 的记载[868]。

皮肤囊肿，即漏斗部囊肿，与散发性病变具有相同的形态学。Barr 等报道 4 例囊肿中有 2 例组织学上类似颌骨角化囊肿，并称其为皮肤角化囊肿[168]。

牙源性病变

KOT 认为是起源于胚胎性牙板，连接正在发育的牙釉质器和牙槽黏膜[163]。表现为多房囊性结构，内衬一薄层角化不全的复层鳞状上皮，6～8 层细胞厚，伴有边界清楚栅栏状排列的柱状至立方的基底上皮细胞。内层扁平的嗜酸性细胞稍突起，病变的外部边界通常较平，没有表皮突。偶可见上皮向结缔组织内呈芽蕾状突出，并伴有基底层下裂隙。罕见黑素细胞在囊壁内定植。病灶周围的纤维包膜薄，通常无炎症浸润且可因摘除术后塌陷导致折叠或包含散在的鳞状牙源性实性上皮巢团，继而又可产生较小的卫星囊肿。罕见情况下，明显的无包膜的基底样上皮细胞岛（成釉细胞瘤样）出现在包膜中，此在综合征病例中更为常见。有起源于 KOT 的成釉细胞瘤和鳞状细胞癌的少量报道[962,2378]。

中枢神经系统病变

有几个术语，包括促结缔组织增生性、结节性/促结缔组织增生性髓母细胞瘤伴广泛结节（以前称为"小脑神经母细胞瘤"）被用来描述 GGS 患者中髓母细胞瘤的病理亚型。根据结节化的程度，髓母细胞瘤认为构成一个谱系。结节性/促结缔组织增生性髓母细胞瘤表现为结节状、淡染、无网状纤维的区域代表神经元成熟区，表现为低核浆比，纤维性间质及神经细胞性表现的单一形态的细胞。致密排列的核分裂活跃的细胞围绕这些结节，产生密集的细胞间网状纤维阳性的纤维网络[907]。具有广泛结节的髓母细胞瘤，可能代表结节性/促结缔组织增生性病变的一种极端，表现为膨胀的小叶状结构伴有长的无网状纤维区域，含有大量小神经细胞，在纤维性背景中呈水流样模式（图 9.54）。在一些区域，结节间的成分明显减少[907]。此型髓母细胞瘤的预后比经典型好。

妇科病变

与 GGS 相关卵巢纤维瘤的典型特征是钙化，有大量钙化时，此时应该怀疑存在该综合征的可能（图 9.55）。

除了卵巢纤维瘤，卵巢纤维肉瘤[1380]和原发性卵巢平滑肌肉瘤[2415]也有报道。

心脏病变

心脏纤维瘤由成纤维细胞及致密的胶原和弹力纤维组成的间质构成。一些肿瘤可能明显富于细胞性。

分子生物学特征

PTCH1 基因，一种肿瘤抑制基因，位于染色体 9q22.3-q31。包含 23 个编码外显子，具有 12 个跨膜区，两个细胞外环，和一个普遍认为的固醇感知结构域。选择性剪接导致多个转录亚型，编码形成不同的异构体。PTCH1 基因编码一个包含 1 447 个氨基酸的内在膜蛋白，PTCH 是 SHH 的受体，也作为另外一种跨膜蛋白（SMO）的抑制剂。PTCH 和 SHH 结合后，PTCH 对 SMO 的抑制被解除，下游转录因子 GLI-1 被激活。后者进入细胞核，反式激活与细胞增殖有关的基因和细胞周期的 cyclin

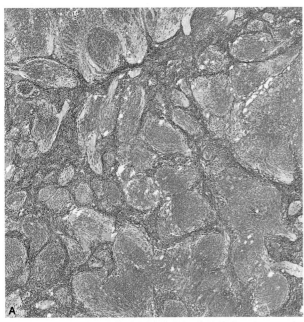
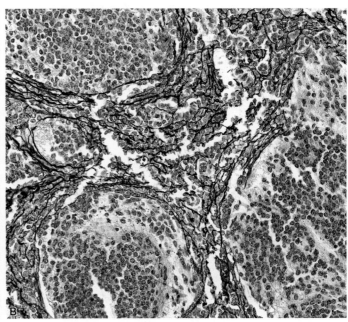

图 9.54　伴大量结节的髓母细胞瘤以圆形和拉长的淡染结节为特征,伴有纤维性背景中呈水流样模式的小细胞(A)。网状纤维染色示结节中央的区域缺少网状纤维(B)

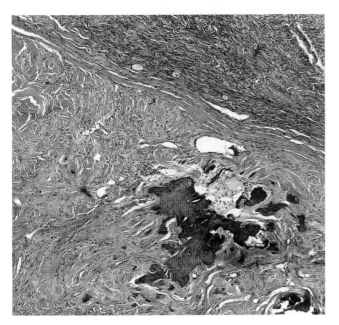

图 9.55　卵巢纤维瘤内明显的钙化是 Gorlin-Goltz 综合征的诊断线索

D1,Wnt 和转化生长因子(TGF)-β 相关的信号通路。*PTCH1* 突变可能导致 PTCH 蛋白截断并导致 SHH 信号传导通路异常激活,共同导致剩余 *PTCH1* 等位基因体细胞失活,主要通过 LOH,导致细胞增殖失控,最终形成肿瘤。

据报道 GGS 患者 *PTCH1* 基因的种系突变检出率从 40% 到 80% 不等[678,1337,1338]。GGS 患者 *PTCH1* 突变分析显示截断突变(小框移缺失或插入或无义突变),剪接位点的改变(供者或接受),错义突变,以及大的单个或多外显子缺失。似乎没有一个特定的热点。大多数的无义突变都集中在两个大的细胞外环中。在 N 末端区和大的细胞内环中也发现了许多突变。错义突变主要在跨膜结构域中发现,特别是在跨膜区 4 中。

大约 20% ~ 30% 的先证者出现 PTCH1 新发突变,其中某些是体细胞嵌合。当突变发生在发育早期时会产生嵌合现象。由此产生的个体是不同细胞的混合体,其中一些有突变而一些没有突变。哪些组织存在突变以及突变细胞的比例由发育过程中突变发生的早晚所决定。如果血细胞突变比例不高,常规突变分析常常无法检测到突变。

基因表型与临床表型间的联系

基因表型与临床表型间还未发现有明确的联系。NBCCS 中临床表型变化似乎是复杂的遗传事件。修饰基因和种系变异导致亚效等位基因或超效等位基因,认为在决定临床表型中起作用[144]。一些研究已经发现 NBCCS 综合征的临床特点在不同家族间的差异大于家族内不同患者间的差异[144]。

Muir-Torre 综合征和 Lynch 综合征

1967 年和 1968 年由 Muir 等和 Torre 分别描述的 MTS (OMIM 158320)是一种常染色体显性遗传病,伴有至少一种向皮脂腺分化的皮肤肿瘤和至少一种内脏恶性肿瘤[2688]。角化棘皮瘤,尤其是发生在年轻人非曝光部位且多发的角化棘皮瘤,也是 MTS 的一个特征。MTS 中最常相关的同时或非同时发生的内脏恶性肿瘤是胃肠道(约 50%)或泌尿生殖道(约 25%)癌。MTS 认为是更为常见的遗传性非息肉病性结直肠癌综合征(HNPCC;OMIM 120435)或是 Lynch 综合征(LS)中的一种亚型。后者以早发性 CRC 为特征,肿瘤局限于近端结肠,并常伴有其他部位的恶性肿瘤。事实上,LS 易感个体有 50% ~ 80% 发生 CRC 的终生风险,发生子宫内膜癌的风险 50% 到 60%,以及发生其他肿瘤的风险不到 15%[2835]。Henry Lynch,是一个与 HNPCC 有关的名字,于 1966 年描述了两个多发癌的家族,与先前 Warthin 于 1913 年报道的 G 家族类似,并于 1981 年,在确认 MTS 患者为记载的 LS 家族中一个部分后,首次确立了 MTS 和 HNPCC 之间的病因学联系[1563]。在最近的一项研究中,在 50 个伴有 LS 的家族中有 14 个发现 MTS(28%),152 个伴有 LS 的个体中有 14 个发现 MTS(9.2%)[2526]。

LS/MTS 是由 DNA 错配修复(MMR)基因的种系突变引起的遗传性疾病,产生无功能性蛋白导致肿瘤微卫星不稳定性(MSI)。MTS 中最常受累的 MMR 基因是 MSH2(~90% 的病例),而 LS 中 MSH2 和 MLH1 种系突变的比例大致相同[1600]。MMR 系统负责检测 DNA 序列复制期间发生的单个到几个碱基的错误,并对复制错误进行修复。该 DNA 修复途径系统从原核生物到包括酵母菌和人类在内的真核生物极为保守。MMR 系统由多个基因构成,其中主要的基因及其基本特征在表 9.6 中列出。它们编码 MMR 蛋白,其功能是检测和修复发生在 DNA 序列复制过程中错配的核苷酸,特别是在称为微卫星的重复 DNA 区域。后者为 1~6 个碱基对重复(可达 100 次)构成的短区域(例如,CA),分布于整个基因组。MMR 蛋白形成功能性异二聚体:MSH2 与 MSH6 形成二聚体,MLH1 与 PMS2 形成二聚体。异二聚体复合物 MSH2/MSH6(或 MSH2/MSH3)是识别错配所需的,MLH1/PMS2 连接错配识别,激活裂解和修复。功能性 MMR 蛋白的缺失导致 DNA 错配修复活性完全丧失。结果,随着细胞的增殖,DNA 合成错误积累的速度加快。因此,来自 DNA 错配修复活性缺陷肿瘤的肿瘤性 DNA 具有特征的突变标志,称为微卫星不稳定性(MSI),其特征是与正常的微卫星模式相比肿瘤组织获得或丢失了微卫星区的重复单元[2901]。

表 9.6

错配修复基因及其特征

错配修复基因	染色体位置	cDNA 长度/kb	外显子数目
MSH2	2p22-21	2.8	16
MSH3	5q11-12	3.4	24
MSH6	2p16-15	4.2	10
MLH1	3p23-21	2.3	19
PMS1	2q31-33	2.8	13
PMS2	7p22	2.6	15

MTS 具有高度的外显率和不同的表现。回顾 120 例病例,41% 的病例皮肤病变先于内脏肿瘤发生或与内脏肿瘤同时发生,出现皮肤病变的平均年龄为 53 岁[482]。近一半的 MTS 患者有一个以上的内脏恶性肿瘤[45,482]。

怀疑为 LS 的患者常通过胃肠道和/或妇科检查确认,并需要进一步采用 Amsterdam 和修订的 Bethesda 标准(表 9.7)进行更专业检查确定诊断。这些标准可以适用于那些伴有 MTS 临床表型的患者,但多达 22% 的被证实有种系突变的个体并不符合该标准[1600]。

表 9.7

Amsterdam 标准 I、标准 II 及 Bethesda 指南[1567]

Amsterdam 标准 I

至少 3 个亲属病理证实有结直肠癌;
　其中一个是另外两个的一级亲属;
　至少连续两代受影响;
　至少有一个亲属在结直肠癌诊断时小于 50 岁;
　排除家族性腺瘤性息肉病。

Amsterdam 标准 II

至少有 3 个亲属有 HNPCC 相关性癌[结直肠癌、子宫内膜癌、胃癌、卵巢癌、输尿管/肾盂癌、脑癌、小肠癌、肝胆管癌和皮肤(皮脂腺)肿瘤];
　其中一个是另外两个的一级亲属;
　至少连续两代受影响;
　至少有一个综合征相关性癌诊断时小于 50 岁;
　任何结直肠癌病例均除外的家族性腺瘤性息肉病;
　只要有可能肿瘤需要被证实。

Bethesda 指南对结直肠肿瘤微卫星不稳定性的检测

诊断结直肠癌的患者在 50 岁以下;
同时发生或非同时发生结直肠癌,其他综合征相关性肿瘤[a],无论年龄大小;
结直肠癌伴 MSI-H[b] 和组织学确诊的患者小于 60 岁;
至少一个一级亲属诊断结直肠癌或综合征相关性肿瘤时年龄小于 50 岁[c]。
任何年龄诊断的结直肠癌或综合征相关性肿瘤发生在两个一级或二级的亲属。

[a] 综合征相关性肿瘤包括结直肠、子宫内膜、胃、卵巢、胰腺、输尿管或肾盂、胆管和脑(通常为胶质母细胞瘤)肿瘤,Muir-Torre 综合征中的皮肤皮脂腺肿瘤和角化棘皮瘤及小肠癌。

[b] MSI-H 表示高度微卫星不稳定性(国家癌症研究所推荐的微卫星标志物组的 5 个中有两个或更多出现改变)。

[c] 出现肿瘤浸润性淋巴细胞、Crohn 病样淋巴细胞反应、黏液/印戒样细胞分化或髓样生长方式。

HNPCC,遗传性非息肉病性结直肠癌。

临床表现

皮肤病变

MTS 的皮肤皮脂腺病变经常为多发,但孤立病变已有报道[875]。临床上,MTS 相关的病变与散发病变并无不同,实际上任何一种类型的皮脂腺肿瘤(皮脂腺腺瘤、皮脂腺瘤和眼外的皮脂腺癌)均可发生(图 9.56)。MTS 的定义中不包括皮脂腺增生,但常伴其他皮脂腺肿瘤发生[676]。50 岁之前出现多发性皮脂腺肿瘤及面部以外部位出现多发性皮脂腺病变强烈提示 MTS[1,2388]。

发生于年轻人非曝光部位的多发性角化棘皮瘤也是一条诊断线索。MTS 的定义中不包括孤立性角化棘皮瘤,但也有文献记载[1566]。

眼周皮脂腺病变很少与 MTS 有关,但是包括皮脂腺癌(最常相关)、皮脂腺瘤和皮脂腺腺瘤在内,大约有 40 个这样的病例报道[2213,2580]。这些患者比散发性眼周皮脂腺病变患者更为年轻,诊断的平均年龄为 53 岁。上、下眼睑受累的概率相似,内眦病变少见[2213]。

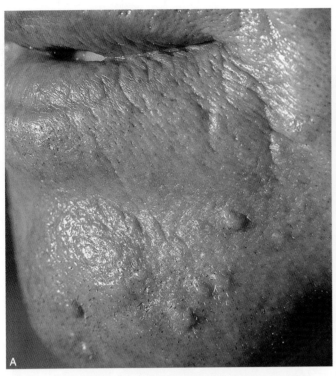
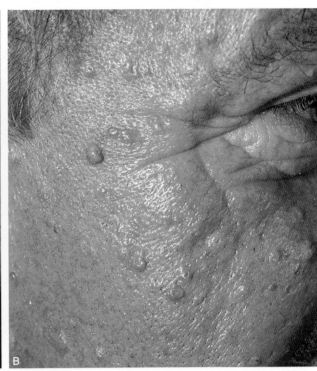

图9.56　Muir-Torre综合征患者中多发性皮脂腺病变。其组织学表现包括皮脂腺腺瘤和皮脂腺增生(A,B)

胃肠道病变

一般来说,LS约占结直肠癌病例的3%。对500例有详细家族史的结直肠癌患者进行研究,结果表明1/35的病例有LS的表现,每个病例至少有3个亲属患有LS[931]。LS患者中男女发生结肠癌的风险分别是83%和48%。LS中,大约有70%的癌位于结肠脾曲的近端。在MTS的临床表现中,约50%的患者发生CRC;与一般人群发病部位不同,大部分肿瘤发生于结肠脾曲的近端或结肠脾曲处。直肠癌也可发生,虽然报道很少。散发性CRC常发生在60岁以后,而LS/MTS相关的CRC发病年龄较早(平均40~45岁)。大多数病例的癌前病变是扁平的腺瘤,临床难以发现,但从腺瘤到癌的恶性转化时间很短。微小腺瘤在2~3年内发展为癌(一般人群为8~10年),这种快速癌变是LS的一个典型特征。然而,与同一肿瘤分期的散发性病例相比,目前认为伴CRC的LS患者生存率已得到改善[1565]。大多数患者息肉数量并不增加(因此用术语"非息肉性"),但发生两个或更多的CRC并不少见。如果第一个原发性肿瘤发生在左半结肠,那么第一个CRC和第二个CRC的发病时间间隔较短[841]。手术治疗的方式可能起重要作用。据估计,25%~30%因CRC行手术的LS患者,如果未行全结肠切除术,将在外科手术后的10年内发生第二次原发性CRC[1869]。

LS患者也有患小肠癌的风险,也可以是疾病的首发表现,较多(~50%)位于十二指肠[2377]。在1 496个已证实或假定携带MMR基因突变的人中,发生小肠癌的终生风险为4.2%,男女发病风险没有差异[2655]。报道的平均诊断年龄为39~52岁不等[2377,2655]。

胃癌也是LS患者的一个特征,发病的终生风险为5.8%,平均年龄为70岁,50~65岁之间发病风险最大[2836]。男性发生胃癌的终生风险为8.0%,女性为5.3%[367]。在一组队列研究中,德国的988例LS患者中,共1 381个恶性肿瘤的分析显示,胃癌是第三大常见的恶性肿瘤[841]。荷兰遗传性癌症登记处的2 014例LS突变携带者中,胃癌患者32名(1.6%),大部分(69%)没有胃癌的家族史[367]。东方人LS家族发生胃癌的风险更高。事实上,在东方,综合征相关的胃癌已取代子宫内膜癌成为继结直肠癌之后第二常见的肿瘤,子宫内膜癌是第三常见的肿瘤。

妇科病变

LS相关的子宫内膜癌占所有子宫内膜癌的1.8%到2.2%[930]。女性LS患者发生子宫内膜癌的终生风险明显高于发生结肠癌的风险。妇科恶性肿瘤发生比CRC早10~11年,因此可作为一种"前哨癌"[1716]。LS的发生率与同一地区的结直肠的发生率相似[930]。MTS的先证者中,发生妇科恶性肿瘤的概率比伴经典LS表型患者中的概率要小,可能由于子宫内膜癌与MSH6突变有关。与一般人群相比,子宫内膜癌发生年龄较轻(平均年龄53岁);偶尔综合征相关的子宫内膜癌发生在60岁以上的患者[1222]。LS的主要特征是肿瘤累及子宫下段(峡部),而不是子宫的体部和底部[2863]。

LS/MTS患者发生卵巢恶性肿瘤的风险也增加[802]。卵巢癌总的终生风险近7%。卵巢癌发生风险最高的时期是40~55岁[2836]。卵巢和子宫内膜同时发生肿瘤不是LS的特征,但也有这方面的报道[2521]。

泌尿系统病变

LS患者的肿瘤通常发生在上泌尿道(输尿管和肾盂)。膀胱较少受累[2269]。然而,在一项回顾性研究中,针对伴MTS临床表型患者的 399 例内脏恶性肿瘤的研究显示膀胱癌、输尿管癌和肾盂癌的发生概率大致相同[45]。LS 患者尿路上皮癌的发生率比一般人群高大约 14~22 倍[2269]。总体上发病的终生风险为 8%。发生泌尿道癌风险最高的时期是 50~70 岁之间[2836]。

其他病变

据报道 LS/MTS 患者其他各种脏器均可发生肿瘤,包括乳腺、肺、纵隔、中枢神经系统、胰腺、头颈部、胆管、睾丸、肾脏和前列腺[45,875,1973,2538]。血液肿瘤、黑素瘤和上述部位肿瘤一样,发生率均低[2269]。FAP 相关的脑肿瘤通常为髓母细胞瘤,而在 LS 中,主要是胶质母细胞瘤,构成 Turcot 综合征。四分之一的肿瘤在 25 岁之前诊断[2836]。

组织病理学特征

皮肤皮脂腺病变

发生于 MTS 背景下的皮脂腺肿瘤与散发病变几乎相同,不管其类型如何。但有几种镜下特点需要考虑综合征的可能。虽然没有相关的系统研究,但是依据著者经验,常有帮助的病变包括:

- 囊性改变
- 角化棘皮瘤样结构
- 肿瘤内或肿瘤周围淋巴细胞浸润
- 黏液性区域
- 肿瘤内和肿瘤间具有异质性

一些肿瘤呈明显的囊性结构。最新版 WHO 分类中所谓的囊性皮脂腺肿瘤常认为是 MTS 最常见的标志[2277]。在一些肿瘤中,囊性结构由明显的全浆分泌、局部细胞破裂和微囊融合形成(图 9.57)[339]。

在皮脂腺腺瘤中常见角化棘皮瘤样结构,表现为中央火山口样凹陷(通常很浅)伴或不伴外周衣领状表皮突及病灶内鳞状细胞分化(图 9.58)。过去类似的病变称为"皮脂腺棘皮瘤"。

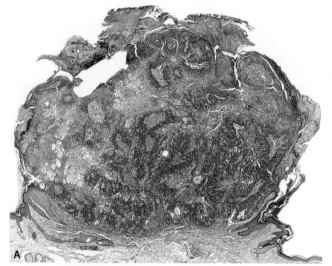

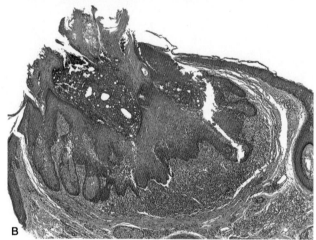

图 9.58　皮脂腺肿瘤中角化棘皮瘤样结构是诊断 Muir-Torre 综合征的另一条线索(A,B)

类似于结直肠癌和子宫内膜癌[883],皮脂腺肿瘤内和肿瘤周围出现淋巴细胞,似乎与 MMR 缺陷有关(见下页),但是目前关于此方面的研究很少(图 9.59)[1981]。著者观察到散发性及 MTS 相关的皮脂腺病变中均可出现淋巴细胞浸润。

局灶黏液性区域是一个很少提及的特点,但是著者和其他学者已发现皮脂腺病变内的这种改变,大部分为 MTS 相关的皮脂腺瘤和皮脂腺癌(见图 9.59)[339]。

同一个 MTS 患者不同病变处的活检,可呈现不同的表现,即使病变属于同一类别(如,腺瘤或癌)。而在一个病变内也可能会出现皮脂腺分化程度和核多形性的不同(图 9.60)[682]。

MTS 相关的皮脂腺肿瘤还有其他一些病理特点。Burgdorf 等[339]提到皮脂腺成分中出现脑回样腺体。在一例 MTS 病例中,传统的皮脂腺腺瘤中观察到轻度核多形性[1762],但著者所见到的伴有结构和细胞学特点不匹配(良性结构和细胞学表现恶性)的皮脂腺肿瘤患者中均未患有 MTS。一种极端的观点是所有与 MTS 相关的皮脂腺肿瘤均为癌[21],但这种观点不被大多数学者(包括著者)所接受。呈器官样模式(类癌样、迷宫样、窦样、波纹样)的皮脂腺瘤似乎与 MTS 不相关[1249],但是需要进一步的研究证实此观点。伴皮脂腺分化的网状棘皮瘤及皮脂腺痣似乎与 MTS 不相关[783,916]。

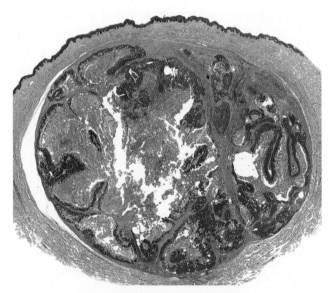

图 9.57　Muir-Torre 综合征患者皮脂腺肿瘤内明显的囊性改变(所谓的囊性皮脂腺肿瘤)

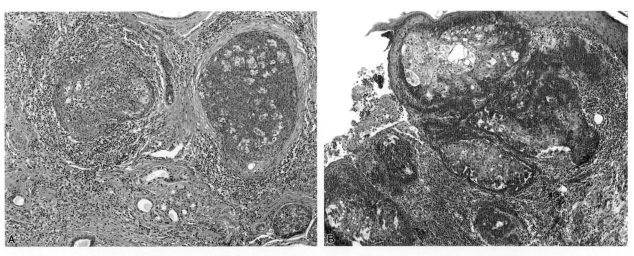

图 9.59 发生于 Muir-Torre 综合征中的皮脂腺肿瘤,肿瘤内和肿瘤周围的淋巴细胞(A,B)及黏液变(B)

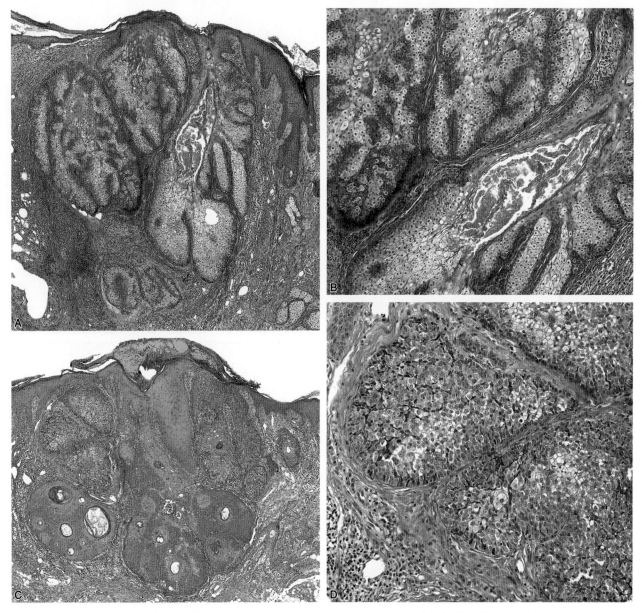

图 9.60 Muir-Torre 综合征皮脂腺病变的肿瘤内和肿瘤间的异质性。两个病变均为同一个患者的活检。注意两个病变以及同一个病变内不同区域的皮脂腺分化程度和细胞异型性的变化(A~D)

发生于在 MTS 背景下的眼周皮脂腺病变,与其相应的眼外病变相同,可表现为少见的模式,如角化棘皮瘤样特点[1131]和黏液区。

胃肠道病变

结直肠癌

LS/MTS 相关的 CRC 特点,包括
- 黏液区
- 印戒细胞分化
- 肿瘤内和肿瘤间淋巴细胞,"Crohn 病样"炎症反应

- 髓样生长方式
- 肿瘤异质性[199]

按照惯例,黏液腺癌和印戒细胞癌的定义分别是肿瘤超过 50% 的成分由黏液成分和印戒细胞成分构成。有时两种特征同时出现,也可能不到 50%(图 9.61)。黏液癌通常分化较好,上皮成分与绒毛状腺瘤的上皮非常相似[1141]。

肿瘤浸润性淋巴细胞主要由 CD3⁺CD8⁺的细胞毒性 T 细胞构成,紧密混杂在肿瘤中。肿瘤周围淋巴细胞指肿瘤最前缘的淋巴样套,而"Crohn 病样"反应由肿瘤浸润性边缘的结节性淋巴样浸润构成,通常见于固有肌层和结肠周围脂肪组织的交

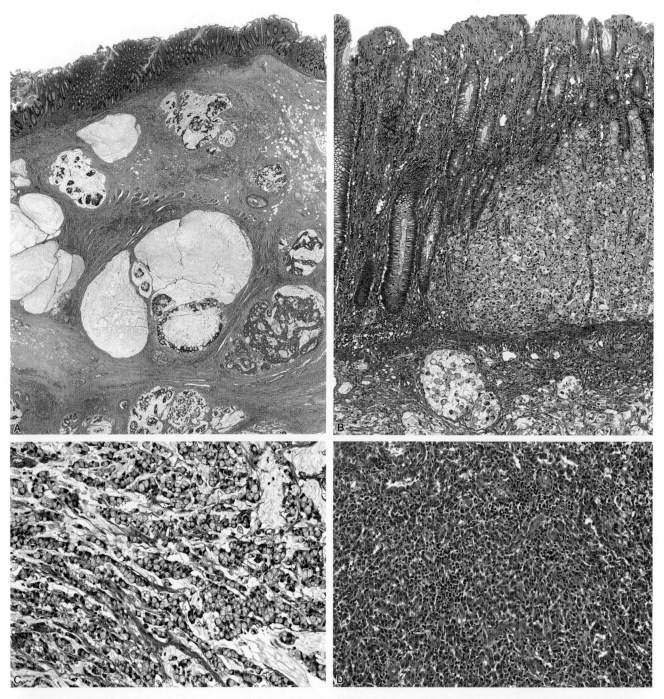

图 9.61 发生于 Lynch 综合征/Muir-Torre 综合征背景下的结直肠癌的独特病理表现,包括明显的黏液区(A),肿瘤边缘结节性淋巴样细胞浸润(Crohn 病样反应,A),印戒细胞(B,C)和无明显腺样分化的成片上皮细胞为特征的髓样生长方式(D)。另外,此部分肿瘤有明显淋巴细胞浸润

界处。

髓样生长方式以无明显的腺样分化的成片上皮细胞为特征(见图9.61)。肿瘤异质性指肿瘤内存在两种或更多不同的生长方式(如,黏液性和髓样特征)。

一些学者把缺乏常见于散发性病例中的腺腔内"脏性坏死"作为综合征的另外一个特征[1141]。重要的是,一些综合征性CRC呈现出与散发性病例相同的常见的病理学特征。

小肠癌

大部分综合征相关病例(约75%)中见到的病理学特征包括肿瘤边界呈膨胀性生长模式和肿瘤内致密的淋巴细胞浸润[2377]。

胃癌

LS患者的胃腺癌为肠型腺癌。

妇科病变

子宫肿瘤

最常见的类型是子宫内膜的子宫内膜样癌。与CRC一样,子宫内膜的子宫内膜样癌中肿瘤浸润性淋巴细胞和肿瘤周围淋巴细胞是综合征性病例的一个特征(图9.62)。另外,肿瘤异质性定义为两种形态学不同的肿瘤群体并存但不相互混杂,每种成分占肿瘤的10%以上认为是典型的表现[802]。典型的例子是不伴腺体形成的去分化非乳头状癌。此瘤由实性成片的圆形至卵圆形细胞构成,细胞核大,染色质空泡化,核仁明显,伴有灶状子宫内膜样癌分化的区域(FIGO 1或2级)[2478]。报道的MSI相关的子宫内膜样癌的其他特征包括筛孔状模式、黏液区域和坏死[1222]。

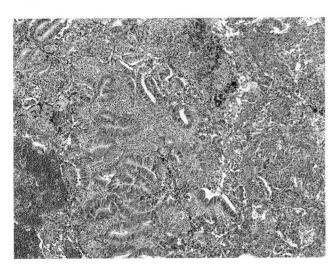

图9.62 Lynch综合征/Muir-Torre综合征患者子宫内膜的子宫内膜样癌中的淋巴样成分

LS/MTS患者也可发生非子宫内膜样癌[1222]。一些研究发现HNPCC患者更易发生非子宫内膜样肿瘤,包括透明细胞癌、混合性子宫浆液性癌和透明细胞癌及恶性Müllerian瘤[301,369]。

有趣的是,非子宫内膜样肿瘤主要发生于MSH2基因突变的女性[301]。

卵巢癌

包括较常见的透明细胞癌和少见的子宫内膜样癌[802]。

泌尿系统病变

最常见的类型是尿路上皮细胞癌。

免疫组化特征

免疫组化(IHC)常作为一种快速、有效、可靠的筛查方法,对MMR缺陷的诊断具有很高的预测价值,MMR缺陷的定义是这些蛋白质中的一个或多个表达缺失(图9.63)[1638]。现已发现应用IHC检测MSI的敏感性与应用PCR的方法相同。由于在皮肤肿瘤中MMR蛋白的表达模式通常与分子遗传学结果相符,因此表达丢失是MMR种系基因潜在缺陷和MSI的一项预测指标[1638]。

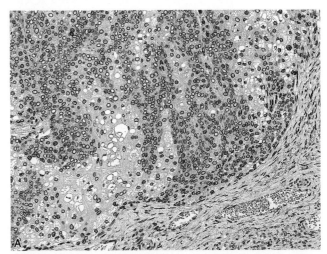

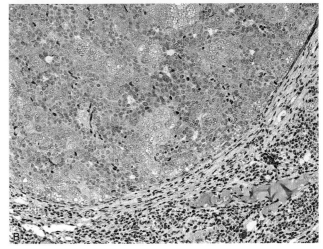

图9.63 一例皮肤皮脂腺肿瘤的免疫组化分析。虽然肿瘤组织中MLH1的表达保留(A),但是肿瘤显示MSH2核表达缺失(B,内对照是肿瘤周围的和偶见于肿瘤内的淋巴细胞)

著者建议不管年龄如何,每个患者的皮脂腺腺瘤、皮脂腺瘤和眼外皮脂腺癌,以及年轻患者非曝光部位的多发性角化棘皮瘤或孤立性角化棘皮瘤均行MMR蛋白的免疫组化标记。著者没有对皮脂腺增生和眼周皮脂腺病变的病例进行检查,除非有另外的原因(年轻、有上面提到的特殊形态等)怀疑患者可能患有MTS。著者对具有MMR缺陷相关形态特点及所有年龄小于50岁的患者的CRC及子宫内膜的子宫内膜样癌(或其他一些内脏肿瘤),即满足检测 MSI 的修订版 Bethesda 指南所列标准中的一项的那些肿瘤(表 9.7)进行了 MMR 蛋白表达研究。

通常,使用 4 个抗 MMR 蛋白抗体,包括 MSH2、MSH6、MLH1 和 PMS2。最近的一项研究表明,仅包含 MSH6 和 PMS2 两个抗体的组合可能与四个抗体组合的预测性相同。这是基于 MMR 蛋白的生化特性,即形成功能性异二聚体 MLH1/PMS2 和 MSH2/MSH6 的能力。在这异二聚体中,MLH1 和 MSH2 被称作是必须性蛋白,而 PMS2 和 MSH6 认为是次要性蛋白。必须性蛋白(MLH1 和 MSH2)的异常导致异二聚体蛋白质降解,继而导致必须性蛋白和次要性蛋白的缺失。当突变发生于次要性蛋白的基因(PMS2 和 MSH6),异二聚体依然稳定且不发生必须性配偶蛋白的缺失。因此,当使用两个抗体的组合分析 MTS 中 *MMR* 基因突变分布时,应记住大部分 MSH6 缺失的病例实际上有 *MSH2* 基因的缺陷,反之 PMS2 蛋白缺失的病例有 *MLH1* 基因的遗传缺陷。如果是使用 4 个抗体的组合来检测肿瘤,通常 MLH1 或 MSH2 的缺失分别伴随 PMS2 和 MSH6 的缺失。

当评估皮肤皮脂腺肿瘤中 MMR 蛋白表达以确定肿瘤是否有 MMR 缺陷时,有几种情况需要考虑,包括:

■ 散发性皮脂腺病变可能偶尔呈 MMR 蛋白缺失[407,1808]。

■ 一些有 *MMR* 种系突变的肿瘤可能显示没有 MMR 蛋白的缺失。这种情况发生于当一些种系错义突变导致产生一种无功能性但是抗原性完整的蛋白时[623,1638]。

■ 源于同一患者的不同皮脂腺肿瘤的染色模式是相同的;因此,伴有多发性病变的患者只需要检测一个皮脂腺肿瘤即可[1981,2097]。然而,皮脂腺增生病变通常没有 MMR 蛋白的缺失,尽管同一患者同时发生的所有其他肿瘤类型(如,皮脂腺腺瘤和皮脂腺癌)均显示 MMR 缺陷[1981]。同一患者的所有肿瘤,包括皮肤和内脏肿瘤在内,免疫组化结果一致,但是罕见情况下,可能在皮肤和内脏肿瘤内发现 MMR 蛋白染色有不同的模式[1572]。

■ IHC 不能够区分 MLH1 表达缺失是由种系突变引起还是由体细胞高甲基化所引起[623]。

■ IHC 示 MSH2 蛋白表达缺失,但是没有发现明确 *MSH2* 基因突变的 LS/MTS 患者,可能存在 *TACSTD1* 的遗传性杂合缺失,后者是一种 *MSH2* 上游的基因,引起可遗传性嵌合体启动子的甲基化并进一步引起 MSH2 失活[1518]。这需要通过下面所述的分子生物学的方法来证实。

■ 存在几种染色质量的问题,包括肿瘤细胞"染色弱",缺少确切的阳性内对照,虽然众所周知,但需要进一步的研究。一些学者主张只有在有效阳性对照的情况下,当肿瘤组织内 MMR 蛋白表达完全丢失时,才认为具有可判读性,但是著者及其他学者观察到,部分缺失有时具有特殊的梯度分布,即肿瘤中央染色缺失,但是肿瘤边缘弱阳性[1638]。在有疑问的情况下,建议由至少两位在 MMR 蛋白免疫组化解读方面有经验的病理医师对标本进行评估。但是,有罕见病例依然无法解读且认为无法确定[802]。因此,MMR 蛋白的 IHC 解读是困难的,特别是 MSI-H 的肿瘤,高达 13% 的病例为不确定的(无法解读的)染色模式[1990]。

分子生物学特征

一种替代免疫组化行 MMR 缺陷研究的方法是在福尔马林固定的组织中辨别 MSI,即可以通过 PCR 技术和片段分析检测,检测病变组织内的特定 DNA 片段并将它们与相邻的正常组织内的同一片段进行比较。这需要显微切割设备来获得最佳的结果。对照标本选用患者外周血更好,可用于种系突变的检测。也有试剂盒不需要使用正常组织对照,但是迄今为止没有广泛应用[2604]。目前,最常使用的微卫星标志物套餐包括 D2S123、D5S346、D17S250、BAT25 和 BAT26(表 9.8)。著者也使用 NR21、NR24 和 MONO27 单核苷酸检测[2604]。

表 9.8

国家癌症研究所推荐的微卫星不稳定性检测套餐

微卫星不稳定性标志物	单或双核苷酸	DNA 靶点	染色体位置
BAT25	单核苷酸	*c-kit* 癌基因内含子	4q12
BAT26	单核苷酸	*MSH2* 基因内含子	2p22-21
D5S346	双核苷酸	*APC* 基因位点	5q21-22
D2S123	双核苷酸	*MSH6* 相邻位点	2p16
D17S250	双核苷酸	*TP53* 相邻位点	17q11.2-12

MSI 表型可以划分为两种:MSI-H[高度 MSI;5 个标准的卫星标志物中有两个或以上显示不稳定性(或超过所用标志物数量 30%~40% 的标志物)]和 MSI-L(低度 MSI;5 个标准卫星标志物中有一个显示不稳定性)[462]。迄今为止 MSI 在 CRC 中比在其他肿瘤中的研究要好,且在前者中通常为高度不稳定性。在几组研究中发现,伴 LS 的子宫内膜癌患者比伴 LS 的结直肠癌患者的 MSI 水平要低[930,1404]。对于皮肤皮脂腺肿瘤,与 MTS 相关的此类肿瘤的 3 项 MSI 研究中,50 个病例的 45 例中检测到 MSI-H[667,1395,1572]。皮脂腺腺瘤、皮脂腺癌和皮质腺瘤中 MSI-H 的检出率大致相同,但是散发性病变乃至皮脂腺增生偶有 MSI-H[1397]。Kruse 和 Ruzicka[1398]的一项综述中发现不管是散发性还是 MTS 相关的皮脂腺肿瘤均无 MSI-L。

MMR 种系突变(患者及亲属中)可通过多种方法检测,例如,通过蛋白截断试验或单链结构分析和异源双链分析。变性高效液相色谱法也可应用于此。

据报道,MTS 患者 *MMR* 基因种系突变的检出率为 60%~70%[1395,1600]。针对满足 LS 的 Amsterdam 标准的(最严格的标准)家系的研究显示 *MSH2* 和 *MLH1* 种系突变具有较高的敏感性(约 60%)和特异性(约 70%)[2618]。相比之下,满足较少限制的 Bethesda 标准的家族患者中已发现 *MSH2* 和 *MLH1* 种系突变具有更高的敏感性(约 95%)和较低特异性(约 50%)[2618]。绝大多数的种系突变包括截断突变、剪接位点突变或大片段缺失。

MTS 中最常受累的 *MMR* 基因是 *MSH2*(约 90% 病例)。*MLH1* 基因突变约占 10%。两个基因均无突变热点的证据。LS 中 *MSH2* 和 *MLH1* 种系突变的概率大约相同。根据 www.hgmd.cf.ac.uk 或 www.insight-group.org 或 www.nfdht.nl 数据库[2030],LS 患者 *MSH2* 基因改变中,最常见的是错义突变,其次是大的缺失突变和小片段的插入突变。MTS 患者的 *MSH2* 种系突变中,移码突变和无义突变是最常见的改变[1600]。*MLH1* 中最常见的种系突变是错义突变和小片段插入突变。

一些 MTS 病例中有 *MSH6* 的突变,但也在经典的 LS 中检测到,伴有一些可识别的基因表型和临床表型的联系(见后文)[112,1843]。

著者使用 PCR 方法直接测序法来检测小的突变,结合 MLPA 来检测大片段基因缺失和复制。作为 CRC 患者基因诊断的一部分,著者研究 *BRAF* 基因中的热点突变的致癌基因 *V600E*(以前称为 V599E)的特殊病例。这些筛选目前已成为伴 MSI 结肠癌患者 LS 前瞻性筛选,因为研究发现伴 *MLH1* 启动子高甲基化的 MSI-H CRC(散发性癌)中很大一部分发现 BRAF 突变,但是伴 LS 患者的 MSI-H 肿瘤中没有 *BRAF* 突变。因此,*V600E* BRAF 突变可排除 LS 的可能性,并用在结直肠 MSI-H 肿瘤中 *MLH1* 种系检测之前[613]。

著者采用 MLPA 也可检测包括 *TADSTD1* 基因在内基因缺失,*TADSTD1* 基因缺失导致体细胞甲基化并随后使 *MSH2* 基因沉默。这些独特的基因表观遗传学改变越来越多地被用于解释遗传性疾病,并可能占到了 LS/MTS 病例的 20%[1364,1518]。

MMR 基因种系突变患者的第二个等位基因可能通过体细胞序列突变、LOH(虽然在 MTS 皮脂腺肿瘤中罕见[1396]),或通过野生型等位基因的甲基化(特别是在 *MLH1*)而失活,伴随对应的 MMR 蛋白表达缺失。然而这不与诊断相关而更多是学术探讨。

基因表型与临床表型间的联系

MSH2 突变和 MTS 临床表型间具有强烈的联系,此在 MMR 缺陷病变中非常独特。有 c.942+3A>T *MSH2* 基因突变的 LS 家族比具有其他 *MSH2* 突变的家族患 MTS 综合征的概率更高[2526]。携带 *MSH2* 基因突变的 MTS 患者,与 *MLH1* 突变相比,任何部位癌症的终生风险均更高。如上所述,只有少数的 *MSH6* 突变导致 MTS 的病例报道[1601]。但是,这种情况可能很难确定,因为一般在 LS,与 CRC 和子宫内膜癌相比(迟发性病理特征与一般人群更为相似),*MSH6* 的突变带来较轻的临床表现[2082]。

囊性皮脂腺肿瘤认为是潜在 MMR 缺陷的最特异的孤立性标记肿瘤,因为几乎所有研究中囊性皮脂腺肿瘤均呈 MSI-H[4,2277]。解剖部位、肿瘤类型和 MMR 缺陷存在显著的相关性,MMR 缺陷与解剖部位(更常发生在躯干和四肢而非头颈部)、肿瘤类型(在头颈部更多为皮脂腺腺瘤而非腺癌)及结构(角化棘皮瘤样)明显相关[1981,2487]。皮脂腺肿瘤的解剖部位和异常 MMR 功能间的相关性似乎与结直肠肿瘤类似,因为右半结肠癌与左半结肠癌相比更可能有 MMR 缺陷。一些研究证实,免疫组化呈 MMR 缺陷的皮脂腺肿瘤的患者中以男性较多[1981]。

黏液性 CRC 更常与 *MSH2* 突变,而非 *MLH1* 突变有关[1141]。MSI 对结直肠癌生存率有明显的年龄相关性。与老年患者相比,非常年轻的患者(发病年龄<30 岁)预后差。有趣的是,在这个年轻群体中,近端与远端 MSI 癌的分布几乎相同[697]。*MLH1* 启动子甲基化作为致病性表观遗传学事件的一个线索是病例表现为多发性增生性息肉、混合性息肉和锯齿状腺瘤[1141]。

MLH1 和 *MSH2* 基因突变携带者发生胃癌的终生风险分别是 4.8% 和 9%。值得注意的是,在一项大规模研究中的 378 例 *MSH6* 突变携带者均没有发生胃癌[367]。同样,203 例 *MSH6* 突变携带者中没有发现小肠癌[2655]。*MSH2* 家族成员卵巢癌发病率比 *MLH1* 家族成员几乎高两倍。对于尿路上皮性肿瘤,*MSH2* 家族成员比 *MSH1* 家族成员发生率高 7 倍。MSH2 家族

男性携带者预计终生风险接近 28%。

MSH2 携带者比 *MLH1* 携带者有更高的脑肿瘤发生的风险[2836]。

前列腺癌似乎与 *MSH2* 基因突变有关[841]。

MMR 基因的双等位基因突变已在一些病例中报道,其导致在儿童早期发生血液系统恶性肿瘤、脑肿瘤和胃肠道肿瘤。这些病例的另一常见特征为牛奶咖啡斑,后者为 1 型神经纤维瘤病(NF1)的一项临床特征[2083,2095]。有几个术语被用以描述此类情况,包括儿童癌症综合征、"CoLoN"(强调结肠肿瘤、白血病/淋巴瘤和 NF1 的特征)、Lynch 综合征Ⅲ(使人想起 1984 年提出的术语 Lynch 综合征Ⅰ和Ⅱ)和组成性错配修复缺陷(CMMR-D)综合征,但是这些术语都没有被普遍使用[1567]。来自近亲家庭的一些孩子可能受到影响[1394]。已发现此综合征中 *MMR* 基因的纯合子失活与 *MLH1*[2819]、*MSH2*[2677,2869]、*MSH6*[1700] 和 *PMS1*[1394] 有关。

(王晓杰 译,李国霞 校,伍洲炜 审)

Schöpf-Schulz-Passarge 综合征

Schöpf-Schulz-Passarge 综合征(OMIM 224750)是一种罕见的以外胚层发育不良为特征的疾病,包括先天性缺牙、稀毛症、甲营养不良和掌跖角化症[2371]。所有的患者几乎均有多发性睑周顶泌汗腺汗囊瘤。少数患者可有基底细胞癌、汗孔瘤、ES-FA 样增生和毛囊漏斗部肿瘤。自 1971 年首次报道至 2009 年,共报道了 22 个家族的不到 30 名患者。Schöpf-Schulz-Passarge 综合征可能是更为广谱的外胚层发育不良(牙甲皮肤发育不良(OMIM 257980))的一部分。

家族性患者明显多于散发病例。在某些家族性和散发性病例中,患者父母为近亲结婚。多数情况下为常染色体隐性遗传,其他的遗传模式也有报道。一名患者被证实为单亲二倍体遗传,指两个染色体均来自父母其中一个,为隐性遗传特征[524]。有报道 3 个家族中见到健康人或不外显携带者的显性遗传[1420]。

临床表现

迄今发表的报道中,男性略多,年龄从 35～80 岁(平均 64 岁)。平均诊断年龄相对较晚,可能与睑周汗囊瘤发生较晚有关。

在所有病例中均有多发性睑周汗囊瘤,常为双侧,主要累及两侧眼睑边缘。临床表现为小的(1～4mm)、融合、乳白色、半透明的囊性病变或丘疹,切除后可复发(图 9.64)[1917]。偶有颊部受累报道[342]。

所有报道的病例,除 1 例外,均有掌跖角化症。皮肤表现为腕关节处界限清楚的鳞屑性红斑。一些病例可表现为表面呈菜花状的糜烂性斑块或结节[1917]。

超过 80% 的病例可见特征性的甲营养不良和稀毛症。甲营养不良可以很严重,表现为纵嵴、开裂、反甲、甲剥离和甲胬肉。头皮可见头发稀疏,耻骨区和腋窝区也可见体毛减少。

几乎所有的病例均可见到牙异常(先天性缺牙或牙畸形)(见图 9.64),皮肤外病变少见。个别报道在一些家族中患者表现为乳头发育不全、眼部病变(黄斑变性、视神经萎缩、玻璃体变性)和鸟样面容[395,1589,2787]。

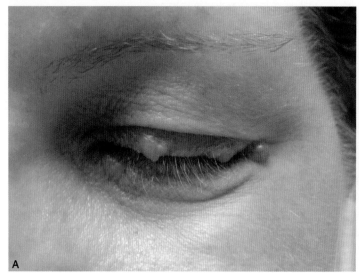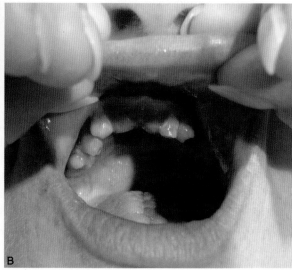

图 9.64　Schöpf-Schulz-Passarge 综合征。累及眼睑的多发性顶泌汗腺汗囊瘤(A)和牙异常(B)

组织病理学特征

Schöpf-Schulz-Passarge 综合征相关的汗囊瘤与散发性病变相同。

掌跖角化症表现为角化过度,类似 ESFA 上皮增生,其他报道的情况包括局灶性透明细胞分化和明显的导管结构[1917]。

其少见皮肤病变包括外泌汗腺汗孔瘤、基底细胞癌、鳞状细胞癌、毛囊漏斗部肿瘤、粟丘疹和酒渣鼻样改变[395,2787]。

分子生物学特征

该综合征的遗传学基础一直不是很清楚。然而,2009 年报道的 12 名伴有外胚层发育不良患者,均有 WNT10A 基因突变[264]。其中 1 例为典型的 Schöpf-Schulz-Passarge 综合征患者,显示 WNT10A 基因纯合子无义突变。相同的基因突变见于不同临床表型的患者。Schöpf-Schulz-Passarge 综合征的先证者还诊断有左足跟汗孔癌[264]。患者的两个兄弟存在 WNT10A 基因杂合子突变,表现为牙齿异常。因此,WNT10A 可能是与发病机制相关的一个候选基因。WNT10A 基因位于染色体 2q35,包含 4 个外显子,大小约 13.4kb。WNT10A 基因属于高度保守的编码分泌信号分子的基因家族。Wnt 蛋白包含两个结构域:信号肽和 Wnt 结构域。目前认为 Wnt 蛋白调节细胞与细胞间相互作用,参与胚胎形成中多个发育过程。在成人组织通过抑制 β-catenin 降解复合物、与核转录因子相互作用、淋巴增强因子/T-细胞因子(LEF/TCF)相互作用,调节靶基因表达(经典的 Wnt 信号通路)而维持内稳定[264]。

结节性硬化症和 TSC2/PKD1 邻近基因综合征

结节性硬化症(TSC)(OMIM 191100 和 OMIM 613254)于 1862 年由 von Recklinghausen 首次报道,是一种常染色体显性遗传综合征,临床表现多样,可累及多个器官包括脑、皮肤、视网膜、肾、心脏和肺,形成多发性肿瘤和错构瘤。该疾病认为是细胞迁移、增殖和分化失控所致[1424]。据报道 TSC 的发病率在

1/5 800 到 1/10 000 之间。由于轻症病例和无症状病例的漏诊,该病真正的发病率可能会更高,其中很多可能是由于嵌合造成[1169,1481]。目前 TSC 诊断标准见表 9.9。

表 9.9

TSC 修订后的诊断标准[2389]

主要特点
面部血管纤维瘤或前额斑块
非创伤性甲或甲周纤维瘤
色素减退斑(3 个或以上)
鲨革皮样斑(结缔组织痣)
多发性视网膜结节错构瘤
皮质结节[a]
室管膜下结节
室管膜下巨细胞星形细胞瘤
心脏横纹肌瘤,单发或多发
淋巴管平滑肌瘤病[b]
肾血管肌脂肪瘤[b]

次要特征
牙釉质上多发性、散乱分布的凹点
错构瘤性直肠息肉(组织病理学确诊最佳)
骨囊肿(影像学确诊)
脑白质径向线偏移[a]
牙龈纤维瘤
非肾的错构瘤(组织病理学确诊为佳)
视网膜皱缩斑
"五彩纸样"皮肤病变
多发性肾囊肿(影像学确诊)

确诊 TSC:两个主要特征或一个主要特征加两个次要特征。

TSC 可能性极大:一个主要特征加一个次要特征。

TSC 可能:一个主要特征或两个及以上的次要特征。

[a] 当脑皮质发育不良和脑白质迁移线同时发生时,应作为一个而非两个特征。

[b] 当肺淋巴管平滑肌瘤病和肾血管肌脂肪瘤同时发生时,确诊前需明确具有 TSC 的其他特征。

TSC,结节性硬化症。

目前认为肿瘤抑制基因 *TSC1* 和 *TSC2* 是该病的致病基因。一般来说，*TSC2* 突变的患者比 *TSC1* 突变的患者病情更为严重。*TSC2/PKD1* 邻近基因综合征患者存在 *TSC2* 基因和相邻的 *PKD1* 基因的大片段基因缺失。此类患者除存在 TSC 的临床表型外，还可出现严重的多囊肾，造成肾功能不全，需要肾移植。典型的 *TSC* 和 *TSC2/PKD1* 邻近基因综合征，不管累及何种器官，其病变在大体上和显微镜下的特征相同（见下文）。

TSC 具有多种特征性表现，在儿童期常通过特征性的皮肤病变（色素减退斑）进行诊断，这些患者同时还伴有神经系统异常。尽管该病是常染色体显性遗传，但三分之二为散发病例。由于种系嵌合体的可能性，看似正常的父母可以有 2 个或多个子女患有 TSC。男女发病率相同。最常受累的器官包括脑、皮肤、视网膜、肾、心脏和肺。

临床表现

皮肤病变

皮肤表现为年龄依赖性，包括：
- 色素减退斑
- 面部血管纤维瘤
- 甲周纤维瘤
- 鲨革皮样斑
- 前额纤维斑块

色素减退斑

色素减退斑可能是婴儿唯一的皮肤表现，如合并婴儿癫痫，则强烈提示 TSC 的诊断。TSC 伴有两个不同表现类型的色素减退斑：中等到大的"Fitzpatrick 斑"和微小的五彩纸样斑（图9.65）。前者呈叶状或多角形，常为条状，直径从 1.0cm 到 12cm 不等，通常分布于躯干和臀部。有时表现为拇指状或灰叶状。通常在出生时或婴儿期被发现，是最早出现的皮肤病变。几乎所有的儿童 TSC 患者中均可见到。病变不明显时，可进行 Wood 灯检查明确。一个 TSC 患者病变数量从 2 到 40 个不等。斑疹往往随年龄增长而消退，大约只有 50% 的患者在 30 岁以后还存在斑疹[1166]。

五彩纸样斑是指许多直径 1~3mm 的微小白色斑疹，对称分布，通常发生于四肢，类似于特发性点滴状白斑。该病变通常发生于 20 岁左右的成年人，发生比例高达 30%[1168,2840]。

面部血管纤维瘤

1835 年 Rayer 描述了面部血管纤维瘤，1908 年 Vogt 认为该病与 TSC 相关，过去曾将面部血管纤维瘤误称为"皮脂腺腺瘤"。多达 85% 的病例可出现病变，通常在 2~5 岁变得明显，随年龄增长而更为明显。病变出现之前有时会有面部皱纹的病史。血管纤维瘤在临床上表现为皮色、粉红色到红色丘疹，表面光滑，对称分布于面中部，尤其是鼻唇沟、面颊和下颏区，常不累及上唇部（图 9.66）[1168,1428,2840]。有时肿瘤带蒂或在鼻唇沟或外耳区聚集（图 9.67 和图 9.68）。偶有病例表现为大量融合毁形性结节（巨大血管纤维瘤）。在这种情况下，上唇可受累，病变可压迫鼻孔，影响呼吸（见图 9.68）。除面部外，少数报道 TSC 患者血管纤维瘤也可发生在阴茎和阴囊[1892]。

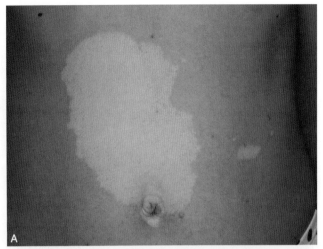
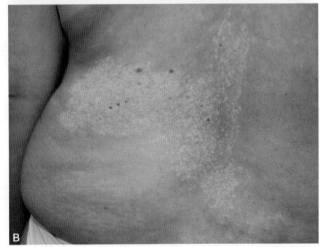

图 9.65　*TSC2/PKD1* 邻近基因综合征（A）和结节性硬化症（B）患者的色素减退斑

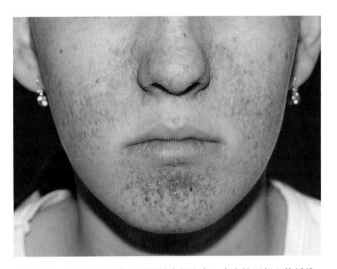

图 9.66　*TSC2/PKD1* 邻近基因综合征患者。多发性面部血管纤维瘤，上唇不受累

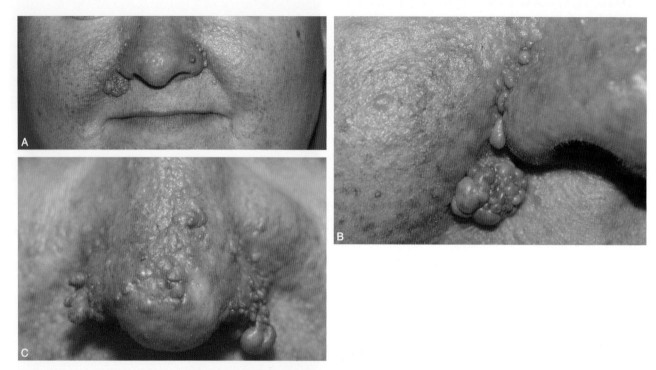

图 9.67　结节性硬化症。鼻唇沟大量密集分布的血管纤维瘤呈菜花状表现(A,B)和带蒂病变(C)

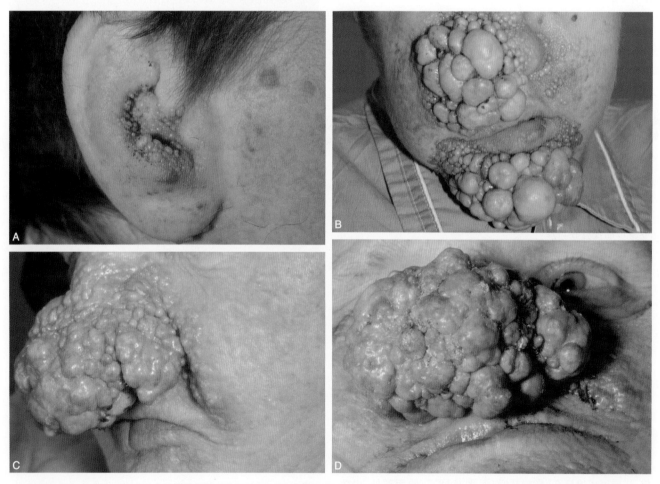

图 9.68　结节性硬化症。大量融合性毁形性结节(巨大血管纤维瘤)(A~D)。图 B 描述患者病变压迫鼻孔,影响呼吸,需要手术切除

鲨革皮样斑

约50% TSC患者可出现该独特的病变,临床表现为界限清楚、扁平或略微隆起的斑块,质地粗糙,似橘皮样(图9.69)。颜色从黄红色到粉红色。病灶附近常可见多个小卫星灶[2840]。好发于躯体背侧,尤其是腰骶部。病变通常多发,但在儿童早期较小的鲨革皮样斑可能被忽视。病变的大小和数量随年龄增长而增加[1168,2840]。

前额纤维斑块

通常位于前额和头皮,表现为红色、黄棕色或肤色斑块,大小、形状及质地多变(图9.70)。最初表现为小的、质软、质韧或质硬斑块,直径可达数厘米。可发生于任何年龄,包括出生时或婴儿早期。

甲或甲周纤维瘤(Koenen瘤)

1903年由Kothe首先描述,1932年Koenen报道了一个TSC的荷兰家族并将病变命名为Koenen瘤。约75%患者病变多发。每个患者肿瘤数量不同。通常在青春期变得明显,随年龄增长更常见。一般不见于5岁以下的儿童患者[1166]。甲或甲周纤维瘤通常表现为无痛的皮色、粉红色、红色或暗红色结节,发生于指趾甲床,分布于甲沟侧缘、甲板或近端甲皱襞。足趾比手指更易受累(分别为~90%及50%~60%)。病变通常小而独立,偶可表现为大的、多发的、融合性蘑菇状新生物,导致甲板破坏或足趾畸形(图9.71)。

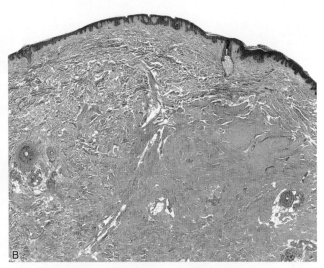

图9.69　*TSC2/PKD1*邻近基因综合征患者鲨鱼皮样斑(A)显微镜下表现为真皮网状层被宽束状纤维组织所替代(B)

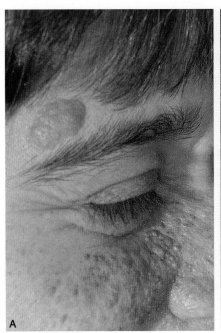
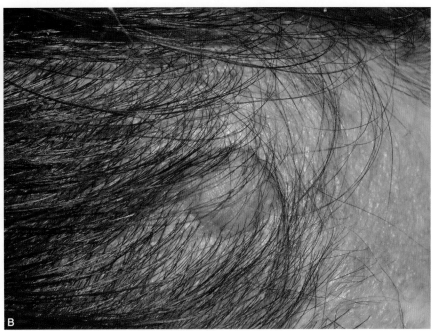

图9.70　结节性硬化症患者前额纤维斑块(A,B)

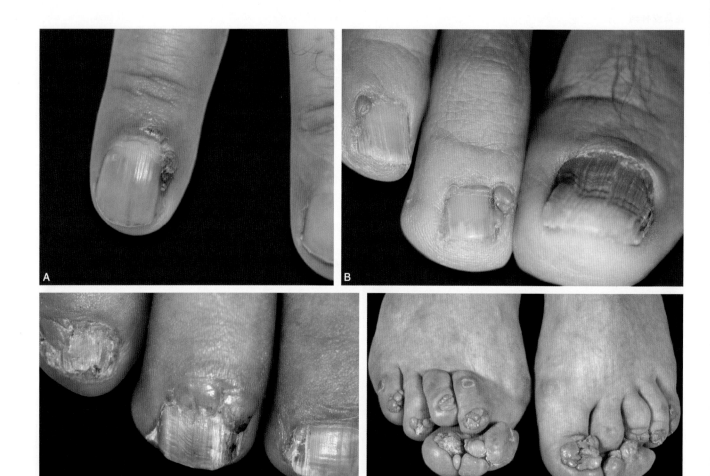

图 9.71 甲或甲周纤维瘤(Koenen 肿瘤)可见于手指和足趾,不同患者病变严重程度不一(A~C),偶可为大的毁形性病变(D)

其他皮肤病变

TSC 患者可出现其他许多非特异性病变,最常见的是牛奶咖啡斑(10%~30%)和皮赘[2389]。由于这些病变在普通人中出现频率高,以及 TSC 患者中发生率尚不确定,目前尚不清楚这些病变是否为巧合或是综合征的一部分。

皮肤外病变

口腔病变

TSC 的口腔病变包括:

- 牙釉质点蚀坑
- 口腔纤维瘤
- 牙龈过度生长

牙釉质点蚀坑

牙釉质点蚀坑通常多发(平均 4 到 5 个),几乎所有 TSC 患者门牙和尖牙的唇面可直接观察到病变。使用染料可以突显出点蚀坑。病损可为针尖样、冰锥样或直径 3mm 的凹陷(图9.72)[744,1794,1795,2303,2537]。

口腔纤维瘤

口腔纤维瘤最常见于齿附着龈或齿间龈。齿附着龈的纤维瘤表现为与牙龈颜色相同或稍白的圆顶状结节。部分病变表现为多发、独立的、1mm 到 2mm 大小、粉红色或粉白色簇状分布的结节,呈乳头瘤状(见图 9.72)。严重病变直径可达 1cm[1560]。齿间龈纤维瘤表现为齿间乳头状突起,偶见表面呈不规则小结节状。非牙龈的口腔纤维瘤可见于颊黏膜及唇黏膜,呈黏膜色或微黄色。肤色较深患者的病变可呈蓝色。表面发亮,常有毛细血管扩张。偶可表现为中线上唇系带上散在的黏膜丘疹。偶尔舌的前背侧或侧缘偶尔发生纤维瘤,表现为直径约 5mm 的圆顶或椭圆形丘疹。TSC 患者服用抗癫痫类药物苯妥英钠可加快口腔纤维瘤的生长。大而有症状的结节需要手术治疗。

牙龈过度生长(牙龈增生)

牙龈过度生长,过去称为齿龈增生或齿龈肥大,是 TSC 的另一种口腔病变(见图 9.72)。可能是由药物引起的,特别是苯妥英钠。在非 TSC 患者中,苯妥英钠可导致 10%~50% 的患者出现牙龈增生[1227]。牙龈纤维瘤可能被抗癫痫药物引起齿龈增生所掩盖。然而,TSC 患者的病变可能在缺乏苯妥英钠治疗的情况下发生[2537]。

中枢神经系统病变

神经系统表现包括:

- 皮质结节
- 室管膜下结节

■ 皮质结节

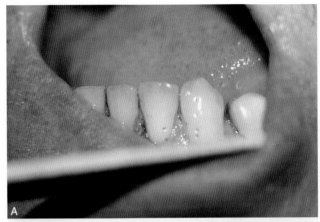

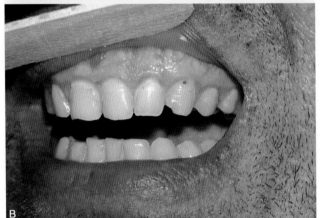

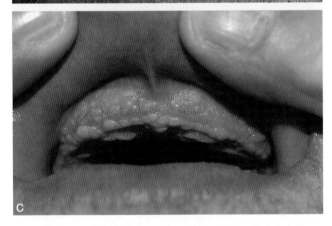

图 9.72　*TSC2/PKD1* 邻近基因综合征和结节性硬化症患者的牙齿凹陷、牙龈纤维瘤和牙龈过度生长(A~C)

■ **室管膜下巨细胞星形细胞瘤**

神经系统病变是 TSC 患者致残和死亡的主要原因。小脑和脊髓病变罕见。超过 90% 的患者出现癫痫,有时抗癫痫治疗效果差,约 85% 的患者在 2 岁前首次发作[1169]。高达 50% 的 TSC 患者存在行为和认知功能障碍,包括智力迟钝、学习障碍和自闭症[455,1167,2503]。一般自闭症男孩发病率是女孩的 4 倍,而患有 TSC 的儿童自闭症发病率在男女之间无差别[1046]。

皮质结节

皮质结节通常位于额叶和顶叶,表现为皮质发育不良,可能是皮质形成过程中神经元迁移异常造成的[1481]。病理上,皮质结节可在孕 20 周确诊[2013]。皮质结节可通过影像学诊断

(图 9.73)。在质子密度、T2 加权或 FLAIR(液体衰减反转恢复)图像中表现为大脑皮质高信号强度的扩大区。皮质结节通常位于灰/白质边缘,大体上表现为坚实、苍白和突起的结节。结节大小不同,有些病灶仅可在显微镜下发现,有些大病灶累及整个脑回,直径可达数厘米。

室管膜下结节

室管膜下结节常常位于第三脑室。后期常常发生钙化,常规放射学检查可发现(见图 9.73)。

室管膜下巨细胞星形细胞瘤

约 6% TSC 患者可发生室管膜下巨细胞星形细胞瘤。该肿瘤可能起源于侧脑室壁的室管膜下结节(图 9.74)。根据室管膜下巨细胞星形细胞瘤的位置和大小,脑脊液梗阻可引起颅内压增高的临床症状,包括头痛、呕吐等。颅内压增高及瘤内出血偶可造成死亡。在 TSC 患者中肿瘤发生无男女差异,中位年龄为 13 岁(1 到 31 岁)[2446]。

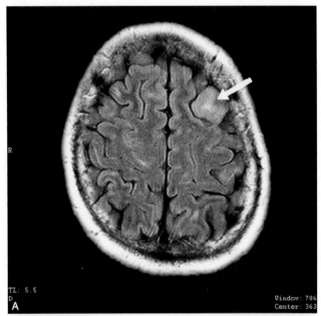

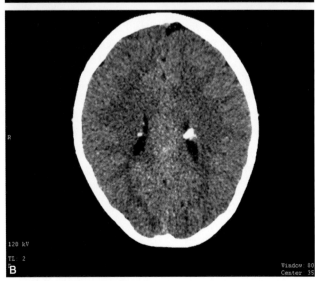

图 9.73　*TSC2/PKD1* 邻近基因综合征及结节性硬化症患者的皮质结节(A,箭头)和室管膜下结节钙化灶(B)

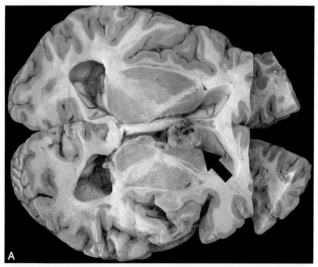

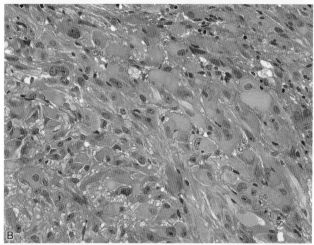

图9.74 室管膜下巨细胞星形细胞瘤(A,箭头)由大量上皮样细胞组成(B)

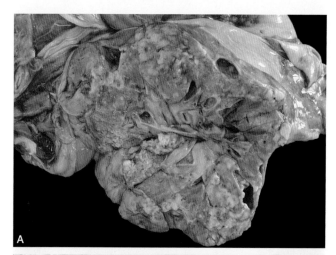

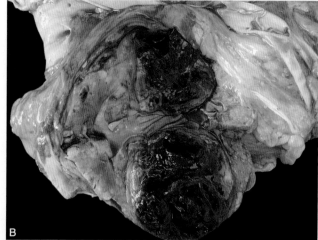

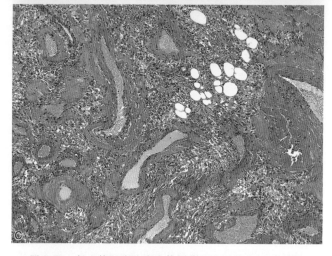

图9.75 肾血管肌脂肪瘤大体图像(A)可伴有坏死/出血(B)。肿瘤包括3种成分,包括血管、特异性肌细胞和脂肪组织(C)

肾病变

在 TSC 患者中,肾脏病变是仅次于中枢神经系统病变的死亡原因。高达 80% TSC 患者发生肾血管肌脂肪瘤,并随着年龄增长而增加。

血管肌脂肪瘤

小的肿瘤通常无症状,但大的肿瘤可导致腰痛和血尿。大的肿瘤偶可发生大面积坏死、出血,需要急诊处理(图9.75)。自发性出血多见于肿瘤直径大于 4cm 的患者。表现为可触及的肿块合并高血压(<10%)。90% 以上的 TSC 相关的血管肌脂肪瘤为多发性,80% 为双侧性。发病平均年龄为30 到 32 岁[2567]。大多数情况下,血管肌脂肪瘤 CT 检查时可见肿瘤内含有大量脂肪,根据这一典型特征可做出准确的术前诊断。

肾囊肿

肾囊肿是另一种常见的异常。TSC 患者中,囊肿通常是小而无症状,而在 TSC2/PKD1 邻近基因综合征患者中,囊肿常多发且大,导致成人早期出现终末期肾衰竭(图9.76)[2304]。

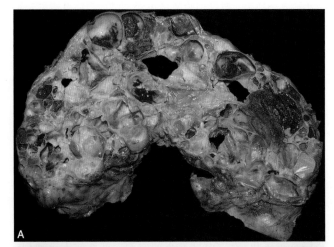

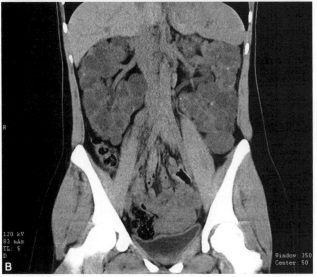

图 9.76 *TSC2/PKD1* 邻近基因综合征患者严重多囊肾病变（A,B）

肺病变

淋巴管平滑肌瘤病（LAM）是与 TSC 相关的肺病变,几乎均发生在 20~40 岁的女性 TSC 患者。本病是一种渐进性囊性肺疾病,预后不良,治疗困难,终末期患者常需肺移植。LAM 在一段时间内可无症状,或出现隐匿的呼吸困难,但随后表现为进行性呼吸困难、自发性气胸、乳糜胸[936]。妊娠、月经或使用雌激素可使病情加剧。虽然症状性 LAM 仅发生于 3% TSC 患者,但 57% 的女性 TSC 患者胸部 CT 扫描可显示 LAM 表现[515]。

心血管病变

常常是 TSC 患者中最早的诊断发现,其中横纹肌瘤是婴儿及儿童期最常见的原发性心脏肿瘤。肿瘤具有疾病特异性:80% 到 95% 的心脏横纹肌瘤患者伴有 TSC[2389]。相反,动脉瘤少见。

横纹肌瘤

目前横纹肌瘤可通过产前磁共振检查诊断,当病变为多发时可诊断 TSC。但在孕 20 周前罕见[2506]。横纹肌瘤通常无症

状,偶可导致胎儿发生非免疫性胎儿水肿及胎儿心律失常;胎儿死亡少见。肿瘤体积大和胎儿水肿与新生儿预后不良有关。出生后,其症状通常与流入道或流出道梗阻(约 15%)和心律失常(约 20%)有关,而充血性心力衰竭罕见(2%~5%)[1166]。横纹肌瘤可无症状,大多数病变随着年龄增长可部分或偶尔完全消退。少数患者青春期时肿瘤生长。大多数(~90%)病变发生于心室壁和室间隔,发生在心房者少见。大多数肿瘤直径在 5~15mm 之间。肿瘤在超声心动图中表现为实性强回声团块,有时突入心室使之变形[1129]。

动脉瘤

除心脏表现外,少数 TSC 患者可出现动脉瘤。已报道动脉瘤可发生于颈动脉、腋动脉和肾动脉,致残与死亡通常与主动脉瘤和颅内动脉瘤有关。显微镜下,动脉壁可出现与 Marfan 病相似的弹性纤维消失[1165]。

眼的病变

TSC 相关眼病变可分为视网膜病变和非视网膜病变。

视网膜病变

TSC 患者最常见的眼部病变是视网膜错构瘤,发生率在40% 到 80% 之间,发病率随年龄增长而增加。视网膜错构瘤 3种基本类型:

- 扁平、光滑、非钙化的鲑鱼色-鲑鱼灰色圆形或椭圆形半透明斑块,界限不清(图 9.77)。
- 隆起的、多结节状钙化性不透明的桑椹样病变,常位于视盘附近或边缘处。
- 中间型病变,具有前两种病变的特点(见图 9.77)。
  一般来说,视网膜病变稳定,不进展[914,1551,2219,227]。

其他视网膜病变包括视网膜色素紊乱,从色素沉着区到"打孔"状的色素减退和色素减退斑。

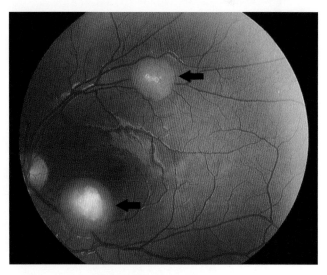

图 9.77 结节性硬化症患者视网膜错构瘤。扁平型(上部病变,箭头)和中间型病变(下部病变,箭头)

非视网膜病变

非视网膜病变缺乏特异性,包括虹膜、晶状体、脉络膜缺损、虹膜色素脱失和斜视[914,1551,2219,2271]。

骨的病变

大约有三分之二的 TSC 患者 X 射线检查发现指骨有局部囊样骨质破坏区,和/或沿着跖骨和掌骨波浪状骨膜新骨形成[1047]。

其他病变

肝多发血管肌脂肪瘤报道较少,可能和无症状有关。超声研究显示 15%～25% 的患者可出现该病变。成人比儿童更常见,女性比男性更常见。肝脏血管肌脂肪瘤比肾血管肌脂肪瘤生长更加缓慢,不造成死亡[537]。

已有直肠多发性息肉的报道。

组织病理学特征

皮肤病变

色素减退斑

特殊染色(如 Masson-Fontana 染色)可显示表皮基底层黑素减少或完全缺失。黑素细胞数量正常[743,1498,2669]。电镜显示黑素细胞和角质形成细胞内黑素小体较小,黑素化程度低[2389]。

面部血管纤维瘤

综合征相关的血管纤维瘤与散发性血管纤维瘤(纤维性丘疹)病理改变相同,但根据著者经验,与毛囊相关的改变不常见。病变由纤维性和或黏液样间质、梭形或星状细胞及扩张的薄壁或厚壁血管构成,其中部分被均质化纤维组织包裹[2155]。病变纵切面可见血管垂直于表皮并平行于病变长轴。电镜检查显示血管由毛细血管、小静脉和小动脉组成[229]。在一些患者中,特别是巨大肿瘤的患者,可见灶状纤维化和水肿,伴有淋巴管扩张。这些特征与局限性淋巴水肿相似,提示可能是巨大病变的形成机制(图 9.78)。

在一些病例中,可见许多大的多核细胞,其中一些核排列成同心花环状,胞质内可见小的空泡。可见伸入运动(图9.79)[1181]。纤维血管瘤的其他特征包括明显的炎症,毛囊周围同心状纤维化,病变上方表皮基底层黑素细胞增多,真表皮交界处空泡变,邻近真皮可见坏死的角质形成细胞和噬黑素细

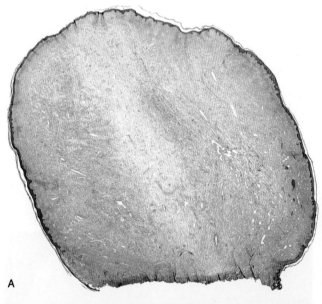

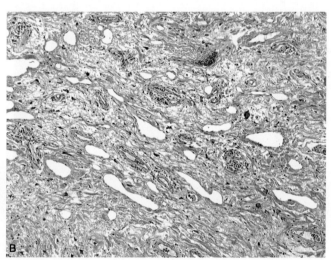

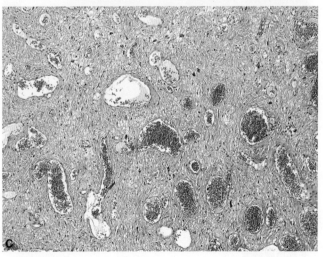

图 9.78 巨大血管纤维瘤伴灶状纤维化、水肿及扩张的淋巴管和血管。这些特征与局限性淋巴水肿非常相似,提示这一作用可促进形成巨大的病变(A～C)。此病变为图 9.68A 及 B 患者的病变

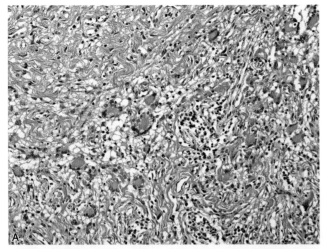

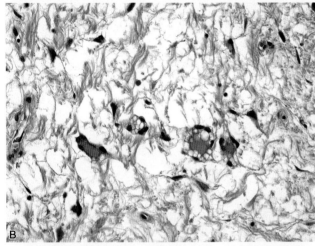

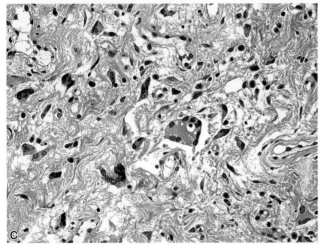

图 9.79　巨大血管纤维瘤大量大的多核细胞,部分核排列成同心性花环状(A)、胞质内含有小空泡(B)、淋巴细胞(伸入运动)(C)

胞,明显的 Paget 样角化不良、皮脂腺萎缩或轻度增生以及小棘状毛壅症(图 9.80)[1181,2308]。一些学者认为,TSC 患者的血管纤维瘤是一种附属器真皮增生[2156]。除血管纤维瘤外,TSC 患者丘疹性病变处活检,可罕见地显示纤维毛囊瘤样的组织学改变[1780]。

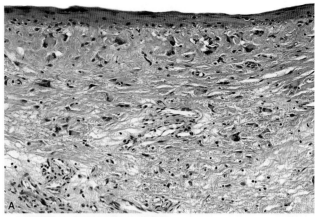

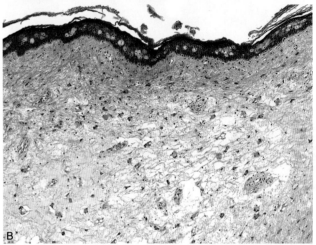

图 9.80　结节性硬化症和 *TSC2/PKD1* 邻近基因综合征患者的部分纤维血管瘤中可见苔藓样界面皮炎(A)和 Paget 样角化不良(B)

鲨革皮样斑

　　鲨革皮样斑为胶原增生形成的结缔组织错构瘤或胶原瘤。部分真皮网状层被大量宽束状纤维组织所替代。有时在胶原束内见空泡或羽状外观,此为人工现象[1181]弹力纤维可以增加,减少,或完全消失(见图 9.69)。

前额纤维斑块

　　形态学上类似血管纤维瘤,但与面部血管纤维瘤相比,附属器周围形成同心状排列的硬化胶原更为明显[1890]。著者曾发现一例临床表现为前额纤维斑块的标本在组织学上表现为漏斗部囊肿。

甲或甲周纤维瘤(Koenen 瘤)

　　甲或甲周纤维瘤在组织病理学上表现多样,常表现为大量致密的正角化,乳头瘤样增生,棘层肥厚和纤维血管性间质(图 9.81)。一些病变表现为明显纤维化的垂直走行的胶原束,混有小的厚壁血管,而另一些病变表现为更为明显的血管成分,具有胖内皮细胞(见图 9.81)[1480,2351,2825]。

口腔病变

口腔纤维瘤

　　齿龈纤维瘤由血管化的纤维间质构成,被覆鳞状上皮[2537]。

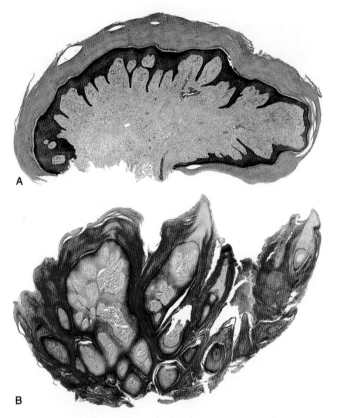

图9.81　甲/甲周纤维瘤,包括大量致密的正角化、棘层肥厚和纤维血管性间质(A,B)。B可见明显的乳头瘤样增生

中枢神经系统病变

皮质结节

皮质结节表现为皮层组织结构紊乱,细胞形态异常,异常发育的神经元,异位神经元,同时表达神经元和胶质细胞标记的巨细胞,异常的树突,异常的轴突和星形胶质细胞增生。血管周围见反应性星形胶质细胞同心圆样排列。常见钙化。皮质结节稳定,不进展为肿瘤;然而在同一患者脑部病变中,早期结节和成熟结节之间存在差别[1046]。结节邻近的皮质区在显微镜下表现正常或仅有轻微改变,包括局灶性皮质发育不良、神经元异位和胶质细胞增生。

室管膜下结节

室管膜下结节与皮质结节相比,可见更加密集、更加一致的大而不规则细胞。室间孔附近直径大于0.5cm,非钙化和钆显影增强的结节,转化为室管膜下巨细胞星形细胞瘤的概率较高,通常是一个渐进的过程。常发生于20岁前[845,1847]。

室管膜下巨细胞星形细胞瘤

室管膜下巨细胞星形细胞瘤类似于室管膜下结节,由梭形细胞和上皮样细胞混合构成胶质血管结构。轻度的细胞异型常见。少数肿瘤可见大片坏死,核分裂象多见,中度细胞异型(见图9.74)。TSC患者中罕见的脑肿瘤包括脑血管瘤、恶性胶质瘤、神经鞘瘤、室管膜瘤[2445]。

肾病变

血管肌脂肪瘤

血管肌脂肪瘤,形态学上包含3种成分:

- 血管
- 特异性肌细胞
- 脂肪组织(见图9.75)

血管壁内有无内弹力膜,平滑肌被致密的纤维结缔组织所取代,使血管变得僵硬、易破裂[2752]。血管肌脂肪瘤共表达黑素细胞标记[HMB-45,Melan A/MART1,MITF和酪氨酸酶(tyrosinase)]和平滑肌标记。

结节性硬化症患者通常出现由平滑肌组织构成的多发性微血管肌脂肪瘤(图9.82)。偶尔,这些微血管平滑肌脂肪瘤发生于肾小球。

除了经典三向分化的巨大和微小微血管肌脂肪瘤外,TSC患者也可有上皮样血管肌脂肪瘤[1616]。实际上,超过一半的上皮样血管肌脂肪瘤患者有TSC的病史。患者通常有症状,肿瘤通常体积较大,由多形性上皮样细胞构成,胞质内大量嗜酸性颗粒,泡状核,核仁明显。血管和脂肪成分少见或完全缺失。常见明显出血(图9.83)。上皮样血管肌脂肪瘤易误诊为癌,但通常表达黑素细胞标记,并不同程度表达平滑肌标记。大约三分之一的上皮样血管肌脂肪瘤可发生转移。常见的转移部位是淋巴结、肝、肺和脊柱。

肾囊肿

*TSC2/PKD1*相邻基因综合征中的肾囊肿,内衬单层扁平细

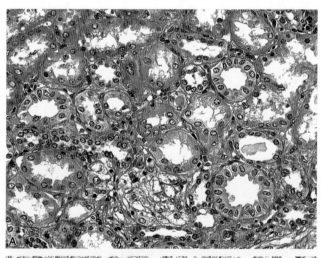

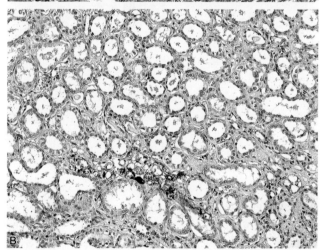

图9.82　肾微血管肌脂肪瘤常见于结节性硬化症患者中(A)。HMB-45可标记微小的肿瘤灶(B)

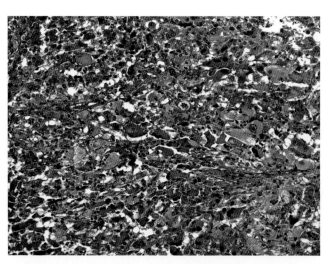

图 9.83　上皮样血管肌脂肪瘤,注意细胞多形性、出血、缺乏血管和脂肪成分

胞或立方细胞,少数为大而深染的嗜酸性上皮细胞,偶可增生。受累的肾脏也可以伴有血管肌脂肪瘤和肾小球内微血管肌脂肪瘤。TSC 患者可同时出现血管肌脂肪瘤及其他肾肿瘤,包括肾细胞癌(见于 2% 到 3% 的病例)和嗜酸细胞瘤。

肺病变

LAM 病变中,肺实质呈囊性改变,由胞质淡染的异常梭形平滑肌样细胞沿囊壁和淋巴管增殖形成。肿瘤细胞 α-SMA、ER 和 HMB-45 通常阳性表达。LAM 属于一组名为 PEComa(血管周上皮样细胞瘤)的肿瘤,特征为共表达肌源性和黑素生成相关的标志物[1617]。LAM 通常同时累及纵隔和腹膜后淋巴结,淋巴结有典型的镜下表现(图 9.84)。

肺癌、非典型腺瘤样增生和多灶性微结节肺细胞增生在 TSC 患者中偶有报道。

心血管病变

横纹肌瘤

大体上,横纹肌瘤表现为界限清楚,坚实的白色结节。显微镜下,病变由胞质透明空泡化大细胞呈片状构成,细胞边界清晰。该病变特有的特征是所谓的“蜘蛛细胞”,核位于中心,向周边放射状延伸(图 9.85)。肿瘤细胞呈 PAS 染色(糖原成分)强阳性,免疫组化 actin,myoglobin,desmin 表达阳性。HMB-45 通常不表达。增殖标志物通常不表达,成人细胞型横纹肌瘤,类似于成年的错构瘤[1129]。

动脉瘤

除了心脏表现外,TSC 患者偶可见动脉瘤。动脉壁显示弹性纤维缺失,类似于 Marfan 病[1165]。

眼的病变

视网膜病变

组织病理学上,视网膜病变由神经胶质细胞构成。大的病变可见层状或同心圆状的钙化。病变通常局限于神经纤维和神经节细胞层,但偶尔也可能累及视网膜全层[2219]。

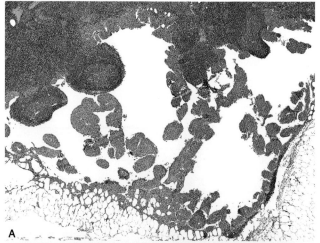
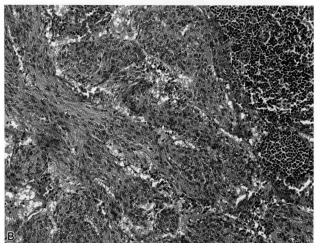

图 9.84　除了肺淋巴管平滑肌瘤病以外,纵隔淋巴结中淋巴管平滑肌瘤病(A,B)常见

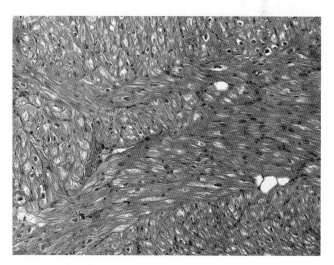

图 9.85　心脏横纹肌瘤由胞质透明的细胞构成

分子生物学特征

TSC1 位于染色体 9q34,编码 Hamartin 蛋白(130kDa)[2414]。*TSC2* 位于染色体 16p13.3,编码 tuberin 蛋白(180kDa)。这两个基因的主要特征见表 9.10[537,2769]。Hamartin 和 tuberin 通过形成

表 9.10

TSC1 和 TSC2 基因的主要特征

	TSC1	TSC2
染色体位置	9q34	16p13.3
大小	cca55kb	cca40kb
外显子数量	23	42
转录子大小	8.6kb	5.6kb
突变发生率	10%~15% 散发病例	75%~80% 散发病例
主要的突变	大多为无义突变和小缺失,缺乏热点突变	大量缺失和/或重排,包括 PKD1,错义突变或缺失,缺乏热点突变
表型	不严重	更严重
受累器官 LOH	少见	常见
蛋白质	Hamartin	Tuberin
蛋白质大小	1 164 个氨基酸,130kDa	1 807 个氨基酸,200kDa
蛋白质功能	与 tuberin 结合,hamartin 通过与 ezrin 和 Rho 相互作用,调节 mTOR-S6K 和细胞黏附	与 hamartin 结合,tuberin 调节 mTOR-S6K 和 GTP 酶激活蛋白。Tuberin 在细胞周期中起作用。

注:数据来源于 Gene Bank 和 UniProt 数据库。TSC1 基因 ID:7248;UniProt ID:Q92574;TSC2 基因 ID:7249;UniProt ID:P49815
PKD1,多囊肾疾病 1;LOH,杂合性缺失;mTOR,哺乳动物西罗莫司靶蛋白;S6K,激活核糖体亚单位蛋白质 S6 激酶。

一个肿瘤抑制物异源二聚体调控细胞生长和肿瘤发生。该异二聚体复合物抑制 mTOR 通路,后者是调控细胞增殖和器官大小信号通路中的关键调节因子。TSC 基因的种系突变总检出率约为 85%~90%。高达三分之二的病例是由散发突变引起的。大多数(85%~90%)种系突变是小片段基因改变,大片段缺失和重排罕见(10%~15%)且全部都发生在 TSC2。一半的小片段基因改变,包括无义突变、剪接位点或错义点突变;缺失或插入突变并不常见(约 40%)[426]。TSC1 和 TSC2 小片段变化,通常通过外显子 PCR 扩增技术直接 DNA 测序;这些技术在 90% 的病例中能够确定 TSC1 或 TSC2 的致病突变[426,1155,1899]。大片段的缺失和重复,通常在 TSC2 中比 TSC1 相对常见,可用 MLPA 分析法来检测。长距离 PCR 和定量 PCR 结合可检测 TSC2 基因 400bp 以上的缺失突变[541]。检测 TSC 基因种系突变的其他方法包括:运用构象敏感凝胶电泳技术分析,变性凝胶电泳,蛋白质截断试验,脉冲串联凝胶电泳和荧光原位杂交[541]。

第二个等位基因失活通常由于 LOH 造成。LOH 在肾血管肌脂肪瘤中常见,在室管膜下巨细胞星形细胞瘤中少见,几乎不见于皮质结节[1010,2414]。单倍体不足可能是导致 TSC 中一些器官病变的机制。

基因表型与临床表型间的联系

在 TSC1 和 TSC2 基因中已经鉴定出超过 1 200 个不同的等位基因变异,提示这些患者临床可能有高度变异。即使在具有相同基因突变的家族中,也存在相当大的差异。曾有多个报道,同卵双胞胎中有明显不一致的表达模式[855,1371,1918]。在 TSC 家族病例中,有 TSC1 和 TSC2 异常的比例大致相等;散发病例多为新的突变,TSC2 突变更为常见,是 TSC1 突变的 4 倍。这可用于患者的临床评估。散发病例或小家族的患者,多为 TSC2 突变,是 TSC1 突变的 6 倍。有证据表明,TSC1 突变只占 TSC 患者很小的比例(10%~20%)。一般来说,TSC2 基因突变

比 TSC1 突变的先证者有更为严重的疾病。前者具有更重的中重度智力发育迟滞(46% vs 21%),皮质结节(结节平均数量 12.9 vs 4.3),视网膜错构瘤(28% vs 0%)和严重的面部血管纤维瘤[541]。也有学者认为,与 TSC2 相比,TSC1 发生二次打击的程度较轻[541]。大多数肺 LAM 病例与 TSC2 突变相关。

常染色体显性遗传性多囊肾与 16 号染色体 PKD1 基因有关,是一种常见的遗传性疾病,其特征是肾内有许多充满液体的囊肿,并导致肾功能衰竭。TSC2 和 PKD1 相邻,仅有几个核苷酸的距离,在染色体 16p13.3 位点上尾尾相向[1796]。TSC2/PKD1 相邻基因综合征由同时影响 TSC2 和 PKD1 基因的突变所导致,主要是大片段缺失。受影响的患者表现为同时伴有结节性硬化症的表型和严重的肾脏囊性疾病。虽然典型的 TSC 患者中也可见肾囊肿[216,2579],但这些肾囊肿通常没有症状,不会明显影响肾功能[86,1203,1605,1880,1964,2354]。相反,在 TSC2/PKD1 相邻基因综合征中,广泛的肾囊肿性肾病变通常会导致终末期肾功能衰竭,经常发生在 20 岁之前[302,1540,2304,2687]。

其他综合征

本部分包括一些罕见的、没有准确定义的、存在争议、有待研究和验证的综合征。此外,还包括一些相互具有重叠特征或和某些已知疾病存在重叠的病例。如果排除了后者,则无已知的潜在的基因机制。一些病例将来可能会被重新分类,甚至不再作为独立的疾病。

基底细胞样毛囊错构瘤和相关疾病

1969 年 Brown 等首先描述了该病[306]。基底细胞样毛囊错构瘤(BFH)认为是一种罕见的毛囊发育畸形。然而,术语 "BFH" 经常被不同的学者应用于完全不同的病变。BFH 曾被

报道与不同临床表现类型相关,包括:

- 获得性泛发型,伴有重症肌无力和弥漫性脱发[23,306,2859]
- 先天性泛发型,伴有弥漫性脱发和囊性纤维化[1627]
- 泛发性家族型,不伴其他明显的相关疾病[581]
- 局限性线型和单侧型[1148,1689,1850,1876]
- 局限型/孤立型,头皮脱发性斑块或表现为浸润性丘疹性斑块[53,205,1310,1689,1830,2691]

然而,1999 年 Requena 等[2191]回顾了以前报道的 BFH 病例,发现其中某些是毛发上皮瘤(散发型和 MFT 相关型)、Pinkus 纤维上皮瘤和漏斗囊性 BCC。相反的是,一些诊断为毛发上皮瘤的病例实际上是 BFH;著者完全同意该观点。因此,常被皮肤病理学教材和文章引用的上述的五个临床类型的 BHF 病例应被进一步分析。

著者倾向于使用 Requena 等[2191]对 BFH 的组织病理学定义:由多个畸形及扭曲的毳毛毛囊残余构成,在纵切面上由条索状基底样细胞放射状及交织排列,伴有少量嗜酸性致密的胶原束,无成纤维细胞。横截面时,单个病变由小的基底样细胞构成结节。部分毛囊完全被上述结构所取代,难以识别。BFH 病变中单个毳毛毛囊病变很难(甚至在一个局限的活检标本中不可能)与早期的漏斗囊性基底细胞瘤或基底样细胞毛囊增生相鉴别。这些表浅性增生发生在正常具有毳毛毛囊部位,通常间距相等(或几乎间距相等),缺少毛囊间的变化,缺乏真皮深

层成分,是诊断 BFH 的一个线索。缺乏特异性毛间质(顿挫的毛乳头)可鉴别 BFH 与早期的毛发上皮瘤(筛孔状毛母细胞瘤)。然而,毛发上皮瘤中偶可见到灶性 BFH 样改变,包括 MFT 相关病例[1282,2194]。

如上所述,BFH 具有独特的临床表现,表现为多发性,微小的(1~2mm),密集分布的,皮色或色素性丘疹,在躯体某些部位弥漫性或群集分布[1826]。每一个丘疹均对应以原先存在的毳毛毛囊为中心的基底样细胞增生,不伴其他皮肤表现。这些患者没有 NBCCS 的临床症状,PTCH1 基因无突变(图 9.86 和图 9.87)。

多发性遗传性漏斗部囊肿性基底细胞癌

1999 年,Requena 等[2191]描述了两个家族中的多个成员患有多发性遗传性漏斗部囊肿性基底细胞癌。这些患者临床表现部分类似于 MFT 中发生于鼻唇沟的多发性小的面部珍珠样丘疹。但病变也可发生于头皮、颈部、背部、胸部、外阴和四肢,但这些病灶活检均无毛发上皮瘤的表现。主要的组织病理学特征是漏斗部囊肿性 BCC,偶尔伴有结节型 BCC。多发性漏斗部囊肿性 BCC 是 NBCCS 的特征,但患者没有手掌凹点,骨骼异常,下颌骨角化性牙源性肿瘤和其他 NBCCS 的特征。此外,利用 4 个多态性标记检测染色体 9q22.3 PTCH1 基因(该基因涉及 NBCCS 发病)未见异常。因此,多发性遗传性漏斗部囊肿性

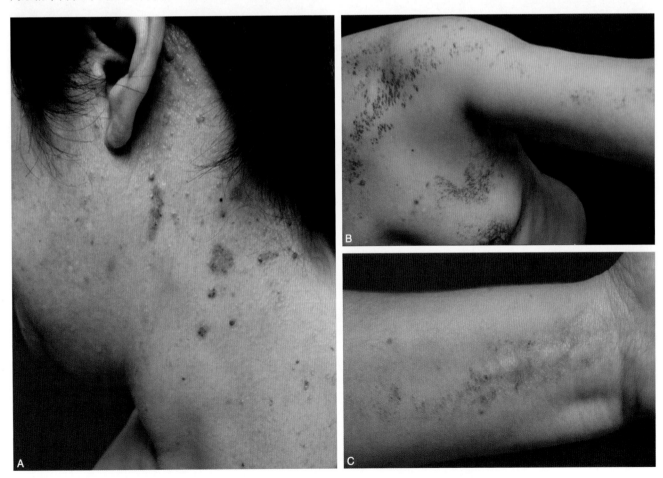

图 9.86 泛发性基底细胞样毛囊错构瘤。多发性微小的肤色和色素性丘疹聚集或线状分布于颈部、躯干和四肢(A~C)。该患者无皮肤外表现,也没有痣样基底细胞癌综合征的皮肤表现。PTCH1 基因无种系或体细胞突变。病理学特征描述见图 9.87

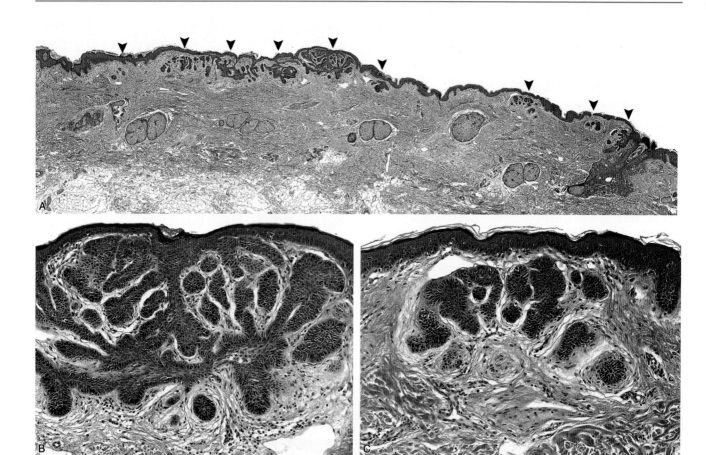

图 9.87　基底细胞样毛囊错构瘤表现为条索状基底样细胞呈放射状及交织排列,呈基本等距的浅表增生模式(箭头),伴有少量的间质(A,B)。横切面仅可见到小的基底样细胞结节(C)

基底细胞癌是具有独特表现的遗传性皮肤病,不同于 MFT 和 NBCC[2191]。最近,该综合征的第二个家系被报道[454]。

Rombo 综合征

1981 年 Michaelsson 等[1719]首次报道 Rombo 综合征,在一个瑞典家族中 7 个家族成员表现相似特征,提示与综合征相关。Rombo 是该家族中最年长患者的名字[1719]。其他报道的 Rombo 综合征遭到一些学者的质疑[2770]。因此,著者对本综合征的理解均基于最初的病例报道。

Rombo 综合征认为是一种常染色体显性遗传病。儿童期(7~10 岁)发病,表现为曝光部位毛囊萎缩,虫蚀状皮肤萎缩、肢端发绀(手足)。随着时间的推移,逐渐出现粟丘疹,稀毛症,睫毛和眉毛进行性脱落。家族 7 个成员中 4 个在中年后发生 BCC,有时是多发的。虽然许多皮肤病学教科书中常将多发性毛发上皮瘤作为综合征的特征,但最初只出现在一个家族成员中,并且未提供病理图片。最初病例的组织病理学及第二个临床表现为小的囊性成分的患者在组织学上表现为粟丘疹及真皮乳头弹力纤维团块[1719]。

Nicolau-Balus 综合征

1961 年首先称为 Nicolau-Balus 综合征[1894]。临床特征包括发疹性汗管瘤、粟丘疹和虫蚀状皮萎缩[633,1894]。在最初的描述中提到了真皮中深层同心环状排列胶原纤维束中分布小的角化囊性结构及巢状和条索状导管上皮增生[1894]。这些表现类似于微囊肿附属器癌。真皮全层弹力纤维减少,但真皮乳头层异常的弹性组织呈球状聚集。Schaller 等最近报道相似病变(见有关"微囊肿附属器癌"的章节[2349])。

Rasmussen 综合征

该病包括粟丘疹、多发性毛发上皮瘤和圆柱瘤,几乎与 BSS 一致。因此,"Rasmussen 综合征"的名称应被摒弃[2151]。

（车拴龙 译，王晓杰 校，伍洲炜 审）

1. Abbas O, Mahalingam M. Cutaneous sebaceous neoplasms as markers of Muir-Torre syndrome: a diagnostic algorithm. *J Cutan Pathol.* 2009;36:613–619.

2. Abbas O, Mahalingam M. Tumor of the follicular infundibulum: an epidermal reaction pattern? *Am J Dermatopathol.* 2009;31:626–633.

3. Abbas O, Reddy K, Demierre MF, et al. Epidermotropic metastatic mucoepidermoid carcinoma. *Am J Dermatopathol.* 2010;32:505–508.

4. Abbott JJ, Hernandez-Rios P, Amirkhan RH, et al. Cystic sebaceous neoplasms in Muir-Torre syndrome. *Arch Pathol Lab Med.* 2003;127:614–617.

5. Abbott JJ, Ahmed I. Adenocarcinoma of mammary-like glands of the vulva: report of a case and review of the literature. *Am J Dermatopathol.* 2006;28:127–133.

6. Abdel-Aal H, Abdel-Aziz AM. Nevus comedonicus. Report of three cases localized on glans penis. *Acta Derm Venereol.* 1975;55:78–80.

7. Abdelsayed RA, Guijarro-Rojas M, Ibrahim NA, et al. Immunohistochemical evaluation of basal cell carcinoma and trichepithelioma using Bcl-2, Ki67, PCNA and P53. *J Cutan Pathol.* 2000;27:169–175.

8. Abdi U, Tyagi N, Maheshwari V, et al. Tumours of eyelid: a clinicopathologic study. *J Indian Med Assoc.* 1996;94:405–409, 416, 418.

9. Abenoza P, Kowalczyk J, Nousari CH. Basal cell carcinoma-associated paratumoral follicular and epidermal hyperplasia. *Am J Dermatopathol.* 2010;32:348–351.

10. Abenoza P, Ackerman AB. *Neoplasms with Eccrine Differentiation.* Philadelphia, PA, London: Lea & Febiger; 1990.

11. Abesamis-Cubillan E, El-Shabrawi-Caelen L, LeBoit PE. Merkel cells and sclerosing epithelial neoplasms. *Am J Dermatopathol.* 2000;22:311–315.

12. Abuzeid M, Gangopadhyay K, Rayappa CS, et al. Intraoral sebaceous carcinoma. *J Laryngol Otol.* 1996;110:500–502.

13. Acenero MJ, Garcia-Gonzalez J. Median raphe cyst with ciliated cells: report of a case. *Am J Dermatopathol.* 2003;25:175–176.

14. Ackerman AB, Ball E, Guo Y. Labyrinthine/sinusoidal pattern in sebaceoma. *Dermatopathol: Pract & Conc.* 2002. Available at: http://www.derm101.com

15. Ackerman AB. Histopathologic concept of epidermolytic hyperkeratosis. *Arch Dermatol.* 1970;102:253–259.

16. Ackerman AB, Penneys NS. Montgomery's tubercles. Sebaceous glands. *Obstet Gynecol.* 1971;38:924–927.

17. Ackerman AB. Trichilemmoma. *Arch Dermatol.* 1978; 114:286.

18. Ackerman AB, Wade TR. Tricholemmoma. *Am J Dermatopathol.* 1980;2:207–224.

19. Ackerman AB. Basal cell carcinoma with follicular differentiation. Reply. *Am J Dermatopathol.* 1989;11:481–496.

20. Ackerman AB, de Viragh PA, Chongchitnant N. *Neoplasms with Follicular Differentiation.* Philadelphia, PA, London: Lea & Febiger; 1993.

21. Ackerman AB, Lee SN. Neoplasms in all organs of Muir-Torre syndrome are carcinomas: sebaceous carcinomas and squamous-cell carcinomas (keratoacanthomas) in skin and adenocarcinomas, squamous-cell carcinomas, and transitional-cell carcinomas in internal organs. *Dermatopathol: Pract & Conc.* 1999;5:312–318.

22. Ackerman AB, Gottlieb GJ. Fibroepithelial tumor of Pinkus is trichoblastic (basal-cell) carcinoma. *Am J Dermatopathol.* 2005;27:155–159.

23. Ackerman AB, Böer A. *Histopathologic Diagnosis of Adnexal Epithelial Neoplasms.* New York, NY: Ardor Scribendi; 2008.

24. Ackerman AB, Nussen-Lee S, Aldrene Tan ML. *Histopathologic Diagnosis of Neoplasms with Sebaceous Differentiation.* New York, NY: Ardor Scribendi; 2009.

25. Ackerman BA, Reddy VB, Soyer PH. *Neoplasms with Follicular Differentiation.* New York, NY: Ardor Scribendi; 2001:1109.

26. Acs G, Simpson JF, Bleiweiss IJ, et al. Microglandular adenosis with transition into adenoid cystic carcinoma of the breast. *Am J Surg Pathol.* 2003;27:1052–1060.

27. Adam MP, Hudgins L. Kabuki syndrome: a review. *Clin Genet.* 2005;67:209–219.

28. Adamski H, Le Lan J, Chevrier S, et al. Primary cutaneous cribriform carcinoma: a rare apocrine tumour. *J Cutan Pathol.* 2005;32:577–580.

29. Adamsons K Jr, Reisfield D. Observations on intradermal migration of Paget cells. *Am J Obstet Gynecol.* 1964;90:1274–1280.

30. Agha K, Alderson S, Samraj S, et al. Pearly penile papules regress in older patients and with circumcision. *Int J STD AIDS.* 2009;20:768–770.

31. Agoston AT, Liang CW, Richkind KE, et al. Trisomy 18 is a consistent cytogenetic feature in pilomatricoma. *Mod Pathol.* 2010;23:1147–1150.

32. Aguilar A, Schoendorff C, Lopez Redondo MJ, et al. Epidermotropic metastases from internal carcinomas. *Am J Dermatopathol.* 1991;13:452–458.

33. Ahluwalia HS, Gopinath A, Kumaradeva S. Fibroadenoma of vulva. *Med J Malaysia.* 1978;32:215–216.

34. Ahmed A, Jones AW. Apocrine cystadenoma. A report of two cases occurring on the prepuce. *Br J Dermatol.* 1969; 81:899–901.

35. Ahn SK, Chung J, Lee WS, et al. Hybrid cysts showing alternate combination of eruptive vellus hair cyst, steatocystoma multiplex, and epidermoid cyst, and an association among the three conditions. *Am J Dermatopathol.* 1996;18:645–649.

36. Ahn SY, Oh Y, Bak H, et al. Co-occurrence of nevus comedonicus with accessory breast tissue. *Int J Dermatol.* 2008;47:530–531.

37. Ahuja AT, King AD, Metreweli C. Sonographic evaluation of thyroglossal duct cysts in children. *Clin Radiol.* 2000;55:770–774.

38. Aigner T, Neureiter D, Volker U, et al. Epithelial-mesenchymal transdifferentiation and extracellular matrix gene expression in pleomorphic adenomas of the parotid salivary gland. *J Pathol.* 1998;186:178–185.

39. Aishima S, Nishihara Y, Kuroda Y, et al. Histologic characteristics and prognostic significance in small hepatocellular carcinoma with biliary differentiation: subdivision and comparison with ordinary hepatocellular carcinoma. *Am J Surg Pathol.* 2007;31:783–791.

40. Ait-Ourhrouil M, Grosshans E. [Peri-sudoral lipoma]. *Ann Dermatol Venereol.* 1997;124:845–848.

41. Ajithkumar TV, Nileena N, Abraham EK, et al. Bone marrow relapse in primary mucinous carcinoma of skin. *Am J Clin Oncol.* 1999;22:303–304.

42. Akalin T, Sen S, Yuceturk A, et al. P53 protein expression in eccrine poroma and porocarcinoma. *Am J Dermatopathol.* 2001;23:402–406.

43. Akasaka T, Imamura Y, Mori Y, et al. Trichoblastoma with rippled-pattern. *J Dermatol.* 1997;24:174–178.

44. Akasaka T, Onodera H, Matsuta M. Cutaneous mixed tumor containing ossification, hair matrix, and sebaceous ductal differentiation. *J Dermatol.* 1997;24:125–131.

45. Akhtar S, Oza KK, Khan SA, et al. Muir-Torre syndrome: case report of a patient with concurrent jejunal and ureteral cancer and a review of the literature. *J Am Acad Dermatol.* 1999;41:681–686.

46. Akosa AB, Lampert IA. The sweat gland in graft versus host disease. *J Pathol.* 1990;161:261–266.

47. Alawi MH, Hobby JA, Lesna M. Familial dermal cylindroma with involvement of the parotid gland. *Br J Plast Surg.* 1982;35:167–170.

48. Albers SE, Barnard M, Thorner P, et al. Erosive adenomatosis of the nipple in an eight-year-old girl. *J Am Acad Dermatol.* 1999;40:834–837.

49. Albores-Saavedra J, Heard SC, McLaren B, et al. Cylindroma (dermal analog tumor) of the breast: a comparison with cylindroma of the skin and adenoid cystic carcinoma of the breast. *Am J Clin Pathol.* 2005;123:866–873.

50. Aldabagh B, Ly MN, Hessel AB, et al. Molluscum contagiosum involving an epidermoid cyst with xanthogranuloma-like reaction in an HIV-infected patient. *J Cutan Pathol.* 2010;37:282–286.

51. Alessi E, Sala F. Nevus sebaceus. A clinicopathologic study of its evolution. *Am J Dermatopathol.* 1986;8:27–31.

52. Alessi E, Wong SN, Advani HH, et al. Nevus sebaceus is associated with unusual neoplasms. An atlas. *Am J Dermatopathol.* 1988;10:116–127.

53. Alessi E, Azzolini A. Localized hair follicle hamartoma. *J Cutan Pathol.* 1993;20:364–367.

54. Alessi E, Gianotti R, Coggi A. Multiple apocrine hidrocystomas of the eyelids. *Br J Dermatol.* 1997;137:642–645.

55. Alessi E, Venegoni L, Fanoni D, et al. Cytokeratin profile in basal cell carcinoma. *Am J Dermatopathol.* 2008;30: 249–255.

56. Al-Ghamdi AM, Trotter MJ. Trichoepithelioma associated with cellular blue nevus. *J Cutan Med Surg.* 1999;3: 317–319.

57. Alguacil-Garcia A, O'Connor R. Mucin-negative biopsy in extra-mammary Paget's disease. A diagnostic problem. *Histopathology.* 1989;15:429–431.

58. Ali F, Brown A, Gottwald L, et al. Basal cell carcinoma with matrical differentiation in a transplant patient: a case report and review of the literature. *J Cutan Pathol.* 2005;32:445–448.

59. Aliagaoglu C, Atasoy M, Yildirim U, et al. Unilateral syringoma of the face associated with hyperthyroidism. *J Dermatol.* 2004;31:828–830.

60. Allard RH. The thyroglossal cyst. *Head Neck Surg.* 1982; 5:134–146.

61. Allen C, Johnson S. Apocrine metaplasia: a new type of mullerian metaplasia. *J Clin Pathol.* 1993;46:569.

62. Allen PW. Selected case from the Arkadi M. Rywlin international pathology slide seminar: apocrine gland cysts with hemosiderotic dermatofibromalike stroma. *Adv Anat Pathol.* 2008;15:172–176.

63. al-Nafussi A, Blessing K, Rahilly M. Non-epithelial cellular components in eccrine spiradenoma: a histological and immunohistochemical study of 20 cases. *Histopathology.* 1991;18:155–160.

64. al-Nafussi AI, Carder P. Cutaneous ciliated cyst: a case report and immunohistochemical comparison with fallopian tube. *Histopathology.* 1990;16:595–598.

65. Aloi F, Pich A. Papillary eccrine adenoma. A histopathological and immunohistochemical study. *Dermatologica.* 1991;182:47–51.

66. Aloi F, Tomasini C, Pippione M. Pigmented trichoblastoma. *Am J Dermatopathol.* 1992;14:345–349.

67. Aloi F, Tomasini C, Pippione M. HPV-related follicular cysts. *Am J Dermatopathol.* 1992;14:37–41.

68. Aloi F, Tomasini C, Pippione M. Cutaneous lymphadenoma. A basal cell carcinoma with unusual inflammatory reaction pattern? *Am J Dermatopathol.* 1993;15:353–357.

69. Aloi F, Tomasini C, Pippione M. Folliculosebaceous cystic hamartoma with perifollicular mucinosis. *Am J Dermatopathol*. 1996;18:58–62.

70. Aloi FG, Molinero A. Nevus comedonicus with epidermolytic hyperkeratosis. *Dermatologica*. 1987;174:140–143.

71. Aloi FG, Molinero A, Pippione M. Basal cell carcinoma with matrical differentiation. Matrical carcinoma. *Am J Dermatopathol*. 1988;10:509–513.

72. Alowami SO, Malik A, Hanna W. Vulvar poroid hidradenoma. *Am J Dermatopathol*. 2002;24:523–525.

73. Alpsoy E, Durusoy C, Ozbilim G, et al. Nevus comedonicus syndrome: a case associated with multiple basal cell carcinomas and a rudimentary toe. *Int J Dermatol*. 2005;44:499–501.

74. al-Talib RK, Wilkins BS, Theaker JM. Cystic metastasis of papillary carcinoma of the thyroid–an unusual presentation. *Histopathology*. 1992;20:176–178.

75. Alvarez-Canas MC, Fernandez FA, Rodilla IG, et al. Perianal basal cell carcinoma: a comparative histologic, immunohistochemical, and flow cytometric study with basaloid carcinoma of the anus. *Am J Dermatopathol*. 1996;18:371–379.

76. Alvarez-Quinones M, Garijo MF, Fernandez F, et al. Malignant aneuploid spindle-cell transformation in a proliferating trichilemmal tumour. *Acta Derm Venereol*. 1993;73:444–446.

77. Aly Z, Pozo L, Diaz-Cano SJ. Colonization of epithelial pilar neoplasms by melanocytes. *Histopathology*. 2006;48:213–217.

78. Amaral AL, Nascimento AG, Goellner JR. Proliferating pilar (trichilemmal) cyst. Report of two cases, one with carcinomatous transformation and one with distant metastases. *Arch Pathol Lab Med*. 1984;108:808–810.

79. Ambrojo P, Requena Caballero L, Aguilar Martinez A, et al. Clear-cell syringoma. Immunohistochemistry and electron microscopy study. *Dermatologica*. 1989;178:164–166.

80. Ambrojo P, Aguilar A, Simon P, et al. Basal cell carcinoma with matrical differentiation. *Am J Dermatopathol*. 1992;14:293–297.

81. Amin SP, Herman AR, Busam KJ, et al. Multiple subclinical syringomatous proliferations encountered during Mohs surgery for basal cell carcinoma. *Dermatol Surg*. 2004;30:1420–1423; discussion 1423.

82. Amir G, Boneh A, Tochner Z, et al. Widespread hemangiomatosis of bone associated with rickets: recovery after irradiation. *J Pediatr*. 1993;123:269–272.

83. Amlashi SF, Riffaud L, Brassier G, et al. Nevoid basal cell carcinoma syndrome: relation with desmoplastic medulloblastoma in infancy. A population-based study and review of the literature. *Cancer*. 2003;98:618–624.

84. Ancell H. History of a remarkable case of tumors, developed on the head and face, accompanied with a similar disease in the abdomen. *Med Chir Trans*. 1842;25:227–246.

85. Andersen WK, Rao BK, Bhawan J. The hybrid epidermoid and apocrine cyst. A combination of apocrine hidrocystoma and epidermal inclusion cyst. *Am J Dermatopathol*. 1996;18:364–366.

86. Anderson D, Tannen RL. Tuberous sclerosis and chronic renal failure. Potential confusion with polycystic kidney disease. *Am J Med*. 1969;47:163–168.

87. Anderson MS. Myxopapillary ependymomas presenting in the soft tissue over the sacrococcygeal region. *Cancer*. 1966;19:585–590.

88. Ando K, Hashikawa Y, Nakashima M, et al. Pure apocrine nevus. A study of light-microscopic and immunohistochemical features of a rare tumor. *Am J Dermatopathol*. 1991;13:71–76.

89. Aneiros-Fernandez J, Arias-Santiago S, Husein-ElAhmed H, et al. Extramammary Paget disease of scrotum with oncocytic changes. *Am J Dermatopathol*. 2010;32:723–726.

90. Angulo J, Jaqueti G, Kutzner H, et al. Squamous cell apocrine hidradenoma. *J Cutan Pathol*. 2007;34:801–803.

91. Ansai S, Watanabe S, Aso K. A case of tubular apocrine adenoma with syringocystadenoma papilliferum. *J Cutan Pathol*. 1989;16:230–236.

92. Ansai S, Koseki S, Hashimoto H, et al. A case of ductal sweat gland carcinoma connected to syringocystadenoma papilliferum arising in nevus sebaceus. *J Cutan Pathol*. 1994;21:557–563.

93. Ansai S, Tsuda M, Nagato H, et al. Trichoblastic infundibular cyst. *Am J Dermatopathol*. 2006;28:507–509.

94. Ansai S, Kimura T. Rippled-pattern sebaceoma: a clinicopathological study. *Am J Dermatopathol*. 2009;31:364–366.

95. Ansai S, Kimura T, Kawana S. A clinicopathologic study of folliculosebaceous cystic hamartoma. *Am J Dermatopathol*. 2010;32:815–820.

96. Antley CA, Carney M, Smoller BR. Microcystic adnexal carcinoma arising in the setting of previous radiation therapy. *J Cutan Pathol*. 1999;26:48–50.

97. Antonescu CR, Terzakis JA. Multiple malignant cylindromas of skin in association with basal cell adenocarcinoma with adenoid cystic features of minor salivary gland. *J Cutan Pathol*. 1997;24:449–453.

98. Antunez P, Santos-Briz A, Munoz E, et al. Cutaneous apocrine cystic adenolipoma. *Am J Dermatopathol*. 2005;27:240–242.

99. Anzai S, Goto M, Fujiwara S, et al. Apocrine hidrocystoma: a case report and analysis of 167 Japanese cases. *Int J Dermatol*. 2005;44:702–703.

100. Apaydin R, Bilen N, Bayramgurler D, et al. Steatocystoma multiplex suppurativum: oral isotretinoin treatment combined with cryotherapy. *Australas J Dermatol*. 2000;41:98–100.

101. Apisarnthanarax P, Bovenmyer DA, Mehregan AH. Combined adnexal tumor of the skin. *Arch Dermatol*. 1984;120:231–233.

102. Aquilina S, Gatt P, Boffa MJ. Pilomatricoma arising at a BCG vaccination site. *Clin Exp Dermatol*. 2006;31:296–297.

103. Argenyi ZB, Balogh K, Goeken JA. Immunohistochemical characterization of chondroid syringomas. *Am J Clin Pathol*. 1988;90:662–669.

104. Argenyi ZB, Goeken JA, Balogh K. Hyaline cells in chondroid syringomas. A light-microscopic, immunohistochemical, and ultrastructural study. *Am J Dermatopathol*. 1989;11:403–412.

105. Argenyi ZB, Hughes AM, Balogh K, et al. Cancerization of eccrine sweat ducts in Bowen's disease as studied by light microscopy, DNA spectrophotometry and immunohistochemistry. *Am J Dermatopathol*. 1990;12:433–440.

106. Argenyi ZB, Balogh K. Collagenous spherulosis in chondroid syringomas. *Am J Dermatopathol*. 1991;13:115–121.

107. Argenyi ZB, Nguyen AV, Balogh K, et al. Malignant eccrine spiradenoma. A clinicopathologic study. *Am J Dermatopathol*. 1992;14:381–390.

108. Argyres MI, Golitz LE. Sialadenoma papilliferum of the palate: case report and literature review. *J Cutan Pathol*. 1999;26:259–262.

109. Arias Palomo MD, Gutierrez Ortega MC, Hasson Nisis A, et al. [Intranasal trichofolliculoma]. *Med Cutan Ibero Lat Am*. 1990;18:159–161.

110. Arico M, La Rocca E, Noto G, et al. Proliferating tricholemmal tumour with lymph node metastases. *Br J Dermatol*. 1989;121:793–797.

111. Armes JE, Lourie R, Bowlay G, et al. Pagetoid squamous cell carcinoma in situ of the vulva: comparison with extramammary paget disease and nonpagetoid squamous cell neoplasia. *Int J Gynecol Pathol*. 2008;27:118–124.

112. Arnold A, Payne S, Fisher S, et al. An individual with Muir-Torre syndrome found to have a pathogenic MSH6 gene mutation. *Fam Cancer*. 2007;6:317–321.

113. Aroni K, Aivaliotis M, Tsagroni E, et al. Fibrofolliculomas with acne scar-like appearance. *Int J Dermatol*. 1999;38:855–862.

114. Aroni K, Lazaris AC, Nikolaou I, et al. Signet ring basal cell carcinoma. A case study emphasizing the differential diagnosis of neoplasms with signet ring cell formation. *Pathol Res Pract*. 2001;197:853–856.

115. Arvanitis ML, Jagelman DG, Fazio VW, et al. Mortality in patients with familial adenomatous polyposis. *Dis Colon Rectum*. 1990;33:639–642.

116. Asarch RG, Golitz LE, Sausker WF, et al. Median raphe cysts of the penis. *Arch Dermatol*. 1979;115:1084–1086.

117. Aschinberg LC, Solomon LM, Zeis PM, et al. Vitamin D-resistant rickets associated with epidermal nevus syndrome: demonstration of a phosphaturic substance in the dermal lesions. *J Pediatr*. 1977;91:56–60.

118. Ashinoff R, Jacobson M, Belsito DV. Rombo syndrome: a second case report and review. *J Am Acad Dermatol*. 1993;28:1011–1014.

119. Ashton MA. Cutaneous ciliated cyst of the lower limb in a male. *Histopathology*. 1995;26:467–469.

120. Aslan F, Demirkesen C, Cagatay P, et al. Expression of cytokeratin subtypes in intraepidermal malignancies: a guide for differentiation. *J Cutan Pathol*. 2006;33:531–538.

121. Assor D. Epidermoid carcinoma with sebaceous differentiation in the vallecula. Report of a case. *Am J Clin Pathol*. 1975;63:891–894.

122. Assor D, Davis JB. Multiple apocrine fibroadenomas of the anal skin. *Am J Clin Pathol*. 1977;68:397–399.

123. Atherton DJ, Pitcher DW, Wells RS, et al. A syndrome of various cutaneous pigmented lesions, myxoid neurofibromata and atrial myxoma: the NAME syndrome. *Br J Dermatol*. 1980;103:421–429.

124. Attard TM, Giglio P, Koppula S, et al. Brain tumors in individuals with familial adenomatous polyposis: a cancer registry experience and pooled case report analysis. *Cancer*. 2007;109:761–766.

125. Attili SK, Evans A, Fleming CJ. Recurrent pigmented eccrine porocarcinoma presenting as carcinoma erysipeloides. *Clin Exp Dermatol*. 2009;34:e493–e495.

126. Atwal GS, O'Connor SR, Clamp M, et al. Fibroadenoma occurring in supernumerary breast tissue. *Histopathology*. 2007;50:513–514.

127. Auclair PL, Ennis GL, Gnepp DR, eds. *Surgical Pathology of the Salivary Glands*. Philadelphia, PA: WB Saunders Co; 1991.

128. Aughsteen AA, Almasad JK, Al-Muhtaseb MH. Fibroadenoma of the supernumerary breast of the axilla. *Saudi Med J*. 2000;21:587–589.

129. Auw-Haedrich C, Boehm N, Weissenberger C. Signet ring carcinoma of the eccrine sweat gland in the eyelid, treated by radiotherapy alone. *Br J Ophthalmol*. 2001;85:112–113.

130. Awasthi R, Harmse D, Courtney D, et al. Benign mixed tumour of the skin with extensive ossification and marrow formation: a case report. *J Clin Pathol*. 2004;57:1329–1330.

131. Axe S, Parmley T, Woodruff JD, et al. Adenomas in minor vestibular glands. *Obstet Gynecol*. 1986;68:16–18.

132. Aygun C, Blum JE. Trichoepithelioma 100 years later: a case report supporting the use of radiotherapy. *Dermatology*. 1993;187:209–212.

133. Azorin D, Enriquez de Salamanca J, de Prada I, et al. Congenital melanotic macules and Sebaceous Choristoma arising on the tongue of a newborn: epidermal choristoma? *J Cutan Pathol*. 2005;32:251–253.

134. Azzopardi JG. Clear-cell hidradenoma. *J Pathol Bacteriol*. 1958;76:379–382.

135. Azzopardi JG, Eusebi V. Melanocyte colonization and pigmentation of breast carcinoma. *Histopathology*. 1977;1:21–30.

136. Böer A. First description of mucinous carcinoma in the skin by Walter Frieboes in 1924. *Dermatopathol: Pract & Conc*. Available at: http://www.derm101.com

137. Baba M, Hong SB, Sharma N, et al. Folliculin encoded by the BHD gene interacts with a binding protein, FNIP1, and AMPK, and is involved in AMPK and mTOR signaling. *Proc Natl Acad Sci U S A*. 2006;103:15552–15557.

138. Baglioni S, Melean G, Gensini F, et al. A kindred with MYH-associated polyposis and pilomatricomas. *Am J Med Genet A*. 2005;134A:212–214.

139. Bailey CL, Sankey HZ, Donovan JT, et al. Primary breast cancer of the vulva. *Gynecol Oncol*. 1993;50:379–383.

140. Baiocco R, Palma O, Locatelli G. Squamous carcinoma of the epiglottis with sebaceous differentiation. Report of a case. *Pathologica*. 1995;87:531–533.

141. Baisre A, Heller DS, Lee J, et al. Fibroadenoma of the vulva. A report of two cases. *J Reprod Med*. 2002;47:949–951.

142. Bajaj V, Barrett P, Sripathy T, et al. Areolar sebaceous hyperplasia in a male – a different morphology. *J Cutan Pathol*. 2007;34:207–208.

143. Bakaris S, Kiran H, Kiran G. Sebaceous gland hyperplasia of the vulva. *Aust N Z J Obstet Gynaecol*. 2004;44:75–76.

144. Bale AE. The nevoid basal cell carcinoma syndrome: genetics and mechanism of carcinogenesis. *Cancer Invest*. 1997;15:180–186.

145. Bale PM, Painter DM, Cohen D. Teratomas in childhood. *Pathology*. 1975;7:209–218.

146. Bale PM. Sacrococcygeal developmental abnormalities and tumors in children. *Perspect Pediatr Pathol*. 1984;8:9–56.

147. Balfour E, Smoller BR. Exogenous trauma simulating perifollicular fibromas. *Am J Dermatopathol*. 2005;27:42–44.

148. Balint I, Szponar A, Jauch A, et al. Trisomy 7 and 17 mark papillary renal cell tumours irrespectively of variation of the phenotype. *J Clin Pathol*. 2009;62:892–895.

149. Balzer BL, Ulbright TM. Spontaneous regression of testicular germ cell tumors: an analysis of 42 cases. *Am J Surg Pathol*. 2006;30:858–865.

150. Ban M, Kamiya H, Yamada T, et al. Hair follicle nevi and accessory tragi: variable quantity of adipose tissue in connective tissue framework. *Pediatr Dermatol*. 1997;14:433–436.

151. Ban M, Yoneda K, Kitajima Y. Differentiation of eccrine poroma cells to cytokeratin 1- and 10-expressing cells, the intermediate layer cells of eccrine sweat duct, in the tumor cell nests. *J Cutan Pathol*. 1997;24:246–248.

152. Ban M, Sugie S, Kamiya H, et al. Microcystic adnexal carcinoma with lymph node metastasis. *Dermatology*. 2003;207:395–397.

153. Banerjee SS, Harris M, Eyden BP, et al. Chondroid syringoma with hyaline cell change. *Histopathology*. 1993;22:235–245.

154. Bannatyne P, Elliott P, Russell P. Vulvar adenosquamous carcinoma arising in a hidradenoma papilliferum, with rapidly fatal outcome: case report. *Gynecol Oncol*. 1989;35:395–398.

155. Bansal C, Stewart D, Li A, et al. Histologic variants of fibrous papule. *J Cutan Pathol*. 2005;32:424–428.

156. Banuls J, Ramon R, Silvestre JF, et al. Mucinous metaplasia of apocrine duct. *Am J Dermatopathol*. 1998;20:189–193.

157. Baptista A, Garcia ESL, Born MC. Proliferating trichilemmal cyst. *J Cutan Pathol*. 1983;10:178–187.

158. Baran JL, Hoang MP. Apocrine mixed tumor of the skin with a prominent pilomatricomal component. *J Cutan Pathol*. 2009;36:882–886.

159. Barcelos AC, Nico MM. Bazex-Dupre-Christol syndrome in a 1-year-old boy and his mother. *Pediatr Dermatol*. 2008;25:112–113.

160. Bardach H. Hidroacanthoma simplex with in situ porocarcinoma. A case suggesting malignant transformation. *J Cutan Pathol*. 1978;5:236–248.

161. Barker-Griffith AE, Streeten BW, Charles NC. Moll gland neoplasms of the eyelid: a clinical and pathological spectrum in 5 cases. *Arch Ophthalmol*. 2006;124:1645–1649.

162. Barnadas MA, Freeman RG. Clear cell basal cell epithelioma: light and electron microscopic study of an unusual variant. *J Cutan Pathol*. 1988;15:1–7.

163. Barnes L, Eveson JW, Reichert P, et al. *World Health Classification of Tumours. Pathology and Genetics of Head and Neck Tumours*. Lyon, France: IARC Press; 2005.

164. Barnhill RL, Goldberg B, Stenn KS. Proliferation of eccrine sweat ducts associated with alopecia areata. *J Cutan Pathol*. 1988;15:36–39.

165. Barone JG, Brown AS, Gisser SD, et al. Steatocystoma multiplex with bilateral preauricular sinuses in four generations. *Ann Plast Surg*. 1988;21:55–57.

166. Barr RJ, Herten RJ, Stone OJ. Multiple premalignant fibroepitheliomas of Pinkus: a case report and review of the literature. *Cutis*. 1978;21:335–337.

167. Barr RJ, Graham JH. Granular cell basal cell carcinoma. A distinct histopathologic entity. *Arch Dermatol*. 1979;115:1064–1067.

168. Barr RJ, Headley JL, Jensen JL, et al. Cutaneous keratocysts of nevoid basal cell carcinoma syndrome. *J Am Acad Dermatol*. 1986;14:572–576.

169. Barr RJ, Goodman MM. Neurofollicular hamartoma: a light microscopic and immunohistochemical study. *J Cutan Pathol*. 1989;16:336–341.

170. Barr RJ, Alpern KS, Santa Cruz DJ, et al. Clear cell basal cell carcinoma: an unusual degenerative variant. *J Cutan Pathol*. 1993;20:308–316.

171. Barrett TL, Smith KJ, Williams J, et al. Immunohistochemical staining for Ber-EP4, p53, proliferating cell nuclear antigen, Ki-67, bcl-2, CD34, and factor XIIIa in nevus sebaceus. *Mod Pathol*. 1999;12:450–455.

172. Barsky S, Doyle JA, Winkelmann RK. Nevus comedonicus with epidermolytic hyperkeratosis. A report of four cases. *Arch Dermatol*. 1981;117:86–88.

173. Bart RS, Kamino H, Waisman J, et al. Carcinoid tumor of skin: report of a possible primary case. *J Am Acad Dermatol*. 1990;22:366–370.

174. Basarab T, Orchard G, Russell-Jones R. The use of immunostaining for bcl-2 and CD34 and the lectin peanut agglutinin in differentiating between basal cell carcinomas and trichoepitheliomas. *Am J Dermatopathol.* 1998;20:448–452.

175. Baselga E, Dzwierzynski WW, Neuburg M, et al. Cutaneous keratocyst in naevoid basal cell carcinoma syndrome. *Br J Dermatol.* 1996;135:810–812.

176. Bates AW, Baithun SI. Atypical mixed tumor of the skin: histologic, immunohistochemical, and ultrastructural features in three cases and a review of the criteria for malignancy. *Am J Dermatopathol.* 1998;20:35–40.

177. Batman PA, Evans HJ. Metastasising pilar tumour of scalp. *J Clin Pathol.* 1986;39:757–760.

178. Batsakis JG, Hardy GC, Hishiyama RH. Ceruminous gland tumors. *Arch Otolaryngol.* 1967;86:66–69.

179. Batsakis JG, el-Naggar AK. Sebaceous lesions of salivary glands and oral cavity. *Ann Otol Rhinol Laryngol.* 1990;99:416–418.

180. Batsakis JG, el-Naggar AK, Hicks MJ. Epithelial choristomas and teratomas of the tongue. *Ann Otol Rhinol Laryngol.* 1993;102:567–569.

181. Battistella M, Fraitag S, Cribier B. A unique presentation of eccrine hamartoma: eccrine nevus with abnormal eccrine structures and angiomyxoid stroma. *Am J Dermatopathol.* 2009;31:682–684.

182. Battistella M, Langbein L, Peltre B, et al. From hidroacanthoma simplex to poroid hidradenoma: clinicopathologic and immunohistochemic study of poroid neoplasms and reappraisal of their histogenesis. *Am J Dermatopathol.* 2010;32:459–468.

183. Bauer AJ, Stratakis CA. The lentiginoses: cutaneous markers of systemic disease and a window to new aspects of tumourigenesis. *J Med Genet.* 2005;42:801–810.

184. Baumhoer D, Pfortner R, Mohr C, et al. Tubulopapillary hidradenoma-like tumor of the mandible. *Int J Oral Maxillofac Surg.* 2009;38:903–907.

185. Bayer-Garner IB, Givens V, Smoller B. Immunohistochemical staining for androgen receptors: a sensitive marker of sebaceous differentiation. *Am J Dermatopathol.* 1999;21:426–431.

186. Bayer-Garner IB, Kozovska ME, Schwartz MR, et al. Carcinoma with thymus-like differentiation arising in the dermis of the head and neck. *J Cutan Pathol.* 2004;31:625–629.

187. Baykal C, Tulunay G, Usubutun A, et al. Fibrocystic disease of vulvar ectopic breast tissue. Case report and review of the literature. *Gynecol Obstet Invest.* 2004;58:151–154.

188. Bayle P, Bazex J, Lamant L, et al. Multiple perforating and non perforating pilomatricomas in a patient with Churg-Strauss syndrome and Rubinstein-Taybi syndrome. *J Eur Acad Dermatol Venereol.* 2004;18:607–610.

189. Bazex A, Dupré A, Christol B. Genodermatose complexe de type indetermine associant une hypotrichose, un etat atrophodermique generalise et des degenerescences cutanees multiples (epitheliomas-basocellulaires). *Bull Soc Fr Dermatol Syphiligr.* 1964;71:206.

190. Beck MH, Dave VK. Extensive nevus comedonicus. *Arch Dermatol.* 1980;116:1048–1050.

191. Becker TS, Moreira MA, Lima LA, et al. Pilomatrixoma mimicking breast cancer in man. *Breast J.* 2010;16:89–91.

192. Bednar B. [Premalignant fibroepithelial tumor (Pinkus)]. *Cesk Patol.* 1988;24:201–210.

193. Beer GM, Baumuller S, Zech N, et al. Immunohistochemical differentiation and localization analysis of sweat glands in the adult human axilla. *Plast Reconstr Surg.* 2006;117:2043–2049.

194. Beer TW, Shepherd P, Theaker JM. Ber EP4 and epithelial membrane antigen aid distinction of basal cell, squamous cell and basosquamous carcinomas of the skin. *Histopathology.* 2000;37:218–223.

195. Behboudi A, Winnes M, Gorunova L, et al. Clear cell hidradenoma of the skin-a third tumor type with a t(11;19)–associated TORC1-MAML2 gene fusion. *Genes Chromosomes Cancer.* 2005;43:202–205.

196. Beillard C, Guillet G, Vabres P, et al. Bi-acromial dimples: a series of seven cases. *Pediatr Dermatol.* 2005;22:412–414.

197. Bell DA, Weinstock MA, Scully RE. Peritoneal implants of ovarian serous borderline tumors. Histologic features and prognosis. *Cancer.* 1988;62:2212–2222.

198. Bellezza G, Sidoni A, Bucciarelli E. Primary mucinous carcinoma of the skin. *Am J Dermatopathol.* 2000;22:166–170.

199. Bellizzi AM, Frankel WL. Colorectal cancer due to deficiency in DNA mismatch repair function: a review. *Adv Anat Pathol.* 2009;16:405–417.

200. Belousova IE, Kazakov DV, Michal M. Ectopic sebaceous glands in the vagina. *Int J Gynecol Pathol.* 2005;24:193–195.

201. Belousova IE, Kazakov DV, Michal M, et al. Vulvar Toker cells: the long-awaited missing link: a proposal for an origin-based histogenetic classification of extramammary paget disease. *Am J Dermatopathol.* 2006;28:84–86.

202. Ben-Izhak O, Stark P, Levy R, et al. Epithelial markers in malignant melanoma. A study of primary lesions and their metastases. *Am J Dermatopathol.* 1994;16:241–246.

203. Bennett AK, Mills SE, Wick MR. Salivary-type neoplasms of the breast and lung. *Semin Diagn Pathol.* 2003;20:279–304.

204. Benouni S, Kos L, Ruggeri SY, et al. Clear cell papulosis in Hispanic siblings. *Arch Dermatol.* 2007;143:358–360.

205. Benzarti H, Chemaly P, Susbielle P, et al. [Follicular basaloid hamartoma localized in the sacral region with papular plaque-type]. *Ann Dermatol Venereol.* 1996;123:811–813.

206. Berberian BJ, Sulica VI, Kao GF. Familial multiple eccrine spiradenomas with cylindromatous features associated with epithelioma adenoides cysticum of Brooke. *Cutis.* 1990;46:46–50.

207. Berberian BJ, Colonna TM, Battaglia M, et al. Multiple pilomatricomas in association with myotonic dystrophy and a family history of melanoma. *J Am Acad Dermatol*. 1997;37:268–269.

208. Berg J, McDivitt R. Pathology of sweat gland carcinoma. In: Sommers SC, ed. *Pathology Annual*. New York, NY: Appleton Century Crofts; 1968:123–144.

209. Bergman R, Lichtig C, Moscona RA, et al. A comparative immunohistochemical study of adenoid cystic carcinoma of the skin and salivary glands. *Am J Dermatopathol*. 1991;13:162–168.

210. Bergman R, Lichtig C, Cohen A, et al. Porokeratotic eccrine ostial and dermal duct nevus. An abnormally keratinizing epidermal invagination or a dilated, porokeratotically plugged acrosyringium and dermal duct? *Am J Dermatopathol*. 1992;14:319–322.

211. Bergman R, David R, Friedman-Birnbaum R, et al. Mucinous syringometaplasia. An immunohistochemical and ultrastructural study of a case. *Am J Dermatopathol*. 1996;18:521–526.

212. Berk DR, Lennerz JK, Bayliss SJ, et al. Mucoepidermoid carcinoma on the scalp of a child. *Pediatr Dermatol*. 2007;24:452–453.

213. Berk DR, Bayliss SJ. Milia: a review and classification. *J Am Acad Dermatol*. 2008;59:1050–1063.

214. Berkeley WT. Nevus sebaceus (Jadassohn) complicated by bilateral salivary gland adenocarcinoma. *Plast Reconstr Surg*. 1959;23:55–63.

215. Bernardo BD, Huettner PC, Merritt DF, et al. Idiopathic calcinosis cutis presenting as labial lesions in children: report of two cases with literature review. *J Pediatr Adolesc Gynecol*. 1999;12:157–160.

216. Bernstein J, Robbins TO. Renal involvement in tuberous sclerosis. *Ann N Y Acad Sci*. 1991;615:36–49.

217. Beroud C, Soussi T. APC gene: database of germline and somatic mutations in human tumors and cell lines. *Nucleic Acids Res*. 1996;24:121–124.

218. Bertagnoli R, Cook DL, Goldman GD. Bilateral primary mucinous carcinoma of the eyelid treated with Mohs surgery. *Dermatol Surg*. 1999;25:566–568.

219. Bertario L, Russo A, Sala P, et al. Genotype and phenotype factors as determinants of desmoid tumors in patients with familial adenomatous polyposis. *Int J Cancer*. 2001;95:102–107.

220. Bertario L, Russo A, Sala P, et al. Multiple approach to the exploration of genotype-phenotype correlations in familial adenomatous polyposis. *J Clin Oncol*. 2003;21:1698–1707.

221. Bertherat J, Horvath A, Groussin L, et al. Mutations in regulatory subunit type 1A of cyclic adenosine 5'-monophosphate-dependent protein kinase (PRKAR1A): phenotype analysis in 353 patients and 80 different genotypes. *J Clin Endocrinol Metab*. 2009;94:2085–2091.

222. Bertoni G, Sassatelli R, Nigrisoli E, et al. Ectopic sebaceous glands in the esophagus: report of three new cases and review of the literature. *Am J Gastroenterol*. 1994;89:1884–1887.

223. Bertoni G, Sassatelli R, Nigrisoli E, et al. High prevalence of adenomas and microadenomas of the duodenal papilla and periampullary region in patients with familial adenomatous polyposis. *Eur J Gastroenterol Hepatol*. 1996;8:1201–1206.

224. Besser FS. Linear sebaceous naevi with convulsions and mental retardation (Feuerstein-Mims' syndrome), vitamin-D-resistant rickets. *Proc R Soc Med*. 1976;69:518–520.

225. Bettencourt MS, Prieto VG, Shea CR. Trichoepithelioma: a 19-year clinicopathologic re-evaluation. *J Cutan Pathol*. 1999;26:398–404.

226. Betti R, Alessi E. Nodular trichoblastoma with adamantinoid features. *Am J Dermatopathol*. 1996;18:192–195.

227. Betti R, Inselvini E, Vergani R, et al. Sebaceoma arising in association with seborrheic keratosis. *Am J Dermatopathol*. 2001;23:58–61.

228. Bhattacharjee P, Leffell D, McNiff JM. Primary cutaneous carcinosarcoma arising in a patient with nevoid basal cell carcinoma syndrome. *J Cutan Pathol*. 2005;32:638–641.

229. Bhawan J, Edelstein L. Angiofibromas in tuberous sclerosis: a light and electron microscopic study. *J Cutan Pathol*. 1977;4:300–307.

230. Bhawan J. Pilar sheath acanthoma. A new benign follicular tumor. *J Cutan Pathol*. 1979;6:438–440.

231. Bhawan J, Malhotra R. Simultaneous occurrence of intradermal nevus and syringoma. *Cutis*. 1983;31:669–672.

232. Bhawan J, Whren K, Panova I, et al. Keratin 16 expression in epidermal melanocytes of normal human skin. *Am J Dermatopathol*. 2005;27:476–481.

233. Bianco MK, Vasef MA. HER-2 gene amplification in Paget disease of the nipple and extramammary site: a chromogenic in situ hybridization study. *Diagn Mol Pathol*. 2006;15:131–135.

234. Bibi CO, Fliss DM, Avinoach I, et al. Multiple trichoepithelioma occluding both external auditory canals. *Head Neck*. 1990;12:257–260.

235. Bieniek R, Lazar AJ, Photopoulos C, et al. Sebaceous tumours contain a subpopulation of cells expressing the keratin 15 stem cell marker. *Br J Dermatol*. 2007;156:378–380.

236. Biernat W, Wozniak L. Spiradenocarcinoma: a clinicopathologic and immunohistochemical study of three cases. *Am J Dermatopathol*. 1994;16:377–382.

237. Biernat W, Kordek R, Wozniak L. Over-expression of p53 protein as an indicator of the malignant transformation in spiradenoma. *Histopathology*. 1995;26:439–443.

238. Biernat W, Biernat S. Cutaneous adnexal carcinoma arising within a solitary cylindroma-spiradenoma. *Am J Dermatopathol*. 1996;18:77–82.

239. Biernat W, Kordek R, Wozniak L. Phenotypic heterogeneity of nodular hidradenoma. Immunohistochemical

analysis with emphasis on cytokeratin expression. *Am J Dermatopathol.* 1996;18:592–596.

240. Biernat W, Peraud A, Wozniak L, et al. P53 mutations in sweat gland carcinomas. *Int J Cancer.* 1998;76:317–320.

241. Biesecker LG. The multifaceted challenges of Proteus syndrome. *JAMA.* 2001;285:2240–2243.

242. Bigby SM, Charlton A, Miller MV, et al. Biphasic sarcomatoid basal cell carcinoma (carcinosarcoma): four cases with immunohistochemistry and review of the literature. *J Cutan Pathol.* 2005;32:141–147.

243. Biggs SL, Font RL. Oncocytic lesions of the caruncle and other ocular adnexa. *Arch Ophthalmol.* 1977;95:474–478.

244. Bignell GR, Warren W, Seal S, et al. Identification of the familial cylindromatosis tumour-suppressor gene. *Nat Genet.* 2000;25:160–165.

245. Bircan S, Candir O, Kapucoglu N, et al. The expression of p63 in basal cell carcinomas and association with histological differentiation. *J Cutan Pathol.* 2006;33:293–298.

246. Birkby CS, Argenyi ZB, Whitaker DC. Microcystic adnexal carcinoma with mandibular invasion and bone marrow replacement. *J Dermatol Surg Oncol.* 1989;15:308–312.

247. Birt AR, Hogg GR, Dube WJ. Hereditary multiple fibrofolliculomas with trichodiscomas and acrochordons. *Arch Dermatol.* 1977;113:1674–1677.

248. Bisceglia M, Bramante A, di Mattia AL, et al. Gigantic trichilemmal horn. *Acta Derm Venereol APA.* 1993;2:49–52.

249. Bisceglia M, Dimitri L, Vairo M, et al. Su un caso di adenocarcinoma delle ghiandole ceruminose del meato acustico esterno. Studio istologico, citologico, immunoistochimico, ultrastrutturale e follow-up clinico-patologico. *G Ital Dermatol Venereol.* 1997;132:67–67.

250. Bisceglia M, Cardone M, Fantasia L, et al. Mixed tumors, myoepitheliomas, and oncocytomas of the soft tissues are likely members of the same family: a clinicopathologic and ultrastructural study. *Ultrastruct Pathol.* 2001;25:399–418.

251. Bisceglia M, Galliani C, Ben-Dor D, et al. Tumoral, quasitumoral and pseudotumoral lesions of the superficial and somatic soft tissue: new entities and new variants of old entities recorded during the last 25 years. Part XI: Excerpta IX. *Pathologica.* 2006;98:187–208.

252. Bisgaard ML, Fenger K, Bulow S, et al. Familial adenomatous polyposis (FAP): frequency, penetrance, and mutation rate. *Hum Mutat.* 1994;3:121–125.

253. Bishop DW. Trichoepithelioma. *Arch Ophthalmol.* 1965;74:4–8.

254. Bitter K. [Congenital nevus sebaceous in the trigeminal nerve region with brain abnormalities and giant cell tumors of the jaws]. *Dtsch Zahn Mund Kieferheilkd Zentralbl Gesamte.* 1971;56:17–24.

255. Bivin WW Jr, Heath JE, Drachenberg CB, et al. Cutaneous ciliated cyst: a case report with focus on mullerian heterotopia and comparison with eccrine sweat glands. *Am J Dermatopathol.* 2010;7:731–734.

256. Bjarke T, Ternesten-Bratel A, Hedblad M, et al. Carcinoma and eccrine syringofibroadenoma: a report of five cases. *J Cutan Pathol.* 2003;30:382–392.

257. Bjork J, Akerbrant H, Iselius L, et al. Epidemiology of familial adenomatous polyposis in Sweden: changes over time and differences in phenotype between males and females. *Scand J Gastroenterol.* 1999;34:1230–1235.

258. Blasini W, Hu S, Gugic D, et al. Papillary eccrine adenoma in association with cutaneous horn. *Am J Clin Dermatol.* 2007;8:179–182.

259. Blech H, Friebe K, Krause W. Inflammation of Montgomery glands. *Acta Derm Venereol.* 2004;84:93–94.

260. Blenc AM, Gomez JA, Lee MW, et al. Phakomatous choristoma: a case report and review of the literature. *Am J Dermatopathol.* 2000;22:55–59.

261. Blichert-Toft M, Nielsen OV. Congenital patient urachus and acquired variants. Diagnosis and treatment. Review of the literature and report of five cases. *Acta Chir Scand.* 1971;137:807–814.

262. Blochin E, Stein JA, Wang NS. Atypical carcinoid metastasis to the skin. *Am J Dermatopathol.* 2010;32:735–739.

263. Bogle MA, Cohen PR, Tschen JA. Trichofolliculoma with incidental focal acantholytic dyskeratosis. *South Med J.* 2004;97:773–775.

264. Bohring A, Stamm T, Spaich C, et al. WNT10A mutations are a frequent cause of a broad spectrum of ectodermal dysplasias with sex-biased manifestation pattern in heterozygotes. *Am J Hum Genet.* 2009;85:97–105.

265. Bondeson J. Everard Home, John Hunter, and cutaneous horns: a historical review. *Am J Dermatopathol.* 2001;23:362–369.

266. Bondi R, Santucci M, Reali UM, et al. An ultrastructural study of a sclerosing epithelial hamartoma. *Am J Dermatopathol.* 1985;7:223–229.

267. Bondi R, Urso C. Syringocystadenocarcinoma papilliferum. *Histopathology.* 1996;28:475–477.

268. Boni R, Xin H, Hohl D, et al. Syringocystadenoma papilliferum: a study of potential tumor suppressor genes. *Am J Dermatopathol.* 2001;23:87–89.

269. Bonilla-Musoles F, Monmeneu RM, Simon C, et al. Can the uterine cervix grow a moustache? *Eur J Gynaecol Oncol.* 1989;10:145–146.

270. Boniuk M, Zimmerman LE. Sebaceous carcinoma of the eyelid, eyebrow, caruncle, and orbit. *Trans Am Acad Ophthalmol Otolaryngol.* 1968;72:619–642.

271. Boniuk M, Zimmerman LE. Sebaceous carcinoma of the eyelid, eyebrow, caruncle and orbit. *Int Ophthalmol Clin.* 1972;12:225–257.

272. Boonchai W, Leenutaphong V. Familial presenile sebaceous gland hyperplasia. *J Am Acad Dermatol.* 1997;36:120–122.

273. Borczuk AC, Sha KK, Hisler SE, et al. Sebaceous carcinoma of the lung: histologic and immunohistochemical characterization of an unusual pulmonary neoplasm:

report of a case and review of the literature. *Am J Surg Pathol.* 2002;26:795–798.

274. Borel DM. Cutaneous basosquamous carcinoma. Review of the literature and report of 35 cases. *Arch Pathol.* 1973;95:293–297.

275. Borges VF, Keating JT, Nasser IA, et al. Clinicopathologic characterization of squamous-cell carcinoma arising from pilonidal disease in association with condylomata acuminatum in HIV-infected patients: report of two cases. *Dis Colon Rectum.* 2001;44:1873–1877.

276. Bornstein J, Kaufman RH, Adam E, et al. Paget's disease of the vulva: search for herpes simplex virus antigens and human papillomavirus antigen and DNA. *Gynecol Oncol.* 1988;31:384–388.

277. Boscaino A, Sapere P, De Rosa GD. Fibroadenoma of the vulva. Report of a case. *Pathologica.* 1996;88:444–446.

278. Boschnakow A, May T, Assaf C, et al. Ciclosporin A-induced sebaceous gland hyperplasia. *Br J Dermatol.* 2003;149:198–200.

279. Botha JB, Kahn LB. Aggressive chondroid syringoma. Report of a case in an unusual location and with local recurrence. *Arch Dermatol.* 1978;114:954–955.

280. Boudova L, Kazakov DV, Sima R, et al. Cutaneous lymphoid hyperplasia and other lymphoid infiltrates of the breast nipple: a retrospective clinicopathologic study of fifty-six patients. *Am J Dermatopathol.* 2005;27:375–386.

281. Bourrat E, Theodore-Lefebvre C, Beltzer-Garelly E, et al. [Multiple eccrine spiradenoma with Blaschko's lines distribution]. *Ann Dermatol Venereol.* 1992;119:897–898.

282. Bouthors J, Vantyghem MC, Manouvrier-Hanu S, et al. Phacomatosis pigmentokeratotica associated with hypophosphataemic rickets, pheochromocytoma and multiple basal cell carcinomas. *Br J Dermatol.* 2006;155:225–226.

283. Bovell DL, Corbett AD, Holmes S, et al. The absence of apoeccrine glands in the human axilla has disease pathogenetic implications, including axillary hyperhidrosis. *Br J Dermatol.* 2007;156:1278–1286.

284. Bowen AR, LeBoit PE. Fibroepithelioma of Pinkus is a fenestrated trichoblastoma. *Am J Dermatopathol.* 2005;27:149–154.

285. Bowen S, Gill M, Lee DA, et al. Mutations in the CYLD gene in Brooke-Spiegler syndrome, familial cylindromatosis, and multiple familial trichoepithelioma: lack of genotype-phenotype correlation. *J Invest Dermatol.* 2005;124:919–920.

286. Boxman IL, Berkhout RJ, Mulder LH, et al. Detection of human papillomavirus DNA in plucked hairs from renal transplant recipients and healthy volunteers. *J Invest Dermatol.* 1997;108:712–715.

287. Boxman IL, Russell A, Mulder LH, et al. Association between epidermodysplasia verruciformis-associated human papillomavirus DNA in plucked eyebrow hair and solar keratoses. *J Invest Dermatol.* 2001;117:1108–1112.

288. Boyd AS, Rapini RP. Cutaneous collision tumors. An analysis of 69 cases and review of the literature. *Am J Dermatopathol.* 1994;16:253–257.

289. Brainard JA, Hart WR. Proliferative epidermal lesions associated with anogenital Paget's disease. *Am J Surg Pathol.* 2000;24:543–552.

290. Brandt SM, Swistel AJ, Rosen PP. Secretory carcinoma in the axilla: probable origin from axillary skin appendage glands in a young girl. *Am J Surg Pathol.* 2009;33:950–953.

291. Branton PA, Tavassoli FA. Spindle cell epithelioma, the so-called mixed tumor of the vagina. A clinicopathologic, immunohistochemical, and ultrastructural analysis of 28 cases. *Am J Surg Pathol.* 1993;17:509–515.

292. Brasanac D, Boricic I, Todorovic V. Epidermotropic metastases from breast carcinoma showing different clinical and histopathological features on the trunk and on the scalp in a single patient. *J Cutan Pathol.* 2003;30:641–646.

293. Bratthauer GL, Lininger RA, Man YG, Tavassoli FA. Androgen and estrogen receptor mRNA status in apocrine carcinomas. *Diagn Mol Pathol.* 2002;11:113–118.

294. Braun-Falco M, Hein R, Ring J. [Cylindrospiradenomas in Brooke-Spiegler syndrome]. *Hautarzt.* 2001;52:1021–1025.

295. Breiting L, Dahlstrom K, Christensen L, et al. Primary mucinous carcinoma of the skin. *Am J Dermatopathol.* 2007;29:595–596.

296. Breiting L, Christensen L, Dahlstrom K, et al. Primary mucinous carcinoma of the skin: a population-based study. *Int J Dermatol.* 2008;47:242–245.

297. Bremnes RM, Kvamme JM, Stalsberg H, et al. Pilomatrix carcinoma with multiple metastases: report of a case and review of the literature. *Eur J Cancer.* 1999;35:433–437.

298. Brensinger JD, Laken SJ, Luce MC, et al. Variable phenotype of familial adenomatous polyposis in pedigrees with 3′ mutation in the APC gene. *Gut.* 1998;43:548–552.

299. Breuninger H, Schaumburg-Lever G, Holzschuh J, et al. Desmoplastic squamous cell carcinoma of skin and vermilion surface: a highly malignant subtype of skin cancer. *Cancer.* 1997;79:915–919.

300. Briscoe D, Mahmood S, Bonshek R, et al. Primary sebaceous carcinoma of the lacrimal gland. *Br J Ophthalmol.* 2001;85:625–626.

301. Broaddus RR, Lynch HT, Chen LM, et al. Pathologic features of endometrial carcinoma associated with HNPCC: a comparison with sporadic endometrial carcinoma. *Cancer.* 2006;106:87–94.

302. Brook-Carter PT, Peral B, Ward CJ, et al. Deletion of the TSC2 and PKD1 genes associated with severe infantile polycystic kidney disease–a contiguous gene syndrome. *Nat Genet.* 1994;8:328–332.

303. Brooke HG. Epithelioma adenoides cysticum. *Br J Dermatol.* 1892;4:270–285.

304. Brooke JD, Fitzpatrick JE, Golitz LE. Papillary mesenchymal bodies: a histologic finding useful in differentiating

trichoepitheliomas from basal cell carcinomas. *J Am Acad Dermatol.* 1989;21:523–528.

305. Brookes JL, Bentley C, Verma S, et al. Microcystic adnexal carcinoma masquerading as a chalazion. *Br J Ophthalmol.* 1998;82:196–197.

306. Brown AC, Crounse RG, Winkelmann RK. Generalized hair-follicle hamartoma, associated with alopecia, aminoacidura, and myasthenia gravis. *Arch Dermatol.* 1969;99:478–493.

307. Brown HM, Wilkinson EJ. Uroplakin-III to distinguish primary vulvar Paget disease from Paget disease secondary to urothelial carcinoma. *Hum Pathol.* 2002;33:545–548.

308. Brownstein MH, Helwig EB. Metastatic tumors of the skin. *Cancer.* 1972;29:1298–1307.

309. Brownstein MH, Fernando S, Shapiro L. Clear cell acanthoma: clinicopathologic analysis of 37 new cases. *Am J Clin Pathol.* 1973;59:306–311.

310. Brownstein MH, Helwig EB. Subcutaneous dermoid cysts. *Arch Dermatol.* 1973;107:237–239.

311. Brownstein MH, Shapiro L. Trichilemmoma. Analysis of 40 new cases. *Arch Dermatol.* 1973;107:866–869.

312. Brownstein MH, Shapiro L. Desmoplastic trichoepithelioma. *Cancer.* 1977;40:2979–2986.

313. Brownstein MH, Shapiro L. The pilosebaceous tumors. *Int J Dermatol.* 1977;16:340–352.

314. Brownstein MH, Wolf M, Bikowski JB. Cowden's disease: a cutaneous marker of breast cancer. *Cancer.* 1978;41:2393–2398.

315. Brownstein MH. Trichilemmal horn: cutaneous horn showing trichilemmal keratinization. *Br J Dermatol.* 1979;100:303–309.

316. Brownstein MH, Mehregan AH, Bikowski JB, et al. The dermatopathology of Cowden's syndrome. *Br J Dermatol.* 1979;100:667–673.

317. Brownstein MH. Trichilemmoma. Benign follicular tumor or viral wart? *Am J Dermatopathol.* 1980;2:229–231.

318. Brownstein MH, Arluk DJ. Proliferating trichilemmal cyst: a simulant of squamous cell carcinoma. *Cancer.* 1981;48:1207–1214.

319. Brownstein MH. Steatocystoma simplex. A solitary steatocystoma. *Arch Dermatol.* 1982;118:409–411.

320. Brownstein MH. Hybrid cyst: a combined epidermoid and trichilemmal cyst. *J Am Acad Dermatol.* 1983;9:872–875.

321. Brownstein MH. The genodermatopathology of adnexal tumors. *J Cutan Pathol.* 1984;11:457–465.

322. Brownstein MH, Phelps RG, Magnin PH. Papillary adenoma of the nipple: analysis of fifteen new cases. *J Am Acad Dermatol.* 1985;12:707–715.

323. Brownstein MH, Starink TM. Desmoplastic trichoepithelioma and intradermal nevus: a combined malformation. *J Am Acad Dermatol.* 1987;17:489–492.

324. Bryant J. Meibomian gland carcinoma seeding intracranial soft tissues. *Hum Pathol* 1977;8:455–457.

325. Bryant J. Fibroepithelioma of Pinkus overlying breast cancer. *Arch Dermatol.* 1985;121:310.

326. Brzustowicz LM, Farrell S, Khan MB, et al. Mapping of a new SGBS locus to chromosome Xp22 in a family with a severe form of Simpson-Golabi-Behmel syndrome. *Am J Hum Genet.* 1999;65:779–783.

327. Buchi ER, Peng Y, Eng AM, et al. Eccrine acrospiroma of the eyelid with oncocytic, apocrine and sebaceous differentiation. Further evidence for pluripotentiality of the adnexal epithelia. *Eur J Ophthalmol.* 1991;1:187–193.

328. Buckel TB, Helm KF, Ioffreda MD. Cystic basal cell carcinoma or hidrocytoma? The use of an excisional biopsy in a histopathologically challenging case. *Am J Dermatopathol.* 2004;26:67–69.

329. Bujas T, Pavic I, Lenicek T, et al. Axillary apocrine carcinoma associated with apocrine adenoma and apocrine gland hyperplasia. *Acta Dermatovenerol Croat.* 2007;15:148–151.

330. Bulliard C, Murali R, Maloof A, et al. Endocrine mucin-producing sweat gland carcinoma: report of a case and review of the literature. *J Cutan Pathol.* 2006;33:812–816.

331. Bullock JD, Fleishman JA, Rosset JS. Lacrimal ductal cysts. *Ophthalmology.* 1986;93:1355–1360.

332. Bulow C, Bulow S. Is screening for thyroid carcinoma indicated in familial adenomatous polyposis? The Leeds Castle Polyposis Group. *Int J Colorectal Dis.* 1997;12:240–242.

333. Bulow S, Bjork J, Christensen IJ, et al. Duodenal adenomatosis in familial adenomatous polyposis. *Gut.* 2004;53:381–386.

334. Bumgardner AC, Hsu S, Nunez-Gussman JK, et al. Trichoepitheliomas and eccrine spiradenomas with spiradenoma/cylindroma overlap. *Int J Dermatol.* 2005;44:415–417.

335. Burden PA, Gentry RH, Fitzpatrick JE. Piloleiomyoma arising in an organoid nevus: a case report and review of the literature. *J Dermatol Surg Oncol.* 1987;13:1213–1218.

336. Burg G, Schmockel C. Syringolymphoid hyperplasia with alopecia–a syringotropic cutaneous T-cell lymphoma? *Dermatology.* 1992;184:306–307.

337. Burg G, Wursch T, Fah J, et al. Eruptive hamartomatous clear-cell acanthomas. *Dermatology.* 1994;189:437–439.

338. Burg G, Kempf W, Hochli M, et al. 'Tubular' epithelioid cell nevus: a new variant of Spitz's nevus. *J Cutan Pathol.* 1998;25:475–478.

339. Burgdorf WH, Pitha J, Fahmy A. Muir-Torre syndrome. Histologic spectrum of sebaceous proliferations. *Am J Dermatopathol.* 1986;8:202–208.

340. Burger PC, Scheithauer BW. *Tumors of the Central Nervous System. AFIP Atlas of Tumor Pathology.* 4th series. Fascicle 7. Washington, DC: Armed Forced Institute of Pathology; 2007.

341. Burger RA, Marcuse PM. Fibroadenoma of vulva. *Am J Clin Pathol.* 1954;24:965–980.

342. Burket JM, Burket BJ, Burket DA. Eyelid cysts, hypodontia, and hypotrichosis. *J Am Acad Dermatol.* 1984;10:922–925.

343. Burket JM, Zelickson AS. Tubular apocrine adenoma with perineural invasion. *J Am Acad Dermatol.* 1984;11: 639–642.

344. Burkhalter A, White WL. Malignant melanoma in situ colonizing basal cell carcinoma. A simulator of invasive melanoma. *Am J Dermatopathol.* 1997;19:303–307.

345. Burrows NP, Jones RR, Smith NP. The clinicopathological features of familial cylindromas and trichoepitheliomas (Brooke-Spiegler syndrome): a report of two families. *Clin Exp Dermatol.* 1992;17:332–336.

346. Burt RW, Bishop DT, Lynch HT, et al. Risk and surveillance of individuals with heritable factors for colorectal cancer. WHO Collaborating Centre for the Prevention of Colorectal Cancer. *Bull World Health Organ.* 1990;68:655–665.

347. Burt RW, Leppert MF, Slattery ML, et al. Genetic testing and phenotype in a large kindred with attenuated familial adenomatous polyposis. *Gastroenterology.* 2004;127:444–451.

348. Busam KJ, Halpern A, Marghoob AA. Malignant melanoma metastatic to a basal cell carcinoma simulating the pattern of a basomelanocytic tumor. *Am J Surg Pathol.* 2006;30:133–136.

349. Buselmeier TJ, Uecker JH. Invasive basal cell carcinoma with metaplastic bone formation associated with a long-standing dermatofibroma. *J Cutan Pathol.* 1979;6:496–500.

350. Butnor KJ, Guinee DG Jr. Pleuropulmonary pathology of Birt-Hogg-Dube syndrome. *Am J Surg Pathol.* 2006;30:395–399.

351. Cabral ES, Auerbach A, Killian JK, et al. Distinction of benign sebaceous proliferations from sebaceous carcinomas by immunohistochemistry. *Am J Dermatopathol.* 2006;28:465–471.

352. Cabral ES, Cassarino DS. Desmoplastic tricholemmoma of the eyelid misdiagnosed as sebaceous carcinoma: a potential diagnostic pitfall. *J Cutan Pathol.* 2007;34(Suppl 1): 22–25.

353. Cahuzac P, Hermier C, Thivolet J. [Premalignant fibroepithelial tumors of Pinkus and previous irradiation: report of a survey of 20 patients]. *Ann Dermatol Venereol.* 1982;109:355–357.

354. Cai YC, Banner B, Glickman J, et al. Cytokeratin 7 and 20 and thyroid transcription factor 1 can help distinguish pulmonary from gastrointestinal carcinoid and pancreatic endocrine tumors. *Hum Pathol.* 2001;32:1087–1093.

355. Calonje E, Brenn T, Lazar AJ, et al. *McKee's Pathology of the Skin.* Philadelphia, PA: Elsevier; 2011.

356. Calonje E, Guerin D, McCormick D, et al. Superficial angiomyxoma: clinicopathologic analysis of a series of distinctive but poorly recognized cutaneous tumors with tendency for recurrence. *Am J Surg Pathol.* 1999;23:910–917.

357. Camarasa JG, Calderon P, Moreno A. Familial multiple trichodiscomas. *Acta Derm Venereol.* 1988;68:163–165.

358. Cambiaghi S, Ermacora E, Brusasco A, et al. Multiple pilomatricomas in Rubinstein-Taybi syndrome: a case report. *Pediatr Dermatol.* 1994;11:21–25.

359. Cambiaghi S, Gelmetti C. Bohn's nodules. *Int J Dermatol.* 2005;44:753–754.

360. Cambiaghi S, Gianotti R, Caputo R. Widespread porokeratotic eccrine ostial and dermal duct nevus along Blaschko lines. *Pediatr Dermatol.* 2007;24:162–167.

361. Cameselle-Teijeiro J, Alfonsin-Barreiro N, Allegue F, et al. Apocrine carcinoma with signet ring cells and histiocytoid features. A potentially confusing axillary tumor. *Pathol Res Pract.* 1997;193:713–720; discussion 721–722.

362. Cameselle-Teijeiro J, Chan JK. Cribriform-morular variant of papillary carcinoma: a distinctive variant representing the sporadic counterpart of familial adenomatous polyposis-associated thyroid carcinoma? *Mod Pathol.* 1999;12:400–411.

363. Camisa C. Accessory breast on the posterior thigh of a man. *J Am Acad Dermatol.* 1980;3:467–469.

364. Campbell JP, Solomon AR Jr, Woo TY. Apocrine cystadenoma arising in a nevus sebaceus of Jadassohn. *Cutis.* 1984;34:510–512.

365. Campbell WG Jr, Priest RE, Weathers DR. Characterization of two types of crystalloids in pleomorphic adenomas of minor salivary glands. A light-microscopic, electron-microscopic, and histochemical study. *Am J Pathol.* 1985;118:194–202.

366. Cankar V, Crowley H. Tumors of ceruminous glands: a clinicopathological study of 7 cases. *Cancer.* 1964;17: 67–75.

367. Capelle LG, Van Grieken NC, Lingsma HF, et al. Risk and epidemiological time trends of gastric cancer in Lynch syndrome carriers in the Netherlands. *Gastroenterology.* 2010;138:487–492.

368. Caputo V, Colombi R, Ribotta M, et al. Cutaneous squamous cell carcinoma with mucinous metaplasia on the sole associated with high-risk human papillomavirus type 18. *Am J Dermatopathol.* 2011;33:317–322.

369. Carcangiu ML, Radice P, Casalini P, et al. Lynch syndrome-related endometrial carcinomas show a high frequency of nonendometrioid types and of high FIGO grade endometrioid types. *Int J Surg Pathol.* 2010;18:21–26.

370. Carcangiu ML, Zampi G, Pupi A, et al. Papillary carcinoma of the thyroid. A clinicopathologic study of 241 cases treated at the University of Florence, Italy. *Cancer.* 1985;55:805–828.

371. Cardoso R, Freitas JD, Reis JP, et al. Median raphe cyst of the penis. *Dermatol Online J.* 2005;11:37.

372. Carlson JA, Healy K, Slominski A, et al. Melanocytic matricoma: a report of two cases of a new entity. *Am J Dermatopathol.* 1999;21:344–349.

373. Carlson JA, Rohwedder A, Daulat S, et al. Detection of human papillomavirus type 10 DNA in eccrine syringofibroadenomatosis occurring in Clouston's syndrome. *J Am Acad Dermatol.* 1999;40:259–262.

374. Carlson JA, Cribier B, Nuovo G, et al. Epidermodysplasia verruciformis-associated and genital-mucosal high-risk

human papillomavirus DNA are prevalent in nevus sebaceus of Jadassohn. *J Am Acad Dermatol.* 2008;59:279–294.

375. Carlson RM, Haddad L, Pui JC. Brooke-Spiegler syndrome with associated pegged teeth. *Cutis.* 2008;82:345–349.

376. Carlsten JR, Lewis MD, Saddler K, et al. Spiradenocylindrocarcinoma: a malignant hybrid tumor. *J Cutan Pathol.* 2005;32:166–171.

377. Carney JA, Gordon H, Carpenter PC, et al. The complex of myxomas, spotty pigmentation, and endocrine overactivity. *Medicine (Baltimore).* 1985;64:270–283.

378. Carney JA, Headington JT, Su WP. Cutaneous myxomas. A major component of the complex of myxomas, spotty pigmentation, and endocrine overactivity. *Arch Dermatol.* 1986;122:790–798.

379. Carney JA, Hruska LS, Beauchamp GD, et al. Dominant inheritance of the complex of myxomas, spotty pigmentation, and endocrine overactivity. *Mayo Clin Proc.* 1986;61:165–172.

380. Carney JA. The complex of myxomas, spotty pigmentation, and endocrine overactivity. *Arch Intern Med.* 1987;147:418–419.

381. Carney JA. Psammomatous melanotic schwannoma. A distinctive, heritable tumor with special associations, including cardiac myxoma and the Cushing syndrome. *Am J Surg Pathol.* 1990;14:206–222.

382. Carney JA, Stratakis CA. Epithelioid blue nevus and psammomatous melanotic schwannoma: the unusual pigmented skin tumors of the Carney complex. *Semin Diagn Pathol.* 1998;15:216–224.

383. Carney JA, Boccon-Gibod L, Jarka DE, et al. Osteochondromyxoma of bone: a congenital tumor associated with lentigines and other unusual disorders. *Am J Surg Pathol.* 2001;25:164–176.

384. Carr RA, Taibjee SM, Sanders DSA. Basaloid skin tumours: basal cell carcinoma. *Curr Diagn Pathol.* 2007;13:252–272.

385. Carreras B Jr, Lopez-Marin I Jr, Mellado VG, et al. Trichofolliculoma of the eyelid. *Br J Ophthalmol.* 1981;65:214–215.

386. Carson HJ, Gattuso P, Raslan WF, et al. Mucinous carcinoma of the eyelid. An immunohistochemical study. *Am J Dermatopathol.* 1995;17:494–498.

387. Carson HJ, Massa M, Reddy V. Sebaceous gland hyperplasia of the penis. *J Urol.* 1996;156:1441.

388. Carter E, Dyess DL. Infiltrating syringomatous adenoma of the nipple: a case report and 20-year retrospective review. *Breast J.* 2004;10:443–447.

389. Carter JE, Mizell KN, Tucker JA. Mammary-type fibroepithelial neoplasms of the vulva: a case report and review of the literature. *J Cutan Pathol.* 2008;35:246–249.

390. Cascajo CD, Reichel M, Sanchez JL. Malignant neoplasms associated with seborrheic keratoses. An analysis of 54 cases. *Am J Dermatopathol.* 1996;18:278–282.

391. Casey M, Mah C, Merliss AD, et al. Identification of a novel genetic locus for familial cardiac myxomas and Carney complex. *Circulation.* 1998;98:2560–2566.

392. Cassarino DS, Linden KG, Barr RJ. Cutaneous keratocyst arising independently of the nevoid basal cell carcinoma syndrome. *Am J Dermatopathol.* 2005;27:177–178.

393. Cassarino DS, Derienzo DP, Barr RJ. Cutaneous squamous cell carcinoma: a comprehensive clinicopathologic classification–part two. *J Cutan Pathol.* 2006;33:261–279.

394. Castelli E, Wollina U, Anzarone A, et al. Extramammary Paget disease of the axilla associated with comedo-like apocrine carcinoma in situ. *Am J Dermatopathol.* 2002;24:351–357.

395. Castori M, Ruggieri S, Giannetti L, et al. Schopf-Schulz-Passarge syndrome: further delineation of the phenotype and genetic considerations. *Acta Derm Venereol.* 2008;88:607–612.

396. Castori M, Castiglia D, Passarelli F, et al. Bazex-Dupre-Christol syndrome: an ectodermal dysplasia with skin appendage neoplasms. *Eur J Med Genet.* 2009;52:250–255.

397. Castro CY, Deavers M. Ductal carcinoma in-situ arising in mammary-like glands of the vulva. *Int J Gynecol Pathol.* 2001;20:277–283.

398. Catalano PM, Ioannides G. Areolar sebaceous hyperplasia. *J Am Acad Dermatol.* 1985;13:867–868.

399. Caux F, Plauchu H, Chibon F, et al. Segmental overgrowth, lipomatosis, arteriovenous malformation and epidermal nevus (SOLAMEN) syndrome is related to mosaic PTEN nullizygosity. *Eur J Hum Genet.* 2007;15:767–773.

400. Cawley EP, Hsu YT, Sturgill BC, et al. Lipofuscin ("wear and tear pigment") in human sweat glands. *J Invest Dermatol.* 1973;61:105–107.

401. Cazers JS, Okun MR, Pearson SH. Pigmented calcifying epithelioma. Review and presentation of a case with unusual features. *Arch Dermatol.* 1974;110:773–774.

402. Ceballos PI, Penneys NS, Acosta R. Aggressive digital papillary adenocarcinoma. *J Am Acad Dermatol.* 1990;23:331–334.

403. Cerio R, Rao BK, Spaull J, et al. An immunohistochemical study of fibrous papule of the nose: 25 cases. *J Cutan Pathol.* 1989;16:194–198.

404. Cerio R, Jones EW. Factor XIIIa positivity in fibrous papule. *J Am Acad Dermatol.* 1990;22:138–139.

405. Cerio R, Spaull J, Oliver GF, et al. A study of factor XIIIa and MAC 387 immunolabeling in normal and pathological skin. *Am J Dermatopathol.* 1990;12:221–233.

406. Cesinaro AM, Migaldi M, Corrado S, et al. Expression of p27kip1 in basal cell carcinomas and trichoepitheliomas. *Am J Dermatopathol.* 2002;24:313–318.

407. Cesinaro AM, Ubiali A, Sighinolfi P, et al. Mismatch repair proteins expression and microsatellite instability in skin lesions with sebaceous differentiation: a study in different clinical subgroups with and without extracutaneous cancer. *Am J Dermatopathol.* 2007;29:351–358.

408. Cesinaro AM, Rusev BC, Kutzner H. Fibrofolliculoma with ancient/pseudosarcomatous features. *J Cutan Pathol.* 2010;37:987–990.

409. Cetta F, Montalto G, Gori M, et al. Germline mutations of the APC gene in patients with familial adenomatous polyposis-associated thyroid carcinoma: results from a European cooperative study. *J Clin Endocrinol Metab.* 2000;85:286–292.

410. Chamberlain RS, Huber K, White JC, et al. Apocrine gland carcinoma of the axilla: review of the literature and recommendations for treatment. *Am J Clin Oncol.* 1999; 22:131–135.

411. Chamlian DL, Taylor HB. Primary carcinoma of Bartholin's gland. A report of 24 patients. *Obstet Gynecol.* 1972;39: 489–494.

412. Chan EF, Gat U, McNiff JM, et al. A common human skin tumour is caused by activating mutations in beta-catenin. *Nat Genet.* 1999;21:410–413.

413. Chan EF. Pilomatricomas contain activating mutations in beta-catenin. *J Am Acad Dermatol.* 2000;43:701–702.

414. Chan JK, Rosai J. Tumors of the neck showing thymic or related branchial pouch differentiation: a unifying concept. *Hum Pathol.* 1991;22:349–367.

415. Chanda JJ. Extramammary Paget's disease: prognosis and relationship to internal malignancy. *J Am Acad Dermatol.* 1985;13:1009–1014.

416. Chandler WM, Bosenberg MW. Autoimmune acrosyringitis with ductal cysts: reclassification of case of eruptive syringoma. *J Cutan Pathol.* 2009;12:1312–1315.

417. Chang CH, Liao YL, Hong HS. Cutaneous metastasis from adenoid cystic carcinoma of the parotid gland. *Dermatol Surg.* 2003;29:775–779.

418. Chang SE, Ahn SJ, Choi JH, et al. Primary adenoid cystic carcinoma of skin with lung metastasis. *J Am Acad Dermatol.* 1999;40:640–642.

419. Chang SE, Choi JH, Sung KJ, et al. A case of juvenile xanthogranuloma arising on a nevus sebaceus. *Am J Dermatopathol.* 2001;23:347–350.

420. Charfi S, Sevestre H, Dumont F, et al. Atypical apocrine proliferation involving anogenital mammary-like glands of the perianal region. *J Cutan Pathol.* 2009;36(Suppl 1): 52–55.

421. Charlton RE. A melanomatous carcinoma. A case report and commentary. *Am J Dermatopathol.* 1984;6(Suppl): 221–229.

422. Chastain MA, Millikan LE. Pilomatrix dysplasia in an immunosuppressed patient. *J Am Acad Dermatol.* 2000;43: 118–122.

423. Chaturvedi A, Padel A. Tubulo-squamous polyp of the vagina with sebaceous glands: novel features in an uncommon recently described entity. *Int J Gynecol Pathol.* 2010; 29:494–496.

424. Chaudhry IH, Calonje E. Dermal non-neural granular cell tumour (so-called primitive polypoid granular cell tumour): a distinctive entity further delineated in a clinicopathological study of 11 cases. *Histopathology.* 2005;47: 179–185.

425. Chaudhry IH, Zembowicz A. Adnexal clear cell carcinoma with comedonecrosis: clinicopathologic analysis of 12 cases. *Arch Pathol Lab Med.* 2007;131:1655–1664.

426. Cheadle JP, Reeve MP, Sampson JR, et al. Molecular genetic advances in tuberous sclerosis. *Hum Genet.* 2000; 107:97–114.

427. Chen J, Futami K, Petillo D, et al. Deficiency of FLCN in mouse kidney led to development of polycystic kidneys and renal neoplasia. *PLoS One.* 2008;3:e3581.

428. Chen KT, Taylor DR Jr. Pilomatrix carcinoma. *J Surg Oncol.* 1986;33:112–114.

429. Chen KT. Pigmented apocrine hamartoma of the vulva: a report of two cases. *Int J Gynecol Pathol.* 2005;24:85–87.

430. Chen S, Palay D, Templeton SF. Familial eccrine syringofibroadenomatosis with associated ophthalmologic abnormalities. *J Am Acad Dermatol.* 1998;39:356–358.

431. Chen YH, Wong TW, Lee JY. Depigmented genital extramammary Paget's disease: a possible histogenetic link to Toker's clear cells and clear cell papulosis. *J Cutan Pathol.* 2001;28:105–108.

432. Cherian P, Beer TW. Clear cell change in eccrine glands is not associated with diabetes. *Am J Dermatopathol.* 2010; 32:56–60.

433. Chetty R, Serra S, Hsieh E. Basaloid squamous carcinoma of the anal canal with an adenoid cystic pattern: histologic and immunohistochemical reappraisal of an unusual variant. *Am J Surg Pathol.* 2005;29:1668–1672.

434. Chhibber V, Lyle S, Mahalingam M. Ductal eccrine carcinoma with squamous differentiation: apropos a case. *J Cutan Pathol.* 2007;34:503–507.

435. Chi AC, Haigney RJ 2nd, Spagnoli DB, et al. Papillary synovial metaplasia-like change in oral mucoceles: a rare and previously undescribed histopathologic variant of a common oral lesion. *Oral Surg Oral Med Oral Pathol Oral Radiol Endod.* 2010;109:268–273.

436. Chi SG, Kim HJ, Park BJ, et al. Mutational abrogation of the PTEN/MMAC1 gene in gastrointestinal polyps in patients with Cowden disease. *Gastroenterology.* 1998;115:1084–1089.

437. Chiang C, Swan RZ, Grachtchouk M, et al. Essential role for Sonic hedgehog during hair follicle morphogenesis. *Dev Biol.* 1999;205:1–9.

438. Chiang YY, Tsai HH, Lee WR, et al. Clear cell fibrous papule: report of a case mimicking a balloon cell nevus. *J Cutan Pathol.* 2009;36:381–384.

439. Chiarelli SM, Onnis GL. Pilo-sebaceous structures in the uterine cervix: case report. *Clin Exp Obstet Gynecol.* 1981;8:15–17.

440. Chiba H, Kazama T, Takenouchi T, et al. Two cases of vulval pigmented extramammary Paget's disease: histochemical and immunohistochemical studies. *Br J Dermatol.* 2000;142:1190–1194.

441. Chien AJ, Asgari M, Argenyi ZB. Eccrine angiomatous hamartoma with elements of an arterio-venous

malformation: a newly recognized variant. *J Cutan Pathol.* 2006;33:433–436.

442. Chievitz JH. Beiträge zur Entwicklungsgeschichte der Speicheldruesen. *Arch Anat Physiol.* 1885;9:401–436.

443. Chiller K, Passaro D, Scheuller M, et al. Microcystic adnexal carcinoma: forty-eight cases, their treatment, and their outcome. *Arch Dermatol.* 2000;136:1355–1359.

444. Chilukuri S, Page R, Reed JA, et al. Ectopic extramammary Paget's disease arising on the cheek. *Dermatol Surg.* 2002;28:430–433.

445. Chimelli L, Gadelha MR, Une K, et al. Intra-sellar salivary gland-like pleomorphic adenoma arising within the wall of a Rathke's cleft cyst. *Pituitary.* 2000;3:257–261.

446. Chinoy RF, Soman CS, Swaroop D, et al. Extragonadal malignant teratoma of the foot. *Indian J Cancer.* 1992; 29:96–99.

447. Chiu HH, Lan CC, Wu CS, et al. A single lesion showing features of pigmented eccrine poroma and poroid hidradenoma. *J Cutan Pathol.* 2008;35:861–865.

448. Cho KR, Epstein JI. Metastatic prostatic carcinoma to supradiaphragmatic lymph nodes. A clinicopathologic and immunohistochemical study. *Am J Surg Pathol.* 1987; 11:457–463.

449. Cho S, Chang SE, Choi JH, et al. Clinical and histologic features of 64 cases of steatocystoma multiplex. *J Dermatol.* 2002;29:152–156.

450. Choi CW, Park HS, Kim YK, et al. Elastic fiber staining and cytokeratin 15 expression pattern in trichoepithelioma and basal cell carcinoma. *J Dermatol.* 2008;35: 499–502.

451. Choi HR, Batsakis JG, Callender DL, et al. Molecular analysis of chromosome 16q regions in dermal analogue tumors of salivary glands: a genetic link to dermal cylindroma? *Am J Surg Pathol.* 2002;26:778–783.

452. Choi SW, Woo HJ, Rho KY, et al. Calcification in the apocrine glands of naevus sebaceus. *Br J Dermatol.* 2000;142:1241–1242.

453. Choi YD, Cho NH, Park YS, et al. Lymphovascular and marginal invasion as useful prognostic indicators and the role of c-erbB-2 in patients with male extramammary Paget's disease: a study of 31 patients. *J Urol.* 2005;174: 561–565.

454. Choonhakarn C, Meesingha A. Multiple hereditary infundibulocystic basal cell carcinomas: a distinctive genodermatosis. *Br J Dermatol.* 2006;154:1007–1010.

455. Chou PC, Chang YJ. Prognostic factors for mental retardation in patients with tuberous sclerosis complex. *Acta Neurol Taiwan.* 2004;13:10–13.

456. Chou SC, Lin SL, Tseng HH. Malignant eccrine spiradenoma: a case report with pulmonary metastasis. *Pathol Int.* 2004;54:208–212.

457. Chow WC, Cockerell CJ, Geronemus RG. Microcystic adnexal carcinoma of the scalp. *J Dermatol Surg Oncol.* 1989;15:768–771.

458. Christie DB, Woog JJ, Lahav M. Combined dacryops with underlying benign mixed cell tumor of the lacrimal gland. *Am J Ophthalmol.* 1995;119:97–99.

459. Chuang YH, Hong HS, Kuo TT. Multiple pigmented follicular cysts of the vulva successfully treated with CO_2 laser: case report and literature review. *Dermatol Surg.* 2004;30:1261–1264.

460. Chulia MT, Paya A, Niveiro M, et al. Phyllodes tumor in ectopic breast tissue of the vulva. *Int J Surg Pathol.* 2001;9:81–83.

461. Chumas JC, Scully RE. Sebaceous tumors arising in ovarian dermoid cysts. *Int J Gynecol Pathol.* 1991;10:356–363.

462. Chung DC, Rustgi AK. The hereditary nonpolyposis colorectal cancer syndrome: genetics and clinical implications. *Ann Intern Med.* 2003;138:560–570.

463. Chung JY, Ramos-Caro FA, Beers B, et al. Multiple lipomas, angiolipomas, and parathyroid adenomas in a patient with Birt-Hogg-Dube syndrome. *Int J Dermatol.* 1996;35:365–367.

464. Chung-Park M, Zheng Liu C, Giampoli EJ, et al. Mucinous adenocarcinoma of ectopic breast tissue of the vulva. *Arch Pathol Lab Med.* 2002;126:1216–1218.

465. Cibull TL, Thomas AB, Badve S, et al. Sebaceous carcinoma of the nipple. *J Cutan Pathol.* 2008;35:608–610.

466. Cigliano B, Baltogiannis N, De Marco M, et al. Pilomatricoma in childhood: a retrospective study from three European paediatric centres. *Eur J Pediatr.* 2005;164:673–677.

467. Civatte J, Tsoitis G, Preaux J. [Apocrine nevus. Study of 2 cases]. *Ann Dermatol Syphiligr (Paris).* 1974;101:251–261.

468. Civatte J, Belaich S, Lauret P. [Tubular apocrine adenoma (4 cases) (author's transl)]. *Ann Dermatol Venereol.* 1979; 106:665–669.

469. Clark SK, Neale KF, Landgrebe JC, et al. Desmoid tumours complicating familial adenomatous polyposis. *Br J Surg.* 1999;86:1185–1189.

470. Clarke J, Ioffreda M, Helm KF. Multiple familial trichoepitheliomas: a folliculosebaceous-apocrine genodermatosis. *Am J Dermatopathol.* 2002;24:402–405.

471. Clarke LE, Ioffreda M, Abt AB. Eccrine syringofibroadenoma arising in peristomal skin: a report of two cases. *Int J Surg Pathol.* 2003;11:61–63.

472. Clarke LE, Seykora JT. Primary cutaneous adenomyoepithelioma. *J Cutan Pathol.* 2007;34:654–657.

473. Claudy AL, Garcier F, Kanitakis J. Eccrine porocarcinoma. Ultrastructural and immunological study. *J Dermatol.* 1984;11:282–286.

474. Clement CI, Genge J, O'Donnell BA, et al. Orbital and periorbital microcystic adnexal carcinoma. *Ophthal Plast Reconstr Surg.* 2005;21:97–102.

475. Clement PB, Young RH, Azzopardi JG. Collagenous spherulosis of the breast. *Am J Surg Pathol.* 1987;11: 411–417.

476. Clement PB. The pathology of endometriosis: a survey of the many faces of a common disease emphasizing

diagnostic pitfalls and unusual and newly appreciated aspects. *Adv Anat Pathol.* 2007;14:241–260.

477. Coburn JG, Smith JL. Hidroacanthoma simplex; an assessment of a selected group of intraepidermal basal cell epitheliomata and of their malignant homologues. *Br J Dermatol.* 1956;68:400–418.

478. Coburn V, Radfar A, Snook D, et al. Cutaneous oncocytoma – a report of three cases and review of the literature. *J Cutan Pathol.* 2007;34:355–359.

479. Coffin CM, Hornick JL, Zhou H, et al. Gardner fibroma: a clinicopathologic and immunohistochemical analysis of 45 patients with 57 fibromas. *Am J Surg Pathol.* 2007;31:410–416.

480. Coghill SB, Tyler X, Shaxted EJ. Benign mucinous metaplasia of the vulva. *Histopathology.* 1990;17:373–375.

481. Cohen MM Jr, Turner JT, Biesecker LG. Proteus syndrome: misdiagnosis with PTEN mutations. *Am J Med Genet A.* 2003;122A:323–324.

482. Cohen PR, Kohn SR, Kurzrock R. Association of sebaceous gland tumors and internal malignancy: the Muir-Torre syndrome. *Am J Med.* 1991;90:606–613.

483. Cohen RE, Zaim MT. Signet-ring clear-cell basal cell carcinoma. *J Cutan Pathol.* 1988;15:183–187.

484. Cohn ML, Callender DL, El-Naggar AK. Sebaceous carcinoma ex-pleomorphic adenoma: a rare phenotypic occurrence. *Ann Diagn Pathol.* 2004;8:224–226.

485. Cold CJ, Taylor JR. The prepuce. *BJU Int.* 1999;83(Suppl 1):34–44.

486. Cole P, Kaufman Y, Dishop M, et al. Giant, congenital folliculosebaceous cystic hamartoma: a case against a pathogenetic relationship with trichofolliculoma. *Am J Dermatopathol.* 2008;30:500–503.

487. Collina G, Quarto F, Eusebi V. Trabecular carcinoid of the skin with cellular stroma. *Am J Dermatopathol.* 1988;10:430–435.

488. Collina G, Eusebi V, Capella C, et al. Merkel cell differentiation in trichoblastoma. *Virchows Arch.* 1998;433:291–296.

489. Collins GL, Somach S, Morgan MB. Histomorphologic and immunophenotypic analysis of fibrofolliculomas and trichodiscomas in Birt-Hogg-Dube syndrome and sporadic disease. *J Cutan Pathol.* 2002;29:529–533.

490. Collins GL, Somach S, Morgan MB. CD-34-reactive trichodiscoma. *J Cutan Pathol.* 2006;33:709.

491. Collins RJ, Yu HC. Pleomorphic adenoma of the external auditory canal. An immunohistochemical and ultrastructural study. *Cancer.* 1989;64:870–875.

492. Colomb D, Drevon JP, Kirkorian M, et al. [The carcinogenic role of earlier x-ray irradiation of multiple epitheliomas of the back. Critical study of 15 personal cases]. *Ann Dermatol Venereol.* 1985;112:13–19.

493. Colomb D, Ducros B, Boussuge N. [Bazex, Dupre and Christol syndrome. Apropos of a case with prolymphocytic leukemia]. *Ann Dermatol Venereol.* 1989;116:381–387.

494. Combemale P, Kanitakis J, Dupin N, et al. Multiple Moll's gland cysts (apocrine hidrocystomas) of the eyelids. *Dermatology.* 1997;194:195–196.

495. Compagno J, Wong RT. Intranasal mixed tumors (pleomorphic adenomas): a clinicopathologic study of 40 cases. *Am J Clin Pathol.* 1977;68:213–218.

496. Conde-Taboada A, De la Torre C, Mayo E, et al. Unilateral areolar sebaceous hyperplasia in a male. *J Eur Acad Dermatol Venereol* 2007;21:120–121.

497. Conlin PA, Mira JL, Graham SC, et al. Ceruminous gland adenoid cystic carcinoma with contralateral metastasis to the brain. *Arch Pathol Lab Med.* 2002;126:87–89.

498. Constant E, Leahy MS. Sebaceous cell carcinoma. *Plast Reconstr Surg* 1968;41:433–437.

499. Constantinescu MB, Chan JB, Cassarino DS. Chondroid syringoma with tyrosine crystals: case report and review of the literature. *Am J Dermatopathol.* 2010;32:171–174.

500. Contreras F, Rodriguez-Peralto JL, Palacios J, et al. Verrucous carcinoma of the skin associated with syringadenoma papilliferum: a case report. *J Cutan Pathol.* 1987;14:238–241.

501. Contreras MA, Costello MJ. Steatocystoma multiplex with embryonal hair formation; case presentation and consideration of pathogenesis. *AMA Arch Derm.* 1957;76:720–725.

502. Cook CA, Lund BA, Carney JA. Mucocutaneous pigmented spots and oral myxomas: the oral manifestations of the complex of myxomas, spotty pigmentation, and endocrine overactivity. *Oral Surg Oral Med Oral Pathol.* 1987;63:175–183.

503. Cooper PH, Fechner RE. Pilomatricoma-like changes in the epidermal cysts of Gardner's syndrome. *J Am Acad Dermatol.* 1983;8:639–644.

504. Cooper PH, Adelson GL, Holthaus WH. Primary cutaneous adenoid cystic carcinoma. *Arch Dermatol.* 1984;120:774–777.

505. Cooper PH, Frierson HF. Papillary eccrine adenoma. *Arch Pathol Lab Med.* 1984;108:55–57.

506. Cooper PH, Mills SE. Microcystic adnexal carcinoma. *J Am Acad Dermatol.* 1984;10:908–914.

507. Cooper PH, Frierson HF Jr, Morrison AG. Malignant transformation of eccrine spiradenoma. *Arch Dermatol.* 1985;121:1445–1448.

508. Cooper PH, Mills SE, Leonard DD, et al. Sclerosing sweat duct (syringomatous) carcinoma. *Am J Surg Pathol.* 1985;9:422–433.

509. Cooper PH. Mitotic figures in sweat gland adenomas. *J Cutan Pathol.* 1987;14:10–14.

510. Corredor F, Cohen PR, Tschen JA. Syringomatous changes of eccrine sweat ducts associated with prurigo nodularis. *Am J Dermatopathol.* 1998;20:296–301.

511. Coskey RJ, Mehregan AH. Metaplastic bone formation in an organoid nevus. *Arch Dermatol.* 1970;102:233.

512. Coskey RJ, Mehregan AH, Hashimoto K. Porokeratotic eccrine duct and hair follicle nevus. *J Am Acad Dermatol.* 1982;6:940–943.

513. Cosman BC. Bilateral accessory tragus. *Cutis.* 1993;51:199–200.

514. Costache M, Bresch M, Boer A. Desmoplastic trichoepithelioma versus morphoeic basal cell carcinoma: a critical reappraisal of histomorphological and immunohistochemical criteria for differentiation. *Histopathology.* 2008;52:865–876.

515. Costello LC, Hartman TE, Ryu JH. High frequency of pulmonary lymphangioleiomyomatosis in women with tuberous sclerosis complex. *Mayo Clin Proc.* 2000;75:591–594.

516. Cotton DW, Braye SG. Dermal cylindromas originate from the eccrine sweat gland. *Br J Dermatol.* 1984;111:53–61.

517. Cotton DW. Immunohistochemical staining of normal sweat glands. *Br J Dermatol.* 1986;114:441–449.

518. Cotton DW, Slater DN, Rooney N, et al. Giant vascular eccrine spiradenomas: a report of two cases with histology, immunohistology and electron microscopy. *Histopathology.* 1986;10:1093–1099.

519. Covello SP, Smith FJ, Sillevis Smitt JH, et al. Keratin 17 mutations cause either steatocystoma multiplex or pachyonychia congenita type 2. *Br J Dermatol.* 1998;139:475–480.

520. Cowley GP, Gallimore A. Malignant melanoma metastasising to a basal cell carcinoma. *Histopathology.* 1996;29:469–470.

521. Coyne JD, Fitzgibbon JF. Mixed syringocystadenoma papilliferum and papillary eccrine adenoma occurring in a scrotal condyloma. *J Cutan Pathol.* 2000;27:199–201.

522. Coyne JD, Dervan PA, Barr L, et al. Mixed apocrine/endocrine ductal carcinoma in situ of the breast coexistent with lobular carcinoma in situ. *J Clin Pathol.* 2001;54:70–73.

523. Cozzutto C, Stracca-Pansa V, Salano F. Renal dysplasia of the sacral region: metanephric dysplastic hamartoma of the sacral region. *Virchows Arch A Pathol Anat Histopathol.* 1983;402:99–106.

524. Craigen WJ, Levy ML, Lewis RA. Schopf-Schulz-Passarge syndrome with an unusual pattern of inheritance. *Am J Med Genet.* 1997;71:186–188.

525. Crain RC, Helwig EB. Dermal cylindroma (dermal eccrine cylindroma). *Am J Clin Pathol.* 1961;35:504–515.

526. Cramer SF, Gnepp DR, Kiehn CL, et al. Sebaceous differentiation in adenoid cystic carcinoma of the parotid gland. *Cancer.* 1980;46:1405–1410.

527. Cramer SF, Heggeness LM. Signet-ring squamous cell carcinoma. *Am J Clin Pathol.* 1989;91:488–491.

528. Cramers M. Trichoepithelioma multiplex and dystrophia unguis congenita: a new syndrome? *Acta Derm Venereol.* 1981;61:364–365.

529. Cribier B, Grosshans E. Tumor of the follicular infundibulum: a clinicopathologic study. *J Am Acad Dermatol.* 1995;33:979–984.

530. Cribier B, Asch PH, Regnier C, et al. Expression of human hair keratin basic 1 in pilomatrixoma. A study of 128 cases. *Br J Dermatol.* 1999;140:600–604.

531. Cribier B, Scrivener Y, Grosshans E. Tumors arising in nevus sebaceus: a study of 596 cases. *J Am Acad Dermatol.* 2000;42:263–268.

532. Cribier B, Scrivener Y, Grosshans E. Molluscum contagiosum: histologic patterns and associated lesions. A study of 578 cases. *Am J Dermatopathol.* 2001;23:99–103.

533. Cribier B, Worret WI, Braun-Falco M, et al. Expression patterns of hair and epithelial keratins and transcription factors HOXC13, LEF1, and beta-catenin in a malignant pilomatricoma: a histological and immunohistochemical study. *J Cutan Pathol.* 2006;33:1–9.

534. Crippa S, Di Bella C, Faravelli A. Skin adnexal neoplasm closely resembling adenomatoid tumor: a unique occurrence. *Int J Surg Pathol.* 2006;14:177–178.

535. Croitoru CM, Suarez PA, Luna MA. Hybrid carcinomas of salivary glands. Report of 4 cases and review of the literature. *Arch Pathol Lab Med.* 1999;123:698–702.

536. Crowson AN, Magro CM. Basal cell carcinoma arising in association with desmoplastic trichilemmoma. *Am J Dermatopathol.* 1996;18:43–48.

537. Curatolo P, Bombardieri R, Jozwiak S. Tuberous sclerosis. *Lancet.* 2008;372:657–668.

538. Cutlan RT, Maluf HM. Immunohistochemical characterization of pleomorphic giant cells in basal cell carcinoma. *J Cutan Pathol.* 1999;26:353–356.

539. Czernobilsky B. Giant solitary trichoepithelioma. *Arch Dermatol.* 1972;105:587–588.

540. Daboin KP, Ochoa-Perez V, Luna MA. Adenolipomas of the head and neck: analysis of 6 cases. *Ann Diagn Pathol.* 2006;10:72–76.

541. Dabora SL, Jozwiak S, Franz DN, et al. Mutational analysis in a cohort of 224 tuberous sclerosis patients indicates increased severity of TSC2, compared with TSC1, disease in multiple organs. *Am J Hum Genet.* 2001;68:64–80.

542. Dabska M. Giant hair matrix tumor. *Cancer.* 1971;28:701–706.

543. Dabska M. Malignant transformation of eccrine spiradenoma. *Pol Med J.* 1972;11:388–396.

544. Dabska M. Parachordoma: a new clinicopathologic entity. *Cancer.* 1977;40:1586–1592.

545. Daley T. Pathology of intraoral sebaceous glands. *J Oral Pathol Med.* 1993;22:241–245.

546. Daley TD. Intraoral sebaceous hyperplasia. Diagnostic criteria. *Oral Surg Oral Med Oral Pathol.* 1993;75:343–347.

547. Daling JR, Weiss NS, Hislop TG, et al. Sexual practices, sexually transmitted diseases, and the incidence of anal cancer. *N Engl J Med.* 1987;317:973–977.

548. Dalton SR, LeBoit PE. Squamous cell carcinoma with clear cells: how often is there evidence of tricholemmal differentiation? *Am J Dermatopathol.* 2008;30:333–339.

549. Dalziel K, Marks R. Hair follicle-like change over histiocytomas. *Am J Dermatopathol.* 1986;8:462–466.

550. D'Amato MS, Patterson RH, Guccion JG, et al. Porocarcinoma of the heel. A case report with unusual histologic features. *Cancer.* 1996;78:751–757.

551. Daneshpazhooh M, Nazemi TM, Bigdeloo L, et al. Mucocutaneous findings in 100 children with Down syndrome. *Pediatr Dermatol.* 2007;24:317–320.

552. Daniels RA, Weisenfeld I. Tumorous phosphaturic osteomalacia. Report of a case associated with multiple hemangiomas of bone. *Am J Med.* 1979;67:155–159.

553. Dardi LE, Memoli VA, Gould VE. Neuroendocrine differentiation in basal cell carcinomas. *J Cutan Pathol.* 1981;8:335–341.

554. Dardick I, van Nostrand AW. Myoepithelial cells in salivary gland tumors–revisited. *Head Neck Surg.* 1985;7:395–408.

555. Dardick I. Myoepithelioma: definitions and diagnostic criteria. *Ultrastruct Pathol.* 1995;19:335–345.

556. Dasgupta T, Wilson LD, Yu JB. A retrospective review of 1349 cases of sebaceous carcinoma. *Cancer.* 2009;115:158–165.

557. Davies D, Rogers M. Review of neurological manifestations in 196 patients with sebaceous naevi. *Australas J Dermatol.* 2002;43:20–23.

558. Davies DR, Armstrong JG, Thakker N, et al. Severe Gardner syndrome in families with mutations restricted to a specific region of the APC gene. *Am J Hum Genet.* 1995;57:1151–1158.

559. Davis KA, Mock CN, Versaci A, et al. Malignant degeneration of pilonidal cysts. *Am Surg.* 1994;60:200–204.

560. Davis TT, Calilao G, Fretzin D. Sebaceous hyperplasia overlying a dermatofibroma. *Am J Dermatopathol.* 2006;28:155–157.

561. Daya-Grosjean L, Couve-Privat S. Sonic hedgehog signaling in basal cell carcinomas. *Cancer Lett.* 2005;225:181–192.

562. de Almeida Barbosa A Jr, Sales Guimaraes N, de Lourdes Lopes M, et al. Malignant melanoma and basal cell carcinoma in a combined tumour. *Br J Dermatol.* 1999;140:360–361.

563. de Berker DA, Taylor AE, Quinn AG, et al. Sebaceous hyperplasia in organ transplant recipients: shared aspects of hyperplastic and dysplastic processes? *J Am Acad Dermatol.* 1996;35:696–699.

564. de Blois GG, Patterson JW, Hunter SB. Extramammary Paget's disease. Arising in knee region in association with sweat gland carcinoma. *Arch Pathol Lab Med.* 1984;108:713–716.

565. de Eusebio E, Sanchez Yus E, Lopez Bran E, et al. Infundibulocystic basaloid neoplasm. *J Cutan Pathol.* 1996;23:147–150.

566. De Fontaine S, Van Geertruyden J, Vandeweyer E. Apocrine hidrocystoma of the finger. *J Hand Surg Br.* 1998;23:281–282.

567. De Francesco V, Frattasio A, Pillon B, et al. Carcinosarcoma arising in a patient with multiple cylindromas. *Am J Dermatopathol.* 2005;27:21–26.

568. de Giorgi V, Sestini S, Nardini P, et al. Palmoplantar cysts: sebaceous or epidermoid cysts? *J Eur Acad Dermatol Venereol.* 2006;20:1026–1027.

569. de la Luz Orozco-Covarrubias M, Uribe-Rea C, Tamayo-Sanchez L, et al. Trichoepitheliomatous infiltration of the skin simulating leprosy. *Pediatr Dermatol.* 1993;10:252–255.

570. De la Torre C, Ocampo C, Doval IG, et al. Acrochordons are not a component of the Birt-Hogg-Dube syndrome: does this syndrome exist? Case reports and review of the literature. *Am J Dermatopathol.* 1999;21:369–374.

571. de la Torre JP, Saiz A, Garcia-Arpa M, et al. Pilomatricomal horn: a new superficial variant of pilomatricoma. *Am J Dermatopathol.* 2006;28:426–428.

572. De Nisi MC, D'Amuri A, Toscano M, et al. Usefulness of CDX2 in the diagnosis of extramammary Paget disease associated with malignancies of intestinal type. *Br J Dermatol.* 2005;153:677–679.

573. de Silva WD, Samarasinghe MC, Dias MN, et al. Ectopic gastric and pancreatic tissue: a rare cause of umbilical discharge. *Ann Trop Paediatr.* 2010;30:73–75.

574. De Sousa Fernandes B, Caviggioli F, Di Tommaso L. Basal cell carcinoma adjacent to syringoma in periorbital skin: a case report. *Am J Dermatopathol.* 2005;27:362–363.

575. de Viragh PA, Szeimies RM, Eckert F. Apocrine cystadenoma, apocrine hidrocystoma, and eccrine hidrocystoma: three distinct tumors defined by expression of keratins and human milk fat globulin 1. *J Cutan Pathol.* 1997;24:249–255.

576. Decaussin M, Laville M, Mathevet P, et al. Paget's disease versus Toker cell hyperplasia in a supernumerary nipple. *Virchows Arch.* 1998;432:289–291.

577. Degos R, Civatte J. Clear-cell acanthoma. Experience of 8 years. *Br J Dermatol.* 1970;83:248–254.

578. del Pozo J, Martinez W, Yebra-Pimentel MT, et al. Lymphangiectatic variant of pilomatricoma. *J Eur Acad Dermatol Venereol.* 2004;18:575–576.

579. Del Rosario RN, Barr RJ, Jensen JL, et al. Basal cell carcinoma of the buccal mucosa. *Am J Dermatopathol.* 2001;23:203–205.

580. Del Sordo R, Cavaliere A, Sidoni A. Basal cell carcinoma with matrical differentiation: expression of beta-catenin [corrected] and osteopontin. *Am J Dermatopathol.* 2007;29:470–474.

581. Delacretaz J, Balsiger F. [Multiple familial follicular hamartoma (author's transl)]. *Dermatologica.* 1979;159:316–324.

582. DeLellis RA, Lloyd RV, Heitz PU, et al. *World Health Organization of Tumours. Pathology and Genetics of Tumours of Endocrine organs.* Lyon, France: IARC Press; 2004.

583. Delfino M, D'Anna F, Ianniello S, et al. Multiple hereditary trichoepithelioma and cylindroma (Brooke-Spiegler syndrome). *Dermatologica.* 1991;183:150–153.

584. Delnatte C, Sanlaville D, Mougenot JF, et al. Contiguous gene deletion within chromosome arm 10q is associated with juvenile polyposis of infancy, reflecting cooperation between the BMPR1A and PTEN tumor-suppressor genes. *Am J Hum Genet.* 2006;78:1066–1074.

585. Demirkan NC, Bir F, Erdem O, et al. Immunohistochemical expression of beta-catenin, E-cadherin, cyclin D1 and c-myc in benign trichogenic tumors. *J Cutan Pathol.* 2007; 34:467–473.

586. Demirkesen C, Hoede N, Moll R. Epithelial markers and differentiation in adnexal neoplasms of the skin: an immunohistochemical study including individual cytokeratins. *J Cutan Pathol.* 1995;22:518–535.

587. Denianke K, Ackerman AB. Papillary eccrine adenoma is apocrine papillary carcinoma. *Dermatopathol: Pract & Conc.* 2002. Available at: http://www.derm101.com

588. DePond W, Kure K, Lankachandra K, et al. Human papillomavirus-58 and -73-associated digital squamous cell carcinoma in a patient with aggressive digital papillary adenocarcinoma. *Am J Dermatopathol.* 2009;31:375–378.

589. Deprez M, Uffer S. Clinicopathological features of eyelid skin tumors. A retrospective study of 5504 cases and review of literature. *Am J Dermatopathol.* 2009;31: 256–262.

590. Dervan PA, O'Hegarty M, O'Loughlin S, et al. Solitary familial desmoplastic trichoepithelioma. A study by conventional and electron microscopy. *Am J Dermatopathol.* 1985;7:277–282.

591. Desai A, Ramesar K, Allan S, et al. Breast hamartoma arising in axillary ectopic breast tissue. *Breast J.* 2010;16: 433–434.

592. Dhawan SS, Nanda VS, Grekin S, et al. Apocrine adenocarcinoma: case report and review of the literature. *J Dermatol Surg Oncol.* 1990;16:468–470.

593. Di Bonito L, Patriarca S, Falconieri G. Aggressive "breast-like" adenocarcinoma of vulva. *Pathol Res Pract.* 1992;188:211–214; discussion 214–216.

594. Di Tommaso L, Franchi G, Destro A, et al. Toker cells of the breast. Morphological and immunohistochemical characterization of 40 cases. *Hum Pathol.* 2008;39: 1295–1300.

595. Diaz NM, McDivitt RW, Wick MR. Pleomorphic adenoma of the breast: a clinicopathologic and immunohistochemical study of 10 cases. *Hum Pathol.* 1991;22:1206–1214.

596. Diaz NM, Palmer JO, Wick MR. Erosive adenomatosis of the nipple: histology, immunohistology, and differential diagnosis. *Mod Pathol.* 1992;5:179–184.

597. Diaz-Cascajo C, Borghi S, Rey-Lopez A, et al. Cutaneous lymphadenoma. A peculiar variant of nodular trichoblastoma. *Am J Dermatopathol.* 1996;18:186–191.

598. Diaz-Cascajo C, Borghi S, Weyers W, et al. Follicular squamous cell carcinoma of the skin: a poorly recognized neoplasm arising from the wall of hair follicles. *J Cutan Pathol.* 2004;31:19–25.

599. Dieh AP, Jones AS. An unusual presentation of sebaceous gland hyperplasia of the vulva. *J Obstet Gynaecol.* 2005;25:729–730.

600. Dijk CV, Ten Seldam RE. A possible primary cutaneous carcinoid. *Cancer.* 1975;36:1016–1020.

601. Dini M, Baroni G, Colafranceschi M. Median raphe cyst of the penis: a report of two cases with immunohistochemical investigation. *Am J Dermatopathol.* 2001;23:320–324.

602. Dinneen AM, Mehregan DR. Sebaceous epithelioma: a review of twenty-one cases. *J Am Acad Dermatol.* 1996;34: 47–50.

603. Dissanayake RV, Salm R. Sweat-gland carcinomas: prognosis related to histological type. *Histopathology.* 1980;4: 445–466.

604. Diven DG, Solomon AR, McNeely MC, et al. Nevus sebaceus associated with major ophthalmologic abnormalities. *Arch Dermatol.* 1987;123:383–386.

605. Diwan AH, Smith KJ, Brown R, et al. Mucoepidermoid carcinoma arising within nevus sebaceus of Jadassohn. *J Cutan Pathol.* 2003;30:652–655.

606. Diwan AH, Horenstein MG. Dermatofibrosarcoma protuberans association with nuchal-type fibroma. *J Cutan Pathol.* 2004;31:62–66.

607. Dixon AY, Lee SH, McGregor DH. Factors predictive of recurrence of basal cell carcinoma. *Am J Dermatopathol.* 1989;11:222–232.

608. Dobbie Z, Heinimann K, Bishop DT, et al. Identification of a modifier gene locus on chromosome 1p35–36 in familial adenomatous polyposis. *Hum Genet.* 1997;99:653–657.

609. Doble HP 2nd, Snyder GG 3rd, Carpenter RJ 3rd. Sebaceous cell carcinoma of the external auditory canal. *Otolaryngol Head Neck Surg.* 1981;89:685–688.

610. Doctor VM, Sirsat MV. Florid papillomatosis (adenoma) and other benign tumours of the nipple and areola. *Br J Cancer* 1971;25:1–9.

611. Doganavsargil B, Akalin T, Ylmaz M, et al. Perianal fibroadenoma, case report. *Am J Dermatopathol.* 2008;30:81–83.

612. Doll D, Matevossian E, Wietelmann K, et al. Family history of pilonidal sinus predisposes to earlier onset of disease and a 50% long-term recurrence rate. *Dis Colon Rectum.* 2009;52:1610–1615.

613. Domingo E, Laiho P, Ollikainen M, et al. BRAF screening as a low-cost effective strategy for simplifying HNPCC genetic testing. *J Med Genet.* 2004;41:664–668.

614. Domingo J, Helwig EB. Malignant neoplasms associated with nevus sebaceus of Jadassohn. *J Am Acad Dermatol.* 1979;1:545–556.

615. Dominguez Iglesias F, Fresno Forcelledo F, Soler Sanchez T, et al. Chondroid syringoma: a histological and immunohistochemical study of 15 cases. *Histopathology.* 1990;17:311–317.

616. Domoto H, Terahata S, Sato K, et al. Nodular hidradenoma of the breast: report of two cases with literature review. *Pathol Int.* 1998;48:907–911.

617. Donati P, Amantea A. Adenoma of anogenital mammary-like glands. *Am J Dermatopathol.* 1996;18:73–76.

618. Donati P, Requena L. Syringocystadenoma papilliferum with goblet cells at the margin of an eyelid. *Dermatopathol: Pract & Conc.* 1999;5:14–15.

619. Donati P, Muscardin LM, Maini A. Juxtaclavicular beaded lines: a malformative condition affecting sebaceous glands. *Dermatology.* 2000;200:283.

620. Donnelly GH, Navidi S. Sebaceous glands in the cervix uteri. *J Pathol Bacteriol.* 1950;62:453–454.

621. Dores GM, Curtis RE, Toro JR, et al. Incidence of cutaneous sebaceous carcinoma and risk of associated neoplasms: insight into Muir-Torre syndrome. *Cancer.* 2008;113:3372–3381.

622. Doxanas MT, Green WR. Sebaceous gland carcinoma. Review of 40 cases. *Arch Ophthalmol.* 1984;102:245–249.

623. Doxey BW, Kuwada SK, Burt RW. Inherited polyposis syndromes: molecular mechanisms, clinicopathology, and genetic testing. *Clin Gastroenterol Hepatol.* 2005;3:633–641.

624. Draznin M. Hereditary syringomas: a case report. *Dermatol Online J.* 2004;10:19.

625. Drut R, Galliani C. Thymic tissue in the skin: a clue to the diagnosis of the branchio-oculo-facial syndrome: report of two cases. *Int J Surg Pathol.* 2003;11:25–28.

626. D'Souza M, Garg BR, Ratnakar C, et al. Multiple trichoepitheliomas with rare features. *J Dermatol.* 1994;21:582–585.

627. Dudley K, Barr WG, Armin A, et al. Nevus comedonicus in association with widespread, well-differentiated follicular tumors. *J Am Acad Dermatol.* 1986;15:1123–1127.

628. Duke WH, Sherrod TT, Lupton GP. Aggressive digital papillary adenocarcinoma (aggressive digital papillary adenoma and adenocarcinoma revisited). *Am J Surg Pathol.* 2000;24:775–784.

629. Duncan A, Wilson N, Leonard N. Squamous cell carcinoma developing in a naevus sebaceus of Jadassohn. *Am J Dermatopathol.* 2008;30:269–270.

630. Dundr P, Stork J, Povysil C, et al. Granular cell basal cell carcinoma. *Australas J Dermatol.* 2004;45:70–72.

631. Dunham B, Guttenberg M, Morrison W, et al. The histologic relationship of preauricular sinuses to auricular cartilage. *Arch Otolaryngol Head Neck Surg.* 2009;135:1262–1265.

632. Duperrat B, Mascaro JM. [Extra-Mammary Paget's Disease]. *Presse Med.* 1965;73:1019–1024.

633. Dupre A, Carrere S, Bonafe JL, et al. [Eruptive generalized syringomas, milium and atrophoderma vermiculata. Nicolau and Balus' syndrome (author's transl)]. *Dermatologica.* 1981;162:281–286.

634. Dupre A, Bonafe JL, Lamon P. Functional familial sebaceous hyperplasia of the face and premature sebaceous gland hyperplasia: a new and unique entity. *J Am Acad Dermatol.* 1983;9:768–769.

635. Durand M, Moles JP. [Beta-catenin mutations in a common skin cancer: pilomatricoma]. *Bull Cancer.* 1999;86:725–726.

636. Eccles DM, van der Luijt R, Breukel C, et al. Hereditary desmoid disease due to a frameshift mutation at codon 1924 of the APC gene. *Am J Hum Genet.* 1996;59:1193–1201.

637. Eckert F, Betke M, Schmoeckel C, et al. Myoepithelial differentiation in benign sweat gland tumors. Demonstrated by a monoclonal antibody to alpha-smooth muscle actin. *J Cutan Pathol.* 1992;19:294–301.

638. Eckert F, Nilles M, Altmannsberger M. Eccrine syringofibroadenoma: a case report with analysis of cytokeratin expression. *Br J Dermatol.* 1992;126:257–261.

639. Eckert F, Nilles M, Schmid U, et al. Distribution of cytokeratin polypeptides in syringomas. An immunohistochemical study on paraffin-embedded material. *Am J Dermatopathol.* 1992;14:115–121.

640. Eckert F, de Viragh PA, Schmid U. Coexpression of cytokeratin and vimentin intermediate filaments in benign and malignant sweat gland tumors. *J Cutan Pathol.* 1994;21:140–150.

641. Edlow DW, Carter D. Heterotopic epithelium in axillary lymph nodes: report of a case and review of the literature. *Am J Clin Pathol.* 1973;59:666–673.

642. Egawa K, Honda Y, Ono T. Multiple giant molluscum contagiosa with cyst formation. *Am J Dermatopathol.* 1995;17:414–416.

643. Egawa K, Kitasato H, Honda Y, et al. Human papillomavirus 57 identified in a plantar epidermoid cyst. *Br J Dermatol.* 1998;138:510–514.

644. Egawa K, Kitasato H, Ono T. A palmar epidermoid cyst, showing histological features suggestive of eccrine duct origin, developing after a bee-sting. *Br J Dermatol.* 2000;143:469–470.

645. Egawa K, Honda Y. Simultaneous human papillomavirus 6 (HPV 6) -positive condyloma acuminatum, HPV 31-positive Bowen's disease, and non HPV-associated extramammary Paget's disease coexisting within an area presenting clinically as condyloma acuminatum. *Am J Dermatopathol.* 2005;27:439–442.

646. Egbert BM, Price NM, Segal RJ. Steatocystoma multiplex. Report of a florid case and a review. *Arch Dermatol.* 1979;115:334–335.

647. Ehrmann RL. Sebaceous metaplasia of the human cervix. *Am J Obstet Gynecol.* 1969;105:1284–1286.

648. Eiberg H, Hansen L, Hansen C, et al. Mapping of hereditary trichilemmal cyst (TRICY1) to chromosome 3p24-p21.2 and exclusion of beta-CATENIN and MLH1. *Am J Med Genet A.* 2005;133A:44–47.

649. El Demellawy D, Escott N, Salama S, et al. Sebaceoma of the external ear canal: an unusual location. Case report and review of the literature. *J Cutan Pathol.* 2008;35:963–966.

650. El-Bahrawy M, El-Masry N, Alison M, et al. Expression of beta-catenin in basal cell carcinoma. *Br J Dermatol.* 2003;148:964–970.

651. Ellis FJ, Eagle RC Jr, Shields JA, et al. Phakomatous choristoma (Zimmerman's tumor). Immunohistochemical confirmation of lens-specific proteins. *Ophthalmology.* 1993;100:955–960.

652. Ellis GL, Wiscovitch JG. Basal cell adenocarcinomas of the major salivary glands. *Oral Surg Oral Med Oral Pathol.* 1990;69:461–469.

653. Ellis GL, Auclair PL. *Tumors of the Salivary Glands. AFIP Atlas of Tumor Pathology.* Washington, DC: Armed Forces Institute of Pathology; 2008.

654. Ellis PE, Fong LF, Rolfe KJ, et al. The role of p53 and Ki67 in Paget's disease of the vulva and the breast. *Gynecol Oncol.* 2002;86:150–156.

655. Ellis PE, Cano SD, Fear M, et al. Reduced E-cadherin expression correlates with disease progression in Paget's disease of the vulva but not Paget's disease of the breast. *Mod Pathol.* 2008;21:1192–1199.

656. El-Mofty SK, Hurt MA, Santa Cruz DJ. Tubulopapillary hidradenoma-like tumor of the mandible: clinicopathologic and immunohistochemical features. *Oral Surg Oral Med Oral Pathol Oral Radiol Endod.* 1998;85:431–437.

657. El-Naggar AK. Clear cell hidradenoma of the skin–a third tumor type with a t(11;19)-associated TORC1-MAML2 gene fusion: Genes Chromosomes Cancer. *Adv Anat Pathol.* 2006;13:80–82.

658. El-Shabrawi L, LeBoit PE. Basal cell carcinoma with thickened basement membrane: a variant that resembles some benign adnexal neoplasms. *Am J Dermatopathol.* 1997;19:568–574.

659. Elston DM, James WD, Rodman OG, et al. Multiple hamartoma syndrome (Cowden's disease) associated with non-Hodgkin's lymphoma. *Arch Dermatol.* 1986;122:572–575.

660. Elston DM, Bergfeld WF, Petroff N. Basal cell carcinoma with monster cells. *J Cutan Pathol.* 1993;20:70–73.

661. Elston DM, Parker LU, Tuthill RJ. Epidermoid cyst of the scalp containing human papillomavirus. *J Cutan Pathol.* 1993;20:184–186.

662. Ena P, Origa D, Massarelli G. Sebaceous gland hyperplasia of the foreskin. *Clin Exp Dermatol.* 2009;34:372–374.

663. Endo H, Hirokawa M, Takahashi H, et al. Cervical polyp with eccrine syringofibroadenoma-like features. *Histopathology.* 2003;42:301–304.

664. Eng C. Mendelian genetics of rare–and not so rare–cancers. *Ann N Y Acad Sci.* 2010;1214:70–82.

665. Engber PB. The nevus comedonicus syndrome: a case report with emphasis on associated internal manifestations. *Int J Dermatol.* 1978;17:745–749.

666. Engber PB. Nevus comedonicus syndrome. *Arch Dermatol.* 1982;118:1.

667. Entius MM, Keller JJ, Drillenburg P, et al. Microsatellite instability and expression of hMLH-1 and hMSH-2 in sebaceous gland carcinomas as markers for Muir-Torre syndrome. *Clin Cancer Res.* 2000;6:1784–1789.

668. Enzinger FM, Weiss SW. *Soft Tissue Tumors.* 3rd ed. St. Luis, MO: Mosby; 1995.

669. Enzinger FM, Weiss SW, Liang CY. Ossifying fibromyxoid tumor of soft parts. A clinicopathological analysis of 59 cases. *Am J Surg Pathol.* 1989;13:817–827.

670. Epker BN, Henny FA. Intra-oral sebaceous gland adenoma. *Cancer.* 1971;27:987–1000.

671. Epstein BA, Argenyi ZB, Goldstein G, et al. An unusual presentation of a congenital benign apocrine hamartoma. *J Cutan Pathol.* 1990;17:53–58.

672. Epstein W, Kligman AM. The pathogenesis of milia and benign tumors of the skin. *J Invest Dermatol.* 1956;26:1–11.

673. Erickson LA, Myers JL, Mihm MC, et al. Malignant basomelanocytic tumor manifesting as metastatic melanoma. *Am J Surg Pathol.* 2004;28:1393–1396.

674. Ernst LM, Quinn PD, Alawi F. Novel oral findings in Schimmelpenning syndrome. *Am J Med Genet A.* 2007;143A:881–883.

675. Escalonilla P, Grilli R, Canamero M, et al. Sebaceous carcinoma of the vulva. *Am J Dermatopathol.* 1999;21:468–472.

676. Esche C, Kruse R, Lamberti C, et al. Muir-Torre syndrome: clinical features and molecular genetic analysis. *Br J Dermatol.* 1997;136:913–917.

677. Esterly NB, Fretzin DF, Pinkus H. Eruptive vellus hair cysts. *Arch Dermatol.* 1977;113:500–503.

678. Evans DG, Howard E, Giblin C, et al. Birth incidence and prevalence of tumor-prone syndromes: estimates from a UK family genetic register service. *Am J Med Genet A.;*152A:327–332.

679. Evans DG, Farndon PA, Burnell LD, et al. The incidence of Gorlin syndrome in 173 consecutive cases of medulloblastoma. *Br J Cancer.* 1991;64:959–961.

680. Evans DG, Ladusans EJ, Rimmer S, et al. Complications of the naevoid basal cell carcinoma syndrome: results of a population based study. *J Med Genet.* 1993;30:460–464.

681. Evans HL, Su D, Smith JL, et al. Carcinoma arising in eccrine spiradenoma. *Cancer.* 1979;43:1881–1884.

682. Fahmy A, Burgdorf WH, Schosser RH, et al. Muir-Torre syndrome: report of a case and reevaluation of the dermatopathologic features. *Cancer.* 1982;49:1898–1903.

683. Faktorovich EG, Crawford JB, Char DH, et al. Benign mixed tumor (pleomorphic adenoma) of the lacrimal gland in a 6-year-old boy. *Am J Ophthalmol.* 1996;122:446–447.

684. Falck VG, Jordaan HF. Papillary eccrine adenoma. A tubulopapillary hidradenoma with eccrine differentiation. *Am J Dermatopathol.* 1986;8:64–72.

685. Falk S. EMH in pilomatricomas. *Am J Dermatopathol.* 1996;18:218–219.

686. Fan YS, Carr RA, Sanders DS, et al. Characteristic Ber-EP4 and EMA expression in sebaceoma is immunohistochemically distinct from basal cell carcinoma. *Histopathology.* 2007;51:80–86.

687. Fancher TT, Dudrick SJ, Palesty JA. Papillary adenocarcinoma of the urachus presenting as an umbilical mass. *Conn Med.* 2010;74:325–327.

688. Fang AW, Whittaker MA, Theaker JM. Mucinous metaplasia of the penis. *Histopathology.* 2002;40:177–179.

689. Fanning J, Lambert HC, Hale TM, et al. Paget's disease of the vulva: prevalence of associated vulvar adenocarcinoma, invasive Paget's disease, and recurrence after surgical excision. *Am J Obstet Gynecol.* 1999;180:24–27.

690. Fargnoli MC, Orlow SJ, Semel-Concepcion J, et al. Clinicopathologic findings in the Bannayan-Riley-Ruvalcaba syndrome. *Arch Dermatol.* 1996;132:1214–1218.

691. Farina MC, Pique E, Olivares M, et al. Multiple hidrocystoma of the face: three cases. *Clin Exp Dermatol.* 1995;20:323–327.

692. Farina MC, Soriano ML, Escalonilla P, et al. Unilateral areolar sebaceous hyperplasia in a male. *Am J Dermatopathol.* 1996;18:417–419.

693. Farmer ER, Helwig EB. Cutaneous ciliated cysts. *Arch Dermatol.* 1978;114:70–73.

694. Farmer ER, Helwig EB. Metastatic basal cell carcinoma: a clinicopathologic study of seventeen cases. *Cancer.* 1980;46:748–757.

695. Farrell AM, Ross JS, Barton SE, et al. Multiple pilomatricomas and myotonic dystrophy in a patient with AIDS. *Clin Exp Dermatol.* 1995;20:423–424.

696. Farrier S, Morgan M. bcl-2 expression in pilomatricoma. *Am J Dermatopathol.* 1997;19:254–257.

697. Farrington SM, McKinley AJ, Carothers AD, et al. Evidence for an age-related influence of microsatellite instability on colorectal cancer survival. *Int J Cancer.* 2002;98:844–850.

698. Fathi K, Pinter A. Paraurethral cysts in female neonates. Case reports. *Acta Paediatr.* 2003;92:758–759.

699. Fayyazi A, Soruri A, Radzun HJ, et al. Cell renewal, cell differentiation and programmed cell death (apoptosis) in pilomatrixoma. *Br J Dermatol.* 1997;137:714–720.

700. Fearfield LA, Bunker CB. Familial naevus sebaceous of Jadassohn. *Br J Dermatol.* 1998;139:1119–1120.

701. Feibelman CE, Maize JC. Clear-cell syringoma. A study by conventional and electron microscopy. *Am J Dermatopathol.* 1984;6:139–150.

702. Feinstein A, Friedman J, Schewach-Millet M. Pachyonychia congenita. *J Am Acad Dermatol.* 1988;19:705–711.

703. Felix JC, Cote RJ, Kramer EE, et al. Carcinomas of Bartholin's gland. Histogenesis and the etiological role of human papillomavirus. *Am J Pathol.* 1993;142:925–933.

704. Fender AB, Reale VF, Scott GA. Anetodermic pilomatricoma with perforation. *J Am Acad Dermatol.* 2008;58:535–536.

705. Ferguson JW, Geary CP, MacAlister AD. Sebaceous cell adenoma. Rare intra-oral occurrence of a tumour which is a frequent marker of Torre's syndrome. *Pathology.* 1987;19:204–208.

706. Ferguson MA, White BA, Johnson DE, et al. Carcinoma en cuirasse of the scrotum: an unusual presentation of lung carcinoma metastatic to the scrotum. *J Urol.* 1998;160:2154–2155.

707. Fernandes H, Fernandes N, Bhattacharya S, et al. Molecular signatures linked with aggressive behavior in basal cell carcinoma: a report of 6 cases. *Am J Dermatopathol.* 2010;32:550–556.

708. Fernandez N, Torres A. Hyperplasia of sebaceous glands in a linear pattern of papules. Report of four cases. *Am J Dermatopathol.* 1984;6:237–243.

709. Fernandez-Acenero MJ, Manzarbeitia F, Mestre MJ, et al. p53 expression in two cases of spiradenocarcinomas. *Am J Dermatopathol.* 2000;22:104–107.

710. Fernandez-Acenero MJ, Manzarbeitia F, Mestre de Juan MJ, et al. Malignant spiradenoma: report of two cases and literature review. *J Am Acad Dermatol.* 2001;44:395–398.

711. Fernandez-Figueras MT, Fuente MJ, Bielsa I, et al. Low-grade mucoepidermoid carcinoma on the vermilion border of the lip. *Am J Dermatopathol.* 1997;19:197–201.

712. Fernandez-Figueras MT, Puig L, Trias I, et al. Benign myoepithelioma of the skin. *Am J Dermatopathol.* 1998;20:208–212.

713. Fernandez-Figueras MT, Casalots A, Puig L, et al. Proliferating trichilemmal tumour: p53 immunoreactivity in association with p27Kip1 over-expression indicates a low-grade carcinoma profile. *Histopathology.* 2001;38:454–457.

714. Fernandez-Figueras MT, Montero MA, Admella J, et al. High (nuclear) grade adnexal carcinoma with microcystic adnexal carcinoma-like structural features. *Am J Dermatopathol.* 2006;28:346–351.

715. Fernandez-Figueras MT, Michal M, Kazakov DV. Mammary-type tubulolobular carcinoma of anogenital mammary-like glands with prominent stromal elastosis. *Am J Surg Pathol.* 2010;34:1224–1226.

716. Fernandez-Flores A, Pol A, Juanes F, et al. Immunohistochemical phenotype of cutaneous cribriform carcinoma with a panel of 15 antibodies. *Med Mol Morphol.* 2007;40:212–217.

717. Fernandez-Flores A. Toker cell related to the folliculo-sebaceous-apocrine unit: a study of horizontal sections of the nipple. *Rom J Morphol Embryol.* 2008;49:339–343.

718. Fernandez-Flores A. Cutaneous keratocyst: a renaming as isthmic-anagenic cyst proposal. *Am J Dermatopathol.* 2008;30:87–89.

719. Fernandez-Flores A. Study of proliferating trichilemmal tumor with PCR for HPV. *Appl Immunohistochem Mol Morphol.* 2009;17:85–86.

720. Fernandez-Flores A. Primary cutaneous apocrine carcinoma versus metastasis, a plea to the dermatopathology community. *Am J Dermatopathol.* 2010;32:853–854.

721. Fernandez-Flores A. Cutaneous metastases: a study of 78 biopsies from 69 patients. *Am J Dermatopathol.* 2010;32:222–239.

722. Ferran M, Tribo MJ, Gonzalez-Rivero MA, et al. Congenital hamartoma of the scalp with meningothelial, sebaceus, muscular, and immature glandular components. *Am J Dermatopathol.* 2007;29:568–572.

723. Ferrandiz C, Campo E, Baumann E. Dermal cylindromas (turban tumour) and eccrine spiradenomas in a patient with membranous basal cell adenoma of the parotid gland. *J Cutan Pathol.* 1985;12:72–79.

724. Ferrante MI, Giorgio G, Feather SA, et al. Identification of the gene for oral-facial-digital type I syndrome. *Am J Hum Genet.* 2001;68:569–576.

725. Ferreiro JA, Carney JA. Myxomas of the external ear and their significance. *Am J Surg Pathol.* 1994;18:274–280.

726. Ferreiro JA, Nascimento AG. Hyaline-cell rich chondroid syringoma. A tumor mimicking malignancy. *Am J Surg Pathol.* 1995;19:912–917.

727. Fetsch JF, Laskin WB, Michal M, et al. Ectopic hamartomatous thymoma: a clinicopathologic and immunohistochemical analysis of 21 cases with data supporting reclassification as a branchial anlage mixed tumor. *Am J Surg Pathol.* 2004;28:1360–1370.

728. Fetter TR, Bogaev JH, Mc CB, et al. Carcinoma of the bladder; sites of metastases. *J Urol.* 1959;81:746–748.

729. Feuer GA, Shevchuk M, Calanog A. Vulvar Paget's disease: the need to exclude an invasive lesion. *Gynecol Oncol.* 1990;38:81–89.

730. Fichera G, Santanocito A. Pilo-sebaceous cystic ectopy of the uterine cervix. *Clin Exp Obstet Gynecol.* 1989;16:21–25.

731. Filosa G, Bugatti L, Ciattaglia G, et al. Naevus comedonicus as dermatologic hallmark of occult spinal dysraphism. *Acta Derm Venereol.* 1997;77:243.

732. Finan MC, Connolly SM. Sebaceous gland tumors and systemic disease: a clinicopathologic analysis. *Medicine (Baltimore).* 1984;63:232–242.

733. Finan MC, Apgar JT. Juxta-clavicular beaded lines: a subepidermal proliferation of sebaceous gland elements. *J Cutan Pathol.* 1991;18:464–468.

734. Finch TM, Tan CY. Clear cell acanthoma developing on a psoriatic plaque: further evidence of an inflammatory aetiology? *Br J Dermatol.* 2000;142:842–844.

735. Finck FM, Schwinn CP, Keasbey LE. Clear cell hidradenoma of the breast. *Cancer.* 1968;22:125–135.

736. Finn LS, Argenyi ZB. Congenital panfollicular nevus: report of a new entity. *J Cutan Pathol.* 2005;32:59–62.

737. Fisher C, Miettinen M. Parachordoma: a clinicopathologic and immunohistochemical study of four cases of an unusual soft tissue neoplasm. *Ann Diagn Pathol.* 1997;1:3–10.

738. Fisher CJ, Hill S, Millis RR. Benign lymph node inclusions mimicking metastatic carcinoma. *J Clin Pathol.* 1994;47:245–247.

739. Fisher JH. Fibroadenoma of supernumerary mammary gland tissue in vulva. *Am J Obstet Gynecol.* 1947;53:335–337.

740. Fisher TL. Tubular apocrine adenoma. *Arch Dermatol.* 1973;107:137.

741. Fistarol SK, Anliker MD, Itin PH. Cowden disease or multiple hamartoma syndrome–cutaneous clue to internal malignancy. *Eur J Dermatol.* 2002;12:411–421.

742. Fitzgibbon JF, Googe PB. Mucinous differentiation in adnexal sweat gland tumors. *J Cutan Pathol.* 1996;23:259–263.

743. Fitzpatrick TB. History and significance of white macules, earliest visible sign of tuberous sclerosis. *Ann N Y Acad Sci.* 1991;615:26–35.

744. Flanagan N, O'Connor WJ, McCartan B, et al. Developmental enamel defects in tuberous sclerosis: a clinical genetic marker? *J Med Genet.* 1997;34:637–639.

745. Fletcher CD, Powell G, McKee PH. Extraskeletal myxoid chondrosarcoma: a histochemical and immunohistochemical study. *Histopathology.* 1986;10:489–499.

746. Flieder A, Koerner FC, Pilch BZ, et al. Endocrine mucin-producing sweat gland carcinoma: a cutaneous neoplasm analogous to solid papillary carcinoma of breast. *Am J Surg Pathol.* 1997;21:1501–1506.

747. Fligiel Z, Kaneko M. Extramammary Paget's disease of the external ear canal in association with ceruminous gland carcinoma. A case report. *Cancer.* 1975;36:1072–1076.

748. Florell SR, Zone JJ, Gerwels JW. Basal cell carcinomas are populated by melanocytes and Langerhans [correction of Langerhan's] cells. *Am J Dermatopathol.* 2001;23:24–28.

749. Folpe AL, Fanburg-Smith JC, Miettinen M, et al. Atypical and malignant glomus tumors: analysis of 52 cases, with a proposal for the reclassification of glomus tumors. *Am J Surg Pathol.* 2001;25:1–12.

750. Folpe AL, Reisenauer AK, Mentzel T, et al. Proliferating trichilemmal tumors: clinicopathologic evaluation is a guide to biologic behavior. *J Cutan Pathol.* 2003;30:492–498.

751. Folpe AL, Weiss SW. Ossifying fibromyxoid tumor of soft parts: a clinicopathologic study of 70 cases with emphasis on atypical and malignant variants. *Am J Surg Pathol.* 2003;27:421–431.

752. Folpe AL, Lloyd RV, Bacchi CE, et al. Spindle epithelial tumor with thymus-like differentiation: a morphologic, immunohistochemical, and molecular genetic study of 11 cases. *Am J Surg Pathol.* 2009;33:1179–1186.

753. Font RL, Croxatto JO, Rao NA. *Tumors of the Eye and Ocular Adnexa. AFIP Atlas of Tumor Pathology.* 4th series. Fascicle 5. Washington, DC: AFIP; 2006.

754. Font RL, Smith SL, Bryan RG. Malignant epithelial tumors of the lacrimal gland: a clinicopathologic study of 21 cases. *Arch Ophthalmol.* 1998;116:613–616.

755. Fontaine DG, Lau H, Murray SK, et al. Cutaneous ciliated cyst of the abdominal wall: a case report with a review of the literature and discussion of pathogenesis. *Am J Dermatopathol.* 2002;24:63–66.

756. Forbis R Jr, Helwig EB. Pilomatrixoma (calcifying epithelioma). *Arch Dermatol*. 1961;83:606–618.

757. Forman SB, Ferringer TC. Clear-cell basal cell carcinoma: differentiation from other clear-cell tumors. *Am J Dermatopathol*. 2007;29:208–209.

758. Foushee JH, Pruitt AB Jr. Vulvar fibroadenoma from aberrant breast tissue. Report of 2 cases. *Obstet Gynecol*. 1967;29:819–823.

759. Foushee JH, Reeves WJ, McCool JA. Benign masses of Bartholin's gland. Solid adenomas, adenomas with cyst, and Bartholin's gland with varices and thrombosis or cavernous hemangioma. *Obstet Gynecol*. 1968;31:695–701.

760. Fox R, Eckford S, Hirschowitz L, et al. Refractory gestational hypertension due to a renin-secreting ovarian fibrothecoma associated with Gorlin's syndrome. *Br J Obstet Gynaecol*. 1994;101:1015–1017.

761. Fox SB, Cotton DW. Tubular apocrine adenoma and papillary eccrine adenoma. Entities or unity? *Am J Dermatopathol*. 1992;14:149–154.

762. Fracchioli S, Puopolo M, De La Longrais IA, et al. Primary "breast-like" cancer of the vulva: a case report and critical review of the literature. *Int J Gynecol Cancer*. 2006;16(Suppl 1):423–428.

763. Fraga S, Helwig EB, Rosen SH. Bronchogenic cysts in the skin and subcutaneous tissue. *Am J Clin Pathol*. 1971;56:230–238.

764. Franchi A, Dini M, Paglierani M, et al. Immunolocalization of extracellular matrix components in mixed tumors of the skin. *Am J Dermatopathol*. 1995;17:36–41.

765. Franco G, Donati P, Muscardin L, et al. Juxta-clavicular beaded lines. *Australas J Dermatol*. 2006;47:204–205.

766. Franco V, Florena AM, Lombardo F, et al. Bilateral hairy polyp of the oropharynx. *J Laryngol Otol*. 1996;110:288–290.

767. French LE. Reactive eccrine syringofibroadenoma: an emerging subtype. *Dermatology*. 1997;195:309–310.

768. French LE, Masgrau E, Chavaz P, et al. Eccrine syringofibroadenoma in a patient with erosive palmoplantar lichen planus. *Dermatology*. 1997;195:399–401.

769. Fretzin DF, Sloan JB, Beer K, et al. Eccrine syringofibroadenoma. A clear-cell variant. *Am J Dermatopathol*. 1995;17:591–593.

770. Friedel R. Ein Fibroadenom einer Nebenbrustdruese im rechten Labium maius. *Virchows Arch F Path Anat*. 1932;286:62–69.

771. Friedl W, Meuschel S, Caspari R, et al. Attenuated familial adenomatous polyposis due to a mutation in the 3' part of the APC gene. A clue for understanding the function of the APC protein. *Hum Genet*. 1996;97:579–584.

772. Friedl W, Caspari R, Sengteller M, et al. Can APC mutation analysis contribute to therapeutic decisions in familial adenomatous polyposis? Experience from 680 FAP families. *Gut*. 2001;48:515–521.

773. Friedman KJ, Boudreau S, Farmer ER. Superficial epithelioma with sebaceous differentiation. *J Cutan Pathol*. 1987;14:193–197.

774. Friedman KJ, Hood AF, Farmer ER. Cutaneous squamous cell carcinoma with mucinous metaplasia. *J Cutan Pathol*. 1988;15:176–182.

775. Friedman KJ. Low-grade primary cutaneous adenosquamous (mucoepidermoid) carcinoma. Report of a case and review of the literature. *Am J Dermatopathol*. 1989;11:43–50.

776. Friedman PM, Friedman RH, Jiang SB, et al. Microcystic adnexal carcinoma: collaborative series review and update. *J Am Acad Dermatol*. 1999;41:225–231.

777. Friedman SJ, Butler DF. Syringoma presenting as milia. *J Am Acad Dermatol*. 1987;16:310–314.

778. Fuciarelli K, Cohen PR. Sebaceous hyperplasia: a clue to the diagnosis of dermatofibroma. *J Am Acad Dermatol*. 2001;44:94–95.

779. Fujioka M, Gozo N, Osamu M, et al. Secondary anetoderma overlying pilomatrixomas. *Dermatology*. 2003;207:316–318.

780. Fujita WH, Barr RJ, Headley JL. Multiple fibrofolliculomas with trichodiscomas and acrochordons. *Arch Dermatol*. 1981;117:32–35.

781. Fujiwara M, Taube J, Sharma M, et al. PAX8 discriminates ovarian metastases from adnexal tumors and other cutaneous metastases. *J Cutan Pathol*. 2010;37:938–943.

782. Fukai K, Ishii M, Kobayashi H, et al. Primary cutaneous adenoid cystic carcinoma: ultrastructural study and immunolocalization of types I, III, IV, V collagens and laminin. *J Cutan Pathol*. 1990;17:374–380.

783. Fukai K, Sowa J, Ishii M. Reticulated acanthoma with sebaceous differentiation. *Am J Dermatopathol*. 2006;28:158–161.

784. Fukui Y, Ono H, Umemura T, et al. A combined case of desmoplastic trichoepithelioma and nevus cell nevus. *J Dermatol*. 1990;17:506–509.

785. Fukunaga M, Endo Y, Ishikawa E, et al. Mixed tumour of the vagina. *Histopathology*. 1996;28:457–461.

786. Fukuo Y, Takeda N, Hirata H, et al. Immunohistological studies of an oncocytoma. *Ophthalmologica*. 1994;208:267–269.

787. Fulling KH, Strayer DS, Santa Cruz DJ. Adnexal metaplasia in carcinoma in situ of the skin. *J Cutan Pathol*. 1981;8:79–88.

788. Furue M, Hori Y, Nakabayashi Y. Clear-cell syringoma. Association with diabetes mellitus. *Am J Dermatopathol*. 1984;6:131–138.

789. Futagami A, Aoki M, Niimi Y, et al. Apocrine poroma with follicular differentiation: a case report and immunohistochemical study. *Br J Dermatol*. 2002;147:825–827.

790. Gabillot-Carre M, Weill F, Mamelle G, et al. Microcystic adnexal carcinoma: report of seven cases including one with lung metastasis. *Dermatology*. 2006;212:221–228.

791. Gaffey MJ, Mills SE, Fechner RE, et al. Aggressive papillary middle-ear tumor. A clinicopathologic entity distinct from middle-ear adenoma. *Am J Surg Pathol.* 1988;12:790–797.

792. Gagne EJ, Su WP. Chordoma involving the skin: an immunohistochemical study of 11 cases. *J Cutan Pathol.* 1992;19:469–475.

793. Gailani MR, Stahle-Backdahl M, Leffell DJ, et al. The role of the human homologue of Drosophila patched in sporadic basal cell carcinomas. *Nat Genet.* 1996;14:78–81.

794. Galadari E, Mehregan AH, Lee KC. Malignant transformation of eccrine tumors. *J Cutan Pathol.* 1987;14:15–22.

795. Galan A, McNiff JM. Eccrine angiomatous hamartoma with features resembling verrucous hemangioma. *J Cutan Pathol.* 2007;34(Suppl 1):68–70.

796. Galiatsatos P, Foulkes WD. Familial adenomatous polyposis. *Am J Gastroenterol.* 2006;101:385–398.

797. Galliani CA, Faught PR, Ellis FD. Adenoid cystic carcinoma of the lacrimal gland in a six-year-old girl. *Pediatr Pathol.* 1993;13:559–565.

798. Gambini C, Rongioletti F, Semino MT, et al. Solitary eccrine syringofibroadenoma (or eccrine syringofibroadenomatous hyperplasia?) and diabetic polyneuropathy. *Dermatology* 1996;193:68–69.

799. Gambini C, Rongioletti F, Rebora A. Proliferation of eccrine sweat ducts associated with heterotopic neural tissue (nasal glioma). *Am J Dermatopathol.* 2000;22:179–182.

800. Garcia JA, Cohen PR, Herzberg AJ, et al. Pleomorphic basal cell carcinoma. *J Am Acad Dermatol.* 1995;32:740–746.

801. Garcia-Rio I, Delgado-Jimenez Y, Aragues M, et al. A case of Grover's disease with syringoma-like features and leukemia cutis. *J Cutan Pathol.* 2006;33:443–446.

802. Garg K, Soslow RA. Lynch syndrome (hereditary nonpolyposis colorectal cancer) and endometrial carcinoma. *J Clin Pathol.* 2009;62:679–684.

803. Garijo MF, Val D, Val-Bernal JF. Pagetoid dyskeratosis of the lips. *Am J Dermatopathol.* 2001;23:329–333.

804. Garijo MF, Val D, Val-Bernal JF. Pagetoid dyskeratosis of the nipple epidermis: an incidental finding mimicking Paget's disease of the nipple. *APMIS.* 2008;116:139–146.

805. Garijo MF, Val D, Val-Bernal JF. An overview of the pale and clear cells of the nipple epidermis. *Histol Histopathol.* 2009;24:367–376.

806. Garrido-Ruiz MC, Enguita AB, Navas R, et al. Eruptive syringoma developed over a waxing skin area. *Am J Dermatopathol.* 2008;30:377–380.

807. Gatalica Z, Lilleberg SL, Vranic S, et al. Novel intronic germline FLCN gene mutation in a patient with multiple ipsilateral renal neoplasms. *Hum Pathol.* 2009;40:1813–1819.

808. Gaudin PB, Rosai J. Florid vascular proliferation associated with neural and neuroendocrine neoplasms. A diagnostic clue and potential pitfall. *Am J Surg Pathol.* 1995;19:642–652.

809. Gebert JF, Dupon C, Kadmon M, et al. Combined molecular and clinical approaches for the identification of families with familial adenomatous polyposis coli. *Ann Surg.* 1999;229:350–361.

810. Gellin GA, Bender B. Giant premalignant fibroepithelioma. *Arch Dermatol.* 1966;94:70–73.

811. Gemer O, Piura B, Segal S, et al. Adenocarcinoma arising in a chondroid syringoma of vulva. *Int J Gynecol Pathol.* 2003;22:398–400.

812. George E, Swanson PE, Wick MR. Neuroendocrine differentiation in basal cell carcinoma. An immunohistochemical study. *Am J Dermatopathol.* 1989;11:131–135.

813. George E, Swanson PE, Newman BK, et al. Oculocutaneous oncocytic tumors: clinicopathologic and immunohistochemical study of 2 cases with literature review. *Am J Dermatopathol.* 2007;29:279–285.

814. Gerber JE, Descalzi ME. Eccrine spiradenoma and dermal cylindroma. *J Cutan Pathol.* 1983;10:73–78.

815. Gerretsen AL, van der Putte SC, Deenstra W, et al. Cutaneous cylindroma with malignant transformation. *Cancer.* 1993;72:1618–1623.

816. Gerretsen AL, Beemer FA, Deenstra W, et al. Familial cutaneous cylindromas: investigations in five generations of a family. *J Am Acad Dermatol.* 1995;33:199–206.

817. Giam YC, Ong BH, Rajan VS. Naevus comedonicus in homozygous twins. *Dermatologica* 1981;162:249–253.

818. Gianotti R, Alessi E. Clear cell hidradenoma associated with the folliculo-sebaceous-apocrine unit. Histologic study of five cases. *Am J Dermatopathol.* 1997;19:351–357.

819. Gianotti R, Cavicchini S, Alessi E. Simultaneous occurrence of multiple trichoblastomas and steatocystoma multiplex. *Am J Dermatopathol.* 1997;19:294–298.

820. Gianotti R, Coggi A, Alessi E. Cutaneous apocrine mixed tumor: derived from the apocrine duct of the folliculo-sebaceous-apocrine unit? *Am J Dermatopathol.* 1998;20:323–325.

821. Gianotti R, Coggi A, Alessi E. Poral neoplasm with combined sebaceous and apocrine differentiation. *Am J Dermatopathol.* 1998;20:491–494.

822. Gianotti R, Cambiaghi S, Locatelli A, et al. Clear cell papulosis (pagetoid papulosis) in a non-Asian patient. *Dermatology.* 2001;203:260–261.

823. Giardiello FM, Yang VW, Hylind LM, et al. Primary chemoprevention of familial adenomatous polyposis with sulindac. *N Engl J Med.* 2002;346:1054–1059.

824. Gibson GE, Ahmed I. Perianal and genital basal cell carcinoma: a clinicopathologic review of 51 cases. *J Am Acad Dermatol.* 2001;45:68–71.

825. Giger OT, Lacoste E, Honegger C, et al. Expression of the breast differentiation antigen NY-BR-1 in a phyllodes tumor of the vulva. *Virchows Arch.* 2007;450:471–474.

826. Gilaberte Y, Ferrer-Lozano M, Olivan MJ, et al. Multiple giant pilomatricoma in familial Sotos syndrome. *Pediatr Dermatol.* 2008;25:122–125.

827. Gilchrist HM, Wick MR, Patterson JW. Liesegang rings in an apocrine hidrocystoma: a case report and review of literature. *J Cutan Pathol.* 2010;37:1064–1066.

828. Gilcrease MZ, Delgado R, Albores-Saavedra J. Intrasellar adenoid cystic carcinoma and papillary mucinous adenocarcinoma: two previously undescribed primary neoplasms at this site. *Ann Diagn Pathol.* 1999;3:141–147.

829. Gilks CB, Clement PB, Wood WS. Trichoblastic fibroma. A clinicopathologic study of three cases. *Am J Dermatopathol.* 1989;11:397–402.

830. Giunta JL, Gomez LS, Greer RO. Oral focal acantholytic dyskeratosis (warty dyskeratoma). Report of two cases. *Oral Surg Oral Med Oral Pathol.* 1975;39:474–478.

831. Glaessl A, Hohenleutner U, Landthaler M, et al. Sporadic Bazex-Dupre-Christol-like syndrome: early onset basal cell carcinoma, hypohidrosis, hypotrichosis, and prominent milia. *Dermatol Surg.* 2000;26:152–154.

832. Glusac EJ, Hendrickson MS, Smoller BR. Apocrine cystadenoma of the vulva. *J Am Acad Dermatol.* 1994;31:498–499.

833. Gnepp DR, Sporck FT. Benign lymphoepithelial parotid cyst with sebaceous differentiation–cystic sebaceous lymphadenoma. *Am J Clin Pathol.* 1980;74:683–687.

834. Gnepp DR. Warthin tumor exhibiting sebaceous differentiation and necrotizing sialometaplasia. *Virchows Arch A Pathol Anat Histol.* 1981;391:267–273.

835. Gnepp DR. Sebaceous neoplasms of salivary gland origin: a review. *Pathol Annu.* 1983;18(Pt 1):71–102.

836. Gnepp DR, Brannon R. Sebaceous neoplasms of salivary gland origin. Report of 21 cases. *Cancer.* 1984;53:2155–2170.

837. Gnepp DR, Wang LJ, Brandwein-Gensler M, et al. Sclerosing polycystic adenosis of the salivary gland: a report of 16 cases. *Am J Surg Pathol.* 2006;30:154–164.

838. Gocmen A, Inaloz HS, Sari I, et al. Endometriosis in the Bartholin gland. *Eur J Obstet Gynecol Reprod Biol.* 2004;114:110–111.

839. Godbolt AM, Robertson IM, Weedon D. Birt-Hogg-Dube syndrome. *Australas J Dermatol.* 2003;44:52–56.

840. Goddard DS, Rogers M, Frieden IJ, et al. Widespread porokeratotic adnexal ostial nevus: clinical features and proposal of a new name unifying porokeratotic eccrine ostial and dermal duct nevus and porokeratotic eccrine and hair follicle nevus. *J Am Acad Dermatol.* 2009;61:1060 e1061–e1014.

841. Goecke T, Schulmann K, Engel C, et al. Genotype-phenotype comparison of German MLH1 and MSH2 mutation carriers clinically affected with Lynch syndrome: a report by the German HNPCC Consortium. *J Clin Oncol.* 2006;24:4285–4292.

842. Goeteyn M, Geerts ML, Kint A, et al. The Bazex-Dupre-Christol syndrome. *Arch Dermatol.* 1994;130:337–342.

843. Goette DK, Helwig EB. Basal cell carcinomas and basal cell carcinoma-like changes overlying dermatofibromas. *Arch Dermatol.* 1975;111:589–592.

844. Goette DK, McConnell MA, Fowler VR. Cylindroma and eccrine spiradenoma coexistent in the same lesion. *Arch Dermatol.* 1982;118:274–274.

845. Goh S, Butler W, Thiele EA. Subependymal giant cell tumors in tuberous sclerosis complex. *Neurology.* 2004;63:1457–1461.

846. Goh SG, Carr R, Dayrit JF, et al. Mucinous hidradenoma: a report of three cases. *J Cutan Pathol.* 2007;34:497–502.

847. Goh SG, Dayrit JF, Calonje E. Sarcomatoid eccrine porocarcinoma: report of two cases and a review of the literature. *J Cutan Pathol.* 2007;34:55–60.

848. Gokaslan ST, Carlile B, Dudak M, et al. Solitary cylindroma (dermal analog tumor) of the breast: a previously undescribed neoplasm at this site. *Am J Surg Pathol.* 2001;25:823–826.

849. Goldblatt LI, Ellis GL. Salivary gland tumors of the tongue. Analysis of 55 new cases and review of the literature. *Cancer.* 1987;60:74–81.

850. Goldblum JR, Headington JT. Hypophosphatemic vitamin D-resistant rickets and multiple spindle and epithelioid nevi associated with linear nevus sebaceus syndrome. *J Am Acad Dermatol.* 1993;29:109–111.

851. Goldblum JR, Hart WR. Perianal Paget's disease: a histologic and immunohistochemical study of 11 cases with and without associated rectal adenocarcinoma. *Am J Surg Pathol.* 1998;22:170–179.

852. Goldman P, Pinkus H, Rogin JR. Eccrine poroma; tumors exhibiting features of the epidermal sweat duct unit. *AMA Arch Derm.* 1956;74:511–521.

853. Goldstein DJ, Barr RJ, Santa Cruz DJ. Microcystic adnexal carcinoma: a distinct clinicopathologic entity. *Cancer.* 1982;50:566–572.

854. Golitz LE, Robin M. Median raphe canals of the penis. *Cutis.* 1981;27:170–172.

855. Gomez MR, Kuntz NL, Westmoreland BF. Tuberous sclerosis, early onset of seizures, and mental subnormality: study of discordant homozygous twins. *Neurology.* 1982;32:604–611.

856. Gonzalez JG, Ghiselli RW, Santa Cruz DJ. Synovial metaplasia of the skin. *Am J Surg Pathol.* 1987;11:343–350.

857. Gonzalez S. Apocrine gland cyst with hemosiderotic dermatofibroma-like stroma: report of two cases. *Am J Dermatopathol.* 2005;27:36–38.

858. Gonzalez S. Regarding the case report of Dr Phillip W. Allen on apocrine gland cyst with hemosiderotic dermatofibroma. *Adv Anat Pathol.* 2008;15:376; author reply 376.

859. Gonzalez-Castro J, Iranzo P, Palou J, et al. Extramammary Paget's disease involving the external ear. *Br J Dermatol.* 1998;138:914–915.

860. Gonzalez-Guerra E, Requena L, Kutzner H. [Immunohistochemical study of calretinin in normal hair follicles and tumors with follicular differentiation]. *Actas Dermosifiliogr.* 2008;99:456–463.

861. Gonzalez-Lois C, Rodriguez-Peralto JL, Serrano-Pardo R, et al. Cutaneous signet ring cell carcinoma: a report of a case and review of the literature. *Am J Dermatopathol.* 2001;23:325–328.

862. Gonzalez-Martinez R, Marin-Bertolin S, Martinez-Escribano J, et al. Nevus comedonicus: report of a case with genital involvement. *Cutis.* 1996;58:418–419.

863. Gonzalez-Serva A, Pro-Risquez MA, Oliver M, et al. Syringofibrocarcinoma versus squamous cell carcinoma involving syringofibroadenoma: is there a malignant counterpart of Mascaro's syringofibroadenoma? *Am J Dermatopathol.* 1997;19:58–65.

864. Gonzalez-Vela MC, Val-Bernal JF, Garcia-Alberdi E, et al. Trichoadenoma associated with an intradermal melanocytic nevus: a combined malformation. *Am J Dermatopathol.* 2007;29:92–95.

865. Gordon CJ. Proliferating trichilemmal cyst in an organoid nevus. *Cutis.* 1991;48:49–52.

866. Gorlin RJ, Peterson WC Jr. Warty dyskeratoma. A note concerning its occurrence on the oral mucosa. *Arch Dermatol.* 1967;95:292–293.

867. Gorlin RJ. Nevoid basal-cell carcinoma syndrome. *Medicine (Baltimore).* 1987;66:98–113.

868. Gorlin RJ. Nevoid basal cell carcinoma (Gorlin) syndrome. *Genet Med.* 2004;6:530–539.

869. Gorunova L, Mertens F, Mandahl N, et al. Cytogenetic heterogeneity in a clear cell hidradenoma of the skin. *Cancer Genet Cytogenet.* 1994;77:26–32.

870. Gottschalk HR. Proceedings: dermal eccrine cylindroma, epithelioma adenoides cysticum of Brooke, and ecrine spiradenoma. *Arch Dermatol.* 1974;110:473–474.

871. Gould E, Kurzon R, Kowalczyk AP, et al. Pilomatrix carcinoma with pulmonary metastasis. Report of a case. *Cancer.* 1984;54:370–372.

872. Graham BS, Barr RJ. Rippled-pattern sebaceous trichoblastoma. *J Cutan Pathol.* 2000;27:455–459.

873. Graham JH, Helwig EB. Isolated dyskeratosis follicularis. *AMA Arch Derm.* 1958;77:377–389.

874. Graham JH, Sanders JB, Johnson WC, et al. Fibrous papule of the nose: a clinicopathological study. *J Invest Dermatol.* 1965;45:194–203.

875. Graham R, McKee P, McGibbon D, et al. Torre-Muir syndrome. An association with isolated sebaceous carcinoma. *Cancer.* 1985;55:2868–2873.

876. Graham RB, Nolasco M, Peterlin B, et al. Nonsense mutations in folliculin presenting as isolated familial spontaneous pneumothorax in adults. *Am J Respir Crit Care Med.* 2005;172:39–44.

877. Graham RM, McKee PH, McGibbon D. Sebaceous carcinoma. *Clin Exp Dermatol.* 1984;9:466–471.

878. Granholm C, Olsson Bergland K, Walhjalt H, et al. Oral mucoceles; extravasation cysts and retention cysts. A study of 298 cases. *Swed Dent J.* 2009;33:125–130.

879. Granter SR, Seeger K, Calonje E, et al. Malignant eccrine spiradenoma (spiradenocarcinoma): a clinicopathologic study of 12 cases. *Am J Dermatopathol.* 2000;22:97–103.

880. Gray HR, Helwig EB. Trichofolliculoma. *Arch Dermatol.* 1962;86:619–625.

881. Gray HR, Helwig EB. Epithelioma adenoides cysticum and solitary trichoepithelioma. *Arch Dermatol.* 1963;87:102–114.

882. Green DE, Sanusi ID, Fowler MR. Pilomatrix carcinoma. *J Am Acad Dermatol.* 1987;17:264–270.

883. Greenson JK, Bonner JD, Ben-Yzhak O, et al. Phenotype of microsatellite unstable colorectal carcinomas: well-differentiated and focally mucinous tumors and the absence of dirty necrosis correlate with microsatellite instability. *Am J Surg Pathol.* 2003;27:563–570.

884. Griffin JR, Cohen PR, Tschen JA, et al. Basal cell carcinoma in childhood: case report and literature review. *J Am Acad Dermatol.* 2007;57:S97–S102.

885. Groben PA, Hitchcock MG, Leshin B, et al. Apocrine poroma: a distinctive case in a patient with nevoid basal cell carcinoma syndrome. *Am J Dermatopathol.* 1999;21:31–33.

886. Gromiko N. Zur Kenntnis der bosartigen Umwandlung des verkalkten Hautepithelioms. *Arch Pathol Anat.* 1927;265:103–116.

887. Grosshans E, Vetter JM, Capesius MC. [Malignant eccrine poromas (poro-epitheliomas, porocarcinomas)]. *Ann Anat Pathol (Paris).* 1975;20:381–394.

888. Grosshans E, Hanau D. [The infundibular adenoma: a follicular poroma with sebaceous and apocrine differentiation (author's transl)]. *Ann Dermatol Venereol.* 1981;108:59–66.

889. Grouls V, Hey A. Trichoblastic fibroma (fibromatoid trichoepithelioma). *Pathol Res Pract.* 1988;183:462–468.

890. Groussin L, Horvath A, Jullian E, et al. A PRKAR1A mutation associated with primary pigmented nodular adrenocortical disease in 12 kindreds. *J Clin Endocrinol Metab.* 2006;91:1943–1949.

891. Grove A. Dermal adnexal differentiation in a squamous cell carcinoma of the uterine cervix. *Histopathology.* 1988;13:109–114.

892. Grynspan D, Meir K, Senger C, et al. Cutaneous changes in fibrous hamartoma of infancy. *J Cutan Pathol.* 2007;34:39–43.

893. Gu LH, Ichiki Y, Kitajima Y. Aberrant expression of p16 and RB protein in eccrine porocarcinoma. *J Cutan Pathol.* 2002;29:473–479.

894. Guala A, Viglio S, Ottinetti A, et al. Cutaneous metaplastic synovial cyst in Ehlers-Danlos syndrome: report of a second case. *Am J Dermatopathol.* 2008;30:59–61.

895. Guarner J, Cohen C, DeRose PB. Histogenesis of extramammary and mammary Paget cells. An immunohistochemical study. *Am J Dermatopathol.* 1989;11:313–318.

896. Gubareva AV. [Mixed tumors of the skin]. *Arkh Patol.* 1963;25:17–24.

897. Guercio E, Cesone P, Saracino A, et al. [Adenocarcinoma occurring in an aberrant mammary gland located in the vulva]. *Minerva Ginecol.* 1984;36:315–319.

898. Guerry RL, Pratt-Thomas HR. Carcinoma of supernumerary breast of vulva with bilateral mammary cancer. *Cancer.* 1976;38:2570–2574.

899. Gugliotta P, Fibbi ML, Fessia L, et al. Lactating supernumerary mammary gland tissue in the vulva. *Appl Pathol.* 1983;1:61–65.

900. Guiducci AA, Hyman AB. Ectopic sebaceous glands. A review of the literature regarding their occurrence, histology and embryonic relationships. *Dermatologica.* 1962;125:44–63.

901. Guillermo N, Penate Y, Soler E, et al. Bilateral areolar sebaceous hyperplasia in a female. *Int J Dermatol.* 2008;47:1214–1215.

902. Guinot-Moya R, Valmaseda-Castellon E, Berini-Aytes L, et al. Pilomatrixoma. Review of 205 cases. *Med Oral Patol Oral Cir Bucal.* 2011;16:e552–e555.

903. Guitart J, Bergfeld WF, Tuthill RJ. Fibrous papule of the nose with granular cells: two cases. *J Cutan Pathol.* 1991;18:284–287.

904. Guitart J, Rosenbaum MM, Requena L. 'Eruptive syringoma': a misnomer for a reactive eccrine gland ductal proliferation? *J Cutan Pathol.* 2003;30:202–205.

905. Guldbakke KK, Khachemoune A, Deng A, et al. Naevus comedonicus: a spectrum of body involvement. *Clin Exp Dermatol.* 2007;32:488–492.

906. Guler G, Usubutun A, Kucukali T. Fibroadenoma of the vulva. *Arch Gynecol Obstet.* 2000;263:191–192.

907. Gulino A, Arcella A, Giangaspero F. Pathological and molecular heterogeneity of medulloblastoma. *Curr Opin Oncol.* 2008;20:668–675.

908. Gull SE, Al-Rufaie HK. Paget's disease of the vulva with underlying in situ and invasive classical lobular breast carcinoma. *J Obstet Gynaecol.* 1999;19:320–321.

909. Gunji Y, Akiyoshi T, Sato T, et al. Mutations of the Birt Hogg Dube gene in patients with multiple lung cysts and recurrent pneumothorax. *J Med Genet.* 2007;44:588–593.

910. Guo L, Kuroda N, Miyazaki E, et al. Anal canal neuroendocrine carcinoma with Pagetoid extension. *Pathol Int.* 2004;54:630–635.

911. Gupta S, Kumar A, Padmanabhan A, et al. Malignant chondroid syringoma: a clinicopathological study and a collective review. *J Surg Oncol.* 1982;20:139–144.

912. Gupta S, Jain VK, Singh U. Multiple eccrine spiradenomas in zosteriform distribution in a child. *Pediatr Dermatol.* 2000;17:384–386.

913. Gurel B, Ali TZ, Montgomery EA, et al. NKX3.1 as a marker of prostatic origin in metastatic tumors. *Am J Surg Pathol.* 2010;34:1097–1105.

914. Gutman I, Dunn D, Behrens M, et al. Hypopigmented iris spot. An early sign of tuberous sclerosis. *Ophthalmology* 1982;89:1155–1159.

915. Ha SJ, Kim JS, Seo EJ, et al. Low frequency of beta-catenin gene mutations in pilomatricoma. *Acta Derm Venereol.* 2002;82:428–431.

916. Haake DL, Minni JP, Nowak M, et al. Reticulated acanthoma with sebaceous differentiation. Lack of association with Muir-Torre syndrome. *Am J Dermatopathol.* 2009; 31:391–392.

917. Haas N, Audring H, Sterry W. Carcinoma arising in a proliferating trichilemmal cyst expresses fetal and trichilemmal hair phenotype. *Am J Dermatopathol.* 2002;24:340–344.

918. Hafezi-Bakhtiari S, Al-Habeeb A, Ghazarian D. Benign mixed tumor of the skin, hypercellular variant: a case report. *J Cutan Pathol.* 2010;9:e46–e49.

919. Hafner C, Schmiemann V, Ruetten A, et al. PTCH mutations are not mainly involved in the pathogenesis of sporadic trichoblastomas. *Hum Pathol.* 2007;38:1496–1500.

920. Hafner C, Landthaler M, Happle R, et al. Nevus marginatus: a distinct type of epidermal nevus or merely a variant of nevus sebaceus? *Dermatology.* 2008;216:236–238.

921. Half E, Bercovich D, Rozen P. Familial adenomatous polyposis. *Orphanet J Rare Dis* 2009;4:22.

922. Hallman JR, Fang D, Setaluri V, et al. Microtubule associated protein (MAP-2) expression defines the companion layer of the anagen hair follicle and an analogous zone in the nail unit. *J Cutan Pathol.* 2002;29:549–556.

923. Hallor KH, Teixeira MR, Fletcher CD, et al. Heterogeneous genetic profiles in soft tissue myoepitheliomas. *Mod Pathol.* 2008;21:1311–1319.

924. Hamel AF, den Dunnen WF, Suurmeijer AJ. The cutaneous keratocyst: a rare hallmark of the nevoid basal cell carcinoma syndrome. *Int J Surg Pathol.* 2003;11:36.

925. Hamel J, Burgdorf WH, Brauninger W. The man behind the eponym: Hans Biberstein and follicular hyperplasia overlying dermatofibroma. *Am J Dermatopathol.* 2009;31: 710–714.

926. Hamele-Bena D, Cranor ML, Rosen PP. Mammary mucocele-like lesions. Benign and malignant. *Am J Surg Pathol.* 1996;20:1081–1085.

927. Hamilton SR, Liu B, Parsons RE, et al. The molecular basis of Turcot's syndrome. *N Engl J Med.* 1995;332:839–847.

928. Hamm H, Vroom TM, Czarnetzki BM. Extramammary Paget's cells: further evidence of sweat gland derivation. *J Am Acad Dermatol.* 1986;15:1275–1281.

929. Hamperl H. Beiträge zur normalen und pathologischen Histologic menschlicher Speicheldrusen. *Z Mikrosk Anat Forsch.* 1931;27:1–55.

930. Hampel H, Frankel W, Panescu J, et al. Screening for Lynch syndrome (hereditary nonpolyposis colorectal cancer) among endometrial cancer patients. *Cancer Res.* 2006;66:7810–7817.

931. Hampel H, Frankel WL, Martin E, et al. Feasibility of screening for Lynch syndrome among patients with colorectal cancer. *J Clin Oncol.* 2008;26:5783–5788.

932. Hamperl H. The myothelia (myoepithelial cells). Normal state; regressive changes; hyperplasia; tumors. *Curr Top Pathol.* 1970;53:161–220.

933. Hampton TA, Scheithauer BW, Rojiani AM, et al. Salivary gland-like tumors of the sellar region. *Am J Surg Pathol.* 1997;21:424–434.

934. Hanau D, Grosshans E, Laplanche G. A complex poroma-like adnexal adenoma. *Am J Dermatopathol.* 1984;6:567–572.

935. Hanby AM, McKee P, Jeffery M, et al. Primary mucinous carcinomas of the skin express TFF1, TFF3, estrogen receptor, and progesterone receptors. *Am J Surg Pathol.* 1998;22:1125–1131.

936. Hancock E, Osborne J. Lymphangioleiomyomatosis: a review of the literature. *Respir Med.* 2002;96:1–6.

937. Handa Y, Yamanaka N, Inagaki H, et al. Large ulcerated perianal hidradenoma papilliferum in a young female. *Dermatol Surg.* 2003;29:790–792.

938. Haneke E. Differentiation of basal cell carcinoma from trichoepithelioma by lectin histochemistry. *Br J Dermatol.* 1995;132:1024–1025.

939. Hanly AJ, Jorda M, Elgart GW. Cutaneous malignant melanoma associated with extensive pseudoepitheliomatous hyperplasia. Report of a case and discussion of the origin of pseudoepitheliomatous hyperplasia. *J Cutan Pathol.* 2000;27:153–156.

940. Hanly MG, Allsbrook WC, Pantazis CG, et al. Pilomatrical carcinosarcoma of the cheek with subsequent pulmonary metastases. A case report. *Am J Dermatopathol.* 1994;16:196–200.

941. Happle R, Hoffmann R, Restano L, et al. Phacomatosis pigmentokeratotica: a melanocytic-epidermal twin nevus syndrome. *Am J Med Genet.* 1996;65:363–365.

942. Happle R, Koopman RJ. Becker nevus syndrome and supernumerary nipples. *Am J Med Genet.* 1998;77:78.

943. Happle R, Konig A. Familial naevus sebaceus may be explained by paradominant transmission. *Br J Dermatol.* 1999;141:377.

944. Happle R. The group of epidermal nevus syndromes Part II. Less well defined phenotypes. *J Am Acad Dermatol.* 2010;63:25–30; quiz 31–22.

945. Happle R. The group of epidermal nevus syndromes Part I. Well defined phenotypes. *J Am Acad Dermatol.* 2010;63:1–22; quiz 23–24.

946. Hara K, Mizuno E, Nitta Y, et al. Acrosyringeal adenomatosis (eccrine syringofibroadenoma of Mascaro). A case report and review of the literature. *Am J Dermatopathol.* 1992;14:328–339.

947. Hara K, Kamiya S. Pigmented eccrine porocarcinoma: a mimic of malignant melanoma. *Histopathology.* 1995;27:86–88.

948. Harada H, Hashimoto K, Ko MS. The gene for multiple familial trichoepithelioma maps to chromosome 9p21. *J Invest Dermatol.* 1996;107:41–43.

949. Harada H, Hashimoto K, Toi Y, et al. Basal cell carcinoma occurring in multiple familial trichoepithelioma: detection of loss of heterozygosity in chromosome 9q. *Arch Dermatol.* 1997;133:666–667.

950. Harada T, Miyamoto T, Takahashi M, et al. Eccrine poroma in the external auditory canal. *Otolaryngol Head Neck Surg.* 2003;128:439–440.

951. Hardisson D, Linares MD, Cuevas-Santos J, et al. Pilomatrix carcinoma: a clinicopathologic study of six cases and review of the literature. *Am J Dermatopathol.* 2001;23:394–401.

952. Haro R, Gonzalez-Guerra E, Farina MC, et al. [Trichilemmal horn: a new case and review of the literature]. *Actas Dermosifiliogr.* 2009;100:65–68.

953. Harper KE, Spielvogel RL. Nevus comedonicus of the palm and wrist. Case report with review of five previously reported cases. *J Am Acad Dermatol.* 1985;12:185–188.

954. Harrist TJ, Murphy GF, Mihm MC Jr. Oral warty dyskeratoma. *Arch Dermatol.* 1980;116:929–931.

955. Harrist TJ, Aretz TH, Mihm MC Jr, et al. Cutaneous malignant mixed tumor. *Arch Dermatol.* 1981;117:719–724.

956. Hart WR, Millman JB. Progression of intraepithelial Paget's disease of the vulva to invasive carcinoma. *Cancer.* 1977;40:2333–2337.

957. Hartley AL, Birch JM, Kelsey AM, et al. Epidemiological and familial aspects of hepatoblastoma. *Med Pediatr Oncol.* 1990;18:103–109.

958. Hartschuh W, Schulz T. Merkel cells are integral constituents of desmoplastic trichoepithelioma: an immunohistochemical and electron microscopic study. *J Cutan Pathol.* 1995;22:413–421.

959. Hartschuh W, Schulz T. Merkel cell hyperplasia in chronic radiation-damaged skin: its possible relationship to fibroepithelioma of Pinkus. *J Cutan Pathol.* 1997;24:477–483.

960. Hartschuh W, Schulz T. Immunohistochemical investigation of the different developmental stages of trichofolliculoma with special reference to the Merkel cell. *Am J Dermatopathol.* 1999;21:8–15.

961. Harvell JD, Kerschmann RL, LeBoit PE. Eccrine or apocrine poroma? Six poromas with divergent adnexal differentiation. *Am J Dermatopathol.* 1996;18:1–9.

962. Hasegawa K, Amagasa T, Shioda S, et al. Basal cell nevus syndrome with squamous cell carcinoma of the maxilla: report of a case. *J Oral Maxillofac Surg.* 1989;47:629–633.

963. Hashimoto K, Lever WF. Eccrine poroma; histochemical and electron microscopic studies. *J Invest Dermatol.* 1964;43:237–247.

964. Hashimoto K, Gross BG, Lever WF. The ultrastructure of the skin of human embryos. I. The intraepidermal eccrine sweat duct. *J Invest Dermatol.* 1965;45:139–151.

965. Hashimoto K, Gross BG, Nelson RG, et al. Eccrine spiradenoma. Histochemical and electron microscopic studies. *J Invest Dermatol.* 1966;46:347–365.

966. Hashimoto K, DiBella RJ, Lever WF. Clear cell hidradenoma. Histological, histochemical, and electron microscopic studies. *Arch Dermatol.* 1967;96:18–38.

967. Hashimoto K, Magre LA, Lever WF. Electron microscopic identification of viral particles in calcifying epithelioma induced by polyoma virus. *J Natl Cancer Inst.* 1967;39:977–992.

968. Hashimoto K, Blum D, Fukaya T, et al. Familial syringoma. Case history and application of monoclonal anti-eccrine gland antibodies. *Arch Dermatol.* 1985;121:756–760.

969. Hashimoto K, Zagula-Mally ZW, Youngberg G, et al. Electron microscopic studies of Moll's gland cyst. *J Cutan Pathol.* 1987;14:23–36.

970. Hashimoto K, Prince C, Kato I, et al. Rippled-pattern trichomatricoma. Histological, immunohistochemical and ultrastructural studies of an immature hair matrix tumor. *J Cutan Pathol.* 1989;16:19–30.

971. Hashimoto K, Kato I, Taniguchi Y, et al. Papillary eccrine adenoma. Immunohistochemical and ultrastructural analyses. *J Dermatol Sci.* 1990;1:65–71.

972. Hashimoto K, Lee MW, D'Annunzio DR, et al. Pagetoid Merkel cell carcinoma: epidermal origin of the tumor. *J Cutan Pathol.* 1998;25:572–579.

973. Hashimoto T, Inamoto N, Nakamura K, et al. Involucrin expression in skin appendage tumours. *Br J Dermatol.* 1987;117:325–332.

974. Hashimoto T, Inamoto N, Nakamura K. Two cases of clear cell acanthoma: an immunohistochemical study. *J Cutan Pathol.* 1988;15:27–30.

975. Haskell HD, Haynes HA, McKee PH, et al. Basal cell carcinoma with matrical differentiation: a case study with analysis of beta-catenin. *J Cutan Pathol.* 2005;32:245–250.

976. Hassab-el-Naby HM, Tam S, White WL, et al. Mixed tumors of the skin. A histological and immunohistochemical study. *Am J Dermatopathol.* 1989;11:413–428.

977. Hassan MO, Khan MA, Kruse TV. Apocrine cystadenoma. An ultrastructural study. *Arch Dermatol.* 1979;115:194–200.

978. Hassanein AM, Al-Quran SZ, Kantor GR, et al. Thomsen-Friedenreich (T) antigen: a possible tool for differentiating sebaceous carcinoma from its simulators. *Appl Immunohistochem Mol Morphol.* 2001;9:250–254.

979. Hassim AM. Bilateral fibroadenoma in supernumerary breasts of the vulva. *J Obstet Gynaecol Br Commonw.* 1969;76:275–277.

980. Hatta N, Yamada M, Hirano T, et al. Extramammary Paget's disease: treatment, prognostic factors and outcome in 76 patients. *Br J Dermatol.* 2008;158:313–318.

981. Hattori H. Goblet cell predominant high-grade mucoepidermoid carcinoma of the index finger. *Br J Dermatol.* 2003;149:1091–1092.

982. Hattori H. Epidermal cyst containing numerous spherules of keratin. *Br J Dermatol.* 2004;151:1286–1287.

983. Hattori N, Imakado S, Kikuchi K, et al. Papillary tubular adenoma with marked tubular vacuolization. *J Dermatol* 1997;24:777–780.

984. Haupt HM, Rosen PP, Kinne DW. Breast carcinoma presenting with axillary lymph node metastases. An analysis of specific histopathologic features. *Am J Surg Pathol.* 1985;9:165–175.

985. Haupt HM, Stern JB, Berlin SJ. Immunohistochemistry in the differential diagnosis of nodular hidradenoma and glomus tumor. *Am J Dermatopathol.* 1992;14:310–314.

986. Hawley IC, Husain F, Pryse-Davies J. Extramammary Paget's disease of the vulva with dermal invasion and vulval intra-epithelial neoplasia. *Histopathology.* 1991;18:374–376.

987. Hayashida AM, Zerbinatti DC, Balducci I, et al. Mucus extravasation and retention phenomena: a 24-year study. *BMC Oral Health.* 2010;10:15.

988. Hayden AA, Shamma HN. Ber-EP4 and MNF-116 in a previously undescribed morphologic pattern of granular basal cell carcinoma. *Am J Dermatopathol.* 2001;23:530–532.

989. Hayes MM, Matisic JP, Weir L. Apocrine carcinoma of the lip: a case report including immunohistochemical and ultrastructural study, discussion of differential diagnosis, and review of the literature. *Oral Surg Oral Med Oral Pathol Oral Radiol Endod.* 1996;82:193–199.

990. Headington JT. Mixed tumors of skin: eccrine and apocrine types. *Arch Dermatol.* 1961;84:989–996.

991. Headington JT. Differentiating neoplasms of hair germ. *J Clin Pathol.* 1970;23:464–471.

992. Headington JT. Tumors of the hair follicle. A review. *Am J Pathol.* 1976;85:479–514.

993. Headington JT. Primary mucinous carcinoma of skin: histochemistry and electron microscopy. *Cancer.* 1977;39:1055–1063.

994. Headington JT, Batsakis JG, Beals TF, et al. Membranous basal cell adenoma of parotid gland, dermal cylindromas, and trichoepitheliomas. Comparative histochemistry and ultrastructure. *Cancer.* 1977;39:2460–2469.

995. Headington JT, Teears R, Niederhuber JE, et al. Primary adenoid cystic carcinoma of skin. *Arch Dermatol.* 1978;114:421–424.

996. Headington JT. Tricholemmoma. To be or not to be? *Am J Dermatopathol.* 1980;2:225–226.

997. Headington JT. Tricholemmal carcinoma. *J Cutan Pathol.* 1992;19:83–84.

998. Heenan PJ, Bogle MS. Eccrine differentiation in basal cell carcinoma. *J Invest Dermatol.* 1993;100:295S–299S.

999. Heffelfinger MJ, Dahlin DC, MacCarty CS, et al. Chordomas and cartilaginous tumors at the skull base. *Cancer.* 1973;32:410–420.

1000. Heffner DK. Low-grade adenocarcinoma of probable endolymphatic sac origin A clinicopathologic study of 20 cases. *Cancer.* 1989;64:2292–2302.

1001. Helm KF, Goellner JR, Peters MS. Immunohistochemical stains in extramammary Paget's disease. *Am J Dermatopathol.* 1992;14:402–407.

1002. Helm KF, Cowen EW, Billingsley EM, et al. Trichoblastoma or trichoblastic carcinoma? *J Am Acad Dermatol.* 2001;44:547.

1003. Helton JL, Metcalf JS. Squamous syringometaplasia in association with annular elastolytic granuloma. *Am J Dermatopathol.* 1995;17:407–409.

1004. Helwig EB, Hackney VC. Syringadenoma papilliferum; lesions with and without naevus sebaceous and basal cell carcinoma. *AMA Arch Derm.* 1955;71:361–372.

1005. Helwig EB, Graham JH. Anogenital (extramammary) Paget's disease. A clinicopathological study. *Cancer.* 1963;16:387–403.

1006. Helwig EB. Agressive digital papillary adenoma. Chicago: Unpublished data. *Am Acad Dermatol Clin Pathol Conf.* 1979.

1007. Helwig EB, Stern JB. Subcutaneous sacrococcygeal myxopapillary ependymoma. A clinicopathologic study of 32 cases. *Am J Clin Pathol.* 1984;81:156–161.

1008. Henner MS, Shapiro PE, Ritter JH, et al. Solitary syringoma. Report of five cases and clinicopathologic comparison with microcystic adnexal carcinoma of the skin. *Am J Dermatopathol.* 1995;17:465–470.

1009. Henry CR, Nace M, Helm KF. Collagenous spherulosis in an oral mucous cyst. *J Cutan Pathol.* 2008;35:428–430.

1010. Henske EP, Wessner LL, Golden J, et al. Loss of tuberin in both subependymal giant cell astrocytomas and angiomyolipomas supports a two-hit model for the pathogenesis of tuberous sclerosis tumors. *Am J Pathol.* 1997;151:1639–1647.

1011. Herbst EW, Utz W. Multifocal dermal-type basal cell adenomas of parotid glands with co-existing dermal cylindromas. *Virchows Arch A Pathol Anat Histopathol.* 1984;403:95–102.

1012. Herman JG, Latif F, Weng Y, et al. Silencing of the VHL tumor-suppressor gene by DNA methylation in renal carcinoma. *Proc Natl Acad Sci U S A.* 1994;91:9700–9704.

1013. Hermes B, Cremer B, Happle R, et al. Phacomatosis pigmentokeratotica: a patient with the rare melanocytic-epidermal twin nevus syndrome. *Dermatology.* 1997;194:77–79.

1014. Hernandez FJ. Mixed tumors of the skin of the salivary gland type: a light and electron microscopic study. *J Invest Dermatol.* 1976;66:49–52.

1015. Hernandez-Perez E, Cestoni-Parducci RF. Pilomatricoma (calcifying epithelioma): a study of 100 cases in El Salvador. *Int J Dermatol.* 1981;20:491–494.

1016. Hernandez-Perez E, Cestoni-Parducci R. Nodular hidradenoma and hidradenocarcinoma. A 10-year review. *J Am Acad Dermatol.* 1985;12:15–20.

1017. Herrero J, Monteagudo C, Ruiz A, et al. Malignant proliferating trichilemmal tumours: an histopathological and immunohistochemical study of three cases with DNA ploidy and morphometric evaluation. *Histopathology.* 1998;33:542–546.

1018. Herrmann JJ, Eramo LR. Congenital apocrine hamartoma: an unusual clinical variant of organoid nevus with apocrine differentiation. *Pediatr Dermatol.* 1995;12:248–251.

1019. Hes O, Michal M, Sulc M, et al. Glassy hyaline globules in granular cell carcinoma, chromophobe cell carcinoma, and oncocytoma of the kidney. *Ann Diagn Pathol.* 1998;2:12–18.

1020. Hes O, Michal M, Boudova L, et al. Small cell variant of renal oncocytoma–a rare and misleading type of benign renal tumor. *Int J Surg Pathol.* 2001;9:215–222.

1021. Hes O, Curik R, Malatkova V, et al. Metanephric adenoma and papillary carcinoma with sarcomatoid dedifferentiation of kidney. A case report. *Pathol Res Pract.* 2003;199:629–632.

1022. Hes O, Perez-Montiel DM, Alvarado Cabrero I, et al. Thread-like bridging strands: a morphologic feature present in all adenomatoid tumors. *Ann Diagn Pathol.* 2003;7:273–277.

1023. Hes O, Brunelli M, Michal M, et al. Oncocytic papillary renal cell carcinoma: a clinicopathologic, immunohistochemical, ultrastructural, and interphase cytogenetic study of 12 cases. *Ann Diagn Pathol.* 2006;10:133–139.

1024. Hes O, Michal M, Mukensnabl P, et al. *Tumors of the Testes.* Pilsen, Czech Republic: Euroverlag; 2007.

1025. Hesse RJ, Scharfenberg JC, Ratz JL, et al. Eyelid microcystic adnexal carcinoma. *Arch Ophthalmol.* 1995;113:494–496.

1026. Hey A, Rockelein G, Grouls V. [The so-called trichoadenoma (Nikolowski)]. *Pathologe.* 1987;8:48–51.

1027. Hidano A, Kobayashi T. Adnexal polyp of neonatal skin. *Br J Dermatol.* 1975;92:659–662.

1028. Hidano A, Purwoko R, Jitsukawa K. Statistical survey of skin changes in Japanese neonates. *Pediatr Dermatol.* 1986;3:140–144.

1029. Higgins CM, Strutton GM. Papillary apocrine fibroadenoma of the vulva. *J Cutan Pathol.* 1997;24:256–260.

1030. Higinbotham NL, Phillips RF, Farr HW, et al. Chordoma. Thirty-five-year study at Memorial Hospital. *Cancer.* 1967;20:1841–1850.

1031. Hildenbrand C, Burgdorf WH, Lautenschlager S. Cowden syndrome-diagnostic skin signs. *Dermatology.* 2001;202:362–366.

1032. Hilliard NJ, Huang C, Andea A. Pigmented extramammary Paget's disease of the axilla mimicking melanoma: case report and review of the literature. *J Cutan Pathol.* 2009;36:995–1000.

1033. Hilliard NJ, Wakefield DN, Krahl D, et al. p16 expression in conventional and desmoplastic trichilemmomas. *Am J Dermatopathol.* 2009;31:342–349.

1034. Hiroshi F, Satoru S, Eisuke U, et al. Bilateral dermal thymus of neck in branchio-oculo-facial syndrome. *J Plast Reconstr Aesthet Surg.* 2006;59:1385–1387.

1035. Hirsch P, Helwig EB. Chondroid syringoma. Mixed tumor of skin, salivary gland type. *Arch Dermatol.* 1961;84:835–847.

1036. Hisaoka M, Takamatsu Y, Hirano Y, et al. Sebaceous carcinoma of the breast: case report and review of the literature. *Virchows Arch.* 2006;449:484–488.

1037. Hitchcock MG, Hurt MA, Santa Cruz DJ. Adenolipoma of the skin: a report of nine cases. *J Am Acad Dermatol.* 1993;29:82–85.

1038. Hitchcock MG, McCalmont TH, White WL. Cutaneous melanoma with myxoid features: twelve cases with differential diagnosis. *Am J Surg Pathol.* 1999;23:1506–1513.

1039. Hoang MP, Rakheja D, Amirkhan RH. Rosette formation within a proliferative nodule of an atypical combined melanocytic nevus in an adult. *Am J Dermatopathol.* 2003;25:35–39.

1040. Hoang MP, Levenson BM. Cystic panfolliculoma. *Arch Pathol Lab Med.* 2006;130:389–392.

1041. Hoang MP, Dresser KA, Kapur P, et al. Microcystic adnexal carcinoma: an immunohistochemical reappraisal. *Mod Pathol.* 2008;21:178–185.

1042. Hoekzema R, Leenarts MF, Nijhuis EW. Syringocystadenocarcinoma papilliferum in a linear nevus verrucosus. *J Cutan Pathol.* 2011;38:246–250.

1043. Hogge WA, Blank C, Roochvarg LB, et al. Gorlin syndrome (naevoid basal cell carcinoma syndrome): prenatal detection in a fetus with macrocephaly and ventriculomegaly. *Prenat Diagn.* 1994;14:725–727.

1044. Holden CA, Shaw M, McKee PH, et al. Loss of membrane B2 microglobulin in eccrine porocarcinoma. Its association with the histopathologic and clinical criteria of malignancy. *Arch Dermatol.* 1984;120:732–735.

1045. Holder WR, Smith JD, Mocega EE. Giant apocrine hidrocystoma. *Arch Dermatol.* 1971;104:522–523.

1046. Holmes GL, Stafstrom CE. Tuberous sclerosis complex and epilepsy: recent developments and future challenges. *Epilepsia.* 2007;48:617–630.

1047. Holt JF, Dickerson WW. The osseous lesions of tuberous sclerosis. *Radiology.* 1952;58:1–8.

1048. Honavar SG, Shields CL, Maus M, et al. Primary intraepithelial sebaceous gland carcinoma of the palpebral conjunctiva. *Arch Ophthalmol.* 2001;119:764–767.

1049. Honda Y, Egawa K, Baba Y, et al. Sweat duct milia-immunohistological analysis of structure and three-dimensional reconstruction. *Arch Dermatol Res.* 1996;288:133–139.

1050. Hood IC, Qizilbash AH, Salama SS, et al. Sebaceous carcinoma of the face following irradiation. *Am J Dermatopathol.* 1986;8:505–508.

1051. Horenstein MG, Kahn AG. Pathologic quiz case: a 69-year-old man with a brown-black facial papule. Melanocytic matricoma. *Arch Pathol Lab Med.* 2004;128:e163–e164.

1052. Horenstein MG, Manci EA, Walker AB, et al. Lumbosacral ectopic nephrogenic rest unassociated with spinal dysraphism. *Am J Surg Pathol.* 2004;28:1389–1392.

1053. Hori K. Inverted follicular keratosis and papillomavirus infection. *Am J Dermatopathol.* 1991;13:145–151.

1054. Horn LC, Schutz A, Heinemann K, et al. Multicystic peritoneal mesothelioma of the omentum. *Eur J Obstet Gynecol Reprod Biol.* 2004;116:246–247.

1055. Horn LC, Purz S, Krumpe C, et al. COX-2 and Her-2/neu are overexpressed in Paget's disease of the vulva and the breast: results of a preliminary study. *Arch Gynecol Obstet.* 2008;277:135–138.

1056. Horn RC Jr. Malignant papillary cystadenoma of sweat glands with metastases to the regional lymph nodes. *Surgery.* 1944;16:348–355.

1057. Horn TD, Vennos EM, Bernstein BD, et al. Multiple tumors of follicular infundibulum with sweat duct differentiation. *J Cutan Pathol.* 1995;22:281–287.

1058. Hornick JL, Fletcher CD. Myoepithelial tumors of soft tissue: a clinicopathologic and immunohistochemical study of 101 cases with evaluation of prognostic parameters. *Am J Surg Pathol.* 2003;27:1183–1196.

1059. Hornick JL, Fletcher CD. Cutaneous myoepithelioma: a clinicopathologic and immunohistochemical study of 14 cases. *Hum Pathol.* 2004;35:14–24.

1060. Hornstein OP, Knickenberg M, Morl M. Multiple dermal perifollicular fibromas with polyps of the colon – report of a peculiar clinical syndrome. *Acta Hepatogastroenterol (Stuttg).* 1976;23:53–58.

1061. Horvath A, Bossis I, Giatzakis C, et al. Large deletions of the PRKAR1A gene in Carney complex. *Clin Cancer Res.* 2008;14:388–395.

1062. Hoshina D, Akiyama M, Hata H, et al. Eccrine porocarcinoma and Bowen's disease arising in a seborrhoeic keratosis. *Clin Exp Dermatol.* 2007;32:54–56.

1063. Hossler EW, Wilson ML, Dalton SR, et al. Lichenoid inflammation in cutaneous cysts. *Am J Dermatopathol.* 2010;32:640–641.

1064. Hsu PJ, Liu CH, Huang CJ. Mixed tubulopapillary hidradenoma and syringocystadenoma papilliferum occurring as a verrucous tumor. *J Cutan Pathol.* 2003;30:206–210.

1065. Hu CH, Marques AS, Winkelmann RK. Dermal duct tumor: a histochemical and electron microscopic study. *Arch Dermatol.* 1978;114:1659–1664.

1066. Hu S, Bakshandeh H, Kerdel FA, et al. Eccrine syringofibroadenoma of clear cell variant: an immunohistochemical study. *Am J Dermatopathol.* 2005;27:228–231.

1067. Hu SC, Chen GS, Wu CS, et al. Pigmented eccrine poromas: expression of melanocyte-stimulating cytokines by tumour cells does not always result in melanocyte colonization. *J Eur Acad Dermatol Venereol.* 2008;22:303–310.

1068. Hu SC, Chen GS, Tsai KB, et al. Molluscum infestation of an epidermal cyst associated with focal hyperplasia of cyst wall. *J Eur Acad Dermatol Venereol.* 2009;23:353–355.

1069. Huang YH, Chuang YH, Kuo TT, et al. Vulvar syringoma: a clinicopathologic and immunohistologic study of 18 patients and results of treatment. *J Am Acad Dermatol.* 2003;48:735–739.

1070. Hubler WR Jr., Rudolph AH, Kelleher RM. Milia en plaque. *Cutis.* 1978;22:67–70.

1071. Huerre M, Bonnet D, Mc Carthy SW, et al. [Carcinosarcoma arising in eccrine spiradenoma. A morphologic and immunohistochemical study]. *Ann Pathol.* 1994;14:168–173.

1072. Hugel H, Requena L. Ductal carcinoma arising from a syringocystadenoma papilliferum in a nevus sebaceus of Jadassohn. *Am J Dermatopathol.* 2003;25:490–493.

1073. Hughes LJ, Michels VV. Risk of hepatoblastoma in familial adenomatous polyposis. *Am J Med Genet.* 1992;43:1023–1025.

1074. Hughes SM, Wilkerson AE, Winfield HL, et al. Familial nevus sebaceus in dizygotic male twins. *J Am Acad Dermatol.* 2006;54:S47–S48.

1075. Hunt SJ. Two pyogenic granulomas arising in an epidermoid cyst. *Am J Dermatopathol.* 1989;11:360–363.

1076. Hunt SJ, Kilzer B, Santa Cruz DJ. Desmoplastic trichilemmoma: histologic variant resembling invasive carcinoma. *J Cutan Pathol.* 1990;17:45–52.

1077. Hunt SJ, Santa Cruz DJ, Kerl H. Giant eccrine acrospiroma. *J Am Acad Dermatol.* 1990;23:663–668.

1078. Hunt SJ, Abell E. Mucinous syringometaplasia mimicked by a clear cell hidradenoma with mucinous change. *J Cutan Pathol.* 1991;18:339–343.

1079. Hunter AG, Nezarati MM, Velsher L. Absence of signs of systemic involvement in four patients with bilateral multiple facial angiofibromas. *Am J Med Genet A.* 2010;152A:657–664.

1080. Hurlimann AF, Panizzon RG, Burg G. Eruptive vellus hair cyst and steatocystoma multiplex: hybrid cysts. *Dermatology.* 1996;192:64–66.

1081. Hurt MA, Igra-Serfaty H, Stevens CS. Eccrine syringofibroadenoma (Mascaro). An acrosyringeal hamartoma. *Arch Dermatol.* 1990;126:945–949.

1082. Hurt MA, Hardarson S, Stadecker MJ, et al. Fibroepithelioma-like changes associated with anogenital epidermotropic mucinous carcinoma. Fibroepitheliomatous Paget phenomenon. *J Cutan Pathol.* 1992;19:134–141.

1083. Hutcheson AC, Fisher AH, Lang PG Jr. Basal cell carcinomas with unusual histologic patterns. *J Am Acad Dermatol.* 2005;53:833–837.

1084. Hwang SM, Choi EH, Ahn SK, et al. Tuberous sclerosis with naevus sebaceus. *Clin Exp Dermatol.* 1998;23:44–45.

1085. Hyman AB, Clayman SJ. Hair-follicle nevus; report of a case and a review of the literature concerning this lesion and some related conditions. *AMA Arch Derm.* 1957;75:678–684.

1086. Hyman AB, Brownstein MH. Eccrine poroma. An analysis of forty-five new cases. *Dermatologica.* 1969;138:29–38.

1087. Hyman BA, Scheithauer BW, Weiland LH, et al. Membranous basal cell adenoma of the parotid gland. Malignant transformation in a patient with multiple dermal cylindromas. *Arch Pathol Lab Med.* 1988;112:209–211.

1088. Ichihashi N, Kitajima Y. Loss of heterozygosity of adenomatous polyposis coli gene in cutaneous tumors as determined by using polymerase chain reaction and paraffin section preparations. *J Dermatol Sci.* 2000;22:102–106.

1089. Ichikawa E, Okabe S, Umebayashi Y, et al. Papillary eccrine adenoma: immunohistochemical studies of keratin expression. *J Cutan Pathol.* 1997;24:564–570.

1090. Ichikawa E, Fujisawa Y, Tateishi Y, et al. Eccrine syringofibroadenoma in a patient with a burn scar ulcer. *Br J Dermatol.* 2000;143:591–594.

1091. Ide F, Shimoyama T, Horie N, et al. Benign lymphoepithelial lesion of the parotid gland with sebaceous differentiation. *Oral Surg Oral Med Oral Pathol Oral Radiol Endod.* 1999;87:721–724.

1092. Ide F, Mishima K, Saito I. Adenolipoma of the lip. *Br J Dermatol.* 2003;148:606–607.

1093. Ide F, Mishima K, Saito I. Juxtaoral organ of Chievitz presenting clinically as a tumour. *J Clin Pathol.* 2003;56:789–790.

1094. Ikeda I, Ono T. Basal cell carcinoma originating from an epidermoid cyst. *J Dermatol.* 1990;17:643–646.

1095. Ikeya T. Multiple linear eccrine adenomas associated with multiple trichoepitheliomas. *J Dermatol.* 1987;4:48–53.

1096. Illueca C, Monteagudo C, Revert A, et al. Diagnostic value of CD34 immunostaining in desmoplastic trichilemmoma. *J Cutan Pathol.* 1998;25:435–439.

1097. Imai S, Nitto H. Eccrine nevus with epidermal changes. *Dermatologica.* 1983;166:84–88.

1098. Inaloz HS, Inaloz SS, Unal B, et al. Coexistence of tumor of the follicular infundibulum with an unusual trichilemmal tumor. *Am J Dermatopathol.* 2002;24:406–408.

1099. Inoguchi N, Matsumura Y, Kanazawa N, et al. Expression of prostate-specific antigen and androgen receptor in extramammary Paget's disease and carcinoma. *Clin Exp Dermatol.* 2007;32:91–94.

1100. Intra M, Maggioni A, Sonzogni A, et al. A rare association of synchronous intraductal carcinoma of the breast and invasive carcinoma of ectopic breast tissue of the vulva: case report and literature review. *Int J Gynecol Cancer.* 2006;16(Suppl 1):428–433.

1101. Inui S, Fukuhara S, Asada H, et al. Double involvement of extramammary Paget's disease in the genitalia and axilla. *J Dermatol.* 2000;27:409–412.

1102. Ioannides G. Tricheilema and tricheilemal lesions. *Am J Dermatopathol.* 1980;2:235–236.

1103. Ioannidis O, Papaemmanuil S, Kakoutis E, et al. Fibroepithelioma of Pinkus in continuity with nodular basal cell carcinoma: supporting evidence of the malignant nature of the disease. *Pathol Oncol Res.* 2011;1:155–157.

1104. Ionescu DN, Mohan D, Carter G, et al. Epidermoid metaplasia of the cervix. *Arch Pathol Lab Med.* 2004;128:1052–1053.

1105. Irvin WP, Cathro HP, Grosh WW, et al. Primary breast carcinoma of the vulva: a case report and literature review. *Gynecol Oncol.* 1999;73:155–159.

1106. Ishida M, Kushima R, Okabe H. Immunohistochemical demonstration of D2–40 in basal cell carcinomas of the skin. *J Cutan Pathol.* 2008;35:926–930.

1107. Ishida T, Abe S, Miki Y, et al. Intraosseous pilomatricoma: a possible rare skeletal manifestation of Gardner syndrome. *Skeletal Radiol.* 2007;36:693–698.

1108. Ishida-Yamamoto A, Iizuka H. Eccrine syringofibroadenoma (Mascaro). An ultrastructural and immunohistochemical study. *Am J Dermatopathol.* 1996;18:207–211.

1109. Ishida-Yamamoto A, Sato K, Wada T, et al. Fibroepithelioma-like changes occurring in perianal Paget's disease with rectal mucinous carcinoma: case report and review of 49 cases of extramammary Paget's disease. *J Cutan Pathol.* 2002;29:185–189.

1110. Ishikawa K. Malignant hidroacanthoma simplex. *Arch Dermatol.* 1971;104:529–532.

1111. Ishiko A, Shimizu H, Inamoto N, et al. Is tubular apocrine adenoma a distinct clinical entity? *Am J Dermatopathol.* 1993;15:482–487.

1112. Ishimura E, Iwamoto H, Kobashi Y, et al. Malignant chondroid syringoma. Report of a case with widespread metastasis and review of pertinent literature. *Cancer.* 1983;52:1966–1973.

1113. Ishizawa T, Mitsuhashi Y, Sugiki H, et al. Basal cell carcinoma within vulvar Paget's disease. *Dermatology.* 1998;197:388–390.

1114. Islam MN, Bhattacharyya I, Proper SA, et al. Melanocytic matricoma: a distinctive clinicopathologic entity. *Dermatol Surg.* 2007;33:857–863.

1115. Ismail SM, Walker SM. Bilateral virilizing sclerosing stromal tumours of the ovary in a pregnant woman with Gorlin's syndrome: implications for pathogenesis of ovarian stromal neoplasms. *Histopathology.* 1990;17:159–163.

1116. Ito A, Sakamoto F, Ito M. Dystrophic scrotal calcinosis originating from benign eccrine epithelial cysts. *Br J Dermatol.* 2001;144:146–150.

1117. Ito R, Fujiwara M, Kaneko S, et al. Multilocular giant epidermal cysts. *J Am Acad Dermatol.* 2008;58:S120–S122.

1118. Itoh T, Yamamoto N, Tokunaga M. Malignant eccrine spiradenoma with smooth muscle cell differentiation: histological and immunohistochemical study. *Pathol Int.* 1996;46:887–893.

1119. Ivan D, Bengana C, Lazar AJ, et al. Merkel cell tumor in a trichilemmal cyst: collision or association? *Am J Dermatopathol.* 2007;29:180–183.

1120. Iwenofu OH, Samie FH, Ralston J, et al. Extramammary Paget's disease presenting as alopecia neoplastica. *J Cutan Pathol.* 2008;35:761–764.

1121. Iyer PV, Leong AS. Malignant dermal cylindromas. Do they exist? A morphological and immunohistochemical study and review of the literature. *Pathology.* 1989;21:269–274.

1122. Izaki S, Kono E, Hirai A, et al. Eruptive clear cell hamartoma of sweat duct. *J Cutan Pathol.* 1994;21:271–273.

1123. Izikson L, Bhan A, Zembowicz A. Androgen receptor expression helps to differentiate basal cell carcinoma from benign trichoblastic tumors. *Am J Dermatopathol.* 2005;27:91–95.

1124. Izumi M, Tang X, Chiu CS, et al. Ten cases of sebaceous carcinoma arising in nevus sebaceus. *J Dermatol.* 2008;35:704–711.

1125. Jabara AG, Finnie JW. Four cases of clear-cell hidradenocarcinomas in the dog. *J Comp Pathol.* 1978;88:525–532.

1126. Jackson CE, Callies QC, Krull EA, et al. Hairy cutaneous malformations of palms and soles. A hereditary condition. *Arch Dermatol.* 1975;111:1146–1149.

1127. Jacyk WK, Requena L, Sanchez Yus E, et al. Tubular apocrine carcinoma arising in a nevus sebaceus of Jadassohn. *Am J Dermatopathol.* 1998;20:389–392.

1128. Jacyk WK, Rutten A, Requena L. Fibrous papule of the face with granular cells. *Dermatology.* 2008;216:56–59.

1129. Jain D, Maleszewski JJ, Halushka MK. Benign cardiac tumors and tumorlike conditions. *Ann Diagn Pathol.* 2010;14:215–230.

1130. Jakobiec FA, Streeten BW, Iwamoto T, et al. Syringocystadenoma papilliferum of the eyelid. *Ophthalmology.* 1981;88:1175–1181.

1131. Jakobiec FA, Zimmerman LE, La Piana F, et al. Unusual eyelid tumors with sebaceous differentiation in the Muir-Torre syndrome. Rapid clinical regrowth and frank squamous transformation after biopsy. *Ophthalmology.* 1988;95:1543–1548.

1132. Jakobiec FA, Nguyen J, Mandell K, et al. Complex palpebral odontogenic choristoma: a reappraisal of the origin of teeth-bearing periocular lesions. *Am J Ophthalmol.* 2009;147:531–543 e531.

1133. Jakobiec FA, Mehta M, Iwamoto M, et al. Intratarsal keratinous cysts of the Meibomian gland: distinctive clinicopathologic and immunohistochemical features in 6 cases. *Am J Ophthalmol.* 2010;149:82–94.

1134. Jambhekar NA, Rekhi B, Thorat K, et al. Revisiting chordoma with brachyury, a "new age" marker: analysis of a validation study on 51 cases. *Arch Pathol Lab Med.* 2010;134:1181–1187.

1135. James CL. Basal cell carcinoma with hyaline inclusions. *Pathology.* 1995;27:97–100.

1136. Jamora MJ, Celis MA. Generalized porokeratotic eccrine ostial and dermal duct nevus associated with deafness. *J Am Acad Dermatol.* 2008;59:S43–45.

1137. Jang KS, Oh YH, Park CK, et al. Nevus sebaceus with psammomatous calcified spherules in the apocrine glands. *J Am Acad Dermatol.* 2005;52:724–725.

1138. Jani P, Chetty R, Ghazarian DM. An unusual composite pilomatrix carcinoma with intralesional melanocytes: differential diagnosis, immunohistochemical evaluation, and review of the literature. *Am J Dermatopathol.* 2008;30: 174–177.

1139. Jaqueti G, Requena L, Sanchez Yus E. Verrucous trichoadenoma. *J Cutan Pathol.* 1989;16:145–148.

1140. Jaqueti G, Requena L, Sanchez Yus E. Trichoblastoma is the most common neoplasm developed in nevus sebaceus of Jadassohn: a clinicopathologic study of a series of 155 cases. *Am J Dermatopathol.* 2000;22:108–118.

1141. Jass JR. Role of the pathologist in the diagnosis of hereditary non-polyposis colorectal cancer. *Dis Markers.* 2004;20:215–224.

1142. Jaworski R. Unusual proliferating trichilemmal cyst. *Am J Dermatopathol.* 1987;9:459–461.

1143. Jaworski RC. The ultrastructure of chondroid syringoma (mixed tumor of skin). *Ultrastruct Pathol* 1984;6:153–159.

1144. Jayasena SN, Ariyasinghe JT, Gunawardena DM, et al. Large-cell calcifying sertoli cell tumour of the testis detected at screening of a family with Carney syndrome. *Urol Int.* 2005;75:365–367.

1145. Jenkins JR, Morgan MB. Dermal cysts: a dermatopathological perspective and histological reappraisal. *J Cutan Pathol.* 2007;34:815–829.

1146. Jensen ML. Extraocular sebaceous carcinoma of the skin with visceral metastases: case report. *J Cutan Pathol.* 1990;17:117–121.

1147. Jih DM, Elenitsas R, Vittorio CC, et al. Aggressive digital papillary adenocarcinoma: a case report and review of the literature. *Am J Dermatopathol.* 2001;23:154–157.

1148. Jimenez-Acosta FJ, Redondo E, Baez O, et al. Linear unilateral basaloid follicular hamartoma. *J Am Acad Dermatol.* 1992;27:316–319.

1149. Jitsukawa K, Sueki H, Sato S, et al. Eccrine spiradenoma. An electron microscopic study. *Am J Dermatopathol.* 1987;9:99–108.

1150. Johnson BL, Buerger GF Jr. Syringocystadenoma papilliferum of the eyelid. *Am J Ophthalmol.* 1994;118:822–823.

1151. Johnson BL Jr, Helwig EB. Eccrine acrospiroma. A clinicopathologic study. *Cancer.* 1969;23:641–657.

1152. Johnson SC, Bennett RG. Occurrence of basal cell carcinoma among multiple trichoepitheliomas. *J Am Acad Dermatol.* 1993;28:322–326.

1153. Johnston EV, Dockerty MB, Dixon CF. Cylindroma of the rectum: report of case. *Proc Staff Meet Mayo Clin.* 1953;28:729–735.

1154. Johr R, Saghari S, Nouri K. Eccrine porocarcinoma arising in a seborrheic keratosis evaluated with dermoscopy and treated with Mohs' technique. *Int J Dermatol.* 2003;42:653–657.

1155. Jones AC, Shyamsundar MM, Thomas MW, et al. Comprehensive mutation analysis of TSC1 and TSC2-and phenotypic correlations in 150 families with tuberous sclerosis. *Am J Hum Genet.* 1999;64:1305–1315.

1156. Jones CC, Ansari SJ, Tschen JA. Cystic fibroepithelioma of Pinkus. *J Cutan Pathol.* 1991;18:220–222.

1157. Jones CC, Tschen JA. Anetodermic cutaneous changes overlying pilomatricomas. *J Am Acad Dermatol.* 1991;25:1072–1076.

1158. Jones DB. Florid papillomatosis of the nipple ducts. *Cancer.* 1955;8:315–319.

1159. Jones EA, Sajid MI, Shenton A, et al. Basal cell carcinomas in Gorlin syndrome: a review of 202 patients. *J Skin Cancer.* 2011 (in press).

1160. Jones EW. Proliferating epidermoid cysts. *Arch Dermatol.* 1966;94:11–19.

1161. Jones H, Anthony PP. Metastatic prostatic carcinoma presenting as left-sided cervical lymphadenopathy: a series of 11 cases. *Histopathology.* 1992;21:149–154.

1162. Jones MA, Mann EW, Caldwell CL, et al. Small cell neuroendocrine carcinoma of Bartholin's gland. *Am J Clin Pathol.* 1990;94:439–442.

1163. Jones MW, Norris HJ, Snyder RC. Infiltrating syringomatous adenoma of the nipple. A clinical and pathological study of 11 cases. *Am J Surg Pathol.* 1989;13:197–201.

1164. Jones RE Jr, Austin C, Ackerman AB. Extramammary Paget's disease. A critical reexamination. *Am J Dermatopathol.* 1979;1:101–132.

1165. Jost CJ, Gloviczki P, Edwards WD, et al. Aortic aneurysms in children and young adults with tuberous sclerosis: report of two cases and review of the literature. *J Vasc Surg.* 2001;33:639–642.

1166. Jozwiak J, Galus R. Molecular implications of skin lesions in tuberous sclerosis. *Am J Dermatopathol.* 2008;30:256–261.

1167. Jozwiak S, Goodman M, Lamm SH. Poor mental development in patients with tuberous sclerosis complex: clinical risk factors. *Arch Neurol.* 1998;55:379–384.

1168. Jozwiak S, Schwartz RA, Janniger CK, et al. Skin lesions in children with tuberous sclerosis complex: their prevalence, natural course, and diagnostic significance. *Int J Dermatol.* 1998;37:911–917.

1169. Jozwiak S, Schwartz RA, Janniger CK, et al. Usefulness of diagnostic criteria of tuberous sclerosis complex in pediatric patients. *J Child Neurol.* 2000;15:652–659.

1170. Julian CG, Bowers PW. A clinical review of 209 pilomatricomas. *J Am Acad Dermatol.* 1998;39:191–195.

1171. Junaid TA, Thomas SM. Cysts of the vulva and vagina: a comparative study. *Int J Gynaecol Obstet.* 1981;19:239–243.

1172. Kacerovska D, Michal M, Kazakov DV. Sebocyte-like melanocytes in desmoplastic blue nevus. *Am J Dermatopathol.* 2008;30:509–510.

1173. Kacerovska D, Nemcova J, Michal M, et al. Eccrine syringofibroadenoma associated with well-differentiated squamous cell carcinoma. *Am J Dermatopathol.* 2008;30:572–574.

1174. Kacerovska D, Nemcova J, Petrik R, et al. Lymphoepithelioma-like carcinoma of the Bartholin gland. *Am J Dermatopathol.* 2008;30:586–589.

1175. Kacerovska D, Nemcova J, Pomahacova R, et al. Cutaneous and superficial soft tissue lesions associated with Albright hereditary osteodystrophy: clinicopathological and molecular genetic study of 4 cases, including a novel mutation of the GNAS gene. *Am J Dermatopathol.* 2008;30:417–424.

1176. Kacerovska D, Szepe P, Vanecek T, et al. Spiradenocylindroma-like basaloid carcinoma of the anus and rectum: case report, including HPV studies and analysis of the CYLD gene mutations. *Am J Dermatopathol.* 2008;30:472–476.

1177. Kacerovska D, Michal M, Kazakov DV. For Valentine's Day: adnexal induction over dermatofibroma. *Int J Surg Pathol.* 2009;17:452–453.

1178. Kacerovska D, Michal M, Sosna B, et al. Carcinoid-like pattern in melanoma: report of 4 cases. *Am J Dermatopathol.* 2009;31:542–550.

1179. Kacerovska D, Sima R, Michal M, et al. Carney complex: a clinicopathologic and molecular biological study of a sporadic case, including extracutaneous and cutaneous lesions and a novel mutation of the PRKAR1A gene. *J Am Acad Dermatol.* 2009;61:80–87.

1180. Kacerovska D, Sokol L, Michal M, et al. Primary cutaneous signet-ring cell melanoma with pseudoglandular features, spindle cells and oncocytoid changes. *Am J Dermatopathol.* 2009;31:81–83.

1181. Kacerovska D, Vrtel R, Michal M, et al. TSC2/PKD1 contiguous gene syndrome: a report of 2 cases with emphasis on dermatopathologic findings. *Am J Dermatopathol.* 2009;31:532–541.

1182. Kacerovska D, Kazakov DV, Kutzner H, e al. Spiradenoma with marked adenomyoepitheliomatous features. *Am J Dermatopathol.* 2010;32:744–746.

1183. Kacerovska D, Kazakov DV, Michal M. Spindle-cell predominant trichodiscoma with a palisaded arrangement of stromal cells. *Am J Dermatopathol.* 2010;32:743–744.

1184. Kacerovska D, Michal M, Kazakov DV. Trichodiscoma with lipomatous metaplasia and pleomorphic stromal cells. *J Cutan Pathol.* 2010;37:1110–1111.

1185. Kacerovska D, Michal M, Kazakov DV. Intrafollicular collagenous crystalloids. *Int J Surg Pathol.* 2011 (in press).

1186. Kaddu S, Soyer HP, Cerroni L, et al. Clinical and histopathologic spectrum of pilomatricomas in adults. *Int J Dermatol.* 1994;33:705–708.

1187. Kaddu S, Beham-Schmid C, Soyer HP, et al. Extramedullary hematopoiesis in pilomatricomas. *Am J Dermatopathol.* 1995;17:126–130.

1188. Kaddu S, Soyer HP, Hodl S, et al. Morphological stages of pilomatricoma. *Am J Dermatopathol.* 1996;18:333–338.

1189. Kaddu S, Soyer HP, Wolf IH, et al. Proliferating pilomatricoma. A histopathologic simulator of matrical carcinoma. *J Cutan Pathol.* 1997;24:228–234.

1190. Kaddu S, Schaeppi H, Kerl H, et al. Subcutaneous trichoblastoma. *J Cutan Pathol.* 1999;26:490–496.

1191. Kaddu S, Schappi H, Kerl H, et al. Trichoblastoma and sebaceoma in nevus sebaceus. *Am J Dermatopathol.* 1999;21:552–556.

1192. Kaddu S, Schaeppi H, Kerl H, et al. Basaloid neoplasms in nevus sebaceus. *J Cutan Pathol.* 2000;27:327–337.

1193. Kaddu S, Dong H, Mayer G, et al. Warty dyskeratoma–"follicular dyskeratoma": analysis of clinicopathologic features of a distinctive follicular adnexal neoplasm. *J Am Acad Dermatol.* 2002;47:423–428.

1194. Kadono T, Okada H, Okuno T, et al. Basal cell carcinoma with neuroid type nuclear palisading: a report of three cases. *Br J Dermatol.* 1998;138:1064–1066.

1195. Kagen MH, Hirsch RJ, Chu P, et al. Multiple infundibulocystic basal cell carcinomas in association with human immunodeficiency virus. *J Cutan Pathol.* 2000;27:316–318.

1196. Kajino Y, Yamaguchi A, Hashimoto N, et al. beta-Catenin gene mutation in human hair follicle-related tumors. *Pathol Int.* 2001;51:543–548.

1197. Kakagia D, Alexiadis G, Kiziridou A, et al. Brooke-Spiegler syndrome with parotid gland involvement. *Eur J Dermatol.* 2004;14:139–141.

1198. Kakinuma H, Iwasawa U, Kurakata N, et al. A case of extramammary Paget's disease with depigmented macules as the sole manifestation. *Br J Dermatol.* 1994;130:102–105.

1199. Kakinuma H, Miyamoto R, Iwasawa U, et al. Three subtypes of poroid neoplasia in a single lesion: eccrine poroma, hidroacanthoma simplex, and dermal duct tumor. Histologic, histochemical, and ultrastructural findings. *Am J Dermatopathol.* 1994;16:66–72.

1200. Kaku T, Toyoshima S, Hachisuga T, et al. Sebaceous gland tumor of the ovary. *Gynecol Oncol.* 1987;26:398–402.

1201. Kallioinen M, Autio-Harmainen H, Dammert K, et al. Basement membrane laminin and type IV collagen in various benign and malignant adnexal tumors of the skin: an immunohistochemical study. *J Invest Dermatol.* 1984;83:276–280.

1202. Kallioinen M, Tuomi ML, Dammert K, et al. Desmoplastic trichoepithelioma: clinico-pathological features and immunohistochemical study of the basement membrane proteins, laminin and type IV collagen. *Br J Dermatol.* 1984;111:571–577.

1203. Kalra OP, Verma PP, Kochhar S, et al. Bilateral renal angiomyolipomatosis in tuberous sclerosis presenting with chronic renal failure: case report and review of the literature. *Nephron.* 1994;68:256–258.

1204. Kamada Y, Sakata A, Nakadomari S, et al. Phakomatous choristoma of the eyelid: immunohistochemical observation. *Jpn J Ophthalmol.* 1998;42:41–45.

1205. Kambe Y, Nakano H, Kaneko T, et al. Giant pilomatricoma associated with hypercalcaemia and elevated levels of parathyroid hormone-related protein. *Br J Dermatol.* 2006;155:208–210.

1206. Kamishima T, Igarashi S, Takeuchi Y, et al. Pigmented hidrocystoma of the eccrine secretory coil in the vulva:

clinicopathologic, immunohistochemical and ultrastructural studies. *J Cutan Pathol.* 1999;26:145–149.

1207. Kamiya H, Oyama Z, Kitajima Y. "Apocrine" poroma: review of the literature and case report. *J Cutan Pathol.* 2001;28:101–104.

1208. Kang SJ, Wojno TH, Grossniklaus HE. Proliferating trichilemmal cyst of the eyelid. *Am J Ophthalmol.* 2007; 143:1065–1067.

1209. Kanitakis J, Zambruno G, Euvrard S, et al. Eccrine syringofibroadenoma. Immunohistological study of a new case. *Am J Dermatopathol.* 1987;9:37–40.

1210. Kanitakis J, Bourchany D, Faure M, et al. Expression of the hair stem cell-specific keratin 15 in pilar tumors of the skin. *Eur J Dermatol.* 1999;9:363–365.

1211. Kanitakis J, Disant F. Ossified cylindroma in familial cylindromatosis (Brooke-Spiegler syndrome). *J Cutan Pathol.* 2001;28:439–440.

1212. Kanitakis J, Brutzkus A, Butnaru AC, et al. Melanotrichoblastoma: immunohistochemical study of a variant of pigmented trichoblastoma. *Am J Dermatopathol.* 2002;24:498–501.

1213. Kanitakis J, Chouvet B. The usefulness of P63 detection for differentiating primary from metastatic skin adenocarcinomas. *J Cutan Pathol.* 2008;35:692–693.

1214. Kantrow SM, Ivan D, Williams MD, et al. Metastasizing adenocarcinoma and multiple neoplastic proliferations arising in a nevus sebaceus. *Am J Dermatopathol.* 2007;29:462–466.

1215. Kao GF, Graham JH, Helwig EB. Paget's disease of the ectopic breast with an underlying intraductal carcinoma: report of a case. *J Cutan Pathol.* 1986;13:59–66.

1216. Kao GF, Helwig EB, Graham JH. Aggressive digital papillary adenoma and adenocarcinoma. A clinicopathological study of 57 patients, with histochemical, immunopathological, and ultrastructural observations. *J Cutan Pathol.* 1987;14:129–146.

1217. Kao GF, Laskin WB, Weiss SW. Eccrine spiradenoma occurring in infancy mimicking mesenchymal tumor. *J Cutan Pathol.* 1990;17:214–219.

1218. Kapil JP, Proia AD, Puri PK. Lesions of the lacrimal caruncle with an emphasis on oncocytoma. *Am J Dermatopathol.* 2011;33:227–235.

1219. Kaplan I, Metzker A, Calderon S. Epidermal nevus syndrome with maxillary involvement. *Int J Oral Maxillofac Surg.* 1993;22:298–300.

1220. Kappel TJ, Abenoza P. Mucinous syringometaplasia. A case report with review of the literature. *Am J Dermatopathol.* 1993;15:562–567.

1221. Karaca S, Kulac M, Dilek FH, et al. Giant proliferating trichilemmal tumor of the gluteal region. *Dermatol Surg.* 2005;31:1734–1736.

1222. Karamurzin Y, Rutgers JK. DNA mismatch repair deficiency in endometrial carcinoma. *Int J Gynecol Pathol.* 2009;28:239–255.

1223. Karg E, Korom I, Varga E, et al. Congenital syringocystadenoma papilliferum. *Pediatr Dermatol.* 2008;25:132–133.

1224. Kasashima S, Hiroshi M, Toshinori M, et al. Lipomatous mixed tumor with follicular differentiation of the skin. *J Cutan Pathol.* 2006;33:389–394.

1225. Katagiri Y, Ansai S. Two cases of cutaneous apocrine ductal carcinoma of the axilla. Case report and review of the literature. *Dermatology.* 1999;199:332–337.

1226. Katane M, Akiyama M, Ohnishi T, et al. Carcinomatous transformation of eccrine syringofibroadenoma. *J Cutan Pathol.* 2003;30:211–214.

1227. Kataoka M, Kido J, Shinohara Y, et al. Drug-induced gingival overgrowth–a review. *Biol Pharm Bull.* 2005;28:1817–1821.

1228. Kato H, Mizuno N, Nakagawa K, et al. Microcystic adnexal carcinoma: a light microscopic, immunohistochemical and ultrastructural study. *J Cutan Pathol.* 1990;17:87–95.

1229. Kato N, Ueno H. A pedunculated follicular hamartoma: a case showing a central trichofolliculoma-like tumor with multiple trichogenic tumors. *J Dermatol.* 1991;18: 465–471.

1230. Kato N, Ueno H. Two cases of plantar epidermal cyst associated with human papillomavirus. *Clin Exp Dermatol.* 1992;17:252–256.

1231. Kato N, Ueno H. Clear cell hidradenoma: a tumor with basaliomatous changes in the overlying epidermis and follicular infundibula of surrounding skin. *J Dermatol.* 1992;19:436–442.

1232. Kato N, Yasuoka A. "Giant" senile sebaceous hyperplasia. *J Dermatol.* 1992;19:238–241.

1233. Kato N, Ueno H. Infundibulocystic basal cell carcinoma. *Am J Dermatopathol.* 1993;15:265–267.

1234. Kato N, Yasukawa K, Onozuka T. Primary cutaneous adenoid cystic carcinoma with lymph node metastasis. *Am J Dermatopathol.* 1998;20:571–577.

1235. Kato N, Rutten A, Santa Cruz DJ. A sweat ductal proliferation in the finger. *Am J Dermatopathol.* 2001;23:489–490.

1236. Katona TM, Ravis SM, Perkins SM, et al. Expression of androgen receptor by fibroepithelioma of Pinkus: evidence supporting classification as a basal cell carcinoma variant? *Am J Dermatopathol.* 2007;29:7–12.

1237. Katona TM, Perkins SM, Billings SD. Does the panel of cytokeratin 20 and androgen receptor antibodies differentiate desmoplastic trichoepithelioma from morpheaform/infiltrative basal cell carcinoma? *J Cutan Pathol.* 2008;35: 174–179.

1238. Kavak A, Ozcelik D, Belenli O, et al. A unique location of naevus sebaceus: labia minora. *J Eur Acad Dermatol Venereol.* 2008;22:1136–1138.

1239. Kavand S, Cassarino DS. "Squamoid eccrine ductal carcinoma": an unusual low-grade case with follicular differentiation. Are these tumors squamoid variants of microcystic adnexal carcinoma? *Am J Dermatopathol.* 2009;31:849–852.

1240. Kawakami M, Akiyama M, Kimoto M, et al. Extraordinarily large calcifying epithelioma without aggressive behavior. *Dermatology.* 2001;202:74–75.

1241. Kawamoto M, Fukuda Y, Kamoi S, et al. Sebaceous carcinoma of the vulva. *Pathol Int.* 1995;45:767–773.

1242. Kawaoka JC, Gray J, Schappell D, et al. Eccrine nevus. *J Am Acad Dermatol.* 2004;51:301–304.

1243. Kawatsu T, Miki Y. Triple extramammary Paget's disease. *Arch Dermatol.* 1971;104:316–319.

1244. Kazakov DV, Kutzner H, Rutten A, et al. Trichogerminoma: a rare cutaneous adnexal tumor with differentiation toward the hair germ epithelium. *Dermatology.* 2002; 205:405–408.

1245. Kazakov DV, Burg G, Kempf W. Clinicopathological spectrum of mycosis fungoides. *J Eur Acad Dermatol Venereol.* 2004;18:397–415.

1246. Kazakov DV, Kempf W, Michal M. Low-grade trichoblastic carcinosarcoma of the skin. *Am J Dermatopathol.* 2004;26:304–309.

1247. Kazakov DV, Mukensnabl P, Hes O, et al. 'Ectopic' ectopic hamartomatous thymoma. *Histopathology.* 2004;45: 202–204.

1248. Kazakov DV, Bisceglia M, Mukensnabl P, et al. Pseudoangiomatous stromal hyperplasia in lesions involving anogenital mammary-like glands. *Am J Surg Pathol.* 2005;29: 1243–1246.

1249. Kazakov DV, Kutzner H, Rutten A, et al. Carcinoid-like pattern in sebaceous neoplasms: another distinctive, previously unrecognized pattern in extraocular sebaceous carcinoma and sebaceoma. *Am J Dermatopathol.* 2005;27:195–203.

1250. Kazakov DV, Mikyskova I, Kutzner H, et al. Hidradenoma papilliferum with oxyphilic metaplasia: a clinicopathological study of 18 cases, including detection of human papillomavirus. *Am J Dermatopathol.* 2005;27:102–110.

1251. Kazakov DV, Mikyskova I, Mukensnabl P, et al. Reactive syringofibroadenomatous hyperplasia in peristomal skin with formation of hybrid epidermal-colonic mucosa glandular structures, intraepidermal areas of sebaceous differentiation, induction of hair follicles, and features of human papillomavirus infection: a diagnostic pitfall. *Am J Dermatopathol.* 2005;27:135–141.

1252. Kazakov DV, Soukup R, Mukensnabl P, et al. Brooke-Spiegler syndrome: report of a case with combined lesions containing cylindromatous, spiradenomatous, trichoblastomatous, and sebaceous differentiation. *Am J Dermatopathol.* 2005;27:27–33.

1253. Kazakov DV, Suster S, LeBoit PE, et al. Mucinous carcinoma of the skin, primary, and secondary: a clinicopathologic study of 63 cases with emphasis on the morphologic spectrum of primary cutaneous forms: homologies with mucinous lesions in the breast. *Am J Surg Pathol.* 2005;29:764–782.

1254. Kazakov DV, Belousova IE, Sima R, et al. Mammary type tubulolobular carcinoma of the anogenital area: report of a case of a unique tumor presumably originating in anogenital mammarylike glands. *Am J Surg Pathol.* 2006;30:1193–1196.

1255. Kazakov DV, Bisceglia M, Sima R, et al. Adenosis tumor of anogenital mammary-like glands: a case report and demonstration of clonality by HUMARA assay. *J Cutan Pathol.* 2006;33:43–46.

1256. Kazakov DV, Hugel H, Vanecek T, et al. Unusual Hyperplasia of Anogenital Mammary-Like Glands. *Am J Dermatopathol.* 2006;28:134–137.

1257. Kazakov DV, Kutzner H, Mukensnabl P, et al. Low-grade adnexal carcinoma of the skin with multidirectional (glandular, trichoblastomatous, spiradenocylindromatous) differentiation. *Am J Dermatopathol.* 2006;28:341–345.

1258. Kazakov DV, Mentzel T, Erlandson RA, et al. Clear cell trichoblastoma: a clinicopathological and ultrastructural study of two cases. *Am J Dermatopathol.* 2006;28:197–201.

1259. Kazakov DV, Michal M. Trichoepithelioma with giant and multinucleated neoplastic epithelial cells. *Am J Dermatopathol.* 2006;28:63–64.

1260. Kazakov DV, Mukensnabl P, Michal M. Tubular adenoma of the skin with follicular and sebaceous differentiation: a report of two cases. *Am J Dermatopathol.* 2006;28:142–146.

1261. Kazakov DV, Mukensnabl P, Michal M. An unusual hamartoma of the folliculosebaceous-apocrine unit: a case report. *J Cutan Pathol.* 2006;33:365–368.

1262. Kazakov DV, Belousova IE, Bisceglia M, et al. Apocrine mixed tumor of the skin ("mixed tumor of the folliculosebaceous-apocrine complex"). Spectrum of differentiations and metaplastic changes in the epithelial, myoepithelial, and stromal components based on a histopathologic study of 244 cases. *J Am Acad Dermatol.* 2007;57: 467–483.

1263. Kazakov DV, Bisceglia M, Calonje E, et al. Tubular adenoma and syringocystadenoma papilliferum: a reappraisal of their relationship. An interobserver study of a series, by a panel of dermatopathologists. *Am J Dermatopathol.* 2007;29:256–263.

1264. Kazakov DV, Bisceglia M, Spagnolo DV, et al. Apocrine mixed tumors of the skin with architectural and/or cytologic atypia: a retrospective clinicopathologic study of 18 cases. *Am J Surg Pathol.* 2007;31:1094–1102.

1265. Kazakov DV, Calonje E, Rutten A, et al. Cutaneous sebaceous neoplasms with a focal glandular pattern (seboapocrine lesions): a clinicopathological study of three cases. *Am J Dermatopathol.* 2007;29:359–364.

1266. Kazakov DV, Calonje E, Zelger B, et al. Sebaceous carcinoma arising in nevus sebaceus of Jadassohn: a clinicopathological study of five cases. *Am J Dermatopathol.* 2007;29:242–248.

1267. Kazakov DV, Curik R, Vanecek T, et al. Nodular hyperplasia of the Bartholin gland: a clinicopathological study of two cases, including detection of clonality by HUMARA. *Am J Dermatopathol.* 2007;29:385–387.

1268. Kazakov DV, Nemcova J, Mikyskova I, et al. Human papillomavirus in lesions of anogenital mammary-like glands. *Int J Gynecol Pathol.* 2007;26:475–480.

1269. Kazakov DV, Nemcova J, Mikyskova I, et al. Absence of Epstein-Barr virus, human papillomavirus, and simian virus 40 in patients of central european origin with lymphoepithelioma-like carcinoma of the skin. *Am J Dermatopathol.* 2007;29:365–369.

1270. Kazakov DV, Ondic O, Zamecnik M, et al. Morphological variations of scar-related and spontaneous endometriosis of the skin and superficial soft tissue: a study of 71 cases with emphasis on atypical features and types of mullerian differentiations. *J Am Acad Dermatol.* 2007;57:134–146.

1271. Kazakov DV, Vanecek T, Belousova IE, et al. Skin-type hidradenoma of the breast parenchyma with t(11;19) translocation: hidradenoma of the breast. *Am J Dermatopathol.* 2007;29:457–461.

1272. Kazakov DV, Belousova IE, Kacerovska D, et al. Hyperplasia of hair follicles and other adnexal structures in cutaneous lymphoproliferative disorders: a study of 53 cases, including so-called pseudolymphomatous folliculitis and overt lymphomas. *Am J Surg Pathol.* 2008;32:1468–1478.

1273. Kazakov DV, Kutzner H, Spagnolo DV, et al. Sebaceous differentiation in poroid neoplasms: report of 11 cases, including a case of metaplastic carcinoma associated with apocrine poroma (sarcomatoid apocrine porocarcinoma). *Am J Dermatopathol.* 2008;30:21–26.

1274. Kazakov DV, Magro G, Kutzner H, et al. Spiradenoma and spiradenocylindroma with an adenomatous or atypical adenomatous component: a clinicopathological study of 6 cases. *Am J Dermatopathol.* 2008;30:436–441.

1275. Kazakov DV, Vittay G, Michal M, et al. High-grade trichoblastic carcinosarcoma. *Am J Dermatopathol.* 2008;30: 62–64.

1276. Kazakov DV, Benkova K, Michal M, et al. Skin type spiradenoma of the parotid gland with malignant transformation: report of a case with analysis of the CYLD gene. *Hum Pathol.* 2009;40:1499–1503.

1277. Kazakov DV, Ivan D, Kutzner H, et al. Cutaneous hidradenocarcinoma: a clinicopathological, immunohistochemical, and molecular biologic study of 14 cases, including Her2/neu gene expression/amplification, TP53 gene mutation analysis, and t(11;19) translocation. *Am J Dermatopathol.* 2009;31:236–247.

1278. Kazakov DV, Kutzner H, Spagnolo DV, et al. Discordant architectural and cytological features in cutaneous sebaceous neoplasms–a classification dilemma: report of 5 cases. *Am J Dermatopathol.* 2009;31:31–36.

1279. Kazakov DV, Mukensnabl P, Kacerovska D, et al. Mantle structures in the uterine cervix. *Int J Gynecol Pathol.* 2009;28:568–569.

1280. Kazakov DV, Sima R, Vanecek T, et al. Mutations in exon 3 of the CTNNB1 gene (beta-catenin gene) in cutaneous adnexal tumors. *Am J Dermatopathol.* 2009;31:248–255.

1281. Kazakov DV, Thoma-Uszynski S, Vanecek T, et al. A case of Brooke-Spiegler syndrome with a novel germline deep intronic mutation in the CYLD gene leading to intronic exonization, diverse somatic mutations, and unusual histology. *Am J Dermatopathol.* 2009;31:664–673.

1282. Kazakov DV, Vanecek T, Nemcova J, et al. Spectrum of tumors with follicular differentiation in a patient with the clinical phenotype of multiple familial trichoepitheliomas: a clinicopathological and molecular biological study, including analysis of the CYLD and PTCH genes. *Am J Dermatopathol.* 2009;31:819–827.

1283. Kazakov DV, Zelger B, Rutten A, et al. Morphologic diversity of malignant neoplasms arising in preexisting spiradenoma, cylindroma, and spiradenocylindroma based on the study of 24 cases, sporadic or occurring in the setting of Brooke-Spiegler syndrome. *Am J Surg Pathol.* 2009;33:705–719.

1284. Kazakov DV, Carlson JA, Vanecek T, et al. Benign and maligant neoplasms in a series of 85 patients with Brooke-Spiegler syndrome, including the phenotype of multiple familial trichoepitheliomas. *Mod Pathol.* 2010;23:117A.

1285. Kazakov DV, Grossmann P, Spagnolo DV, et al. Expression of p53 and TP53 mutational analysis in malignant neoplasms arising in preexisting spiradenoma, cylindroma, and spiradenocylindroma, sporadic or associated with Brooke-Spiegler syndrome. *Am J Dermatopathol.* 2010;32:215–221.

1286. Kazakov DV, Hantschke M, Vanecek T, et al. Mammary-type secretory carcinoma of the skin. *Am J Surg Pathol.* 2010;34:1226–1227.

1287. Kazakov DV, Hejda V, Kacerovska D, et al. Hyperplasia of ectopic sebaceous glands in the uterine cervix: case report. *Int J Gynecol Pathol.* 2010;29:605–608.

1288. Kazakov DV, Kutzner H, Spagnolo DV, et al. What is extraocular cutaneous sebaceous carcinoma in situ? *Am J Dermatopathol.* 2010;32:857–858.

1289. Kazakov DV, Requena L, Kutzner H, et al. Morphologic diversity of syringocystadenocarcinoma papilliferum based on a clinicopathologic study of 6 cases and review of the literature. *Am J Dermatopathol.* 2010;32: 340–347.

1290. Kazakov DV, Schaller J, Vanecek T, et al. Brooke-Spiegler syndrome: report of a case with a novel mutation in the CYLD gene and different types of somatic mutations in benign and malignant tumors. *J Cutan Pathol.* 2010;37: 886–890.

1291. Kazakov DV, Spagnolo DV, Kacerovska D, et al. Unusual patterns of cutaneous sebaceous neoplasms. *Diagn Histopathol.* 2010;16:425–431.

1292. Kazakov DV, Spagnolo DV, Stewart CJ, et al. Fibroadenoma and phyllodes tumors of anogenital mammary-like glands: a series of 13 neoplasms in 12 cases, including mammary-type juvenile fibroadenoma, fibroadenoma with lactation changes, and neurofibromatosis-associated pseudoangiomatous stromal hyperplasia with multinucleated giant cells. *Am J Surg Pathol.* 2010;34:95–103.

1293. Kazakov DV, Stewart CJ, Kacerovska D, et al. Prostatic-type tissue in the lower female genital tract: a morphologic spectrum, including vaginal tubulosquamous polyp, adenomyomatous hyperplasia of paraurethral Skene glands (female prostate), and ectopic lesion in the vulva. *Am J Surg Pathol.* 2010;34:950–955.

1294. Kazakov DV, Banik M, Kacerovska D, et al. A cutaneous adnexal neoplasm with features of adamantinoid trichoblastoma (lymphadenoma) in the benign component and lymphoepithelial-like carcinoma in the malignant component: a possible case of malignant transformation of a rare trichoblastoma variant. *Am J Dermatopathol.* 2011;37:729–732.

1295. Kazakov DV, Bouda J Jr, Kacerovska D, et al. Vulvar syringomas with deep extension: a potential histopathologic mimic of microcystic adnexal carcinoma. *Int J Gynecol Pathol.* 2011;30:92–94.

1296. Kazakov DV, Kacerovska D, Hantschke M, et al. Cutaneous mixed tumor, eccrine variant: a clinicopathologic and immunohistochemical study of 50 cases, with emphasis on unusual histopathologic features. *Am J Dermatopathol.* 2011;33:557–568.

1297. Kazakov DV, Kacerovska D, Michal M. Lactation adenoma in a supernumerary nipple. *J Cutan Pathol.* 2011;38:532–533.

1298. Kazakov DV, Kacerovska D, Michal M. Microcystic adnexal carcinoma with multiple areas of follicular differentiation toward germinative cells and specific follicular stroma (trichoblastomatous areas). *Am J Dermatopathol.* 2011;33:e47–e49.

1299. Kazakov DV, Kacerovska D, Skalova A, et al. Cutaneous apocrine mixed tumor with intravascular tumor deposits: a diagnostic pitfall. *Am J Dermatopathol.* 2011;33:775–779.

1300. Kazakov DV, Plaza JA, Suster S, et al. Cutaneous cribriform carcinoma: a short comment. *J Am Acad Dermatol.* 2011;64:599–601.

1301. Kazakov DV, Spagnolo DV, Kacerovska D, et al. Cutaneous adenolipoma: extending the spectrum of changes in the lipomatous and epithelial components. *Am J Dermatopathol.* 2011;33:56–59.

1302. Kazakov DV, Spagnolo DV, Kacerovska D, et al. Lesions of anogenital mammary-like glands: an update. *Adv Anat Pathol.* 2011;18:1–28.

1303. Kazakov DV, Spagnolo DV, Kacerovska D, et al. Cutaneous type adnexal tumors outside the skin. *Am J Dermatopathol.* 2011;33:303–315.

1304. Kazakov DV, Vanecek T, Zelger B, et al. Multiple (familial) trichoepitheliomas: a clinicopathological and molecular biological study, including CYLD and PTCH gene analysis, of a series of 16 patients. *Am J Dermatopathol.* 2011;33:251–265.

1305. Kazantseva IA, Khlebnikova AN, Babaev VR. Immunohistochemical study of primary and recurrent basal cell and metatypical carcinomas of the skin. *Am J Dermatopathol.* 1996;18:35–42.

1306. Keasbey LE, Hadley GG. Clear cell hidradenoma; report of three cases with widespread metastases. *Cancer.* 1954;7:934–952.

1307. Keklikci SU, Cakmak A, Cakmak SS, et al. Phakomatous choristoma of the lower eyelid: a case study with a review of the literature. *Ann Ophthalmol (Skokie).* 2007;39:255–258.

1308. Kelley DJ, Gerber ME, Willging JP. Cervicomediastinal thymic cysts. *Int J Pediatr Otorhinolaryngol.* 1997;39:139–146.

1309. Kennedy DA, Hermina MS, Xanos ET, et al. Infiltrating ductal carcinoma of the vulva. *Pathol Res Pract.* 1997;193:723–726.

1310. Keough GC, Pierson JC, McCollough ML. A congenital pink plaque. Basaloid follicular hamartoma. *Arch Dermatol.* 1997;133:381–382, 384–385.

1311. Kerl K, Wolf IH, Kamarachev J, et al. Collision tumors: CAMEL, METRO and other acronyms. *J Dtsch Dermatol Ges.* 2010;8:471–472.

1312. Kersting DW, Helwig EB. Eccrine spiradenoma. *AMA Arch Derm.* 1956;73:199–227.

1313. Kersting DW. Clear cell hidradenoma and hidradenocarcinoma. *Arch Dermatol.* 1963;87:323–333.

1314. Khan JA, Doane JF, Grove AS Jr. Sebaceous and meibomian carcinomas of the eyelid. Recognition, diagnosis, and management. *Ophthal Plast Reconstr Surg.* 1991;7:61–66.

1315. Khan ZM. Basal cell carcinoma with thickened basement membrane. *Am J Dermatopathol.* 1999;21:111–112.

1316. Khoo SK, Bradley M, Wong FK, et al. Birt-Hogg-Dube syndrome: mapping of a novel hereditary neoplasia gene to chromosome 17p12-q11.2. *Oncogene.* 2001;20:5239–5242.

1317. Khoo SK, Giraud S, Kahnoski K, et al. Clinical and genetic studies of Birt-Hogg-Dube syndrome. *J Med Genet.* 2002;39:906–912.

1318. Khurshid A, Yaqoob N, Devan HA, et al. 'Nuclear grooves' in nodular hidradenoma: frequency and significance of an unrecognized histopatological feature. *J Cutan Pathol.* 2007;34:871–875.

1319. Kibar Z, Der Kaloustian VM, Brais B, et al. The gene responsible for clouston hidrotic ectodermal dysplasia maps to the pericentromeric region of chromosome 13q. *Hum Mol Genet.* 1996;5:543–547.

1320. Kibar Z, Dube MP, Powell J, et al. Clouston hidrotic ectodermal dysplasia (HED): genetic homogeneity, presence of a founder effect in the french canadian population and fine genetic mapping. *Eur J Hum Genet.* 2000;8:372–380.

1321. Kidd A, Carson L, Gregory DW, et al. A Scottish family with Bazex-Dupre-Christol syndrome: follicular atrophoderma, congenital hypotrichosis, and basal cell carcinoma. *J Med Genet.* 1996;33:493–497.

1322. Kiene P, Hauschild A, Christophers E. Eruptive vellus hair cysts and steatocystoma multiplex. variants of one entity? *Br J Dermatol.* 1996;134:365–367.

1323. Kikuchi I, Idemori M, Okazaki M. Plaque type syringoma. *J Dermatol.* 1979;6:329–331.

1324. Kilpatrick SE, Hitchcock MG, Kraus MD, et al. Mixed tumors and myoepitheliomas of soft tissue: a clinicopathologic study of 19 cases with a unifying concept. *Am J Surg Pathol.* 1997;21:13–22.

1325. Kim CW, Rho YS, Cho SJ, et al. A case of ceruminous adenocarcinoma of the external auditory canal presenting as an aural polyp. *Am J Otolaryngol.* 2008;29:205–208.

1326. Kim H, Seok JY, Kim SH, et al. Human papillomavirus type 59 identified in a verrucous cyst of the flank. *Eur J Dermatol.* 2006;16:254–257.

1327. Kim J, Zambrano EV, McNiff JM. Congenital panfollicular nevus associated with polydactyly. *J Cutan Pathol.* 2007;34(Suppl 1):14–17.

1328. Kim JU, Nogita T, Terajima S, et al. Pachyonychia congenita associated with steatocystoma multiplex. *J Dermatol.* 1998;25:479–481.

1329. Kim JY, Kim YC, Lee ES. Solitary eccrine syringofibroadenoma with prominent plasma cell infiltration. *J Dermatol.* 2007;34:138–141.

1330. Kim KH, Kim JS, Piao YJ, et al. Keratitis, ichthyosis and deafness syndrome with development of multiple hair follicle tumours. *Br J Dermatol.* 2002;147:139–143.

1331. Kim KJ, Lee DP, Lee MW, et al. Penoscrotal extramammary Paget's disease in a patient with rectal cancer: double primary adenocarcinomas differentiated by immunoperoxidase staining. *Am J Dermatopathol.* 2005;27:171–172.

1332. Kim SC, Kang WH. Nevus comedonicus associated with epidermal nevus. *J Am Acad Dermatol.* 1989;21:1085–1088.

1333. Kim YC, Vandersteen DP, Chung YJ, et al. Signet ring cell basal cell carcinoma: a basal cell carcinoma with myoepithelial differentiation. *Am J Dermatopathol.* 2001;23:525–529.

1334. Kim YC, Mehregan DA, Bang D. Clear cell papulosis: an immunohistochemical study to determine histogenesis. *J Cutan Pathol.* 2002;29:11–14.

1335. Kim YD, Lee EJ, Song MH, et al. Multiple eccrine hidrocystomas associated with Graves' disease. *Int J Dermatol.* 2002;41:295–297.

1336. Kimbrough HM Jr, Vaughan ED Jr. Skene's duct cyst in a newborn: case report and review of the literature. *J Urol.* 1977;117:387–388.

1337. Kimonis VE, Goldstein AM, Pastakia B, et al. Clinical manifestations in 105 persons with nevoid basal cell carcinoma syndrome. *Am J Med Genet.* 1997;69:299–308.

1338. Kimonis VE, Mehta SG, Digiovanna JJ, et al. Radiological features in 82 patients with nevoid basal cell carcinoma (NBCC or Gorlin) syndrome. *Genet Med.* 2004;6:495–502.

1339. Kimura S. Trichilemmal keratosis (horn): a light and electron microscopic study. *J Cutan Pathol.* 1983;10:59–67.

1340. Kimura T, Miyazawa H, Aoyagi T, et al. Folliculosebaceous cystic hamartoma. A distinctive malformation of the skin. *Am J Dermatopathol.* 1991;13:213–220.

1341. King DT, Barr RJ. Syringometaplasia: mucinous and squamous variants. *J Cutan Pathol.* 1979;6:284–291.

1342. King NM, Lee AM. Natal teeth and steatocystoma multiplex: a newly recognized syndrome. *J Craniofac Genet Dev Biol.* 1987;7:311–317.

1343. Kinkor Z, Michal M. [Anogenital mammary type sclerosing adenosis–two case reports and the review of literature]. *Ceska Gynekol.* 2004;69:292–297.

1344. Kirchmann TT, Prieto VG, Smoller BR. CD34 staining pattern distinguishes basal cell carcinoma from trichoepithelioma. *Arch Dermatol.* 1994;130:589–592.

1345. Kirchmann TT, Prieto VG, Smoller BR. Use of CD34 in assessing the relationship between stroma and tumor in desmoplastic keratinocytic neoplasms. *J Cutan Pathol.* 1995;22:422–426.

1346. Kirschner LS, Sandrini F, Monbo J, et al. Genetic heterogeneity and spectrum of mutations of the PRKAR1A gene in patients with the carney complex. *Hum Mol Genet.* 2000;9:3037–3046.

1347. Kirtak N, Inaloz HS, Karakok M, et al. Extensive inflammatory nevus comedonicus involving half of the body. *Int J Dermatol.* 2004;43:434–436.

1348. Kishimoto S, Wakabayashi S, Yamamoto M, et al. Apocrine acrosyringeal keratosis in association with syringocystoadenoma papilliferum. *Br J Dermatol.* 2000;142:543–547.

1349. Kitamura K, Kinehara M, Tamura N, et al. Hidroacanthoma simplex with invasive growth. *Cutis.* 1983;32:83–84, 86–88.

1350. Kitasato H, Egawa K, Honda Y, et al. A putative human papillomavirus type 57 new subtype isolated from plantar epidermoid cysts without intracytoplasmic inclusion bodies. *J Gen Virol.* 1998;79(Pt 8):1977–1981.

1351. Kivela T. Antigenic profile of the human lacrimal gland. *J Histochem Cytochem.* 1992;40:629–642.

1352. Kivela T, Asko-Seljavaara S, Pihkala U, et al. Sebaceous carcinoma of the eyelid associated with retinoblastoma. *Ophthalmology.* 2001;108:1124–1128.

1353. Kiyohara T, Kumakiri M, Kawami K, et al. Apocrine carcinoma of the vulva in a band-like arrangement with inflammatory and telangiectatic metastasis via local lymphatic channels. *Int J Dermatol.* 2003;42:71–74.

1354. Kiyohara T, Kumakiri M, Kouraba S, et al. Primary cutaneous signet ring cell carcinoma expressing cytokeratin 20 immunoreactivity. *J Am Acad Dermatol.* 2006;54:532–536.

1355. Klieb HB, Perez-Ordonez B. Oncocytic lipoadenoma of the parotid gland with sebaceous differentiation. Study of its keratin profile. *Virchows Arch.* 2006;449:722–725.

1356. Kligman AM, Pinkus H. The histogenesis of nevoid tumors of the skin. The folliculoma–a hair-follicle tumor. *Arch Dermatol.* 1960;81:922–930.

1357. Klijanienko J, El-Naggar AK, Servois V, et al. Histologically similar, synchronous or metachronous, lacrimal salivary-type and parotid gland tumors: a series of 11 cases. *Head Neck.* 1999;21:512–516.

1358. Klovekorn G, Klovekorn W, Plewig G, et al. [Giant pore and hair-shaft acanthoma. Clinical and histologic diagnosis]. *Hautarzt.* 1983;34:209–216.

1359. Knoedler D, Susnik B, Gonyo MB, et al. Giant apocrine hidradenoma of the breast. *Breast J.* 2007;13:91–93.

1360. Knudsen AL, Bülow S, Tomlinson I, et al. Attenuated familial adenomatous polyposis results from an international collaborative study. *Colorectal Dis.* 2010;12: e243–e249.

1361. Knudson A. Alfred Knudson and his two-hit hypothesis. (Interview by Ezzie Hutchinson). *Lancet Oncol.* 2001;2:642–645.

1362. Ko CB, Walton S, Keczkes K. Extensive and fatal basal cell carcinoma: a report of three cases. *Br J Dermatol.* 1992; 127:164–167.

1363. Ko CJ, Cochran AJ, Eng W, et al. Hidradenocarcinoma: a histological and immunohistochemical study. *J Cutan Pathol.* 2006;33:726–730.

1364. Kobelka CE. Silencing is not-so golden: a new model for inheritance of Lynch syndrome. *Clin Genet* 2009;75: 522–526.

1365. Koenig C, Tavassoli FA. Nodular hyperplasia, adenoma, and adenomyoma of Bartholin's gland. *Int J Gynecol Pathol.* 1998;17:289–294.

1366. Koga S, Furuya M, Takahashi Y, et al. Lung cysts in Birt-Hogg-Dube syndrome: histopathological characteristics and aberrant sequence repeats. *Pathol Int.* 2009;59:720–728.

1367. Koide N, Akashi-Tanaka S, Fukutomi T, et al. Nodular mucinosis of the breast: a case report with clinical and imaging findings. *Breast Cancer.* 2002;9:261–264.

1368. Kolenik SA 3rd, Bolognia JL, Castiglione FM Jr, et al. Multiple tumors of the follicular infundibulum. *Int J Dermatol.* 1996;35:282–284.

1369. Komine M, Hattori N, Tamaki K. Eccrine syringofibroadenoma (Mascaro): an immunohistochemical study. *Am J Dermatopathol.* 2000;22:171–175.

1370. Komura A, Tani M. Hair follicle nevus. *Dermatology.* 1992;185:154–155.

1371. Kondo S, Yamashina U, Sato N, et al. Discordant expression of tuberous sclerosis in monozygotic twins. *J Dermatol.* 1991;18:178–180.

1372. Kondo-Morita A, Murata S, Murakami T, et al. Bilateral areolar sebaceous hyperplasia in a male. *J Dermatol.* 2001;28:172–173.

1373. Kopera D, Soyer HP, Smolle J, et al. "Pseudocyst of the auricle", othematoma and otoseroma: three faces of the same coin? *Eur J Dermatol.* 2000;10:451–454.

1374. Korting GW, Hoede N, Gebhardt R. [Malignant degeneration of Spiegler's tumor]. *Dermatol Monatsschr.* 1970;156: 141–147.

1375. Kossard S, Kocsard E, Poyzer KG. Infundibulomatosis. *Arch Dermatol.* 1983;119:267–268.

1376. Kossard S, Finley AG, Poyzer K, et al. Eruptive infundibulomas. A distinctive presentation of the tumor of follicular infundibulum. *J Am Acad Dermatol.* 1989;21:361–366.

1377. Kostler E, Schonlebe J, Mentzel T, et al. Psoriasis and Brooke-Spiegler syndrome with multiple malignancies. *J Eur Acad Dermatol Venereol.* 2005;19:380–381.

1378. Koutlas IG, Allen CM, Warnock GR, et al. Sclerosing odontogenic carcinoma: a previously unreported variant of a locally aggressive odontogenic neoplasm without apparent metastatic potential. *Am J Surg Pathol.* 2008;32: 1613–1619.

1379. Koutlas IG, Koch CA, Vickers RA, et al. An unusual ostensible example of intraoral basal cell carcinoma. *J Cutan Pathol.* 2009;36:464–470.

1380. Kraemer BB, Silva EG, Sneige N. Fibrosarcoma of ovary. A new component in the nevoid basal-cell carcinoma syndrome. *Am J Surg Pathol.* 1984;8:231–236.

1381. Kragel PJ, Williams J, Emory TS, et al. Renal oncocytoma with cylindromatous changes: pathologic features and histogenetic significance. *Mod Pathol.* 1990;3:277–281.

1382. Krahl D, Sellheyer K. Monoclonal antibody Ber-EP4 reliably discriminates between microcystic adnexal carcinoma and basal cell carcinoma. *J Cutan Pathol.* 2007;34: 782–787.

1383. Krahl D, Sellheyer K. The neuroepithelial stem cell protein nestin is a marker of the companion cell layer of the adult and developing human hair follicle. *Br J Dermatol.* 2009;161:678–682.

1384. Krahl D, Sellheyer K. p75 Neurotrophin receptor differentiates between morphoeic basal cell carcinoma and desmoplastic trichoepithelioma: insights into the histogenesis of adnexal tumours based on embryology and hair follicle biology. *Br J Dermatol.* 2010;163:138–145.

1385. Krahl D, Sellheyer K. Basal cell carcinoma and pilomatrixoma mirror human follicular embryogenesis as reflected by their differential expression patterns of SOX9 and beta-catenin. *Br J Dermatol.* 2010;6:1294–1301.

1386. Kramer JM, Chen S. Sebaceous carcinoma in situ. *Am J Dermatopathol.* 2010;32:854–855.

1387. Kramer TR, Grossniklaus HE, McLean IW, et al. Histiocytoid variant of eccrine sweat gland carcinoma of the eyelid and orbit: report of five cases. *Ophthalmology.* 2002;109:553–559.

1388. Kranbuhl KH, Lucky AW, Warner BW, et al. Combined omphalomesenteric and urachal remnants in an 18-month-old girl. *Pediatr Dermatol.* 2007;24:65–68.

1389. Kratzer SS, Ulbright TM, Talerman A, et al. Large cell calcifying Sertoli cell tumor of the testis: contrasting features of six malignant and six benign tumors and a review of the literature. *Am J Surg Pathol.* 1997;21:1271–1280.

1390. Kraus C, Liehr T, Hulsken J, et al. Localization of the human beta-catenin gene (CTNNB1) to 3p21: a region implicated in tumor development. *Genomics*. 1994;23:272–274.

1391. Krishna SM, Sacoolidge JC, Chiu MW. Anetodermic pilomatricoma in a patient with tuberous sclerosis. *Clin Exp Dermatol*. 2009;34:e307–308.

1392. Krisp A, Krause W. Areolar sebaceous hyperplasia. *Acta Derm Venereol*. 2003;83:61–62.

1393. Kroumpouzos G, Stefanato CM, Wilkel CS, et al. Systematized porokeratotic eccrine and hair follicle naevus: report of a case and review of the literature. *Br J Dermatol*. 1999;141:1092–1096.

1394. Kruger S, Kinzel M, Walldorf C, et al. Homozygous PMS2 germline mutations in two families with early-onset haematological malignancy, brain tumours, HNPCC-associated tumours, and signs of neurofibromatosis type 1. *Eur J Hum Genet*. 2008;16:62–72.

1395. Kruse R, Rutten A, Lamberti C, et al. Muir-Torre phenotype has a frequency of DNA mismatch-repair-gene mutations similar to that in hereditary nonpolyposis colorectal cancer families defined by the Amsterdam criteria. *Am J Hum Genet*. 1998;63:63–70.

1396. Kruse R, Rutten A, Hosseiny-Malayeri HR, et al. "Second hit" in sebaceous tumors from Muir-Torre patients with germline mutations in MSH2: allele loss is not the preferred mode of inactivation. *J Invest Dermatol*. 2001;116:463–465.

1397. Kruse R, Rutten A, Schweiger N, et al. Frequency of microsatellite instability in unselected sebaceous gland neoplasias and hyperplasias. *J Invest Dermatol*. 2003;120:858–864.

1398. Kruse R, Ruzicka T. DNA mismatch repair and the significance of a sebaceous skin tumor for visceral cancer prevention. *Trends Mol Med*. 2004;10:136–141.

1399. Kruse TV, Khan MA, Hassan MO. Multiple apocrine cystadenomas. *Br J Dermatol*. 1979;100:675–681.

1400. Kuan SF, Montag AG, Hart J, et al. Differential expression of mucin genes in mammary and extramammary Paget's disease. *Am J Surg Pathol*. 2001;25:1469–1477.

1401. Kucher C, McNiff JM. Epithelioid fibrous papule – a new variant. *J Cutan Pathol*. 2007;34:571–575.

1402. Kudo M, Uchigasaki S, Baba S, et al. Trichilemmal horn on burn scar tissue. *Eur J Dermatol*. 2002;12:77–78.

1403. Kudoh K, Hosokawa M, Miyazawa T, et al. Giant solitary sebaceous gland hyperplasia clinically simulating epidermoid cyst. *J Cutan Pathol*. 1988;15:396–398.

1404. Kuismanen SA, Moisio AL, Schweizer P, et al. Endometrial and colorectal tumors from patients with hereditary nonpolyposis colon cancer display different patterns of microsatellite instability. *Am J Pathol*. 2002;160:1953–1958.

1405. Kumar A, Kossard S. Band-like sebaceous hyperplasia over the penis. *Australas J Dermatol*. 1999;40:47–48.

1406. Kumar L, Kumar S, Kamble RM, et al. Extra gonadal germ cell tumours: report of two cases. *Asia Oceania J Obstet Gynaecol*. 1994;20:257–262.

1407. Kumarasinghe SP, Chin GY, Kumarasinghe MP. Clear cell papulosis of the skin: a case report from Singapore. *Arch Pathol Lab Med*. 2004;128:e149–e152.

1408. Kuno Y, Numata T, Kanzaki T. Adenocarcinoma with signet ring cells of the axilla showing apocrine features: a case report. *Am J Dermatopathol*. 1999;21:37–41.

1409. Kuno Y, Tsuji T, Yamamoto K. Adenocarcinoma with signet ring cells of the axilla: two case reports and review of the literature. *J Dermatol*. 1999;26:390–395.

1410. Kuo T. Clear cell carcinoma of the skin. A variant of the squamous cell carcinoma that simulates sebaceous carcinoma. *Am J Surg Pathol*. 1980;4:573–583.

1411. Kuo TT, Chan HL, Hsueh S. Clear cell papulosis of the skin. A new entity with histogenetic implications for cutaneous Paget's disease. *Am J Surg Pathol*. 1987;11:827–834.

1412. Kuo TT, Huang CL, Chan HL, et al. Clear cell papulosis: report of three cases of a newly recognized disease. *J Am Acad Dermatol*. 1995;33:230–233.

1413. Kuramoto Y, Tagami H. Primary adenoid cystic carcinoma masquerading as syringoma of the scalp. *Am J Dermatopathol*. 1990;12:169–174.

1414. Kurman R. *Blaustein's Pathology of the Female Genital Tract*. New York, NY: 5th ed. Springer; 2002.

1415. Kurokawa I, Nishijima S, Kusumoto K, et al. Trichilemmoma: an immunohistochemical study of cytokeratins. *Br J Dermatol*. 2003;149:99–104.

1416. Kurokawa M, Amano M, Miyaguni H, et al. Eccrine poromas in a patient with mycosis fungoides treated with electron beam therapy. *Br J Dermatol*. 2001;145:830–833.

1417. Kurzen H, Esposito L, Langbein L, et al. Cytokeratins as markers of follicular differentiation: an immunohistochemical study of trichoblastoma and basal cell carcinoma. *Am J Dermatopathol*. 2001;23:501–509.

1418. Kushida Y, Haba R, Kobayashi S, et al. Ectopic hamartomatous thymoma: a case report with immunohistochemical study and review of the literature. *J Cutan Pathol*. 2006;33:369–372.

1419. Kushima R, von Hinuber G, Lessel W, et al. Sebaceous gland metaplasia in cardiac-type mucosa of the oesophagogastric junction. *Virchows Arch*. 1996;428:297–299.

1420. Kuster W, Hammerstein W. [Schopf syndrome. Clinical, genetic and lipid biochemical studies]. *Hautarzt*. 1992;43:763–766.

1421. Kutzner H, Mentzel T, Kaddu S, et al. Cutaneous myoepithelioma: an under-recognized cutaneous neoplasm composed of myoepithelial cells. *Am J Surg Pathol*. 2001;25:348–355.

1422. Kutzner H, Requena L, Rutten A, et al. Spindle cell predominant trichodiscoma: a fibrofolliculoma/trichodiscoma variant considered formerly to be a neurofollicular hamartoma: a clinicopathological and immunohistochemical analysis of 17 cases. *Am J Dermatopathol*. 2006;28:1–8.

1423. Kuwabara H, Haginomori S, Takamaki A, et al. Lipomatous pleomorphic adenoma of the ceruminous gland. *Pathol Int*. 2006;56:51–53.

1424. Kwiatkowski DJ, Short MP. Tuberous sclerosis. *Arch Dermatol.* 1994;130:348–354.

1425. Kwittken J. Muciparous epidermal tumor. *Arch Dermatol.* 1974;109:554–555.

1426. Labandeira J, Peteiro C, Toribio J. Hair follicle nevus: case report and review. *Am J Dermatopathol.* 1996;18:90–93.

1427. Laco J, Simakova E, Svobodova J, et al. Recurrent mucinous carcinoma of skin mimicking primary mucinous carcinoma of parotid gland: a diagnostic pitfall. *Cesk Patol.* 2009;45:79–82.

1428. Lagos JC, Gomez MR. Tuberous sclerosis: reappraisal of a clinical entity. *Mayo Clin Proc.* 1967;42:26–49.

1429. Laino L, Steensel MA, Innocenzi D, et al. Familial occurrence of nevus sebaceus of Jadassohn: another case of paradominant inheritance? *Eur J Dermatol.* 2001;11:97–98.

1430. Lalich D, Tawfik O, Chapman J, et al. Cutaneous metastasis of ovarian carcinoma with shadow cells mimicking a primary pilomatrical neoplasm. *Am J Dermatopathol.* 2010;32:500–504.

1431. Lam C, Funaro D. Extramammary Paget's disease: summary of current knowledge. *Dermatol Clin.* 2010;28:807–826.

1432. Lam J, Dohil MA, Eichenfield LF, et al. SCALP syndrome: sebaceous nevus syndrome, CNS malformations, aplasia cutis congenita, limbal dermoid, and pigmented nevus (giant congenital melanocytic nevus) with neurocutaneous melanosis: a distinct syndromic entity. *J Am Acad Dermatol.* 2008;58:884–888.

1433. Lamlum H, Al Tassan N, Jaeger E, et al. Germline APC variants in patients with multiple colorectal adenomas, with evidence for the particular importance of E1317Q. *Hum Mol Genet.* 2000;9:2215–2221.

1434. Landa NG, Winkelmann RK. Epidermotropic eccrine porocarcinoma. *J Am Acad Dermatol.* 1991;24:27–31.

1435. Landau-Price D, Barnhill RL, Kowalcyzk AP, et al. The value of carcinoembryonic antigen in differentiating sclerosing epithelial hamartoma from syringoma. *J Cutan Pathol.* 1985;12:8–12.

1436. Landry M, Winkelmann RK. An unusual tubular apocrine adenoma. *Arch Dermatol.* 1972;105:869–879.

1437. Landry M, Winkelmann RK. Multiple clear-cell acanthoma and ichthyosis. *Arch Dermatol.* 1972;105:371–383.

1438. Lang PG Jr, Metcalf JS, Maize JC. Recurrent adenoid cystic carcinoma of the skin managed by microscopically controlled surgery (Mohs surgery). *J Dermatol Surg Oncol.* 1986;12:395–398.

1439. Langbein L, Rogers MA, Praetzel S, et al. Characterization of a novel human type II epithelial keratin K1b, specifically expressed in eccrine sweat glands. *J Invest Dermatol.* 2005;125:428–444.

1440. Langbein L, Cribier B, Schirmacher P, et al. New concepts on the histogenesis of eccrine neoplasia from keratin expression in the normal eccrine gland, syringoma and poroma. *Br J Dermatol.* 2008;159:633–645.

1441. Langbein L, Yoshida H, Praetzel-Wunder S, et al. The keratins of the human beard hair medulla: the riddle in the middle. *J Invest Dermatol.* 2010;130:55–73.

1442. Langel DJ, Yeatts RP, White WL. Primary signet ring cell carcinoma of the eyelid: report of a case demonstrating further analogy to lobular carcinoma of the breast with a literature review. *Am J Dermatopathol.* 2001;23:444–449.

1443. Langer K, Konrad K, Smolle J. Multiple apocrine hidrocystomas on the eyelids. *Am J Dermatopathol.* 1989;11:570–573.

1444. Langer K, Wuketich S, Konrad K. Pigmented clear cell acanthoma. *Am J Dermatopathol.* 1994;16:134–139.

1445. Lao LM, Kumakiri M, Kiyohara T, et al. Sub-populations of melanocytes in pigmented basal cell carcinoma: a quantitative, ultrastructural investigation. *J Cutan Pathol.* 2001;28:34–43.

1446. Lau J, Kohler S. Keratin profile of intraepidermal cells in Paget's disease, extramammary Paget's disease, and pagetoid squamous cell carcinoma in situ. *J Cutan Pathol.* 2003;30:449–454.

1447. Lavker RM, Risse B, Brown H, et al. Localization of plasminogen activator inhibitor type 2 (PAI-2) in hair and nail: implications for terminal differentiation. *J Invest Dermatol.* 1998;110:917–922.

1448. Layfield LJ, Mooney E. Heterotopic epithelium in an intramammary lymph node. *Breast J.* 2000;6:63–67.

1449. Lazar AJ, Fletcher CD. Distinctive dermal clear cell mesenchymal neoplasm: clinicopathologic analysis of five cases. *Am J Dermatopathol.* 2004;26:273–279.

1450. Lazar AJ, Calonje E, Grayson W, et al. Pilomatrix carcinomas contain mutations in CTNNB1, the gene encoding beta-catenin. *J Cutan Pathol.* 2005;32:148–157.

1451. Lazar AJ, Fletcher CD. Primitive nonneural granular cell tumors of skin: clinicopathologic analysis of 13 cases. *Am J Surg Pathol.* 2005;29:927–934.

1452. Lazar AJ, Lyle S, Calonje E. Sebaceous neoplasia and Torre-Muir syndrome. *Curr Diagn Pathol.* 2007;13:301–319.

1453. Lazorik FC, Wood MG. Multiple desmoplastic trichoepitheliomas. *Arch Dermatol.* 1982;118:361–362.

1454. Leboeuf NR, Mahalingam M. Acanthomatous superficial sebaceous hamartoma? A study of six cases with clarification of the nomenclature. *J Cutan Pathol.* 2007;34:865–870.

1455. LeBoit PE, Parslow TG, Choy SH. Hair matrix differentiation. Occurrence in lesions other than pilomatricoma. *Am J Dermatopathol.* 1987;9:399–405.

1456. LeBoit PE, Barr RJ, Burall S, et al. Primitive polypoid granular-cell tumor and other cutaneous granular-cell neoplasms of apparent nonneural origin. *Am J Surg Pathol.* 1991;15:48–58.

1457. LeBoit PE, Crutcher WA, Shapiro PE. Pagetoid intraepidermal spread in Merkel cell (primary neuroendocrine) carcinoma of the skin. *Am J Surg Pathol.* 1992;16:584–592.

1458. LeBoit PE, Sexton M. Microcystic adnexal carcinoma of the skin. A reappraisal of the differentiation and differential diagnosis of an underrecognized neoplasm. *J Am Acad Dermatol.* 1993;29:609–618.

1459. LeBoit PE. Stroma, interrupted. *Am J Dermatopathol.* 2001;23:67–68.

1460. LeBoit PE. Trichoblastoma, basal cell carcinoma, and follicular differentiation: what should we trust? *Am J Dermatopathol.* 2003;25:260–263.

1461. LeBoit PE, Burg G, Weedon D, et al. *World Health Organization Classification of Tumours. Pathology and Genetics of Skin Tumours.* Lyon, France: IARC Press; 2006.

1462. Lee AN, Stein SL, Cohen LM. Clear cell fibrous papule with NKI/C3 expression: clinical and histologic features in six cases. *Am J Dermatopathol.* 2005;27:296–300.

1463. Lee HH, Lee KG. Malignant eccrine spiradenoma with florid squamous differentiation. *J Korean Med Sci.* 1998;13:191–195.

1464. Lee HJ, Chun EY, Kim YC, et al. Nevus comedonicus with hidradenoma papilliferum and syringocystadenoma papilliferum in the female genital area. *Int J Dermatol.* 2002;41:933–936.

1465. Lee HW, Han SS, Kang J, et al. Multiple mucinous and lipomatous variant of eccrine angiomatous hamartoma associated with spindle cell hemangioma: a novel collision tumor? *J Cutan Pathol.* 2006;33:323–326.

1466. Lee JY, Hirsch E. Pilar sheath acanthoma. *Arch Dermatol.* 1987;123:569–570.

1467. Lee JY, Chao SC. Clear cell papulosis of the skin. *Br J Dermatol.* 1998;138:678–683.

1468. Lee JY, Lin MH. Pigmented malignant hidroacanthoma simplex mimicking irritated seborrheic keratosis. *J Cutan Pathol.* 2006;33:705–708.

1469. Lee MJ, Kim YC, Lew W. A case of superficial epithelioma with sebaceous differentiation. *Yonsei Med J.* 2003;44:347–350.

1470. Lee MO, Park SK, Choi JH, et al. Juxta-clavicular beaded lines in a kidney transplant patient receiving immunosuppressants. *J Dermatol.* 2002;29:235–237.

1471. Lee MT, Heller DS, Lambert WC, et al. Cutaneous ciliated cyst with interspersed apocrine features presenting as a pilonidal cyst in a child. *Pediatr Dev Pathol.* 2001;4:310–312.

1472. Lee MW, Jee KJ, Gong GY, et al. Comparative genomic hybridization in extramammary Paget's disease. *Br J Dermatol.* 2005;153:290–294.

1473. Lee NH, Lee SH, Ahn SK. Apocrine poroma with sebaceous differentiation. *Am J Dermatopathol.* 2000;22:261–263.

1474. Lee SC, Roth LM, Ehrlich C, et al. Extramammary Paget's disease of the vulva. A clinicopathologic study of 13 cases. *Cancer.* 1977;39:2540–2549.

1475. Lee WJ, Chang SE, Lee MW, et al. Bilateral mucinous eccrine nevus in an adult. *J Dermatol.* 2008;35:552–554.

1476. Lee YS, Fong PH. Secondary localized amyloidosis in trichoepithelioma. A light microscopic and ultrastructural study. *Am J Dermatopathol.* 1990;12:469–478.

1477. Lei JY, Wang Y, Jaffe ES, et al. Microcystic adnexal carcinoma associated with primary immunodeficiency, recurrent diffuse herpes simplex virus infection, and cutaneous T-cell lymphoma. *Am J Dermatopathol.* 2000;22:524–529.

1478. Leibovitch I, Selva D, Huilgol S, et al. Intraepithelial sebaceous carcinoma of the eyelid misdiagnosed as Bowen's disease. *J Cutan Pathol.* 2006;33:303–308.

1479. Lele SM, Gloster ES, Heilman ER, et al. Eccrine syringofibroadenoma surrounding a squamous cell carcinoma: a case report. *J Cutan Pathol.* 1997;24:193–196.

1480. Lemont H, Malay S, Garbus G. Periungual angiofibroma. *J Am Podiatr Med Assoc.* 1985;75:411–415.

1481. Lendvay TS, Marshall FF. The tuberous sclerosis complex and its highly variable manifestations. *J Urol.* 2003;169:1635–1642.

1482. Lennerz JK, Perry A, Dehner LP, et al. CRTC1 rearrangements in the absence of t(11;19) in primary cutaneous mucoepidermoid carcinoma. *Br J Dermatol.* 2009;161:925–929.

1483. Lennerz JK, Perry A, Mills JC, et al. Mucoepidermoid carcinoma of the cervix: another tumor with the t(11;19)-associated CRTC1-MAML2 gene fusion. *Am J Surg Pathol.* 2009;33:835–843.

1484. Lennox B, Pearse AG, Richards HG. Mucin-secreting tumours of the skin with special reference to the so-called mixed-salivary tumour of the skin and its relation to hidradenoma. *J Pathol Bacteriol.* 1952;64:865–880.

1485. Leonard N, Chaggar R, Jones C, et al. Loss of heterozygosity at cylindromatosis gene locus, CYLD, in sporadic skin adnexal tumours. *J Clin Pathol.* 2001;54:689–692.

1486. Leonardi CL, Zhu WY, Kinsey WH, et al. Trichilemmomas are not associated with human papillomavirus DNA. *J Cutan Pathol.* 1991;18:193–197.

1487. Leong PM, Kauffman CL, Moresi JM, et al. Basal cell carcinoma-like epidermal changes overlying dermatofibromas often reveal loss of heterozygosity in the PTCH gene. *J Invest Dermatol.* 1999;113:279–280.

1488. Leppard B, Bussey HJ. Epidermoid cysts, polyposis coli and Gardner's syndrome. *Br J Surg.* 1975;62:387–393.

1489. Leppard BJ, Bussey HJ. Gardner's syndrome with epidermoid cysts showing features of pilomatrixomas. *Clin Exp Dermatol.* 1976;1:75–82.

1490. Leppard BJ, Sanderson KV. The natural history of trichilemmal cysts. *Br J Dermatol.* 1976;94:379–390.

1491. Leppard BJ. Trichilemmal cysts arising in an extensive comedo naevus. *Br J Dermatol.* 1977;96:545–548.

1492. Leppard BJ. Skin cysts in the basal cell naevus syndrome. *Clin Exp Dermatol.* 1983;8:603–612.

1493. Lerchin E, Rahbari H. Adamantinoid basal cell epithelioma. A histological variant. *Arch Dermatol.* 1975;111:586–588.

1494. Lerner TH, Barr RJ, Dolezal JF, et al. Syringomatous hyperplasia and eccrine squamous syringometaplasia associated with benoxaprofen therapy. *Arch Dermatol.* 1987; 123:1202–1204.

1495. Leshin B, White WL. Folliculocentric basaloid proliferation. The bulge (der Wulst) revisited. *Arch Dermatol.* 1990;126:900–906.

1496. Leter EM, Koopmans AK, Gille JJ, et al. Birt-Hogg-Dube syndrome: clinical and genetic studies of 20 families. *J Invest Dermatol.* 2008;128:45–49.

1497. Leung AK. Familial supernumerary nipples. *Am J Med Genet.* 1988;31:631–635.

1498. Lever WF, Schaumburg-Lever G. *Histopathology of the Skin.* 7th ed. Philadelphia, PA: JB Lippincott; 1989.

1499. Lever WF. Myoepithelial sweat gland tumor, myoepithelioma; report of three cases with a review of the literature. *Arch Derm Syphilol.* 1948;57:332–347.

1500. Lever WF, Castleman B. Clear cell myo-epithelioma of the skin; report of ten cases. *Am J Pathol.* 1952;28: 691–699.

1501. Lever WF. Inverted follicular keratosis is an irritated seborrheic keratosis. *Am J Dermatopathol.* 1983;5:474.

1502. Levidou G, Lazaris A, Androulaki A. Spiradenoma reminiscent of thymoma: report of a case and review of the literature. *J Cutan Pathol.* 2009;36:246–250.

1503. Levin M, Pakarakas RM, Chang HA, e al. Primary breast carcinoma of the vulva: a case report and review of the literature. *Gynecol Oncol.* 1995;56:448–451.

1504. Levy G, Finkelstein A, McNiff JM. Immunohistochemical techniques to compare primary vs. metastatic mucinous carcinoma of the skin. *J Cutan Pathol.* 2009;37:411–415.

1505. Lewis HM, Ovitz ML, Golitz LE. Erosive adenomatosis of the nipple. *Arch Dermatol.* 1976;112:1427–1428.

1506. Lewis JE. Keloidal basal cell carcinoma. *Am J Dermatopathol.* 2007;29:485.

1507. Lewis JS Jr, Thorstad WL, Chernock RD, et al. p16 positive oropharyngeal squamous cell carcinoma: an entity with a favorable prognosis regardless of tumor HPV status. *Am J Surg Pathol.* 2010;34:1088–1096.

1508. Li A, Sanusi ID, Pena JR, et al. Syringocystadenoma papilliferum contiguous to a verrucous cyst. *J Cutan Pathol.* 2003;30:32–36.

1509. Li DM, Sun H. TEP1, encoded by a candidate tumor suppressor locus, is a novel protein tyrosine phosphatase regulated by transforming growth factor beta. *Cancer Res.* 1997;57:2124–2129.

1510. Li HH, Zhou G, Fu XB, et al. Antigen expression of human eccrine sweat glands. *J Cutan Pathol.* 2009;36:318–324.

1511. Li J, Yen C, Liaw D, et al. PTEN, a putative protein tyrosine phosphatase gene mutated in human brain, breast, and prostate cancer. *Science.* 1997;275:1943–1947.

1512. Liang MK, Yee HT, Song JW, et al. Subdiaphragmatic bronchogenic cysts: a comprehensive review of the literature. *Am Surg.* 2005;71:1034–1041.

1513. Liang YH, Sun CS, Ye XY, et al. Novel substitution and frameshift mutations of CYLD in two Chinese families with multiple familial trichoepithelioma. *Br J Dermatol.* 2008;158:1156–1158.

1514. Liaw D, Marsh DJ, Li J, et al. Germline mutations of the PTEN gene in Cowden disease, an inherited breast and thyroid cancer syndrome. *Nat Genet.* 1997;16:64–67.

1515. Liaw K, Boyd AS. MCM 2 Expression in Basal Cell Carcinomas and Trichoepitheliomas. *J Cutan Pathol.* 2009; 36:1121–1122.

1516. Liegl B, Leibl S, Okcu M, et al. Malignant transformation within benign adnexal skin tumours. *Histopathology.* 2004;45:162–170.

1517. Liegl B, Leibl S, Gogg-Kamerer M, et al. Mammary and extramammary Paget's disease: an immunohistochemical study of 83 cases. *Histopathology.* 2007;50:439–447.

1518. Ligtenberg MJ, Kuiper RP, Chan TL, et al. Heritable somatic methylation and inactivation of MSH2 in families with Lynch syndrome due to deletion of the 3' exons of TACSTD1. *Nat Genet.* 2009;41:112–117.

1519. Lim DH, Rehal PK, Nahorski MS, et al. A new locus-specific database (LSDB) for mutations in the folliculin (FLCN) gene. *Hum Mutat.* 2010;1:E1043–E1051.

1520. Lim P, Kossard S. Trichofolliculoma with mucinosis. *Am J Dermatopathol.* 2009;31:405–406.

1521. Lin F, Shi J, Liu H, et al. Immunohistochemical detection of the von Hippel-Lindau gene product (pVHL) in human tissues and tumors: a useful marker for metastatic renal cell carcinoma and clear cell carcinoma of the ovary and uterus. *Am J Clin Pathol.* 2008;129:592–605.

1522. Lin JH, Lee JY, Chao SC, et al. Telangiectatic metastatic breast carcinoma preceded by en cuirasse metastatic breast carcinoma. *Br J Dermatol.* 2004;151:523–524.

1523. Lin WL, Lin WC, Kuo TT, et al. An unusual complex cutaneous adnexal tumor composed of syringocystadenoma papilliferum, apocrine hidrocystoma, and clear cell syringoma. *Dermatol Surg.* 2007;33:876–879.

1524. Lind AC, Breer WA, Wick MR. Lymphoepithelioma-like carcinoma of the skin with apparent origin in the epidermis–a pattern or an entity? A case report. *Cancer.* 1999;85:884–890.

1525. Lindor NM. Hereditary colorectal cancer: MYH-associated polyposis and other newly identified disorders. *Best Pract Res Clin Gastroenterol.* 2009;23:75–87.

1526. Lineaweaver WC, Wang TN, Leboit PL. Pilomatrix carcinoma. *J Surg Oncol.* 1988;37:171–174.

1527. Linhartova A. Sebaceous glands in salivary gland tissue. *Arch Pathol.* 1974;98:320–324.

1528. Linhartova A. [Sebaceous cells in repeat biopsies of normal salivary glands and in sebaceous carcinoma of the parotid gland]. *Cesk Patol.* 1982;18:21–25.

1529. Linos K, Schwartz J, Kazakov DV, et al. Recurrent CYLD nonsense mutation associated with a severe, disfiguring phenotype in an African American family with multiple familial trichoepithelioma. *Am J Dermatopathol.* 2011; 33:640–642.

1530. Liu HN, Chang YT, Chen CC. Differentiation of hidroacanthoma simplex from clonal seborrheic keratosis–an immunohistochemical study. *Am J Dermatopathol.* 2004;26:188–193.

1531. Liu HN, Chang YT, Chen CC, et al. Histopathological and immunohistochemical studies of poroid hidradenoma. *Arch Dermatol Res.* 2006;297:319–323.

1532. Liu V, Kwan T, Page EH. Parotid oncocytoma in the Birt-Hogg-Dube syndrome. *J Am Acad Dermatol.* 2000;43: 1120–1122.

1533. Liu Y. The histogenesis of clear cell papillary carcinoma of the skin. *Am J Pathol.* 1949;25:93–103.

1534. Llombart B, Molina I, Monteagudo C, et al. Mucinous eccrine nevus: an unusual lesion in a child. *Pediatr Dermatol.* 2003;20:137–139.

1535. Lloyd J, Flanagan AM. Mammary and extramammary Paget's disease. *J Clin Pathol.* 2000;53:742–749.

1536. Lloyd RV, Douglas BR, Young WF. *Endocrine Diseases. Atlas of Nontumor Pathology.* 1st series. Fascicle 1. Washington, DC: AFIP; 2002.

1537. Locati LD, Quattrone P, Pizzi N, et al. Primary high-grade mucoepidermoid carcinoma of the minor salivary glands with cutaneous metastases at diagnosis. *Oral Oncol.* 2002;38: 401–404.

1538. Lomax-Smith JD, Azzopardi JG. The hyaline cell: a distinctive feature of "mixed" salivary tumours. *Histopathology.* 1978;2:77–92.

1539. Long SA, Hurt MA, Santa Cruz DJ. Immature trichoepithelioma: report of six cases. *J Cutan Pathol.* 1988;15: 353–358.

1540. Longa L, Scolari F, Brusco A, et al. A large TSC2 and PKD1 gene deletion is associated with renal and extrarenal signs of autosomal dominant polycystic kidney disease. *Nephrol Dial Transplant.* 1997;12:1900–1907.

1541. Lookingbill DP, Spangler N, Sexton FM. Skin involvement as the presenting sign of internal carcinoma. A retrospective study of 7316 cancer patients. *J Am Acad Dermatol.* 1990;22:19–26.

1542. Lopansri S, Mihm MC Jr. Pilomatrix carcinoma or calcifying epitheliocarcinoma of Malherbe: a case report and review of literature. *Cancer.* 1980;45:2368–2373.

1543. Lopes de Faria J, Nunes PH. Basosquamous cell carcinoma of the skin with metastases. *Histopathology.* 1988;12:85–94.

1544. Lopez-Rios F, Rodriguez-Peralto JL, Castano E, et al. Squamous cell carcinoma arising in a cutaneous epidermal cyst: case report and literature review. *Am J Dermatopathol.* 1999;21:174–177.

1545. Lopez-Rios F, Rodriguez-Peralto JL, Aguilar A, et al. Proliferating trichilemmal cyst with focal invasion: report of a case and a review of the literature. *Am J Dermatopathol.* 2000;22:183–187.

1546. Louis DN, Vickery AL Jr, Rosai J, et al. Multiple branchial cleft-like cysts in Hashimoto's thyroiditis. *Am J Surg Pathol.* 1989;13:45–49.

1547. Lovejoy FH Jr, Boyle WE Jr. Linear nevus sebaceous syndrome: report of two cases and a review of the literature. *Pediatrics.* 1973;52:382–387.

1548. Lozzi GP, Soyer HP, Fruehauf J, et al. Giant pilomatricoma. *Am J Dermatopathol.* 2007;29:286–289.

1549. Lucas A, Betlloch I, Planelles M, et al. Non-melanocytic benign skin tumors in children. *Am J Clin Dermatol.* 2007;8:365–369.

1550. Lucas GL, Nordby EJ. Sweat gland carcinoma of the hand. *Hand.* 1974;6:98–102.

1551. Lucchese NJ, Goldberg MF. Iris and fundus pigmentary changes in tuberous sclerosis. *J Pediatr Ophthalmol Strabismus.* 1981;18:45–46.

1552. Lui H, Stewart WD, English JC, et al. Eccrine syringofibroadenomatosis: a clinical and histologic study and review of the literature. *J Am Acad Dermatol.* 1992;26:805–813.

1553. Lum CA, Binder SW. Proliferative characterization of basal-cell carcinoma and trichoepithelioma in small biopsy specimens. *J Cutan Pathol.* 2004;31:550–554.

1554. Lund HZ. *Tumors of the Skin: Atlas of Tumor Pathology.* Washington, DC: Armed Forced Institute of Pathology; 1957.

1555. Lund HZ. The nosologic position of inverted follicular keratosis is still unsettled. *Am J Dermatopathol.* 1983;5:443–445.

1556. Lundquist K, Kohler S, Rouse RV. Intraepidermal cytokeratin 7 expression is not restricted to Paget cells but is also seen in Toker cells and Merkel cells. *Am J Surg Pathol.* 1999;23:212–219.

1557. Lupton JR, Elgart ML, Sulica VI. Segmental neurofibromatosis in association with nevus sebaceus of Jadassohn. *J Am Acad Dermatol.* 2000;43:895–897.

1558. Lutman GB. Epithelial nests in intraoral sensory nerve endings simulating perineural invasion in patients with oral carcinoma. *Am J Clin Pathol.* 1974;61:275–284.

1559. Lv HL, Huang YJ, Zhou D, et al. A novel missense mutation of CYLD gene in a Chinese family with multiple familial trichoepithelioma. *J Dermatol Sci.* 2008;50:143–146.

1560. Lygidakis NA, Lindenbaum RH. Oral fibromatosis in tuberous sclerosis. *Oral Surg Oral Med Oral Pathol.* 1989;68:725–728.

1561. Lyle S, Christofidou-Solomidou M, Liu Y, et al. The C8/144B monoclonal antibody recognizes cytokeratin 15 and defines the location of human hair follicle stem cells. *J Cell Sci.* 1998;111(Pt 21):3179–3188.

1562. Lynch ED, Ostermeyer EA, Lee MK, et al. Inherited mutations in PTEN that are associated with breast cancer, cowden disease, and juvenile polyposis. *Am J Hum Genet.* 1997;61:1254–1260.

1563. Lynch HT, Fusaro RM, Roberts L, et al. Muir-Torre syndrome in several members of a family with a variant of the Cancer Family Syndrome. *Br J Dermatol.* 1985;113: 295–301.

1564. Lynch HT, Fitzgibbons R Jr. Surgery, desmoid tumors, and familial adenomatous polyposis: case report and literature review. *Am J Gastroenterol.* 1996;91:2598–2601.

1565. Lynch HT, Fusaro RM. The Muir-Torre syndrome in kindreds with hereditary nonpolyposis colorectal cancer (Lynch syndrome): a classic obligation in preventive medicine. *J Am Acad Dermatol.* 1999;41:797–799.

1566. Lynch HT, Leibowitz R, Smyrk T, et al. Colorectal cancer and the Muir-Torre syndrome in a Gypsy family: a review. *Am J Gastroenterol.* 1999;94:575–580.

1567. Lynch HT, Lynch PM, Lanspa SJ, et al. Review of the Lynch syndrome: history, molecular genetics, screening, differential diagnosis, and medicolegal ramifications. *Clin Genet.* 2009;76:1–18.

1568. Lynde CW, McLean DI, Wood WS. Tumors of ceruminous glands. *J Am Acad Dermatol.* 1984;11:841–847.

1569. Lyon JB, Rouillard LM. Malignant degeneration of turban tumors of the scalp. *Trans St Johns Hosp Dermatol Soc.* 1961;46:74–77.

1570. Macarenco RS, Garces SJ. Dilation of apocrine glands. A forgotten but helpful histopathological clue to the diagnosis of axillary Fox-Fordyce disease. *Am J Dermatopathol.* 2009;31:393–397.

1571. Macdonald DM, Jones EW, Marks R. Sclerosing epithelial hamartoma. *Clin Exp Dermatol.* 1977;2:153–160.

1572. Machin P, Catasus L, Pons C, et al. Microsatellite instability and immunostaining for MSH-2 and MLH-1 in cutaneous and internal tumors from patients with the Muir-Torre syndrome. *J Cutan Pathol.* 2002;29:415–420.

1573. Mackenzie DH. A clear-cell hidradenocarcinoma with metastases. *Cancer.* 1957;10:1021–1023.

1574. Madan V, Cox NH, Gangopadhayay M. Porocarcinoma arising in a broad clonal seborrhoeic keratosis. *Clin Exp Dermatol.* 2008;33:350–351.

1575. Madison JF, Cooper PH, Burgdorf WH. Mucinous syringometaplasia with prominent epithelial hyperplasia and deep dermal involvement. *J Cutan Pathol.* 1990;17: 220–224.

1576. Maehama T, Dixon JE. The tumor suppressor, PTEN/MMAC1, dephosphorylates the lipid second messenger, phosphatidylinositol 3,4,5-trisphosphate. *J Biol Chem.* 1998;273:13375–13378.

1577. Magro G, Floridia F, Geraci G, et al. Lipomatous apocrine mixed tumor of the skin: an unusual giant lesion occurring in the breast. *J Cutan Pathol.* 2009;36:692–696.

1578. Mahalingam M, Byers HR. Intra-epidermal and intradermal sebocrine adenoma with cystic degeneration and hemorrhage. *J Cutan Pathol.* 2000;27:472–475.

1579. Mahalingam M, Kveaton JF, Bhawan J. Cutaneous neuroendocrine adenoma: an uncommon neoplasm. *J Cutan Pathol.* 2006;33:315–317.

1580. Mahdavy M, Smoller BR. Eccrine nevus presenting as a perianal skin tag: a case report and review of the literature. *Am J Dermatopathol.* 2002;24:361–363.

1581. Mahlberg MJ, McGinnis KS, Draft KS, et al. Multiple eccrine poromas in the setting of total body irradiation and immunosuppression. *J Am Acad Dermatol.* 2006;55: S46–S49.

1582. Mahomed F, Blok J, Grayson W. The squamous variant of eccrine porocarcinoma: a clinicopathological study of 21 cases. *J Clin Pathol.* 2008;61:361–365.

1583. Maiorano E, Mazzarol GM, Pruneri G, et al. Ectopic breast tissue as a possible cause of false-positive axillary sentinel lymph node biopsies. *Am J Surg Pathol.* 2003;27:513–518.

1584. Majmudar V, Loffeld A, Happle R, et al. Phacomatosis pigmentokeratotica associated with a suprasellar dermoid cyst and leg hypertrophy. *Clin Exp Dermatol.* 2007;32: 690–692.

1585. Makino T, Nakamura S, Nakayama H, et al. Genital Paget's disease with clear cells in the epidermis of the axilla. *J Cutan Pathol.* 1998;25:568–571.

1586. Malek MM, Emanuel PO, Divino CM. Malignant degeneration of pilonidal disease in an immunosuppressed patient: report of a case and review of the literature. *Dis Colon Rectum.* 2007;50:1475–1477.

1587. Malhotra R, Bhawan J. The nature of pigment in pigmented apocrine hidrocystoma. *J Cutan Pathol.* 1985;12: 106–109.

1588. Malhotra R, Bhawan J, Stadecker M. Association of syringoma and intradermal nevus. *Int J Dermatol.* 1986;25:397.

1589. Mallaiah U, Dickinson J. Photo essay: bilateral multiple eyelid apocrine hidrocystomas and ectodermal dysplasia. *Arch Ophthalmol.* 2001;119:1866–1867.

1590. Malliah R, Gilhooly P, Lambert WC, et al. Sebaceous hyperplasia of the vulva: case report and review of the literature. *J Low Genit Tract Dis.* 2006;10:55–57.

1591. Malmusi M, Collina G. Syringoid eccrine carcinoma: a case report. *Am J Dermatopathol.* 1997;19:533–535.

1592. Maloney ME, Jones DB, Sexton FM. Pigmented basal cell carcinoma: investigation of 70 cases. *J Am Acad Dermatol.* 1992;27:74–78.

1593. Mambo NC. Eccrine spiradenoma: clinical and pathologic study of 49 tumors. *J Cutan Pathol.* 1983;10:312–320.

1594. Mambo NC. The significance of atypical nuclear changes in benign eccrine acrospiromas: a clinical and pathological study of 18 cases. *J Cutan Pathol.* 1984;11:35–44.

1595. Mambo NC. Hyaline cells in a benign chondroid syringoma. Report of a case and findings by conventional and electron microscopy. *Am J Dermatopathol.* 1984;6: 265–272.

1596. Mammino JJ, Vidmar DA. Syringocystadenoma papilliferum. *Int J Dermatol.* 1991;30:763–766.

1597. Manabe T, Moriya T, Inagaki Y, et al. Malignant melanoma and extramammary Paget's disease in the same patient. *Am J Dermatopathol.* 1985;7(Suppl):29–34.

1598. Mandeville JT, Roh JH, Woog JJ, et al. Cutaneous benign mixed tumor (chondroid syringoma) of the eyelid: clinical presentation and management. *Ophthal Plast Reconstr Surg.* 2004;20:110–116.

1599. Manglik N, Berlingeri-Ramos AC, Boroumand N, et al. Nodular mucinosis of the breast in a supernumerary nipple: case report and review of the literature. *J Cutan Pathol.* 2010;37:1178–1181.

1600. Mangold E, Pagenstecher C, Leister M, et al. A genotype-phenotype correlation in HNPCC: strong predominance of msh2 mutations in 41 patients with Muir-Torre syndrome. *J Med Genet.* 2004;41:567–572.

1601. Mangold E, Rahner N, Friedrichs N, et al. MSH6 mutation in Muir-Torre syndrome: could this be a rare finding? *Br J Dermatol.* 2007;156:158–162.

1602. Manivel C, Wick MR, Mukai K. Pilomatrix carcinoma: an immunohistochemical comparison with benign pilomatrixoma and other benign cutaneous lesions of pilar origin. *J Cutan Pathol.* 1986;13:22–29.

1603. Mann B, Salm R, Azzopardi JG. Pilar tumour: a distinctive type of trichilemmoma. *Diagn Histopathol.* 1982;5:157–167.

1604. Manners RM, Morris RJ, Francis PJ, et al. Microphthalmos in association with Gorlin's syndrome. *Br J Ophthalmol.* 1996;80:378.

1605. Manno C, Claudatus J, La Raia E, et al. Chronic renal failure for bilateral spontaneous kidney rupture in a case of tuberous sclerosis. Case report and review of the literature. *Am J Nephrol.* 1991;11:416–421.

1606. Manonukul J, Omeapinyan P, Vongjirad A. Mucoepidermoid (adenosquamous) carcinoma, trichoblastoma, trichilemmoma, sebaceous adenoma, tumor of follicular infundibulum and syringocystadenoma papilliferum arising within 2 persistent lesions of nevus sebaceous: report of a case. *Am J Dermatopathol.* 2009;31:658–663.

1607. Mansueto G, Falleti J, De Cecio R, et al. Synchronous bilateral multifocal canalicular adenoma: a case report of an unusual finding. *Clin Exp Dermatol.* 2009;34:e587–e589.

1608. Margo CE, Grossniklaus HE. Intraepithelial sebaceous neoplasia without underlying invasive carcinoma. *Surv Ophthalmol.* 1995;39:293–301.

1609. Mariappan MR, Fadare O, Jain D. Sebaceous differentiation in salivary glands. *Arch Pathol Lab Med.* 2004;128:245–246.

1610. Marjani MA. Basal cell epithelioma complicating a pilonidal sinus. *Conn Med.* 1967;31:106–108.

1611. Marrogi AJ, Wick MR, Dehner LP. Pilomatrical neoplasms in children and young adults. *Am J Dermatopathol.* 1992;14:87–94.

1612. Marsh DJ, Dahia PL, Zheng Z, et al. Germline mutations in PTEN are present in Bannayan-Zonana syndrome. *Nat Genet.* 1997;16:333–334.

1613. Marsh DJ, Coulon V, Lunetta KL, et al. Mutation spectrum and genotype-phenotype analyses in Cowden disease and Bannayan-Zonana syndrome, two hamartoma syndromes with germline PTEN mutation. *Hum Mol Genet.* 1998;7:507–515.

1614. Marsh DJ, Dahia PL, Caron S, et al. Germline PTEN mutations in Cowden syndrome-like families. *J Med Genet.* 1998;35:881–885.

1615. Marsh DJ, Kum JB, Lunetta KL, et al. PTEN mutation spectrum and genotype-phenotype correlations in Bannayan-Riley-Ruvalcaba syndrome suggest a single entity with Cowden syndrome. *Hum Mol Genet.* 1999;8:1461–1472.

1616. Martignoni G, Bonetti F, Pea M, et al. Renal disease in adults with TSC2/PKD1 contiguous gene syndrome. *Am J Surg Pathol.* 2002;26:198–205.

1617. Martignoni G, Pea M, Reghellin D, et al. Molecular pathology of lymphangioleiomyomatosis and other perivascular epithelioid cell tumors. *Arch Pathol Lab Med.* 2010;134:33–40.

1618. Martin PC, Smith JL, Pulitzer DR, et al. Compound (primordial) adnexal carcinoma arising in a systematized compound epithelial nevus. *Am J Surg Pathol.* 1992;16:417–425.

1619. Martin VG, Pellettiere EV, Gress D, et al. Paget's disease in an adolescent arising in a supernumerary nipple. *J Cutan Pathol.* 1994;21:283–286.

1620. Martinez-Madrigal F, Casiraghi O, Khattech A, et al. Hypopharyngeal sebaceous carcinoma: a case report. *Hum Pathol.* 1991;22:929–931.

1621. Martinez-Menchon T, Mahiques Santos L, Vilata Corell JJ, et al. Phacomatosis pigmentokeratotica: a 20-year follow-up with malignant degeneration of both nevus components. *Pediatr Dermatol.* 2005;22:44–47.

1622. Martorell-Calatayud A, Requena C, Diaz-Recuero JL, et al. Mask-like metastasis: report of 2 cases of 4 eyelid metastases and review of the literature. *Am J Dermatopathol.* 2010;32:9–14.

1623. Marucci G, Betts CM, Golouh R, et al. Toker cells are probably precursors of Paget cell carcinoma: a morphological and ultrastructural description. *Virchows Arch.* 2002;441:117–123.

1624. Marzano AV, Fiorani R, Girgenti V, et al. Familial syringoma: report of two cases with a published work review and the unique association with steatocystoma multiplex. *J Dermatol.* 2009;36:154–158.

1625. Mascaro JM. [Considerations on fibro-epithelial tumors. Exocrine syringofibradenoma]. *Ann Dermatol Syphiligr (Paris).* 1963;90:143–153.

1626. Mascaro JM. Inverted follicular keratoses are acrotrichomas. *Am J Dermatopathol.* 1983;5:447–451.

1627. Mascaro JM Jr, Ferrando J, Bombi JA, et al. Congenital generalized follicular hamartoma associated with alopecia and cystic fibrosis in three siblings. *Arch Dermatol.* 1995;131:454–458.

1628. Masferrer E, Vicente A, Bassas-Vila J, et al. Porokeratotic eccrine ostial and dermal duct naevus: report of 10 cases. *J Eur Acad Dermatol Venereol.* 2010;24:847–851.

1629. Massa LR, Stone MS. An unusual hematopoietic proliferation seen in a nevus sebaceous. *J Am Acad Dermatol.* 2000;42:881–882.

1630. Massa MC, Medenica M. Cutaneous adnexal tumors and cysts: a review. Part I. Tumors with hair follicular and sebaceous glandular differentiation and cysts related to different parts of the hair follicle. *Pathol Annu.* 1985;20(Pt 2): 189–233.

1631. Massa MC, Medenica M. Cutaneous adnexal tumors and cysts: a review. Part II–Tumors with apocrine and eccrine glandular differentiation and miscellaneous cutaneous cysts. *Pathol Annu.* 1987;22(Pt 1):225–276.

1632. Massi G, LeBoit PE. *Histological Diagnosis of Nevi and Melanoma.* Darmstadt, Germany: Steinkopff Verlag; 2004.

1633. Masson P. *Tumeurs Humaines: Histologie, Diagnostics et Techniques.* Deuxieme ed. Paris: Librairie Maloine; 1956.

1634. Masuda T, Arata J. An epithelioma with hair follicle and apocrine differentiation. *J Dermatol.* 1987;14:81–84.

1635. Masui Y, Komine M, Kadono T, et al. Proliferating tricholemmal cystic carcinoma: a case containing differentiated and dedifferentiated parts. *J Cutan Pathol.* 2008;35(Suppl 1): 55–58.

1636. Masuno M, Imaizumi K, Ishii T, et al. Pilomatrixomas in Rubinstein-Taybi syndrome. *Am J Med Genet.* 1998;77:81–82.

1637. Mateus C, Palangie A, Franck N, et al. Heterogeneity of skin manifestations in patients with Carney complex. *J Am Acad Dermatol.* 2008;59:801–810.

1638. Mathiak M, Rutten A, Mangold E, et al. Loss of DNA mismatch repair proteins in skin tumors from patients with Muir-Torre syndrome and MSH2 or MLH1 germline mutations: establishment of immunohistochemical analysis as a screening test. *Am J Surg Pathol.* 2002;26:338–343.

1639. Matsukura T, Iwasaki T, Kawashima M. Molecular cloning of a novel human papillomavirus (type 60) from a plantar cyst with characteristic pathological changes. *Virology.* 1992;190:561–564.

1640. Matsuura H, Hatamochi A, Nakamura Y, et al. Multiple pilomatricoma in trisomy 9. *Dermatology.* 2002;204: 82–83.

1641. Matsuzawa N, Kondo S, Shimozato K, et al. Two missense mutations of the IRF6 gene in two Japanese families with popliteal pterygium syndrome. *Am J Med Genet A.* 2010;152A:2262–2267.

1642. Matt D, Xin H, Vortmeyer AO, et al. Sporadic trichoepithelioma demonstrates deletions at 9q22.3. *Arch Dermatol.* 2000;136:657–660.

1643. Matysik TS, Port M, Black JR. Aggressive digital papillary adenoma: a case report. *Cutis.* 1990;46:125–127.

1644. Maubec E, Avril MF, Duvillard P, et al. Mixed nonseminomatous germ cell tumor presenting as a subcutaneous tissue mass. *Am J Dermatopathol.* 2006;28:523–525.

1645. May SA, Quirey R, Cockerell CJ. Follicular hybrid cysts with infundibular, isthmic-catagen, and pilomatrical differentiation: a report of 2 patients. *Ann Diagn Pathol.* 2006;10:110–113.

1646. Mayer I. Zur histologie der hidroadenome. *Frankfurter Zeit f Pathol.* 1941;55:548–580.

1647. Mayer MH, Winton GB, Smith AC, et al. Microcystic adnexal carcinoma (sclerosing sweat duct carcinoma). *Plast Reconstr Surg.* 1989;84:970–975.

1648. Mazoujian G, Pinkus GS, Haagensen DE Jr. Extramammary Paget's disease–evidence for an apocrine origin. An immunoperoxidase study of gross cystic disease fluid protein-15, carcinoembryonic antigen, and keratin proteins. *Am J Surg Pathol.* 1984;8:43–50.

1649. Mazoujian G, Margolis R. Immunohistochemistry of gross cystic disease fluid protein (GCDFP-15) in 65 benign sweat gland tumors of the skin. *Am J Dermatopathol.* 1988;10:28–35.

1650. Mc Menamin ME, Goh SG, Poblet E, et al. Sarcomatoid basal cell carcinoma–predilection for osteosarcomatous differentiation: a series of 11 cases. *Am J Surg Pathol.* 2006; 30:1299–1308.

1651. McBride SR, Leonard N, Reynolds NJ. Loss of p21(WAF1) compartmentalisation in sebaceous carcinoma compared with sebaceous hyperplasia and sebaceous adenoma. *J Clin Pathol.* 2002;55:763–766.

1652. McCalmont TH. A call for logic in the classification of adnexal neoplasms. *Am J Dermatopathol.* 1996;18:103–109.

1653. McCalmont TH, LeBoit PE. Polygonal CD34 positivity portends trichilemmal differentiation. *J Cutan Pathol.* 2010;37:923, 924–925.

1654. McCluggage WG, Fon LJ, O'Rourke D, et al. Malignant eccrine spiradenoma with carcinomatous and sarcomatous elements. *J Clin Pathol.* 1997;50:871–873.

1655. McCluggage WG, Aydin NE, Wong NA, et al. Low-grade epithelial-myoepithelial carcinoma of Bartholin gland: report of 2 cases of a distinctive neoplasm arising in the vulvovaginal region. *Int J Gynecol Pathol.* 2009;28:286–291.

1656. McCluggage WG, Jamison J, Boyde A, et al. Vulval intraepithelial neoplasia with mucinous differentiation: report of 2 cases of a hitherto undescribed phenomenon. *Am J Surg Pathol.* 2009;33:945–949.

1657. McCrea PD, Turck CW, Gumbiner B. A homolog of the armadillo protein in Drosophila (plakoglobin) associated with E-cadherin. *Science.* 1991;254:1359–1361.

1658. McCulloch TA, Singh S, Cotton DW. Pilomatrix carcinoma and multiple pilomatrixomas. *Br J Dermatol.* 1996;134:368–371.

1659. McDonald RM, Reed WB. Natal teeth and steatocystoma multiplex complicated by hidradenitis suppurativa. A new syndrome. *Arch Dermatol.* 1976;112:1132–1134.

1660. McFarland J. Mammary gland situated on the labium majus. *Arch Pathol.* 1931;226:236–240.

1661. McGavran MH, Binnington B. Keratinous cysts of the skin. Identification and differentiation of pilar cysts from epidermal cysts. *Arch Dermatol.* 1966;94:499–508.

1662. McGibbon DH, Jones EW. Fibrous papule of the face (nose). Fibrosing nevocytic nevus. *Am J Dermatopathol.* 1979;1:345–348.

1663. McHugh JB. Association of cystic neck metastases and human papillomavirus-positive oropharyngeal squamous cell carcinoma. *Arch Pathol Lab Med.* 2009;133:1798–1803.

1664. McKee PH, Hertogs KT. Endocervical adenocarcinoma and vulval Paget's disease: a significant association. *Br J Dermatol.* 1980;103:443–448.

1665. McKee PH, Fletcher CD, Rasbridge SA. The enigmatic eccrine epithelioma (eccrine syringomatous carcinoma). *Am J Dermatopathol.* 1990;12:552–561.

1666. McKee PH, Fletcher CD, Stavrinos P, et al. Carcinosarcoma arising in eccrine spiradenoma. A clinicopathologic and immunohistochemical study of two cases. *Am J Dermatopathol.* 1990;12:335–343.

1667. McKee PH, Calonje E, Granter SR. *Pathology of the Skin with Clinical Correlations.* 3rd ed. Philadelphia, PA: Elsevier Mosby; 2005.

1668. McKenney JK, Longacre TA. Low-grade mucinous epithelial neoplasm (intestinal type) arising in a mature sacrococcygeal teratoma with late recurrence as pseudomyxoma peritonei. *Hum Pathol.* 2008;39:629–632.

1669. McKinley E, Valles R, Bang R, et al. Signet-ring squamous cell carcinoma: a case report. *J Cutan Pathol.* 1998;25:176–181.

1670. McNiff JM, Eisen RN, Glusac EJ. Immunohistochemical comparison of cutaneous lymphadenoma, trichoblastoma, and basal cell carcinoma: support for classification of lymphadenoma as a variant of trichoblastoma. *J Cutan Pathol.* 1999;26:119–124.

1671. McPherson T, Ogg G. Spontaneous resolution of basal cell carcinoma in naevoid basal cell carcinoma syndrome/Gorlin's syndrome. *Clin Exp Dermatol.* 2009;34:e884–885.

1672. Meehan SA, Egbert BM, Rouse RV. Basal cell carcinoma with tumor epithelial and stromal giant cells: a variant of pleomorphic basal cell carcinoma. *Am J Dermatopathol.* 1999;21:473–478.

1673. Meeker JH, Neubecker RD, Helwig EB. Hidradenoma papilliferum. *Am J Clin Pathol.* 1962;37:182–195.

1674. Meenakshi M, McCluggage WG. Myoepithelial neoplasms involving the vulva and vagina: report of 4 cases. *Hum Pathol.* 2009;40:1747–1753.

1675. Megahed M, Holzle E. Papillary eccrine adenoma. A case report with immunohistochemical examination. *Am J Dermatopathol.* 1993;15:150–155.

1676. Megahed M. Polypoid basal cell carcinoma: a new clinicopathological variant. *Br J Dermatol.* 1999;140:701–703.

1677. Mehregan AH, Butler JD. A tumor of follicular infundibulum. Report of a case. *Arch Dermatol.* 1961;83:924–927.

1678. Mehregan AH. Apocrine cystadenoma; a clinicopathologic study with special reference to the pigmented variety. *Arch Dermatol.* 1964;90:274–279.

1679. Mehregan AH, Pinkus H. Life history of organoid nevi. Special reference to nevus sebaceus of Jadassohn. *Arch Dermatol.* 1965;91:574–588.

1680. Mehregan AH, Coskey RJ. Pigmented nevi of sole. A report of two cases with histologic evidence of hair follicle formation. *Arch Dermatol.* 1972;106:886–887.

1681. Mehregan AH. Epidermolytic hyperkeratosis. Incidental findings in the epidermis and in the intraepidermal eccrine sweat duct units. *J Cutan Pathol.* 1978;5:76–80.

1682. Mehregan AH, Brownstein MH. Pilar sheath acanthoma. *Arch Dermatol.* 1978;114:1495–1497.

1683. Mehregan AH. Mucinous syringometaplasia. *Arch Dermatol.* 1980;116:988–989.

1684. Mehregan AH, Medenica M. Pigmented follicular cysts. *J Cutan Pathol.* 1982;9:423–427.

1685. Mehregan AH. Inverted follicular keratosis is a distinct follicular tumor. *Am J Dermatopathol.* 1983;5:467–470.

1686. Mehregan AH, Hashimoto K, Rahbari H. Eccrine adenocarcinoma. A clinicopathologic study of 35 cases. *Arch Dermatol.* 1983;119:104–114.

1687. Mehregan AH. Infundibular tumors of the skin. *J Cutan Pathol.* 1984;11:387–395.

1688. Mehregan AH, Nadji M. Inverted follicular keratosis and verruca vulgaris. An investigation for the papillomavirus common antigen. *J Cutan Pathol.* 1984;11:99–102.

1689. Mehregan AH, Baker S. Basaloid follicular hamartoma: three cases with localized and systematized unilateral lesions. *J Cutan Pathol.* 1985;12:55–65.

1690. Mehregan AH, Marufi M, Medenica M. Eccrine syringofibroadenoma (Mascaro). Report of two cases. *J Am Acad Dermatol.* 1985;13:433–436.

1691. Mehregan AH, Lee KC. Malignant proliferating trichilemmal tumors–report of three cases. *J Dermatol Surg Oncol.* 1987;13:1339–1342.

1692. Mehregan AH, Medenica M, Whitney D, et al. A clear cell pilar sheath tumor of scalp: case report. *J Cutan Pathol.* 1988;15:380–384.

1693. Mehregan AH, Mehregan DA. Syringoma-like sweat duct proliferation in scalp alopecias. *J Cutan Pathol.* 1990;17:355–357.

1694. Mehregan DA, al-Sabah HY, Mehregan AH. Basal cell epithelioma arising from epidermoid cyst. *J Dermatol Surg Oncol.* 1994;20:405–406.

1695. Mehregan DR, Mehregan DA, Mehregan AH. Nodular myxoid change in melanocytic nevi. A report of two cases. *Am J Dermatopathol.* 1996;18:400–402.

1696. Mehregan DR, Thomas L, Thomas JE. Epidermal basaloid proliferation in cutaneous myxomas. *J Cutan Pathol.* 2003;30:499–503.

1697. Meigel WN, Ackerman AB. Fibrous papule of the face. *Am J Dermatopathol.* 1979;1:329–340.

1698. Mencia-Gutierrez E, Gutierrez-Diaz E, Redondo-Marcos I, et al. Cutaneous horns of the eyelid: a clinicopathological study of 48 cases. *J Cutan Pathol.* 2004;31:539–543.

1699. Mendoza S, Helwig EB. Mucinous (adenocystic) carcinoma of the skin. *Arch Dermatol.* 1971;103:68–78.

1700. Menko FH, Kaspers GL, Meijer GA, et al. A homozygous MSH6 mutation in a child with cafe-au-lait spots, oligodendroglioma and rectal cancer. *Fam Cancer.* 2004;3: 123–127.

1701. Menko FH, van Steensel MA, Giraud S, et al. Birt-Hogg-Dube syndrome: diagnosis and management. *Lancet Oncol.* 2009;10:1199–1206.

1702. Mentes O, Akbulut M, Bagci M. Verrucous carcinoma (Buschke-Lowenstein) arising in a sacrococcygeal pilonidal sinus tract: report of a case. *Langenbecks Arch Surg.* 2008;393:111–114.

1703. Mentzel T, Requena L, Kaddu S, et al. Cutaneous myoepithelial neoplasms: clinicopathologic and immunohistochemical study of 20 cases suggesting a continuous spectrum ranging from benign mixed tumor of the skin to cutaneous myoepithelioma and myoepithelial carcinoma. *J Cutan Pathol.* 2003;30:294–302.

1704. Mentzel T. [Skin adnexal and salivary gland neoplasms. Similarities and differences of selected patients]. *Pathologe.* 2004;25:79–88.

1705. Menzin AW, De Risi D, Smilari TF, et al. Lobular breast carcinoma metastatic to the vulva: a case report and literature review. *Gynecol Oncol.* 1998;69:84–88.

1706. Merida-Velasco JR, Rodriguez-Vazquez JF, de la Cuadra-Blanco C, et al. Morphogenesis of the juxtaoral organ in humans. *J Anat.* 2005;206:155–163.

1707. Merot Y, Mazoujian G, Pinkus G, et al. Extramammary Paget's disease of the perianal and perineal regions. Evidence of apocrine derivation. *Arch Dermatol.* 1985;121: 750–752.

1708. Mertz H, Veien NK. Eruptive syringoma mimicking urticaria pigmentosa. A case report. *Acta Derm Venereol.* 1993;73:136–137.

1709. Mesa ML, Lambert WC, Schneider LC, et al. Oral warty dyskeratoma. *Cutis.* 1984;33:293–294, 296.

1710. Metcalf JS, Maize JC, Shaw EB. Bronchial mucoepidermoid carcinoma metastatic to skin. Report of a case and review of the literature. *Cancer.* 1986;58:2556–2559.

1711. Metcalf JS, Maize JC. Squamous syringometaplasia in lobular panniculitis and pyoderma gangrenosum. *Am J Dermatopathol.* 1990;12:141–149.

1712. Metze D, Grunert F, Neumaier M, et al. Neoplasms with sweat gland differentiation express various glycoproteins of the carcinoembryonic antigen (CEA) family. *J Cutan Pathol.* 1996;23:1–11.

1713. Metze D, Wigbels B, Hildebrand A. [Familial syringoma: a rare clinical variant]. *Hautarzt.* 2001;52:1045–1048.

1714. Metzler G, Schaumburg-Lever G, Hornstein O, et al. Malignant chondroid syringoma: immunohistopathology. *Am J Dermatopathol.* 1996;18:83–89.

1715. Meybehm M, Fischer HP. Spiradenoma and dermal cylindroma: comparative immunohistochemical analysis and histogenetic considerations. *Am J Dermatopathol.* 1997;19:154–161.

1716. Meyer LA, Broaddus RR, Lu KH. Endometrial cancer and Lynch syndrome: clinical and pathologic considerations. *Cancer Control.* 2009;16:14–22.

1717. Meyer LM, Tyring SK, Little WP. Verrucous cyst. *Arch Dermatol.* 1991;127:1810–1812.

1718. Meyer TK, Rhee JS, Smith MM, et al. External auditory canal eccrine spiradenocarcinoma: a case report and review of literature. *Head Neck.* 2003;25:505–510.

1719. Michaelsson G, Olsson E, Westermark P. The Rombo syndrome: a familial disorder with vermiculate atrophoderma, milia, hypotrichosis, trichoepitheliomas, basal cell carcinomas and peripheral vasodilation with cyanosis. *Acta Derm Venereol.* 1981;61:497–503.

1720. Michal M, Skalova A. Collagenous spherulosis. A comment on its histogenesis. *Pathol Res Pract.* 1990;186:365–370.

1721. Michal M, Havlicek F. Pseudo-epitheliomatous hyperplasia in thymic cysts. *Histopathology.* 1991;19:281–282.

1722. Michal M, Baumruk L, Skalova A. Myxoid change within cellular blue naevi: a diagnostic pitfall. *Histopathology.* 1992;20:527–530.

1723. Michal M, Neubauer L. Carcinoma arising in ectopic hamartomatous thymoma. A previously unpublished occurrence. Report of two cases. *Zentralbl Pathol.* 1993;139:381–386.

1724. Michal M. Mucinous naevocellular naevi. *Dermatology.* 1994;188:232–235.

1725. Michal M. Spiradenoma associated with apocrine adenoma component. *Pathol Res Pract.* 1996;192:1135–1139; discussion 1140–1131.

1726. Michal M, Neubauer L, Fakan F. Carcinoma arising in ectopic hamartomatous thymoma. An ultrastructural study. *Pathol Res Pract.* 1996;192:610–618; discussion 619–621.

1727. Michal M, Zamecnik M, Gogora M, et al. Pitfalls in the diagnosis of ectopic hamartomatous thymoma. *Histopathology.* 1996;29:549–555.

1728. Michal M, Chlumska A, Mukensnabl P. Signet-ring cell aggregates simulating carcinoma in colon and gallbladder mucosa. *Pathol Res Pract.* 1998;194:197–200.

1729. Michal M, Ludvikova M, Zamecnik M. Nodular mucinosis of the breast: report of three cases. *Pathol Int.* 1998;48:542–544.

1730. Michal M, Fetsch JF, Hes O, et al. Nuchal-type fibroma: a clinicopathologic study of 52 cases. *Cancer.* 1999;85: 156–163.

1731. Michal M, Lamovec J, Mukensnabl P, et al. Spiradenocylindromas of the skin: tumors with morphological features of spiradenoma and cylindroma in the same lesion: report of 12 cases. *Pathol Int.* 1999;49:419–425.

1732. Michal M, Miettinen M. Myoepitheliomas of the skin and soft tissues. Report of 12 cases. *Virchows Arch.* 1999;434:393–400.

1733. Michal M, Mukensnabl R. Clear cell epithelial cords in an ectopic hamartomatous thymoma. *Histopathology.* 1999;35:89–90.

1734. Michal M. Non-nuchal-type fibroma associated with Gardner's syndrome. A hitherto-unreported mesenchymal tumor different from fibromatosis and nuchal-type fibroma. *Pathol Res Pract.* 2000;196:857–860.

1735. Michal M, Skalova A, Mukensnabl P. Micropapillary carcinoma of the parotid gland arising in mucinous cystadenoma. *Virchows Arch.* 2000;437:465–468.

1736. Michal M, Bisceglia M, Di Mattia A, et al. Gigantic cutaneous horns of the scalp: lesions with a gross similarity to the horns of animals: a report of four cases. *Am J Surg Pathol.* 2002;26:789–794.

1737. Michal M, Boudova L, Mukensnabl P. Gardner's syndrome associated fibromas. *Pathol Int.* 2004;54:523–526.

1738. Michal M, Fanburg-Smith JC, Lasota J, et al. Minute synovial sarcomas of the hands and feet: a clinicopathologic study of 21 tumors less than 1 cm. *Am J Surg Pathol.* 2006;30:721–726.

1739. Michal M, Mukensnabl P, Kazakov DV. Branchial-like cysts of the thyroid associated with solid cell nests. *Pathol Int.* 2006;56:150–153.

1740. Michal M, Hes O, Kazakov DV. Mesothelial glandular structures within pseudosarcomatous proliferative funiculitis–a diagnostic pitfall: report of 17 cases. *Int J Surg Pathol.* 2008;16:48–56.

1741. Middleton SB, Frayling IM, Phillips RK. Desmoids in familial adenomatous polyposis are monoclonal proliferations. *Br J Cancer.* 2000;82:827–832.

1742. Miescher G. Un cas de trichofolliculome. *Dermatologica.* 1944;89:193–194.

1743. Miettinen M, Franssila K. Immunohistochemical spectrum of malignant melanoma. The common presence of keratins. *Lab Invest.* 1989;61:623–628.

1744. Miettinen M. Ossifying fibromyxoid tumor of soft parts. Additional observations of a distinctive soft tissue tumor. *Am J Clin Pathol.* 1991;95:142–149.

1745. Miettinen M, Finnell V, Fetsch JF. Ossifying fibromyxoid tumor of soft parts–a clinicopathologic and immunohistochemical study of 104 cases with long-term follow-up and a critical review of the literature. *Am J Surg Pathol.* 2008;32:996–1005.

1746. Mihara M. Chondroid syringoma associated with hidrocystoma-like changes. Possible differentiation into eccrine gland. A histologic, immunohistochemical and electron microscopic study. *J Cutan Pathol.* 1989;16:281–286.

1747. Mihara M, Nishiura S, Aso M, et al. Papillomavirus-infected keratinous cyst on the sole. A histologic, immunohistochemical, and electron microscopic study. *Am J Dermatopathol.* 1991;13:293–299.

1748. Mikaelian I, Wong V. Follicular stem cell carcinoma: histologic, immunohistochemical, ultrastructural, and clinical characterization in 30 days. *Vet Pathol.* 2004;41:302.

1749. Miller JM. Squamous cell carcinoma arising in an epidermal cyst. *Arch Dermatol.* 1981;117:683.

1750. Mills SE, Cooper PH. An ultrastructural study of cartilaginous zones and surrounding epithelium in mixed tumors of salivary glands and skin. *Lab Invest.* 1981;44:6–12.

1751. Mills SE. Mixed tumor of the skin: a model of divergent differentiation. *J Cutan Pathol.* 1984;11:382–386.

1752. Milman T, Iacob C, McCormick SA. Hybrid cysts of the eyelid with follicular and apocrine differentiation: an under-recognized entity? *Ophthal Plast Reconstr Surg.* 2008;24:122–125.

1753. Milunsky JM, Maher TM, Zhao G, et al. Genotype-phenotype analysis of the branchio-oculo-facial syndrome. *Am J Med Genet A.* 2010;155:22–32.

1754. Minamitani K. Zytologische und histologische Untersuchungen der Schweissdrüsen in menschlicher Achselhaut: über das Vorkomen der besonderen Formen der apokrinen und ekkrinen Schweissdriisen in Achselhaut von Japanern. *Okajimas Folia Anat Jpn.* 1941;21:563–592.

1755. Minkowitz G, Lee M, Minkowitz S. Pilomatricoma of the testicle. An ossifying testicular tumor with hair matrix differentiation. *Arch Pathol Lab Med.* 1995;119:96–99.

1756. Mintz GA, Abrams AM, Melrose RJ. Monomorphic adenomas of the major and minor salivary glands. Report of twenty-one cases and review of the literature. *Oral Surg Oral Med Oral Pathol.* 1982;53:375–386.

1757. Mir R, Cortes E, Papantoniou PA, et al. Metastatic trichomatricial carcinoma. *Arch Pathol Lab Med.* 1986;110:660–663.

1758. Miracco C, De Santi MM, Lalinga AV, et al. Lipomatous mixed tumour of the skin: a histological, immunohistochemical and ultrastructural study. *Br J Dermatol.* 2002;146:899–903.

1759. Misago N, Narisawa Y, Nishi T, et al. Association of nevus sebaceus with an unusual type of "combined nevus". *J Cutan Pathol.* 1994;21:76–81.

1760. Misago N, Kohda H. A single lesion demonstrating features of eccrine poroma and poroid hidradenoma. *J Dermatol.* 1995;22:773–779.

1761. Misago N, Ackerman AB. New quandary: tricholemmal carcinoma? *Dermatopathol: Pract & Conc.* 1999;5:463–473.

1762. Misago N, Narisawa Y. Sebaceous neoplasms in Muir-Torre syndrome. *Am J Dermatopathol.* 2000;22:155–161.

1763. Misago N, Kodera H, Narisawa Y. Sebaceous carcinoma, trichoblastoma, and sebaceoma with features of trichoblastoma in nevus sebaceus. *Am J Dermatopathol.* 2001;23:456–462.

1764. Misago N, Narisawa Y. Sebaceous carcinoma with apocrine differentiation. *Am J Dermatopathol.* 2001;23:50–57.

1765. Misago N, Narisawa Y. Rippled-pattern sebaceoma. *Am J Dermatopathol.* 2001;23:437–443.

1766. Misago N, Narisawa Y. Basal cell carcinoma in association with multiple trichoepitheliomas. *Dermatology.* 2001;202:261–265.

1767. Misago N, Mihara I, Ansai S, et al. Sebaceoma and related neoplasms with sebaceous differentiation: a clinicopathologic study of 30 cases. *Am J Dermatopathol.* 2002;24:294–304.

1768. Misago N, Satoh T, Narisawa Y. Basal cell carcinoma with tricholemmal (at the lower portion) differentiation within seborrheic keratosis. *J Cutan Pathol.* 2003;30:196–201.

1769. Misago N, Satoh T, Narisawa Y. Basal cell carcinoma with ductal and glandular differentiation: a clinicopathological and immunohistochemical study of 10 cases. *Eur J Dermatol.* 2004;14:383–387.

1770. Misago N, Suse T, Uemura T, et al. Basal cell carcinoma with sebaceous differentiation. *Am J Dermatopathol.* 2004;26:298–303.

1771. Misago N, Suzuki Y, Miura Y, et al. Giant polypoid basal cell carcinoma with features of fibroepithelioma of Pinkus and extensive cornification. *Eur J Dermatol.* 2004;14:272–275.

1772. Misago N, Narisawa Y. Verrucous trichilemmal cyst containing human papillomavirus. *Clin Exp Dermatol.* 2005;30:38–39.

1773. Misago N, Narisawa Y. Lipomatous apocrine mixed tumor of the skin associated with chondroid and ossiferous stroma. *J Dermatol.* 2006;33:380–382.

1774. Misago N, Narisawa Y. Syringocystadenoma papilliferum with extensive apocrine nevus. *J Dermatol.* 2006;33:303–305.

1775. Misago N, Narisawa Y. Cytokeratin 15 expression in neoplasms with sebaceous differentiation. *J Cutan Pathol.* 2006;33:634–641.

1776. Misago N, Narisawa Y. Cytokeratin 15 expression in apocrine mixed tumors of the skin and other benign neoplasms with apocrine differentiation. *J Dermatol.* 2006;33:2–9.

1777. Misago N, Satoh T, Miura Y, et al. Merkel cell-poor trichoblastoma with basal cell carcinoma-like foci. *Am J Dermatopathol.* 2007;29:249–255.

1778. Misago N. Keloidal basal cell carcinoma. *Am J Dermatopathol.* 2008;30:87.

1779. Misago N, Kimura T, Narisawa Y. Fibrofolliculoma/ trichodiscoma and fibrous papule (perifollicular fibroma/ angiofibroma): a revaluation of the histopathological and immunohistochemical features. *J Cutan Pathol.* 2009;36:943–951.

1780. Misago N, Narisawa Y. Fibrofolliculoma in a patient with tuberous sclerosis complex. *Clin Exp Dermatol.* 2009;34:892–894.

1781. Misago N, Kimura T, Toda S, et al. A revaluation of trichofolliculoma: the histopathological and immunohistochemical features. *Am J Dermatopathol.* 2010;32:35–43.

1782. Missall TA, Burkemper NM, Jensen SL, et al. Immunohistochemical differentiation of four benign eccrine tumors. *J Cutan Pathol.* 2009;36:190–196.

1783. Mitsudo S, Nakanishi I, Koss LG. Paget's disease of the penis and adjacent skin: its association with fatal sweat gland carcinoma. *Arch Pathol Lab Med.* 1981;105:518–520.

1784. Mittag H. Darier's disease involving an epidermoid cyst. *J Cutan Pathol.* 1990;17:388–390.

1785. Miyakawa T, Togawa Y, Matushima H, et al. Squamous metaplasia of Paget's disease. *Clin Exp Dermatol.* 2004;29:71–73.

1786. Miyake H, Hara H, Shimojima H, et al. Follicular hybrid cyst (trichilemmal cyst and pilomatricoma) arising within a nevus sebaceus. *Am J Dermatopathol.* 2004;26:390–393.

1787. Miyamoto T, Kambe N, Nishiura S, et al. Microcystic adnexal carcinoma. Electron microscopic and immunohistochemical study. *Dermatologica.* 1990;180:40–43.

1788. Miyamoto T, Ikehara A, Araki M, et al. Cutaneous metastatic carcinoma of the penis: suspected metastasis implantation from a bladder tumor. *J Urol.* 2000;163:1519.

1789. Miyamoto T, Hagari Y, Inoue S, et al. Axillary apocrine carcinoma with benign apocrine tumours: a case report involving a pathological and immunohistochemical study and review of the literature. *J Clin Pathol.* 2005;58:757–761.

1790. Miyamoto T, Inoue S, Adachi K, et al. Differential expression of mucin core proteins and keratins in apocrine carcinoma, extramammary Paget's disease and apocrine nevus. *J Cutan Pathol.* 2009;36:529–534.

1791. Miyauchi S, Hashimoto K, Miki Y. The innermost cell layer of the outer root sheath is positive with Ki-67. *J Invest Dermatol.* 1990;95:393–396.

1792. Mizuoka H, Senzaki H, Shikata N, et al. Papillary eccrine adenoma: immunohistochemical study and literature review. *J Cutan Pathol.* 1998;25:59–64.

1793. Mizutani H, Senga K, Ueda M. Trichofolliculoma of the upper lip: report of a case. *Int J Oral Maxillofac Surg.* 1999;28:135–136.

1794. Mlynarczyk G. Enamel pitting: a common symptom of tuberous sclerosis. *Oral Surg Oral Med Oral Pathol.* 1991;71:63–67.

1795. Mlynarczyk G. Enamel pitting. A common sign of tuberous sclerosis. *Ann N Y Acad Sci.* 1991;615:367–369.

1796. Mochizuki T, Wu G, Hayashi T, et al. PKD2, a gene for polycystic kidney disease that encodes an integral membrane protein. *Science.* 1996;272:1339–1342.

1797. Moehlenbeck FW. Inverted follicular keratosis. A morbus sui generis? *Am J Dermatopathol.* 1983;5:471–472.

1798. Mohanty SK, Arora R, Kakkar N, et al. Clear cell papulosis of the skin. *Ann Diagn Pathol.* 2002;6:385–388.

1799. Mohlenbeck FW. [Trichilemmoma. A study of 100 cases]. *Z Hautkr.* 1974;49:791–795.

1800. Molina Garrido MJ, Mora Rufete A, Guillen Ponce C, et al. Skin metastases as first manifestation of lung cancer. *Clin Transl Oncol.* 2006;8:616–617.

1801. Moll I, Moll R. Comparative cytokeratin analysis of sweat gland ducts and eccrine poromas. *Arch Dermatol Res.* 1991;283:300–309.

1802. Monk BE, Vollum DI. Familial naevus sebaceus. *J R Soc Med*. 1982;75:660–661.

1803. Monshizadeh R, Cohen L, Rubin PA. Perforating follicular hybrid cyst of the tarsus. *J Am Acad Dermatol*. 2003;48:S33–34.

1804. Montagna W, Yun JS. The glands of Montgomery. *Br J Dermatol*. 1972;86:126–133.

1805. Monteagudo C, Torres JV, Llombart-Bosch A. Extramammary Paget's disease arising in a mature cystic teratoma of the ovary. *Histopathology*. 1999;35:582–584.

1806. Monteagudo C, Fernandez-Figueras MT, San Juan J, et al. Matrical carcinoma with prominent melanocytic hyperplasia (malignant melanocytic matricoma?) A report of two cases. *Am J Dermatopathol*. 2003;25:485–489.

1807. Moon SE, Lee YS, Youn JI. Eruptive vellus hair cyst and steatocystoma multiplex in a patient with pachyonychia congenita. *J Am Acad Dermatol*. 1994;30:275–276.

1808. Morales-Burgos A, Sanchez JL, Figueroa LD, et al. MSH-2 and MLH-1 protein expression in Muir Torre syndrome-related and sporadic sebaceous neoplasms. *P R Health Sci J*. 2008;27:322–327.

1809. Morales-Ducret CR, van de Rijn M, LeBrun DP, et al. bcl-2 expression in primary malignancies of the skin. *Arch Dermatol*. 1995;131:909–912.

1810. Moran CA, Suster S, Carter D. Benign mixed tumors (pleomorphic adenomas) of the breast. *Am J Surg Pathol*. 1990;14:913–921.

1811. Morandi L, Pession A, Marucci GL, et al. Intraepidermal cells of Paget's carcinoma of the breast can be genetically different from those of the underlying carcinoma. *Hum Pathol*. 2003;34:1321–1330.

1812. Moreno A, Drudis T, Llistosella E, et al. Hyaline cells in chondroid syringoma. *Am J Dermatopathol*. 1985;7:501–502.

1813. Moreno A, Muns R. A cystic teratoma in skin. *Am J Dermatopathol*. 1985;7:383–386.

1814. Moreno A, Pujol RM, Salvatella N, et al. Porokeratotic eccrine ostial and dermal duct nevus. *J Cutan Pathol*. 1988;15:43–48.

1815. Moreno C, Jacyk WK, Judd MJ, et al. Highly aggressive extraocular sebaceous carcinoma. *Am J Dermatopathol*. 2001;23:450–455.

1816. Moreno-Bueno G, Gamallo C, Perez-Gallego L, et al. Beta-catenin expression in pilomatrixomas. Relationship with beta-catenin gene mutations and comparison with beta-catenin expression in normal hair follicles. *Br J Dermatol*. 2001;145:576–581.

1817. Morgan MB, Howard HG, Everett MA. Epithelial induction in dermatofibroma: a role for the epidermal growth factor (EGF) receptor. *Am J Dermatopathol*. 1997;19:35–40.

1818. Morgan MB, Truitt CA, Romer C, et al. Ocular adnexal oncocytoma: a case series and clinicopathologic review of the literature. *Am J Dermatopathol*. 1998;20:487–490.

1819. Morgan MB, Stevens GL, Somach S, et al. Carcinoma arising in epidermoid cyst: a case series and aetiological investigation of human papillomavirus. *Br J Dermatol*. 2001;145:505–506.

1820. Morgan MB, Stevens GL, Somach S. Multiple follicular cysts, infundibular type with vellus hairs and solar elastosis of the ears: a new dermatoheliosis? *J Cutan Pathol*. 2003;30:29–31.

1821. Mori M, Shrestha P, Sakamoto F, et al. Histogenesis and possible mechanism of chondroid changes in mixed tumour of the skin: immunohistochemical evaluation of bone morphogenetic protein, glycosaminoglycans, keratin, vimentin and neuronal markers. *Arch Dermatol Res*. 1994;286:285–292.

1822. Mori O, Hachisuka H, Sasai Y. Proliferating trichilemmal cyst with spindle cell carcinoma. *Am J Dermatopathol*. 1990;12:479–484.

1823. Mori O, Hachisuka H, Sasai Y. Apocrine nevus. *Int J Dermatol*. 1993;32:448–449.

1824. Morimitsu Y, Nakashima O, Nakashima Y, et al. Apocrine adenocarcinoma arising in cystic teratoma of the ovary. *Arch Pathol Lab Med*. 1993;117:647–649.

1825. Morioka S. The natural history of nevus sebaceus. *J Cutan Pathol*. 1985;12:200–213.

1826. Morohashi M, Sakamoto F, Takenouchi T, et al. A case of localized follicular hamartoma: an ultrastructural and immunohistochemical study. *J Cutan Pathol*. 2000;27:191–198.

1827. Morris SD, Onadim Z, Yu RO. A case of naevus sebaceous associated with familial retinoblastoma, multiple lipomata and meningioma. *Br J Dermatol*. 2000;143:211–214.

1828. Mortensen AL, Heegaard S, Clemmensen O, et al. Signet ring cell carcinoma of the eyelid – the monocle tumour. *APMIS*. 2008;116:326–332.

1829. Morton DG, Gibson J, Macdonald F, et al. Role of congenital hypertrophy of the retinal pigment epithelium in the predictive diagnosis of familial adenomatous polyposis. *Br J Surg*. 1992;79:689–693.

1830. Morton S, Stevens A, Powell RJ. Basaloid follicular hamartoma, total body hair loss and SLE. *Lupus*. 1998;7:207–209.

1831. Moskowitz R, Honig PJ. Nevus sebaceus in association with an intracranial mass. *J Am Acad Dermatol*. 1982;6:1078–1080.

1832. Motegi S, Tamura A, Endo Y, et al. Malignant proliferating trichilemmal tumour associated with human papillomavirus type 21 in epidermodysplasia verruciformis. *Br J Dermatol*. 2003;148:180–182.

1833. Mourra N, Duron F, Parc R, et al. Cervical ectopic thymoma: a diagnostic pitfall on frozen section. *Histopathology*. 2005;46:583–585.

1834. Mousawi A, Kibbi AG. Pigmented eccrine poroma: a simulant of nodular melanoma. *Int J Dermatol*. 1995;34:857–858.

1835. Mrak RE, Baker GF. Granular cell basal cell carcinoma. *J Cutan Pathol.* 1987;14:37–42.

1836. Mudhar HS, Parsons MA, Farr R, et al. Steatosebocystadenoma: a novel cystic sebaceous neoplasm in an immunosuppressed individual. *Histopathology.* 2005;47:429–430.

1837. Muller-Hess S, Delacretaz J. [Trichoepithelioma with features of apocrine adenoma]. *Dermatologica.* 1973;146:170–176.

1838. Munoz-Perez MA, Garcia-Hernandez MJ, Rios JJ, et al. Sebaceus naevi: a clinicopathologic study. *J Eur Acad Dermatol Venereol.* 2002;16:319–324.

1839. Munro CS, Carter S, Bryce S, et al. A gene for pachyonychia congenita is closely linked to the keratin gene cluster on 17q12-q21. *J Med Genet.* 1994;31:675–678.

1840. Murakami A, Kawachi K, Sasaki T, et al. Sebaceous carcinoma of the breast. *Pathol Int.* 2009;59:188–192.

1841. Murakami T, Sano F, Huang Y, et al. Identification and characterization of Birt-Hogg-Dube associated renal carcinoma. *J Pathol.* 2007;211:524–531.

1842. Murao K, Kubo Y, Ishigami T, et al. Lack of association between extramammary Paget's disease and human papillomavirus infection. *J Dermatol Sci.* 2010;59:209–210.

1843. Murphy HR, Armstrong R, Cairns D, et al. Muir-Torre Syndrome: expanding the genotype and phenotype–a further family with a MSH6 mutation. *Fam Cancer.* 2008;7:255–257.

1844. Murphy M, Brierley T, Pennoyer J, et al. Lymphotropic adamantinoid trichoblastoma. *Pediatr Dermatol.* 2007;24:157–161.

1845. Na SY, Choi YD, Choi C, et al. Basal cell carcinoma with myoepithelial differentiation: a distinct plasmacytoid cell variant with hyaline inclusions. *J Cutan Pathol.* 2011;5:448–452.

1846. Nabai H, Mehregan AH. Nevus comedonicus. A review of the literature and report of twelve cases. *Acta Derm Venereol.* 1973;53:71–74.

1847. Nabbout R, Santos M, Rolland Y, et al. Early diagnosis of subependymal giant cell astrocytoma in children with tuberous sclerosis. *J Neurol Neurosurg Psychiatry.* 1999;66:370–375.

1848. Nadershahi NA, Wescott WB, Egbert B. Birt-Hogg-Dube syndrome: a review and presentation of the first case with oral lesions. *Oral Surg Oral Med Oral Pathol Oral Radiol Endod.* 1997;83:496–500.

1849. Nadji M, Morales AR, Girtanner RE, et al. Paget's disease of the skin. A unifying concept of histogenesis. *Cancer.* 1982;50:2203–2206.

1850. Naeyaert JM, Pauwels C, Geerts ML, et al. CD-34 and Ki-67 staining patterns of basaloid follicular hamartoma are different from those in fibroepithelioma of Pinkus and other variants of basal cell carcinoma. *J Cutan Pathol.* 2001;28:538–541.

1851. Nagai Y, Ishikawa O, Miyachi Y. Multiple eccrine hidrocystomas associated with Graves' disease. *J Dermatol.* 1996;23:652–654.

1852. Nagano T, Bito T, Kallassy M, et al. Overexpression of the human homologue of Drosophila patched (PTCH) in skin tumours: specificity for basal cell carcinoma. *Br J Dermatol.* 1999;140:287–290.

1853. Nagao T, Serizawa H, Iwaya K, et al. Keratocystoma of the parotid gland: a report of two cases of an unusual pathologic entity. *Mod Pathol.* 2002;15:1005–1010.

1854. Nagase H, Nakamura Y. Mutations of the APC (adenomatous polyposis coli) gene. *Hum Mutat.* 1993;2:425–434.

1855. Nagatsuka H, Rivera RS, Gunduz M, et al. Microcystic adnexal carcinoma with mandibular bone marrow involvement: a case report with immunohistochemistry. *Am J Dermatopathol.* 2006;28:518–522.

1856. Nagore E, Sanchez-Motilla JM, Febrer MI, et al. Congenital lower lip pits (Van der Woude syndrome): presentation of 10 cases. *Pediatr Dermatol.* 1998;15:443–445.

1857. Nakai N, Takenaka H, Hamada S, et al. Identical p53 gene mutation in malignant proliferating trichilemmal tumour of the scalp and small cell carcinoma of the common bile duct: the necessity for therapeutic caution? *Br J Dermatol.* 2008;159:482–485.

1858. Nakamura K. Two cases of trichilemmal-like horn. *Arch Dermatol.* 1984;120:386–387.

1859. Nakamura M, Miyachi Y. Cutaneous metastasis from an adenoid cystic carcinoma of the lacrimal gland. *Br J Dermatol.* 1999;141:373–374.

1860. Nakamura T. A reappraisal on the modes of cell death in pilomatricoma. *J Cutan Pathol.* 1999;26:125–129.

1861. Nakanishi Y, Matsuno Y, Shimoda T, et al. Eccrine porocarcinoma with melanocyte colonization. *Br J Dermatol.* 1998;138:519–521.

1862. Nakanishi Y, Ochiai A, Shimoda T, et al. Heterotopic sebaceous glands in the esophagus: histopathological and immunohistochemical study of a resected esophagus. *Pathol Int.* 1999;49:364–368.

1863. Nakayama H, Kimura A, Okumichi T, et al. Metaplastic shadow cells in rectal adenocarcinoma: report of a case with immunohistochemical study. *Jpn J Clin Oncol.* 1997;27:427–432.

1864. Nakayama H, Miyazaki E, Hiroi M, et al. So-called neoplastic myoepithelial cells in chondroid syringomas/mixed tumors of the skin: their subtypes and immunohistochemical analysis. *Pathol Int.* 1998;48:245–253.

1865. Nakhleh RE, Swanson PE, Wick MR. Cutaneous adnexal carcinomas with divergent differentiation. *Am J Dermatopathol.* 1990;12:325–334.

1866. Narisawa Y, Kohda H. Cutaneous cysts of Gardner's syndrome are similar to follicular stem cells. *J Cutan Pathol.* 1995;22:115–121.

1867. Nash JW, Barrett TL, Kies M, et al. Metastatic hidradenocarcinoma with demonstration of Her-2/neu gene amplification by fluorescence in situ hybridization: potential treatment implications. *J Cutan Pathol.* 2007;34:49–54.

1868. Nasti S, Pastorino L, Bruno W, et al. Five novel germline function-impairing mutations of CYLD in Italian patients with multiple cylindromas. *Clin Genet.* 2009;76:481–485.

1869. Natarajan N, Watson P, Silva-Lopez E, et al. Comparison of extended colectomy and limited resection in patients with Lynch syndrome. *Dis Colon Rectum.* 2010;53:77–82.

1870. Naversen DN, Trask DM, Watson FH, et al. Painful tumors of the skin: "lend an egg". *J Am Acad Dermatol.* 1993;28:298–300.

1871. Naylor E, Sarkar P, Perlis CS, et al. Primary cutaneous adenoid cystic carcinoma. *J Am Acad Dermatol.* 2008;58:636–641.

1872. Nazarian RM, Kapur P, Rakheja D, et al. Atypical and malignant hidradenomas: a histological and immunohistochemical study. *Mod Pathol.* 2009;22:600–610.

1873. Neill JS, Park HK. Apocrine nevus: light microscopic, immunohistochemical and ultrastructural studies of a case. *J Cutan Pathol.* 1993;20:79–83.

1874. Nelen MR, Padberg GW, Peeters EA, et al. Localization of the gene for Cowden disease to chromosome 10q22–23. *Nat Genet.* 1996;13:114–116.

1875. Nelen MR, Kremer H, Konings IB, et al. Novel PTEN mutations in patients with Cowden disease: absence of clear genotype-phenotype correlations. *Eur J Hum Genet.* 1999;7:267–273.

1876. Nelson BR, Johnson TM, Waldinger T, et al. Basaloid follicular hamartoma: a histologic diagnosis with diverse clinical presentations. *Arch Dermatol.* 1993;129:915–917.

1877. Nemeth AJ, Penneys NS, Bernstein HB. Fibrous papule: a tumor of fibrohistiocytic cells that contain factor XIIIa. *J Am Acad Dermatol.* 1988;19:1102–1106.

1878. Netland PA, Townsend DJ, Albert DM, et al. Hidradenoma papilliferum of the upper eyelid arising from the apocrine gland of Moll. *Ophthalmology.* 1990;97:1593–1598.

1879. Neuhaus IM, LeBoit PE, McCalmont TM. Seborrheic keratosis with basal clear cells: a distinctive microscopic mimic of melanoma in situ. *J Am Acad Dermatol.* 2006;54:132–135.

1880. Neumann HP, Bruggen V, Berger DP, et al. Tuberous sclerosis complex with end-stage renal failure. *Nephrol Dial Transplant.* 1995;10:349–353.

1881. Neumann I, Strauss HG, Buchmann J, et al. Ectopic lobular breast cancer of the vulva. *Anticancer Res.* 2000;20:4805–4808.

1882. Newton JA, McGibbon DH. Blue naevus associated with trichoepithelioma: a report of two cases. *J Cutan Pathol.* 1984;11:549–552.

1883. Ng WK. Nevus sebaceus with apocrine and sebaceous differentiation. *Am J Dermatopathol.* 1996;18:420–423.

1884. Nguyen GK, Mielke BW. Extraocular sebaceous carcinoma with intraepidermal (pagetoid) spread. *Am J Dermatopathol.* 1987;9:364–365.

1885. Ni C, Kimball GP, Craft JL, et al. Calcifying epithelioma: a clinicopathological analysis of 67 cases with ultrastructural study of 2 cases. *Int Ophthalmol Clin.* 1982;22:63–86.

1886. Ni C, Searl SS, Kuo PK, et al. Sebaceous cell carcinomas of the ocular adnexa. *Int Ophthalmol Clin.* 1982;22:23–61.

1887. Ni C, Wagoner M, Kieval S, et al. Tumours of the Moll's glands. *Br J Ophthalmol.* 1984;68:502–506.

1888. Ni C, Kuo PK, Dryja TP. Histopathological classification of 272 primary epithelial tumors of the lacrimal gland. *Chin Med J (Engl).* 1992;105:481–485.

1889. Ni Y, Zbuk KM, Sadler T, et al. Germline mutations and variants in the succinate dehydrogenase genes in Cowden and Cowden-like syndromes. *Am J Hum Genet.* 2008;83:261–268.

1890. Nickel WR, Reed WB. Tuberous sclerosis. Special reference to the microscopic alterations in the cutaneous hamartomas. *Arch Dermatol.* 1962;85:209–226.

1891. Nickoloff BJ, Fleischmann HE, Carmel J, et al. Microcystic adnexal carcinoma. Immunohistologic observations suggesting dual (pilar and eccrine) differentiation. *Arch Dermatol.* 1986;122:290–294.

1892. Nico MM, Ito LM, Valente NY. Genital angiofibromas in tuberous sclerosis: two cases. *J Dermatol.* 1999;26:111–114.

1893. Nicolai JP. The basal cell naevus syndrome and palmar cysts. *Hand.* 1979;11:98–101.

1894. Nicolau SG, Balus L. Sur un cas de génodermatose polydysplasique. *Ann Dermatol.* 1961;88:3385–3396.

1895. Niedermeyer HP, Peris K, Hofler H. Pilomatrix carcinoma with multiple visceral metastases. Report of a case. *Cancer.* 1996;77:1311–1314.

1896. Nielsen TA, Maia-Cohen S, Hessel AB, et al. Sebaceous neoplasm with reticulated and cribriform features: a rare variant of sebaceoma. *J Cutan Pathol.* 1998;25:233–235.

1897. Nieto S, Buezo GF, Jones-Caballero M, et al. Cutaneous metaplastic synovial cyst in an Ehlers-Danlos patient. *Am J Dermatopathol.* 1997;19:407–410.

1898. Nieuwenhuis MH, Bulow S, Bjork J, et al. Genotype predicting phenotype in familial adenomatous polyposis: a practical application to the choice of surgery. *Dis Colon Rectum.* 2009;52:1259–1263.

1899. Niida Y, Lawrence-Smith N, Banwell A, et al. Analysis of both TSC1 and TSC2 for germline mutations in 126 unrelated patients with tuberous sclerosis. *Hum Mutat.* 1999;14:412–422.

1900. Nikolowski W. [Trichoadenoma (organoid follicular hamartoma)]. *Arch Klin Exp Dermatol.* 1958;207:34–45.

1901. Nishie W, Sawamura D, Mayuzumi M, et al. Hidradenoma papilliferum with mixed histopathologic features of syringocystadenoma papilliferum and anogenital mammary-like glands. *J Cutan Pathol.* 2004;31:561–564.

1902. Nishie W, Kimura T. Follicular germinative cells in pilomatricoma. *Am J Dermatopathol.* 2006;28:510–513.

1903. Nishikawa Y, Tokusashi Y, Saito Y, et al. A case of apocrine adenocarcinoma associated with hamartomatous apocrine gland hyperplasia of both axillae. *Am J Surg Pathol*. 1994;18:832–836.

1904. Nishioka M, Tanemura A, Yamanaka T, et al. Pilomatrix carcinoma arising from pilomatricoma after 10-year senescent period: immunohistochemical analysis. *J Dermatol*. 2010;37:735–739.

1905. Nissim F, Czernobilsky B, Ostfeld E. Hidradenoma papilliferum of the external auditory canal. *J Laryngol Otol*. 1981;95:843–848.

1906. Nix M, Ackerman AB. Differentiation of "melanocytic angiofibromas" (fibrous papules of the face) from early evolving malignant melanomas in situ in specimens removed by superficial shave technique. *Am J Dermatopathol*. 1984;6(Suppl):163–167.

1907. Noel B, Bron C, Kunzle N, et al. Multiple nodules of the scrotum: histopathological findings and surgical procedure. A study of five cases. *J Eur Acad Dermatol Venereol*. 2006;20:707–710.

1908. Nofech-Mozes S, Hanna W. Toker cells revisited. *Breast J*. 2009;15:394–398.

1909. Nogita T, Kawashima M. Subclinical syringoma coexisting with nevocellular nevus on the vulva. *J Dermatol*. 1993;20:188–189.

1910. Noguchi H, Hayashibara T, Ono T. A statistical study of calcifying epithelioma, focusing on the sites of origin. *J Dermatol*. 1995;22:24–27.

1911. Noguchi H, Kayashima K, Nishiyama S, et al. Two cases of pilomatrixoma in Turner's syndrome. *Dermatology*. 1999;199:338–340.

1912. Noguchi H, Kayashima K, Ono T. Pilomatricoma associated with several hair follicles. *Am J Dermatopathol*. 1999;21:458–461.

1913. Nollet F, Berx G, Molemans F, et al. Genomic organization of the human beta-catenin gene (CTNNB1). *Genomics*. 1996;32:413–424.

1914. Nomura K, Kogawa T, Hashimoto I, et al. Eccrine syringofibroadenomatous hyperplasia in a patient with bullous pemphigoid: a case report and review of the literature. *Dermatologica*. 1991;182:59–62.

1915. Nomura K, Hashimoto I. Eccrine syringofibroadenomatosis in two patients with bullous pemphigoid. *Dermatology*. 1997;195:395–398.

1916. Nonaka D, Rosai J, Spagnolo D, et al. Cylindroma of the breast of skin adnexal type: a study of 4 cases. *Am J Surg Pathol*. 2004;28:1070–1075.

1917. Nordin H, Mansson T, Svensson A. Familial occurrence of eccrine tumours in a family with ectodermal dysplasia. *Acta Derm Venereol*. 1988;68:523–530.

1918. Northrup H, Wheless JW, Bertin TK, et al. Variability of expression in tuberous sclerosis. *J Med Genet*. 1993;30: 41–43.

1919. Noto G, Bongiorno MR, Pravata G, et al. Multiple nevoid spiradenomas. *Am J Dermatopathol*. 1994;16: 280–284.

1920. Noto G, Pravata G, Arico M. Malignant proliferating trichilemmal tumor. *Am J Dermatopathol*. 1997;19:202–204.

1921. Nova MP, Zung M, Halperin A. Neurofollicular hamartoma. A clinicopathological study. *Am J Dermatopathol*. 1991;13:459–462.

1922. Nowak M, Pathan A, Fatteh S, et al. Syringocystadenoma papilliferum of the male breast. *Am J Dermatopathol*. 1998;20:422–424.

1923. Nowak MA, Guerriere-Kovach P, Pathan A, et al. Perianal Paget's disease: distinguishing primary and secondary lesions using immunohistochemical studies including gross cystic disease fluid protein-15 and cytokeratin 20 expression. *Arch Pathol Lab Med*. 1998;122:1077–1081.

1924. Nugent KP, Phillips RK, Hodgson SV, et al. Phenotypic expression in familial adenomatous polyposis: partial prediction by mutation analysis. *Gut*. 1994;35:1622–1623.

1925. Numata M, Hosoe S, Itoh N, et al. Syringadenocarcinoma papilliferum. *J Cutan Pathol*. 1985;12:3–7.

1926. Numata Y, Okuyama R, Terui T, et al. Apocrine nevus in abdominal skin. *Dermatology*. 2006;213:46–47.

1927. Nussen S, Ackerman AB. Sebaceous "adenoma" is sebaceous carcinoma. *Dermatopathol: Pract & Conc*. 1998;4:5–14.

1928. Obaidat NA, Ghazarian DM. Bilateral multiple axillary apocrine hidrocystomas associated with benign apocrine hyperplasia. *J Clin Pathol*. 2006;59:779.

1929. Obermair A, Koller S, Crandon AJ, et al. Primary Bartholin gland carcinoma: a report of seven cases. *Aust N Z J Obstet Gynaecol*. 2001;41:78–81.

1930. Ochiai T, Suzuki H, Morioka S. Basal cell epithelioma with giant tumor cells: light and electron microscopic study. *J Cutan Pathol*. 1987;14:242–247.

1931. O'Connor N, Patel M, Umar T, et al. Head and neck pilomatricoma: an analysis of 201 cases. *Br J Oral Maxillofac Surg*. 2011;49:354–358.

1932. O'Donnell KA, Glick PL, Caty MG. Pediatric umbilical problems. *Pediatr Clin North Am*. 1998;45:791–799.

1933. O'Donovan DG, Freemont AJ, Adams JE, et al. Malignant pilomatrixoma with bone metastasis. *Histopathology*. 1993;23:385–386.

1934. Odze RD, Marcial MA, Antonioli D. Gastric fundic gland polyps: a morphological study including mucin histochemistry, stereometry, and MIB-1 immunohistochemistry. *Hum Pathol*. 1996;27:896–903.

1935. Ogata K, Ikeda M, Miyoshi K, et al. Naevoid basal cell carcinoma syndrome with a palmar epidermoid cyst, milia and maxillary cysts. *Br J Dermatol*. 2001;145:508–509.

1936. Ogata T, Tanaka S, Goto T, et al. Giant trichoblastoma mimicking malignancy. *Arch Orthop Trauma Surg*. 1999;119: 225–227.

1937. Ogawa T, Nagashima Y, Wada H, et al. Extramammary Paget's disease: analysis of growth signal pathway from the human epidermal growth factor receptor 2 protein. *Hum Pathol*. 2005;36:1273–1280.

1938. Ogunbiyi AO, Lagunju I. Nevus sebaceous syndrome with facial hemihypertrophy. *Pediatr Dermatol.* 2007;24: 428–429.

1939. Oh SW, Kim MY, Lee JS, et al. Keratin 17 mutation in pachyonychia congenita type 2 patient with early onset steatocystoma multiplex and Hutchinson-like tooth deformity. *J Dermatol.* 2006;33:161–164.

1940. O'Hara BJ, Paetau A, Miettinen M. Keratin subsets and monoclonal antibody HBME-1 in chordoma: immunohistochemical differential diagnosis between tumors simulating chordoma. *Hum Pathol.* 1998;29:119–126.

1941. O'Hara MF, Page DL. Adenomas of the breast and ectopic breast under lactational influences. *Hum Pathol.* 1985; 16:707–712.

1942. Ohata C, Ackerman AB. "Ripple pattern" in a neoplasm signifies sebaceous differentiation [sebaceoma (not trichoblastoma or trichomatricoma) if benign and sebaceous carcinoma if malignant]. *Dermatopathol: Pract & Conc.* 2001;7:355–362.

1943. Ohata C, Hanada M. Lipomatous apocrine mixed tumor of the skin. *Am J Dermatopathol.* 2003;25:138–141.

1944. Ohata U, Hara H, Suzuki H. Pigmented eccrine poroma occurring on the scalp: derivation of melanocytes in the tumor. *Am J Dermatopathol.* 2006;28:138–141.

1945. Ohba N, Tsuruta D, Muraoka M, et al. Cutaneous ciliated cyst on the cheek in a male. *Int J Dermatol.* 2002;41: 48–49.

1946. Ohi Y, Umekita Y, Rai Y, et al. Clear cell hidradenoma of the breast: a case report with review of the literature. *Breast Cancer.* 2007;14:307–311.

1947. Ohira S, Itoh K, Osada K, et al. Vulvar Paget's disease with underlying adenocarcinoma simulating breast carcinoma: case report and review of the literature. *Int J Gynecol Cancer.* 2004;14:1012–1017.

1948. Ohnishi T, Watanabe S. Histogenesis of mixed tumor of the skin, apocrine type: immunohistochemical study of keratin expression. *Am J Dermatopathol.* 1997;19: 456–461.

1949. Ohnishi T, Watanabe S. Immunohistochemical analysis of keratin expression in clear cell syringoma. A comparative study with conventional syringoma. *J Cutan Pathol.* 1997;24:370–376.

1950. Ohnishi T, Watanabe S. Histogenesis of clear cell hidradenoma: immunohistochemical study of keratin expression. *J Cutan Pathol.* 1997;24:30–36.

1951. Ohnishi T, Watanabe S. Immunohistochemical analysis of cytokeratin expression in multiple eccrine hidrocystoma. *J Cutan Pathol.* 1999;26:91–94.

1952. Ohnishi T, Watanabe S. Immunohistochemical analysis of cytokeratin expression in apocrine cystadenoma or hidrocystoma. *J Cutan Pathol.* 1999;26:295–300.

1953. Ohnishi T, Watanabe S. Immunohistochemical analysis of cytokeratin expression in various trichogenic tumors. *Am J Dermatopathol.* 1999;21:337–343.

1954. Ohnishi T, Watanabe S. The use of cytokeratins 7 and 20 in the diagnosis of primary and secondary extramammary Paget's disease. *Br J Dermatol.* 2000;142:243–247.

1955. Ohnishi T, Watanabe S, Nomura K. Immunohistochemical analysis of cytokeratin expression in reactive eccrine syringofibroadenoma-like lesion: a comparative study with eccrine syringofibroadenoma. *J Cutan Pathol.* 2000;27: 164–168.

1956. Ohnishi T, Nakamura Y, Watanabe S. Perforating pilomatricoma in a process of total elimination. *J Am Acad Dermatol.* 2003;49:S146–147.

1957. Ohnishi T, Shibuya S, Nemoto I, et al. Evidence from mucin core protein expression that some Paget's disease on areola can be of extramammary-like histogenesis and part of multisite disease. *Br J Dermatol.* 2004;151: 688–692.

1958. Ohtake N, Kubota Y, Takayama O, et al. Relationship between steatocystoma multiplex and eruptive vellus hair cysts. *J Am Acad Dermatol.* 1992;26:876–878.

1959. Ohtsuka H, Nagamatsu S. Microcystic adnexal carcinoma: review of 51 Japanese patients. *Dermatology.* 2002;204: 190–193.

1960. Ohyama M, Terunuma A, Tock CL, et al. Characterization and isolation of stem cell-enriched human hair follicle bulge cells. *J Clin Invest.* 2006;116:249–260.

1961. Oiso N, Mizuno N, Fukai K, et al. Mild phenotype of familial cylindromatosis associated with an R758X nonsense mutation in the CYLD tumour suppressor gene. *Br J Dermatol.* 2004;151:1084–1086.

1962. Ojeda VJ, Heenan PJ, Watson SH. Paget's disease of the groin associated with adenocarcinoma of the urinary bladder. *J Cutan Pathol.* 1987;14:227–231.

1963. Oka K, Katsumata M. Intraepidermal sebaceous carcinoma: case report. *Dermatologica.* 1990;180:181–185.

1964. Okada RD, Platt MA, Fleishman J. Chronic renal failure in patients with tuberous sclerosis. Association with renal cysts. *Nephron.* 1982;30:85–88.

1965. Okamura JM, Barr RJ. Cutaneous lymphoepithelial neoplasms. *Adv Dermatol.* 1997;12:277–294; discussion 295.

1966. Okuda C, Ito M, Fujiwara H, et al. Sebaceous epithelioma with sweat gland differentiation. *Am J Dermatopathol.* 1995;17:523–528.

1967. Oliver GF, Winkelmann RK. Clear-cell, basal cell carcinoma: histopathological, histochemical, and electron microscopic findings. *J Cutan Pathol.* 1988;15:404–408.

1968. Olsen DB, Mostofi RS, Lagrotteria LB. Steatocystoma simplex in the oral cavity: a previously undescribed condition. *Oral Surg Oral Med Oral Pathol.* 1988;66:605–607.

1969. Olsen SH, Su LD, Thomas D, et al. Telomerase expression in sebaceous lesions of the skin. *J Cutan Pathol.* 2007;34:386–391.

1970. Olson JM, Robles DT, Argenyi ZB, et al. Multiple penile syringomas. *J Am Acad Dermatol.* 2008;59:S46–S47.

1971. O'Mahony JJ. Trichofolliculoma of the external auditory meatus. Report of a case and a review of the literature. *J Laryngol Otol.* 1981;95:623–625.

1972. O'Malley S, Weitman D, Olding M, et al. Multiple neoplasms following craniospinal irradiation for medulloblastoma in a patient with nevoid basal cell carcinoma syndrome. Case report. *J Neurosurg.* 1997;86:286–288.

1973. Oman SA, Ballinger L, Cerilli LA. Small cell carcinoma: arising in Lynch syndrome: a previously undocumented occurrence. *Int J Surg Pathol.* 2009;17:46–50.

1974. Ong T, Liew SH, Mulholland B, et al. Microcystic adnexal carcinoma of the eyebrow. *Ophthal Plast Reconstr Surg.* 2004;20:122–125.

1975. Onishi Y, Ohara K. Ectopic extramammary Paget's disease affecting the upper abdomen. *Br J Dermatol.* 1996;134:958–961.

1976. Oppenheim AR. Sebaceous carcinoma of the penis. *Arch Dermatol.* 1981;117:306–307.

1977. Ordonez NG, Awalt H, Mackay B. Mammary and extramammary Paget's disease. An immunocytochemical and ultrastructural study. *Cancer.* 1987;59:1173–1183.

1978. Orlandi A, Piccione E, Sesti F, et al. Extramammary Paget's disease associated with intraepithelial neoplasia of the vulva. *J Eur Acad Dermatol Venereol.* 1999;12:183–185.

1979. Ornellas AA, Frota R, Lopes da Silva LF, et al. Sebaceous carcinoma of the penis. *Urol Int.* 2009;82:477–480.

1980. Orr JW, Parish DJ. The nature of the nipple changes in Paget's disease. *J Pathol Bacteriol.* 1962;84:201–208.

1981. Orta L, Klimstra DS, Qin J, et al. Towards identification of hereditary DNA mismatch repair deficiency: sebaceous neoplasm warrants routine immunohistochemical screening regardless of patient's age or other clinical characteristics. *Am J Surg Pathol.* 2009;33:934–944.

1982. Ortiz-Rey JA, Martin-Jimenez A, Alvarez C, et al. Sebaceous gland hyperplasia of the vulva. *Obstet Gynecol.* 2002;99:919–921.

1983. Oshida K, Miyauchi M, Yamamoto N, et al. Phyllodes tumor arising in ectopic breast tissue of the axilla. *Breast Cancer.* 2003;10:82–84.

1984. Ostergaard J, Prause JU, Heegaard S. Caruncular lesions in Denmark 1978–2002: a histopathological study with correlation to clinical referral diagnosis. *Acta Ophthalmol Scand.* 2006;84:130–136.

1985. Ostergaard J, Prause JU, Heegaard S. Oncocytic lesions of the ophthalmic region: a clinicopathological study with emphasis on cytokeratin expression. *Acta Ophthalmol.* 2011;89:263–267.

1986. Ostler DA, Prieto VG, Reed JA, et al. Adipophilin expression in sebaceous tumors and other cutaneous lesions with clear cell histology: an immunohistochemical study of 117 cases. *Mod Pathol.* 2010;23:567–573.

1987. Oswiecimska JM, Ziora KT, Ziora KN, et al. Growth hormone therapy in boy with panhypopituitarism may induce pilomatricoma recurrence: case report. *Neuro Endocrinol Lett.* 2008;29:51–54.

1988. Otsubo S, Honma M, Asano K, et al. A novel germ-line mutation of PTCH1 gene in a Japanese family of nevoid basal cell carcinoma syndrome: are the palmoplantar pits associated with true basal cell carcinoma? *J Dermatol Sci.* 2008;51:144–146.

1989. Ou Z, Martin DM, Bedoyan JK, et al. Branchiootorenal syndrome and oculoauriculovertebral spectrum features associated with duplication of SIX1, SIX6, and OTX2 resulting from a complex chromosomal rearrangement. *Am J Med Genet A.* 2008;146A:2480–2489.

1990. Overbeek LI, Ligtenberg MJ, Willems RW, et al. Interpretation of immunohistochemistry for mismatch repair proteins is only reliable in a specialized setting. *Am J Surg Pathol.* 2008;32:1246–1251.

1991. Ozcelik B, Serin IS, Basbug M, et al. Idiopathic calcinosis cutis of the vulva in an elderly woman. A case report. *J Reprod Med.* 2002;47:597–599.

1992. Padgett SN, Walsh SN, Santa Cruz DJ. Parathyroid hyperplasia of autotransplanted tissue in forearm skin. *J Cutan Pathol.* 2011;2:232–235.

1993. Page RN, Dittrich L, King R, et al. Syringomatous adenoma of the nipple occurring within a supernumerary breast: a case report. *J Cutan Pathol.* 2009;36:1206–1209.

1994. Paige TN, Mendelson CG. Bilateral nevus comedonicus. *Arch Dermatol.* 1967;96:172–175.

1995. Pakula A, Garden J. Sebaceous hyperplasia and basal cell carcinoma in a renal transplant patient receiving cyclosporine. *J Am Acad Dermatol.* 1992;26:139–140.

1996. Palazzi P, Artese O, Paolini A, et al. Linear sebaceous nevus syndrome: report of a patient with unusual associated abnormalities. *Pediatr Dermatol.* 1996;13:22–24.

1997. Palmirotta R, Donati P, Savonarola A, et al. Birt-Hogg-Dube (BHD) syndrome: report of two novel germline mutations in the folliculin (FLCN) gene. *Eur J Dermatol.* 2008;18:382–386.

1998. Panico L, Manivel JC, Pettinato G, et al. Pilomatrix carcinoma. A case report with immunohistochemical findings, flow cytometric comparison with benign pilomatrixoma and review of the literature. *Tumori.* 1994;80:309–314.

1999. Pantanowitz L, Henneberry JM, Otis CN, et al. Adenolipoma of the external female genitalia. *Int J Gynecol Pathol.* 2008;27:297–300.

2000. Panteleyev AA, Jahoda CA, Christiano AM. Hair follicle predetermination. *J Cell Sci.* 2001;114:3419–3431.

2001. Papa CA, Ramsey ML, Tyler WB. Interdigital pilonidal sinus in a dog groomer. *J Am Acad Dermatol.* 2002;47:S281–S282.

2002. Papalas JA, Proia AD. Primary mucinous carcinoma of the eyelid: a clinicopathologic and immunohistochemical study of 4 cases and an update on recurrence rates. *Arch Ophthalmol.* 2010;128:1160–1165.

2003. Paradela S, Castineiras I, Cuevas J, et al. Mucinous carcinoma of the skin: evaluation of lymphatic invasion with D2-40. *Am J Dermatopathol.* 2008;30:504–508.

2004. Pariser RJ. Multiple hereditary trichoepitheliomas and basal cell carcinomas. *J Cutan Pathol.* 1986;13:111–117.

2005. Park BS, Yang SG, Cho KH. Malignant proliferating trichilemmal tumor showing distant metastases. *Am J Dermatopathol.* 1997;19:536–539.

2006. Park CO, Chun EY, Lee JH. Median raphe cyst on the scrotum and perineum. *J Am Acad Dermatol.* 2006;55: S114–115.

2007. Park HJ, Kim YC, Cinn YW. Nodular hidradenocarcinoma with prominent squamous differentiation: case report and immunohistochemical study. *J Cutan Pathol.* 2000;27:423–427.

2008. Park HS, Lee UH, Choi JC, et al. Mucinous eccrine nevus. *J Dermatol.* 2004;31:687–689.

2009. Park HS, Kim WS, Lee JH, et al. Association of human papillomavirus infection with palmoplantar epidermal cysts in Korean patients. *Acta Derm Venereol.* 2005;85:404–408.

2010. Park JJ, Sun D, Quade BJ, et al. Stratified mucin-producing intraepithelial lesions of the cervix: adenosquamous or columnar cell neoplasia? *Am J Surg Pathol.* 2000;24: 1414–1419.

2011. Park JY, Parry EL. Microcystic adnexal carcinoma. First reported case in a black patient. *Dermatol Surg.* 1998;24:905–907.

2012. Park S, Suh YL. Useful immunohistochemical markers for distinguishing Paget cells from Toker cells. *Pathology.* 2009;41:640–644.

2013. Park SH, Pepkowitz SH, Kerfoot C, et al. Tuberous sclerosis in a 20-week gestation fetus: immunohistochemical study. *Acta Neuropathol.* 1997;94:180–186.

2014. Park YM, Ham SH, Cho SH, et al. Congenital annular multiple fibrofolliculomas occurring with deformity of the ear and ventricular septal defect. *Br J Dermatol.* 1999; 141:332–334.

2015. Parker LP, Parker JR, Bodurka-Bevers D, et al. Paget's disease of the vulva: pathology, pattern of involvement, and prognosis. *Gynecol Oncol.* 2000;77:183–189.

2016. Parkin T, Edin CB. Naevus cebaceus (Jadassohn) with squamous cell epithelioma. *Br J Dermatol.* 1950;62:167–170.

2017. Patel NK, McKee PH, Smith NP, et al. Primary metaplastic carcinoma (carcinosarcoma) of the skin. A clinicopathologic study of four cases and review of the literature. *Am J Dermatopathol.* 1997;19:363–372.

2018. Paterson C, Musselman L, Chorneyko K, et al. Merkel cell (neuroendocrine) carcinoma of the anal canal: report of a case. *Dis Colon Rectum.* 2003;46:676–678.

2019. Paties C, Taccagni GL, Papotti M, et al. Apocrine carcinoma of the skin. A clinicopathologic, immunocytochemical, and ultrastructural study. *Cancer.* 1993;71:375–381.

2020. Patrizi A, Neri I, Marzaduri S, et al. Syringoma: a review of twenty-nine cases. *Acta Derm Venereol.* 1998;78:460–462.

2021. Patterson JW, Wick MR. *Nonmelanocytic Tumors of the Skin. AFIP Atlas of Tumor Pathology.* 4th series. Fascicle 4. Washington, DC: AFIP; 2006.

2022. Patterson JW, Kannon GA. Spherulocystic disease ("myospherulosis") arising in a lesion of steatocystoma multiplex. *J Am Acad Dermatol.* 1998;38:274–275.

2023. Patterson JW, Straka BF, Wick MR. Linear syringocystadenoma papilliferum of the thigh. *J Am Acad Dermatol.* 2001;45:139–141.

2024. Paul AY, Pak HS, Welch ML, et al. Pseudocyst of the auricle: diagnosis and management with a punch biopsy. *J Am Acad Dermatol.* 2001;45:S230–232.

2025. Paula JD, Dezan CC, Frossard WT, et al. Oral and facial inclusion cysts in newborns. *J Clin Pediatr Dent.* 2006; 31:127–129.

2026. Pavlovich CP, Walther MM, Eyler RA, et al. Renal tumors in the Birt-Hogg-Dube syndrome. *Am J Surg Pathol.* 2002;26:1542–1552.

2027. Pe'er J, Hidayat AA, Ilsar M, et al. Glandular tumors of the lacrimal sac. Their histopathologic patterns and possible origins. *Ophthalmology.* 1996;103:1601–1605.

2028. Pelle MT, Pride HB, Tyler WB. Eccrine angiomatous hamartoma. *J Am Acad Dermatol.* 2002;47:429–435.

2029. Pelosi G, Martignoni G, Bonetti F. Intraductal carcinoma of mammary-type apocrine epithelium arising within a papillary hydradenoma of the vulva. Report of a case and review of the literature. *Arch Pathol Lab Med.* 1991;115:1249–1254.

2030. Peltomaki P, Vasen H. Mutations associated with HNPCC predisposition – Update of ICG-HNPCC/INSiGHT mutation database. *Dis Markers.* 2004;20:269–276.

2031. Penaranda JM, Aliste C, Forteza J. Cutaneous keratocyst not associated to Gorlin syndrome: an incidental finding in a healthy male. *Am J Dermatopathol.* 2007;29:584–585.

2032. Penneys NS, Kaiser M. Cylindroma expresses immunohistochemical markers linking it to eccrine coil. *J Cutan Pathol.* 1993;20:40–43.

2033. Pereira PR, Odashiro AN, Rodrigues-Reyes AA, et al. Histopathological review of sebaceous carcinoma of the eyelid. *J Cutan Pathol.* 2005;32:496–501.

2034. Perez Tato B, Saez AC, Fernandez PR. Superficial angiomyxoma with trichofolliculoma. *Ann Diagn Pathol.* 2008;12:375–377.

2035. Perez Valcarcel J, Peon Curras G, Sanchez Arca ME, et al. [Cutaneous ciliated cyst of the scrotal skin. A case report with discussion of pathogenesis]. *Actas Urol Esp.* 2008;32: 843–846.

2036. Perez-Oliva N, del Pozo Hernando LJ, Tejerina JA, et al. [Apocrine nevus]. *Med Cutan Ibero Lat Am.* 1990;18: 67–69.

2037. Perez-Perez L, Alvarez J, Pereiro-Ferreiros MM, et al. [Multiple terminal hair cysts in perianal region]. *Actas Dermosifiliogr.* 2007;98:213–214.

2038. Perna AG, Ostler DA, Ivan D, et al. Renal cell carcinoma marker (RCC-Ma) is specific for cutaneous metastasis of renal cell carcinoma. *J Cutan Pathol.* 2007;34:381–385.

2039. Perrier ND, van Heerden JA, Goellner JR, et al. Thyroid cancer in patients with familial adenomatous polyposis. *World J Surg.* 1998;22:738–742; discussion 743.

2040. Perrotto J, Abbott JJ, Ceilley RI, et al. The role of immunohistochemistry in discriminating primary from secondary extramammary Paget disease. *Am J Dermatopathol.* 2010; 32:137–143.

2041. Perse RM, Klappenbach RS, Ragsdale BD. Trabecular (Merkel cell) carcinoma arising in the wall of an epidermal cyst. *Am J Dermatopathol.* 1987;9:423–427.

2042. Perzin KH, Lattes R. Papillary adenoma of the nipple (florid papillomatosis, adenoma, adenomatosis). A clinicopathologic study. *Cancer.* 1972;29:996–1009.

2043. Perzin KH, Jakobiec FA, Livolsi VA, et al. Lacrimal gland malignant mixed tumors (carcinomas arising in benign mixed tumors): a clinico-pathologic study. *Cancer.* 1980;45:2593–2606.

2044. Perzin KH, Gullane P, Conley J. Adenoid cystic carcinoma involving the external auditory canal. A clinicopathologic study of 16 cases. *Cancer.* 1982;50:2873–2883.

2045. Peteiro MC, Toribio J, Caeiro JL. Trichilemmal horn. *J Cutan Pathol.* 1984;11:326–328.

2046. Peterdy GA, Huettner PC, Rajaram V, et al. Trichofolliculoma of the vulva associated with vulvar intraepithelial neoplasia: report of three cases and review of the literature. *Int J Gynecol Pathol.* 2002;21:224–230.

2047. Peterson CM, Ratz JL, Sangueza OP. Microcystic adnexal carcinoma: first reported case in an African American man. *J Am Acad Dermatol.* 2001;45:283–285.

2048. Petersson F, Ivan D, Kazakov DV, et al. Pigmented Paget disease–a diagnostic pitfall mimicking melanoma. *Am J Dermatopathol.* 2009;31:223–226.

2049. Petersson F, Kutzner H, Spagnolo DV, et al. Adenoid cystic carcinoma-like pattern in spiradenoma and spiradenocylindroma: a rare feature in sporadic neoplasms and those associated with brooke-spiegler syndrome. *Am J Dermatopathol.* 2009;7:642–648.

2050. Petersson F, Mjornberg PA, Kazakov DV, et al. Eruptive syringoma of the penis. A report of 2 cases and a review of the literature. *Am J Dermatopathol.* 2009;31:436–438.

2051. Petersson F, Skogvall I, Elmberger G. Sclerosing sweat duct-like carcinoma of the tongue-a case report and a review of the literature. *Am J Dermatopathol.* 2009;7:691–694.

2052. Peyri J, Ferrandiz C, Palou J, et al. [Comedo-nevus of the palmoplantar and scalp regions]. *Med Cutan Ibero Lat Am.* 1978;6:227–230.

2053. Peyri J, Ferrandiz C, Pinol Aguade J, et al. [Multiple eccrine-pilar hamartoma]. *Med Cutan Ibero Lat Am.* 1981;9:45–49.

2054. Pfaltz M, Bruckner-Tuderman L, Schnyder UW. Type VII collagen is a component of cylindroma basement membrane zone. *J Cutan Pathol.* 1989;16:388–395.

2055. Pfeifer JD, Barr RJ, Wick MR. Ectopic breast tissue and breast-like sweat gland metaplasias: an overlapping spectrum of lesions. *J Cutan Pathol.* 1999;26:190–196.

2056. Pfohler C, Thirkill CE, Tilgen W. Rosette formation in melanoma: more frequent than suspected? *Am J Dermatopathol.* 2003;25:360–361.

2057. Pham TT, Selim MA, Burchette JL Jr, et al. CD10 expression in trichoepithelioma and basal cell carcinoma. *J Cutan Pathol.* 2006;33:123–128.

2058. Phelps A, Murphy M. Pigmented classic poroma: a tumor with a predilection for nonacral sites? *J Cutan Pathol.* 2010;37:1121–1122.

2059. Phelps RG, Klauer J, Wolfe D, et al. Type II collagen in mixed tumors of the skin. An immunohistochemical study and new speculations concerning histogenesis. *Am J Dermatopathol.* 1995;17:42–47.

2060. Philipone E, Chen S. Unique case: syringocystadenoma papilliferum associated with an eccrine nevus. *Am J Dermatopathol.* 2009;31:806–807.

2061. Piccinno R, Carrel CF, Menni S, et al. Preputial ectopic sebaceous glands mimicking molluscum contagiosum. *Acta Derm Venereol.* 1990;70:344–345.

2062. Pierard-Franchimont C, Dosal FL, Estrada JA, et al. Cutaneous hamartoma with pagetoid cells. *Am J Dermatopathol.* 1991;13:158–161.

2063. Pilarski R. Cowden syndrome: a critical review of the clinical literature. *J Genet Couns.* 2009;18:13–27.

2064. Pilgrim JP, Kloss SG, Wolfish PS, et al. Primary mucinous carcinoma of the skin with metastases to the lymph nodes. *Am J Dermatopathol.* 1985;7:461–469.

2065. Pincus LB, McCalmont TH, Neuhaus IM, et al. Basal cell carcinomas arising within multiple trichoepitheliomas. *J Cutan Pathol.* 2008;35(Suppl 1):59–64.

2066. Pingitore R, Campani D. Salivary gland involvement in a case of dermal eccrine cylindroma of the scalp (turban tumor). Report of a case with lung metastases. *Tumori.* 1984;70:385–388.

2067. Pinkus H. Premalignant fibroepithelial tumors of skin. *AMA Arch Derm Syphilol.* 1953;67:598–615.

2068. Pinkus H. Life history of naevus syringadenomatosus papilliferus. *AMA Arch Derm Syphilol.* 1954;63:305–322.

2069. Pinkus H, Mehregan AH. Epidermotropic eccrine carcinoma. A case combining features of eccrine poroma and Paget's dermatosis. *Arch Dermatol.* 1963;88:597–606.

2070. Pinkus H, Sutton RL Jr. Trichofolliculoma. *Arch Dermatol.* 1965;91:46–49.

2071. Pinkus H, Coskey R, Burgess GH. Trichodiscoma. A benign tumor related to haarscheibe (hair disk). *J Invest Dermatol.* 1974;63:212–218.

2072. Pinkus H. Perifollicular fibromas. Pure periadnexal adventitial tumors. *Am J Dermatopathol.* 1979;1:341–342.

2073. Pinto de Moraes H, Herrera GA, Mendonca AM, et al. Metastatic malignant mixed tumor of the skin. Ultrastructural and immunocytochemical characterization, histogenetic considerations and comparison with benign mixed tumors of skin and salivary glands. *Appl Pathol.* 1986;4:199–208.

2074. Pippione M, Aloi F, Depaoli MA. Hair-follicle nevus. *Am J Dermatopathol.* 1984;6:245–247.

2075. Pique E, Aguilar A, Farina MC, et al. Partial unilateral lentiginosis: report of seven cases and review of the literature. *Clin Exp Dermatol.* 1995;20:319–322.

2076. Pique E, Olivares M, Espinel ML, et al. Malignant hidroacanthoma simplex. A case report and literature review. *Dermatology.* 1995;190:72–76.

2077. Pique-Duran E, Palacios-Llopis S, Moreno-Ramis P, et al. Comparative study of pagetoid dyskeratosis between acrochordons and soft fibromas. *Am J Dermatopathol.* 2006;28:478–481.

2078. Pirouzmanesh A, Reinisch JF, Gonzalez-Gomez I, et al. Pilomatrixoma: a review of 346 cases. *Plast Reconstr Surg.* 2003;112:1784–1789.

2079. Piura B, Gemer O, Rabinovich A, et al. Primary breast carcinoma of the vulva: case report and review of literature. *Eur J Gynaecol Oncol.* 2002;23:21–24.

2080. Pizinger K, Michal M. Malignant cylindroma in Brooke-Spiegler syndrome. *Dermatology.* 2000;201:255–257.

2081. Plachta A, Speer FD. Apocrine-gland adenocarcinoma and extramammary Paget's disease of vulva; review of the literature and report of a case. *Cancer.* 1954;7:910–919.

2082. Plaschke J, Engel C, Kruger S, et al. Lower incidence of colorectal cancer and later age of disease onset in 27 families with pathogenic MSH6 germline mutations compared with families with MLH1 or MSH2 mutations: the German Hereditary Nonpolyposis Colorectal Cancer Consortium. *J Clin Oncol.* 2004;22:4486–4494.

2083. Plaschke J, Linnebacher M, Kloor M, et al. Compound heterozygosity for two MSH6 mutations in a patient with early onset of HNPCC-associated cancers, but without hematological malignancy and brain tumor. *Eur J Hum Genet.* 2006;14:561–566.

2084. Plaza JA, Torres-Cabala C, Ivan D, et al. HER-2/neu expression in extramammary Paget disease: a clinicopathologic and immunohistochemistry study of 47 cases with and without underlying malignancy. *J Cutan Pathol.* 2009;36:729–733.

2085. Plaza JA, Ortega PF, Stockman DL, et al. Value of p63 and podoplanin (D2–40) immunoreactivity in the distinction between primary cutaneous tumors and adenocarcinomas metastatic to the skin: a clinicopathologic and immunohistochemical study of 79 cases. *J Cutan Pathol.* 2010;37:403–410.

2086. Plewig G. Sebaceous trichofolliculoma. *J Cutan Pathol.* 1980;7:394–403.

2087. Plewig G, Wolff HH, Braun-Falco O. Steatocystoma multiplex: anatomic reevaluation, electron microscopy, and autoradiography. *Arch Dermatol Res.* 1982;272:363–380.

2088. Plewig G. Eruptive vellus hair cysts. A follicular cyst of the sebaceous duct (sometimes). *Am J Dermatopathol.* 1990;12:538–539.

2089. Plosila M, Kiistala R, Niemi KM. The Bazex syndrome: follicular atrophoderma with multiple basal cell carcinomas, hypotrichosis and hypohidrosis. *Clin Exp Dermatol.* 1981;6:31–41.

2090. Plumb SJ, Stone MS. Proliferating trichilemmal tumor with a malignant spindle cell component. *J Cutan Pathol.* 2002;29:506–509.

2091. Plumb SJ, Argenyi ZB, Stone MS, et al. Cytokeratin 5/6 immunostaining in cutaneous adnexal neoplasms and metastatic adenocarcinoma. *Am J Dermatopathol.* 2004;26:447–451.

2092. Poblet E, Jimenez-Acosta F, Rocamora A. QBEND/10 (anti-CD34 antibody) in external root sheath cells and follicular tumors. *J Cutan Pathol.* 1994;21:224–228.

2093. Poblet E, Jimenez-Reyes J, Gonzalez-Herrada C, et al. Trichilemmal keratosis. A clinicopathologic and immunohistochemical study of two cases. *Am J Dermatopathol.* 1996;18:543–547.

2094. Poiares Baptista A, Tellechea O, Reis JP, et al. [Eccrine porocarcinoma. A review of 24 cases]. *Ann Dermatol Venereol.* 1993;120:107–115.

2095. Poley JW, Wagner A, Hoogmans MM, et al. Biallelic germline mutations of mismatch-repair genes: a possible cause for multiple pediatric malignancies. *Cancer.* 2007;109:2349–2356.

2096. Poniecka AW, Alexis JB. An immunohistochemical study of basal cell carcinoma and trichoepithelioma. *Am J Dermatopathol.* 1999;21:332–336.

2097. Ponti G, Losi L, Di Gregorio C, et al. Identification of Muir-Torre syndrome among patients with sebaceous tumors and keratoacanthomas: role of clinical features, microsatellite instability, and immunohistochemistry. *Cancer.* 2005;103:1018–1025.

2098. Pool SE, Manieei F, Clark WH Jr, et al. Dermal squamo-melanocytic tumor: a unique biphenotypic neoplasm of uncertain biological potential. *Hum Pathol.* 1999;30:525–529.

2099. Poonawalla T, Xia L, Patten S, et al. Clouston syndrome and eccrine syringofibroadenomas. *Am J Dermatopathol.* 2009;31:157–161.

2100. Powell FC, Cooper AJ, Massa MC, et al. Sister Mary Joseph's nodule: a clinical and histologic study. *J Am Acad Dermatol.* 1984;10:610–615.

2101. Powell FC, Bjornsson J, Doyle JA, et al. Genital Paget's disease and urinary tract malignancy. *J Am Acad Dermatol.* 1985;13:84–90.

2102. Powell RF, Palmer CH, Smith EB. Apocrine cystadenoma of the penile shaft. *Arch Dermatol.* 1977;113:1250–1251.

2103. Pozo L, Diaz-Cano SJ. Trichogerminoma: further evidence to support a specific follicular neoplasm. *Histopathology.* 2005;46:108–110.

2104. Pradeep KE. Cutaneous bronchogenic cyst: an under-recognised clinicopathological entity. *J Clin Pathol.* 2009; 62:384.

2105. Prasad HR, Verma KK, Khaitan BK, et al. Bullous pilomatricoma: a rare occurrence. *Acta Derm Venereol.* 2001;81:217–218.

2106. Prasad KR, Kumari GS, Aruna CA, et al. Fibroadenoma of ectopic breast tissue in the vulva. A case report. *Acta Cytol.* 1995;39:791–792.

2107. Pratt MD, Jackson R. Nevoid basal cell carcinoma syndrome. A 15-year follow-up of cases in Ottawa and the Ottawa Valley. *J Am Acad Dermatol.* 1987;16:964–970.

2108. Prayson RA, Stoler MH, Hart WR. Vulvar vestibulitis. A histopathologic study of 36 cases, including human papillomavirus in situ hybridization analysis. *Am J Surg Pathol.* 1995;19:154–160.

2109. Premkumar A, Stratakis CA, Shawker TH, et al. Testicular ultrasound in Carney complex: report of three cases. *J Clin Ultrasound.* 1997;25:211–214.

2110. Prieto VG, Reed JA, McNutt NS, et al. Differential expression of CD44 in malignant cutaneous epithelial neoplasms. *Am J Dermatopathol.* 1995;17:447–451.

2111. Prioleau PG, Santa Cruz DJ. Sebaceous gland neoplasia. *J Cutan Pathol.* 1984;11:396–414.

2112. Proia AD. Pigmented hamartoma of the eyelid with apocrine, follicular and sebaceous differentiation. *J Cutan Pathol.* 2007;34:876–881.

2113. Prouty SM, Lawrence L, Stenn KS. Fibroblast-dependent induction of a murine skin lesion similar to human nevus sebaceus of Jadassohn. *Lab Invest.* 1997;76:179–189.

2114. Pruzan DL, Esterly NB, Prose NS. Eruptive syringoma. *Arch Dermatol.* 1989;125:1119–1120.

2115. Pucci A, Bartoloni G, Tessitore E, et al. Cytokeratin profile and neuroendocrine cells in the glandular component of cardiac myxoma. *Virchows Arch.* 2003;443:618–624.

2116. Pucevich B, Catinchi-Jaime S, Ho J, et al. Invasive primary ductal apocrine adenocarcinoma of axilla: a case report with immunohistochemical profiling and a review of literature. *Dermatol Online J.* 2008;14:5.

2117. Puig L, Nadal C, Fernandez-Figueras MT, et al. Brooke-Spiegler syndrome variant: segregation of tumor types with mixed differentiation in two generations. *Am J Dermatopathol.* 1998;20:56–60.

2118. Pujol RM, Casanova JM, Egido R, et al. Multiple familial pilomatricomas: a cutaneous marker for Gardner syndrome? *Pediatr Dermatol.* 1995;12:331–335.

2119. Pujol RM, LeBoit PE, Su WP. Microcystic adnexal carcinoma with extensive sebaceous differentiation. *Am J Dermatopathol.* 1997;19:358–362.

2120. Pujol RM, Nadal C, Matias-Guiu X, et al. Multiple follicular hamartomas with sweat gland and sebaceous differentiation, vermiculate atrophoderma, milia, hypotrichosis, and late development of multiple basal cell carcinomas. *J Am Acad Dermatol.* 1998;39:853–857.

2121. Pulec JL. Glandular tumors of the external auditory canal. *Laryngoscope.* 1977;87:1601–1612.

2122. Puri A, Chandrasekharam VV, Agarwala S, et al. Pediatric extragonadal germ cell tumor of the scalp. *J Pediatr Surg.* 2001;36:1602–1603.

2123. Puri PK, Galan A, Glusac EJ, et al. Metastatic cutaneous carcinoid tumor mimicking an adnexal poroid neoplasm. *J Cutan Pathol.* 2008;35:54–57.

2124. Pusiol T, Zorzi MG, Piscioli F. Grading of skin sebaceous carcinoma. *Hum Pathol.* 2010;41:459.

2125. Pusiol T, Piscioli F, Zorzi MG. Squamous cell carcinoma arising from human papillomavirus associated cyst. *Am J Dermatopathol.* 2010;3:88–92.

2126. Pyka RE, Wilkinson EJ, Friedrich EG Jr, et al. The histopathology of vulvar vestibulitis syndrome. *Int J Gynecol Pathol.* 1988;7:249–257.

2127. Pylyser K, De Wolf-Peeters C, Marien K. The histology of eccrine poromas: a study of 14 cases. *Dermatologica.* 1983;167:243–249.

2128. Qureshi HS, Salama ME, Chitale D, et al. Primary cutaneous mucinous carcinoma: presence of myoepithelial cells as a clue to the cutaneous origin. *Am J Dermatopathol.* 2004;26:353–358.

2129. Rabens SF, Naness JI, Gottlieb BF. Apocrine gland organic hamartoma (apocrine nevus). *Arch Dermatol.* 1976;112:520–522.

2130. Rabkin MS, Wittwer CT, Soong VY. Flow cytometric DNA content analysis of a case of pilomatrix carcinoma showing multiple recurrences and invasion of the cranial vault. *J Am Acad Dermatol.* 1990;23:104–108.

2131. Radhakrishna U, Blouin JL, Mehenni H, et al. The gene for autosomal dominant hidrotic ectodermal dysplasia (Clouston syndrome) in a large Indian family maps to the 13q11-q12.1 pericentromeric region. *Am J Med Genet.* 1997;71:80–86.

2132. Ragaz A, Berezowsky V. Fibrous papule of the face. A study of five cases by electron microscopy. *Am J Dermatopathol.* 1979;1:353–356.

2133. Rahbari H, Mehregan AH. Trichoepithelioma and pigmented nevus. A combined malformation. *J Cutan Pathol.* 1975;2:225–231.

2134. Rahbari H, Mehregan A, Pinkus H. Trichoadenoma of Nikolowski. *J Cutan Pathol.* 1977;4:90–98.

2135. Rahbari H. Epidermoid cysts with seborrheic verruca-like cyst walls. *Arch Dermatol.* 1982;118:326–328.

2136. Rahbari H. Hidroacanthoma simplex–a review of 15 cases. *Br J Dermatol.* 1983;109:219–225.

2137. Rahbari H, Mehregan AH. Adnexal displacement and regression in association with histiocytoma (dermatofibroma). *J Cutan Pathol.* 1985;12:94–102.

2138. Rahbari H, Mehregan AH. Development of proliferating trichilemmal cyst in organoid nevus. Presentation of two cases. *J Am Acad Dermatol.* 1986;14:123–126.

2139. Rahemtullah A, Szyfelbein K, Zembowicz A. Glomus coccygeum: report of a case and review of the literature. *Am J Dermatopathol.* 2005;27:497–499.

2140. Rahilly MA, Beattie GJ, Lessells AM. Mucinous eccrine carcinoma of the vulva with neuroendocrine differentiation. *Histopathology.* 1995;27:82–86.

2141. Raju RR, Goldblum JR, Hart WR. Pagetoid squamous cell carcinoma in situ (pagetoid Bowen's disease) of the external genitalia. *Int J Gynecol Pathol.* 2003;22:127–135.

2142. Rakha E, Mayne C, Brown L. Mucinous metaplasia of the vulva in a case of lichen sclerosus. A case report. *J Clin Pathol.* 2005;58:1217–1218.

2143. Ramesh A, Murugusundaram S, Vittel K, et al. Cerebriform sebaceous nevus. *Int J Dermatol.* 1998;37:220.

2144. Ramos D, Monteagudo C, Carda C, et al. Clear cell syringoid carcinoma: an ultrastructural and immunohistochemical study. *Am J Dermatopathol.* 2000;22:60–64.

2145. Ramot Y, Gaspar E, Dendorfer A, et al. The 'melanocyte-keratin' mystery revisited: neither normal human epidermal nor hair follicle melanocytes express keratin 16 or keratin 6 in situ. *Br J Dermatol.* 2009;161:933–938.

2146. Randall BJ, Ritchie C, Hutchison RS. Paget's disease and invasive undifferentiated carcinoma occurring in a mature cystic teratoma of the ovary. *Histopathology.* 1991;18:469–470.

2147. Randle HW, Roenigk RK, Brodland DG. Giant basal cell carcinoma (T3). Who is at risk? *Cancer.* 1993;72:1624–1630.

2148. Rao NA, Hidayat AA, McLean IW, et al. Sebaceous carcinomas of the ocular adnexa: A clinicopathologic study of 104 cases, with five-year follow-up data. *Hum Pathol.* 1982;13:113–122.

2149. Rapini RP, Kennedy LJ, Golitz LE. Hair matrix differentiation in chondroid syringoma. *J Cutan Pathol.* 1984;11:318–321.

2150. Rasmussen BB. Human mucinous breast carcinomas and their lymph node metastases. A histological review of 247 cases. *Pathol Res Pract.* 1985;180:377–382.

2151. Rasmussen JE. A syndrome of trichoepitheliomas, milia, and cylindromas. *Arch Dermatol.* 1975;111:610–614.

2152. Ratner D, Peacocke M, Zhang H, et al. UV-specific p53 and PTCH mutations in sporadic basal cell carcinoma of sun-exposed skin. *J Am Acad Dermatol.* 2001;44:293–297.

2153. Rayne SC, Santa Cruz DJ. Anaplastic Paget's disease. *Am J Surg Pathol.* 1992;16:1085–1091.

2154. Redono C, Rocamora A, Villoria F, et al. Malignant mixed tumor of the skin: malignant chondroid syringoma. *Cancer.* 1982;49:1690–1696.

2155. Reed RJ, Hairston MA, Palomeque FE. The histologic identity of adenoma sebaceum and solitary melanocytic angiofibroma. *Dermatol Int.* 1966;5:3–11.

2156. Reed RJ, Ackerman AB. Pathology of the adventitial dermis. Anatomic observations and biologic speculations. *Hum Pathol.* 1973;4:207–217.

2157. Reed RJ, Parkinson RP. The histogenesis of molluscum contagiosum. *Am J Surg Pathol.* 1977;1:161–166.

2158. Reed RJ. Fibrous papule of the face. Melanocytic angiofibroma. *Am J Dermatopathol.* 1979;1:343–344.

2159. Reed RJ. Tricholemmoma. A cutaneous hamartoma. *Am J Dermatopathol.* 1980;2:227–228.

2160. Reed RJ, Pulitzer DR. Inverted follicular keratosis and human papillomaviruses. *Am J Dermatopathol.* 1983;5:453–465.

2161. Regalado JJ. A novel epidermal nevus syndrome with congenital cylindromatous turban tumor. *J Cutan Pathol.* 2003;30:586–590.

2162. Regauer S, Beham-Schmid C, Okcu M, et al. Trichoblastic carcinoma ("malignant trichoblastoma") with lymphatic and hematogenous metastases. *Mod Pathol.* 2000;13:673–678.

2163. Reibold R, Undeutsch W, Fleiner J. [Trichoadenoma of Nikolowski–review of four decades and seven new cases]. *Hautarzt.* 1998;49:925–928.

2164. Reichart PA, Lubach D, Becker J. Gingival manifestation in linear nevus sebaceous syndrome. *Int J Oral Surg.* 1983;12:437–443.

2165. Reifenberger J, Wolter M, Knobbe CB, et al. Somatic mutations in the PTCH, SMOH, SUFUH and TP53 genes in sporadic basal cell carcinomas. *Br J Dermatol.* 2005;152:43–51.

2166. Reingold IM, Keasbey LE, Graham JH. Multicentric dermal-type cylindromas of the parotid glands in a patient with florid turban tumor. *Cancer.* 1977;40:1702–1710.

2167. Reis MD, Tellechea O, Baptista AP. Verrucous cyst. *Eur J Dermatol.* 1998;8:186–188.

2168. Reitmair AH, Redston M, Cai JC, et al. Spontaneous intestinal carcinomas and skin neoplasms in Msh2-deficient mice. *Cancer Res.* 1996;56:3842–3849.

2169. Remond B, Aractingi S, Blanc F, et al. Umbilical Paget's disease and prostatic carcinoma. *Br J Dermatol.* 1993;128:448–450.

2170. Repertinger SK, Stevens T, Markin N, et al. Fibroepithelioma of Pinkus with pleomorphic epithelial giant cells. *Dermatol Online J.* 2008;14:13.

2171. Requena C, Requena L, Kutzner H, et al. Spitz nevus: a clinicopathological study of 349 cases. *Am J Dermatopathol.* 2009;31:107–116.

2172. Requena Caballero L, Sanchez Yus E. Pigmented follicular cyst. *J Am Acad Dermatol.* 1989;21:1073–1075.

2173. Requena L, Marquina A, Alegre V, et al. Sclerosing-sweat-duct (microcystic adnexal) carcinoma—a tumor from a single eccrine origin. *Clin Exp Dermatol.* 1990;15:222–224.

2174. Requena L, Pena M, Sanchez M, et al. Papillary eccrine adenoma—a light-microscopic and immunohistochemical study. *Clin Exp Dermatol.* 1990;15:425–428.

2175. Requena L, Renedo G, Sarasa J, et al. Trichoblastic fibroma. *J Cutan Pathol.* 1990;17:381–384.

2176. Requena L, Sanchez M, Aguilar A, et al. Periungual porocarcinoma. *Dermatologica.* 1990;180:177–180.

2177. Requena L, Sanchez Yus E. Follicular hybrid cysts. An expanded spectrum. *Am J Dermatopathol.* 1991;13:228–233.

2178. Requena L, Gutierrez J, Sanchez Yus E. Multiple sclerotic fibromas of the skin. A cutaneous marker of Cowden's disease. *J Cutan Pathol.* 1992;19:346–351.

2179. Requena L, Roo E, Sanchez Yus E. Plate-like sebaceous hyperplasia overlying dermatofibroma. *J Cutan Pathol.* 1992;19:253–255.

2180. Requena L, Sanchez Yus E. Cutaneous lymphadenoma with ductal differentiation. *J Cutan Pathol.* 1992;19:429–433.

2181. Requena L, Sanchez Yus E, Santa Cruz DJ. Apocrine type of cutaneous mixed tumor with follicular and sebaceous differentiation. *Am J Dermatopathol.* 1992;14:186–194.

2182. Requena L, Barat A. Giant trichoblastoma on the scalp. *Am J Dermatopathol.* 1993;15:497–502.

2183. Requena L, Martin L, Renedo G, et al. A facial variant of steatocystoma multiplex. *Cutis.* 1993;51:449–452.

2184. Requena L, Sanchez Yus E, Jimenez E, et al. Lymphoepithelioma-like carcinoma of the skin: a light-microscopic and immunohistochemical study. *J Cutan Pathol.* 1994;21:541–548.

2185. Requena L, Martin L, Farina MC, et al. Keloidal basal cell carcinoma. A new clinicopathological variant of basal cell carcinoma. *Br J Dermatol.* 1996;134:953–957.

2186. Requena L, Yus ES, Simon P, et al. Induction of cutaneous hyperplasias by altered stroma. *Am J Dermatopathol.* 1996;18:248–268.

2187. Requena L, Ackerman AB. A distinctive cutaneous benign adnexal neoplasm with retiform and racemiform patterns. *Dermatopathol: Pract & Conc.* 1997;3:105–109.

2188. Requena L, Sangueza OP. Cutaneous vascular anomalies. Part I. Hamartomas, malformations, and dilation of preexisting vessels. *J Am Acad Dermatol.* 1997;37:523–549; quiz 549–552.

2189. Requena L, Sarasa JL, Pique E, et al. Clear-cell porocarcinoma: another cutaneous marker of diabetes mellitus. *Am J Dermatopathol.* 1997;19:540–544.

2190. Requena L, Kuztner H, Farina MC. Pigmented and nested sebomatricoma or seborrheic keratosis with sebaceous differentiation? *Am J Dermatopathol.* 1998;20:383–388.

2191. Requena L, Farina MC, Robledo M, et al. Multiple hereditary infundibulocystic basal cell carcinomas: a genodermatosis different from nevoid basal cell carcinoma syndrome. *Arch Dermatol.* 1999;135:1227–1235.

2192. Requena L, Grosshans E, Kutzner H, et al. Epithelial sheath neuroma: a new entity. *Am J Surg Pathol.* 2000;24:190–196.

2193. Requena L, Sangueza M, Sangueza OP, et al. Pigmented mammary Paget disease and pigmented epidermotropic metastases from breast carcinoma. *Am J Dermatopathol.* 2002;24:189–198.

2194. Requena L. *Neoplasias Anexiales Cutaneas.* Madrid, Spain: Aulo Medico Ediciones; 2004.

2195. Requena L, Kutzner H. Seborrheic keratosis with pseudorosettes and adamantinoid seborrheic keratosis: two new histopathologic variants. *J Cutan Pathol.* 2006;33(Suppl 2): 42–45.

2196. Requena L, Prieto VG, Requena C, et al. Primary signet-ring cell/histiocytoid carcinoma of the eyelid: a clinicopathologic study of 5 cases and review of the literature. *Am J Surg Pathol.* 2011;35:378–391.

2197. Requena L, Kiryu H, Ackerman AB. *Neoplasms with Apocrine Differentiation.* Philadelphia, PA: Lippincott-Raven; 1998.

2198. Resetkova E, Hoda SA, Clarke JL, et al. Benign heterotopic epithelial inclusions in axillary lymph nodes. Histological and immunohistochemical patterns. *Arch Pathol Lab Med.* 2003;127:e25–e27.

2199. Resnik KS, Kantor GR, Howe NR, et al. Dilated pore nevus. A histologic variant of nevus comedonicus. *Am J Dermatopathol.* 1993;15:169–171.

2200. Resnik KS. Isn't melanocytic matricoma simply one expected histopathologic expression of matricoma? *Am J Dermatopathol.* 2003;25:446.

2201. Resnik KS. Is melanocytic matricoma a bona fide entity or is it just one type of matricoma? *Am J Dermatopathol.* 2003;25:166; author reply 166–167.

2202. Resnik KS, Kutzner H. Original observation to rediscovery: nuclear findings in adipocytes as example. *Am J Dermatopathol.* 2004;26:493–498.

2203. Resnik KS. Classifying neoplasms with sebaceous differentiation–a reviewer's comments. *Am J Dermatopathol.* 2009;31:94–96.

2204. Resnik KS. The concepts of carcinoma in-situ and carcinoma. *Am J Dermatopathol.* 2010;8:855–856.

2205. Revis P, Chyu J, Medenica M. Multiple eccrine spiradenoma: case report and review. *J Cutan Pathol.* 1988;15: 226–229.

2206. Rhodes AR, Silverman RA, Harrist TJ, et al. Mucocutaneous lentigines, cardiomucocutaneous myxomas, and multiple blue nevi: the "LAMB" syndrome. *J Am Acad Dermatol.* 1984;10:72–82.

2207. Riccioni L, Cenacchi G, Ragazzini T, et al. Follicular basosquamous melanocytic tumour of the skin. *Histopathology.* 2002;41:337–341.

2208. Richfield DF. Tricholemmoma. True and false types. *Am J Dermatopathol.* 1980;2:233–234.

2209. Ridenour RV 3rd, Ahrens WA, Folpe AL, et al. Clinical and histopathologic features of chordomas in children and young adults. *Pediatr Dev Pathol.* 2010;13: 9–17.

2210. Riedlinger WF, Hurley MY, Dehner LP, et al. Mucoepidermoid carcinoma of the skin: a distinct entity from adenosquamous carcinoma: a case study with a review of the literature. *Am J Surg Pathol.* 2005;29:131–135.

2211. Rinaggio J, McGuff HS, Otto R, et al. Postauricular sebaceous carcinoma arising in association with nevus sebaceus. *Head Neck.* 2002;24:212–216.

2212. Rios-Buceta LM, Fraga-Fernandez J, Fernandez-Herrera J. Human papillomavirus in an epidermoid cyst of the sole in a non-Japanese patient. *J Am Acad Dermatol.* 1992; 27:364–366.

2213. Rishi K, Font RL. Sebaceous gland tumors of the eyelids and conjunctiva in the Muir-Torre syndrome: a clinicopathologic study of five cases and literature review. *Ophthal Plast Reconstr Surg.* 2004;20:31–36.

2214. Rizzardi C, Brollo A, Colonna A, et al. A tumor with composite pilo-folliculosebaceous differentiation harboring a recently described new entity–melanocytic matricoma. *Am J Dermatopathol.* 2002;24:493–497.

2215. Rizzardi C, Melato M. Simply, the point is that pathologists should bear in mind melanocytic matricoma. *Am J Dermatopathol.* 2003;25:447.

2216. Rizzardi C, Melato M. Is melanocytic matricoma a bona fide entity or is it just one type of matricoma?: splitting hairs… in hair matrix tumors! Author's reply. *Am J Dermatopathol.* 2003;25:166–167.

2217. Rizzardi C, Perin T, Schneider M, et al. Carcinoma of the uterine cervix with squamous and sebaceous differentiation. *Int J Gynecol Pathol.* 2009;28:292–295.

2218. Robboy SJ, Ross JS, Prat J, et al. Urogenital sinus origin of mucinous and ciliated cysts of the vulva. *Obstet Gynecol.* 1978;51:347–351.

2219. Robertson DM. Ophthalmic manifestations of tuberous sclerosis. *Ann N Y Acad Sci.* 1991;615:17–25.

2220. Robinson AR. Hidrocystoma. *J Cutan Genitourin Dis.* 1893;11:293–303.

2221. Robledo MC, Vazquez JJ, Contreras-Mejuto F, et al. Sebaceous glands and hair follicles in the cervix uteri. *Histopathology.* 1992;21:278–280.

2222. Robson A, Greene J, Ansari N, et al. Eccrine porocarcinoma (malignant eccrine poroma): a clinicopathologic study of 69 cases. *Am J Surg Pathol.* 2001;25:710–720.

2223. Robson A, Lazar AJ, Ben Nagi J, et al. Primary cutaneous apocrine carcinoma: a clinico-pathologic analysis of 24 cases. *Am J Surg Pathol.* 2008;32:682–690.

2224. Rocamora A, Santonja C, Vives R, et al. Sebaceous gland hyperplasia of the vulva: a case report. *Obstet Gynecol.* 1986;68:63S–65S.

2225. Rockerbie N, Solomon AR, Woo TY, et al. Malignant dermal cylindroma in a patient with multiple dermal cylindromas, trichoepitheliomas, and bilateral dermal analogue tumors of the parotid gland. *Am J Dermatopathol.* 1989;11:353–359.

2226. Rodriguez J, Nonaka D, Kuhn E, et al. Combined high-grade basal cell carcinoma and malignant melanoma of the skin ("malignant basomelanocytic tumor"): report of two cases and review of the literature. *Am J Dermatopathol.* 2005;27:314–318.

2227. Rodriguez-Diaz E, Armijo M. Mixed tumors with follicular differentiation: complex neoplasms of the primary epithelial germ. *Int J Dermatol.* 1995;34:782–785.

2228. Rodriguez-Diaz E, Roman C, Yuste M, et al. Cutaneous lymphadenoma: an adnexal neoplasm with intralobular activated lymphoid cells. *Am J Dermatopathol.* 1998;20: 74–78.

2229. Rofagha R, Usmani AS, Vadmal M, et al. Trichoblastic carcinoma: a report of two cases of a deeply infiltrative trichoblastic neoplasm. *Dermatol Surg.* 2001;27:663–666.

2230. Röglin J, Gyulay J, Böer A. The skin in fetal development: 13th-15th week of gestation. *Dermatopathol: Pract & Conc.* 2005;11(2):8. Available at: http://www.derm101.com

2231. Röglin J, Gyulay J, Böer A. The skin in fetal development: 16th through 18th week of gestation. *Dermatopathol: Pract & Conc.* 2005;11(2):6. Available at: http://www.derm101.com

2232. Röglin J, Gyulay J, Böer A. The skin in fetal development: 19th through 21st week of gestation. *Dermatopathol: Pract & Conc.* 2005;11. Available at: http://www.derm101.com

2233. Rohwedder A, Keminer O, Hendricks C, et al. Detection of HPV DNA in trichilemmomas by polymerase chain reaction. *J Med Virol.* 1997;51:119–125.

2234. Roma A, Varsegi M, Magi-Galluzzi C, et al. The distinction of bronchogenic cyst from metastatic testicular teratoma: a light microscopic and immunohistochemical study. *Am J Clin Pathol.* 2008;130:265–273.

2235. Roma AA. Sebaceous glands in the uterine cervix and vaginal wall: congenital misplacement, metaplastic process, or both? *Int J Gynecol Pathol.* 2010;29:488–489.

2236. Romani J, Barnadas MA, Miralles J, et al. Median raphe cyst of the penis with ciliated cells. *J Cutan Pathol.* 1995;22:378–381.

2237. Romer JC, Taira JW. Mucinous eccrine nevus. *Cutis.* 1994;53:259–261.

2238. Rongioletti F, Grosshans E, Rebora A. Microcystic adnexal carcinoma. *Br J Dermatol.* 1986;115:101–104.

2239. Rongioletti F, Hazini R, Gianotti G, et al. Fibrofolliculomas, tricodiscomas and acrochordons (Birt-Hogg-Dube) associated with intestinal polyposis. *Clin Exp Dermatol.* 1989;14:72–74.

2240. Rongioletti F, Gambini C, Parodi A, et al. Mossy leg with eccrine syringofibroadenomatous hyperplasia resembling multiple eccrine syringofibroadenoma. *Clin Exp Dermatol.* 1996;21:454–456.

2241. Rongioletti F, Semino MT, Rebora A. Unilateral multiple plaque-like syringomas. *Br J Dermatol.* 1996;135:623–625.

2242. Rongioletti F, Santa Cruz DJ. [Cutaneous adenolipoma]. *Ann Dermatol Venereol.* 1997;124:855–856.

2243. Rongioletti F, Smoller B. The histologic value of adnexal (eccrine gland and follicle) infiltration in mycosis fungoides. *J Cutan Pathol.* 2000;27:406–409.

2244. Ronnen M, Ben-Dor D, Huszar M. Recurrent polymorphous sweat gland carcinoma of the skin. *J Am Acad Dermatol.* 2002;46:914–916.

2245. Rosa M, Moore G. Epidermalization of cervix and vagina: an unsolved dilemma. *J Low Genit Tract Dis.* 2008;12:217–219.

2246. Rosai J. *Ackerman's Surgical Pathology.* 7th ed. St Louis, MO: The C.V. Mosby Company; 1989.

2247. Rosai J, Limas C, Husband EM. Ectopic hamartomatous thymoma. A distinctive benign lesion of lower neck. *Am J Surg Pathol.* 1984;8:501–513.

2248. Rosai J. Basal cell carcinoma with follicular differentiation. *Am J Dermatopathol.* 1989;11:479–497.

2249. Rosai J. *Rosai and Ackerman's Surgical Pathology.* 9th ed. Toronto, Ont, Canada: Elsevier Inc; 2004.

2250. Rose C. Fibrous papule with clear fibrocytes. *Am J Dermatopathol.* 2000;22:563–564.

2251. Rose PG, Roman LD, Reale FR, et al. Primary adenocarcinoma of the breast arising in the vulva. *Obstet Gynecol.* 1990;76:537–539.

2252. Rosen LB, Williams WD, Benson J, et al. A malignant neoplasm with features of both squamous cell carcinoma and malignant melanoma. *Am J Dermatopathol.* 1984;6(Suppl):213–219.

2253. Rosen LB, Suster S. Fibrous papules. A light microscopic and immunohistochemical study. *Am J Dermatopathol.* 1988;10:109–115.

2254. Rosen PP. Syringomatous adenoma of the nipple. *Am J Surg Pathol.* 1983;7:739–745.

2255. Rosen PP, Tench W. Lobules in the nipple. Frequency and significance for breast cancer treatment. *Pathol Annu.* 1985;20(Pt 2):317–322.

2256. Rosen PP, Caicco JA. Florid papillomatosis of the nipple. A study of 51 patients, including nine with mammary carcinoma. *Am J Surg Pathol.* 1986;10:87–101.

2257. Rosen PP, Cranor ML. Secretory carcinoma of the breast. *Arch Pathol Lab Med.* 1991;115:141–144.

2258. Rosen PP. *Rosen's Breast Pathology.* 3rd ed. Philadelphia, PA: Lippincot Williams and Wilkins; 2008.

2259. Rosen Y, Kim B, Yermakov VA. Eccrine sweat gland tumor of clear cell origin involving the eyelids. *Cancer.* 1975;36:1034–1041.

2260. Roson E, Gomez Centeno P, Sanchez-Aguilar D, et al. Desmoplastic trichilemmoma arising within a nevus sebaceus. *Am J Dermatopathol.* 1998;20:495–497.

2261. Rosso R, Lucioni M, Savio T, et al. Trichoblastic sarcoma: a high-grade stromal tumor arising in trichoblastoma. *Am J Dermatopathol.* 2007;29:79–83.

2262. Roth JS, Rabinowitz AD, Benson M, et al. Bilateral renal cell carcinoma in the Birt-Hogg-Dube syndrome. *J Am Acad Dermatol.* 1993;29:1055–1056.

2263. Roth LM, Lee SC, Ehrlich CE. Paget's disease of the vulva. A histogenetic study of five cases including ultrastructural observations and review of the literature. *Am J Surg Pathol.* 1977;1:193–206.

2264. Roth MJ, Stern JB, Haupt HM, et al. Basal cell carcinoma of the sole. *J Cutan Pathol.* 1995;22:349–353.

2265. Roth MJ, Stern JB, Hijazi Y, et al. Oncocytic nodular hidradenoma. *Am J Dermatopathol.* 1996;18:314–316.

2266. Rothenberger-Janzen K, Kurz-Pfeifle P, Houissa-Vuong S, et al. Sebaceous glands in the uterine cervix: two new cases. *Clin Exp Obstet Gynecol.* 2004;31:296–298.

2267. Rothko K, Farmer ER, Zeligman I. Superficial epithelioma with sebaceous differentiation. *Arch Dermatol.* 1980;116:329–331.

2268. Roudier MP, True LD, Vessella RL, et al. Metastatic conventional prostatic adenocarcinoma with diffuse chromogranin A and androgen receptor positivity. *J Clin Pathol.* 2004;57:321–323.

2269. Roupret M, Yates DR, Comperat E, et al. Upper urinary tract urothelial cell carcinomas and other urological malignancies involved in the hereditary nonpolyposis colorectal cancer (lynch syndrome) tumor spectrum. *Eur Urol.* 2008;54:1226–1236.

2270. Rousselot C, Tourasse C, Samimi M, et al. [Breast pilomatrixoma manifested as microcalcifications on mammography: report of two cases]. *J Radiol.* 2007;88:978–980.

2271. Rowley SA, O'Callaghan FJ, Osborne JP. Ophthalmic manifestations of tuberous sclerosis: a population based study. *Br J Ophthalmol* 2001;85:420–423.

2272. Ruiz-Genao DP, Dauden-Tello E, Adrados M, et al. Mucinous metaplasia of the glans penis. *Histopathology.* 2004;44:90–91.

2273. Rulon DB, Helwig EB. Cutaneous sebaceous neoplasms. *Cancer.* 1974;33:82–102.

2274. Rulon DB, Helwig EB. Papillary eccrine adenoma. *Arch Dermatol.* 1977;113:596–598.

2275. Rumelt S, Hogan NR, Rubin PA, et al. Four-eyelid sebaceous cell carcinoma following irradiation. *Arch Ophthalmol.* 1998;116:1670–1672.

2276. Rutten A, Wenzel P, Goos M. [Gardner syndrome with pilomatrixoma-like hair follicle cysts]. *Hautarzt.* 1990;41:326–328.

2277. Rutten A, Burgdorf W, Hugel H, et al. Cystic sebaceous tumors as marker lesions for the Muir-Torre syndrome: a histopathologic and molecular genetic study. *Am J Dermatopathol.* 1999;21:405–413.

2278. Rutten A, Huschka U, Requena C, et al. Primary cutaneous signet-ring cell melanoma: a clinico-pathologic and immunohistochemical study of two cases. *Am J Dermatopathol.* 2003;25:418–422.

2279. Rutten A, Hantschke M, Angulo J, et al. Clear-cell dermal duct tumour: another distinctive, previously under-recognized cutaneous adnexal neoplasm. *Histopathology.* 2007;51:805–813.

2280. Rutten A, Requena L. [Sweat gland carcinomas of the skin]. *Hautarzt.* 2008;59:151–160.

2281. Rutten A, Kutzner H, Mentzel T, et al. Primary cutaneous cribriform apocrine carcinoma: a clinicopathologic and immunohistochemical study of 26 cases of an under-recognized cutaneous adnexal neoplasm. *J Am Acad Dermatol.* 2009;61:644–651.

2282. Rychly B, Kazakov DV, Danis D, et al. Primary adenomyoepithelioma of the sellar region: a case report. *Am J Surg Pathol.* 2010;34:1550–1554.

2283. Ryska A, Vokurka J, Michal M, et al. Intrathyroidal lymphoepithelial cyst. A report of two cases not associated with Hashimoto's thyroiditis. *Pathol Res Pract.* 1997;193:777–781.

2284. Sabater-Marco V, Perez-Ferriols A. Steatocystoma multiplex with smooth muscle. A hamartoma of the pilosebaceous apparatus. *Am J Dermatopathol.* 1996;18:548–550.

2285. Sachez Yus E, Requena L, Simon P, et al. Sebomatricoma: a unifying term that encompasses all benign neoplasms with sebaceous differentiation. *Am J Dermatopathol.* 1995; 17:213–221.

2286. Saeed S, Keehn CA, Morgan MB. Cutaneous metastasis: a clinical, pathological, and immunohistochemical appraisal. *J Cutan Pathol.* 2004;31:419–430.

2287. Saggar S, Chernoff KA, Lodha S, et al. CYLD mutations in familial skin appendage tumours. *J Med Genet.* 2008;45:298–302.

2288. Sahin AA, Ro JY, Grignon DJ, et al. Basal cell carcinoma with hyaline inclusions. *Arch Pathol Lab Med.* 1989;113:1015–1018.

2289. Saida T, Oohara K, Hori Y, et al. Development of a malignant proliferating trichilemmal cyst in a patient with multiple trichilemmal cysts. *Dermatologica.* 1983;166:203–208.

2290. Saida T, Iwata M. "Ectopic" extramammary Paget's disease affecting the lower anterior aspect of the chest. *J Am Acad Dermatol.* 1987;17:910–913.

2291. Saito S, Suzuki K, Shibuya H, et al. Melanocytic matricoma in a dog. *Vet Pathol* 2005;42:499–502.

2292. Saitoh A, Ohtake N, Fukuda S, et al. Clear cells of eccrine glands in a patient with clear cell syringoma associated with diabetes mellitus. *Am J Dermatopathol.* 1993;15:166–168.

2293. Sakamoto F, Ito M, Sato S, et al. Basal cell tumor with apocrine differentiation: apocrine epithelioma. *J Am Acad Dermatol.* 1985;13:355–363.

2294. Sakamoto F, Ito M, Matumura G, et al. Ultrastructural study of a mucinous carcinoid of the skin. *J Cutan Pathol.* 1991;18:128–133.

2295. Sakamoto F, Ito M, Nakamura A, et al. Proliferating trichilemmal cyst with apocrine-acrosyringeal and sebaceous differentiation. *J Cutan Pathol.* 1991;18:137–141.

2296. Saladi RN, Persaud AN, Phelps RG, et al. Scrotal calcinosis: is the cause still unknown? *J Am Acad Dermatol.* 2004;51:S97–S101.

2297. Salama ME, Azam M, Ma CK, et al. Chondroid syringoma. Cytokeratin 20 immunolocalization of Merkel cells and reappraisal of apocrine folliculo-sebaceous differentiation. *Arch Pathol Lab Med.* 2004;128:986–990.

2298. Salamanca J, Benito A, Garcia-Penalver C, et al. Paget's disease of the glans penis secondary to transitional cell carcinoma of the bladder: a report of two cases and review of the literature. *J Cutan Pathol.* 2004;31:341–345.

2299. Salas Valien JS, Rodriguez Prieto MA, Suarez Vilela D, et al. [Sebaceous trichofolliculoma with ossification of the stroma]. *Ann Dermatol Venereol.* 1988;115:729–732.

2300. Saldanha G, Shaw JA, Fletcher A. Evidence that superficial basal cell carcinoma is monoclonal from analysis of the Ptch1 gene locus. *Br J Dermatol.* 2002;147:931–935.

2301. Salem OS, Steck WD. Cowden's disease (multiple hamartoma and neoplasia syndrome). A case report and review of the English literature. *J Am Acad Dermatol.* 1983;8: 686–696.

2302. Salim A, Reece SM, Smith AG, et al. Sebaceous hyperplasia and skin cancer in patients undergoing renal transplant. *J Am Acad Dermatol.* 2006;55:878–881.

2303. Sampson JR, Attwood D, al Mughery AS, et al. Pitted enamel hypoplasia in tuberous sclerosis. *Clin Genet.* 1992;42:50–52.

2304. Sampson JR, Maheshwar MM, Aspinwall R, et al. Renal cystic disease in tuberous sclerosis: role of the polycystic kidney disease 1 gene. *Am J Hum Genet.* 1997;61:843–851.

2305. San Juan J, Monteagudo C, Navarro P, et al. Basal cell carcinoma with prominent central palisading of epithelial cells mimicking schwannoma. *J Cutan Pathol.* 1999;26: 528–532.

2306. Sanati S, Leonard M, Khamapirad T, et al. Nodular mucinosis of the breast: a case report with pathologic, ultrasonographic, and clinical findings and review of the literature. *Arch Pathol Lab Med.* 2005;129:e58–61.

2307. Sanchez Estella J, Soto J, Carretero G. Tumores mixtos cutaneos malignos. *Actas Dermosifiliogr.* 1986;77:571–581.

2308. Sanchez NP, Wick MR, Perry HO. Adenoma sebaceum of Pringle: a clinicopathologic review, with a discussion of related pathologic entities. *J Cutan Pathol.* 1981;8:395–403.

2309. Sanchez NP, Winkelmann RK. Basal cell tumor with eccrine differentiation (eccrine epithelioma). *J Am Acad Dermatol.* 1982;6:514–518.

2310. Sanchez Yus E, Requena Caballero L, Garcia Salazar I, et al. Clear cell syringoid eccrine carcinoma. *Am J Dermatopathol.* 1987;9:225–231.

2311. Sanchez Yus E, Aguilar A, Urbina F, et al. Malignant cutaneous mixed tumor. A new case with unusual clinical features. *Am J Dermatopathol.* 1988;10:330–334.

2312. Sanchez Yus E, Requena L. Eruptive vellus hair cyst and steatocystoma multiplex. *Am J Dermatopathol.* 1990;12:536–537.

2313. Sanchez Yus E, Requena L, Simon P, et al. Complex adnexal tumor of the primary epithelial germ with distinct patterns of superficial epithelioma with sebaceous differentiation, immature trichoepithelioma, and apocrine adenocarcinoma. *Am J Dermatopathol.* 1992;14:245–252.

2314. Sanchez Yus E, Simon RS. Eccrine, apocrine, or sebaceous duct cyst? *J Cutan Pathol.* 1999;26:444–447.

2315. Sanchez-Yus E, Aguilar-Martinez A, Cristobal-Gil MC, et al. Eruptive vellus hair cyst and steatocystoma multiplex: two related conditions? *J Cutan Pathol.* 1988;15:40–42.

2316. Sangueza OP, Requena L. Neurofollicular hamartoma. A new histogenetic interpretation. *Am J Dermatopathol.* 1994;16:150–154.

2317. Sangueza OP. Well-differentiated malignant cylindroma. *Am J Dermatopathol.* 1996;18:107–109.

2318. Sangueza OP, Requena L. *Pathology of Vascular Skin Lesions.* Totowa, NJ: Human Press; 2003.

2319. Santa Cruz DJ, Clausen K. Atypical sweat duct hyperplasia accompanying keratoacanthoma. *Dermatologica.* 1977;154:156–160.

2320. Santa Cruz DJ, Prioleau PG. Fibrous papule of the face. An electron-microscopic study of two cases. *Am J Dermatopathol.* 1979;1:349–352.

2321. Santa Cruz DJ, Prioleau PG, Smith ME. Hidradenoma papilliferum of the eyelid. *Arch Dermatol.* 1981;117:55–56.

2322. Santa Cruz DJ. Sweat gland carcinomas. A comprehensive review. *Sem Diagn Pathol.* 1987;4:38–74.

2323. Santa Cruz DJ, Barr RJ, Headington JT. Cutaneous lymphadenoma. *Am J Surg Pathol.* 1991;15:101–110.

2324. Santi R, Massi D, Mazzoni F, et al. Skin metastasis from typical carcinoid tumor of the lung. *J Cutan Pathol.* 2008;35:418–422.

2325. Santos LD, Kennerson AR, Killingsworth MC. Nodular hyperplasia of Bartholin's gland. *Pathology.* 2006;38:223–228.

2326. Santos-Briz A, Rodriguez-Peralto JL, Miguelez A, et al. Trichoblastoma arising within an apocrine poroma. *Am J Dermatopathol.* 2002;24:59–62.

2327. Santos-Juanes J, Bernaldo de Quiros JF, Galache Osuna C, et al. Apocrine carcinoma, adenopathies, and raised TAG-72 serum tumor marker. *Dermatol Surg.* 2004;30:566–569.

2328. Santos-Juanes J, Galache Osuna C, Sanchez Del Rio J, et al. Apocrine hidrocystoma on the tip of a finger. *Br J Dermatol.* 2005;152:379–380.

2329. Sanusi ID, Carrington PR, Adams DN. Cervical thymic cyst. *Arch Dermatol.* 1982;118:122–124.

2330. Sardana K, Sharma RC, Jain A, et al. Facial steatocystoma multiplex associated with pilar cyst and bilateral preauricular sinus. *J Dermatol.* 2002;29:157–159.

2331. Sassmannshausen J, Bogomilsky J, Chaffins M. Porokeratotic eccrine ostial and dermal duct nevus: a case report and review of the literature. *J Am Acad Dermatol.* 2000;43:364–367.

2332. Sassmannshausen J, Chaffins M. Pilomatrix carcinoma: a report of a case arising from a previously excised pilomatrixoma and a review of the literature. *J Am Acad Dermatol.* 2001;44:358–361.

2333. Satinoff MI, Wells C. Multiple basal cell naevus syndrome in ancient Egypt. *Med Hist.* 1969;13:294–297.

2334. Sato K, Leidal R, Sato F. Morphology and development of an apoeccrine sweat gland in human axillae. *Am J Physiol.* 1987;252:R166–180.

2335. Sato K, Sato F. Sweat secretion by human axillary apoeccrine sweat gland in vitro. *Am J Physiol.* 1987;252:R181–R187.

2336. Sato K, Kang WH, Saga K, et al. Biology of sweat glands and their disorders. I. Normal sweat gland function. *J Am Acad Dermatol.* 1989;20:537–563.

2337. Satoh T, Katsumata M, Tokura Y, et al. Clear cell hidradenoma with whorl formation of squamoid cells: immunohistochemical and electron microscopic studies. *J Am Acad Dermatol.* 1989;21:271–277.

2338. Satoh T, Mitoh Y, Katsumata M, et al. Follicular cyst derived from hair matrix and outer root sheath. *J Cutan Pathol.* 1989;16:106–108.

2339. Satoh T, Tokura Y, Katsumata M, et al. Histological diagnostic criteria for accessory tragi. *J Cutan Pathol.* 1990;17:206–210.

2340. Satyadas T, Davies M, Nasir N, et al. Tailgut cyst associated with a pilonidal sinus: an unusual case and a review. *Colorectal Dis.* 2002;4:201–204.

2341. Sau P, Lupton GP, Graham JH. Trichogerminoma. Report of 14 cases. *J Cutan Pathol.* 1992;19:357–365.

2342. Sau P, Lupton GP, Graham JH. Pilomatrix carcinoma. *Cancer.* 1993;71:2491–2498.

2343. Sau P, Graham JH, Helwig EB. Proliferating epithelial cysts. Clinicopathological analysis of 96 cases. *J Cutan Pathol.* 1995;22:394–406.

2344. Saylan T, Marks R, Jones EW. Fibrous papule of the nose. *Br J Dermatol.* 1971;85:111–118.

2345. Schadt CR, Boyd AS. Eccrine syringofibroadenoma with co-existent squamous cell carcinoma. *J Cutan Pathol.* 2007;34(Suppl 1):71–74.

2346. Schaffer JV, Gohara MA, McNiff JM, et al. Multiple facial angiofibromas: a cutaneous manifestation of Birt-Hogg-Dube syndrome. *J Am Acad Dermatol.* 2005;53:S108–111.

2347. Schaffer JV, Cantatore-Francis JL, Shin HT, et al. Syringocystadenoma papilliferum in a patient with focal dermal hypoplasia due to a novel PORCN mutation. *Arch Dermatol.* 2009;145:218–219.

2348. Schaller J, Rohwedder A, Burgdorf WH, et al. Identification of human papillomavirus DNA in cutaneous lesions of Cowden syndrome. *Dermatology.* 2003;207:134–140.

2349. Schaller J, Rytina E, Rutten A, et al. Sweat duct proliferation associated with aggregates of elastic tissue and atrophodermia vermiculata: a simulator of microcystic adnexal carcinoma. Report of two cases. *J Cutan Pathol.* 2010;9:1002–1009.

2350. Schecter AK, Lester B, Pan TD, et al. Linear nevus comedonicus with epidermolytic hyperkeratosis. *J Cutan Pathol.* 2004;31:502–505.

2351. Scheffler NM, Sheitel PL. Periungual fibromas. *J Am Podiatry Assoc.* 1975;65:148–151.

2352. Schepis C, Siragusa M, Palazzo R, et al. Palpebral syringomas and Down's syndrome. *Dermatology*. 1994;189:248–250.

2353. Schiffman R. Signet-ring cells associated with pseudomembranous colitis. *Am J Surg Pathol*. 1996;20:599–602.

2354. Schillinger F, Montagnac R. Chronic renal failure and its treatment in tuberous sclerosis. *Nephrol Dial Transplant*. 1996;11:481–485.

2355. Schipper JH, Holecek BU, Sievers KW. A tumour derived from Ebner's glands: microcystic adnexal carcinoma of the tongue. *J Laryngol Otol*. 1995;109:1211–1214.

2356. Schirren CG, Worle B, Kind P, et al. A nevoid plaque with histological changes of trichoepithelioma and cylindroma in Brooke-Spiegler syndrome. An immunohistochemical study with cytokeratins. *J Cutan Pathol*. 1995;22:563–569.

2357. Schirren CG, Jansen T, Lindner A, et al. Diffuse sebaceous gland hyperplasia. A case report and an immunohistochemical study with cytokeratins. *Am J Dermatopathol*. 1996;18:296–301.

2358. Schirren CG, Maciejewski W. [Tumor of the follicular infundibulum. Study of determining follicular differentiation]. *Pathologe*. 1996;17:440–445.

2359. Schirren CG, Rutten A, Plewig G. [Panfolliculoma. Clinical and immunohistochemical findings in 4 cases]. *Hautarzt*. 1996;47:610–615.

2360. Schirren CG, Burgdorf WH, Sander CA, et al. Fetal and adult hair follicle. An immunohistochemical study of anticytokeratin antibodies in formalin-fixed and paraffin-embedded tissue. *Am J Dermatopathol*. 1997;19:335–340.

2361. Schirren CG, Rutten A, Kaudewitz P, et al. Trichoblastoma and basal cell carcinoma are neoplasms with follicular differentiation sharing the same profile of cytokeratin intermediate filaments. *Am J Dermatopathol*. 1997;19:341–350.

2362. Schlemmer M. Desmoid tumors and deep fibromatoses. *Hematol Oncol Clin North Am* 2005;19:565–571, vii–viii.

2363. Schmidt KT, Ma A, Goldberg R, et al. Multiple adnexal tumors and a parotid basal cell adenoma. *J Am Acad Dermatol*. 1991;25:960–964.

2364. Schmidt LA, Olsen SH, McHugh JB. Cutaneous adnexal differentiation and stromal metaplasia in palate pleomorphic adenomas: a potential diagnostic pitfall that may be mistaken for malignancy. *Am J Surg Pathol*. 2010;34:1205–1210.

2365. Schmidt LS, Warren MB, Nickerson ML, et al. Birt-Hogg-Dube syndrome, a genodermatosis associated with spontaneous pneumothorax and kidney neoplasia, maps to chromosome 17p11.2. *Am J Hum Genet*. 2001;69:876–882.

2366. Schmidt LS, Nickerson ML, Warren MB, et al. Germline BHD-mutation spectrum and phenotype analysis of a large cohort of families with Birt-Hogg-Dube syndrome. *Am J Hum Genet*. 2005;76:1023–1033.

2367. Schmoeckel C, Burg G. Congenital spiradenoma. *Am J Dermatopathol*. 1988;10:541–545.

2368. Schneider CA, Festa S, Spillert CR, et al. Hydrocele of the canal of Nuck. *N J Med*. 1994;91:37–38.

2369. Schnitzler ML. Dysembryoplasie pilaire circoncrite des paumes: Un cas familial. *Bull Soc Fr Dermatol Syphiligr*. 1973;80:323–324.

2370. Schofield JB, Krausz T, Stamp GW, et al. Ossifying fibromyxoid tumour of soft parts: immunohistochemical and ultrastructural analysis. *Histopathology*. 1993;22:101–112.

2371. Schopf E, Schulz HJ, Passarge E. Syndrome of cystic eyelids, palmo-plantar keratosis, hypodontia and hypotrichosis as a possible autosomal recessive trait. *Birth Defects Orig Artic Ser*. 1971;7:219–221.

2372. Schosser RH, Hodge SJ, Gaba CR, et al. Cutaneous horns: a histopathologic study. *South Med J*. 1979;72:1129–1131.

2373. Schrager CA, Schneider D, Gruener AC, et al. Similarities of cutaneous and breast pathology in Cowden's Syndrome. *Exp Dermatol*. 1998;7:380–390.

2374. Schrager CA, Schneider D, Gruener AC, et al. Clinical and pathological features of breast disease in Cowden's syndrome: an underrecognized syndrome with an increased risk of breast cancer. *Hum Pathol*. 1998;29:47–53.

2375. Schroder CM, Merk HF, Frank J. Barber's hair sinus in a female hairdresser: uncommon manifestation of an occupational dermatosis. *J Eur Acad Dermatol Venereol*. 2006;20:209–211.

2376. Schulman FY, Lipscomb TP, Atkin TJ. Canine cutaneous clear cell adnexal carcinoma: histopathology, immunohistochemistry, and biologic behavior of 26 cases. *J Vet Diagn Invest*. 2005;17:403–411.

2377. Schulmann K, Brasch FE, Kunstmann E, et al. HNPCC-associated small bowel cancer: clinical and molecular characteristics. *Gastroenterology*. 2005;128:590–599.

2378. Schultz SM, Twickler DM, Wheeler DE, et al. Ameloblastoma associated with basal cell nevus (Gorlin) syndrome: CT findings. *J Comput Assist Tomogr*. 1987;11:901–904.

2379. Schulz T, Hartschuh W. Merkel cells in nevus sebaceus. An immunohistochemical study. *Am J Dermatopathol*. 1995;17:570–579.

2380. Schulz T, Hartschuh W. Merkel cells are absent in basal cell carcinomas but frequently found in trichoblastomas. An immunohistochemical study. *J Cutan Pathol*. 1997;24:14–24.

2381. Schulz T, Hartschuh W. Folliculo-sebaceous cystic hamartoma is a trichofolliculoma at its very late stage. *J Cutan Pathol*. 1998;25:354–364.

2382. Schulz T, Hartschuh W. The trichofolliculoma undergoes changes corresponding to the regressing normal hair follicle in its cycle. *J Cutan Pathol*. 1998;25:341–353.

2383. Schulz T, Hartschuh W. Birt-Hogg-Dube syndrome and Hornstein-Knickenberg syndrome are the same. Different sectioning technique as the cause of different histology. *J Cutan Pathol*. 1999;26:55–61.

2384. Schulz T, Hartschuh W. Characteristics of the Birt-Hogg-Dube/Hornstein-Knickenberg syndrome. *Am J Dermatopathol.* 2000;22:293–294.

2385. Schulz T, Ebschner U, Hartschuh W. Localized Birt-Hogg-Dube syndrome with prominent perivascular fibromas. *Am J Dermatopathol.* 2001;23:149–153.

2386. Schulz T, Proske S, Hartschuh W, et al. High-grade trichoblastic carcinoma arising in trichoblastoma: a rare adnexal neoplasm often showing metastatic spread. *Am J Dermatopathol.* 2005;27:9–16.

2387. Schwartz BK, Peraza JE. Pilomatricomas associated with myotonic dystrophy. *J Am Acad Dermatol.* 1987;16:887–888.

2388. Schwartz RA, Torre DP. The Muir-Torre syndrome: a 25-year retrospect. *J Am Acad Dermatol.* 1995;33:90–104.

2389. Schwartz RA, Fernandez G, Kotulska K, et al. Tuberous sclerosis complex: advances in diagnosis, genetics, and management. *J Am Acad Dermatol.* 2007;57:189–202.

2390. Schweizer J, Bowden PE, Coulombe PA, et al. New consensus nomenclature for mammalian keratins. *J Cell Biol.* 2006;174:169–174.

2391. Scott A, Metcalf JS. Cutaneous malignant mixed tumor. Report of a case and review of the literature. *Am J Dermatopathol.* 1988;10:335–342.

2392. Scott AR, Faquin WC, Deschler DG. Parotid mass in a woman with multiple cutaneous cylindromas. *Head Neck.* 2010;32:684–687.

2393. Scully K, Assaad D. Mucinous syringometaplasia. *J Am Acad Dermatol.* 1984;11:503–508.

2394. Scully RE, Richardson GS. Luteinization of the stroma of metastatic cancer involving the ovary and its endocrine significance. *Cancer.* 1961;14:827–840.

2395. Scurry J, van der Putte SC, Pyman J, et al. Mammary-like gland adenoma of the vulva: review of 46 cases. *Pathology.* 2009;41:372–378.

2396. Seab JA, Graham JH. Primary cutaneous adenoid cystic carcinoma. *J Am Acad Dermatol.* 1987;17:113–118.

2397. Seco Nevada MA, Fresno Forcelledo M, Orduno Domingo A, et al. Syringocystadenome papillifere a evolution maligne. Presentation d'un cas. Ann Dermatol Venereol. *Ann Dermatol Venereol.* 1982;109:685–695.

2398. Sedlacek V, Chejnovska A, Khun K. [Adnexal polyp of neonatal skin (author's transl)]. *Cesk Dermatol.* 1978;53:394–397.

2399. Seethala RR, Barnes EL, Hunt JL. Epithelial-myoepithelial carcinoma: a review of the clinicopathologic spectrum and immunophenotypic characteristics in 61 tumors of the salivary glands and upper aerodigestive tract. *Am J Surg Pathol.* 2007;31:44–57.

2400. Seethala RR, Richmond JA, Hoschar AP, et al. New variants of epithelial-myoepithelial carcinoma: oncocytic-sebaceous and apocrine. *Arch Pathol Lab Med.* 2009;133:950–959.

2401. Seethala RR, Dacic S, Cieply K, et al. A reappraisal of the MECT1/MAML2 translocation in salivary mucoepidermoid carcinomas. *Am J Surg Pathol.* 2010;34:1106–1121.

2402. Segal R, Penneys NS, Nahass G. Metastatic prostatic carcinoma histologically mimicking malignant melanoma. *J Cutan Pathol.* 1994;21:280–282.

2403. Seifert G, Sobin LH. *Histological Typing of Salivary Gland Tumours.* 2nd ed. Berlin, Germany: Springer-Verlag; 1991.

2404. Seifert G, Donath K, Jautzke G. Unusual choristoma of the parotid gland in a girl. A possible trichoadenoma. *Virchows Arch.* 1999;434:355–359.

2405. Seifert HW. [Association of disseminated syringoma and mast cells clinically resembling urticaria pigmentosa (author's transl)]. *Z Hautkr.* 1981;56:303–306.

2406. Sellheyer K, Krahl D. Ber-EP4 enhances the differential diagnostic accuracy of cytokeratin 7 in pagetoid cutaneous neoplasms. *J Cutan Pathol.* 2008;35:366–372.

2407. Sellheyer K, Krahl D. Basal cell (trichoblastic) carcinoma common expression pattern for epithelial cell adhesion molecule links basal cell carcinoma to early follicular embryogenesis, secondary hair germ, and outer root sheath of the vellus hair follicle: a clue to the adnexal nature of basal cell carcinoma? *J Am Acad Dermatol.* 2008;58:158–167.

2408. Sellheyer K, Krahl D. Blimp-1: a marker of terminal differentiation but not of sebocytic progenitor cells. *J Cutan Pathol.* 2010;37:362–370.

2409. Sellheyer K, Krahl D. Expression pattern of GATA-3 in embryonic and fetal human skin suggests a role in epidermal and follicular morphogenesis. *J Cutan Pathol.* 2010;37:357–361.

2410. Sellheyer K, Krahl D. PHLDA1 (TDAG51) is a follicular stem cell marker and differentiates between morphoeic basal cell carcinoma and desmoplastic trichoepithelioma. *Br J Dermatol.* 2010;164:141–147.

2411. Sellheyer K, Krahl D. Spatiotemporal expression pattern of neuroepithelial stem cell marker nestin suggests a role in dermal homeostasis, neovasculogenesis, and tumor stroma development: a study on embryonic and adult human skin. *J Am Acad Dermatol.* 2010;63:93–113.

2412. Seo IS, Warner TF, Priest JB. Basal cell carcinoma–signet ring type. Ultrastructural study. *J Cutan Pathol.* 1979;6:101–107.

2413. Seo SH, Oh CK, Kwon KS, et al. A case of milium-like syringoma with focal calcification in Down syndrome. *Br J Dermatol.* 2007;157:612–614.

2414. Sepp T, Yates JR, Green AJ. Loss of heterozygosity in tuberous sclerosis hamartomas. *J Med Genet.* 1996;33:962–964.

2415. Seracchioli R, Colombo FM, Bagnoli A, et al. Primary ovarian leiomyosarcoma as a new component in the nevoid basal cell carcinoma syndrome: a case report. *Am J Obstet Gynecol.* 2003;188:1093–1095.

2416. Seregard S. Apocrine adenocarcinoma arising in Moll gland cystadenoma. *Ophthalmology.* 1993;100:1716–1719.

2417. Serpas de Lopez RM, Hernandez-Perez E. Jadassohn's sebaceous nevus. *J Dermatol Surg Oncol.* 1985;11:68–72.

2418. Serrano T, Saez A, Moreno A. Eccrine squamous syringometaplasia. A prospective clinicopathologic study. *J Cutan Pathol.* 1993;20:61–65.

2419. Setoyama M, Mizoguchi S, Usuki K, et al. Steatocystoma multiplex: a case with unusual clinical and histological manifestation. *Am J Dermatopathol.* 1997;19:89–92.

2420. Sevila A, Morell A, Navas J, et al. Orifices at the lower neck: heterotopic salivary glands. *Dermatology.* 1997;194:360–361.

2421. Sexton M, Maize JC. Papillary eccrine adenoma. A light microscopic and immunohistochemical study. *J Am Acad Dermatol.* 1988;18:1114–1120.

2422. Sexton M, Murdock DK. Eruptive vellus hair cysts. A follicular cyst of the sebaceous duct (sometimes). *Am J Dermatopathol.* 1989;11:364–368.

2423. Sexton M. Hairy polyp of the oropharynx. A case report with speculation on nosology. *Am J Dermatopathol.* 1990;12:294–298.

2424. Seykora JT, Kutcher C, van de Rijn M, et al. Ossifying fibromyxoid tumor of soft parts presenting as a scalp cyst. *J Cutan Pathol.* 2006;33:569–572.

2425. Shaco-Levy R, Bean SM, Vollmer RT, et al. Paget disease of the vulva: a histologic study of 56 cases correlating pathologic features and disease course. *Int J Gynecol Pathol.* 2010;29:69–78.

2426. Shah SS, Adelson M, Mazur MT. Adenocarcinoma in situ arising in vulvar papillary hidradenoma: report of 2 cases. *Int J Gynecol Pathol.* 2008;27:453–456.

2427. Shah V, Shet T. Scrotal calcinosis results from calcification of cysts derived from hair follicles: a series of 20 cases evaluating the spectrum of changes resulting in scrotal calcinosis. *Am J Dermatopathol.* 2007;29:172–175.

2428. Shahin A, Burroughs FH, Kirby JP, et al. Thyroglossal duct cyst: a cytopathologic study of 26 cases. *Diagn Cytopathol.* 2005;33:365–369.

2429. Shalin SC, Lyle S, Calonje E, et al. Sebaceous neoplasia and the Muir-Torre syndrome: important connections with clinical implications. *Histopathology.* 2010;56:133–147.

2430. Shames BS, Nassif A, Bailey CS, et al. Secondary anetoderma involving a pilomatricoma. *Am J Dermatopathol.* 1994;16:557–560.

2431. Shanley S, Ratcliffe J, Hockey A, et al. Nevoid basal cell carcinoma syndrome: review of 118 affected individuals. *Am J Med Genet.* 1994;50:282–290.

2432. Shapiro M, Johnson B Jr, Witmer W, et al. Spiradenoma arising in a nevus sebaceus of Jadassohn: case report and literature review. *Am J Dermatopathol.* 1999;21:462–467.

2433. Shapiro PE. Re: Familial desmoplastic trichoepithelioma. *Int J Dermatol.* 2007;46:1320–1321.

2434. Shapiro SD, Lambert WC, Schwartz RA. Cowden's disease. A marker for malignancy. *Int J Dermatol.* 1988;27:232–237.

2435. Sharkey MJ, Grabski WJ, McCollough ML, et al. Postcoital appearance of a median raphe cyst. *J Am Acad Dermatol.* 1992;26:273–274.

2436. Sharma RP, Singh SP. Extensive unilateral nevus comedonicus with bilateral involvement of face. *Indian J Dermatol Venereol Leprol.* 2001;67:195–196.

2437. Shaw A, Pierog S. "Ectopic" liver in the umbilicus: an unusual focus of infection in a newborn infant. *Pediatrics.* 1969;44:448–450.

2438. Shaw M, McKee PH, Lowe D, et al. Malignant eccrine poroma: a study of twenty-seven cases. *Br J Dermatol.* 1982;107:675–680.

2439. Shea CR, Salob S, Reed JA, et al. CD34-reactive fibrous papule of the nose. *J Am Acad Dermatol.* 1996;35:342–345.

2440. Shelley J, Husain A, Langtry J. Pigmented follicular cyst rather than solitary vellus hair cyst. *Clin Exp Dermatol.* 2010;35:925–926; author reply 926.

2441. Shelley WB, Wood MG. A zosteriform network of spiradenomas. *J Am Acad Dermatol.* 1980;2:59–61.

2442. Shelley WB, Wood MG. Occult syringomas of scalp associated with progressive hair loss. *Arch Dermatol.* 1980;116:843–844.

2443. Shelley WB, Wood MG. Occult Bowen's disease in keratinous cysts. *Br J Dermatol.* 1981;105:105–108.

2444. Shenoy YMV. Malignant perianal papillary hidradenoma. *Arch Dermatol.* 1961;83:965–967.

2445. Shepherd CW, Scheithauer B, Gomez MR. Brain tumors in tuberous sclerosis. A clinicopathologic study of the Mayo Clinic experience. *Ann N Y Acad Sci.* 1991;615:378–379.

2446. Shepherd CW, Scheithauer BW, Gomez MR, et al. Subependymal giant cell astrocytoma: a clinical, pathological, and flow cytometric study. *Neurosurgery.* 1991;28:864–868.

2447. Sherley-Dale AC, Chachlani N, Sanders DS, et al. Trichoblastoma of the breast detected by screening mammography: a diagnostic pitfall. *Am J Surg Pathol.* 2010;34:748–754.

2448. Shet T, Desai S. Pigmented epidermal cysts. *Am J Dermatopathol.* 2001;23:477–481.

2449. Shields CL, Shields JA, Eagle RC, et al. Clinicopathologic review of 142 cases of lacrimal gland lesions. *Ophthalmology.* 1989;96:431–435.

2450. Shields JA, Shields CL, Singh AD. Acquired tumors arising from congenital hypertrophy of the retinal pigment epithelium. *Arch Ophthalmol.* 2000;118:637–641.

2451. Shields JA, Shields CL, Eagle RC Jr, et al. Adenocarcinoma arising from congenital hypertrophy of retinal pigment epithelium. *Arch Ophthalmol.* 2001;119:597–602.

2452. Shields JA, Demirci H, Marr BP, et al. Sebaceous carcinoma of the eyelids: personal experience with 60 cases. *Ophthalmology.* 2004;111:2151–2157.

2453. Shields JA, Demirci H, Marr BP, et al. Sebaceous carcinoma of the ocular region: a review. *Surv Ophthalmol.* 2005;50:103–122.

2454. Shields JA, Shields CL. *Eyelid, Conjunctival and Orbital Tumors. An Atlas and Textbook.* 2nd ed. Philadelphia, PA: Lippincott Williams and Wilkins; 2008.

2455. Shields JA, Eagle RC Jr, Shields CL, et al. Malignant transformation of congenital hypertrophy of the retinal pigment epithelium. *Ophthalmology.* 2009;116:2213–2216.

2456. Shimanovich I, Krahl D, Rose C. Trichoadenoma of Nikolowski is a distinct neoplasm within the spectrum of follicular tumors. *J Am Acad Dermatol.* 2010;62:277–283.

2457. Shimizu S, Kobayashi H, Suchi T, et al. Extramammary Paget's disease arising in mature cystic teratoma of the ovary. *Am J Surg Pathol.* 1991;15:1002–1006.

2458. Shimizu Y, Sakita K, Arai E, et al. Clinicopathologic features of epidermal cysts of the sole: comparison with traditional epidermal cysts and trichilemmal cysts. *J Cutan Pathol.* 2005;32:280–285.

2459. Shin SJ, Sheikh FS, Allenby PA, et al. Invasive secretory (juvenile) carcinoma arising in ectopic breast tissue of the axilla. *Arch Pathol Lab Med.* 2001;125:1372–1374.

2460. Shin SJ, Rosen PP. Solid variant of mammary adenoid cystic carcinoma with basaloid features: a study of nine cases. *Am J Surg Pathol.* 2002;26:413–420.

2461. Shinozaki A, Nagao T, Endo H, et al. Sebaceous epithelial-myoepithelial carcinoma of the salivary gland: clinicopathologic and immunohistochemical analysis of 6 cases of a new histologic variant. *Am J Surg Pathol.* 2008;32:913–923.

2462. Shintaku M, Tsuta K, Yoshida H, et al. Apocrine adenocarcinoma of the eyelid with aggressive biological behavior: report of a case. *Pathol Int.* 2002;52:169–173.

2463. Shoji T, Burlage AM, Bhawan J. Basal cell carcinoma with massive ossification. *Am J Dermatopathol.* 1999;21:34–36.

2464. Short KA, Williams A, Creamer D, et al. Sebaceous gland hyperplasia, human immunodeficiency virus and highly active anti-retroviral therapy. *Clin Exp Dermatol.* 2008;33:354–355.

2465. Shumway B, Kalmar J, Rawal Y, et al. Basal cell carcinoma of the buccal mucosa in a nevoid Basal cell carcinoma syndrome patient. *Int J Surg Pathol.* 2011;19:348–54.

2466. Shuweiter M, Böer A. Spectrum of follicular and sebaceous differentiation induced by dermatofibroma. *Dermatopathol: Pract & Conc.* 2008;14. Available at: http://www.derm101.com

2467. Shuweiter M, Boer A. Spectrum of follicular and sebaceous differentiation induced by dermatofibroma. *Am J Dermatopathol.* 2009;31:778–785.

2468. Shvili D, Rothem A. Fulminant metastasizing chondroid syringoma of the skin. *Am J Dermatopathol.* 1986;8:321–325.

2469. Sickel JZ. Cutaneous ciliated cyst of the scalp. A case report with immunohistochemical evidence for estrogen and progesterone receptors. *Am J Dermatopathol.* 1994;16:76–79.

2470. Sidoni A, Bucciarelli E. Ciliated cyst of the perineal skin. *Am J Dermatopathol.* 1997;19:93–96.

2471. Sidro-Sarto M, Guimera-Martin-Neda F, Perez-Robayna N, et al. Eccrine poroma arising in chronic radiation dermatitis. *J Eur Acad Dermatol Venereol.* 2008;22:1517–1519.

2472. Sieber OM, Lipton L, Crabtree M, et al. Multiple colorectal adenomas, classic adenomatous polyposis, and germline mutations in MYH. *N Engl J Med.* 2003;348:791–799.

2473. Siegler AM, Gordon R. Fibroadenoma in a supernumerary breast of the vulva. *Am J Obstet Gynecol.* 1951;62:1367–1369.

2474. Sieinski W, Zegado-Mylik M. Sebaceous metaplasia in the uterine cervix. *Pol J Pathol.* 1996;47:147–149.

2475. Siesling S, Elferink MA, van Dijck JA, et al. Epidemiology and treatment of extramammary Paget disease in the Netherlands. *Eur J Surg Oncol.* 2007;33:951–955.

2476. Signoretti S, Annessi G, Occhiuto S, et al. Papular clear cell hyperplasia of the eccrine duct in a diabetic. *Br J Dermatol.* 1996;135:139–143.

2477. Silapunt S, Peterson SR, Goldberg LH, et al. Basal cell carcinoma on the vermilion lip: a study of 18 cases. *J Am Acad Dermatol.* 2004;50:384–387.

2478. Silva EG, Deavers MT, Bodurka DC, et al. Association of low-grade endometrioid carcinoma of the uterus and ovary with undifferentiated carcinoma: a new type of dedifferentiated carcinoma? *Int J Gynecol Pathol.* 2006;25:52–58.

2479. Sima R, Vanecek T, Kacerovska D, et al. Brooke-Spiegler syndrome: report of 10 patients from 8 families with novel germline mutations: evidence of diverse somatic mutations in the same patient regardless of tumor type. *Diagn Mol Pathol.* 2010;19:83–91.

2480. Simon RS, Sanches Yus E. Does eccrine hidrocystoma exist? *J Cutan Pathol.* 1998;25:182–184.

2481. Simon RS, de Eusebio E, Alvarez-Vieitez A, et al. Folliculo-sebaceous cystic hamartoma is but the sebaceous end of tricho-sebo-folliculoma spectrum. *J Cutan Pathol.* 1999;26:109.

2482. Simpson RH, Jones H, Beasley P. Benign myoepithelioma of the salivary glands: a true entity? *Histopathology.* 1995;27:1–9.

2483. Simpson W, Garner A, Collin JR. Benign hair-follicle derived tumours in the differential diagnosis of basal-cell carcinoma of the eyelids: a clinicopathological comparison. *Br J Ophthalmol.* 1989;73:347–353.

2484. Simpson WA, Burke M, Frappell J, et al. Paget's disease, melanocytic neoplasia and hidradenoma papilliferum of the vulva. *Histopathology.* 1988;12:675–679.

2485. Sina B, Kauffman CL. Fibroepithelioma of Pinkus: eccrine duct spread of basal cell carcinoma. *Am J Dermatopathol.* 1995;17:634–636.

2486. Singer G, Kurman RJ, Chang HW, et al. Diverse tumorigenic pathways in ovarian serous carcinoma. *Am J Pathol.* 2002;160:1223–1228.

2487. Singh RS, Grayson W, Redston M, et al. Site and tumor type predicts DNA mismatch repair status in cutaneous sebaceous neoplasia. *Am J Surg Pathol.* 2008;32:936–942.

2488. Singh SR, Ma AS, Dixon A. Multiple cutaneous metaplastic synovial cysts. *J Am Acad Dermatol.* 1999;41:330–332.

2489. Sington J, Chandrapala R, Manek S, et al. Mitotic count is not predictive of clinical behavior in hidradenoma papilliferum of the vulva: a clinicopathologic study of 19 cases. *Am J Dermatopathol.* 2006;28:322–326.

2490. Sington JD, Manek S, Hollowood K. Fibroadenoma of the mammary-like glands of the vulva. *Histopathology.* 2002;41:563–565.

2491. Sirota RL, Dickersin GR, Scully RE. Mixed tumors of the vagina. A clinicopathological analysis of eight cases. *Am J Surg Pathol.* 1981;5:413–422.

2492. Sitakalin C, Ackerman AB. Mammary and extramammary Paget's disease. *Am J Dermatopathol.* 1985;7:335–340.

2493. Skalova A, Leivo I, Michal M, et al. Analysis of collagen isotypes in crystalloid structures of salivary gland tumors. *Hum Pathol.* 1992;23:748–754.

2494. Skalova A, Michal M. Collagenous spherulosis and collagenous crystalloids. *Am J Dermatopathol.* 1994;16:640–642.

2495. Skalova A, Michal M, Ryska A, et al. Oncocytic myoepithelioma and pleomorphic adenoma of the salivary glands. *Virchows Arch.* 1999;434:537–546.

2496. Skalova A, Sima R, Bohus P, et al. Endolymphatic sac tumor (aggressive papillary tumor of middle ear and temporal bone): report of two cases with analysis of the VHL gene. *Pathol Res Pract.* 2008;204:599–606.

2497. Skalova A, Vanecek T, Sima R, et al. Mammary analogue secretory carcinoma of salivary glands, containing the ETV6-NTRK3 fusion gene: a hitherto undescribed salivary gland tumor entity. *Am J Surg Pathol.* 2010;34:599–608.

2498. Skelton HG 3rd, Smith KJ, Young D, et al. Condyloma acuminatum associated with syringocystadenoma papilliferum. *Am J Dermatopathol.* 1994;16:628–630.

2499. Skinnider BF, Amin MB. An immunohistochemical approach to the differential diagnosis of renal tumors. *Semin Diagn Pathol.* 2005;22:51–68.

2500. Sleater J, Beers B, Stefan M, et al. Proliferating trichilemmal cyst. Report of four cases, two with nondiploid DNA content and increased proliferation index. *Am J Dermatopathol.* 1993;15:423–428.

2501. Sloan JB, Sueki H, Jaworsky C. Pigmented malignant pilomatrixoma: report of a case and review of the literature. *J Cutan Pathol.* 1992;19:240–246.

2502. Slodkowska EA, Cribier B, Peltre B, et al. Calcifications associated with basal cell carcinoma: prevalence, characteristics, and correlations. *Am J Dermatopathol.* 2010;32:557–564.

2503. Smalley SL. Autism and tuberous sclerosis. *J Autism Dev Disord.* 1998;28:407–414.

2504. Smith DM Jr, Peters TG, Donegan WL. Montgomery's areolar tubercle. A light microscopic study. *Arch Pathol Lab Med.* 1982;106:60–63.

2505. Smith FJ, Corden LD, Rugg EL, et al. Missense mutations in keratin 17 cause either pachyonychia congenita type 2 or a phenotype resembling steatocystoma multiplex. *J Invest Dermatol.* 1997;108:220–223.

2506. Smith HC, Watson GH, Patel RG, et al. Cardiac rhabdomyomata in tuberous sclerosis: their course and diagnostic value. *Arch Dis Child.* 1989;64:196–200.

2507. Smith JD, Chernosky ME. Hidrocystomas. *Arch Dermatol.* 1973;108:676–679.

2508. Smith JD, Chernosky ME. Apocrine hidrocystoma (cystademnoma). *Arch Dermatol.* 1974;109:700–702.

2509. Smith KJ, Skelton HG. Familial syringomas: an example of gonadal mosaicism. *Cutis.* 2001;68:293–295.

2510. Smith KJ, Williams J, Corbett D, et al. Microcystic adnexal carcinoma: an immunohistochemical study including markers of proliferation and apoptosis. *Am J Surg Pathol.* 2001;25:464–471.

2511. Smith PA, Chappell RH. Another possible primary carcinoid tumour of skin? *Virchows Arch A Pathol Anat Histopathol.* 1985;408:99–103.

2512. Smolle J, Kerl H. [Pilar sheath acanthoma - a benign follicular hamartoma]. *Dermatologica.* 1983;167:335–338.

2513. Smoller BR, Narurkar V. Mucoepidermoid carcinoma metastatic to the skin. An histologic mimic of a primary sweat gland carcinoma. *J Dermatol Surg Oncol.* 1992;18:365–368.

2514. Smoller BR, Van de Rijn M, Lebrun D, et al. bcl-2 expression reliably distinguishes trichoepitheliomas from basal cell carcinomas. *Br J Dermatol.* 1994;131:28–31.

2515. Snow S, Madjar DD, Hardy S, et al. Microcystic adnexal carcinoma: report of 13 cases and review of the literature. *Dermatol Surg.* 2001;27:401–408.

2516. Snow SN, Reizner GT. Eccrine porocarcinoma of the face. *J Am Acad Dermatol.* 1992;27:306–311.

2517. Snow SN, Reizner GT. Mucinous eccrine carcinoma of the eyelid. *Cancer.* 1992;70:2099–2104.

2518. Soldano AC, Vazquez-Martul E, Romero JA, et al. Subcutaneous ossifying fibromyxoid tumor. *J Cutan Pathol.* 2006;33:749–753.

2519. Soler AP, Burchette JL, Bellet JS, et al. Cell adhesion protein expression in melanocytic matricoma. *J Cutan Pathol.* 2007;34:456–460.

2520. Soler-Carrillo J, Estrach T, Mascaro JM. Eruptive syringoma: 27 new cases and review of the literature. *J Eur Acad Dermatol Venereol.* 2001;15:242–246.

2521. Soliman PT, Broaddus RR, Schmeler KM, et al. Women with synchronous primary cancers of the endometrium and ovary: do they have Lynch syndrome? *J Clin Oncol.* 2005;23:9344–9350.

2522. Sommer B, Hagedorn M, Wood F, et al. Eccrine squamous syringometaplasia in the skin of children after burns. *J Cutan Pathol.* 1998;25:56–58.

2523. Sonneland PR, Scheithauer BW, Onofrio BM. Myxopapillary ependymoma. A clinicopathologic and immunocytochemical study of 77 cases. *Cancer.* 1985;56:883–893.

2524. Sood V. An oral 'follicular' choristoma presenting in the anterior floor of the mouth. *Dent Update*. 2000;27:231–233.

2525. Soravia C, Berk T, Madlensky L, et al. Genotype-phenotype correlations in attenuated adenomatous polyposis coli. *Am J Hum Genet*. 1998;62:1290–1301.

2526. South CD, Hampel H, Comeras I, et al. The frequency of Muir-Torre syndrome among Lynch syndrome families. *J Natl Cancer Inst*. 2008;100:277–281.

2527. Southwick GJ, Schwartz RA. The basal cell nevus syndrome: disasters occurring among a series of 36 patients. *Cancer*. 1979;44:2294–2305.

2528. Souvatzidis P, Sbano P, Mandato F, et al. Malignant nodular hidradenoma of the skin: report of seven cases. *J Eur Acad Dermatol Venereol*. 2008;22:549–554.

2529. Soyer HP, Schadendorf D, Cerroni L, et al. Verrucous cysts: histopathologic characterization and molecular detection of human papillomavirus-specific DNA. *J Cutan Pathol*. 1993;20:411–417.

2530. Soyer HP, Kutzner H, Jacobson E, et al. Cutaneous lymphadenoma is adamantoid trichoblastoma. *Dermatopathol: Pract & Conc*. 1996;2:32–38.

2531. Soyer HP, Kerl H. What are these distinctive structures in a basal cell carcinoma? *Dermatopathol: Pract & Conc*. 1997;3:222–225.

2532. Soyer HP, Kutzner H, Metze D, et al. Fibrous papule with clear fibrocytes. *Dermatopathol: Pract & Conc*. 1997;3:110–113.

2533. Soyer HP, Kerl H, Ott A. Spiradenocylindroma–more than a coincidence? *Am J Dermatopathol*. 1998;20:315–317.

2534. Soyer HP, Breier F, Cerroni L, et al. 'Tubular' structures within melanocytic proliferations: a distinctive morphologic finding not restricted to Spitz nevi. *J Cutan Pathol*. 1999;26:315–317.

2535. Soyer HP, El Shabrawi-Caelen L. A spiradenoma with "ancient" stromal features. *Dermatopathol: Pract & Conc*. 2000;6:29–32.

2536. Spagnolo DV, Shilkin KB. Breast neoplasms containing bone and cartilage. *Virchows Arch A Pathol Anat Histopathol*. 1983;400:287–295.

2537. Sparling JD, Hong CH, Brahim JS, et al. Oral findings in 58 adults with tuberous sclerosis complex. *J Am Acad Dermatol*. 2007;56:786–790.

2538. Sparr JA, Bandipalliam P, Redston MS, et al. Intraductal papillary mucinous neoplasm of the pancreas with loss of mismatch repair in a patient with Lynch syndrome. *Am J Surg Pathol*. 2009;33:309–312.

2539. Spencer PS, Helm TN. Skin metastases in cancer patients. *Cutis*. 1987;39:119–121.

2540. Sperling LC. *An Atlas of Hair Pathology with Clinical Correlations*. New York, NY: Infroma Healthcare USA, Inc.; 2009.

2541. Sperling LC, Hussey S, Sorrells T, et al. Cytokeratin 75 expression in central, centrifugal, cicatricial alopecia–new observations in normal and diseased hair follicles. *J Cutan Pathol*. 2010;37:243–248.

2542. Spicknall KE, Mutasim DF. Lichenoid interface dermatitis within an epidermoid cyst. *Am J Dermatopathol*. 2010;32:639.

2543. Spiegel J, Nadji M, Penneys NS. Fibrous papule: an immunohistochemical study with an antibody to S-100 protein. *J Am Acad Dermatol*. 1983;9:360–362.

2544. Spiegler E. Tuber Endotheliome der Haut. *Arch Dermatol Syphil*. 1899;50:163–176.

2545. Spielvogel RL, Austin C, Ackerman AB. Inverted follicular keratosis is not a specific keratosis but a verruca vulgaris (or seborrheic keratosis) with squamous eddies. *Am J Dermatopathol*. 1983;5:427–442.

2546. Spirio L, Olschwang S, Groden J, et al. Alleles of the APC gene: an attenuated form of familial polyposis. *Cell*. 1993;75:951–957.

2547. Spitz DF, Stadecker MJ, Grande DJ. Subclinical syringoma coexisting with basal cell carcinoma. *J Dermatol Surg Oncol*. 1987;13:793–795.

2548. Staebler A, Heselmeyer-Haddad K, Bell K, et al. Micropapillary serous carcinoma of the ovary has distinct patterns of chromosomal imbalances by comparative genomic hybridization compared with atypical proliferative serous tumors and serous carcinomas. *Hum Pathol*. 2002;33:47–59.

2549. Stanley RJ, Sanchez NP, Massa MC, et al. Epidermoid hidradenoma. A clinicopathologic study. *J Cutan Pathol*. 1982;9:293–302.

2550. Starink TM. Cowden's disease: analysis of fourteen new cases. *J Am Acad Dermatol*. 1984;11:1127–1141.

2551. Starink TM, Hausman R. The cutaneous pathology of facial lesions in Cowden's disease. *J Cutan Pathol*. 1984;11:331–337.

2552. Starink TM, Kisch LS, Meijer CJ. Familial multiple trichodiscomas. A clinicopathologic study. *Arch Dermatol*. 1985;121:888–891.

2553. Starink TM, Meijer CJ, Brownstein MH. The cutaneous pathology of Cowden's disease: new findings. *J Cutan Pathol*. 1985;12:83–93.

2554. Starink TM, Blomjous CE, Stoof TJ, et al. Clear cell basal cell carcinoma. *Histopathology*. 1990;17:401–405.

2555. Starink TM. Eccrine syringofibroadenoma: multiple lesions representing a new cutaneous marker of the Schopf syndrome, and solitary nonhereditary tumors. *J Am Acad Dermatol*. 1997;36:569–576.

2556. Stashower ME, Smith K, Corbett D, et al. Basaloid/follicular hyperplasia overlying connective tissue/mesenchymal hamartomas simulating basal cell carcinomas. *J Am Acad Dermatol*. 2001;45:886–891.

2557. Stavrianeas NG, Katoulis AC, Stratigeas NP, et al. Development of multiple tumors in a sebaceous nevus of Jadassohn. *Dermatology*. 1997;195:155–158.

2558. Steck WD, Helwig EB. Cutaneous remnants of the omphalomesenteric duct. *Arch Dermatol*. 1964;90:463–470.

2559. Steck WD, Helwig EB. Umbilical granulomas, pilonidal disease, and the urachus. *Surg Gynecol Obstet.* 1965;120:1043–1057.

2560. Steck WD, Helwig EB. Tumors of the umbilicus. *Cancer.* 1965;18:907–915.

2561. Steck WD, Helwig EB. Cutaneous endometriosis. *JAMA.* 1965;191:167–170.

2562. Steele CL, Shea CR, Petronic-Rosic V. Epidermolytic hyperkeratosis within infundibular cysts. *J Cutan Pathol.* 2007;34:360–362.

2563. Stefanato CM, Finn R, Bhawan J. Extramammary Paget disease with underlying hidradenoma papilliferum: guilt by association? *Am J Dermatopathol.* 2000;22:439–442.

2564. Steffen C, Leaming DV. Trichofolliculoma of the upper eyelid. *Cutis.* 1982;30:343–345.

2565. Steffen C, Ackerman AB. *Neoplasms with Sebaceous Differentiation.* Philadelphia, PA: Lea & Febiger; 1994.

2566. Steffen C. Winer's dilated pore: the infundibuloma. *Am J Dermatopathol.* 2001;23:246–253.

2567. Steiner MS, Goldman SM, Fishman EK, et al. The natural history of renal angiomyolipoma. *J Urol.* 1993;150:1782–1786.

2568. Stephens-Groff SM, Hansen RC, Bangert J. Benign pigmented apocrine vulvar hamartomas. *Pediatr Dermatol.* 1993;10:123–124.

2569. Stephenson TJ, Cotton DW. Paget's disease in an epidermal cyst. *Dermatologica.* 1987;174:186–190.

2570. Stern DR, Sexton FM. Metaplastic synovial cyst after partial excision of nevus sebaceus. *Am J Dermatopathol.* 1988;10:531–535.

2571. Stern JB, Stout DA. Trichofolliculoma showing perineural invasion. Trichofolliculocarcinoma? *Arch Dermatol.* 1979;115:1003–1004.

2572. Stern JB, Haupt HM, Smith RR. Fibroepithelioma of Pinkus. Eccrine duct spread of basal cell carcinoma. *Am J Dermatopathol.* 1994;16:585–587.

2573. Stern K, Jakobiec FA, Harrison WG. Caruncular dacryops with extruded secretory globoid bodies. *Ophthalmology.* 1983;90:1447–1451.

2574. Sternberg I, Buckman G, Levine MR, et al. Trichoepithelioma. *Ophthalmology.* 1986;93:531–533.

2575. Sternberg SS, ed. *Histology for Pathologists.* 2nd ed. Philadelphia, PA: Lippicont Williams & Wilkins; 1997.

2576. Stewart CJ. Syringocystadenoma papilliferum-like lesion of the vulva. *Pathology.* 2008;40:638–639.

2577. Stewart WB, Krohel GB, Wright JE. Lacrimal gland and fossa lesions: an approach to diagnosis and management. *Ophthalmology.* 1979;86:886–895.

2578. Stierman S, Chen S, Nuovo G, et al. Detection of Human Papillomavirus infection in trichilemmomas and verrucae using in situ hybridization. *J Cutan Pathol.* 2010;1:75–80.

2579. Stillwell TJ, Gomez MR, Kelalis PP. Renal lesions in tuberous sclerosis. *J Urol.* 1987;138:477–481.

2580. Stockl FA, Dolmetsch AM, Codere F, et al. Sebaceous carcinoma of the eyelid in an immunocompromised patient with Muir-Torre syndrome. *Can J Ophthalmol.* 1995;30:324–326.

2581. Stoeckelhuber M, Stoeckelhuber BM, Welsch U. Human glands of Moll: histochemical and ultrastructural characterization of the glands of Moll in the human eyelid. *J Invest Dermatol.* 2003;121:28–36.

2582. Stoeckelhuber M, Stoeckelhuber BM, Welsch U. Apocrine glands in the eyelid of primates contribute to the ocular host defense. *Cells Tissues Organs.* 2004;176:187–194.

2583. Stoeckelhuber M, Matthias C, Andratschke M, et al. Human ceruminous gland: ultrastructure and histochemical analysis of antimicrobial and cytoskeletal components. *Anat Rec A Discov Mol Cell Evol Biol.* 2006;288:877–884.

2584. Stoeckelhuber M, Messmer EM, Schubert C, et al. Immunolocalization of defensins and cathelicidin in human glands of Moll. *Ann Anat.* 2008;190:230–237.

2585. Stoof TJ, Starink TM, Nieboer C. Porokeratotic eccrine ostial and dermal duct nevus. Report of a case of adult onset. *J Am Acad Dermatol.* 1989;20:924–927.

2586. Stout AP, Cooley SG. Carcinoma of sweat glands. *Cancer.* 1951;4:521–536.

2587. Stout AP, Gorman JG. Mixed tumors of the skin of the salivary gland type. *Cancer.* 1959;12:537–543.

2588. Stratakis CA, Carney JA, Lin JP, et al. Carney complex, a familial multiple neoplasia and lentiginosis syndrome. Analysis of 11 kindreds and linkage to the short arm of chromosome 2. *J Clin Invest.* 1996;97:699–705.

2589. Stratakis CA, Courcoutsakis NA, Abati A, et al. Thyroid gland abnormalities in patients with the syndrome of spotty skin pigmentation, myxomas, endocrine overactivity, and schwannomas (Carney complex). *J Clin Endocrinol Metab.* 1997;82:2037–2043.

2590. Stratakis CA. Genetics of Peutz-Jeghers syndrome, Carney complex and other familial lentiginoses. *Horm Res.* 2000;54:334–343.

2591. Stratakis CA, Papageorgiou T, Premkumar A, et al. Ovarian lesions in Carney complex: clinical genetics and possible predisposition to malignancy. *J Clin Endocrinol Metab.* 2000;85:4359–4366.

2592. Stratakis CA, Kirschner LS, Carney JA. Clinical and molecular features of the Carney complex: diagnostic criteria and recommendations for patient evaluation. *J Clin Endocrinol Metab.* 2001;86:4041–4046.

2593. Strauss AF, Gates HS. Giant sebaceous gland tumor of the ovary. *Am J Clin Pathol.* 1964;41:78–83.

2594. Strauss RM, Edwards S, Stables GI. Pigmented fibroepithelioma of Pinkus. *Br J Dermatol.* 2004;150:1208–1209.

2595. Strumia R, Sansone D, Voghenzi A. Multiple pilomatricomas, sternal cleft and mild coagulative defect. *Acta Derm Venereol.* 2000;80:77.

2596. Stucker M, Nowack U, Rochling A, et al. Sweat gland proliferations in scleromyxedema. *Am J Dermatopathol.* 1999;21:259–264.

2597. Sturt NJ, Gallagher MC, Bassett P, et al. Evidence for genetic predisposition to desmoid tumours in familial adenomatous polyposis independent of the germline APC mutation. *Gut.* 2004;53:1832–1836.

2598. Su W, Kheir SM, Berberian B, et al. Merkel cell carcinoma in situ arising in a trichilemmal cyst: a case report and literature review. *Am J Dermatopathol.* 2008;30:458–461.

2599. Su WP, Louback JB, Gagne EJ, et al. Chordoma cutis: a report of nineteen patients with cutaneous involvement of chordoma. *J Am Acad Dermatol.* 1993;29:63–66.

2600. Suarez-Penaranda JM, Vieites B, Valeiras E, et al. Primary mucoepidermoid carcinoma of the skin expressing p63. *Am J Dermatopathol.* 2010;32:61–64.

2601. Sueki H, Miller SJ, Dzubow LM, et al. Eccrine syringofibroadenoma (Mascaro): an ultrastructural study. *J Cutan Pathol.* 1992;19:232–239.

2602. Sugarman JL. Epidermal nevus syndromes. *Semin Cutan Med Surg.* 2007;26:221–230.

2603. Sugiyama A, Sugiura M, Piris A, et al. Apocrine cystadenoma and apocrine hidrocystoma: examination of 21 cases with emphasis on nomenclature according to proliferative features. *J Cutan Pathol.* 2007;34:912–917.

2604. Suraweera N, Duval A, Reperant M, et al. Evaluation of tumor microsatellite instability using five quasimonomorphic mononucleotide repeats and pentaplex PCR. *Gastroenterology.* 2002;123:1804–1811.

2605. Suster S, Moran CA, Hurt MA. Syringomatous squamous tumors of the breast. *Cancer.* 1991;67:2350–2355.

2606. Suster S, Ramon y Cajal S. Myoepithelial differentiation in basal cell carcinoma. *Am J Dermatopathol.* 1991;13:350–357.

2607. Suster S, Rosai J. Multilocular thymic cyst: an acquired reactive process. Study of 18 cases. *Am J Surg Pathol.* 1991;15:388–398.

2608. Suster S, Wong TY. Polymorphous sweat gland carcinoma. *Histopathology.* 1994;25:31–39.

2609. Suster S. Clear cell tumors of the skin. *Semin Diagn Pathol.* 1996;13:40–59.

2610. Suwattee P, McClelland MC, Huiras EE, et al. Plaque-type syringoma: two cases misdiagnosed as microcystic adnexal carcinoma. *J Cutan Pathol.* 2008;35:570–574.

2611. Swanson PE, Cherwitz DL, Neumann MP, et al. Eccrine sweat gland carcinoma: an histologic and immunohistochemical study of 32 cases. *J Cutan Pathol.* 1987;14:65–86.

2612. Swanson PE, Mazoujian G, Mills SE, et al. Immunoreactivity for estrogen receptor protein in sweat gland tumors. *Am J Surg Pathol.* 1991;15:835–841.

2613. Swanson PE, Marrogi AJ, Williams DJ, et al. Tricholemmal carcinoma: clinicopathologic study of 10 cases. *J Cutan Pathol.* 1992;19:100–109.

2614. Swanson PE, Fitzpatrick MM, Ritter JH, et al. Immunohistologic differential diagnosis of basal cell carcinoma, squamous cell carcinoma, and trichoepithelioma in small cutaneous biopsy specimens. *J Cutan Pathol.* 1998;25:153–159.

2615. Swick BL, Baum CL, Walling HW. Rippled-pattern trichoblastoma with apocrine differentiation arising in a nevus sebaceus: report of a case and review of the literature. *J Cutan Pathol.* 2009;36:1200–1205.

2616. Swinson B, Ryan F, Barrett AW, et al. Histiocytoid eccrine sweat gland carcinoma of the eyelid: report of a case. *Clin Exp Dermatol.* 2006;31:786–789.

2617. Swygert KE, Parrish CA, Cashman RE, et al. Melanoma in situ involving an epidermal inclusion (infundibular) cyst. *Am J Dermatopathol.* 2007;29:564–565.

2618. Syngal S, Fox EA, Eng C, et al. Sensitivity and specificity of clinical criteria for hereditary non-polyposis colorectal cancer associated mutations in MSH2 and MLH1. *J Med Genet.* 2000;37:641–645.

2619. Szumilo J, Patel A, Patel S, et al. Sebaceous glands – unusual histological finding in the uterine cervix. *Folia Morphol (Warsz).* 2009;68:287–289.

2620. Taaffe A, Wyatt EH, Bury HP. Pilomatricoma (Malherbe). A clinical and histopathologic survey of 78 cases. *Int J Dermatol.* 1988;27:477–480.

2621. Tachibana T, Sakamoto F, Ito M, et al. Cutaneous ciliated cyst: a case report and histochemical, immunohistochemical, and ultrastructural study. *J Cutan Pathol.* 1995;22:33–37.

2622. Taddei GL, Moncini D, Cattaneo A, et al. [Extra-mammary Paget's disease. An HPV-correlated neoplasia?]. *Pathologica.* 1993;85:645–648.

2623. Takai T, Tsuji M, Ueda M. Two cases of subcutaneous trichoblastoma. *J Dermatol.* 2004;31:232–235.

2624. Takata M, Hatta N, Takehara K. Tumour cells of extramammary Paget's disease do not show either p53 mutation or allelic loss at several selected loci implicated in other cancers. *Br J Cancer.* 1997;76:904–908.

2625. Takata M, Rehman I, Rees JL. A trichilemmal carcinoma arising from a proliferating trichilemmal cyst: the loss of the wild-type p53 is a critical event in malignant transformation. *Hum Pathol.* 1998;29:193–195.

2626. Takata M, Tojo M, Hatta N, et al. No evidence of deregulated patched-hedgehog signaling pathway in trichoblastomas and other tumors arising within nevus sebaceous. *J Invest Dermatol.* 2001;117:1666–1670.

2627. Takeda H, Miura A, Katagata Y, et al. Hybrid cyst: case reports and review of 15 cases in Japan. *J Eur Acad Dermatol Venereol.* 2003;17:83–86.

2628. Takeda H, Lyle S, Lazar AJ, et al. Human sebaceous tumors harbor inactivating mutations in LEF1. *Nat Med.* 2006;12:395–397.

2629. Takeda Y, Satoh M, Nakamura S, et al. Sebaceous gland hyperplasia in an intraoral fibrous polyp. *Pathol Int.* 2004;54:877–879.

2630. Takei Y, Fukushiro S, Ackerman AB. Criteria for histologic differentiation of desmoplastic trichoepithelioma (sclerosing epithelial hamartoma) from morphea-like basal-cell carcinoma. *Am J Dermatopathol.* 1985;7:207–221.

2631. Tallon B, Cerroni L. Where pigmented pilomatricoma and melanocytic matricoma collide. *Am J Dermatopathol.* 2010;8:769–779.

2632. Talmon GA, Lewis JE. Lymphocyte-depleted thymic remnants: a potential diagnostic pitfall in the evaluation of central neck dissections. *Am J Clin Pathol.* 2009;132: 707–712.

2633. Tanahashi J, Kashima K, Daa T, et al. A case of cutaneous myoepithelial carcinoma. *J Cutan Pathol.* 2007;34: 648–653.

2634. Tanahashi J, Kashima K, Daa T, et al. A case of sebaceoma with extensive apocrine differentiation. *Am J Dermatopathol.* 2008;30:408–411.

2635. Tanay A, Mehregan AH. Warty dyskeratoma. *Dermatologica.* 1969;138:155–164.

2636. Tanskanen M, Jahkola T, Asko-Seljavaara S, et al. HER2 oncogene amplification in extramammary Paget's disease. *Histopathology.* 2003;42:575–579.

2637. Tantcheva-Poor I, Reinhold K, Krieg T, et al. Trichilemmal cyst nevus: a new complex organoid epidermal nevus. *J Am Acad Dermatol.* 2007;57:S72–S77.

2638. Tapernoux B, Delacretaz J. [Epidermal papilliferous cyst]. *Dermatologica.* 1971;143:357–362.

2639. Tarkhan II, Domingo J. Metastasizing eccrine porocarcinoma developing in a sebaceous nevus of Jadassohn. Report of a case. *Arch Dermatol.* 1985;121:413–415.

2640. Tateyama H, Eimoto T, Tada T, et al. p53 protein and proliferating cell nuclear antigen in eccrine poroma and porocarcinoma. an immunohistochemical study. *Am J Dermatopathol.* 1995;17:457–464.

2641. Tavassoli FA, Devilee P, eds. *World Health Organization Classification of Tumours. Pathology and Genetics of Tumours of the Breast and Female Genital Organs.* Lyon, FRance: IARC Press; 2003.

2642. Tawfik O, Casparian JM, Garrigues N, et al. Neuroendocrine differentiation of a metastatic basal cell carcinoma in a patient with basal cell nevus syndrome. *J Cutan Pathol.* 1999;26:306–310.

2643. Tay YK. Exophytic pilomatricoma. *Pediatr Dermatol.* 2003;20:373.

2644. Taylor HB, Robertson AG. Adenomas of the nipple. *Cancer.* 1965;18:995–1002.

2645. Taylor HB, Norris HJ. Epithelial invasion of nerves in benign diseases of the breast. *Cancer.* 1967;20:2245–2249.

2646. Tbakhi A, Cowan DF, Kumar D, et al. Recurring phyllodes tumor in aberrant breast tissue of the vulva. *Am J Surg Pathol.* 1993;17:946–950.

2647. Tchang F, Okagaki T, Richart RM. Adenocarcinoma of Bartholin's gland associated with Paget's disease of vulvar area. *Cancer.* 1973;31:221–225.

2648. Teja K, Cooper PH. Familial occurrence of accessory tragus. *J Pediatr Surg.* 1981;16:725–726.

2649. Tellechea O, Reis JP, Baptista AP. Desmoplastic trichilemmoma. *Am J Dermatopathol.* 1992;14:107–104.

2650. Tellechea O, Reis JP, Domingues JC, et al. Monoclonal antibody Ber EP4 distinguishes basal-cell carcinoma from squamous-cell carcinoma of the skin. *Am J Dermatopathol.* 1993;15:452–455.

2651. Tellechea O, Reis JP, Ilheu O, et al. Dermal cylindroma. An immunohistochemical study of thirteen cases. *Am J Dermatopathol.* 1995;17:260–265.

2652. Tellechea O, Reis JP, Marques C, et al. Tubular apocrine adenoma with eccrine and apocrine immunophenotypes or papillary tubular adenoma? *Am J Dermatopathol.* 1995; 17:499–505.

2653. Tellechea O, Reis JP. Trichogerminoma. *Am J Dermatopathol.* 2009;31:480–483.

2654. Teloh HA. Apocrine adenoma of the anus. *Cancer.* 1954;7:367–372.

2655. ten Kate GL, Kleibeuker JH, Nagengast FM, et al. Is surveillance of the small bowel indicated for Lynch syndrome families? *Gut.* 2007;56:1198–1201.

2656. Terrell S, Wetter R, Fraga G, et al. Penile sebaceous adenoma. *J Am Acad Dermatol.* 2007;57:S42–S43.

2657. Terushkin E, Leffell DJ, Futoryan T, et al. Squamoid eccrine ductal carcinoma: a case report and review of the literature. *Am J Dermatopathol.* 2010;32:287–292.

2658. Tey HL, Chong WS, Wong SN. Leprosy-associated eccrine syringofibroadenoma of Mascaro. *Clin Exp Dermatol.* 2007;32:533–535.

2659. Tey HL. Characterizing the nature of eccrine syringofibroadenoma: illustration with a case showing spontaneous involution. *Clin Exp Dermatol.* 2009;34:e66–e68.

2660. Theunis A, Andre J, Forton F, et al. A case of subungual reactive eccrine syringofibroadenoma. *Dermatology.* 2001;203:185–187.

2661. Thewes M, Worret WI, Engst R, et al. Stromelysin-3: a potent marker for histopathologic differentiation between desmoplastic trichoepithelioma and morphealike basal cell carcinoma. *Am J Dermatopathol.* 1998;20: 140–142.

2662. Thompson LD, Heffner DK. The clinical importance of cystic squamous cell carcinomas in the neck: a study of 136 cases. *Cancer.* 1998;82:944–956.

2663. Thompson LD, Nelson BL, Barnes EL. Ceruminous adenomas: a clinicopathologic study of 41 cases with a review of the literature. *Am J Surg Pathol.* 2004;28:308–318.

2664. Thomson MA, Carr RA, Ganesan R, et al. Extensive mucinous metaplasia of the vulva arising within Zoon's vulvitis. *Br J Dermatol.* 2007;156:750–752.

2665. Thomson SJ, Tanner NS. Carcinoma of the apocrine glands at the base of eyelashes; a case report and discussion of histological diagnostic criteria. *Br J Plast Surg.* 1989;42:598–602.

2666. Thornton CM, Hunt SJ. Sebaceous adenoma with a cutaneous horn. *J Cutan Pathol.* 1995;22:185–187.

2667. Thway K, Polson A, Pope R, et al. Extramammary Paget disease in a retrorectal dermoid cyst: report of a unique case. *Am J Surg Pathol.* 2008;32:635–639.

2668. Tickoo SK, Zee SY, Obiekwe S, et al. Combined hepatocellular-cholangiocarcinoma: a histopathologic, immunohistochemical, and in situ hybridization study. *Am J Surg Pathol.* 2002;26:989–997.

2669. Tilgen W. [Ultrastructure of white leaf-shaped macules in tuberous sclerosis (author's transl)]. *Arch Dermatol Forsch.* 1973;248:13–27.

2670. Tillig B, Gerein V, Coerdt W, et al. Large supraumbilical pseudocystic tumour due to ectopic pancreatic tissue located in a rest of the omphaloenteric duct. *Eur J Pediatr Surg.* 2004;14:126–129.

2671. Timpanidis PC, Lakhani SR, Groves RW. Progesterone receptor-positive eruptive syringoma associated with diabetes. *J Am Acad Dermatol.* 2003;48:S103–104.

2672. Tiret A, Taiel-Sartral M, Tiret E, et al. Diagnostic value of fundus examination in familial adenomatous polyposis. *Br J Ophthalmol.* 1997;81:755–758.

2673. Tirumalae R, Boer A. Calcification and ossification in eccrine mixed tumors: underrecognized feature and diagnostic pitfall. *Am J Dermatopathol.* 2009;31:772–777.

2674. Tjiu JW, Hsiao CH, Wang SH, et al. Papular clear cell hyperplasia of the eccrine duct. *J Eur Acad Dermatol Venereol.* 2009;23:199–200.

2675. Toker C. Clear cells of the nipple epidermis. *Cancer.* 1970;25:601–610.

2676. Tokura Y, Takigawa M, Inoue K, et al. S-100 protein-positive cells in hidrocystomas. *J Cutan Pathol.* 1986;13:102–110.

2677. Toledano H, Goldberg Y, Kedar-Barnes I, et al. Homozygosity of MSH2 c.1906G->C germline mutation is associated with childhood colon cancer, astrocytoma and signs of Neurofibromatosis type I. *Fam Cancer.* 2009;8:187–194.

2678. Tomasini C, Aloi F, Pippione M. Papillomavirus-infected epidermoid cysts. *J Cutan Pathol.* 1994;21:94.

2679. Tomasini C, Soro E, Pippione M. Eyelid swelling: think of metastasis of histiocytoid breast carcinoma. *Dermatology.* 2002;205:63–66.

2680. Tomkova H, Fujimoto W, Arata J. Expression of keratins (K10 and K17) in steatocystoma multiplex, eruptive vellus hair cysts, and epidermoid and trichilemmal cysts. *Am J Dermatopathol.* 1997;19:250–253.

2681. Tomlinson IP, Neale K, Talbot IC, et al. A modifying locus for familial adenomatous polyposis may be present on chromosome 1p35-p36. *J Med Genet.* 1996;33:268–273.

2682. Tong JT, Flanagan JC, Eagle RC Jr, et al. Benign mixed tumor arising from an accessory lacrimal gland of Wolfring. *Ophthal Plast Reconstr Surg.* 1995;11:136–138.

2683. Toribio J, Zulaica A, Peteiro C. Tubular apocrine adenoma. *J Cutan Pathol.* 1987;14:114–117.

2684. Toro JR, Glenn G, Duray P, et al. Birt-Hogg-Dube syndrome: a novel marker of kidney neoplasia. *Arch Dermatol.* 1999;135:1195–1202.

2685. Toro JR, Pautler SE, Stewart L, et al. Lung cysts, spontaneous pneumothorax, and genetic associations in 89 families with Birt-Hogg-Dube syndrome. *Am J Respir Crit Care Med.* 2007;175:1044–1053.

2686. Toro JR, Wei MH, Glenn GM, et al. BHD mutations, clinical and molecular genetic investigations of Birt-Hogg-Dube syndrome: a new series of 50 families and a review of published reports. *J Med Genet.* 2008;45:321–331.

2687. Torra R, Badenas C, Darnell A, et al. Facilitated diagnosis of the contiguous gene syndrome: tuberous sclerosis and polycystic kidneys by means of haplotype studies. *Am J Kidney Dis.* 1998;31:1038–1043.

2688. Torre D. Multiple sebaceous tumors. *Arch Dermatol.* 1968;98:549–551.

2689. Torrelo A, Sprecher E, Mediero IG, et al. What syndrome is this? Bazex-Dupre-Christol syndrome. *Pediatr Dermatol.* 2006;23:286–290.

2690. Torske KR, Thompson LD. Adenoma versus carcinoid tumor of the middle ear: a study of 48 cases and review of the literature. *Mod Pathol.* 2002;15:543–555.

2691. Toyoda M, Kagoura M, Morohashi M. Solitary basaloid follicular hamartoma. *J Dermatol.* 1998;25:434–437.

2692. Tozawa T, Ackerman AB. Basal cell carcinoma with follicular differentiation. *Am J Dermatopathol.* 1987;9:474–482.

2693. Tran TA, Muller S, Chaudahri PJ, et al. Cutaneous carcinosarcoma: adnexal vs. epidermal types define high- and low-risk tumors. Results of a meta-analysis. *J Cutan Pathol.* 2005;32:2–11.

2694. Tresserra F, Grases PJ, Izquierdo M, et al. Fibroadenoma phyllodes arising in vulvar supernumerary breast tissue: report of two cases. *Int J Gynecol Pathol.* 1998;17:171–173.

2695. Triantafyllou A, Scott J, Blacklock A. Desmoplastic trichoepithelioma of the upper lip. A case report with histochemical features and observations on its histogenesis. *Oral Surg Oral Med Oral Pathol Oral Radiol Endod.* 1995;80:445–450.

2696. Trodahl JN, Albjerg LE, Gorlin RJ. Ectopic sebaceous glands of the tongue. *Arch Dermatol.* 1967;95:387–389.

2697. Trojan J, Plotz G, Brieger A, et al. Activation of a cryptic splice site of PTEN and loss of heterozygosity in benign skin lesions in Cowden disease. *J Invest Dermatol.* 2001;117:1650–1653.

2698. Tronnier M, Vogelbruch M. Atypical fibroxanthoma arising in an area of syringocystadenoma papilliferum associated with nevus sebaceus: positivity of the atypical fibroxanthoma component for CD31. *J Cutan Pathol.* 2007;34(Suppl 1):58–63.

2699. Trotter MJ, Stevens PJ, Smith NP. Mucinous syringometaplasia–a case report and review of the literature. *Clin Exp Dermatol.* 1995;20:42–45.

2700. Trotter SE, Rassl DM, Saad M, et al. Cutaneous ciliated cyst occurring in a male. *Histopathology*. 1994;25:492–493.

2701. Trown K, Heenan PJ. Malignant mixed tumor of the skin (malignant chondroid syringoma). *Pathology*. 1994;26:237–243.

2702. Troy JL, Ackerman AB. Sebaceoma. A distinctive benign neoplasm of adnexal epithelium differentiating toward sebaceous cells. *Am J Dermatopathol*. 1984;6:7–13.

2703. Truta B, Allen BA, Conrad PG, et al. Genotype and phenotype of patients with both familial adenomatous polyposis and thyroid carcinoma. *Fam Cancer*. 2003;2:95–99.

2704. Tsai TF, Chuan MT, Hsiao CH. A cystic teratoma of the skin. *Histopathology*. 1996;29:384–386.

2705. Tschen JA, Fechner RE. The juxtaoral organ of Chievitz. *Am J Surg Pathol*. 1979;3:147–150.

2706. Tschen JA, McGavran MH, Kettler AH. Pagetoid dyskeratosis: a selective keratinocytic response. *J Am Acad Dermatol*. 1988;19:891–894.

2707. Tschen JA, Schulze KE, Chiao N. Ectopic sebaceous gland: a developmental anomaly. *J Cutan Pathol*. 2006;33:519–521.

2708. Tseng FW, Kuo TT, Lu PH, et al. Long-term follow-up study of clear cell papulosis. *J Am Acad Dermatol*. 2010;63:266–273.

2709. Tsiouris AJ, Deshmukh M, Sanelli PC, et al. Bilateral dacryops: correlation of clinical, radiologic, and histopathologic features. *AJR Am J Roentgenol*. 2005;184:321–323.

2710. Tsoitis G, Brisou B, Destombes P. Mummified cutaneous mixed tumor. *Arch Dermatol*. 1975;111:194–196.

2711. Tsoitis G, Mandinaos C, Kanitakis JC. Perforating calcifying epithelioma of Malherbe with a rapid evolution. *Dermatologica*. 1984;168:233–237.

2712. Tsuji T, Sugai T, Suzuki S. The mode of growth of eccrine duct milia. *J Invest Dermatol*. 1975;65:388–393.

2713. Tsuji T, Yamauchi R. Areolar sebaceous hyperplasia with a Fordyce's spot-like lesion. *J Dermatol*. 1994;21:524–526.

2714. Tsuji T. Chondroid syringoma: an immunohistochemical study using antibodies to Ca 15–3, KA-93, Ca 19–9, CD44 and BM-1. *J Cutan Pathol*. 1996;23:530–536.

2715. Tsur H, Lipskier E, Fisher BK. Multiple linear spiradenomas. *Plast Reconstr Surg*. 1981;68:100–102.

2716. Tuck SM, Williams A. Paget's disease of the vulva complicated by bladder carcinoma. Case report. *Br J Obstet Gynaecol*. 1985;92:416–418.

2717. Turhan-Haktanir N, Demir Y, Tokyol C. A case of eccrine spiradenoma arising in nevus sebaceous in an adolescent girl. *Am J Dermatopathol*. 2008;30:196–197.

2718. Tyson RW, Groff DB. An unusual lateral neck cyst with the combined features of a bronchogenic, thyroglossal, and branchial cleft origin. *Pediatr Pathol*. 1993;13:567–572.

2719. Ubogy-Rainey Z, James WD, Lupton GP, et al. Fibrofolliculomas, trichodiscomas, and acrochordons: the Birt-Hogg-Dube syndrome. *J Am Acad Dermatol*. 1987;16:452–457.

2720. Uchiyama N, Shindo Y, Saida T. Perforating pilomatricoma. *J Cutan Pathol*. 1986;13:312–318.

2721. Ueda Y, Enomoto T, Miyatake T, et al. Analysis of clonality and HPV infection in benign, hyperplastic, premalignant, and malignant lesions of the vulvar mucosa. *Am J Clin Pathol*. 2004;122:266–274.

2722. Uede K, Yamamoto Y, Furukawa F. Brooke-Spiegler syndrome associated with cylindroma, trichoepithelioma, spiradenoma, and syringoma. *J Dermatol*. 2004;31:32–38.

2723. Ueo T, Kashima K, Daa T, et al. Porocarcinoma arising in pigmented hidroacanthoma simplex. *Am J Dermatopathol*. 2005;27:500–503.

2724. Ulamec M, Soldo-Belic A, Vucic M, et al. Melanoma with second myxoid stromal changes after personally applied prolonged phototherapy. *Am J Dermatopathol*. 2008;30:185–187.

2725. Ulbright TM, Amin MB, Young RH. *Tumors of the Testis, Adnexa, Spermatic Cord, and Scrotum*. Washington, DC: AFIP; 1999.

2726. Ulbright TM, Srigley JR. Dermoid cyst of the testis: a study of five postpubertal cases, including a pilomatrixoma-like variant, with evidence supporting its separate classification from mature testicular teratoma. *Am J Surg Pathol*. 2001;25:788–793.

2727. Ulbright TM, Amin MB, Young RH. Intratubular large cell hyalinizing sertoli cell neoplasia of the testis: a report of 8 cases of a distinctive lesion of the Peutz-Jeghers syndrome. *Am J Surg Pathol*. 2007;31:827–835.

2728. Umbert P, Winkelmann RK. Tubular apocrine adenoma. *J Cutan Pathol*. 1976;3:75–87.

2729. Urabe A, Matsukuma A, Shimizu N, et al. Extramammary Paget's disease: comparative histopathologic studies of intraductal carcinoma of the breast and apocrine adenocarcinoma. *J Cutan Pathol*. 1990;17:257–265.

2730. Urahashi J, Hara H, Yamaguchi Z, et al. Pigmented median raphe cysts of the penis. *Acta Derm Venereol*. 2000;80:297–298.

2731. Urban FH, Winkelmann RK. Sebaceous malignancy. *Arch Dermatol*. 1961;84:63–72.

2732. Urbani CE, Betti R. Familial aberrant mammary tissue: a clinicoepidemiological survey of 18 cases. *Dermatology*. 1995;190:207–209.

2733. Urbani CE, Betti R. Supernumerary nipples occurring together with Becker's naevus: an association involving one common paradominant trait? *Hum Genet*. 1997;100:388–390.

2734. Urbani CE, Betti R. Polythelia within Becker's naevus. *Dermatology*. 1998;196:251–252.

2735. Urbanski SJ, From L, Abramowicz A, et al. Metamorphosis of dermal cylindroma: possible relation to malignant transformation. Case report of cutaneous cylindroma with direct intracranial invasion. *J Am Acad Dermatol*. 1985;12:188–195.

2736. Urmacher C, Lieberman PH. Papillary eccrine adenoma. Light-microscopic, histochemical, and immunohistochemical studies. *Am J Dermatopathol.* 1987;9:243–249.

2737. Urso C, Paglierani M, Bondi R. Histologic spectrum of carcinomas with eccrine ductal differentiation (sweat-gland ductal carcinomas). *Am J Dermatopathol.* 1993;15:435–440.

2738. Urso C, Salvadori A, Bondi R. Mucinous carcinoma of sweat glands. *Tumori.* 1995;81:457–459.

2739. Urso C. Primary cutaneous adenoid cystic carcinoma. *Am J Dermatopathol.* 1999;21:400.

2740. Urso C, Bondi R, Paglierani M, et al. Carcinomas of sweat glands: report of 60 cases. *Arch Pathol Lab Med.* 2001;125:498–505.

2741. Usmani AS, Rofagha R, Hessel AB. Trichoblastic neoplasm with apocrine differentiation. *Am J Dermatopathol.* 2002;24:358–360.

2742. Utani A, Hattori Y. A reactive acrosyringeal proliferation in a patient with ectodermal dysplasia: eccrine syringofibroadenoma-like lesion. *J Dermatol.* 1999;26:36–43.

2743. Utani A, Yabunami H, Kakuta T, et al. Reactive eccrine syringofibroadenoma: an association with chronic foot ulcer in a patient with diabetes mellitus. *J Am Acad Dermatol.* 1999;41:650–651.

2744. Vabres P, Lacombe D, Rabinowitz LG, et al. The gene for Bazex-Dupre-Christol syndrome maps to chromosome Xq. *J Invest Dermatol.* 1995;105:87–91.

2745. Vadmal MS, Makarewicz K, Fontaine DG, et al. Cutaneous ciliated cyst of the abdominal wall. *Am J Dermatopathol.* 2002;24:452–453; author reply 453.

2746. Val-Bernal JF, Diego C, Rodriguez-Villar D, et al. The nipple-areola complex epidermis: a prospective systematic study in adult autopsies. *Am J Dermatopathol.* 2010;8:787–793.

2747. Val-Bernal JF, Hernandez-Nieto E. Benign mucinous metaplasia of the penis. A lesion resembling extramammary Paget's disease. *J Cutan Pathol.* 2000;27:76–79.

2748. Val-Bernal JF, Pinto J, Garijo MF, et al. Pagetoid dyskeratosis of the cervix: an incidental histologic finding in uterine prolapse. *Am J Surg Pathol.* 2000;24:1518–1523.

2749. Val-Bernal JF, Pinto J. Pagetoid dyskeratosis is a frequent incidental finding in hemorrhoidal disease. *Arch Pathol Lab Med.* 2001;125:1058–1062.

2750. Val-Bernal JF, Gomez-Ortega JM, Fernandez-Llaca H, et al. Fibroepithelioma of Pinkus with tumor giant cells. *Am J Dermatopathol.* 2002;24:336–339.

2751. Val-Bernal JF, Gonzalez-Vela MC, Hermana S, et al. Pilonidal sinus associated with cellular blue nevus. A previously unrecognized association. *J Cutan Pathol.* 2007;34:942–945.

2752. van Baal JG, Smits NJ, Keeman JN, et al. The evolution of renal angiomyolipomas in patients with tuberous sclerosis. *J Urol.* 1994;152:35–38.

2753. van Beurden M, van der Vange N, de Craen AJ, et al. Normal findings in vulvar examination and vulvoscopy. *Br J Obstet Gynaecol.* 1997;104:320–324.

2754. van den Ouweland AM, Elfferich P, Lamping R, et al. Identification of a large rearrangement in CYLD as a cause of familial cylindromatosis. *Fam Cancer.* 2011;1:127–132.

2755. van der Luijt RB, Meera Khan P, Vasen HF, et al. Germline mutations in the 3' part of APC exon 15 do not result in truncated proteins and are associated with attenuated adenomatous polyposis coli. *Hum Genet.* 1996;98:727–734.

2756. van der Putte SC. Anogenital "sweat" glands. Histology and pathology of a gland that may mimic mammary glands. *Am J Dermatopathol.* 1991;13:557–567.

2757. van der Putte SC. Mammary-like glands of the vulva and their disorders. *Int J Gynecol Pathol.* 1994;13:150–160.

2758. van der Putte SC. Apoeccrine glands in nevus sebaceus. *Am J Dermatopathol.* 1994;16:23–30.

2759. van der Putte SC, van Gorp LH. Adenocarcinoma of the mammary-like glands of the vulva: a concept unifying sweat gland carcinoma of the vulva, carcinoma of supernumerary mammary glands and extramammary Paget's disease. *J Cutan Pathol.* 1994;21:157–163.

2760. van der Putte SC. The pathogenesis of familial multiple cylindromas, trichoepitheliomas, milia, and spiradenomas. *Am J Dermatopathol.* 1995;17:271–280.

2761. van der Putte SC, Toonstra J, Hennipman A. Mammary Paget's disease confined to the areola and associated with multifocal Toker cell hyperplasia. *Am J Dermatopathol.* 1995;17:487–493.

2762. van der Putte SC, van Gorp LH. Cysts of mammarylike glands in the vulva. *Int J Gynecol Pathol.* 1995;14:184–188.

2763. van der Walt JD, Rohlova B. Carcinomatous transformation in a pilomatrixoma. *Am J Dermatopathol.* 1984;6:63–69.

2764. van Furth W, Smyth HS, Horvath E, et al. Salivary gland-like tumor of the sella. *Can J Neurol Sci.* 2007;34:478–482.

2765. van Gorp J, van der Putte SC. Periungual eccrine porocarcinoma. *Dermatology.* 1993;187:67–70.

2766. Van Hoeven KH, Drudis T, Cranor ML, et al. Low-grade adenosquamous carcinoma of the breast. A clinocopathologic study of 32 cases with ultrastructural analysis. *Am J Surg Pathol.* 1993;17:248–258.

2767. Van Leeuwen RL, Lavrijsen AP, Starink TM. Eccrine syringofibroadenoma: the simultaneous occurrence of two histopathological variants (conventional and clear-cell type) in one patient. *Br J Dermatol.* 1999;141:947–949.

2768. Van Meir EG. "Turcot's syndrome": phenotype of brain tumors, survival and mode of inheritance. *Int J Cancer.* 1998;75:162–164.

2769. van Slegtenhorst M, de Hoogt R, Hermans C, et al. Identification of the tuberous sclerosis gene TSC1 on chromosome 9q34. *Science.* 1997;277:805–808.

2770. van Steensel MA, Jaspers NG, Steijlen PM. A case of Rombo syndrome. *Br J Dermatol.* 2001;144:1215–1218.

2771. van Steensel MA, Verstraeten VL, Frank J, et al. Novel mutations in the BHD gene and absence of loss of heterozygosity in fibrofolliculomas of Birt-Hogg-Dube patients. *J Invest Dermatol.* 2007;127:588–593.

2772. Vanatta PR, Bangert JL, Freeman RG. Syringocystadenoma papilliferum. A plasmacytotropic tumor. *Am J Surg Pathol.* 1985;9:678–683.

2773. Vanstapel MJ, Gatter KC, De Wolf-Peeters C, et al. Immunohistochemical study of mammary and extra-mammary Paget's disease. *Histopathology.* 1984;8:1013–1023.

2774. Varela-Duran J, Diaz-Flores L, Varela-Nunez R. Ultrastructure of chondroid syringoma: role of the myoepithelial cell in the development of the mixed tumor of the skin and soft tissues. *Cancer.* 1979;44:148–156.

2775. Vartanian RK, McRae B, Hessler RB. Sebaceous carcinoma arising in a mature cystic teratoma of the ovary. *Int J Gynecol Pathol.* 2002;21:418–421.

2776. Vavilov AM, Rozentul LM, Ktas KI, et al. [Trichoepithelioma with multicentric growth]. *Vestn Dermatol Venerol.* 1981:63–67.

2777. Vazmitel M, Michal M, Mukensnabl P, et al. Melanoma associated with a dysplastic nevus: report of two cases with unusual sebocyte-like melanocytes in the nevus part of the lesion. *Am J Dermatopathol.* 2007;29:566–567.

2778. Vazmitel M, Michal M, Mukensnabl P, et al. Syringocystadenoma papilliferum with sebaceous differentiation in an intradermal tubular apocrine component. Report of a case. *Am J Dermatopathol.* 2008;30:51–53.

2779. Vazmitel M, Michal M, Shelekhova KV, et al. Vascular changes in Merkel cell carcinoma based on a histopathological study of 92 cases. *Am J Dermatopathol.* 2008;30:106–111.

2780. Vazmitel M, Spagnolo DV, Nemcova J, et al. Hidradenoma papilliferum with a ductal carcinoma in situ component: case report and review of the literature. *Am J Dermatopathol.* 2008;30:392–394.

2781. Vazmitel M, Pavlovsky M, Kacerovska D, et al. Pseudoangiomatous stromal hyperplasia in a complex neoplastic lesion involving anogenital mammary-like glands. *J Cutan Pathol.* 2009;36:1117–1120.

2782. Vella JE, Taibjee SM, Sanders DS, et al. Fibroadenoma of the anogenital region. *J Clin Pathol.* 2008;61:871–872.

2783. Veraldi S, Gianotti R, Pabisch S, et al. Pigmented apocrine hidrocystoma—a report of two cases and review of the literature. off. *Clin Exp Dermatol.* 1991;16:18–21.

2784. Vergara G, Belinchon I, Silvestre JF, et al. Linear sebaceous gland hyperplasia of the penis: a case report. *J Am Acad Dermatol.* 2003;48:149–150.

2785. Verley JM, Hollmann KH. [Tracheobronchial cylindromas. Ultrastructural study]. *Arch Anat Pathol (Paris).* 1975;23:177–183.

2786. Vernon HJ, Olsen EA, Vollmer RT. Autosomal dominant multiple cylindromas associated with solitary lung cylindroma. *J Am Acad Dermatol.* 1988;19:397–400.

2787. Verplancke P, Driessen L, Wynants P, et al. The Schopf-Schulz-Passarge syndrome. *Dermatology.* 1998;196:463–466.

2788. Vicioso L, Gallego E, Sanz A. Cutaneous mixed tumor with lipomatous stroma. *J Cutan Pathol.* 2006;33(Suppl 2):35–38.

2789. Vincent A, Farley M, Chan E, et al. Birt-Hogg-Dube syndrome: two patients with neural tissue tumors. *J Am Acad Dermatol.* 2003;49:717–719.

2790. Vincent A, Farley M, Chan E, et al. Birt-Hogg-Dube syndrome: a review of the literature and the differential diagnosis of firm facial papules. *J Am Acad Dermatol.* 2003;49:698–705.

2791. Vincent-Salomon A, de la Rochefordiere A, Salmon R, et al. Frequent association of human papillomavirus 16 and 18 DNA with anal squamous cell and basaloid carcinoma. *Mod Pathol.* 1996;9:614–620.

2792. Vineyard WR, Scott RA. Steatocystoma multiplex with pachyonychia congenita. Eight cases in four generations. *Arch Dermatol.* 1961;84:824–827.

2793. Visconti G, Eltahir Y, Van Ginkel RJ, et al. Approach and management of primary ectopic breast carcinoma in the axilla: where are we? A comprehensive historical literature review. *J Plast Reconstr Aesthet Surg.* 2011;64:e1–e11.

2794. Visser R, Bosman FT. Neuroendocrine differentiation in basal cell carcinomas: a retrospective immunohistochemical and ultrastructural study. *J Cutan Pathol.* 1985;12:117–124.

2795. Vlodavsky E, Czernobilsky B, Bar Y, et al. Gastric mucosa in a bronchogenic cutaneous cyst in a child: case report and review of literature. *Am J Dermatopathol.* 2005;27:145–147.

2796. Vocke CD, Yang Y, Pavlovich CP, et al. High frequency of somatic frameshift BHD gene mutations in Birt-Hogg-Dube-associated renal tumors. *J Natl Cancer Inst.* 2005;97:931–935.

2797. Vodovnik A. Coexpression of S-100 and smooth muscle actin in nodular hidradenoma. *Am J Dermatopathol.* 2003;25:361–362.

2798. Volter C, Baier G, Schwager K, et al. [Cylindrocarcinoma in a patient with Brooke-Spiegler syndrome]. *Laryngorhinootologie.* 2002;81:243–246.

2799. Vorechovsky I, Unden AB, Sandstedt B, et al. Trichoepitheliomas contain somatic mutations in the overexpressed PTCH gene: support for a gatekeeper mechanism in skin tumorigenesis. *Cancer Res.* 1997;57:4677–4681.

2800. Wachter-Giner T, Bieber I, Warmuth-Metz M, et al. Multiple pilomatricomas and gliomatosis cerebri—a new association? *Pediatr Dermatol.* 2009;26:75–78.

2801. Wagoner J, Keehn C, Morgan MB. CD-10 immunostaining differentiates superficial basal cell carcinoma from cutaneous squamous cell carcinoma. *Am J Dermatopathol.* 2007;29:555–558.

2802. Wahl CE, Todd DH, Binder SW, et al. Apocrine hidradenocarcinoma showing Paget's disease and mucinous metaplasia. *J Cutan Pathol*. 2009;36:582–585.

2803. Waite KA, Eng C. Protean PTEN: form and function. *Am J Hum Genet*. 2002;70:829–844.

2804. Wakamatsu J, Yamamoto T, Minemura T, et al. The occurrence of eccrine poroma on a burn site. *J Eur Acad Dermatol Venereol*. 2007;21:1128–1129.

2805. Wako M, Nishimaki K, Kawamura N, et al. Mucinous carcinoma of the skin with apocrine-type differentiation: immunohistochemical studies. *Am J Dermatopathol*. 2003; 25:66–70.

2806. Wallace ML, Longacre TA, Smoller BR. Estrogen and progesterone receptors and anti-gross cystic disease fluid protein 15 (BRST-2) fail to distinguish metastatic breast carcinoma from eccrine neoplasms. *Mod Pathol*. 1995;8: 897–901.

2807. Wallace ML, Smoller BR. Progesterone receptor positivity supports hormonal control of syringomas. *J Cutan Pathol*. 1995;22:442–445.

2808. Wallace ML, Smoller BR. Trichoepithelioma with an adjacent basal cell carcinoma, transformation or collision? *J Am Acad Dermatol*. 1997;37:343–345.

2809. Walling HW, Fosko SW, Geraminejad PA, et al. Aggressive basal cell carcinoma: presentation, pathogenesis, and management. *Cancer Metastasis Rev*. 2004;23:389–402.

2810. Walling HW, Swick BL. Squamous cell carcinoma arising in nevus comedonicus. *Dermatol Surg*. 2009;35:144–146.

2811. Wallis NT, Banerjee SS, Eyden BP, et al. Adenomyoepithelioma of the skin: a case report with immunohistochemical and ultrastructural observations. *Histopathology*. 1997;31:374–377.

2812. Walsh N, Ackerman AB. Infundibulocystic basal cell carcinoma: a newly described variant. *Mod Pathol*. 1990;3:599–608.

2813. Walsh SN, Hurt MA, Santa Cruz DJ. Porokeratoma. *Am J Surg Pathol*. 2007;31:1897–1901.

2814. Walsh SN, Santa Cruz DJ, Hurt MA. Hair cortex comedo: a series of 34 cases. *Am J Dermatopathol*. 2010;8:749–754.

2815. Walther M, Montgomery H. Schweissdruesentumor mit Epithelmetaplasie. *Arch Dermatol Syph*. 1931;163:420–426.

2816. Wang D, Li Y, He H, et al. Intraoral minor salivary gland tumors in a Chinese population: a retrospective study on 737 cases. *Oral Surg Oral Med Oral Pathol Oral Radiol Endod*. 2007;104:94–100.

2817. Wang KH, Chu JS, Lin YH, et al. Milium-like syringoma: a case study on histogenesis. *J Cutan Pathol*. 2004;31: 336–340.

2818. Wang NS, Meola T, Orlow SJ, et al. Porokeratotic eccrine ostial and dermal duct nevus: a report of 2 cases and review of the literature. *Am J Dermatopathol*. 2009;31:582–586.

2819. Wang Q, Lasset C, Desseigne F, et al. Neurofibromatosis and early onset of cancers in hMLH1-deficient children. *Cancer Res*. 1999;59:294–297.

2820. Wang SH, Tsai RY, Chi CC. Familial desmoplastic trichoepithelioma. *Int J Dermatol*. 2006;45:756–758.

2821. Wang SH, Tsai TF. Congenital polypoid pigmented eccrine poroma of a young woman. *J Eur Acad Dermatol Venereol*. 2008;22:366–368.

2822. Wang SQ, Goldberg LH. Multiple polypoid basal cell carcinomas on the perineum of a patient with basal cell nevus syndrome. *J Am Acad Dermatol*. 2007;57: S36–37.

2823. Wang SQ, Mecca PS, Myskowski PL, et al. Scrotal and penile papules and plaques as the initial manifestation of a cutaneous metastasis of adenocarcinoma of the prostate: case report and review of the literature. *J Cutan Pathol*. 2008;35:681–684.

2824. Ward BE, Cooper PH, Subramony C. Syringomatous tumor of the nipple. *Am J Clin Pathol*. 1989;92:692–696.

2825. Ward PE, McCarthy DJ. Periungual fibroma. *Cutis*. 1990; 46:118–124.

2826. Warkel RL, Helwig EB. Apocrine gland adenoma and adenocarcinoma of the axilla. *Arch Dermatol*. 1978;114: 198–203.

2827. Warner TF, Goell WS, Cripps DJ. Hidroacanthoma simplex: an ultrastructural study. *J Cutan Pathol*. 1982;9: 189–195.

2828. Warnke PH, Russo PA, Schimmelpenning GW, et al. Linear intraoral lesions in the sebaceous nevus syndrome. *J Am Acad Dermatol*. 2005;52:62–64.

2829. Warnke PH, Schimmelpenning GW, Happle R, et al. Intraoral lesions associated with sebaceous nevus syndrome. *J Cutan Pathol*. 2006;33:175–180.

2830. Washecka R, Dresner MI, Honda SA. Testicular tumors in Carney's complex. *J Urol*. 2002;167:1299–1302.

2831. Watanabe S, Mogi S, Ichikawa E, et al. Immunohistochemical analysis of keratin distribution in eccrine poroma. *Am J Pathol*. 1993;142:231–239.

2832. Watanabe S, Hirose M, Sato S, et al. Immunohistochemical analysis of cytokeratin expression in eccrine spiradenoma: similarities to the transitional portions between secretory segments and coiled ducts of eccrine glands. *Br J Dermatol*. 1994;131:799–807.

2833. Watanabe S, Wagatsuma K, Takahashi H. Immunohistochemical localization of cytokeratins and involucrin in calcifying epithelioma: comparative studies with normal skin. *Br J Dermatol*. 1994;131:506–513.

2834. Watson AA, Cochran AJ. Sebaceous glands of the cervix uteri and buccal mucosa. *J Pathol*. 1969;98:87–89.

2835. Watson P, Lynch HT. Extracolonic cancer in hereditary nonpolyposis colorectal cancer. *Cancer*. 1993;71:677–685.

2836. Watson P, Vasen HF, Mecklin JP, et al. The risk of extracolonic, extra-endometrial cancer in the Lynch syndrome. *Int J Cancer*. 2008;123:444–449.

2837. Watson PH. Clear-cell carcinoma of the anal canal: a variant of anal transitional zone carcinoma. *Hum Pathol*. 1990;21:350–352.

2838. Weary PE, Gorlin RJ, Gentry WC Jr, et al. Multiple hamartoma syndrome (Cowden's disease). *Arch Dermatol.* 1972;106:682–690.

2839. Weatherhead RG. Wolfring dacryops. *Ophthalmology.* 1992;99:1575–1581.

2840. Webb DW, Clarke A, Fryer A, et al. The cutaneous features of tuberous sclerosis: a population study. *Br J Dermatol.* 1996;135:1–5.

2841. Wechsler HL, Fisher ER. A combined polymorphic epidermal and adnexal tumor in nevus unius lateris. *Dermatologica.* 1965;130:158–164.

2842. Wee A, Tan CE, Raju GC. Nerve sheath myxoma of the breast. A light and electron microscopic, histochemical and immunohistochemical study. *Virchows Arch A Pathol Anat Histopathol.* 1989;416:163–167.

2843. Weedon D. *Weedon's Skin Pathology.* 3rd ed. Philadelphia, PA: Churchill Livingstone Elsevier; 2010.

2844. Weedon D, Lewis J. Acrosyringeal nevus. *J Cutan Pathol.* 1977;4:166–168.

2845. Weedon D. Eccrine tumors: a selective review. *J Cutan Pathol.* 1984;11:421–436.

2846. Wehrli BM, Weiss SW, Yandow S, et al. Gardner-associated fibromas (GAF) in young patients: a distinct fibrous lesion that identifies unsuspected Gardner syndrome and risk for fibromatosis. *Am J Surg Pathol.* 2001;25:645–651.

2847. Wei MH, Blake PW, Shevchenko J, et al. The folliculin mutation database: an online database of mutations associated with Birt-Hogg-Dube syndrome. *Hum Mutat.* 2009;30:E880–E890.

2848. Weigand DA, Burgdorf WH. Perianal apocrine gland adenoma. *Arch Dermatol.* 1980;116:1051–1053.

2849. Weinreb I, Tabanda-Lichauco R, Van der Kwast T, et al. Low-grade intraductal carcinoma of salivary gland: report of 3 cases with marked apocrine differentiation. *Am J Surg Pathol.* 2006;30:1014–1021.

2850. Weinreb I, O'Malley F, Ghazarian D. Ectopic hamartomatous thymoma: a case demonstrating skin adnexal differentiation with positivity for epithelial membrane antigen, androgen receptors, and BRST-2 by immunohistochemistry. *Hum Pathol.* 2007;38:1092–1095.

2851. Weinreb I, Bergfeld WF, Patel RM, et al. Apocrine carcinoma in situ of sweat duct origin. *Am J Surg Pathol.* 2009;33:155–157.

2852. Weintraub R, Pinkus H. Multiple fibrofolliculomas (Birt-Hogg-Dube) associated with a large connective tissue nevus. *J Cutan Pathol.* 1977;4:289–299.

2853. Weis E, Rootman J, Joly TJ, et al. Epithelial lacrimal gland tumors: pathologic classification and current understanding. *Arch Ophthalmol.* 2009;127:1016–1028.

2854. Weiss J, Heine M, Grimmel M, et al. Malignant proliferating trichilemmal cyst. *J Am Acad Dermatol.* 1995;32:870–873.

2855. Weiss SW, Tavassoli FA. Multicystic mesothelioma. An analysis of pathologic findings and biologic behavior in 37 cases. *Am J Surg Pathol.* 1988;12:737–746.

2856. Welch JM, Nayagam M, Parry G, et al. What is vestibular papillomatosis? A study of its prevalence, aetiology and natural history. *Br J Obstet Gynaecol.* 1993;100:939–942.

2857. Welch JP, Wells RS, Kerr CB. Ancell-Spiegler cylindromas (turban tumours) and Brooke-Fordyce trichoepitheliomas: evidence for a single genetic entity. *J Med Genet.* 1968;5:29–35.

2858. Welsch MJ, Krunic A, Medenica MM. Birt-Hogg-Dube Syndrome. *Int J Dermatol.* 2005;44:668–673.

2859. Weltfriend S, David M, Ginzburg A, et al. Generalized hair follicle hamartoma: the third case report in association with myasthenia gravis. *Am J Dermatopathol.* 1987;9:428–432.

2860. Wen SY. Syringocystadenoma papilliferum presenting as a cutaneous horn. *Br J Dermatol.* 2000;142:1242–1244.

2861. Wen YH, Giashuddin S, Shapiro RL, et al. Unusual occurrence of a melanoma with intermixed epithelial component: a true melanocarcinoma?: case report and review of epithelial differentiation in melanoma by light microscopy and immunohistochemistry. *Am J Dermatopathol.* 2007;29:395–399.

2862. Wenig BL, Sciubba JJ, Goodman RS, et al. Primary cutaneous mucoepidermoid carcinoma of the anterior neck. *Laryngoscope.* 1983;93:464–467.

2863. Westin SN, Lacour RA, Urbauer DL, et al. Carcinoma of the lower uterine segment: a newly described association with Lynch syndrome. *J Clin Oncol.* 2008;26:5965–5971.

2864. Wetli CV, Pardo V, Millard M, et al. Tumors of ceruminous glands. *Cancer.* 1972;29:1169–1178.

2865. Weyers W, Nilles M, Eckert F, et al. Spiradenomas in Brooke-Spiegler syndrome. *Am J Dermatopathol.* 1993;15:156–161.

2866. Weyers W, Horster S, Diaz-Cascajo C. Tumor of follicular infundibulum is basal cell carcinoma. *Am J Dermatopathol.* 2009;31:634–641.

2867. White GM, Barr RJ, Liao SY. Signet ring cell basal cell carcinoma. *Am J Dermatopathol.* 1991;13:288–292.

2868. White JM, Short K, Salisbury JR, et al. A novel case of linear syringomatous hamartoma. *Clin Exp Dermatol.* 2006;31:222–224.

2869. Whiteside D, McLeod R, Graham G, et al. A homozygous germ-line mutation in the human MSH2 gene predisposes to hematological malignancy and multiple cafe-au-lait spots. *Cancer Res.* 2002;62:359–362.

2870. Whorton CM, Patterson JB. Carcinoma of Moll's glands with extramammary Paget's disease of the eyelid. *Cancer.* 1955;8:1009–1015.

2871. Wick MR, Goellner JR, Wolfe JT 3rd, et al. Adnexal carcinomas of the skin. I. Eccrine carcinomas. *Cancer.* 1985;56:1147–1162.

2872. Wick MR, Goellner JR, Wolfe JT, et al. Adnexal carcinomas of the skin. II. Extraocular sebaceous carcinomas. *Cancer.* 1985;56:1163–1172.

2873. Wick MR, Goellner JR, Wolfe JT, et al. Vulvar sweat gland carcinomas. *Arch Pathol Lab Med.* 1985;109:43–47.

2874. Wick MR, Swanson PE. Primary adenoid cystic carcinoma of the skin. A clinical, histological, and immunocytochemical comparison with adenoid cystic carcinoma of salivary glands and adenoid basal cell carcinoma. *Am J Dermatopathol.* 1986;8:2–13.

2875. Wick MR, Swanson PE, Kaye VN, et al. Sweat gland carcinoma ex eccrine spiradenoma. *Am J Dermatopathol.* 1987;9:90–98.

2876. Wick MR, Cooper PH, Swanson PE, et al. Microcystic adnexal carcinoma. An immunohistochemical comparison with other cutaneous appendage tumors. *Arch Dermatol.* 1990;126:189–194.

2877. Wick MR, Swanson PE, LeBoit PE, et al. Lymphoepithelioma-like carcinoma of the skin with adnexal differentiation. *J Cutan Pathol.* 1991;18:93–102.

2878. Wick MR, Fitzgibbon J, Swanson PE. Cutaneous sarcomas and sarcomatoid neoplasms of the skin. *Semin Diagn Pathol.* 1993;10:148–158.

2879. Wijn MA, Keller JJ, Giardiello FM, et al. Oral and maxillofacial manifestations of familial adenomatous polyposis. *Oral Dis.* 2007;13:360–365.

2880. Wiley EL, Milchgrub S, Freeman RG, et al. Sweat gland adenomas: immunohistochemical study with emphasis on myoepithelial differentiation. *J Cutan Pathol.* 1993;20:337–343.

2881. Wilke K, Wepf R, Keil FJ, et al. Are sweat glands an alternate penetration pathway? Understanding the morphological complexity of the axillary sweat gland apparatus. *Skin Pharmacol Physiol* 2006;19:38–49.

2882. Wilke K, Martin A, Terstegen L, et al. A short history of sweat gland biology. *Int J Cosmet Sci.* 2007;29:169–179.

2883. Wilkinson EJ, Brown HM. Vulvar Paget disease of urothelial origin: a report of three cases and a proposed classification of vulvar Paget disease. *Hum Pathol.* 2002;33:549–554.

2884. Wilkinson RD, Schopflocher P, Rozenfeld M. Hidrotic ectodermal dysplasia with diffuse eccrine poromatosis. *Arch Dermatol.* 1977;113:472–476.

2885. Williams CM, Bozner P, Oliveri CV, et al. Melanocytic matricoma: case confirmation of a recently described entity. *J Cutan Pathol.* 2003;30:275–278.

2886. Williams ED, Toyn CE, Harach HR. The ultimobranchial gland and congenital thyroid abnormalities in man. *J Pathol.* 1989;159:135–141.

2887. Williamson JD, Colome MI, Sahin A, et al. Pagetoid Bowen disease: a report of 2 cases that express cytokeratin 7. *Arch Pathol Lab Med.* 2000;124:427–430.

2888. Willman JH, Golitz LE, Fitzpatrick JE. Clear cells of Toker in accessory nipples. *J Cutan Pathol.* 2003;30:256–260.

2889. Willman JH, Golitz LE, Fitzpatrick JE. Vulvar clear cells of Toker: precursors of extramammary Paget's disease. *Am J Dermatopathol.* 2005;27:185–188.

2890. Wilson Jones E, Hely T. Nevus sebaceus. A report of 140 cases with special regard to the development of secondary malignant tumours. *Br J Dermatol.* 1970;82:99–117.

2891. Wilson LC, Ajayi-Obe E, Bernhard B, et al. Patched mutations and hairy skin patches: a new sign in Gorlin syndrome. *Am J Med Genet A.* 2006;140:2625–2630.

2892. Wilson-Jones E. Pigmented nodular hidradenoma. *Arch Dermatol.* 1971;104:117–123.

2893. Winer LH. The dilated pore, a tricho-epithelioma. *J Invest Dermatol.* 1954;23:181–188.

2894. Winkelmann RK, Hultin JV. Mucinous metaplasia in normal apocrine glands. *Arch Dermatol.* 1958;78:309–313.

2895. Winkelmann RK, McLeod WA. The dermal duct tumor. *Arch Dermatol.* 1966;94:50–55.

2896. Winkelmann RK, Wolff K. Histochemistry of hidradenoma and eccrine spiradenoma. *J Invest Dermatol.* 1967;49:173–180.

2897. Winkelmann RK, Wolff K. Solid-cystic hidradenoma of the skin. Clinical and histopathologic study. *Arch Dermatol.* 1968;97:651–661.

2898. Winkelmann RK, Diaz-Perez JL. [Trichoepithelioma]. *Hautarzt.* 1980;31:527–530.

2899. Winnes M, Molne L, Suurkula M, et al. Frequent fusion of the CRTC1 and MAML2 genes in clear cell variants of cutaneous hidradenomas. *Genes Chromosomes Cancer.* 2007;46:559–563.

2900. Winter H, Langbein L, Praetzel S, et al. A novel human type II cytokeratin, K6hf, specifically expressed in the companion layer of the hair follicle. *J Invest Dermatol.* 1998;111:955–962.

2901. Woerner SM, Kloor M, von Knebel Doeberitz M, et al. Microsatellite instability in the development of DNA mismatch repair deficient tumors. *Cancer Biomark.* 2006;2:69–86.

2902. Woestenborghs H, Van Eyken P, Dans A. Syringocystadenocarcinoma papilliferum in situ with pagetoid spread: a case report. *Histopathology.* 2006;48:869–870.

2903. Woida FM, Ribeiro-Silva A. Adenoid cystic carcinoma of the Bartholin gland: an overview. *Arch Pathol Lab Med.* 2007;131:796–798.

2904. Wolf BA, Gluckman JL, Wirman JA. Benign dermal cylindroma of the external auditory canal: a clinicopathological report. *Am J Otolaryngol.* 1985;6:35–38.

2905. Wolff M, Rosai J, Wright DH. Sebaceous glands within the thymus: report of three cases. *Hum Pathol.* 1984;15:341–343.

2906. Wolken SH, Spivey BE, Blodi FC. Hereditary adenoid cystic epithelioma. (Brooke's tumor). *Am J Ophthalmol.* 1969;68:26–34.

2907. Wollensak G, Witschel H, Bohm N. Signet ring cell carcinoma of the eccrine sweat glands in the eyelid. *Ophthalmology.* 1996;103:1788–1793.

2908. Wollina U, Castelli E, Rulke D. Immunohistochemistry of eccrine poroma and porocarcinoma–more than acrosyringeal tumors? *Recent Results Cancer Res.* 1995; 139:303–316.

2909. Wolter M, Reifenberger J, Sommer C, et al. Mutations in the human homologue of the Drosophila segment polarity gene patched (PTCH) in sporadic basal cell carcinomas of the skin and primitive neuroectodermal tumors of the central nervous system. *Cancer Res.* 1997;57: 2581–2585.

2910. Wong AY, Rahilly MA, Adams W, et al. Mucinous anal gland carcinoma with perianal pagetoid spread. *Pathology.* 1998;30:1–3.

2911. Wong TY, Reed JA, Suster S, et al. Benign trichogenic tumours: a report of two cases supporting a simplified nomenclature. *Histopathology.* 1993;22:575–580.

2912. Wong TY, Suster S. Tricholemmal carcinoma. A clinicopathologic study of 13 cases. *Am J Dermatopathol.* 1994;16:463–473.

2913. Wong TY, Suster S, Nogita T, et al. Clear cell eccrine carcinomas of the skin. A clinicopathologic study of nine patients. *Cancer.* 1994;73:1631–1643.

2914. Wong TY, Suster S, Cheek RF, et al. Benign cutaneous adnexal tumors with combined folliculosebaceous, apocrine, and eccrine differentiation. Clinicopathologic and immunohistochemical study of eight cases. *Am J Dermatopathol.* 1996;18:124–136.

2915. Woo KI, Kim YD. Cyst of accessory lacrimal gland. *Korean J Ophthalmol.* 1995;9:117–121.

2916. Wood AJ, Lappinga PJ, Ahmed I. Hepatocellular carcinoma metastatic to skin: diagnostic utility of antihuman hepatocyte antibody in combination with albumin in situ hybridization. *J Cutan Pathol.* 2009;36:262–266.

2917. Wood MG, Thew MA. Nevus comedonicus. A case with palmar involvement and review of the literature. *Arch Dermatol.* 1968;98:111–116.

2918. Wood MG, Parhizgar B, Beerman H. Malignant pilomatricoma. *Arch Dermatol.* 1984;120:770–773.

2919. Wood S, Nguyen D, Hutton K, et al. Pilomatricomas in Turner syndrome. *Pediatr Dermatol.* 2008;25:449–451.

2920. Wood WS, Hegedus C. Mammary Paget's disease and intraductal carcinoma. Histologic, histochemical, and immunocytochemical comparison. *Am J Dermatopathol.* 1988;10:183–188.

2921. Woods KA, Larcher VF, Harper JI. Extensive naevus comedonicus in a child with Alagille syndrome. *Clin Exp Dermatol.* 1994;19:163–164.

2922. Wright JD, Font RL. Mucinous sweat gland adenocarcinoma of eyelid: a clinicopathologic study of 21 cases with histochemical and electron microscopic observations. *Cancer.* 1979;44:1757–1768.

2923. Wright JE, Rose GE, Garner A. Primary malignant neoplasms of the lacrimal gland. *Br J Ophthalmol.* 1992;76:401–407.

2924. Wright S, Ryan J. Multiple familial eccrine spiradenoma with cylindroma. *Acta Derm Venereol.* 1990;70:79–82.

2925. Wu TT, Kornacki S, Rashid A, et al. Dysplasia and dysregulation of proliferation in foveolar and surface epithelia of fundic gland polyps from patients with familial adenomatous polyposis. *Am J Surg Pathol.* 1998;22:293–298.

2926. Wu YH. Folliculosebaceous cystic hamartoma or trichofolliculoma? A spectrum of hamartomatous changes inducted by perifollicular stroma in the follicular epithelium. *J Cutan Pathol.* 2008;35:843–848.

2927. Xin H, Matt D, Qin JZ, et al. The sebaceous nevus: a nevus with deletions of the PTCH gene. *Cancer Res.* 1999;59:1834–1836.

2928. Xu XL, Zhang GY, Zeng XS, et al. A case of zonal syringocystadenoma papilliferum of the axilla mimicking verruca vulgaris. *Am J Dermatopathol.* 2010;32:49–51.

2929. Yamaguchi J, Takino C. A case of trichoadenoma arising in the buttock. *J Dermatol.* 1992;19:503–506.

2930. Yamamoto N, Gonda K. Multiple trichoepithelioma with basal cell carcinoma. *Ann Plast Surg.* 1999;43:221–222.

2931. Yamamoto O, Nakayama K, Asahi M. Sweat gland carcinoma with mucinous and infiltrating duct-like patterns. *J Cutan Pathol.* 1992;19:334–339.

2932. Yamamoto O, Asahi M. Cytokeratin expression in trichoblastic fibroma (small nodular type trichoblastoma), trichoepithelioma and basal cell carcinoma. *Br J Dermatol.* 1999;140:8–16.

2933. Yamamoto O, Yasuda H. An immunohistochemical study of the apocrine type of cutaneous mixed tumors with special reference to their follicular and sebaceous differentiation. *J Cutan Pathol.* 1999;26:232–241.

2934. Yamamoto O, Hisaoka M, Yasuda H, et al. Cytokeratin expression of apocrine and eccrine poromas with special reference to its expression in cuticular cells. *J Cutan Pathol.* 2000;27:367–373.

2935. Yamamoto O, Hisaoka M, Yasuda H, et al. A rippled-pattern trichoblastoma: an immunohistochemical study. *J Cutan Pathol.* 2000;27:460–465.

2936. Yamamoto O, Doi Y, Hamada T, et al. An immunohistochemical and ultrastructural study of syringocystadenoma papilliferum. *Br J Dermatol.* 2002;147:936–945.

2937. Yamamoto O, Hamada T, Doi Y, et al. Immunohistochemical and ultrastructural observations of desmoplastic trichoepithelioma with a special reference to a morphological comparison with normal apocrine acrosyringeum. *J Cutan Pathol.* 2002;29:15–26.

2938. Yamamoto O, Yasuda H. Extramammary Paget's disease with superimposed herpes simplex virus infection: immunohistochemical comparison with cases of the two respective diseases. *Br J Dermatol.* 2003;148:1258–1262.

2939. Yamamoto T, Mamada A. Syringocystadenoma papilliferum arising on the thigh without connection to the overlying epidermis. *Am J Dermatopathol.* 2008;30:84–85.

2940. Yamazawa K, Ishikura H, Matsui H, et al. Sebaceous carcinoma of the uterine cervix: a case report. *Int J Gynecol Pathol.* 2003;22:92–94.

2941. Yan BC, Gong C, Song J, et al. Arginase-1: a new immunohistochemical marker of hepatocytes and hepatocellular neoplasms. *Am J Surg Pathol.* 2010;34:1147–1154.

2942. Yanagi T, Sawamura D, Nishie W, et al. Multiple apocrine hidrocystoma showing plane pigmented macules. *J Am Acad Dermatol.* 2006;54:S53–54.

2943. Yanagihara M, Sumi A, Mori S. Papillomavirus antigen in the epidermoid cyst of the sole. Immunohistochemical and ultrastructural study. *J Cutan Pathol.* 1989;16:375–381.

2944. Yang CC, Lee JY, Wong TW. Depigmented extramammary Paget's disease. *Br J Dermatol.* 2004;151:1049–1053.

2945. Yang SG, Moon SH, Lim JG, et al. Clear cell acanthoma presenting as polypoid papule combined with melanocytic nevus. *Am J Dermatopathol.* 1999;21:63–65.

2946. Yang SH, Andl T, Grachtchouk V, et al. Pathological responses to oncogenic Hedgehog signaling in skin are dependent on canonical Wnt/beta3-catenin signaling. *Nat Genet.* 2008;40:1130–1135.

2947. Yang YJ, Haghir S, Wanamaker JR, et al. Diagnosis of papillary carcinoma in a thyroglossal duct cyst by fine-needle aspiration biopsy. *Arch Pathol Lab Med.* 2000;124:139–142.

2948. Yanoff M. Most inverted follicular keratoses are probably verrucal vulgares. *Am J Dermatopathol.* 1983;5:475.

2949. Yanoff M, Sassani JW. *Ocular Pathology.* 6th ed. Mosby Elsevier; 2009.

2950. Yao DX, Hoda SA, Chiu A, et al. Intraepidermal cytokeratin 7 immunoreactive cells in the non-neoplastic nipple may represent interepithelial extension of lactiferous duct cells. *Histopathology.* 2002;40:230–236.

2951. Ye J, Nappi O, Swanson PE, et al. Proliferating pilar tumors: a clinicopathologic study of 76 cases with a proposal for definition of benign and malignant variants. *Am J Clin Pathol.* 2004;122:566–574.

2952. Yen A, Sanchez RL, Fearneyhough P, et al. Mucoepidermoid carcinoma with cutaneous presentation. *J Am Acad Dermatol.* 1997;37:340–342.

2953. Yin C, Chapman J, Tawfik O. Invasive mucinous (colloid) adenocarcinoma of ectopic breast tissue in the vulva: a case report. *Breast J.* 2003;9:113–115.

2954. Yiqun J, Jianfang S. Pilomatricoma with a bullous appearance. *J Cutan Pathol.* 2004;31:558–560.

2955. Yokogawa M, Egawa K, Dabanaka K, et al. Multiple palmar epidermoid cysts. *Dermatology.* 2002;205:398–400.

2956. Yoon AJ, Beller DE, Woo VL, et al. Bilateral canalicular adenomas of the upper lip. *Oral Surg Oral Med Oral Pathol Oral Radiol Endod.* 2006;102:341–343.

2957. Yoon HK, Park SM, Joo JE. Combined microcystic adnexal carcinoma and squamous cell carcinoma arising in the ovarian cystic teratoma–a brief case report. *J Korean Med Sci.* 1994;9:432–435.

2958. Yoshida A, Kodama Y, Hatanaka S, et al. Apocrine adenocarcinoma of the bilateral axillae. *Acta Pathol Jpn.* 1991;41:927–932.

2959. Yoshii N, Kitajima S, Yonezawa S, et al. Expression of mucin core proteins in extramammary Paget's disease. *Pathol Int.* 2002;52:390–399.

2960. Yoshii N, Kanekura T, Churei H, et al. Syringoma-like eccrine sweat duct proliferation induced by radiation. *J Dermatol.* 2006;33:36–39.

2961. Yoshizumi J, Vaughan RS, Jasani B. Pregnancy associated with Gorlin's syndrome. *Anaesthesia.* 1990;45:1046–1048.

2962. You Y, Yang X, Hao F, et al. The umbilical polyp: a report of two cases and literature review. *Int J Dermatol.* 2009;48:630–632.

2963. Young AL, Kellermayer R, Szigeti R, et al. CYLD mutations underlie Brooke-Spiegler, familial cylindromatosis, and multiple familial trichoepithelioma syndromes. *Clin Genet.* 2006;70:246–249.

2964. Young AW Jr, Herman EW, Tovell HM. Syringoma of the vulva: incidence, diagnosis, and cause of pruritus. *Obstet Gynecol.* 1980;55:515–518.

2965. Young E, Orentreich N, Ackerman AB. The "vanilla fudge" cyst. *Cutis.* 1976;18:513–515.

2966. Yu DK, Joo YH, Cho KH. Trichoblastoma with apocrine and sebaceous differentiation. *Am J Dermatopathol.* 2005;27:6–8.

2967. Yu GY, Ubmuller J, Donath K. Membranous basal cell adenoma of the salivary gland: a clinicopathologic study of 12 cases. *Acta Otolaryngol.* 1998;118:588–593.

2968. Yu HJ, Ko JY, Kwon HM, et al. Linear psoriasis with porokeratotic eccrine ostial and dermal duct nevus. *J Am Acad Dermatol.* 2004;50:S81–S83.

2969. Yun SJ, Kim EJ, Kim SJ, et al. The association of naevus lipomatosus with pilosebaceous abnormalities including fibrofolliculoma. *Br J Dermatol.* 2005;153:209–210.

2970. Yung A, Newton-Bishop JA. A case of Bazex-Dupre-Christol syndrome associated with multiple genital trichoepitheliomas. *Br J Dermatol.* 2005;153:682–684.

2971. Yung CW, Soltani K, Bernstein JE, et al. Unilateral linear nevoidal syringoma. *J Am Acad Dermatol.* 1981;4:412–416.

2972. Zackheim HS, Pinkus H. Perifollicular fibromas. *Arch Dermatol.* 1960;82:913–917.

2973. Zackheim HS. The sebaceous epithelioma. A clinical and histologic study. *Arch Dermatol.* 1964;89:711–724.

2974. Zagarella SS, Kneale KL, Stern HS. Pilomatrix carcinoma of the scalp. *Australas J Dermatol.* 1992;33:39–42.

2975. Zaim MT. Pilomatricoma with melanocytic hyperplasia: an uncommon occurrence and a diagnostic pitfall. *Arch Dermatol.* 1987;123:865–866.

2976. Zaim MT. Sebocrine adenoma. An adnexal adenoma with sebaceous and apocrine poroma-like differentiation. *Am J Dermatopathol.* 1988;10:311–318.

2977. Zaim MT. "Immature" trichoepithelioma. *J Cutan Pathol.* 1989;16:287–289.

2978. Zak FG, Palladino VS. Muciparous metaplasia and primary mucoepidermoid skin tumors. *Arch Dermatol.* 1969;100:23–25.

2979. Zak FG, Lawson W. Sebaceous glands in the esophagus. First case observed grossly. *Arch Dermatol.* 1976;112:1153–1154.

2980. Zamecnik M, Michal M. Shadow cell differentiation in tumours of the colon and uterus. *Zentralbl Pathol.* 1995;140:421–426.

2981. Zamecnik M, Michal M, Mukensnabl P. Shadow cells in extracutaneous locations. *Arch Pathol Lab Med.* 1996;120:426–428.

2982. Zamecnik M, Skalova A, Michal M. Basal cell carcinoma with collagenous crystalloids. *Arch Pathol Lab Med.* 1996;120:581–582.

2983. Zamecnik M, Michal M, Simpson RH, et al. Ossifying fibromyxoid tumor of soft parts: a report of 17 cases with emphasis on unusual histological features. *Ann Diagn Pathol.* 1997;1:73–81.

2984. Zamecnik M, Michal M, Mukensnabl P. Pilomatrixoma-like visceral carcinomas. *Histopathology.* 1998;33:395.

2985. Zamecnik M, Gogora M. Signet-ring cells simulating carcinoma in minor salivary gland of the lip. *Pathol Res Pract.* 1999;195:723–724.

2986. Zamecnik M, Michal M, Mukensnabl. Collagenous spherulosis versus shadow cell differentiation in endometrioid adenocarcinoma. *Histopathology.* 2000;36:470–471.

2987. Zamecnik M, Michal M, Mukensnabl P. Cell death in pilomatricoma. *J Cutan Pathol.* 2000;27:100.

2988. Zamecnik M, Michal M, Mukensnabl P. Visceral carcinoma with shadow cell differentiation can mimic pilomatrix carcinoma. *Am J Dermatopathol.* 2002;24:446; author reply 446–447.

2989. Zamecnik M, Mukensnabl P, Curik R, et al. Shadow cell differentiation in testicular teratomas. A report of two cases. *Cesk Patol.* 2005;41:102–106.

2990. Zannolli R, Mostardini R, Matera M, et al. Char syndrome: an additional family with polythelia, a new finding. *Am J Med Genet.* 2000;95:201–203.

2991. Zarbo RJ, Ricci A Jr, Kowalczyk PD, et al. Intranasal dermal analogue tumor (membranous basal cell adenoma). Ultrastructure and immunohistochemistry. *Arch Otolaryngol.* 1985;111:333–337.

2992. Zaremba J. Jadassohn's naevus phakomatosis: 2. A study based on a review of thirty-seven cases. *J Ment Defic Res.* 1978;22:103–123.

2993. Zaviacic M, Ablin RJ. The female prostate. *J Natl Cancer Inst.* 1998;90:713–714.

2994. Zbar B, Alvord WG, Glenn G, et al. Risk of renal and colonic neoplasms and spontaneous pneumothorax in the Birt-Hogg-Dube syndrome. *Cancer Epidemiol Biomarkers Prev.* 2002;11:393–400.

2995. Zedek DC, Langel DJ, White WL. Clear-cell acanthoma versus acanthosis: a psoriasiform reaction pattern lacking tricholemmal differentiation. *Am J Dermatopathol.* 2007;29:378–384.

2996. Zehr KJ, Rubin M, Ratner L. Apocrine adenocarcinoma presenting as a large ulcerated axillary mass. *Dermatol Surg.* 1997;23:585–587.

2997. Zelger B, Sepp N, Weyrer K, et al. Syringotropic cutaneous T-cell lymphoma: a variant of mycosis fungoides? *Br J Dermatol.* 1994;130:765–769.

2998. Zelger B. Clear cell dermatofibroma. *Am J Surg Pathol.* 1997;21:737.

2999. Zelger BG, Zelger B. Epithelial sheath neuroma: a benign neoplasm? *Am J Surg Pathol.* 2001;25:696–698.

3000. Zelger BG, Stelzmueller I, Dunst KM, et al. Solid apocrine carcinoma of the skin: report of a rare adnexal neoplasm mimicking lobular breast carcinoma. *J Cutan Pathol.* 2008;35:332–336.

3001. Zembowicz A, Garcia CF, Tannous ZS, et al. Endocrine mucin-producing sweat gland carcinoma: twelve new cases suggest that it is a precursor of some invasive mucinous carcinomas. *Am J Surg Pathol.* 2005;29:1330–1339.

3002. Zhang C, Zhang P, Sung CJ, et al. Overexpression of p53 is correlated with stromal invasion in extramammary Paget's disease of the vulva. *Hum Pathol.* 2003;34:880–885.

3003. Zhang PJ, Shah M, Spiegel GW, et al. Cytokeratin 7 immunoreactivity in rectal adenocarcinomas. *Appl Immunohistochem Mol Morphol.* 2003;11:306–310.

3004. Zimmerman LE. Phakomatous choristoma of the eyelid. A tumor of lenticular anlage. *Am J Ophthalmol.* 1971;71:169–177.

3005. Zina AM, Bundino S, Pippione MG. Pigmented hidroacanthoma simplex with porocarcinoma. Light and electron microscopic study of a case. *J Cutan Pathol.* 1982;9:104–112.

3006. Ziprkowski L, Schewach-Millet M. Multiple trichoepithelioma in a mother and two children. *Dermatologica.* 1966;132:248–256.

3007. Zollo JD, Zeitouni NC. The Roswell Park Cancer Institute experience with extramammary Paget's disease. *Br J Dermatol.* 2000;142:59–65.

3008. Zulaica A, Peteiro C, Quintas C, et al. Perforating pilomatricoma. *J Cutan Pathol.* 1988;15:409–411.

3009. Zuo YG, Xu Y, Wang B, et al. A novel mutation of CYLD in a Chinese family with multiple familial trichoepithelioma and no CYLD protein expression in the tumour tissue. *Br J Dermatol.* 2007;157:818–821.

3010. Zvulunov A, Amichai B, Grunwald MH, et al. Cutaneous bronchogenic cyst: delineation of a poorly recognized lesion. *Pediatr Dermatol.* 1998;15:277–281.

3011. Zvulunov A, Avinoach I. Branchial cleft anomalies and bronchogenic cysts are two unrelated disorders of embryogenesis. *Pediatr Dermatol.* 2000;17:332–333.

3012. Zwenzner EM, Kaatz M, Ziemer M. Skin metastasis of 'nested type' of urothelial carcinoma of the urinary bladder. *J Cutan Pathol.* 2006;33:754–755.